项目名称：首都卫生发展科研专项课题“基于精准医疗模式的糖尿病中医防治与管理”
（编号：首发 2016-1-4151）

糖尿病中医诊断与治疗

——基础与临床

主　编：倪　青　张美珍
副主编：张润云　陈世波　白　煜　杜立娟
编　委：倪　青　张美珍　谈钰濛　杨亚男　庞　晴
张　一　索文栋　吴　倩　周雨桐　赵黎明
李艳杰　贺璞玉　汤怡婷　陈玉鹏　李　卉
黄　静　张润云　陈世波　白　煜　杜立娟

科学技术文献出版社
SCIENTIFIC AND TECHNICAL DOCUMENTATION PRESS
·北京·

图书在版编目（CIP）数据

糖尿病中医诊断与治疗：基础与临床 / 倪青，张美珍主编 . —北京：科学技术文献出版社，2021. 12

ISBN 978-7-5189-8903-4

Ⅰ. ①糖…　Ⅱ. ①倪…　②张…　Ⅲ. ①糖尿病—中医—治疗法　Ⅳ. ① R259. 871

中国版本图书馆 CIP 数据核字（2022）第 013800 号

糖尿病中医诊断与治疗——基础与临床

策划编辑：付秋玲　责任编辑：李　丹　何惠子　责任校对：张永霞　责任出版：张志平

出　版　者　科学技术文献出版社
地　　　址　北京市复兴路15号　邮编　100038
编　务　部　(010) 58882938，58882087（传真）
发　行　部　(010) 58882868，58882870（传真）
邮　购　部　(010) 58882873
官 方 网 址　www.stdp.com.cn
发　行　者　科学技术文献出版社发行 全国各地新华书店经销
印　刷　者　北京虎彩文化传播有限公司
版　　　次　2021 年 12 月第 1 版　2021 年 12 月第 1 次印刷
开　　　本　889 × 1194　1/16
字　　　数　936千
印　　　张　35.5　彩插 4 面
书　　　号　ISBN 978-7-5189-8903-4
定　　　价　148.00元

效确切。

"传承精华，守正创新"，糖尿病中医认识"师古而不泥古"。在两千多年前《黄帝内经》（《灵枢·五变篇》）说："五脏柔弱，善病消瘅"。中医是从整体、人体的大系统来认识糖尿病的。中医的整体观念和全息理论，真可谓"见微知著""系一发而牵动全身"。就糖尿病而言，五脏六腑功能偏虚的情况下，人体气血津精疏布失常，因虚致气滞、湿毒、瘀血、痰浊内扰，留而不去发为该病。也就是说，五脏虚弱是发生糖尿病的前提，多为先天禀赋不足，加之后天失养所致。糖尿病一般以阴虚为主，饮食不节、劳倦内伤、情志不调和痰湿体质（肥胖）这些病因会导致体内的"阴虚为本，燥热为标"，五脏六腑功能紊乱，气血津精疏布失常，从而产生一系列病理产物，如痰、瘀、毒等。中医对糖尿病病因的认识很早就达到了较为先进的水平。中医认为，糖尿病的病因主要包括禀赋因素、饮食因素、情志因素、环境因素等多方面。中西医理论有一定对应关系：如禀赋不足与遗传、体质因素；六淫犯肺伤阴，与病毒感染启动了自身免疫，导致胰岛细胞毁损；情志不调致病，与紧张刺激可致内分泌轴免疫网络功能失调；饮食不节与饮食失控导致肥胖，产生胰岛素抵抗；劳逸失度与胰岛素相拮抗，促进糖元异生而升高血糖等有一定的对应关系。中医在理论上有创新。如"垂体－下丘脑－胰腺轴""肠－胰腺轴"功能失调属于中医脾虚现象。如根据中医阴阳平衡，提出糖自稳调节理论，降糖激素（胰岛素），升糖激素（胰高血糖素、生长激素、肾上腺素和去甲肾上腺素），相当于中医的阴和阳，在应激、精神创伤等因素作用下，糖自稳被打破而发生高血糖或低血糖症。

"六大优势"，诠释中医治疗糖尿病奥秘。相比西医治疗糖尿病而言，中药发挥作用是多靶点、个体化的。根据不同人、不同体质、年龄、并发症情况提供不同的综合治疗方案。中医治疗主要有六个方面优势：

（1）适度降低血糖。大量临床证据证明，纯中药是可以降血糖的。初诊糖尿病患者空腹血糖小于 11.1 mmol/L，餐后 2 小时血糖低于 16.7 mmol/L 时，可以先使用纯中药降糖，一个月之内，80% 左右的患者，通过配合饮食和运动疗法，血糖可以得到良好控制。当进行饮食控制、运动疗法，或饮食控制加运动疗法治疗后，空腹血糖 ≥ 11.1 mmol/L 和（或）餐后 2 小时血糖 ≥ 16.7 mmol/L 时，尽快配合西药降糖药，甚至启动胰岛素治疗。

（2）改善临床症状。消除或减轻临床症状是中医药治疗糖尿病并发症的主要优势之一。如糖尿病肾病的疲乏无力和（或）水肿等，糖尿病心脏病的心慌心悸或失眠等，糖尿病周围神经病变

主编简介

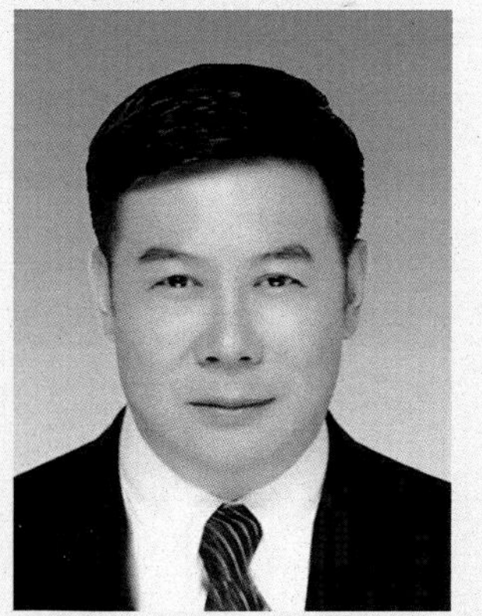

倪 青

倪青，男，江苏泗阳县人，中共党员，研究生学历，医学博士、博士后。中国中医科学院广安门医院内分泌科主任，主任医师，教授，博士生导师；北京中医药大学教授（兼）；中国中医科学院"中医内分泌学"学科带头人；享受国务院政府特殊津贴专家、国家卫生计生委（现国家卫生健康委员会）具有突出贡献的中青年专家、唐氏中医药发展奖获奖专家。

现任国家中医内分泌区域诊疗中心主任、国家重点临床专科中医内分泌专科主任。主要学术任职有中华中医药学会糖尿病学分会副主任委员、中国中医药信息学会内分泌分会会长等多项。

从医 30 余年，擅长采用中医为主的方法和手段治疗甲状腺功能亢进症、甲状腺功能减退症、甲状腺结节、糖尿病、糖尿病周围神经病变、糖尿病肾病、高尿酸血症与痛风、代谢综合征、多囊卵巢综合征、围绝经期综合征等。

主持和参加国家科技攻关计划、国家自然科学基金、"863"和"973"等各类科研课题 50 余项，已发表学术论文 758 篇，其中 SCI 收录文章 33 篇，主编学术著作近 40 本。已培养研究生 74 人。已获得国家奖 2 项，省级和学会奖 18 项。其他荣誉有全国优秀规培医生带教老师、全国首届"郭春园式好医生"、北京中医行业榜样、中国医师协会"白求恩式好医生"、中华中医药学会"科技之星"、中国医师协会全国优秀规培教师、北京市"十佳优秀规培医生带教老师"、首都中青年名中医、仲景国医门人、北京市科技新星、北京市学习之星、中国中医科学院"中青年名中医"等。

主编简介

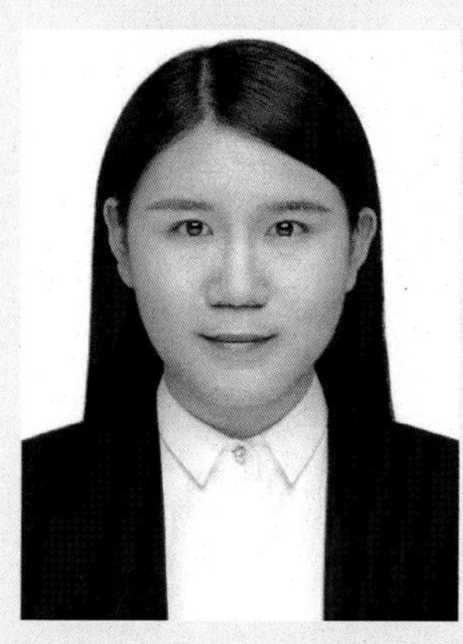

张美珍

张美珍，女，山西省忻州市人，中共党员，研究生学历，中国中医科学院博士研究生，师从倪青教授。先后参加国家自然科学基金、中央本级项目、行业专项等8项科研课题，在中医药及内分泌领域期刊共发表学术论文32篇，参编《不可忽视的“甜蜜负担”——糖尿病就医指导》《内分泌代谢病中医诊疗手册》《代谢综合征中医诊断与治疗——从基础到临床》等7部医学著作。本科期间获得国家励志奖学金，研究生期间获得国家奖学金。获得中国中医科学院优秀毕业生荣誉称号、中国中医科学院“裴元植优秀硕士学位论文三等奖”、中国中医科学院广安门医院教学支部优秀共产党员荣誉称号。

前言

糖尿病是多基因遗传和环境因素的相互作用，导致内源性胰岛素分泌缺陷和（或）胰岛素作用缺陷的一组以慢性高血糖为特征，以多饮、多食、多尿及体重减轻等为典型症状的常见内分泌代谢性疾病。近年来，随着生活方式的改变和老龄化进程的加速，糖尿病的发病率在全世界范围内迅速上升，成为严重威胁人类健康的重要非传染性疾病。如何预防糖尿病前期向糖尿病转化，如何防治糖尿病及其慢性并发症的发生，是我们面临的重要公共卫生问题。糖尿病在中医文献中称为“消渴”。中医药在糖尿病及其并发症防治方面有过许多突出的贡献，积累了丰富的经验。

五个世界之“最”，凸显中医治疗糖尿病源远流长。中医学在世界上最早认识了糖尿病的发病过程，成书于汉代的《黄帝内经》，最先提出过食肥甘厚味、形体肥胖、情志失调、五脏虚弱与糖尿病有密切联系，将糖尿病分为三期，即脾瘅期（相当于糖尿病前期和代谢综合征期）、消渴期（相当于糖尿病期）、消瘅期（相当于糖尿病并发症期）。中医学在世界上最早记录了糖尿病医案，《史记·扁鹊仓公列传》记载西汉淳于意的诊籍中的“肺消瘅”医案。公元600年中国医家甄立言在世界上最早记载了糖尿病患者尿甜的现象，比 Thomas Willis 发现尿甜早千余年。公元650年唐代医家孙思邈在世界上最早提出糖尿病饮食疗法，明确指出糖尿病患者要控制主食、忌水果等，比 John Rollo 提出饮食控制治疗糖尿病早千余年。公元610年隋朝太医博士巢元方在《诸病源候论》最早记载糖尿病的运动疗法，提出糖尿病患者应参加适当的体育运动（导引法），比 John Brown 提出糖尿病体育疗法早千余年。中医药治疗糖尿病，经历千百年的临床实践，疗的头面部多汗和（或）四肢麻木等，糖尿病脑血管病的记忆功能低下和（或）肢体语言障碍等，糖尿病下肢血管病变的疼痛和（或）坏疽等症状，通过中医药辨证论治和（或）综合治疗，一般很快可以消除和（或）减轻症状。

（3）减少西药用量。糖尿病并发症患者配合中医药治疗一段时间后，可在一定程度上减少西药的用量。此为中医药治疗糖尿病并发症的优势之一。

（4）改善理化指标。糖尿病并发症患者常表现为某些理化检查指标异常，如糖尿病肾病可见肾功能指标异常，肌酐、尿素氮升高，尿蛋白阳性，低蛋白血症，高血压等；糖尿病下肢血管病变可见下肢动脉硬化甚至动脉硬化闭塞症等；糖尿病心脏病心电图可见ST段或ST－T段压低或T波低平，心脏M超可见左室舒张功能减低等。配合中医药治疗一段时间后，可在一定程度上改善理化指标，缓解临床症状，稳定病情。

（5）延缓或逆转并发症。中医药治疗糖尿病并发症最突出、最显著优势之一是中医药能延缓或逆转糖尿病并发症。早期糖尿病肾病、早期糖尿病心脏病和糖尿病视网膜病变，是糖尿病微血管病变的“三联征”，也是糖尿病最常见的并发症。如何延缓和（或）逆转糖尿病患者的微血管病变，是当前糖尿病并发症防治的首要问题。

（6）方便长期服用。中医药特别是中成药疗效稳定，毒副作用小，保存时间长，不易变质，便于携带和长期服用，深受广大糖尿病患者欢迎。总结整理上述研究成果，是本书编写的主要目的和意义。

本书分为基础篇和临床篇两部分。①基础篇：系统整理了胰腺的生理功能及糖尿病的病因、病机等，以夯实临床基础。②临床篇：为本书重点。基于理论和临床实践，系统介绍糖尿病研究进展、1型糖尿病、2型糖尿病、儿童糖尿病、妊娠糖尿病、老年糖尿病、糖尿病急症与急性并发症、糖尿病慢性并发症的流行病学现状、诊断与鉴别诊断、中医治疗方案。本书详细介绍了各病中医病因病机、辨证论治方法、名医经验、常用方剂和单味中药、中成药、中医外治法和调护，非常契合临床使用。适用于内分泌代谢病医务人员和医学生使用。

“学然后知不足，教然后知困”，本书虽然付梓，确是引玉之砖。时间仓促，谬误之处在所难免，敬请各位同人、学者不吝赐教！

倪 青

主编简介

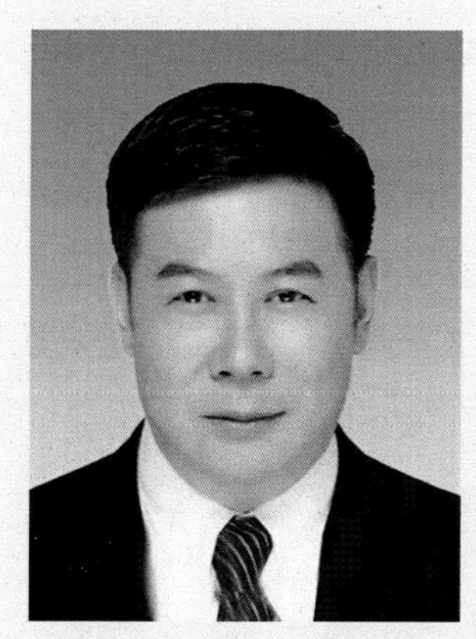

倪　青

倪青，男，江苏泗阳县人，中共党员，研究生学历，医学博士、博士后。中国中医科学院广安门医院内分泌科主任，主任医师，教授，博士生导师；北京中医药大学教授（兼）；中国中医科学院"中医内分泌学"学科带头人；享受国务院政府特殊津贴专家、国家卫生计生委（现国家卫生健康委员会）具有突出贡献的中青年专家、唐氏中医药发展奖获奖专家。

现任国家中医内分泌区域诊疗中心主任、国家重点临床专科中医内分泌专科主任。主要学术任职有中华中医药学会糖尿病学分会副主任委员、中国中医药信息学会内分泌分会会长等多项。

从医30余年，擅长采用中医为主的方法和手段治疗甲状腺功能亢进症、甲状腺功能减退症、甲状腺结节、糖尿病、糖尿病周围神经病变、糖尿病肾病、高尿酸血症与痛风、代谢综合征、多囊卵巢综合征、围绝经期综合征等。

主持和参加国家科技攻关计划、国家自然科学基金、"863"和"973"等各类科研课题50余项，已发表学术论文758篇，其中SCI收录文章33篇，主编学术著作近40本。已培养研究生74人。已获得国家奖2项，省级和学会奖18项。其他荣誉有全国优秀规培医生带教老师、全国首届"郭春园式好医生"、北京中医行业榜样、中国医师协会"白求恩式好医生"、中华中医药学会"科技之星"、中国医师协会全国优秀规培教师、北京市"十佳优秀规培医生带教老师"、首都中青年名中医、仲景国医门人、北京市科技新星、北京市学习之星、中国中医科学院"中青年名中医"等。

主编简介

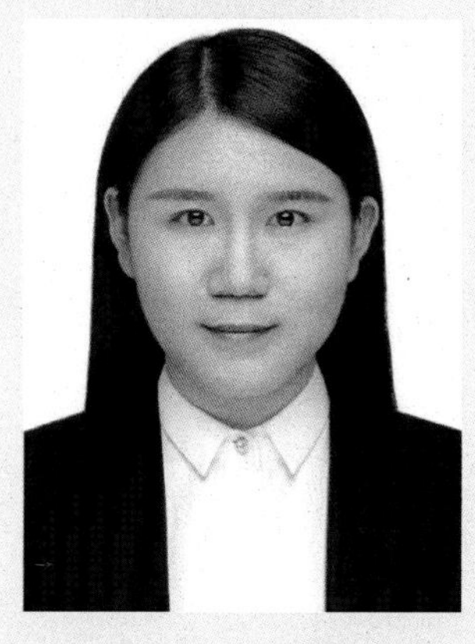

张美珍

张美珍，女，山西省忻州市人，中共党员，研究生学历，中国中医科学院博士研究生，师从倪青教授。先后参加国家自然科学基金、中央本级项目、行业专项等8项科研课题，在中医药及内分泌领域期刊共发表学术论文32篇，参编《不可忽视的“甜蜜负担”——糖尿病就医指导》《内分泌代谢病中医诊疗手册》《代谢综合征中医诊断与治疗——从基础到临床》等7部医学著作。本科期间获得国家励志奖学金，研究生期间获得国家奖学金。获得中国中医科学院优秀毕业生荣誉称号、中国中医科学院“裴元植优秀硕士学位论文三等奖”、中国中医科学院广安门医院教学支部优秀共产党员荣誉称号。

前　言

糖尿病是多基因遗传和环境因素的相互作用，导致内源性胰岛素分泌缺陷和（或）胰岛素作用缺陷的一组以慢性高血糖为特征，以多饮、多食、多尿及体重减轻等为典型症状的常见内分泌代谢性疾病。近年来，随着生活方式的改变和老龄化进程的加速，糖尿病的发病率在全世界范围内迅速上升，成为严重威胁人类健康的重要非传染性疾病。如何预防糖尿病前期向糖尿病转化，如何防治糖尿病及其慢性并发症的发生，是我们面临的重要公共卫生问题。糖尿病在中医文献中称为“消渴”。中医药在糖尿病及其并发症防治方面有过许多突出的贡献，积累了丰富的经验。

五个世界之“最”，凸显中医治疗糖尿病源远流长。中医学在世界上最早认识了糖尿病的发病过程，成书于汉代的《黄帝内经》，最先提出过食肥甘厚味、形体肥胖、情志失调、五脏虚弱与糖尿病有密切联系，将糖尿病分为三期，即脾瘅期（相当于糖尿病前期和代谢综合征期）、消渴期（相当于糖尿病期）、消瘅期（相当于糖尿病并发症期）。中医学在世界上最早记录了糖尿病医案，《史记·扁鹊仓公列传》记载西汉淳于意的诊籍中的“肺消瘅”医案。公元600年中国医家甄立言在世界上最早记载了糖尿病患者尿甜的现象，比Thomas Willis发现尿甜早千余年。公元650年唐代医家孙思邈在世界上最早提出糖尿病饮食疗法，明确指出糖尿病患者要控制主食、忌水果等，比John Rollo提出饮食控制治疗糖尿病早千余年。公元610年隋朝太医博士巢元方在《诸病源候论》最早记载糖尿病的运动疗法，提出糖尿病患者应参加适当的体育运动（导引法），比John Brown提出糖尿病体育疗法早千余年。中医药治疗糖尿病，经历千百年的临床实践，疗效确切。

"传承精华，守正创新"，糖尿病中医认识"师古而不泥古"。在两千多年前《黄帝内经》（《灵枢·五变篇》）说："五脏柔弱，善病消瘅"。中医是从整体、人体的大系统来认识糖尿病的。中医的整体观念和全息理论，真可谓"见微知著""系一发而牵动全身"。就糖尿病而言，五脏六腑功能偏虚的情况下，人体气血津精疏布失常，因虚致气滞、湿毒、瘀血、痰浊内扰，留而不去发为该病。也就是说，五脏虚弱是发生糖尿病的前提，多为先天禀赋不足，加之后天失养所致。糖尿病一般以阴虚为主，饮食不节、劳倦内伤、情志不调和痰湿体质（肥胖）这些病因会导致体内的"阴虚为本，燥热为标"，五脏六腑功能紊乱，气血津精疏布失常，从而产生一系列病理产物，如痰、瘀、毒等。中医对糖尿病病因的认识很早就达到了较为先进的水平。中医认为，糖尿病的病因主要包括禀赋因素、饮食因素、情志因素、环境因素等多方面。中西医理论有一定对应关系：如禀赋不足与遗传、体质因素；六淫犯肺伤阴，与病毒感染启动了自身免疫，导致胰岛细胞毁损；情志不调致病，与紧张刺激可致内分泌轴免疫网络功能失调；饮食不节与饮食失控导致肥胖，产生胰岛素抵抗；劳逸失度与胰岛素相拮抗，促进糖元异生而升高血糖等有一定的对应关系。中医在理论上有创新。如"垂体－下丘脑－胰腺轴""肠－胰腺轴"功能失调属于中医脾虚现象。如根据中医阴阳平衡，提出糖自稳调节理论，降糖激素（胰岛素），升糖激素（胰高血糖素、生长激素、肾上腺素和去甲肾上腺素），相当于中医的阴和阳，在应激、精神创伤等因素作用下，糖自稳被打破而发生高血糖或低血糖症。

"六大优势"，诠释中医治疗糖尿病奥秘。相比西医治疗糖尿病而言，中药发挥作用是多靶点、个体化的。根据不同人、不同体质、年龄、并发症情况提供不同的综合治疗方案。中医治疗主要有六个方面优势：

（1）适度降低血糖。大量临床证据证明，纯中药是可以降血糖的。初诊糖尿病患者空腹血糖小于 11.1 mmol/L，餐后 2 小时血糖低于 16.7 mmol/L 时，可以先使用纯中药降糖，一个月之内，80% 左右的患者，通过配合饮食和运动疗法，血糖可以得到良好控制。当进行饮食控制、运动疗法，或饮食控制加运动疗法治疗后，空腹血糖 $\geqslant$ 11.1 mmol/L 和（或）餐后 2 小时血糖 $\geqslant$ 16.7 mmol/L 时，尽快配合西药降糖药，甚至启动胰岛素治疗。

（2）改善临床症状。消除或减轻临床症状是中医药治疗糖尿病并发症的主要优势之一。如糖尿病肾病的疲乏无力和（或）水肿等，糖尿病心脏病的心慌心悸或失眠等，糖尿病周围神经病变的头面部多汗和（或）四肢麻木等，糖尿病脑血管病的记忆功能低下和（或）肢体语言障碍等，糖尿病下肢血管病变的疼痛和（或）坏疽等症状，通过中医药辨证论治和（或）综合治疗，一般很快可以消除和（或）减轻症状。

（3）减少西药用量。糖尿病并发症患者配合中医药治疗一段时间后，可在一定程度上减少西药的用量。此为中医药治疗糖尿病并发症的优势之一。

（4）改善理化指标。糖尿病并发症患者常表现为某些理化检查指标异常，如糖尿病肾病可见肾功能指标异常，肌酐、尿素氮升高，尿蛋白阳性，低蛋白血症，高血压等；糖尿病下肢血管病变可见下肢动脉硬化甚至动脉硬化闭塞症等；糖尿病心脏病心电图可见ST段或ST－T段压低或T波低平，心脏M超可见左室舒张功能减低等。配合中医药治疗一段时间后，可在一定程度上改善理化指标，缓解临床症状，稳定病情。

（5）延缓或逆转并发症。中医药治疗糖尿病并发症最突出、最显著优势之一是中医药能延缓或逆转糖尿病并发症。早期糖尿病肾病、早期糖尿病心脏病和糖尿病视网膜病变，是糖尿病微血管病变的“三联征”，也是糖尿病最常见的并发症。如何延缓和（或）逆转糖尿病患者的微血管病变，是当前糖尿病并发症防治的首要问题。

（6）方便长期服用。中医药特别是中成药疗效稳定，毒副作用小，保存时间长，不易变质，便于携带和长期服用，深受广大糖尿病患者欢迎。总结整理上述研究成果，是本书编写的主要目的和意义。

本书分为基础篇和临床篇两部分。①基础篇：系统整理了胰腺的生理功能及糖尿病的病因、病机等，以夯实临床基础。②临床篇：为本书重点。基于理论和临床实践，系统介绍糖尿病研究进展、1型糖尿病、2型糖尿病、儿童糖尿病、妊娠糖尿病、老年糖尿病、糖尿病急症与急性并发症、糖尿病慢性并发症的流行病学现状、诊断与鉴别诊断、中医治疗方案。本书详细介绍了各病中医病因病机、辨证论治方法、名医经验、常用方剂和单味中药、中成药、中医外治法和调护，非常契合临床使用。适用于内分泌代谢病医务人员和医学生使用。

“学然后知不足，教然后知困”，本书虽然付梓，确是引玉之砖。时间仓促，谬误之处在所难免，敬请各位同人、学者不吝赐教！

倪　青

目 录

CONTENTS

基础篇

临床篇

PART ONE

基础篇

第一章　胰腺生理

经典内分泌腺是指具有特定的形态结构特征，能特异地分泌激素，后者经血液循环到达靶器官、组织和细胞，完成其生理功能的腺体。主要包括：下丘脑和神经垂体、腺垂体、松果体、甲状腺、甲状旁腺、内分泌胰腺、肾上腺皮质和髓质及性腺。胰腺是体内重要的腺体，它既能分泌具有消化作用的胰液进入十二指肠，参与营养物质的消化吸收，又能分泌胰岛素和胰高血糖素进入血液，调节血糖浓度。因此，兼具外分泌和内分泌两种功能。

第一节　胰腺的解剖

在胚胎发育的第 4 周末，靠近肝憩室的前肠末端腹侧内胚层上皮细胞增生，如出芽状向外突起，腹侧称为腹胰芽，其对侧称为背胰芽。腹胰芽体积较小，生长较慢；而背胰芽体积较大，生长较快。在发育过程中，胰芽的细胞继续增生并反复分支，形成各级导管，其末端部分形成腺泡，部分胰腺内胚层上皮细胞游离进入间充质，分化为胰岛。最终，腹胰芽和背胰芽分别形成腹胰和背胰。由于胃和十二指肠襻的向右旋转和肠壁的不均等生长，致使腹胰转向背侧，在背胰的背侧下方与之融合，形成单一的胰腺。腹胰和背胰的导管也相互融合，逐步合并形成胰管，开口于十二指肠大乳头。有时，背胰导管的近侧端还可形成一条副胰管，行于胰管上方，开口于十二指肠小乳头。

胰腺位于腹腔后上部，横向位于腹上区和左季肋区，平第 1～2 腰椎。其在腹壁上的投影，上缘约平脐上 10 cm，下缘约平脐上 5 cm。胰腺的前方由网膜囊相隔与胃相邻，后方有下腔静脉、胆总管、肝门静脉和腹主动脉等重要结构，右端被十二指肠呈 C 形包绕，左端与脾门接触。由于胰腺前方有胃、横结肠和大网膜等覆盖，位置较深，故胰腺病变时，早期的腹壁体征往往不明显，从而增加了诊断的难度。

胰腺形态狭长，质地柔软，呈灰红色，长 17～20 cm，宽 3～5 cm，厚 1.5～2.5 cm，重 82～117 g。可分为头、体和尾三部分。头部约在腹中线右侧，体尾部约在腹中线左侧，但各部分之间无明显界线。

胰腺右端膨大部分为胰头，位于第 2 腰椎的右前方，其上、下方和右侧三面都被十二指肠环抱。在胰头的下方有一向左后上方突起的部分，称为钩突。胰头和钩突将肝门静脉起始部位和肠系膜上动、静脉夹在其间。胰头肿大时，可压迫肝门静脉起始部位，影响其血液回流，造成腹水、脾大等症状。胆总管常在胰头右后方和十二指肠降部之间穿过，有时胆总管可部分或全部被胰头实质包裹。当胰头肿大压迫胆总管时，可阻碍胆汁排出，引起阻塞性黄疸。故胰头的病变，常常以其他症状为首发症状。

胰头和胰尾之间为胰体，略呈长棱柱形。胰体横位于第 1 腰椎正前方，胰体的前方由网膜囊相隔与胃相邻，故胃后壁肿瘤或溃疡穿孔常累及胰体，造成其与胰体之间的粘连。

胰腺左侧较细部分为胰尾，行向左上方至季肋区，在脾门下方与脾的脏面接触。因为胰尾各面均有腹膜包裹，这一特征可作为胰体和胰尾的分界依据。由于胰尾和脾血管一起被包裹于脾肾韧带的两层之间，故在脾切除手术中结扎脾血管时，应注意勿损伤胰尾。

在胰实质内的偏背侧，有走向与胰长轴一致的胰管。胰管沿途接受许多小叶间导管，从胰尾经胰体走向胰头，最后于十二指肠降部的壁内与胆总管汇合成肝胰壶腹，开口于十二指肠大乳头。在胰头上部常可见一行于胰管上方的小管，称为副胰管，开口于十二指肠小乳头。

第二节　胰腺的内分泌功能

胰腺表面覆盖有薄层结缔组织被膜，被膜伸入胰腺实质内将其分隔为许多小叶。胰腺实质由外分泌部和内分泌部（胰岛）组成，分别具有外分泌和内分泌功能。

胰岛是由内分泌细胞组成的球形或索状细胞团，细胞间含丰富的有孔毛细血管，有利于内分泌激素进入血液循环。在 HE 染色中，胰岛细胞着色浅淡，使胰岛呈小岛状分布于腺泡之间，因而得名。成人胰腺有 100 万～200 万个胰岛，胰岛在胰尾部较多。胰岛大小不等，平均直径 75～500 μm，小的仅由十几个细胞组成，大的由数百个细胞组成。人胰岛按其染色和形态学特征主要分 α、β、δ、D1 和 PP 5 种细胞，在 HE 染色切片中不易区分，目前主要用免疫组织化学法进行鉴别。

α 细胞又称甲细胞、A 细胞，约占胰岛细胞总数的 20%，细胞体积较大，多位于胰岛周边部。α 细胞分泌胰高血糖素，该激素能促进肝细胞内的糖原分解为葡萄糖，并抑制糖原合成，使血糖浓度升高，以满足机体对能量的需要。

β 细胞又称乙细胞、B 细胞，数量最多，约占胰岛细胞总数的 75%，主要位于胰岛的中央部。β 细胞分泌胰岛素，该激素主要促进肝细胞、脂肪细胞等吸收血液中的葡萄糖，用以合成糖原或转化为脂肪，使血糖降低。胰岛素和胰高血糖素的协同作用能保持血糖水平处于动态平衡。若 β 细胞退化，胰岛素分泌不足，血糖平衡的主要机制被打破，可使血糖升高，并从尿中排出，即为糖尿病。而胰岛 β 细胞瘤患者，可因胰岛素分泌过多产生低血糖症。

δ 细胞又称丁细胞、D 细胞，约占胰岛细胞总数的 5%。δ 细胞散在分布于 α、β 细胞之间，并与 α、β 细胞通过缝隙紧密相连。δ 细胞分泌生长抑素，以旁分泌方式或经缝隙连接直接作用于邻近的 α、β 细胞和 PP 细胞，抑制这些细胞的分泌活动。

D1 细胞可分泌血管活性肠肽。

PP 细胞数量很少，主要存在于胰岛的周边部。另外，还可见于外分泌部的导管上皮内及腺泡细胞间。PP 细胞分泌胰多肽，该激素具有抑制胃肠运动、胰腺分泌以及胆囊收缩的作用。

胰腺的主要作用为调节糖的代谢。血液中的葡萄糖，称为血糖。体内血糖浓度是反映机体内糖代谢状况的一项重要指标。正常情况下，血糖浓度是相对恒定的。正常人空腹血浆葡萄糖浓度为 3.9～6.1 mmol/L（葡萄糖氧化酶法）。空腹血浆葡萄糖浓度高于 7.0 mmol/L 称为高血糖，低于 3.9 mmol/L 称为低血糖。要维持血糖浓度的相对恒定，必须保持血糖的来源和去路的动态平衡。

（1）血糖的来源：①食物中的糖是血糖的主要来源；②肝糖原分解是空腹时血糖的直接来源；③非糖物质如甘油、乳酸及生糖氨基酸通过糖异生作用生成葡萄糖，在长期饥饿时作为血糖的来源。

（2）血糖的去路：①在各组织中氧化分解提供能量，这是血糖的主要去路；②在肝脏、肌肉等组织进行糖原合成；③转变为其他糖及其衍生物，如核糖、氨基糖和糖醛酸等；④转变为非糖物质，如脂肪、非必需氨基酸等；⑤血糖浓度过高时，由尿液排出。血糖浓度大于8.88～9.99 mmol/L，超过肾小管重吸收能力，出现糖尿。将出现糖尿时的血糖浓度称为肾糖阈。糖尿在病理情况下出现，常见于糖尿病患者。

正常人体血糖浓度维持在一个相对恒定的水平，这对保证人体各组织器官的利用非常重要，特别是脑组织，几乎完全依靠葡萄糖供能进行神经活动，血糖供应不足会使神经功能受损，因此血糖浓度维持在相对稳定的正常水平是极为重要的。正常人体内存在着精细调节血糖来源和去路动态平衡的机制，保持血糖浓度的相对恒定是神经系统、激素及组织器官共同调节的结果。神经系统对血糖浓度的调节主要通过下丘脑和自主神经系统调节相关激素的分泌。激素对血糖浓度的调节，主要是通过胰岛素、胰高血糖素、肾上腺素、糖皮质激素、生长激素及甲状腺激素之间相互协同、相互拮抗以维持血糖浓度的恒定。

第三节　胰腺分泌的激素

胰腺内分泌部的各种细胞分泌不同的激素（如α细胞分泌胰高血糖素，β细胞分泌胰岛素，δ细胞分泌生长抑素，PP细胞分泌胰多肽等），主要包括胰岛素和胰高血糖素等，具体如下。

一、胰岛素

（一）胰岛素的合成

人胰岛素是含有51个氨基酸残基的小分子蛋白质，相对分子质量为5808，由含有21个氨基酸残基的A链和含有30个氨基酸残基的B链组成。A链上有1个链内二硫键，A、B两链之间有2个链内二硫键，这3个二硫键在维持胰岛素空间结构方面起重要作用，如果二硫键被打开，则胰岛素的空间结构遭破坏的同时其活性也随之丧失。在β细胞内，胰岛素生物合成的最早前体为大分子的前胰岛素原，含有109个氨基酸残基，相对分子质量为11 500。前胰岛素原在粗面内质网中迅速被蛋白酶水解，去掉一个前肽，形成含86个氨基酸残基的胰岛素原，相对分子质量为9000。胰岛素原被包装在囊泡中运输至高尔基复合体，再经过蛋白酶水解成为分子数相等的胰岛素和C肽，分泌入血。

（二）胰岛素的分泌及调节

正常人在空腹状态下，血清胰岛素浓度为35～145 pmol/L，C肽含量为1000 pmol/L。血液中的胰岛素以与血浆蛋白结合及游离两种形式存在，两者间保持动态平衡。只有游离形式的胰岛素才具有生物学活性。胰岛素在血液中的半衰期仅5～6分钟，主要在肝脏内灭活，肾与肌肉组织也参与灭活一部分胰岛素。胰岛素的分泌受多方面因素的调节。

1. 血糖水平对胰岛素分泌的调节

在刺激胰岛素分泌的多种因素中，血糖水平是调节胰岛素分泌的最重要因素。B细胞能够很敏感地接受血糖水平变化的信号，血糖水平升高时，胰岛素分泌增加，使血糖水平降低；当血糖水平降至正常时，胰岛素分泌也随之恢复到基础水平。在持续的高血糖刺激下，胰岛素的分泌可分为以下 3 个不同阶段。

第Ⅰ阶段：血糖升高 5 分钟内，胰岛素的分泌量可提高 10 倍。这一阶段的胰岛素主要源于 β 细胞内储存激素的快速释放。由于 β 细胞内储存的激素量不大，因此该阶段的分泌持续时间不长，一般 5～10 分钟后胰岛素的分泌量即可下降 50%。

第Ⅱ阶段：血糖升高 15 分钟后，出现胰岛素分泌的第二次高峰，在 2～3 小时达最高值。该阶段分泌的特点是：分泌速率远大于第Ⅰ阶段，并且持续时间较长。可能的原因是葡萄糖在 β 细胞内的代谢过程中产生某种信息物质，激活了胰岛素的合成酶系，后者进一步刺激 β 细胞合成与分泌胰岛素。

第Ⅲ阶段：若高血糖持续 1 周左右，胰岛素的分泌可进一步增加，这是由于长时间的高血糖刺激使 β 细胞增生引起的。

2. 血液氨基酸、脂肪酸和酮体水平对胰岛素分泌的调节

许多氨基酸都有刺激胰岛素分泌的作用，以精氨酸和赖氨酸作用最强。血液中脂肪酸和酮体明显增加时也可促进胰岛素的分泌。氨基酸和血糖对刺激胰岛素分泌有协同作用，两者同时升高时，可使胰岛素分泌量成倍增长。故临床上常以口服氨基酸后，血液中胰岛素水平的改变作为判断胰岛 β 细胞功能的检测手段。

3. 激素对胰岛素分泌的调节

（1）胃肠激素：在胃肠激素中，促胃液素、促胰液素、胆囊收缩素和抑胃肽均有促进胰岛素分泌的作用。但目前研究认为，促胃液素、促胰液素及胆囊收缩素是通过升高血糖而间接刺激胰岛素分泌的。只有抑胃肽才是胰岛素分泌的直接刺激因子。动物实验中，予以大鼠口服葡萄糖同时给予 GIP 抗血清，血清葡萄糖浓度持续上升，而胰岛素水平却没有明显升高。其血糖水平升高的同时却检测不到胰岛素水平明显升高。这一现象表明，小肠吸收葡萄糖的同时，十二指肠和空肠黏膜分泌了抑胃肽，即食物尚在胃肠道内时，胰岛素就已在抑胃肽的刺激下分泌增加，为即将从小肠吸收入血的糖、氨基酸和脂肪酸的利用做好先期准备。所以，这是一种前馈调节。口服葡萄糖与抑胃肽的分泌增加是平行的，这种平行关系的维持，导致胰岛素迅速而明显地分泌，甚至超过由静脉注射葡萄糖所引起的胰岛素分泌量。因此，抑胃肽刺激胰岛素分泌的作用具有葡萄糖依赖的特性。除葡萄糖外，小肠吸收的氨基酸、脂肪酸及盐酸等也能刺激抑胃肽的释放，进而促进胰岛素分泌。这些胃肠激素与胰岛素分泌之间的关系被称为“肠-胰岛轴”，该轴的活动还受到支配胰岛的副交感神经的调节。

（2）生长激素、皮质醇及甲状腺激素：这 3 种激素可通过升高血糖而间接刺激胰岛素分泌。如长期大剂量应用这些激素，有可能使 β 细胞衰竭而导致糖尿病。

（3）神经肽和递质：除上述激素外，许多神经递质和调节肽均可影响胰岛素的分泌。其中促进胰岛素分泌的有促甲状腺激素释放激素、生长激素释放激素、促肾上腺皮质激素释放激素、胰高血糖样肽和血管活性肠肽等；抑制胰岛素分泌的有肾上腺素、胰腺细胞释放抑制因子、甘丙肽、瘦素、神经肽 Y 和 C 肽等。

4. 神经调节

胰岛受迷走神经和交感神经双重支配。刺激右侧迷走神经，既可通过乙酰胆碱作用于 M 受体直接促进胰岛素分泌，也可通过刺激胃肠激素释放而间接引起胰岛素分泌。交感神经兴奋时，可通过释放去甲肾上腺素，作用于 β 细胞的 α_2 肾上腺素能受体，抑制胰岛素分泌。虽然去甲肾上腺素也可作用于 β_2 受体并使胰岛素分泌增加，但交感神经兴奋对胰岛素分泌的影响一般以 α 受体介导的抑制性效应为主。

（三）胰岛素的生理功能

胰岛素是促进合成代谢、维持血糖浓度稳定的主要激素。

1. 对糖代谢的影响

胰岛素通过增加糖的去路与减少糖的来源，使血糖浓度降低。胰岛素能促进全身组织，特别是肝脏、肌肉和脂肪组织摄取和利用葡萄糖，促进肝糖原和肌糖原的合成，抑制糖异生，促进葡萄糖转变为脂肪酸，并储存于脂肪组织中，从而降低血糖水平。当胰岛素缺乏时，血糖浓度升高。血糖水平如超过肾糖阈，尿中就可出现葡萄糖。

2. 对脂肪代谢的影响

胰岛素可促进肝脏合成脂肪酸，并转运到脂肪细胞储存；促进葡萄糖进入脂肪细胞，除了用于合成少量的脂肪酸外，还可转化为α–磷酸甘油，脂肪酸和α–磷酸甘油形成甘油三酯（又称甘油三酰）储存于脂肪细胞内；还可抑制脂肪酶的活性，减少脂肪分解。胰岛素缺乏时，糖的利用受阻，脂肪分解增强，会产生大量脂肪酸，后者在肝内氧化成大量酮体，可引起酮血症和酸中毒。

3. 对蛋白质代谢的影响

胰岛素可在蛋白质合成的各个环节上发挥作用，主要表现为促进蛋白质合成，抑制蛋白质分解。如使氨基酸跨膜转运进入细胞的过程加速；加快细胞核内 DNA 复制和 RNA 转录过程，增加 DNA 和 RNA 的生成；加速核糖体内的翻译过程，使蛋白质合成增加。此外，胰岛素还可抑制蛋白质分解和肝脏中糖异生。

胰岛素因能增加蛋白质的合成，故对机体的生长发育有促进作用。但胰岛素单独作用时，其促进生长的作用并不强，仅在与生长激素共同作用时，才能发挥明显的协同效应。

4. 对电解质代谢的影响

胰岛素可促进 K^+、Mg^{2+} 及 PO_4^{3-}进入细胞，使血钾降低。

（四）胰岛素受体

胰岛素要对物质代谢进行调节，需要先与各组织细胞膜上的胰岛素受体结合才能发挥作用。在哺乳类生物中，胰岛素受体几乎存在于所有的组织细胞表面，但各类细胞上受体数目的差异很大，每个红细胞上仅有 40 多个胰岛素受体，而在肝脏和脂肪组织中，每个细胞上的胰岛素受体可多达 20 万个。胰岛素受体是一种跨膜糖蛋白，是由两个α亚单位（α链）和两个β亚单位（β链）构成的四聚体（$\alpha_2\beta_2$）。α亚单位含有 719 个氨基酸残基，相对分子质量为 135 000。两个α亚单位完全暴露在细胞膜外侧，通过 N 端的二硫键彼此相连，是受体与胰岛素结合的部位。β亚单位含有 620 个氨基酸残基，相对分子质量为 95 000。β亚单位呈跨膜状态，分为 3 个结构域：N 端 196 个氨基酸残基伸出膜外，通过二硫键与α亚单位相连；中间是含 23 个氨基酸残基的跨膜部分；C 端伸向膜内侧，为酪氨酸蛋白激酶结构域，含有多个酪氨酸残基，具有酪氨酸蛋白激酶的活性。胰岛素与受体α亚单位结合后，受体构型发生改变，受体蛋白的第 1146、第 1150 和第 1151 位酪氨酸残基发生自身磷酸化，激活酪氨酸蛋白肌酶活性，进而催化底物蛋白上的酪氨酸残基磷酸化，再经级联放大效应作用于下游蛋白质分子，最终完成细胞信号转导，实现胰岛素调节糖、脂类和蛋白质代谢等功能。故在这一过程中，胰岛素受体的结构完整性是实现胰岛素生物活性的关键之一，受体如有缺陷或结构遭破坏，将影响胰岛素与之结合以及外界信号往细胞内的转导，继而影响胰岛素功能的发挥。

二、胰高血糖素

（一）胰高血糖素的合成

胰高血糖素是胰岛α细胞分泌的，由29个氨基酸残基组成的直链多肽，相对分子质量为3500。在胰岛α细胞内首先合成胰高血糖素原，胰高血糖素原由37个氨基酸残基组成，经蛋白水解酶去掉一个C端的8肽后，生成29肽的成熟胰高血糖素，分泌入血。胰高血糖素在血清中的浓度为50～100 ng/L，在血浆中的半衰期为5～10分钟，主要在肝脏内降解失活，也有一部分在肾脏中降解。

（二）胰高血糖素的分泌及调节

1. 血糖与氨基酸水平调节

（1）血糖水平：血糖浓度是调节胰高血糖素分泌的重要因素。当血糖水平降低时，可促进胰高血糖素的分泌；反之，则分泌减少。饥饿可促进胰高血糖素的分泌，这对维持血糖水平、保证脑的代谢和能量供应具有重要的意义。

（2）氨基酸水平：氨基酸的作用与葡萄糖相反，如果给予高蛋白饮食或静脉注射氨基酸可刺激胰高血糖素分泌，其效应与注射葡萄糖相反。血中氨基酸水平升高，其作用是双向的：一方面通过促进胰岛素分泌，降低血糖；另一方面又刺激胰高血糖素分泌，升高血糖，由此可以避免低血糖等血糖浓度异常波动的情况发生。

2. 激素调节

（1）胰岛素：可以降低血糖，下降的血糖水平则可刺激胰高血糖素分泌。由此，胰岛素可以间接地促进胰高血糖素分泌。胰岛素还可通过直接途径影响胰高血糖素分泌。在胰岛中，各激素可通过旁分泌方式作用于相邻的靶细胞。如β细胞分泌的胰岛素和 δ 细胞分泌的生长抑素以这一方式直接作用于相邻的α细胞，抑制胰高血糖素分泌；胰岛素和胰高血糖素是一对相拮抗的激素，两者共同作用，以维持机体血糖水平的稳定。

（2）胃肠激素：口服氨基酸比静脉注射氨基酸引起的胰高血糖素分泌效应更强，说明在食物消化吸收入血之前，胃肠激素就已经开始刺激胰高血糖素分泌了。现已知，促胃液素和胆囊收缩素可促进胰高血糖素分泌，而促胰液素则相反。

3. 神经调节

神经系统对血糖的调节主要通过下丘脑和自主神经系统调节其所控激素的分泌，进而再影响血糖代谢中关键酶的活性，达到调节血糖浓度的作用。下丘脑的腹内侧核可通过兴奋交感神经，作用于胰岛α细胞，分泌胰岛血糖素从而使血糖浓度升高。

三、生长抑素

生长抑素是作用比较广泛的一种神经激素，它的主要作用是抑制垂体生长激素（GH）的基础分泌，也抑制腺垂体对多种刺激所引起的GH分泌反应，包括运动、进餐、应激、低血糖等。另外，生长抑素还可抑制LH、FSH、TSH、PRL及ACTH的分泌。生长抑素与腺垂体生长素细胞的膜受体结合后，通过减少细胞内的cAMP和Ca^{2+}而发挥作用。

生长抑素的垂体外作用比较复杂，它在神经系统可能起递质或调质的作用。生长抑素对胃肠运动与消化道激素的分泌均有一定的抑制作用；还可抑制垂体生长激素、促甲状腺激素、促肾上腺皮质激素和催乳素的释放，也抑制各种胃肠激素，如抑制胃泌素、促胰液素、胆囊收缩素、胃动素、胰多肽、胰高血糖素、肠高血糖素等的释放。同时也抑制胃酸、胃蛋白酶、胰蛋白酶及唾液淀粉酶的分泌。

四、胰多肽

胰多肽（PP）是 36 个氨基酸组成的直链多肽激素，由胰腺的 PP 细胞分泌。PP 细胞受餐后食物中蛋白质的作用，蛋白质是刺激 PP 分泌的最强因素，其次是脂肪、糖类。PP 的释放均为迷走-胆碱能依赖性的，受迷走神经调节并可被迷走神经干切除术和抗胆碱能药物所抑制。十二指肠酸化、内源性 CCK 释放，可以作为刺激 PP 释放的主要因素，使 PP 值显著升高。胰岛素使 PP 升高是低血糖兴奋迷走神经所致。生长激素可抑制 PP 释放和餐后 PP 水平。

PP 具如下生理效应：①抑制胆囊收缩素和胰酶的排放，使胆囊平滑肌松弛，可降低胆囊内的压力，胆总管括约肌紧张加强，抑制胆汁向十二指肠的排放。②各种食物进入小肠对 PP 释放有刺激作用，PP 的生理作用是抑制餐后胰液和胆汁分泌，对胰泌素和胆囊收缩素等外源性激素有促胰腺分泌的作用，PP 均为较强的抑制剂。③ PP 对胃肠道有广泛作用，对五肽胃泌素引起的胃酸分泌有抑制作用。④ PP 抑制血浆胃动素的分泌，增加食管下括约肌的压力，抑制胃体部肌电活动。

第四节　体内葡萄糖平衡的内分泌调节

血液中的葡萄糖，称为血糖。体内血糖浓度是反映机体内糖代谢状况的一项重要指标。正常情况下，血糖浓度是相对恒定的。正常人空腹血浆葡萄糖浓度为 3.9～6.1mmol/L。要维持血糖浓度的相对恒定，必须保持血糖的来源和去路的动态平衡。血糖的来源有：①食物中的糖，是血糖的主要来源；②肝糖原的分解，是空腹时血糖的直接来源；③非糖物质的转变，如甘油、乳酸和生糖氨基酸等通过糖异生生成葡萄糖，作为长期饥饿时的血糖来源。血糖的去路有：①在各组织中氧化分解提供能量，这是血糖的主要去路；②在肝脏、肌肉组织进行糖原合成；③转变为其他糖及其衍生物，如核糖、氨基糖和糖醛酸等；④转变为非糖物质，如脂肪、非必需氨基酸等；⑤血糖浓度过高时，由尿液排出。正常人体内存在着多条调节血糖来源和去路动态平衡的机制，其中以内分泌激素对血糖浓度的调节最为重要。激素对血糖浓度的调节，主要是通过胰岛素、胰高血糖素、肾上腺素、糖皮质激素、生长激素和甲状腺激素之间的相互协同、相互拮抗以维持血糖浓度的恒定。

一、胰岛素及胰高血糖素

血糖浓度升高时，可迅速引起胰岛素的分泌。胰岛素可使全身各组织细胞加速摄取、储存和利用葡萄糖，特别是在肝脏、肌肉和脂肪组织，从而使血糖水平下降。在肝脏，胰岛素增强肝脏内葡萄糖激酶活性，促进葡萄糖进入肝细胞后合成糖原，并促进葡萄糖转变为脂肪转运到脂肪组织进行储存，此外还抑制肝脏糖异生。在肌肉组织，胰岛素不但可以提高细胞膜对葡萄糖的通透性，使葡萄糖容易进入细胞，而且可加速葡萄糖的利用和肌糖原的合成。

胰高血糖素和胰岛素是一对相拮抗的激素，当血糖浓度降低时，胰高血糖素分泌增加，发挥其强烈的促进肝糖原分解和肝糖异生作用，使血糖浓度回升。

二、其他激素

1. 肾上腺素

通过作用于肝脏、肌肉和脂肪细胞膜上的β受体，使腺苷酸环化酶活性增高，cAMP浓度升高，升高的cAMP促使糖原磷酸化酶活性增高，肝糖原分解为葡萄糖，肌糖原酵解为乳酸，部分乳酸由血液运输至肝脏合成糖原并可经糖原分解后，进入血液使血糖升高。此外，肝细胞中cAMP浓度升高还可促使磷酸烯醇式丙酮酸羧激酶活性升高，因而糖异生增加。总的结果是使血糖升高。

2. 糖皮质激素

外周组织包括骨骼肌等组织中蛋白质分解加强，使肝脏中以氨基酸为原料的糖异生作用大大加强。脂肪组织中的脂肪动员加强，生成的大量游离脂肪酸进入肝脏后，酮体生成增加。脂肪酸和酮体作为供能物质补充葡萄糖供能不足的同时也起到了减少外周组织对葡萄糖的摄取和利用的作用，以节约葡萄糖。

3. 生长激素

在早期，生长激素有胰岛素样作用，但该作用维持时间很短。生长激素的主要作用是抗胰岛素作用，主要体现在：抑制肌肉和脂肪组织摄取血糖，抑制肌肉中的糖酵解；促进脂肪动员的作用，使游离脂肪酸进入肝脏，一方面经氧化后提供能量，另一方面还可对葡萄糖氧化供能产生抑制作用，从而减少葡萄糖的消耗；在肝脏中，生长激素可促进由氨基酸转变为糖的异生作用，由此使血糖浓度升高。

4. 甲状腺激素

甲状腺激素可促进小肠对单糖、葡萄糖、乳糖的吸收并且促进肝糖原的分解。因此，甲状腺激素可促使血糖水平升高。

第五节　中医的“胰”系统

一、古代文献对“胰”的论述

最早见于《难经·四十二难》：“脾重二斤三两，扁广三寸，长五寸，有散膏半斤，主裹血，温五脏，主藏意”，此“散膏”，实乃现代医学之“胰腺”。

明·李时珍在《本草纲目》中谈到：胰“生两肾中间，似脂非脂，似肉非肉，乃人物之命门，三焦发源处也……盖颐养赖之，故称之颐……亦作胰”，可见李时珍把胰认定为人的命门。

《医纲总枢》中说：“生于胃下，横贴胃底，与第一腰椎相齐，头大向右，至小肠头，尾尖向左，连脾肉边，中有一管，斜入小肠，名曰珑管。”这样描述胰，似乎将《难经》认定的“散膏”更具体了。

清·王清任《医林改错》讲：“脾中有一管，体象玲珑，易于出水，故名珑管。”可见他在人体解剖中已发现了胰，但仍归于脾，称之为脾中“珑管”。

清·叶霖《难经正义》说："胰，附脾之物，形长方，重约三四两，横贴胃后，头大向右，尾尖在左，右之大头，与小肠头为界，左之小尾，与脾相接，中有液管一条，由左横右，穿过胰之体，斜入小肠上口之旁，与胆汁入小肠同路，所生之汁，能消化食物，其质味甜，或名之甜肉云。"

张山雷在《难经汇注笺正》中说："胃后有甜肉一条……所生之汁，如口中津水，则古所谓散膏半斤，盖即指此，古之所称脾者。固并此甜肉而言……"可见经张山雷考注，"散膏者为胰"。张山雷不仅考证了"散膏"即今之胰脏，又名"甜肉"，而且提出甜肉能分泌，其"汁"的功能为"……甜肉之汁，运入小肠，即以化食物中之脂肪质者"。

从以上的论述中，可以说明在古代已经有"胰"的命名，对于"胰"的形态也有具体的描述，且说明"胰"即"散膏"，就是现在所说胰脏。

二、现代文献对"胰"的认识

中医经典文献中关于五脏六腑的阐释已非常完善，从而指导医疗活动，但对"胰"的记载寥寥无几。随着胰相关疾病，如糖尿病和胰腺癌等发病率的大幅增加，对于胰的研究越来越多。现代医学中脏器与中医的脏腑名称相同，但两者的概念、生理特点有很大差别。故查阅中医著作中与胰相关的论述，与现代医学胰的解剖结构、形态、功能等进行对照。

中医文献对"胰"的记载寥寥无几，《黄帝内经》仅见脾的阐述，《难经》谓有散膏半斤，即胰也。胰之质为胰子，形如膏。""散膏"被认为是对胰最早的记载。此处，"膵""甜肉"等都是对胰的描述。胰和脾有本质区别，不能把胰归属于脾；解剖位置也并非如肝与胆那样相互附着；更不能将古代对脾的记载看成胰，不能认为古人看到的是胰，记载为脾；既未将胰归为五脏，也未归为六腑，胰也不具备奇恒之腑的特点。《肘后备急方》等古籍文献提到羊胰、猪胰入药；《医学衷中参西录》《医纲总枢》则进一步描述胰的解剖形态；王清任突破性地描述"珑管"相当于主胰管，主分流水液，首次描述了胰管功能；叶霖《难经正义》更进一步论述胰可生成汁液，且具有消化食物的功能，与现代系统解剖学具有高度的吻合性。胰病的单独记载很少，多将胰的病理现象归于脾。胰的方剂仅有出自《医学衷中参西录》的滋膵饮方，主治消渴。认为消渴（糖尿病）是胰功能异常，与现代医学因胰腺功能障碍引起糖尿病不谋而合。

1. 解剖位置与形态

《黄帝内经》中，没有胰的相关记录，但有脾的阐述。《素问·诊要经终论》说："刺避五藏者，知逆从也。所谓从者，鬲与脾肾之处。不知者反之。"张介宾说："鬲连胸胁四周，脾居于中，肾著于脊……。"《内经·太阳阳明论》提出："脾与胃以膜相连耳，而能为之行其津液"。所指以膜相连，乃肉眼所见之膜，实为胰的导管。当代医家傅南琳认为，西医学对胰腺的论说与中医对脾脏的论说极为相似。胰和脾在中医中很多时候是混称的。《针灸甲乙经》说："脾俞，在十一椎下，两旁各一寸五分。"这里提到的脾俞，是穴位，并非脾脏，背俞穴的位置跟对应脏腑有一定的解剖位置关系，根据《现代系统解剖学》中描述胰"横位于腹后壁，第1、第2腰椎高度"，十一椎相当于现代解剖学第1腰椎上下的位置。

《难经·四十二难》写道："脾重二斤三两，扁广三寸，长五寸，有散膏半斤，主裹血，温五脏，主藏意。"从重量、解剖位置方面考证，这里的"散膏"即可能是对胰的论述，是最早的记载。晋·葛洪《肘后备急方》中提到猪胰用药。《备急千金要方》《千金翼方》中均有提到羊胰、猪胰用药。明·李时珍《本草纲目·兽部》中说："音夷。亦作胰。一名肾脂。生两肾中间，似脂非脂，似肉非肉……盖颐养赖之，故称之……"，把胰描述为肾脂。唐·王焘《外台秘要方》中有提到猪胰、羊胰用药。明·张景岳《景岳全书》《先醒斋医学广笔记》里均提到猪胰，但这些文献中均未详细描述人胰的解剖形态。直到张锡纯《医学衷中参西录》说："西人谓中医不知胰，不知古人不名胰，而名散膏。又如《医学衷中参西录·治消渴方》说："盖膵为脾之副脏，在中医书中名为散膏。""膵"，胰脏的旧称。清·叶霖《难经正义》："胰，附脾之物，形长方，重约三四两，横贴胃后，头大向右，尾尖在左，右之大头，与小肠头为界，左之小尾，与脾相接，中有液管一条，由左横右，穿过胰之体，斜入小肠上口之旁，与胆汁入小肠同路，所生之汁，能消化食物，其质味甜，或名之甜肉云。"《中华大字典·肉部》云："膵，胰也。亦谓之甜肉。日本谓之膵……状如牛舌，长六七寸，分泌消化食物之液汁。"从上述文献的描述，可以认为"散膏""膵""甜肉"，就是对胰的描述。清·鲁永斌《法古录》的胰药用治肺痿咳嗽，和枣肉浸酒服；亦治痃癖羸瘦。

很多时候胰、脾是混称的，胰作为脾的一部分，明·杨继洲《针灸大成》中认定："脾……掩乎太仓，附脊十一椎""脾……附脊十四椎"。而胰这个实体便在第1至第2腰椎之间，相当于附脊十四椎上下。清·陈定泰《医纲总枢》说："形如犬舌，状如鸡冠……与第一腰骨相齐……中有一管，斜入小肠，名曰珑管。"系统解剖学中描述胰"呈三棱柱状，较狭长的腺体，色灰红，质地柔软。横位于腹后壁，第1、第2腰椎体高度，十二指肠与脾门之间""胰管贯穿胰实质，自胰尾沿胰长轴右行，出胰头穿十二指肠降部的肠壁与胆总管汇合成肝胰壶腹"。结合现代解剖学，可揣度"犬舌""鸡冠"是来描述胰的，"珑管"是来描述胰管的，从而更进一步认识胰的解剖形态。王维红等认为，"三焦俞"位于胃俞与肾俞之间，与之对应的脏腑即三焦府也应在胃与肾之间，这个位置就是"胰"。

2. 生理功能

可见古人不仅从解剖上了解到胰，而且对其功能有比较明确的认识，鉴于胰的重要性，明代李时珍认定胰为人之命门，在《本草纲目》中谈及胰："生两肾中间，似脂非脂，似肉非肉，乃人物之命门，三焦发源处也……盖颐养赖之，故称之颐……亦作胰。"

清·王清任《医林改错》中记载："言胃上下两门……另有一门，名曰津门。津门上有一管，名曰津管，是由胃出精汁、水液之道路。津管一物，最难查看，因上有总提遮盖。总提俗名胰子，其体长于贲门之右，幽门之左，正盖津门……水液先有津门流出，入津管。津管寸许外，分三杈，精汁清者，入髓府化髓，津汁浊者，由上杈卧则入血府，随血化血。其水液，由下杈、从肝之中间穿过入脾。脾中间有一管，体象玲珑，名曰珑管。水液由珑管分流两边，出入水道。"这里明确了"总提"就是胰子，也描述了胰的外观结构和毗邻组织，首次突破性地描述了"珑管"相当于主胰管，具有分流水液的功能。"津管"应是指肝总管、胆囊管和胰管分泌消化液的共同通道，"外分三杈"，根据现代解剖三杈更像是由肝总管和胆囊管在肝十二指肠韧带内汇合而成，向下与胰管相汇合，应是王氏观察到的肝总管、胆囊管和胰管的解剖位置。《唐容川中西汇通医学文集》："脾生一物，曰'甜肉'，《医林改错》名为'总提'，即'胰子'也。胰子能去油，西医但言甜肉汁化谷，而不知其化油也。脾又生脂膏，所以利水"，进一步讲述了胰消化脂肪的功能，与现在解剖学描述胰的外分泌功能十分相似。

《黄庭经》为流传较广的道家著作，中医理论的许多学术思想源于"道经"，而"道经"的许多哲学思想与"医经"相符合，故有"医道同源"之说。《黄庭经·内景经》曰："脾长一尺掩太仓，中部老君治明堂，厥字灵元名混康，治人百病消谷粮。"古人历来将脾胃统称为"太仓"。胰体狭长，覆于脾胃之上，故《黄庭经》曰"脾长一尺掩太仓"。其"脾长"是象征着胰腺的形状与脾胃的关系而言，

《黄庭经·医疏·脾长章第十五》说："厥字者，即脾长之神，其名为混康，其字则曰灵源也。混，混元之意。康，丰盛安乐之意。意为人身灵性之泉源与丰盛之元气，是由脾长与脾胃消磨水谷而来。"又明确指出："脾长者，胰也，非脾也。以脾部与脾长并列，足以证明为二物而非一体也。"认为脾胃与胰腺有同主运化、消磨水谷的功能，为人的灵气与元气之源泉。以上观点说明散膏、脾长与胰腺乃异名同属，为脾之副脏，与脾共主运化化生气血、升清降浊、输布精微、供养周身。若先天禀赋不足，过食肥甘，酗酒蓄毒，则变生痰热瘀毒，损伤脾胃与散膏，继而侵蚀三焦，气化受阻，故气不化精，精不化液，精微不能正常输布，造成异常积聚，痰热邪毒，瘀滞血脉，呈现"凝、聚、浓、黏"状态，形成痰瘀互结。这与现代医学"高血糖、高血脂、高血压、微循环障碍"相互影响的病理特点相似。现代医学亦认为胰腺是参与人体蛋白、脂肪、淀粉、糖代谢及消化吸收功能的重要器官，而这与中医脾主运化功能是一致的。

清·叶霖《难经正义》说："胰，附脾之物……中有液管一条……所生之汁，能消化食物……或名之甜肉云。"这里更进一步描述了胰的功能，可以生成汁液，具有消化食物的功能。与现代系统解剖学中记载的"胰外分泌部主要分泌胰液，有分解消化脂肪、蛋白质和糖类的作用"，具有高度的吻合性。

生理学研究证明，中医学脾的功能包含了西医学胰脏的功能。中医学理论认为，脾司人体饮食水谷的消化和水谷精微的生成、吸收与输布，水谷精微是饮食中最具营养的成分，是人体气、血、津液、精生化的源泉。在构成人体和维持人体生命活动中，气、血、津液、精是最基本的和最必需的物质，正所谓"脾胃为后天之本"也。由此看出，中医学阐述的脾主运化功能和西医阐述的胰腺在食物消化中所起的作用极为相近。

查阅古代中医文献与现代西医研究成果，发现中医胰的功能可概括为两个方面。

（1）温五脏，分泌甜肉之汁，主消化食物。脾为阴土，喜燥恶湿。而"散膏"有"主裹血、温五脏、主藏意"之功用，故知此"温五脏"之"温性"不是"脾之阴土"的固有功能，间接提示散膏即胰有"温五脏"的功能。胰附于脾，属脏，脏属阴，而胰能"温五脏"，可见胰应属体阴用阳之脏。西医学认为，胰岛素是由胰腺的胰岛 β 细胞分泌的，胰岛素是调节葡萄糖代谢的激素，具有促进糖的利用和转化的作用，类似于中医"阳"的性质，具有升发、鼓舞、气化的功能，是一种动力、一种能量。结合西医学更加说明此"温五脏"之"温性"不是"阴土脾"的功能。

张山雷在《难经汇注笺正》中指"散膏"即今之胰脏，又名"甜肉"，更为可贵的是提出该甜肉能分泌液汁，其汁的功能为"甜肉之汁，运入小肠，即以化食物中之脂肪质"。西医学认为，食物中的糖、脂肪、蛋白质以及各种微量元素等营养物质，必须经过胰腺外分泌细胞分泌的胰淀粉酶、胰脂肪酶、胰蛋白酶的化学消化后才能被吸收利用。如果胰腺分泌这些酶的作用减弱或功能失常，各种物质消化吸收障碍，使机体无法获得足够的营养，就会出现垂体–下丘脑–胰腺轴功能失调，此时即出现气血生化不足的脾虚现象。另外，关于脾虚的研究也证明，脾虚患者不但胰腺分泌淀粉酶、糜蛋白酶功能低下，而且其分泌功能也发生障碍。胰腺的这些功能与中医"脾主运化""游溢精气"等生理功能极为吻合。事实上，胰腺分泌胰岛素的功能也与"脾"的功能密切相关。可见，甜肉之汁参与脾之运化功能，共同运化水谷精微，即所谓的"消化食物"和"化食物中之脂肪质"。

（2）主各脏血脉，调燮脏腑功能。清·周振武在《人身通考·脾》中指出："散膏主裹血，各脏血脉皆其所主也。"可见胰脏与其他脏腑的联系，即"温五脏"的功用是通过血脉而达到其他各脏的，也是通过气血的运行而实现的。胰为体阴用阳之脏，需要阴津滋润而防其燥性太过；脾为阴土，喜燥恶湿，胰脾燥润相济才能发挥正常运化功能。若胰脾功能失调，通过血脉而移易于诸脏，表现为一身多病的综合征表现。此与西医学提出的“胰岛素抵抗综合征”较为类似。

胰岛素抵抗综合征包括腹型肥胖、糖耐量异常（IGT）/2型糖尿病、高胰岛素血症、胰岛素抵抗、脂代谢异常、高血压、高尿酸血症和痛风、过早出现的冠状动脉粥样硬化性心脏病、骨质疏松、高凝状态、纤溶活性降低［如纤溶酶原激活物抑制因子-1（PAI-1）增高］、细胞内 Ca^{2+} 增高、血镁降低、睡眠呼吸暂停综合征、脂肪肝、慢性酒精中毒、生长激素缺乏、多囊卵巢综合征及女性雄性激素水平增高等。它们均是在胰岛素抵抗的继发代谢异常这一共同土壤中生长出来的（“共同土壤学说”）。因此，胰岛素抵抗综合征即为代谢综合征。其中高胰岛素血症、胰岛素抵抗处于核心地位。西医学胰岛素抵抗综合征的提出与中医学的整体观思想有着异曲同工之妙。

综上所述，胰之古字“脠”，又名散膏，附于脾，形如刀镰，具有温五脏、分泌甜肉之汁、主消化食物以及主各脏血脉、调燮脏腑功能的作用。

三、当代学者对“胰”的理解

多数人认为，胰脾实应为一个脏器，对应于传统五脏中的脾脏。主要依据有四：其一，古人对胰的位置的描述，从《难经》的“散膏”到后来的“珑管”“甜肉”，都是作为脾的附属物来记载的，今日仍归于脾亦很自然。其二，古人对胰腺功能的描述“所生之汁，能消化食物”“甜肉之汁，运入小肠，即以化食物中之脂肪质者”与今日胰腺的外分泌功能相符。其三，古之脾脏主运化升清的功能与今日之脾仅属于免疫器官的事实不符。其四，胰腺疾病时所表现出的消化不良、食欲差、腹泻等症状与古代之脾虚相符。另有人同样根据以上四点，认为今日之胰当为古之脾，两者实近名异应为一种概念的错位。还有人根据李时珍关于胰乃“人物之命门”的观点，结合胰腺的解剖位置及其调节血糖的作用对人体的重要性，认为胰就是古之命门。也有胰与大肠相表里、奇恒之腑中胆应为胰，以及从针灸角度出发讨论胰俞的命名和归经等方面的论述。

四、胰病与消渴

中医关于胰病的单独记载几乎找不到，多将胰的病理现象归于脾，仅找到与胰病有关的一个中药方剂——滋膵饮方，主治消渴，出自《医学衷中参西录·第一卷·治消渴方》。前面已介绍膵为胰的旧称，从字面意思看，滋膵饮方为治胰病的方子，方中用生猪胰三钱（由此可见当时对猪胰有了记载），运用动物的胰治疗胰病，是典型的中医中的象思维方式。由此可知，张锡纯认为消渴（糖尿病）是胰功能异常，故用猪胰治胰病。这与现代医学因胰腺功能障碍引起糖尿病不谋而合。也更能说明古人对胰有一定的认识，并非与脾混淆。

消渴在中医古籍中多有记载。《神农本草经》中“葛根……生根汁，大寒，疗消渴，伤寒壮热”“知母……治消渴热中，除邪气”“枸杞，味苦，寒。主五内邪气，热中消渴，周痹风湿，下胸邪气”等多次提到消渴。汉·张仲景《伤寒论》中“若脉浮，小便不利，微热消渴者，五苓散主之”。《金匮要略·消渴小便利淋病脉证并治》中“或从消渴，小便利数，或从便难”“若服汤已消者，属消渴”等多处记载消渴。在唐·王冰注的《重广补注黄帝内经素问》中记载“帝曰：有病口甘者，病名为何？……此五气之溢也，名曰脾瘅……甘者令人中满，故其气上溢，转为消渴”。《脉经》有“脉直前而中散绝者，病消渴”“男子消渴，小便反多，以饮一斗，小便一斗，肾气丸主之”等多处记载消渴，与现在糖尿病多饮多尿的临床症状非常相似。金·李东垣《兰室秘藏》中“因数食甘美而多肥，故其气上溢，转为消渴，治之以兰，除陈气也，不可服高粱芳草石药”，糖尿病多食肥甘厚味的特点与本文描述很相近。唐·王焘《外台秘要》中有记载治疗消渴的方剂 17 首。唐·孙思邈《千金翼方》中有记载治疗消渴的方剂 22 首。临床治疗中，应用以上药物或方剂治疗糖尿病消渴常取得满意疗效。

有专家认为胰乃散膏，参与运化，中医学之脾包含现代医学胰。有专家观察现代医学中脾切除患者，对生存影响意义不大，而胰腺切除则后果严重，从而认为“脾胃是人的后天之本”，应为“胰胃是人的后天之本”，似乎也言之成理。明·李时珍在《本草纲目》中谈到：胰“生两肾中间，似脂非脂……乃人物之命门……亦作胰”，可见将胰认为命门。临床报告 1 例胰腺假性囊肿术后治疗过程中，患者出现腰腿酸软无力、形寒怕冷、极易疲劳等肾阳虚的表现，温补肾阳后基本治愈，这一过程基本符合命门理论。通过这样的解释推导出与李时珍的胰之命门有不谋而合之处，进一步说明现代胰岛功能异常导致的糖尿病，可以从胰肾论证；更能阐释 1 型糖尿病，多肾精亏虚、先天禀赋不足的病因。针刺超感型经络敏感病例心包经主要穴位，激发微经络感传，胰脏所产生的针感远较与本经联系的其他脏腑强，可见心包经穴位与胰脏有着独特的功能联系和特殊的亲和力。

明确胰腺的中医归属，是对传统中医理论进一步的阐述和梳理，更是对胰的明确认识，以更好地治疗胰腺相关疾病。中医描述的胰和脾有着本质的区别，单从功能上而言，胰腺的内分泌和外分泌功能，是脾的运化、升清和统血的功能所不能包含的，故不能把胰归属于脾。解剖位置也并非如肝与胆那样相互附着。更不能将古代对脾的记载看成胰，不能认为古人看到的是胰，而记载为脾，体积上脾比胰大得多；从解剖位置及脾“主裹血”的功能上，可以推断中医描述的脾具有造血功能。中医文献既未将胰归为五脏，也未归为六腑，这或许便是中医的科学性，跟五脏的多血器官比较，胰不具备五脏藏精气而不泻的功能特点，故不可归入五脏的范畴；也不像六腑一样受盛和传化水谷，具有通降下行的特性；而且，胰也不具备奇恒之腑形态中空，且贮藏精气的特点。尽管中医药在治疗胰腺相关病症已经取得了一些疗效，但仍然存在一些问题，各个医家各抒己见，尚未达成共识。

五、脾脏与胰腺

我们阅读整理古代文献时，发现现代医学的胰脏与中医古籍所载之“脾”“散膏”关系密切，现从以下几个方面进行比较、探讨。

（一）古代“胰”与“脾”

在《黄帝内经》《难经》中没有对“脾”形态的文字记载，唐·王冰在《补注黄帝内经素问》里提到“脾，形象马蹄”，宋代《类证活人书》、明朝《普济方》对此也有相同的记载。而《医贯》云“其形如刀锋”，《类经图翼》认为脾“形如刀镰”。《医纲总枢》中则描述脾“形如犬舌，状如鸡冠”。上述“马蹄”之形与现代医学之脾近似，而“刀镰”与“犬舌”的描述则与胰腺极为相似。而对此描绘最明确的是清代的王清任，其在《医林改错》中所绘脾图与现代解剖学所示胰腺形态近似，并提及“脾中间有一管，体象玲珑，易于出水，故名珑管”，其所谓“珑管”即相当于今之胰管。

清代以来，有不少医家据《难经·四十二难》“散膏半斤”猜测中医之“脾”是指胰腺。胰腺位于胃的正后方，这与《图书编》的“在脐上三寸”部位大体相近。就其“形如刀镰”（《类经图翼》）的形状来说，也与胰腺相符。就其“马肝紫赤”之色，大抵与胰腺之颜色相符，况且至今尚有俗称猪胰腺为“血脾”者。在日本中医文献中脾被称作“膵”,“膵”就是现代解剖学上的胰;中医家顾选文亦认为胰腺属中医脾的范畴,因为“急性胰腺炎为脾病,病机为脾痹,辨证为脾实,法当泻脾”。脾为胰腺之说的依据,除了上述证据外,更主要的原因是胰腺是人体最重要的消化腺,能分泌多种消化酶,排入小肠,参与饮食物消化,中医研究者认为这与“脾主运化”的功能相一致。此外,胰腺组织中的胰岛细胞能分泌胰岛素,参与人体的能量代谢。这些都与中医“脾”的功能相关。在中医学早期有关脏腑形态的记述中,食道、胃、小肠、大肠等脏器的大小长短都描述得很清楚,却唯独没有胰。而胰腺就在胃的正后方,没有理由看不见。故有人推测古人可能将胰误作了脾(或者说今人把脾误翻译为胰)。但胰腺与脾的统血作用无甚联系,脾的统血功能与淋巴器官的脾关系似乎更近一些,脾中的淋巴细胞是血细胞成分之一。至于《难经》所言脾“主裹血”,可能只是对脾的形态的描述,即脾里面充满血,这与身为淋巴器官的脾极为相似。基于上述原因,一些人认为,脾的解剖学基础可能既是淋巴器官的脾,又是胰腺,是两者的综合。

(二)古代、现代“胰”与“脾”之比较

1. 解剖学角度

(1)位置与系属:现代医学认为,胰腺位于胃的后方,于第1、第2腰椎处横贴于腹后壁,分为头、颈、体、尾四部分。胰头在后,被十二指肠包围,左侧为胰尾,接触脾门后下方,以血管相连,胰的前面隔网膜囊与胃相邻。

考诸文献,对于“脾”横向位置的记载,古代医籍中大致有脾位于中央、右、左3种说法:①以《素问·玉机真脏论》所载“脾为孤藏,中央土以灌四傍”为代表的“脾居中央之说”;②以《内境图》图示和《医旨绪余》中“脾系在膈下,著右胁,上与胃膜相连”为代表的“脾位于右之说”;③以明代《循经考穴编》所附《欧希范五脏图》图示及《医学入门》提及的“微着左胁于胃之上”为代表的“脾位于左之说”。之所以会出现这3种不同的说法,主要是由于中医典籍所载之“脾”不仅仅为解剖实体之脾,很多情况下都是基于五行学说和脏腑气机运行理论的藏象之“脾”,如唐容川所说“宋元后脾图居于右,西医图居于左,考《淮南子》已有脾左肝右之说,但脾之应脉,实在右手,盖其功用实归于右也”。若单从解剖实体来看,中医之“脾”的位置应该居左。另外,《针灸大成》载脾“掩乎太仓,附脊十一椎”,陈珍阁在《医纲总枢》言脾“生于胃下,横贴胃底,与第一腰骨相齐”,说明“脾”位于胃之后下,其纵向位置定位与现代解剖学对胰腺的定位非常接近。

《素问·太阴阳明论》载“脾与胃以膜相连”,王宏翰在《医学原始》中则描绘得更为细致:“居胃上,并胃包络及胃脘相连,贯膈与心肺相通,膈膜相缀也”“结叠于小肠之上”。这些文字记载与现代医学对胰的描述也有很多不谋而合之处。

从以上比较可以看出,中医之“脾”与现代医学所描述的胰在解剖位置上非常接近,而且二者的密切关系,也可从其与胃的系属关系窥见一斑。

(2)色泽与形态:现代西医解剖学认为,胰腺活体呈灰红色,形态狭长,略呈棱柱状。关于脾的色泽,《医贯》《医事启源》皆云脾之色如“马肝赤紫”,大抵符合“胰”之颜色;当然还有脾色为黄的说法,如《素问·脏气法时论》谓“脾色黄”;《素问·五脏生成》谓“如以缟裹栝楼实”等,此等“脾色黄”之论并非指脾实质脏器本身的颜色,而是循五行学说下的藏象之“脾”与中央土相应之色。

在以后古人解剖的实例记载中,脾被描述为“色如马肝赤紫,形如刀镰,闻声则动,动则磨胃,食乃消化”。《医贯》中脾被描述成镰刀状长条物,有强大的消化功能。《黄庭内景五脏六腑补泻图》称:

“脾土宫也，掩大仓上，在脐上三寸，色缟映黄。”《内经》称：“生于脾，如以缟裹栝蒌实。”在《内经》中还有“脾居中央”的表述。从实际位置看的五脏中，肺有两叶如华盖居上，肝脾分列两肋，有肝生于左一说，肾分左右居下，心为至阳在上，脾为至阴居中。胰腺的位置恰在脐上三寸，而居五脏位置的中心部。这种说法，既有五行学说的推演，也有实际解剖的印证。

现代解剖的胰腺，应为分叶状条形腺体。长 12～15 cm，宽 3～4 cm，厚 1.5～2.5 cm，重 60～100 g，灰红色，有 11 种不同的形态，以勾形为主。“形如刀镰”是很形象的描述。

（3）重量与大小：关于“脾”之大小与重量的记载，目前可考文献中最早见于《难经》，其曰“脾重二斤三两，扁广三寸，长五寸，有散膏半斤”，后世医籍都从此说。若换算成现在的计量单位，则脾重约 564.9 g，散膏重约 129.12 g，脾长度约 13.825 cm，宽度约 8.295 cm。现今脾脏重 100～250 g，长 11～13 cm，宽 7～8.5 cm；胰腺重 82～117 g，长 17～20 cm，宽 3～5 cm。就重量论，无论是现代医学的脾脏还是胰腺都与《难经》所记载的“脾”相差甚远，但其所述散膏与胰腺重量接近；从尺寸大小上比较，虽然《难经》之“脾”与现代之脾脏较为接近，但结合各自重量综合考虑，“脾”包括现代医学的胰腺、脾脏及其附属物的可能性较大。

有文献依据《脾胃论》中提及的“脾长一尺掩太仓”，然后按金之制换算约为 30.72 cm，认为古代之“脾”与现代胰、脾总长接近。我们对此说法不敢苟同，原因有二：①“脾长一尺掩太仓”并非金代李东垣所创写，而是李东垣据《黄庭经》经文引用而来，所以不能根据金制换算；②《黄庭经》以“脾”与“脾长”并列，足以证明其为二物，而非一体。

2. 所司功能

近代医家张山雷认为，散膏相当于今之胰腺，且其功能与脾相合，其在《难经汇注笺正・四十二难》直云：“谓有散膏半斤，则脾不中虚，膏何可贮？今西国学者，谓胃后有甜肉一条……所生之汁，如口中津水，则古所谓散膏半斤，盖即指此。古之所谓脾者，固并此甜肉而言……亦所以助消化者，正与古人脾司运化之义符合。”现代著名中医学家任继学先生认为：“散膏乃由先天之精化生而成，其体由多种肌核组成，内通经络血脉，为津、精之通道，外通玄府，以行气液，故人体内外之水精，其升降出入皆由‘散膏’行之。”此为近代医家对散膏功能较为详备的论述，从中我们可得出“脾”之运化、转输、散精功能皆有赖于“散膏”。

除上述功能之外，中医之“脾”尚有化生气血、统血、藏意等功能，如《灵枢・决气》载“中焦受气取汁，变化而赤是为血”，《难经・四十二难》谓脾“主裹血，温五脏，主藏意”。这些功能与现代胰脏功能关系不大，很大程度上还是应从藏象之“脾”所司之功来理解，不可穿凿附会。

3.“胰”与“脾”之各家理论

（1）胰实质上是脾：胰属于脏，但不同于脾的一脏，胰腺更符合中医五行学说土的特征，胰属土。脾不符合中医五行中土的属性，因此提出胰胃论，主要包括胰胃相表里论、胰以通下为顺论、胰腺喜温偏寒论、脾统血论等。

胰属土，这一点毋庸置疑。但将胰取而代脾，就值得商榷。既然是胰胃论，胰应为脏。按《素问・五脏别论》：“五脏主藏精气而不泻”“六腑主传化物而不藏”，胰虽作为一脏，又具有腑的功能。脏属阴，腑属阳，这样胰以阴行阳职，是第一个问题。第二个问题是如果说胰胃相表里，那么谁又与脾相表里呢？如果说胰腺算一个脏器的话，就变成了六脏六腑，超出了传统中医五脏六腑学说。故认为生硬地把脏腑规定为五数或六数，或非把某腑与脾相表里有形而上学之嫌。当然，这都有待今后中医脏腑学说理论与实践的发展加以完善。

脾既属土，凡土之属皆为脾。五行之下的脾，不再是一个孤立的内脏，而是体现了“天人合一”思想的脾系统，不仅包括人体中五体之肉、五官之口、五华之唇、五色之黄、五音之宫、五声之歌、五味之甘、五志之思，还包括自然界五方之中、五时之长夏、五气之湿、五化之化，尚包括胰、胃、大肠、小肠等在内。

（2）胰为脾胃：有人认为胰腺附属于“脾”的范畴，其生理功能归属于“脾主运化”的范畴。其病理现象就其临床所见，可分“脾虚”与“腑实”两大证候。

胰既归属中医脾，却将胰的证候划分为“脾虚”与“腑实”两大类，就是对胰认识的不彻底性，间接表明了胰既属于脏，又属于腑，即胰是阴阳合体，前后互相矛盾。

（3）胰的中医实质归属于脾：《内经》中无一处提及“胰”之名，但《难经·四十二难》曰：“肝重四斤四两，左三叶右四叶，凡七叶，主藏魂。心重十二两，中有七孔三毛，盛精汁三合，主藏神。脾重二斤三两，扁广三寸，长五寸，有散膏半斤，主裹血，温五藏，主藏意。肺重三斤三两，六叶两耳，凡八叶，主藏魄。肾有两枚，重一斤一两，主藏志。胆在肝之短叶间，重三两三铢，盛精汁三合。”

从这段话的行文来看，肝……主藏魂；心……主藏神；肺……主藏魄；肾……主藏志。言及脾，不是照例表达为：脾……主藏意，而是表达为：脾……有散膏半斤，主裹血，温五藏，主藏意。实际上就暗示了，“裹血”与“温五藏”由散膏所主。与散膏邻近且重仅“三两三铢”的胆，古人能够发现，而重达“半斤”的散膏不可能不被发现，绝对不是古人对“胰”的解剖知识的缺乏。

“脾有散膏”，就表明了“散膏”是脾的一个组成部分，处在一个共同体之中。脾与胰这个共同体之所以以“脾”而不是以“胰”来统名，主要是受阴阳哲学《易经》的影响较大。《易经·系辞》曰：“天尊地卑，乾坤定矣。卑高以陈，贵贱位矣。”乾，天也，阳也；坤，地也，阴也。天在上，故贵；地在下，故贱。脾，从月，从卑。《素问·刺禁论》曰：“肝生于左，肺藏于右，心部于表，肾治于里，脾为之使，胃为之市。”脾为之使，使者，婢也；婢，女之卑者也。但“贵以贱为本，高以下为基”（《道德经·第三十九章》），故用“脾”命名，突出了脾之位卑而权重，在五脏中无有代者。

这样在阴阳五行理论的基础上确立了“脏五腑六”的藏象结构。脏之数为五，腑之数实为五，之所以说“腑有六”，是因为虚设了一腑，即三焦。三焦是以其他五腑形体为基础，并将这五腑功能整合后形成的一大腑，“有名而无形”，故腑之数实为五。脏为阴，其数五为阳；腑为阳，其数六为阴，有阴阳互济之妙。古人不是对胰的忽视，而是其功能已经寄托于脾之名下，所以让胰“有形而无名”。胰的相关疾病在中医证候主要表现为脾虚与脾实两大类。

（4）胰和脾虚相关联：糖尿病属于古代“消渴”“消瘅”“脾瘅”范畴。《素问·奇病论》说：“瘅为热也，脾热则四脏不禀，故五气上溢也；先因脾热，故曰脾瘅。”《灵枢·本脏》又说：“脾脆……善病消渴。”主要是脾虚不散精，升清降浊失司，导致水谷精微壅滞化浊而成消渴。金·刘完素认为：“今消渴者，脾胃极虚，益宜温补，若服寒药，耗损脾胃，本气虚之，而难治也。”《医学衷中参西录》说：“消渴一证，古有上中下之分，谓其证皆起于中焦而极于上下，迨至病及于脾，脾气不能散精达肺则津液少，不能通调水道则小便无节，是以渴而多饮多溲也。”

糖尿病与脾气虚之间有密切的相关性。脾虚不能为胃行其津液，燥热内盛，消杀水谷，则消谷善饥；脾虚，水谷精微不能运输、布散到全身，故收纳虽多而机体得不到滋养，则形体日渐消瘦；脾虚不能散精上输于肺，肺津无以输布，则口渴多饮；脾虚清阳不升，清浊混杂而下，则尿多，尿有甜味。“脾不散精”与糖尿病的发生、发展密切相关。

（5）胰和脾实相关联：虚与实是一对阴阳，脾有虚证亦有实证。《素问·玉机真脏论》：“帝曰：脾为孤藏，中央土以灌四傍，其太过与不及，其病皆何如？岐伯曰：太过则令人四肢不举。”此处的“太过”即脾实。《灵枢·本神》并举了脾之虚证与实证：“脾藏营，营舍意，脾气虚则四肢不用，五脏不安；实则腹胀、经溲不利。”

脾实证不仅有而且多。例如当今社会，随着人们生活水平的提高，日常摄入的膏粱厚味也越来越多，进而伴随着相当一大部分人形体肥胖。因脾主肉，肥胖症即为脾实证的表现之一。再如黄疸之阳黄乃湿热为患，湿热者，脾土之气；黄色者，脾土之色。阳黄病多因湿热，色甚黄而亮，此脾土有余之色，脾之实证也。其他如高血压、高血脂、高血糖等现代多发病、流行病亦多属脾实之患。

胰腺既包括在中医学的脾范畴，急性胰腺炎又为脾病，病机为脾痹，辨证属脾实。关于治则和用药问题，近代报道均以“六腑以通为用”为治疗本病的治则。既为脏病，又从腑治，这种前后矛盾的论说，可能受到《内经·五脏别论》“所谓五脏者，藏精气而不泻也”，李东垣《脾胃论》提出的“脾病不可下”“下之则死”，以及凡用承气类方悉认为阳明腑证的影响。藏精气而不泻，仅是从五脏的生理功能而言，实际上，五脏中亦有浊气，六腑中亦有精气，脏中的浊气由腑输泻而出，腑中的精气输于脏而藏之。从治法上，五脏实者亦当泻，《素问·阴阳应象大论》曰：“其实者，散而泻之。”

从胰和脾虚实相关性论证，结合胰的生理特性及胰疾病的特点，论证胰在脏腑划分上，实质应归属脾。

综上所述，现代医学的胰腺与中医学之“脾”关系密切，若从解剖实质、生理功能及病理变化来看，胰腺应视为“脾”的一部分。仔细推求，胰腺其实就相当于《难经》所载的“散膏”，这也可以从其重量对比及“脾”与散膏络属、功能关系得到印证。正如张锡纯在《医学衷中参西录·治消渴方》说：“盖膵为脾之副脏，在中医书中名为散膏，即扁鹊《难经》所谓脾有散膏半斤也。”（按：膵，胰的旧称，历代字书如《玉篇》《广韵》《集韵》等未见载录。实际上，“膵”字系由日本人自己创造的汉字，后传入中国。《汉语大字典·肉部》云：“膵，胰也。亦谓之甜肉。日本谓之膵。”）古人其实早已发现人体中胰的解剖实体，只是在医书中未将其单独列为脏腑之一，而是归于“脾”的附属结构；另外，还可以从道书《黄庭经》中得到佐证，《黄庭经》将“脾长”单独列出，与其他脏腑并列，并且其功能描述与现代胰腺颇为近似，故周楣声先生认为“脾长者，胰也，非脾也”。所以可以得出如下结论：《难经》之散膏、《黄庭经》之“脾长”与今之胰腺实乃异名同属，为“脾”之副脏，与“脾”共主运化升清、化生气血、输布精微、供养脏腑、灌溉四旁。脾有虚实之分，现代医学中胰腺炎、胰腺癌之类，多为脾实证；糖尿病，多为脾虚证。

六、胃肠与胰腺

“中医藏象细胞生物学假说”认为，线粒体是中医之“脾”的微观物质基础，是细胞之“脾”。线粒体通过三羧酸循环，氧化从消化系统（“胃腑”）消化吸收而来的糖类、脂肪、蛋白质等营养物质（水谷精微），生成 ATP（气）；此外，线粒体的三羧酸循环是糖类、脂肪、氨基酸三大营养物代谢的最终通路和相互转化的枢纽，三羧酸循环的中间产物，为细胞合成生命活动所需的各种活性物质提供了前体。所以，线粒体是细胞乃至整个生命体每时每刻进行各项生命功能活动的枢纽和核心，与消化系统（广义的“胃”）相表里，成为“气血生化之源”“后天之本”。由于线粒体的功能异常将不可避免地导致细胞凋亡，所以线粒体功能正常与否决定着脏器功能的盛衰，“有胃气则生，无胃气则死”。另外，线粒体又是对体液环境高度敏感的细胞器，渗透压、pH 值异常和细菌内毒素等（水湿之邪），都可能对其结构和功能造成损害，这又和中医关于“脾恶湿”的特性相契合。所有对能量高度需求的器官，其组成细胞内都有数目众多的线粒体，例如骨骼肌的收缩、肾小管的重吸收、脑的思维活动等都需要大量能量，而这些器官的实质细胞（骨骼肌细胞、肾小管上皮细胞、脑细胞）内线粒体的数目远多于其他对能量需求少、非脾所主的细胞，这与中医关于“脾主肌肉四肢”“脾制水”“脾主思”的理论丝丝入扣。

《素问·奇病论》谓：“夫五味入口，藏于胃，脾为之行其精气，津液在脾。”《素问·太阴阳明论》亦曰：“脾为胃行其津液。”与《黄帝内经》时代接近的《尔雅》也持同样看法：“脾，裨也，在胃下，裨助胃气，主化水谷。”此时的“脾”主要功能是运化，即运化水谷精微、运行布散津液精气。根据现代医学研究，胰腺能分泌胰液，胰液中含有各类消化酶，能将淀粉、脂肪、蛋白质分解成小分子物质，然后再被小肠吸收；另外，胰岛还能分泌胰岛素与胰高血糖素，转化营养物质，供给人体各器官及组织。这些均与中医学“脾主运化”的功能相契合，胰的功能可纳于“脾”之“转输”“散精”功能范畴。

七、肺脏与胰腺

《内经》藏象理论的特点是，在医学理论上，将脏腑统领业已十分发达的经脉知识体系，形成了脏腑经脉并重的局面。但值得注意的是，与早年的经脉理论与实践相比，《内经》显然更突出了脏腑的重要性，把脏腑作为中心，进而构建起天人相应的系统基础医学体系，这也成为中医理论重要转型阶段的标志。

《内经》有一些关于脏腑之间病证传变的记载，这些论述后世亦较少引用。涉及脾的有“五藏受气于其所生，传之于其所胜，气舍于其所生，死于其所不胜……肝受气于心，传之于脾，气舍于肾，至肺而死……脾受气于肺，传之于肾，气舍于心，至肝而死。肺受气于肾，传之于肝，气舍于脾，至心而死。肾受气于肝，传之于心，气舍于肺，至脾而死。此皆逆死也。一日一夜五分之，此所以占死生之早暮也”。

“脾气散精，上归于肺”即是其代表。从经脉循行顺序而言，饮入于胃，所游溢精气应直接经手太阴脉，依次流经和灌注十二经脉而运行至全身。但“脾气散精，上归于肺”，以及“散精于肝，淫气于筋”“浊气归心，淫精于脉”“肺朝百脉，输精于毛皮”等一再强调脏腑在营养物质吸收、输布、代谢中的作用，淡化了经脉的角色。再如“脾为孤藏，中央土以灌四傍”“四支皆禀气于胃，而不得至经，必因于脾，乃得禀也”，均强调了脏腑和脾脏的作用。

八、肝脏与胰腺

现代人对藏象学说结合现代科学研究后认为，“脾”不仅是指西医学的整个消化系统，而是多系统、多功能单位，与神经、内分泌、血液循环、免疫、生殖、运动等系统均有密切关系；肝与自主神经系统、中枢神经系统、肌肉运动系统、消化系统密切相关；肾与下丘脑-垂体-甲状腺、肾上腺、性腺轴的关系密切。五脏中与现代医学比较统一的概念就仅仅剩下“心”和“肺”两脏，但为何心能“主神志”，肺为何能“主皮毛”，又为“水之上源”，却无法解释。

“中医藏象细胞生物学假说”认为，中医的“藏象系统”和西医的实体器官都是对人体生命规律的不同表述，它们的表述内容不同，只是因为它们各自的视角和表述的方式不同。一方面，从西医实体器官的角度看，不同脏器的功能之所以不同，是因为它们是由不同分化类型的细胞混合组成，各种不同分化类型的细胞为实现某一复杂功能而以一定细胞数目比例搭配结合起来，就构成西医的器官、系统。另一方面，从细胞和亚细胞角度看，分散于全身各处脏器的、具有相同分化类型的细胞（如上皮细胞），它们之间可能存在一种现代医学尚未明确揭示的生理和病理上的横向联系，而归属于中医不同的“藏象系统”。其物质基础可能是细胞器不同分化类型的细胞所具有的功能不同，而这些功能是由该类细胞中共有的、最发达的细胞器承担（如高度耗能的细胞拥有数目众多的线粒体；而不断分裂增生或高度表达、蛋白合成旺盛的细胞，都有较大的发达的细胞核），在这些同类型的细胞中占主导作用的细胞器的状态即反映着该类细胞的功能状态。散布在全身各处细胞的相同细胞器之间的横向联系可能是由于它们做出相同的应激反应的机制，生理上如细胞核上都有甾体类激素的受体，受这类激素调控；病理上如富含线粒体的对能量高度依赖的细胞在缺氧时最先受到损伤。由于每一类细胞器有着跨细胞的全身性的生理和病理的横向联系，从而形成中医的内联五脏六腑、外络五窍四肢百骸的“藏象系统”。

在解剖结构上，脾、胰、肝三个器官中，肝与消化道在解剖上的联系最紧密，是真正的血脉相连。肝的血管包括入肝血管和出肝血管，前者有肝固有动脉和门静脉，由肝门入肝；后者有肝静脉，在肝的腔静脉窝处注入下腔静脉。肝固有动脉分支入肝后反复分支，最后形成终末小动脉，穿过界板与窦状隙相连。肝固有动脉是肝的营养血管，其血量占肝血供的1/4，血管内流的是动脉血，主要供给肝进行物质代谢所需要的大量的氧。门静脉是一条短而粗的静脉干，长6～8 cm，其属支有肠系膜上静脉、脾静脉、肠系膜下静脉、胃左静脉、附脐静脉，主要收集腹腔内末段食管、胃、小肠、大肠（到直肠上部）、胰、胆囊和脾等的静脉血，因此门静脉血液内含有从胃肠道消化吸收的丰富的营养物质和其他物质。门静脉入肝后也反复分支，最后分出入口小静脉，穿界板与窦状隙相连。门静脉是肝的功能血管，其血量占肝血供的3/4，当流经窦状隙时，静脉血内含有从胃肠道消化吸收的丰富的营养物质立即被肝细胞吸收，再经肝细胞加工，而一部分排入血液，供机体利用；其余经合成转化为便于贮存的物质形态暂贮存在肝细胞内，以备需要时分解利用。窦状隙的血液从肝小叶周边流向中央，汇入中央静脉，中央静脉再合成小叶下静脉，最后合成肝静脉，注入下腔静脉，回流至右心房。

综上所述，腹腔内消化道（食管腹段、胃、小肠、直肠上1/3以上的大肠）的血液（静脉血）通过门静脉回流至肝，从胃肠道消化吸收的丰富物质（主要是各种营养物质）被血液运送到肝，并在肝中进行进一步代谢和加工。因此，肝脏与消化道血脉上相连，功能上密切相关。

九、胆与胰腺

黄瑞彬、张磊认为胆为六腑，胰为奇恒之腑，不但符合中医基础理论和临床实践，而且和现代医学的解剖、生理与病理相一致。

在生理病理上，胆附于肝，内藏胆汁，味苦，帮助消化。《难经·正义》说：“胰，附脾之物，形长方，重约三四两，横贴胃后，头大向右，尾尖在左，右之大头，与小肠头为界，左之小尾，与脾相接，中有液管一条，由左横右，穿过胰之体，斜入小肠上口之旁，与胆汁入小肠同路，所生之汁，能消化食物，其质味甜，或名之甜肉云。”现代医学生理解剖有胰腺，分泌的胰液内含水分、无机物和有机物。其中外分泌中无机成分主要为碳酸氢盐和多种离子，其主要作用是中和由胃进入小肠的胃酸，使肠黏膜免受强酸的侵蚀，并为小肠内多种消化酶提供适宜的pH环境；内分泌中有机成分主要是胰淀粉酶、蛋白酶、脂肪酶、麦芽糖酶和乳糖酶等，其作用是消化饮食物中的淀粉、蛋白质和脂肪等。西医胰腺的内分泌功能与中医奇恒之腑中脑、髓、骨、脉、女子胞的功能有相似之处。另外，繁体字“月詹”字与“胰”字形状相近，《内经》历史久远，可能由于古代传抄、篆刻之误，开始有人把“胰”字误写成“月詹”字，一错再错，一直传至今日。由此看来，奇恒之腑中胆应为胰。

参考文献

[1] 柏树令. 系统解剖学 [M]. 北京：人民卫生出版社，2005.

[2] 高英茂. 组织学与胚胎学 [M]. 北京：人民卫生出版社，2005.

[3] 邹仲之. 组织学与胚胎学 [M]. 北京：人民卫生出版社，2004.

[4] 姚泰. 生理学 [M]. 北京：人民卫生出版社，2005.

[5] 贾弘禔. 生物化学 [M]. 北京：人民卫生出版社，2005.

[6] 刘先国. 生理学 [M]. 北京：人民卫生出版社，2004.

[7] 陈诗书. 医学生物化学 [M]. 北京：科学出版社，2004.

[8] MURRAY R K，GRANNER D K，MAYES P A，et al.Harper's Biochemistry [M].25th ed.USA：Mc Graw-Hill Companies. 北京：科学出版社，2000：16-17.

[9] 张永宝. 中医对胰的认识 [J]. 福建中医药，1995，26（2）：45.

[10] 乔富渠，孟黎明. “脚”含胰、脾浅析 [J]. 陕西中医，2003，24（10）：912-914.

[11] 黄瑞彬，黄周红. 论奇恒之腑中胆应为胰 [J]. 辽宁中医杂志，2004，31（12）：992.

[12] 戴小良，王行宽. 浅谈中医胰与糖尿病的关系 [J]. 辽宁中医杂志，2002，29（1）：27.

[13] 单会府. 脾包括胰之管见 [J]. 南京中医药大学学报，1998，14（1）：10.

[14] 单靖，倪祥惠. 脾、胰的中西医比较研究 [J]. 中华现代中西医杂志，2003，1（7）：627-628.

[15] 胡剑北. 中医脾脏实体初论 [J]. 中国中医基础医学杂志，1999，5（5）：7.

[16] 张永东，李志，李玉冰，等. 祖国医学脾与胰腺相关性研究进展 [J]. 中兽医医药杂志，2007，26（4）：23-25.

[17] 戴小良，刘小雨，王行宽，等. 胰的位置、形态及功能的中医理论浅释 [J]. 中国中医基础医学杂志，2007，13（6）：405.

[18] 张琳. 胰脾关系简论 [J]. 贵阳中医学院学报，2003，25（3）：2-4.

[19] 杨琳. 中医的脾 [J]. 现代中西医结合杂志，2007，16（28）：4121-4122.

[20] 郭春莉，付强，王新路，等. 试论“胰与大肠相表里”[J]. 中医药临床杂志，2007，19（5）：510-511.

[21] 赫增才. 论十四经穴中的第362个穴位——胰俞 [J]. 中国针灸，2007，27（6）：474.

[22] 史玉聪，陈孝银. 中医之胰探微 [J]. 实用中医内科杂志，2018，32（3）：65-68.

[23] 王帅，郭允，刘文科，等. 胰与中医之脾、散膏的关系探讨 [J]. 中医杂志，2012，53（4）：276-278.

[24] 戎志斌，罗安明. 从阴阳五行理论认识中医“胰”的实质 [J]. 环球中医药，2015，8（2）：197-199.

[25] 刘语高，王晓龙. 从中医典籍看胰脾关系 [J]. 卫生职业教育，2001（12）：85.

[26] 戴小良，刘小雨，王行宽，等. 胰的位置、形态及功能的中医理论浅释 [J]. 中国中医基础医学杂志，2007（6）：405.

[27] 何泽，南红梅，姚金福 . 南征教授治疗消渴经验浅析 [J] . 吉林中医药，1996 (2)：6-7.

[28] 王亚平 .《难经》之“散膏”考义及其临床价值 [J] . 中医文献杂志，2009，27 (2)：29-30.

[29] 刘婕，王佰庆 . 丹波元胤《难经疏证》涎 - 口乃脾候 - 散膏 - 胃中谷 - 实脾防变辑要 [J] . 实用中医内科杂志，2014，28 (1)：10-12.

[30] 傅南琳 . 中医对胰腺的认识 [J] . 长春中医药大学学报，2007 (1)：9-10.

[31] 黄福发，黄福忠 . 中医对“胰”的认识 [J] . 中国中医药现代远程教育，2010，8 (24)：142-143.

[32] 王琦 . 中医藏象学 [M] . 北京：人民卫生出版社，1997：420.

[33] 杨扶国，齐南 . 中医藏象与临床 [M] . 北京：古籍出版社，2001：285.

[34] 郑敏麟 . 纠正千古谬误：中医“脾”在解剖学上对应的脏器非脾非胰而是肝！[J] . 辽宁中医药大学学报，2010，12 (12)：72-75.

第二章　胰腺病理

第一节　胰腺功能变化

2 型糖尿病已成为世界范围的严重危害人们健康的疾病，近年研究表明，胰岛 β 细胞功能障碍是该病的发病关键，胰岛特别是胰岛 β 细胞的异常可能是 2 型糖尿病发病的中心环节。英国前瞻性糖尿病研究显示，患者在被诊断为糖尿病时，β 细胞功能只剩下正常人的 50%，其后胰岛 β 细胞功能每年以 4%～5% 的速度下降。

一、胰岛素分泌不足

胰岛素是体内现知的唯一降糖激素，胰岛 β 细胞合成前胰岛素原，经转化成胰岛素原后，再转变成胰岛素和 C 肽而分泌进入血液循环，发挥其生理作用。糖尿病患者胰岛 β 细胞数量减少，功能受损，早期胰岛素分泌障碍，会使胰岛素分泌量减少，肝脏输出葡萄糖增多，周围组织对葡萄糖的利用减少，出现血糖水平增高。胰岛素分泌不足可分为两大类。

第一类，胰岛素分泌绝对不足和相对不足

（1）胰岛素分泌绝对不足：一般情况下是指胰岛 β 细胞绝对减少，常见于 1 型糖尿病，或由于自身免疫紊乱造成 β 细胞被破坏，或因为胰腺肿瘤切除过多的胰腺等造成 β 细胞绝对减少，故胰岛素分泌绝对不足。

（2）胰岛素分泌相对不足：主要指胰岛素抵抗。

第二类，胰岛素分泌量不足和分泌质量缺陷

（1）胰岛分泌量的改变：由 β 细胞数量减少及胰岛素分泌功能障碍导致。

（2）胰岛素分泌质量缺陷：表现为胰岛素原向胰岛素的转化缺陷，胰岛素原/胰岛素的比值异常升高。

从以上可以看出胰岛素分泌不足主要由胰岛 β 细胞功能减退或 β 细胞凋亡导致。胰岛 β 细胞是胰岛细胞的一种，可以合成并分泌胰岛素，与胰岛 α 细胞分泌的胰高血糖素一起参与血糖动态平衡的调控。在人类和非人灵长类动物中，胰岛 β 细胞约占胰岛细胞总数的 70%，无论是数量上还是功能上均在胰岛细胞中占有举足轻重的核心地位。研究表明在 2 型糖尿病患者、动物模型人前胰淀粉样蛋白转基因鼠（又称为 RIPHAT 转基因鼠）及 Zucker 糖尿病肥胖（ZDF）鼠体内，发现 β 细胞数量较非糖尿病对照人群明显减少，提示胰岛 β 细胞凋亡在 2 型糖尿病胰岛功能损伤中起着关键性作用。说明一旦 β 细胞凋亡导致 β 细胞数量减少、功能受损，胰岛素分泌绝对或者相对不足（胰岛素抵抗），将会导致机体血糖升高，甚至进一步引发糖尿病。

1. β细胞功能减退的病理机制

（1）血糖水平长期升高对β细胞功能有严重的不良影响，即葡萄糖脱敏与β细胞衰竭，最后造成胰岛素储存与分泌减少，称为“葡萄糖毒性”。葡萄糖毒性可通过多种机制损害胰岛β细胞：①降低β细胞葡萄糖运载体的水平；②降低β细胞对血糖的感知和反应能力；③影响β细胞的胰岛素合成和分泌；④使β细胞内钙离子动员减少并影响其细胞膜上钾通道的功能，造成胰岛素分泌受损；⑤降低β细胞己糖激酶的活性，干扰其葡萄糖代谢，损害β细胞的能量代谢和功能；⑥β细胞非酶糖化增加和组织内自由基产生，加速β细胞凋亡；⑦高血糖可能影响胰岛素基因的转录和翻译，减少胰岛素的合成。

（2）脂毒性是指进入胰岛β细胞的游离脂肪酸（FFA）超过了其对脂肪酸氧化的能力，从而导致过多的脂质在细胞内堆积。短时间血中FFA升高可使胰岛β细胞分泌胰岛素增加，但长期FFA高水平超过了机体对其储存与氧化能力，导致甘油三酯沉积，并可通过神经酰胺、丝氨酸蛋白酶、过氧化物酶体增殖剂激活受体（PPAR）、胰岛素受体底物-2（IRS-2）、氧化应激和内质网应激等途径引起β细胞凋亡。除此之外，胰岛淀粉样多肽（IAPP）的沉积、炎症等单独或多种因素的联合作用也可诱导β细胞促凋亡基因表达增加而引发凋亡，促进糖尿病的发生、发展进程。

2. β细胞凋亡的病理机制

（1）脂性凋亡的机制：甘油三酯本身并不损害β细胞，但当甘油三酯过度储存后，脂解增加产生大量长链酯酰辅酶A进入非氧化代谢途径。非氧化代谢途径产物具有脂毒性，可导致细胞的脂性凋亡。神经酰胺即是其中代表。在Zucker糖尿病肥胖大鼠β细胞内可观察到神经酰胺水平升高，在Zucker糖尿病肥胖鼠的胰岛甘油三酯堆积后可观察到诱导型一氧化氮合酶的表达和一氧化氮的合成增加，后者直接参与了凋亡的过程。研究显示，神经酰胺可通过活化核因子κB来上调诱导型一氧化氮合酶表达，继而使一氧化氮合成增加。在高脂情况下，还存在抗凋亡机制异常。抗凋亡因子Bcl-2在高脂肪酸诱导情况下低表达或失活。另外，脂肪酸还可以不依赖神经酰胺而通过脂质过氧化来诱导凋亡。

（2）糖脂毒性机制：一方面，高糖可通过增加丙二酰辅酶A和减少过氧化物酶体增殖剂活化受体α表达水平来关闭游离脂肪酸氧化途径，脂肪酸β氧化被抑制；另一方面，葡萄糖诱导和活化了脂肪合成及储存的酶和转录因子，二者导致细胞内长链酯酰辅酶A的堆积，加剧原有的脂肪酸水平升高。研究表明，高浓度十六烷脂肪酸仅在同时出现高血糖时，可引起胰岛素mRNA表达下降和合成抑制。此外，高血糖和饱和脂肪酸升高，可协同刺激人胰岛β细胞的凋亡。二者同时出现时毒性远大于单独出现时。凋亡是高糖、高脂肪酸协同作用的主要途径，但细胞的坏死也同时存在，在凋亡被阻止后，仍发挥作用，因此，高糖、高脂肪酸联合比单独对β细胞的损伤更大。

二、胰岛素分泌缺陷

胰岛素分泌缺陷主要指胰岛分泌方式的改变，如分泌时相异常和分泌节律改变。①胰岛素分泌时相缺陷：2型糖尿病病程中β细胞功能异常是从胰岛素脉冲分泌受损发展至胰岛素分泌的第一时相消失、第二时相代偿性增高，然后进入失代偿期时，代偿机制因β细胞功能的进行性减退而受到明显抑制，此时胰岛β细胞功能只及原来的50%。②胰岛素分泌节律改变：由于胰岛素对胰高血糖素的抑制减弱，导致后者过高分泌，进一步加剧了餐后高血糖。

以上皆是胰岛β细胞功能受损表现，近期研究显示，早时相胰岛素分泌缺陷在2型糖尿病的发生中起重要作用。β细胞早时相胰岛素分泌受损与糖尿病个体从糖耐量正常（NGT）向糖耐量受损（IGT），并向糖尿病转归有关。早时相胰岛素分泌虽历时短暂，但在调节血糖水平中作用重大，可以使肝葡萄糖产生减少，肝葡萄糖输出受抑，并使胰升糖素分泌下降，从而保证进餐后血糖不会过度升高，而且使血糖升高持续的时间较短。若早时相胰岛素分泌受损，则肝葡萄糖输出抑制减弱而导致餐后高血糖。

1. 胰岛素分泌功能缺陷的检测方法及意义

胰岛β细胞功能缺陷在2型糖尿病的发生发展过程中起关键作用。评价胰岛β细胞功能的方法包括：①胰岛素分泌节律和脉冲分析；②高葡萄糖钳夹试验；③静脉葡萄糖耐量试验（IVGTT）；④ OGTT；⑤标准餐刺激试验；⑥联合刺激试验（胰升糖素、葡萄糖、精氨酸等刺激物的联合）；⑦胰岛β细胞功能指数（HOMA-β）；⑧血胰岛素原/总胰岛素比值分析等。

胰岛素分泌在葡萄糖刺激后表现为双时相特征，即第一时相和第二时相。第一时相胰岛素分泌功能障碍是2型糖尿病发生过程中的早期缺陷，可导致餐后高血糖和继发性高胰岛素血症。一项对我国32 245名受试者胰岛素分泌特点的研究表明，随着葡萄糖耐量恶化，早时相胰岛素分泌减少开始于餐后血糖正常阶段（餐后2小时血糖5.0～5.9 mmol/L）。当达到糖尿病诊断标准时，早时相胰岛素分泌已减少了73%。上述结果提示，第一时相（或早时相）胰岛素分泌功能缺陷是造成餐后高血糖的主要原因。此外，第一时相胰岛素分泌功能缺陷可导致餐后高甘油三酰血症，餐后血浆FFA水平不能得到有效控制，并引起其他不良代谢效应，如血管内皮功能异常、炎症因子表达增加等。

2. 早时相胰岛素分泌缺陷机制

（1）高血脂的毒性作用：脂肪酸在正常状态下是β细胞的主要能量来源，而长期过高的脂肪酸则产生毒性作用。Marchetti等通过FFA表面灌注证实高FFA培育引起早时相胰岛素分泌减少。Kashyap等对有2型糖尿病家族史的NGT个体和无家族史的NGT个体脂质灌注4天，第1次证明了FFA持续增加对有2型糖尿病遗传素质的非糖尿病个体胰岛素分泌尤其是早时相胰岛素分泌的有害作用。

（2）GLY^{972}-ARG IRS-1基因多肽性：近来研究发现IRS-1基因多肽性引起GLY和ARG密码子972替换与2型糖尿病有密切联系。Marchetti等对携带有GLY^{972}-ARG IRS-1基因多肽性胰岛和IRS-1基因野生型胰岛比较发现前者胰腺胰岛素含量减少，胰岛素分泌受损，成熟颗粒分泌减少；说明携带有GLY^{972}-ARG IRS-1的个体2型糖尿病易感性增加，同时与β细胞功能早期缺陷有关。

（3）肥胖：研究发现正常糖耐量的肥胖患者发展为IGT或2型糖尿病，早时相胰岛素分泌减少，但非肥胖的IGT早时相胰岛素分泌减少更显著。也有人认为正常糖耐量的肥胖个体已经存在早时相胰岛素分泌减少，其第二时相胰岛素分泌是增加的。

3. 早时相胰岛素分泌受损加重β细胞功能缺陷

早时相胰岛素分泌受损导致餐后高血糖，高血糖的毒性作用包括：①胰岛β细胞表面葡萄糖转运蛋白-2（GLUT-2）表达减少，造成葡萄糖转运障碍；②胰岛素特异性转录因子——胰十二指肠同源异型盒（PDX-1）合成减少，或其与相应启动子结合能力降低，使胰岛素基因转录障碍，胰岛素合成及分泌减少，而导致β细胞葡萄糖诱导的胰岛素分泌（GIIS）功能缺陷，使早时相胰岛素分泌进一步受损直至消失，出现临床糖尿病。

第二节　胰腺病变与糖代谢异常

胰腺作为消化系统器官，亦可分泌调节血糖的重要激素。它由功能不同的两部分组成：胰外分泌腺和胰内分泌腺。胰外分泌腺是人体主要消化腺，胰内分泌腺则是胰岛素、胰高血糖素、生长抑素和胰多肽的来源。胰外分泌腺主要分泌消化酶，其主要作用是消化摄入的食物，使其易于吸收，而胰内分泌腺分泌的激素调节食物的吸收及营养物质在细胞内的储存和代谢。胰内分泌腺功能障碍或外周靶器官对激素反应异常，都可以导致营养稳态的失衡，发生包括糖尿病在内的重要临床综合征。胰腺是内、外分泌功能整合的器官，其胰岛β细胞产生的胰岛素是体内唯一降低血糖的激素，对保持体内血糖的稳态起重要作用，因此，胰腺疾病可能导致糖尿病的发生。

一、胰腺炎与糖尿病

急性胰腺炎（AP）是常见的消化系统疾病，是胰酶在胰腺内被激活后引起的胰腺组织自身消化性炎症。正常情况下，胰腺分泌以前体或酶原形式存在的无活性的酶，胰液进入十二指肠后，在肠激酶作用下酶原等被激活，发挥胰酶的消化作用；由于肠道疾病等病因的存在，破坏了自身防御机制，发生自消化的连锁反应，不仅使胰腺实质产生炎症、坏死，也使周围组织产生消化、坏死，而且产生一系列炎症介质，如氧自由基、白三烯等。该病可分两型：①水肿型：大约50%可致一过性高血糖；②出血坏死型：会导致持久的空腹高血糖。AP时糖代谢异常，归因于胰岛内分泌细胞被破坏，功能丧失，内分泌激素水平紊乱，由此为AP的研究提供新的思路。

慢性胰腺炎是指胰实质反复性或持续性炎症，使腺体部分出现广泛性纤维化、钙化、假囊肿、腺泡萎缩、胰导管内结石形成等表现，导致胰腺内外分泌异常。慢性胰腺炎可分为慢性复发性胰腺炎和慢性无痛性胰腺炎两种类型，慢性胰腺炎患者糖尿病的发生率与时间呈正相关，大约20年后40%～50%的患者可发生糖尿病。

糖尿病和急性胰腺炎均是临床上常见的疾病。由于糖尿病患者本身就存在一定的代谢功能不全，在不注意饮食调节的情况下，很容易导致体内营养代谢的紊乱，出现高血糖及高脂血症。对于胰腺炎患者来说，在疾病状态下其组织结构出现炎症，必然会对胰岛的分泌功能造成影响，不利于患者的血糖控制，引起血糖升高。AP后血糖代谢紊乱是胰腺内分泌功能不全的表现，其发生机制与胰岛β细胞因急性炎症、坏死所致的功能丧失或不全有关，但AP严重程度与后期胰腺功能恢复的关系一直未得到定论。曲鹏飞在观察研究急性胰腺炎后胰腺内分泌变化时发现，随着病情发展急性胰腺炎患者血糖先升后降，胰岛素及C肽先降后升，提示急性胰腺炎患者胰腺内分泌功能失调。

二、胰腺癌与糖尿病

胰腺癌病变有3种。①胰腺上皮内瘤变（PanINs）：PanINs是指胰腺导管内非侵袭性上皮增生性改变；组织学上根据其病变形态以及异型程度可分为3级，即PanINs-1（低级别）、PanINs-2（中级别），以及PanINs-3（高级别）；基因突变亦与上述组织学分级平行变化。②导管内乳头状黏液肿瘤（IPMNs）：IPMNs顾名思义指胰腺导管内形成的乳头状瘤性增生，并同时可产生大量黏液。IPMNs同样被看作胰腺癌的癌前病变，糖尿病被认为与胰腺导管腺癌有着密切的关系，这类患者中糖尿病或糖耐量异常的发生率可达半数以上。另有研究表明，导管内乳头状黏液腺瘤及黏液性囊腺癌患者的糖尿病发生率亦高于正常人群。③黏液性囊腺瘤（MCNs）：MCNs在女性中的发病率明显高于男性，是一种主要发生在胰体及胰尾部的黏液性癌前病变。

胰腺是胰岛素及胰高血糖素的分泌器官，胰腺发生恶性肿瘤将直接影响血糖的水平，从而导致糖尿病的发生。而糖尿病患者在发生胰腺癌后，血糖控制的难度较前也会明显增加。同时，糖尿病患者如血糖控制不佳或发现较晚，胰腺长期受高糖毒性影响，患癌风险也会增加。李联军在探讨胰腺癌与糖尿病之间所存在的关联性时，发现胰腺癌与糖尿病之间存在着紧密的关联，胰腺癌的早期症状可能包含糖尿病。如果患者有不典型症状出现，而且血糖还出现异常升高的情况，那么可能就是胰腺癌。Zhan等在回顾性分析了我国2405例恶性肿瘤患者的病历时发现，恶性肿瘤患者中28%有糖尿病史，其中胰腺癌患者占57.1%。Aggarwal等研究表明，胰腺癌患者中约68%的患者合并糖尿病或存在糖耐量异常。

三、胰腺切除术与糖代谢

胰腺切除术作为治疗壶腹区及胰腺肿瘤的手段被广泛应用。由于胰腺肿瘤的早期诊断及可切除胰腺病变的增多，胰腺切除患者呈逐渐增多的趋势，并且随着手术技术的进步及新化疗方案的出现，胰腺癌的预后亦较前改善，对于术后生活质量的关注也逐渐升温。根据美国糖尿病协会的定义，胰腺切除术后出现的糖尿病被称为3c型糖尿病（T3cDM）。3c型糖尿病或者胰源性糖尿病有着酮症发生率低、胰岛素敏感、多发医源性低血糖及肝脏胰岛素抵抗等特点。近期的调查表明，在西方人群中3c型糖尿病占所有糖尿病的9.2%，而在日本的调查结果为0.8%。其中胰腺手术导致的糖尿病占3c型糖尿病的2%～10%。既往研究表明胰腺切除对于糖代谢的影响因胰腺疾病、切除体积及切除方式的不同而存在较大的区别，而相关研究结果表明不同群体间胰腺术后的糖尿病发生率存在极大的差别，总的发生率在9%～50%。另外，有报道表明一部分术前新发糖尿病患者在胰腺切除后不再符合糖尿病标准，并且这一现象在胰腺癌及非胰腺癌病例中皆有发生。总的来讲，胰腺切除对于糖代谢的影响是多方面的。

胰腺切除术对机体糖代谢的影响需从多方面考虑。首先就是胰腺实质的切除导致作为胰岛素分泌主体的β细胞的减少，从而影响糖代谢。研究表明，1型糖尿病和2型糖尿病都表现为胰岛细胞数量不足，提示胰腺的病理变化是糖尿病发病过程中的关键环节。2型糖尿病组的胰腺质量有所下降，然而与1型糖尿病患者相比，下降程度要小一些。有研究表明胰腺切除的体积与术后血糖代谢变化有着密切的关系。另外，胰十二指肠切除等手术中进行的消化道重建可能同样对血糖代谢有影响，而这一影响类似减重手术对其的影响，可改善高血糖情况。再有，作为胰腺切除适应证的胰腺疾病多与糖尿病有着密切的关系。相关研究表明胰腺癌中糖尿病的发病率为23%～75%。而在慢性胰腺炎中该发病率为26%～80%。在导管内乳头状黏液腺瘤及黏液性囊腺瘤患者中的糖尿病发生率亦高于正常人群。而针对这些原发疾病的胰腺切除术对血糖代谢的影响存在其特殊性。一项关注术后胰瘘的随机对照研究发现胰腺切除术后高血糖的发生率接近100%。

四、胰腺脂肪沉积与糖代谢

胰腺脂肪过多最早是在1933年由Ogilive提出，他在尸检研究中发现，肥胖人群胰腺脂肪含量较正常体重人群胰腺脂肪含量增多。1978 年，Olsen 进行了一项更大规模的尸体解剖实验，他还发现胰腺脂肪含量随着体重的增加而增加。近年来，胰腺脂肪沉积的患病率明显增加，Wang 等在 2014 年的一项横断面研究中发现在 8097 名中国受试者中有 1297 人患有脂肪胰，其患病率为 16%，而 Zhou 在 2016 年的研究中发现该患病率在中国已增至 30.7%。

1. 胰腺脂肪沉积的危险因素

（1）多项研究发现年龄是胰腺脂肪沉积的危险因素。

（2）肥胖人群的胰腺易发生异位脂肪沉积。有研究发现胰腺脂肪含量在糖尿病及无糖尿病人群中均与 BMI 呈正相关。周洁等研究者在电镜下观察到轻度肥胖组大鼠胰腺小叶间质呈轻度水肿，胰腺外分泌部可见少许脂肪颗粒，表明轻度的胰腺脂肪沉积，而重度肥胖大鼠的胰岛细胞形态严重受损，内质网扩张，线粒体肿胀，胞浆中出现脂肪颗粒，胰腺腺外分泌也出现大量脂肪颗粒，表明胰腺脂肪过度沉积。因此，可以看出肥胖是胰腺脂肪沉积较为重要的危险因素。

（3）脂肪肝：有超声研究显示，脂肪肝患者中有 97% 合并脂肪胰，且脂肪胰患者中也有 68% 合并脂肪肝。2014 年我国的一项横断面研究显示胰腺脂肪浸润的人群患脂肪肝的概率较对照组明显增高（67.2% *vs* 35.1%）。因此，可以看出两者之间存在一定的相关性。

2. 胰腺脂肪沉积与胰岛素分泌异常

Heni 在临床研究中发现空腹血糖受损及糖耐量减低的人群胰腺脂肪含量与胰岛素分泌呈负相关。胰腺脂肪可能通过氧化应激及内质网应激损害胰岛 β 细胞，导致胰岛素分泌异常。①氧化应激：脂质的异常沉积会引起机体活性氧生成增加，提高机体内氧化应激水平，引起体内的蛋白质、核酸等出现氧化。②内质网应激：高脂负荷时，内质网摄取/释放 Ca^{2+} 障碍，内质网与高尔基体之间的蛋白转运被阻断，引起蛋白质错误折叠或未折叠，从而导致内质网应激损伤，最终导致细胞功能障碍。

3. 胰腺脂肪沉积与胰岛素抵抗

胰腺脂肪沉积与胰岛素抵抗呈正相关，且 Wong 等在通过校正 BMI、肝脏脂肪等混杂因素后，发现该相关性仍存在。异位脂肪导致胰岛素抵抗的发生机制较为复杂，目前普遍认为与慢性炎症密切相关。当过多的脂肪在体内堆积时，脂肪细胞将分泌诸多炎症因子，如肿瘤坏死因子-α、抵抗素等，这些炎症因子将激活胰岛素靶细胞中的炎性信号，炎性信号中的 JNK、PKC 等激酶可诱使胰岛素受体底物的丝氨酸残基发生磷酸化，进而引发胰岛素抵抗。

五、胰腺体积变化与糖代谢

多层螺旋计算机断层扫描（CT）是目前测定胰腺体积最有效的方法之一。胰腺体积对评价胰腺部分切除、慢性胰腺炎以及 2 型糖尿病等疾病患者的胰岛 β 细胞功能具有重要作用。

糖尿病时胰腺体积缩小与糖尿病发病机制有一定的关系。研究证实，1 型糖尿病患者胰腺体积较正常血糖人群显著萎缩，这种萎缩现象甚至在新诊断的 1 型糖尿病患者以及血糖正常而胰岛相关抗体阳性的患者中就已经发生。对于 2 型糖尿病，有研究表明，胰腺体积与血糖呈负相关，与胰岛素呈正相关，推测可能与胰岛素抵抗有关。而且尸检发现，2 型糖尿病患者胰岛 β 细胞数量和 β 细胞/α 细胞比值下降。而对其胰腺体积的研究发现，2 型糖尿病患者胰腺体积较正常人显著缩小，但也有两项研究指出 2 型糖尿病患者胰腺体积与正常人群相似。

第三节　胰岛素抵抗

一、胰岛素抵抗概念

胰岛素抵抗（IR）是肥胖导致的代谢综合征的典型表现，因其作用器官广泛和作用机制复杂成为糖尿病等代谢性疾病治疗中的一大难题。胰岛素抵抗涉及多个代谢器官、多种细胞因子和多条信号转导通路的交互作用，呈现出极其复杂的作用网络。目前认为，炎症、内质网应激和肠道菌群失调是引起胰岛素抵抗的最主要的三大机制。

二、炎症反应与胰岛素抵抗

炎症是连接肥胖与胰岛素抵抗的桥梁。肥胖相关的慢性低度的系统炎症状态，被称为代谢性炎症，是人类胰岛素抵抗和2型糖尿病发病机制的焦点。过度增大的脂肪组织及其浸润的免疫细胞（主要是巨噬细胞）都有助于增加促炎性细胞因子如肿瘤坏死因子-α（TNF-α）、白介素-6（IL-6）和单核细胞趋化蛋白-1（MCP-1）等的循环水平，后者可作用于炎症信号通路，导致炎症细胞因子的大量释放，进而抑制胰岛素信号通路的相关蛋白活性，阻断其信号转导，导致靶组织胰岛素抵抗。炎症导致胰岛素抵抗大致可分为以下三个阶段。

1. 脂肪组织增大和免疫细胞浸润

肥胖状态下，增大的脂肪组织使其特异或高表达的脂肪因子如瘦素、脂肪细胞因子、抵抗素等水平明显增高。大量的研究已经揭示这些脂肪因子对胰岛素信号通路及糖脂代谢具有重要的调控作用。瘦素作为第一个被发现的脂肪组织特异表达的抗炎性细胞因子，与胰岛素抵抗的发生、发展密切相关，瘦素与下丘脑细胞上的相应受体结合，将信号传给下丘脑，抑制合成神经元回路，活化分解代谢神经元回路，从而控制食欲和分解脂肪，减少脂肪的生成。研究表明，用瘦素刺激胰岛素磷脂酰肌醇3激酶（PI3K）信号通路可以控制葡萄糖代谢和胰岛β细胞功能。抵抗素因在小鼠体内具有直接拮抗胰岛素的作用而得名，据报道，抵抗素促进胰岛素抵抗的机制可能为：一方面在巨噬细胞中通过NF-κb信号通路调控促炎症细胞因子TNF-α、IL-6等的表达；另一方面在下丘脑直接与toll样受体4（TLR4）结合，活化JNK和MAPK信号通路。白介素-17（IL-17）是最新发现的由脂肪组织基质血管部分分泌的细胞因子，研究发现，高脂饮食诱导的小鼠单独注射IL-17后可以充分减少脂肪组织炎症和减轻小鼠体重，改善胰岛素抵抗状态。

目前认为，巨噬细胞的浸润和极化是肥胖诱导炎症的主要原因之一，其他免疫细胞则分泌相应的细胞因子促进或抑制巨噬细胞的极化，以达到调控炎症发生发展的目的。WeISbeRG等分析了各种肥胖模型小鼠的脂肪组织RNA表达谱，发现某种基因集合在肥胖小鼠脂肪细胞中持续表达，而在正常小鼠脂肪细胞中的表达却不典型，进一步研究证实这个基因集合的表达来源于脂肪组织浸润的巨噬细胞，这成为炎症诱导胰岛素抵抗的基础。人类和动物实验均指出，除了脂肪组织浸润的巨噬细胞（ATMs）数量与炎症和胰岛素抵抗的程度呈正相关外，ATMs表型的转换是脂肪组织产生炎症的又一机制。肥胖个体的脂肪细胞分泌低水平的TNF-α，TNF-α能诱导MCP-1的产生，后者招募巨噬细胞浸润到脂肪组织，这类巨噬细胞即M1ATMs，它是炎性细胞因子TNF-α、IL-6和白介素-1β（IL-1β）等的主要来源，能通过自分泌和旁分泌方式促进脂肪组织炎症发生，通过内分泌方式扩散到全身引起多个系统的炎症。M2 型巨噬细胞是寄居于脂肪组织的巨噬细胞，这类细胞表达精氨酸酶和抗炎症细胞因子白介素-10（IL-10），对于受损的组织有强修复能力（ODEGAARD 等，2007）。最近，Zhuang 等的研究揭示 miR-223 可能是巨噬细胞极化的调节因子。用高脂饮食喂养的 miR-223 缺乏的小鼠呈现出脂肪组织炎症和胰岛素抵抗增强的状态。在分子水平上，巨噬细胞中的 miR-223 的主要靶点是 PKNOXL，PKNOXL 能促进炎症通路活化，但 miR-223/PKNOXL 通路与控制巨噬细胞活化的调控通路之间的相互作用，尚未得到阐明。

2. 炎性细胞因子随血液循环到达胰岛素作用的靶组织

由 M1 ATMs 和极化的 M2 ATMs 产生的促炎性细胞因子，在脂肪组织短暂停留后释放入血，随血液循环进入胰岛素作用的靶器官，如肝脏、骨骼肌、肾脏、脑和心血管等。从组织对胰岛素及其信号通路敏感性的角度看，可以将脂肪组织分泌的脂肪因子和巨噬细胞产生的细胞因子分为两大类：胰岛素增敏因子（如瘦素、脂肪细胞因子、趋化素、IL-10 等）和胰岛素失敏因子（如 MCP-1、TNF-α、IL-6、IL-1β、抵抗素）等。研究表明，随着肥胖的发生，血清中的因子谱会发生改变，与正常人群相比，肥胖患者血清中的胰岛素失敏因子水平明显降低，反之，失敏因子水平则明显升高。

3. 炎性细胞因子与靶组织相互作用，诱导胰岛素抵抗

（1）炎性细胞因子直接作用于靶组织胰岛素信号通路：到达靶组织的部分细胞因子可以直接作用于胰岛素信号通路。研究表明 TNF-α 处理 3T3-L1 脂肪细胞，其胰岛素受体、胰岛素受体底物（IRS）、葡萄糖转运体 4（GLUT4）基因表达降低，胰岛素刺激的葡萄糖摄取减少（STEPHENS 等，1997）。IL-6 也可通过阻止 PI3K 通路及下调 miR-200S 和上调 FOG-2（friend of GATA-2）抑制糖原合成酶的活性，诱导胰岛素抵抗。用 IL-6 中和抗体处理肥胖小鼠能显著提高全身胰岛素敏感性，并缓解高血糖症状。同时，有研究表明 IL-1β 也能直接损伤外周组织和巨噬细胞的胰岛素信号通路，导致胰岛 β 细胞对胰岛素的敏感性降低。

（2）炎性细胞因子诱导靶组织产生 SOCS-3，抑制胰岛素信号通路：细胞因子信号抑制剂-3（SOCS-3）由细胞因子诱导产生，可抑制多种信号通路的负向调节蛋白。TNF-α 诱导肝细胞及肌肉细胞产生的 SOCS-3 能与 IRS-1 结合，抑制其酪氨酸磷酸化，阻断胰岛素信号通路，抑制下游 PI3K-蛋白激酶 B（AKT 或 PKB）信号通路的激活及降低 GLUT4 的表达，最终诱发胰岛素抵抗。与 TNF-α 相似，IL-6 可以活化 J AK-STAT 信号通路，增加 SOCS-3 的表达，IL-1β 也能通过激活肝细胞中的 SOCS-3 表达而诱导胰岛素抵抗。

（3）炎性细胞因子活化炎症相关信号通路，抑制胰岛素生物学活性：到达相应靶组织的炎性细胞因子作用于相应的受体，主要活化两条炎症信号通路，即 IKKβ/NF-κb 和 JNK 通路。一方面，活化的 IKKβ、JNK 可使 IRS-1 上的第 307 位丝氨酸磷酸化，导致正常的酪氨酸磷酸化受抑制，用高剂量的水杨酸盐和阿司匹林抑制 IKKβ 活性，或敲除 IKKβ 基因，发现抑制 IKKβ/NF-κb 信号通路后，肥胖诱导的胰岛素抵抗现象得到改善（YUAN 等，2001）。活化的 IKKβ 可抑制抗炎性细胞因子如瘦素、脂肪细胞因子的表达，加重炎症的程度（JIAO 等，2011）。HIROSUMI 等发现，胰岛素抵抗小鼠的肝脏、脂肪和骨骼肌中 JNK 活性升高，用高脂饮食诱导小鼠胰岛素抵抗时，敲除 JNK-1 可以改善小鼠的胰岛素抵抗症状。另一方面，IKKβ、JNK 活化核转录因子 NF-κb 和 AP-1，产生更多的炎性细胞因子，直接作用或者诱导产生 SOCS-3，抑制 IRS 活性，阻断胰岛素信号转导通路，导致胰岛素抵抗。

三、内质网应激与胰岛素抵抗

内质网（ER）是哺乳动物细胞中重要的 Ca^{2+} 贮存器，同时也是蛋白质合成与翻译后修饰、多肽链正确折叠与装配的重要场所。低氧、高糖、化学毒物或突变等多种因素通过耗竭 ER 腔内 Ca^{2+} 抑制蛋白糖基化、引起二硫键错配、减少蛋白质从 ER 向高尔基体转运，导致未折叠或错误折叠蛋白质在 ER 腔内蓄积等，均可使 ER 功能发生改变，称为内质网应激（ERS）。ERS 可促进 ER 对腔内蓄积的未折叠或错误折叠蛋白质产生应答（UPR），有利于恢复细胞内环境稳态和维持细胞存活，但持续或高强度的 ERS 则导致细胞凋亡。肥胖的动物模型中，肝脏、β 细胞、大脑和脂肪组织长期存在 ERS，肥胖患者亦然。减肥有助于肥胖患者的肝脏和脂肪组织减轻 ERS。此外，在动物模型中减轻内质网应激可改善代谢指标和胰岛素敏感性。

内质网是真核细胞中最大的细胞器，在 Ca^{2+} 的储存、脂质合成和蛋白质折叠中起着关键作用。内质网应激表现为内质网腔内错误折叠蛋白与未折叠蛋白的聚集及 Ca^{2+} 平衡紊乱，可激活未折叠蛋白反应和多条凋亡通路等信号途径，既能诱导葡萄糖调节蛋白 78（GRP78）等内质网分子伴侣表达而产生保护效应，也能独立地诱导细胞凋亡。

目前认为，肥胖诱导的血液环境的变化，如葡萄糖、胰岛素、游离脂肪酸（FFA）和促炎性细胞因子增加，使肝脏内质网中未折叠蛋白聚集，诱发内质网应激和细胞凋亡，严重的内质网应激通过活化 JNK 通路，导致糖异生和胰岛素抵抗。MIN 等研究表明，用高脂饮食诱导肥胖的小鼠，PERK 和 CHOP 蛋白表达显著增高，同时存在 eIF2α 的磷酸化和 GPR78 表达抑制，与此同时，还存在血清胰岛素水平和肝脏脂质沉积增加。OZCAN 等报道，肥胖可引起内质网应激，通过 IRe1α 依赖的 JNK 活化，使 IRS-1 的丝氨酸残基磷酸化，抑制胰岛素信号通路（OZCAN 等，2004）。除此之外，磷酸化的 eIF2α 可以增加 C/EBP 水平，C/EBP 能诱导糖异生基因磷酸烯醇式丙酮酸羧激酶（PEPCK）和葡萄糖-6-磷酸酶（G6Pase）表达，使葡萄糖含量升高。

四、内质网应激与炎症

内质网应激与炎症反应存在相关性。YAqIN 等的研究表明，用高脂饮食喂养 C57BL16 小鼠 14 周后，其脂肪组织中 GRP78 和 CHOP 等内质网应激的标志物和 TNF-α 炎症标志物表达均明显上调，这就说明肥胖诱导的增大的脂肪组织中同时存在内质网应激和慢性低度炎症。为了进一步调查内质网应激在慢性炎症中的作用，他们给肥胖小鼠口服化学药物 4-PBA 或者 TUDCA 以减轻内质网应激，发现脂肪组织中抵抗素和 TNF-α 等炎性细胞因子基因和蛋白的表达水平均明显下调，同时核蛋白 NF-κb 的表达水平也显著降低，因此可以推测脂肪组织存在的内质网应激可能是其产生低度炎症的又一机制。无独有偶，ReN 等报道，在急性肝损伤小鼠模型中，由衣霉素诱导的内质网应激，能活化 NF-κb 信号通路，增加促炎性细胞因子表达。HU 等发现，内质网应激依赖于 IRe1 活化 NF-κb 信号通路，增加 TNF-α 表达，阻断 NF-κb 和 TNF-α 信号通路可抑制内质网应激诱导的细胞凋亡，进一步表明 NF-κb 可能是内质网应激活化炎症信号通路的关键作用元件。然而，内质网应激与炎症反应联系的确切分子机制还有待进一步研究。

五、肠道菌群与胰岛素抵抗

胰岛素抵抗是营养过剩、脂质分布异常、感染、脓毒症致炎症等原因引起的胰岛素敏感组织如骨骼肌、肝脏、脂肪等对胰岛素的敏感性下降，并引起下游细胞信号通路缺陷和机体自稳平衡失调的现象。胰岛素抵抗是代谢相关疾病发病的中心环节。胰岛素抵抗已成为当今世界重要的社会和健康问题。胰岛素抵抗的发生与多种遗传和环境因素有关，其中人体肠道菌群与胰岛素抵抗的发生有着密切的关系。

人体是一个由多种真核、原核生物组成的“超级生物体”。人体体表、黏膜表面、体内均存在丰富多样的微生物。其中绝大部分是定居于肠黏膜表面的微生物，包括细菌、古生菌、病毒、真菌、原生动物等，其中大部分是细菌和古生菌。在漫长的岁月中，肠道菌群与人类共同进化，作为与人类紧密联系的环境因素，参与人体生长发育和生理过程，甚至疾病状态。最近，肠道菌群与肥胖、2 型糖尿病等胰岛素抵抗相关疾病的关系引起了极大关注。

肠道菌群为定植在人体消化道内的微生物，数量众多，种类复杂。肠道菌群中大部分属于拟杆菌门（G^-菌）或厚壁菌门（G^+ 菌）（共约占 90%）。它们以共生的方式与宿主共同建立起一个稳定的生态环境，大量的研究表明，这个生态环境的改变是代谢性疾病的典型特征。肠道菌群引起胰岛素抵抗的可能机制：肠道上皮细胞间紧密连接减少，引起肠道渗透性增加，肠道菌群及其代谢产物从肠腔转位到循环系统，刺激靶器官产生炎症反应，进而导致胰岛素抵抗。其机制主要涉及以下几个方面：①肠道菌群种类的改变；②脂多糖（LPS）可能起到关键的作用，LPS 是由脂质和多糖形成的大分子，能引发强烈的免疫应答，促进炎症反应发生，保护有机体免受微生物感染；③炎性小体，是由一组蛋白质组成的复合体，在固有免疫应答中起着重要作用。炎性小体主要存在于骨髓细胞中，包括 NOD 样受体蛋白（NLRPs）、中性粒细胞碱性磷酸酶（NAPs）、凋亡相关的斑点样蛋白（ASC）、PYCARD 和 Caspase-1，其主要功能是促进细胞因子 IL-1β 和 IL-18 的成熟以及诱导细胞在炎性、应激的病理条件下死亡。炎性小体能识别大范围的细菌、损伤和应激信号，活化 Caspase-1，导致促炎性细胞因子释放和细胞凋亡。

第四节　胰岛素功能异常的生物学特征

一、脂肪代谢

1. 胰岛素对糖尿病患者脂解作用的调节

瘦型非糖尿病人群对胰岛素的抑制脂解作用非常敏感，使 FFA 的产生得以限制。腹型肥胖和 2 型糖尿病患者对胰岛素的抑制脂解作用产生抵抗。正常血糖分布胰岛素钳夹试验证实，非肥胖的 2 型糖尿病患者胰岛素抑制脂解作用降低。与非糖尿病人群相比，肥胖的 2 型糖尿病患者空腹状态下脂肪分解率低。与同等肥胖的非 2 型糖尿病患者相比，糖尿病患者空腹和餐后血浆 FFA 水平更高，但是糖尿病患者中胰岛素的抑制脂解作用的抵抗程度如何，以及上身脂肪和内脏脂肪的相关特性目前仍不明确。

2. 体脂分布

Botnia 研究了有糖尿病家族史的健康人及其配偶（无糖尿病家族史）的体内脂肪分布情况，结果表明，两组的脂肪量相同。然而有糖尿病家族史的人却存在腹部肥胖的明显倾向。促进 2 型糖尿病发生的可遗传因素最一致的为腹部肥胖，其次为胰岛素的敏感性和胰岛素抵抗。WHO 在 1998 年建议，腰围 94 cm 的男性及腰围 80 cm 的女性被认为是欧洲人群适宜的标准。对亚洲人群，现建议临时将 90 cm 与 80 cm 作为亚洲男性和女性腰围的较低标准。我国的流行病学资料显示，年龄 40 岁以上组，尽管 BMI 各组无显著差异，但腰围呈逐渐增加的趋势，2 型糖尿病的患病率，60 岁以上组较 40 岁组增加了 3 倍多。在腰围＜ 70 cm 的组，代谢综合征的患病率，男、女分别为 0.5% 和 1.6%，而腰围 80～85 cm 的组，代谢综合征患病率分别达到 9.4% 和 16.2%，相对风险增加 6～9 倍。

有人通过 CT 或 MR 在 L_3/L_4 水平或脐水平的扫描来计算腹部内脏脂肪面积，面积大于 130 cm^2 与代谢疾病密切相关，小于 110 cm^2 则危险性减低。腹内脂肪增多伴胰岛素抵抗的可能原因为腹内脂肪较皮下脂肪有更强的脂解作用。来自腹内脂肪（主要是网膜及肠系膜）的非酯化脂肪酸易进入门静脉，直接作用于肝脏。内脏脂肪细胞被认为可产生细胞因子，如纤溶酶原激活抑制因子等，从而干扰胰岛素的敏感性及内皮功能，导致 2 型糖尿病及大血管病变的发生。日本的一项研究显示，腹内脂肪面积与腹部皮下脂肪面积比≥ 0.4 时，常伴高血糖、高甘油三酯、高胆固醇及低胰岛素血症。这可能由于长期胰岛素抵抗，导致 β 细胞功能衰竭，胰岛 β 细胞分泌缺陷不能使血糖维持正常。如进一步发展，出现严重的糖代谢、脂代谢紊乱，则腹内脂肪与皮下脂肪比值将减少。

3. 极低密度酯蛋白与甘油三酯代谢

众所周知，2 型糖尿病与高甘油三酯血症相关，同时 2 型糖尿病患者空腹高甘油三酯血症与餐后脂类和脂蛋白异常相关。研究证实，非糖尿病人群高 FFA 水平刺激极低密度脂蛋白（VLDL）的生成。在高胰岛素血症患者中血浆 FFA 水平的升高会减弱，但不能完全消除胰岛素对 VLDL 生成的抑制作用。这表明正常人群胰岛素对 VLDL 生成的快速抑制作用仅部分是由于对 FFA 的抑制，而且还可能有非 FFA 以外过程参与。

就 FFA 作用机制而言，油酸抑制重要的 VLDL 成分 apoB 的降解。因此，2 型糖尿病患者特征性的肝 FFA 产生增加可能通过 apoB 刺激包含 apoB 的 VLDL 合成和分泌，而不是影响 VLDL 的胞内降解过程。

二、蛋白质代谢

1. 1 型糖尿病

（1）整体蛋白质代谢：大量研究显示 1 型糖尿病出现胰岛素缺乏时，蛋白质分解与合成均增加，分别表现为亮氨酸通量（代谢速率）和非氧化亮氨酸通量增加。许多研究显示胰岛素缺乏伴随亮氨酸氧化和尿氮排泄增多，证明氨基酸氧化增加。而且亮氨酸转氨基所致的亮氨酸氮通量也增加。因为蛋白质分解代谢速度大于合成代谢速度，故胰岛素缺乏时可出现净蛋白分解效应。输注胰岛素可同时减少整体蛋白质的分解与合成，但减少分解的作用超过对合成的作用，导致净蛋白合成效应。

总之，1 型糖尿病的胰岛素缺乏导致全身蛋白质的分解速度大于合成速度，使蛋白质代谢出现负平衡。补充胰岛素主要通过抑制蛋白质的分解代谢改善全身蛋白质平衡。

（2）局部蛋白质代谢：研究局部蛋白质代谢可明确不同条件下氨基酸从一个器官向另一器官转运。氨基酸同位素示踪技术结合氨基酸浓度测定能确定蛋白质合成和（或）分解的变化是否会引起氨基酸在器官或组织间的净交换。进餐后，食物源性的氨基酸部分由肝脏摄取，然后释放入血液循环。骨骼肌最终摄取大部分的循环氨基酸，完成从氨基酸净释放到氨基酸净吸收的转变。氨基酸吸收后循环胰岛素水平逐渐降低，促进蛋白质的分解，而餐后状态的循环胰岛素和氨基酸浓度均增加，减少了肌肉蛋白质的分解，并促进氨基酸合成肌肉蛋白质。已证实1型糖尿病患者胰岛素缺乏促进内脏和腿部骨骼肌蛋白质分解，唯独增加内脏的蛋白质合成，再次说明胰岛素缺乏增加蛋白质分解导致肌肉氨基酸释放增多。与此相反，内脏氨基酸吸收增加是因为蛋白质合成在一定程度超过了相应的蛋白质分解。

（3）骨骼肌：对于胰岛素调节蛋白质代谢极其重要，因为它不仅占据机体总蛋白质的50%，而且是机体主要的胰岛素反应组织。相关1型糖尿病患者短暂胰岛素缺乏对蛋白质代谢影响的研究结果均显示肌肉蛋白质分解增加，而合成无变化。不同于1型糖尿病患者，四氧嘧啶和链脲酶素诱导的糖尿病大鼠，以及去除内脏狗的骨骼肌蛋白质合成速度均低于对照动物。总之，这些研究表明与胰岛素缺乏相关的肌肉蛋白质减少是肌肉蛋白质分解加速所致，结果导致氨基酸释放增多。尽管有证据显示胰岛素促进蛋白质合成，但急性胰岛素缺乏并不减少机体骨骼肌蛋白质合成。

（4）内脏床：胰岛素替代治疗1型糖尿病患者可减少内脏床的蛋白质代谢。在胰岛素替代治疗时，1型糖尿病患者的整体蛋白质合成减少可能完全因为内脏蛋白质合成减少。但尚未明确内脏蛋白质代谢变化是在肝脏还是肠道，抑或在两者进行。有研究证实胰岛素缺乏的1型糖尿病患者十二指肠黏膜的蛋白质合成速度降低。胰岛素治疗能纠正黏膜蛋白质合成的异常。1型糖尿病患者胰岛素缺乏时肝脏增加血浆蛋白质如纤维蛋白原的合成，该现象支持在胰岛素缺乏时肝脏也参与增加内脏蛋白质的假说。最近的人体研究表明，尽管胰岛素对内脏蛋白质的代谢作用有限，但胰岛素改变或增加循环氨基酸浓度却显著地影响内脏蛋白质的分解和合成。

（5）肾脏肥大：肾脏是一个显著影响整体蛋白质平衡的器官。发病早期的1型糖尿病患者和糖尿病动物模型均被发现肾脏肥大。通过双同位素脉冲追踪缬氨酸示踪技术发现链脲酶素诱导的小鼠尽管出现肾脏肥大，肾脏蛋白质分解却增加。肾脏线粒体、胞核、微粒体和细胞质成分的蛋白质分解均增加。因此，推测胰岛素缺乏时肾脏蛋白质合成和分解均增加，但糖尿病早期阶段蛋白质分解增加的程度不及蛋白质合成增加的程度，故导致肾脏肥大。体外动物肾脏近端肾小管悬浮液结果也支持这一假说。此外，链脲酶素诱导的糖尿病大鼠的近端小管在体外显示蛋白质分解减少。因此，不同文献对糖尿病动物发生肾脏肥大的主要机制看法不一。

2. 2型糖尿病

（1）整体蛋白质代谢：与1型糖尿病相比，人们对2型糖尿病对蛋白质代谢的影响知之甚少。不同于1型糖尿病，2型糖尿病患者的蛋白质含量与非糖尿病肥胖个体相似，而且氮平衡研究显示即使在高血糖和减少食物蛋白摄入的情况下，2型糖尿病患者仍可维持去脂肪体重。例如，应用同位素标记氨基酸示踪技术的多数研究，2型糖尿病肥胖妇女与非2型糖尿病肥胖妇女比较，整体亮氨酸碳通量、亮氨酸通量和亮氨酸氧化没有差异，且强化胰岛素治疗可改善血糖，但不影响亮氨酸动力。该研究也支持2型糖尿病有限地影响整体蛋白质代谢的假说。另外，Denne等报道2型糖尿病患者整体蛋白质分解增加，研究表明与非2型糖尿病肥胖个体对照，血糖控制不佳的2型糖尿病肥胖个体的整体苯丙酸通量增加。

Cougeon等比较了2型糖尿病患者与非糖尿病肥胖个体整体进食–禁食的蛋白质代谢，结果显示在饮食能量相同的条件下，与非糖尿病肥胖个体对照比较，血糖升高的2型糖尿病患者的整体氮通量、蛋白质合成和分解明显升高。

总之，这些结果表明胰岛素对2型糖尿病蛋白质代谢的作用有别于糖代谢的作用。大多数研究显示，吸收后状态下的整体蛋白质代谢基本正常，提示基础水平的胰岛素已经对蛋白质代谢产生额外的作用，只是作用于维持正常血糖水平。另外，2型糖尿病患者在血糖控制不佳时，整体的进食-禁食时的蛋白质代谢可能发生变化，这还需要进一步研究。

（2）局部蛋白质代谢：研究2型糖尿病患者局部蛋白质动力学的文献很有限。2型糖尿病影响3-甲基组氨酸（肌纤维蛋白质分解的标志）排泄的研究尚粗浅。有研究显示，与健康或者非糖尿病肥胖个体相比，控制不佳的2型糖尿病患者尿3-甲基组氨酸排泄增多。改善血糖可减少3-甲基组氨酸的排泄，但2型糖尿病患者对血糖控制的敏感性不如1型糖尿病患者。与此相反，一项使用交叉腿动静脉技术的研究显示，2型糖尿病肥胖个体与非糖尿病肥胖个体比较，苯丙氨酸代谢通量减少，提示骨骼肌蛋白分解减少。值得注意的是，肥胖的2型糖尿病患者支链氨基酸浓度增加，而非肥胖2型糖尿病个体的支链氨基酸浓度与非肥胖健康个体相似。此外，关于2型糖尿病内脏蛋白质代谢的资料较少，有报道提示在餐后状态下，内脏对苯丙氨酸的摄取率在非肥胖2型糖尿病个体与正常对照个体间并无不同。

第五节　胰岛功能异常的分子机制

一、胰岛β细胞功能障碍

1. 内质网（ER）

内质网的正常生理功能主要有蛋白质合成、蛋白质结构的折叠、Ca^{2+}储备相关信号转导及一些脂类的合成，如类固醇、胆固醇等，在一定的分子伴侣、适合的Ca^{2+}浓度或氧化环境调节共同协助下，才能正常地发挥这些功能。正确折叠的蛋白质才会离开内质网，少量的未折叠蛋白质和折叠错误的蛋白质则不会经过分泌过程，在被内质网排出之后，就被胞浆中的蛋白酶体直接降解了。但若存在诱发内质网应激的因子，如长时间的高脂高糖环境，就会促使胰岛β细胞加大工作量，产生大量的胰岛素来应对高糖高脂。一旦生产出大量错误蛋白，就会触发内质网应激，当触发内质网应激后，细胞为了恢复其正常的生理功能，平稳地度过内质网应激（ERS），就会激活相关的凋亡通路来诱导细胞凋亡。相关凋亡通路包括未折叠蛋白反应（UPR）、内质网超载反应（EOR）和内质网相关性降解（ERAD）。因此，可通过加强内质网折叠和修饰蛋白质的功能使本身内质网蛋白质合成的数量降低，改善内质网对未折叠蛋白质的转运或降解等途径使ERS得以改善和缓解。但是，若细胞由于应激过久或活性降低，内环境稳态的恢复难以逆转，ERS就会进一步触发细胞凋亡。

（1）Caspase通路：除高糖环境外，细胞内Ca^{2+}浓度的增加也会引起ERS，Ca^{2+}浓度的增加会激活钙蛋白酶（calpain），而同时ERS会引起Caspase-7转位后活化，两者会激活Caspase-12，活化后的calpain会转移到内质网外膜，活化后的Caspase-12则进入胞浆发挥作用。肿瘤坏死因子受体相关因子（TRAFT2）依赖机制，与proCaspase-12结合，活化Caspase-12，引发细胞凋亡。内质网应激诱导GRP78蛋白表达与Caspase-7和Caspase-12结合形成复合物，dATP可降解该种复合物，使caspase活化。

（2）JNK通路：内质网应激触发后，IRE1与伴侣蛋白BIP分离后被活化，IRE1活化后激活ASK1，与TRAFT2形成复合物IRE1-TRAFT2-ASK1，激活c-Jun氨基末端激酶（JNK），连同其磷酸化一同被激活。正常情况下，JNK 具有启动细胞凋亡程序的作用，会从细胞质转移到细胞核中，在内质网应激后，JNK 会留在细胞质中，通过 P-JNK 调节 Bcl-2 活性介导凋亡发生。

（3）CHOP 通路：内质网应激触发后，ATF6 与伴侣蛋白 BIP 分离后被活化，ATF6 进入高尔基体，被 S1P 和 S2P 酶切割，变成具有活性的 p50ATF6，活化的 ATF6 可激活伴侣蛋白 BIP 和 CHOP，进而触发凋亡。内质网应激触发后，PERK 与伴侣蛋白 BIP 分离后被活化，这是 CHOP 通路的主要途径。分离后，PERK 形成寡聚体且发生自身磷酸化而被激活，eIF2α 发生磷酸化后，增强内质网伴侣蛋白的生物合成。

2. ChREBP

调控 β 细胞的凋亡和功能障碍：在 NONcNZO10/LtJ 小鼠中过表达 ChREBP 导致胰岛 β 细胞胰岛素分泌减少、进行性高血糖和体重减轻。Xavier 等研究显示，在高浓度葡萄糖刺激下，MIN6 细胞和小鼠胰岛 β 细胞过表达 ChREBP 可抑制 Pdx-1 基因表达；在低糖下通过 RNA 沉默或抗体微注射可以增加 Pdx-1 的表达，而 Pdx-1 对胰岛细胞功能维持起重要作用。此外，ChREBP 下调胰岛素启动子活性并抑制胰岛素基因表达，这可能是 ChREBP 通过抑制 Pdx-1 和 MafA 间接作用的。研究表明，转录因子芳香烃受体核易位蛋白（ARNT）或低氧诱导因子-1β（HIF-1β）是胰岛 β 细胞功能障碍和 2 型糖尿病发病机制中潜在的重要参与者。Noordeen 等证明 ChREBP 在 INS-1 细胞和原代小鼠胰岛 β 细胞中以葡萄糖依赖性方式直接结合 ARNT/HIF-1β 基因启动子，负向调节 ARNT/HIF-1β 基因表达，导致葡萄糖刺激的胰岛素基因表达和分泌障碍。高糖能引起硫氧还原蛋白相互作用蛋白（TXNIP）在糖尿病模型小鼠及糖尿病患者胰岛 β 细胞中表达上调。葡萄糖可时间及剂量依赖性地招募 ChREBP 到 TXNIP 启动子 ChoRE 上，ChREBP 与组蛋白乙酰转移酶 p300 相互作用，伴随组蛋白 H4 乙酰化。在血糖调节受损的患者中，胰岛细胞功能障碍与升高的 TXNIP 有关。

3. TXNIP

TXNIP 结合并抑制硫氧化还原蛋白（TRX）的抗氧化能力，它是一种促氧化应激、促炎和促凋亡的蛋白，在胰岛 β 细胞、肾细胞和视网膜细胞等大多数组织中都是由高糖和糖尿病引起的。TXNIP 过表达促进 MIN6 细胞自噬底物蛋白及自噬小体累积，沉默 TXNIP 能够逆转这一累积现象。其作用机制可能为 TXNIP 激活 mTOR 信号通路、抑制溶酶体降解，从而导致 MIN6 细胞自噬流阻滞，出现自噬紊乱。有研究发现，在培养的大鼠视网膜 Muller 细胞系中，高糖可诱导 TXNIP 的表达，造成线粒体功能紊乱。而 TXNIP 敲除则可减少 P62、LC3-Ⅱ的表达，改善线粒体功能障碍。推测 TXNIP 导致线粒体功能紊乱的原因是氧化应激改变了 Atg4B 水平以及 LC3-Ⅱ介导的自噬体形成。TXNIP 在糖尿病肾病中也被证实通过介导自噬紊乱导致肾小管细胞功能障碍。这些研究表明 TXNIP 表达在糖尿病机体中能够引起自噬水平发生变化。

4. TLRs

TLRs 是天然免疫 PRRs 的重要组成，有研究报道，其家族成员 TLR2、TLR4 和 TLR9 在 2 型糖尿病患者中均显著性表达上调。而其基因敲除小鼠，如 TLR2 或 TLR4，其胰岛素抵抗和 β 细胞功能障碍与正常小鼠比均有明显改善，提示 TLRs 可作为免疫和代谢系统的联系纽带，参与代谢性疾病如 2 型糖尿病的发病过程。TLR3 是 TLR 家族胞内重要成员，存在于体内脂化细胞、神经细胞和胰岛 β 细胞等多种细胞中。TLR3 的有效激活能诱导 IRF-3 依赖的胰岛 β 细胞调亡。同样，有研究证实了 TLR3 与 2 型糖尿病发生的内在联系。

5. RIG－I

胞内模式识别受体 RIG－I 也被证实在胰岛 β 细胞中发挥类似的生物学作用。RIG－I 的有效激活能显著地抑制胰岛 β 细胞的生长活力，同样也能导致 β 细胞增生抑制，且显著诱导胰岛 β 细胞数量 G1 期比例上调，S 期比例下降。提示 RIG－I 也是通过抑制 G1 期向 S 期的转换，下调胰岛 β 细胞分裂增生和阻滞其细胞周期进程。相对于 TLR3，RIG－I 能直接调控细胞分裂增生，其中一个重要的机制是 RIG－I 的 CARD 结构域有一个 PxxP 基序，能直接结合酪氨酸激酶 Src 的 SH3 结构域，从而阻断 Src 激酶与其下游信号的结合，抑制酪氨酸激酶介导的细胞增生调控。这一调控机制被 IGF 刺激的细胞增生实验所证实。IGF 是一种类胰岛素生长因子，能通过特异性激活 Src 激酶诱导细胞分裂增生的发生。当 Src 分子激活后，能解除其自身的 SH2 与其 C 末端磷酸化 Tyr527 的结合，释放出催化结构域和 SH3 底物结合结构域，刺激胰岛 β 细胞增生代偿。而 RIG－I 的激活能拮抗性结合活化 Src 的 SH3 结构域，阻断 Src 与其下游信号的结合及增生信号的传递，导致胰岛 β 细胞增生抑制和功能失代偿的发生。同样，当 RIG－I 被基因沉默后，释放的活化 Src 酪氨酸激酶能恢复其促增生作用，胰岛 β 细胞增生代偿能再次发挥相关生物学功能。

6. Par－4

Par－4 是一种促凋亡因子，在激素非依赖性癌细胞中使 Fas/FasL 复合体易位到细胞膜上，诱导形成死亡信号复合物，由此而激活 caspase 级联效应，在该过程最后，被 caspase－3 裂解后进入细胞核内的 Par－4 下调 NF－κB 的表达而发挥促凋亡效应。Par－4 诱导凋亡，一方面通过细胞膜上的 GRP78 蛋白与 Par－4 结合并触发内质网应激（ERS），ERS 也可促进 Par－4 分泌，该过程可形成恶性循环，启动细胞膜凋亡途径，不断诱导细胞凋亡增加，这是 Par－4 诱导细胞凋亡的细胞膜凋亡途径；另一方面 Par－4 也可通过线粒体途径被 caspase－3 裂解后进入细胞核内参与诱导凋亡，但 Par－4 诱导细胞凋亡的具体过程尚不清楚。由于内质网应激和线粒体功能障碍是多种疾病共同的病理生理基础，在多种与内质网应激和线粒体功能障碍有关的病理生理状态和疾病中均发现了 Par－4 参与细胞凋亡的调控，同时，与在很多细胞中下调 NF－κB 诱导凋亡不同，在胰岛 β 细胞体内外实验中均发现高糖高脂诱导内质网应激是通过上调与 Par－4 关系密切的 NF－κB 参与凋亡，以上研究提示，以内质网应激和线粒体功能障碍为病理生理基础的 2 型糖尿病在理论上有可能通过 Par－4 诱导胰岛 β 细胞的凋亡。在高糖高脂诱导的内质网应激存在前提下，Par－4 表达水平才会影响 NIT－1 细胞的凋亡，且影响程度与内质网应激程度呈正相关，该实验证实 Par－4 有可能通过内质网应激参与 2 型糖尿病胰岛 β 细胞凋亡过程；进一步发现，高糖高脂诱导的内质网应激可促进 Par－4 分泌，增加胰岛 β 细胞核内 Par－4 的表达，与在肿瘤细胞中不同的是，Par－4 入核后通过在转录水平上促进 NF－κB 表达和活性，促进胰岛 β 细胞凋亡，过表达 Par－4 可促进这一过程，抑制 Par－4 表达可削弱这一过程，说明内质网应激（ER）－Par－4/NF－κB 可能是解释胰岛 β 细胞凋亡的一条新通路。通过检测细胞膜和线粒体凋亡途径相关标志物发现：Par－4/NF－κB 是通过细胞膜和线粒体凋亡途径介导高糖高脂诱导的胰岛 β 细胞凋亡。

二、胰岛素抵抗

1. 胰岛素作用的分子机制

胰岛素是由胰岛 β 细胞产生和分泌的一种由 51 个氨基酸组成的多肽。胰岛素的生物学作用来自一种由两个 A 亚单位和两个 B 亚单位形成的完整膜糖蛋白，也称为胰岛素受体，其属于具有酪氨酸激酶

（Tyr）内在活性的受体家族。通常情况下，胰岛素结合到受体的 A 亚单位会产生构象变化，从而诱导位于 B 亚单位细胞溶质区的几个 Tyr 残基发生催化活化和自磷酸化。随后，不同的衔接蛋白识别自磷酸化残基，胰岛素受体底物（IRS）作为一种衔接分子，组织分子复合物的形成并触发细胞内信号级联，而在胰岛素信号传播初始阶段的两个主要底物和最常见的中间物为 IRS-1 和 IRS-2。

（1）胰岛素作用的途径：胰岛素作用主要是通过两种信号通路的激活来实现的：一是磷脂酰肌醇-3-激酶（PI3K）/Akt 通路，Akt 也称为蛋白激酶 B（PKB），负责其大部分代谢作用；二是促分裂原活化蛋白激酶/Ras 途径（MAPK/Ras），调节基因表达和胰岛素相关促有丝分裂作用。在与其受体相互作用后，主要募集和磷酸化两种适应蛋白：胰岛素代谢作用的主要介质 IRS，以及介导细胞增生和生长作用的含 SH2 结构域的蛋白（SHC）。IRS 主要介导的途径为 PI3K/Akt 通路，其在刺激葡萄糖转运、糖原和蛋白质合成以及脂肪生成等代谢过程的激活和调节中起重要作用。SHC 则主要与促分裂活化蛋白（MAP）激酶途径激活相关，用来调节其增生和生长功能。

（2）PI3K/Akt 通路：在 PI3K/Akt 途径中，Akt 激酶在胰岛素信号传导中有着不可忽视的作用，Akt 激酶的活化会引起大量底物的磷酸化，这在多种生物过程中具有重要的作用。目前，我们已知的 Akt 亚型有 3 种，包括 Akt1、Akt2 和 Akt3，其中 Akt2 在胰岛素代谢中发挥着重要的作用。首先，Akt 可以促进肌肉和脂肪组织使 GLUT-4 从细胞内室到细胞膜来易位摄取葡萄糖，从而增加葡萄糖的摄入量；其次，Akt 还可以通过抑制 GSK-3β 参与糖原合成，从而激活雷帕霉素/核糖体蛋白 S6 激酶（70kDa）来合成蛋白质以及脂质。

（3）MAPK/Ras 通路：胰岛素是一种有效的生长因子，MAPK/Ras 途径可以激活介导胰岛素生长促进作用。此途径的激活与 IRS 蛋白或含 SH2 结构域的蛋白（SHC）的 Tyr 磷酸化有关，这两个结构域依次与生长因子受体结合蛋白 2（GRB2）相互作用，GRB2 将 1/7 的鸟嘌呤核苷酸交换因子（SOS）招募到质膜中，用于 G 蛋白 Ras 的活化，催化在 Ras 中鸟苷二磷酸（GDP）与鸟苷三磷酸（GTP）的交换使其活化。RasGTP 作为分子“开关”发挥作用，通过 Raf、MEK 和 ERK1/2 连续激活刺激 MAPK 级联。一旦激活，ERK1/2 转移到细胞核并催化调节基因表达和促进细胞生长、增生和分化的转录因子磷酸化。通过使用显性阴性或药理学抑制剂抑制 MAPK 途径可防止胰岛素介导的生长促进作用，而其代谢作用不受影响，这表明该途径参与胰岛素代谢作用。

2. 胰岛素信号调节

胰岛素代谢和生长促进作用是由胰岛素信号通过自我调节机制来精确调节的，该途径自身激活的酶可以抑制胰岛素关键信号传导蛋白活性。此外，这一过程稳态分子机制也参与其中，也可以抑制这种激素的信号传导。这两种机制对胰岛素代谢来说都非常重要，因为它们可以通过维持细胞内稳态，从而控制信号持续时间和范围，以及胰岛素的作用。在受体水平、IRS 和位于两者下游的蛋白质（包括 PI3K、Akt 或 GLUT-4）中发现了不同的稳态调节机制。胰岛素作用在高度调节下可以促进其代谢、生长和细胞增生作用的充分发挥。在受体水平上的调节机制，包括内吞作用和再循环；通过 PTP-1B 作用参与受体激活和与适应蛋白结合的 Tyr 关键残基的去磷酸化，以及蛋白激酶 C（PKC）和其他 Ser/Thr 激酶对 Ser/Thr 残基的受体磷酸化，其影响胰岛素受体酶活性。这些机制可以改变受体活性，方式为解除蛋白质复合物形成及调节其数量和细胞位置。除此之外，还有一些其他受体-下游胰岛素信号传导调节检查点，如在 IRS 蛋白水平，可以通过 Ser/Thr 残基磷酸化和细胞因子信号传导（SOCS）作用；在 Akt 水平，可以通过蛋白磷酸酶 2A（PP2A）作用，并且在 P 合成水平，通过 PTEN 和 SHIP-2 脂质磷酸酶作用，其特异性拮抗 PI3K/Akt 信号传导。

（1）磷酸酪氨酸磷酸酶1B：一些研究指出，磷酸酪氨酸磷酸酶1B可以调节胰岛素受体活性，磷酸酪氨酸磷酸酶1B通过使受体的特异性酪氨酸残基脱去磷酸化，从而降低其活性。有证据表明，磷酸酪氨酸磷酸酶1B（PTP-1B）是胰岛素作用调节机制不可或缺的一部分。在使用敲除PTP-1B小鼠的实验中，证实了PTP-1B在胰岛素作用调节机制中发挥着重要作用，实验结果显示，这些动物表现出胰岛素敏感性增加和受体Tyr磷酸化增强，并且对由高脂肪饮食引起的肥胖和胰岛素抵抗的发展具有抵抗力。相反，PTP-1B在胰岛β细胞系INS-1中的过表达降低了受体和胰岛素刺激的IRS-1Tyr磷酸化、Akt磷酸化和葡萄糖刺激的胰岛素分泌。

（2）IRS：胰岛素作用的另一个调节机制是胰岛素受体表达水平的调节。在胰岛素存在的情况下，Akt在至少3个残基中使转录因子FoxO1磷酸化，从而促进FoxO1与蛋白质14-3-3的相互作用。这种相互作用可促使FoxO1从细胞核中排除，并导致泛素化依赖性蛋白酶体降解，从而阻止胰岛素受体基因的转录。相反，在没有胰岛素的情况下，如在禁食期间，转录因子FoxO1与胰岛素受体基因的启动子区域结合，从而刺激其转录。IRS在Ser/Thr残基中的磷酸化被认为是胰岛素信号的同源和异源调节的主要机制之一。在230个位于IRS的Ser/Thr残基中，已经鉴定出70多个不同激酶的潜在磷酸化位点，包括C-Jun氨基端激酶（JNK）、哺乳动物雷帕霉素靶蛋白（mTOR）、ERK1/2、盐诱导激酶2（SIK-2）和不同的PKC亚型。有实验证据表明，IRS的多个Ser/Thr残基的磷酸化是通过生理和病理途径抑制胰岛素信号传导的关键机制。此外，已经鉴定了不同的适应蛋白，当与胰岛素受体或与IRS相互作用时，可以降低它们的活性。例如，SOCS蛋白的抑制因子，特别是SOCS-1和SOCS-3，是胰岛素信号传导途径的有效抑制因子，其表达是由胰岛素对不同组织和细胞系的作用诱导的。当两者都激活时，SOCS通过直接与胰岛素受体和IRS相互作用来调节胰岛素信号。

3. 胰岛素抵抗的分子机制

T2DM的核心特征是胰岛素抵抗，表现为胰岛素促进葡萄糖摄取和利用的效率下降。这种胰岛素缺乏的信号传导由不同的因素引起，包括胰岛素受体、IRS或下游定位的效应分子中的突变或翻译后修饰。这些变化可以减少肌肉和脂肪组织中的葡萄糖摄取并改变代谢水平。

（1）IRS磷酸化导致胰岛素抵抗：导致胰岛素抵抗的重要因素是IRS蛋白的Ser/Thr过度磷酸化。IRS过度磷酸化可以降低其在Tyr中的磷酸化并且降低其与PI3K的相互作用，从而改变Akt激酶的磷酸化和活化。另外，有研究指出，Ser/Thr残基上的IRS磷酸化可加速其降解。不同的因子，如促炎细胞因子、饱和脂肪酸（SFA）、氨基酸、内皮素1、血管紧张素Ⅱ（AngⅡ）和高胰岛素血症状态，可增加激酶活性，如多种PKC亚型、JNK应激激酶、mTOR、70-kDaS6核糖体蛋白激酶、PKA和MAPK，使IRS磷酸化。

（2）Akt活性与胰岛素抵抗：胰岛素信号调节机制已被确定在Akt水平上可以通过蛋白磷酸酶2A（PP2A）作用，并且在PIP3合成水平，通过PTEN和SHIP-2脂质磷酸酶作用，其特异性拮抗PI3K/Akt信号传导。从这方面来讲，可以通过增加SFA代谢（如棕榈酸酯）产生神经酰胺，直接调节蛋白磷酸酶2A（PP2A）活性来调节Akt活性，这种PP2A的活化使其脱磷并失去活性，蛋白激酶Cζ（PKC-ζ）活化使其在Ser34中磷酸化并抑制其向膜以便被激活。

第六节　影响胰岛功能的相关因素

一、糖毒性

当β细胞处于高血糖环境下，多种机制介导细胞应激，损伤β细胞功能，减少β细胞数量，该过程称为“糖毒性”。慢性高血糖通过氧化应激、炎症介质、降低转录因子 PDX-1 及 MafA 的基因表达等减少胰岛素的合成和分泌。PDX-1 在胰腺的生长、β细胞的分化成熟及其功能的稳定性等方面起着重要的作用。β细胞特有的转录因子 MafA 是胰岛素基因转录的有效激活剂。Meier 等指出，高血糖环境影响胰岛素分泌的动力学变化，而非削减胰岛素分泌的总量，因 2 型糖尿病患者胰岛素分泌量与非糖尿病者持平，甚至高于非糖尿病者，但餐后的定时胰岛素分泌量通常减少，尤其是胰岛素的脉冲式分泌受到影响。

二、脂毒性

在细胞稳态的情况下，脂质的生成、运输以及利用处在动态平衡之中，而组织和器官的脂肪供应过剩会破坏细胞信号，促进线粒体功能障碍和（或）导致细胞出现异常，包括适应性自噬和（或）细胞死亡，这一过程被称为脂毒性。β细胞功能受 FFA 的影响呈时间依赖性，若短期暴露，葡萄糖刺激胰岛素分泌（GSIS）增加，导致餐后胰岛素增加，并可上调β细胞功能对抗胰岛素抵抗效应。相反，长期暴露于 FFA 抑制 GSIS，使糖代谢受损，β细胞数量减少。FFA 增加体内棕榈酸酯的堆积，其抑制胰岛素分泌，还能通过降低 PDX-1 和 MafA 的活性影响胰岛素基因的表达。

三、氧化应激

氧化应激是指抗氧化防御机制不足以对抗过量活性氧物质，致细胞损伤的过程。当β细胞暴露于 FFA 和慢性高血糖，可诱发氧化应激，导致胰岛素分泌减少。在糖尿病患者中，氧化应激标志物 8-OHdG、4-HNE 在胰岛中的表达水平升高，而β细胞相对低表达抗氧化酶，对氧化应激易感。在氧化应激状态下，胰岛素基因启动子活性和 mRNA 表达均下调，PDX-1、MafA 也减少。JNK 通路通过降低 PDX-1 活性在氧化应激引起的胰岛素基因表达下调的过程中起着重要作用。在高血糖环境下，C-Jun 蛋白参与 MafA 和胰岛素基因表达的抑制，同时能下调胰岛素启动子的活性。

四、人类胰岛淀粉样多肽（hIAPP）

在 2 型糖尿病患者的尸检中，40%～90%存在胰岛淀粉样变性。丰富的淀粉样变与β细胞功能降低及其总量减少相关。hIAPP 通过直接的相互作用或形成离子通道造成膜泄漏，使 Ca^{2+} 进入β细胞，并诱发凋亡通路，该凋亡通路由 JNK 通路、氧化应激、内质网应激、Fas 诱导等调节，但确切机制仍未明。可溶性和小分子状态下的 hIAPP 不具有细胞毒性。随着时间的延长，淀粉样蛋白的细胞毒性逐渐降低，说明成熟的淀粉样蛋白具有惰性，但此时仍可影响β细胞的功能。

五、炎症

胰岛炎症是2型糖尿病的早期事件，是β细胞功能受损的主要促进因素，并参与胰岛素抵抗的发病机制。炎症反应中巨噬细胞浸润可能归因于“糖尿病性”环境下［高葡萄糖和（或）FFA］IL-6、IL-8等炎症因子的作用，也可能是凋亡β细胞的脂质体作为趋化因子的募集作用。免疫细胞产生的促炎症因子IL-1β与2型糖尿病发病机制密切相关，IL-1β的释放可被高血糖或IL-1β自身所诱导，它的作用发生于长期临床发展中，而非发病初期。此外，免疫细胞浸润的胰腺内分泌腺体产生其他促炎症因子如IFN-γ、TNF-α等，它们激活细胞内信号级联反应，诱导β细胞凋亡。Montane等发现，hIAPP激活骨髓来源的树突状细胞中的炎性NLRP3，促进前IL-1β的加工合成。此外，hIAPP的聚集还可促进趋化因子如MCP-1、促炎症因子如IL-1β等的释放。

六、自身免疫

基于循环β细胞自身抗体、自身反应性T细胞的存在，加之一些免疫调节疗法在2型糖尿病患者中的成功运用，自身免疫在2型糖尿病中越来越多地被认识到。2型糖尿病的自身免疫变化并不仅仅局限于自身抗体，自身反应性T细胞或调节性T细胞（Treg细胞）已经在自身抗体阴性的患者中被检测到。炎症及糖毒性、脂毒性诱发的β细胞应激等效应，使组织被破坏，从中产生的任何物质均可作为抗原，结合固有免疫细胞表面模式识别受体，如toll样受体和核苷酸结合寡聚化结构域（NOD）蛋白家族等，激活固有和适应性免疫应答。此过程中，T细胞和活化的巨噬细胞分泌促炎症因子和趋化因子，促进炎症反应，损伤β细胞。糖毒性和脂毒性诱导β细胞凋亡，释放自身抗原，促进自身抗体产生，同时激活的T细胞对β细胞起反应，使β细胞的自身免疫性损伤进一步加剧。

七、脂肪细胞因子

脂肪细胞因子是从脂肪组织产生并分泌的激素样肽，包括脂联素、瘦素、抵抗素等。脂联素是抗糖尿病和抗炎脂肪因子，通过抑制糖异生、调节脂肪酸代谢和骨骼肌中Ca^{2+}信号通路对胰岛素起调节作用。在Abdelgadir等的研究中发现，脂联素在糖尿病患者中与空腹血糖呈正相关，与空腹血浆胰岛素原呈负相关，但与胰岛素、胰岛素抵抗及体重指数（BMI）无关。健康者体内更高的脂联素水平提示脂联素能改善胰岛素敏感性。瘦素是一种促炎症因子，β细胞是其主要靶细胞。它在胰岛素基因表达、胰岛素分泌、细胞生长及凋亡等方面负性调节β细胞功能。既能通过下丘脑对葡萄糖稳态起调节作用，又能直接影响葡萄糖的代谢，同时干扰肝、脂肪组织、肌肉组织中胰岛素的活性，并抑制胰岛素基因的表达。

八、肠促胰岛素

肠促胰岛素被用于描述人类胃肠道运动对胰岛内分泌活动的促进作用，能提高β细胞功能、控制血糖浓度。主要包括两种激素：胰高血糖素样肽-1（GLP-1）、葡萄糖依赖性促胰岛素多肽（GIP）。GLP-1可促进胰岛素基因的转录与合成、增加β细胞总量。GLP-1可以减轻活性氧（ROS）对于胰岛

β 细胞的损伤，其作用机制是通过升高 PKB 磷酸化的水平来抑制凋亡信号分子 Caspase-3 的活化，进而降低 ROS 介导的胰岛细胞凋亡。目前，GLP-1 类似物已作为一种新型的糖尿病治疗药物投入临床。在糖尿病患者中发现胰岛素对 GIP 的反应大大降低，这可能是长期高血糖作用的结果，但 GIP 是脂质代谢重要的调节剂，使用 GIP 受体激动剂将增加糖尿病患者中肥胖的患病率。应用抗 DPP-4GIP 类似物（DPP-4：二肽基肽酶-4）将弥补这一缺陷，因它对生理状态的 GIP 不产生反应，且对脂肪组织只有微弱的效应，在动物实验中已证实它能提升 β 细胞的质和量。

九、胰岛素抵抗

胰岛素作用的靶器官对于胰岛素作用的敏感性下降称为胰岛素抵抗（IR）。IR 引起的高胰岛素血症会加重胰岛素抵抗，而 IR 的发生机制至今尚未完全明确。在胰岛素受体前、受体和受体后任何一个环节的异常都可以引发 IR。还有研究证实在初诊糖尿病患者中，其血清 miRNA-29 和翼螺旋转录因子（FOXA2）的水平比糖耐量异常的人群高，而糖耐量异常的人群又比糖耐量正常的易感人群水平高，并且在三种人群中胰岛素抵抗指数（HOMA-IR）呈逐渐增大趋势，血糖的水平也随之逐渐上升。

第七节　中医对胰系统及其相关因素的认识

在中医理论中，脾为后天之本，主运化水谷精微，用现代医学来说，脾运化水谷的过程赖于胰腺分泌的多种消化酶起作用。因此，胰与脾的归属关系已是毋庸置疑的了；而关于胰与肾，在生理上中医理论认为，肾为先天之本，人的生长、发育、衰老等均与其有关，这些显然与现代医学的神经内分泌系统有关。肾为人体阴阳之根本，两大系统均归肾，故属于阴系统的胰岛素亦应属于肾，从而以产生胰岛素为主要功能的胰腺内分泌部也应归属于肾。从另一个角度来说，胰在解剖位置上位于两肾之间，被李时珍称为“命门”，而张介宾则称“两肾皆命门”。现代有人认为，命门在生理功能上相当于整个内分泌系统，而在脏腑功能上属于肾，故胰腺的内分泌功能也应属于肾。在病理上，与胰岛相关的常见病为糖尿病，现代病理解释为由各种原因引起的胰岛 β 细胞的脱颗粒、变性、坏死、消失，导致胰岛素量的减少、结构的改变或靶细胞对胰岛素的抵抗，从而使碳水化合物、脂肪和蛋白质代谢紊乱；中医称糖尿病为消渴，认为阴虚燥热是发病关键，青少年发病由禀赋不足、肾精亏虚所致；老年人则为年老体衰肾气已半而引起。因此，虽其病位可在肺、脾、肾，但当以肾为核心，故其治疗应以多固护真阴为本。全国名老中医张珍玉也认为“肾为水脏，若真水不竭，则无渴饮之患。五脏之津液皆本于肾，肾阴虚则阳旺，故渴饮不止而消谷善饥；肾为胃之关，关门不力，故渴饮而小便多也”。

一、胰与胰岛素抵抗

2 型糖尿病是一组常见的代谢内分泌病，其发病机制尚未完全阐明。近年来，胰岛素抵抗和 2 型糖尿病的相关性已引起国内外内分泌学术界的普遍关注，多数学者认为，2 型糖尿病患者的发病机制主要是在基因缺陷的基础上存在胰岛素抵抗和胰岛素分泌障碍两个环节，胰岛素抵抗是原发异常。国内众多学者对于 2 型糖尿病中医辨证分型的客观化指标做了大量研究，也可见对有效降糖方、药改善胰岛素抵抗状况的研究报道，但至今尚少见从中医辨证分型的观点出发论证2型糖尿病各证型与胰岛素抵抗的相关性。

胰岛素抵抗IR是指正常浓度的胰岛素对肝脏、肌肉和脂肪组织等周围靶组织细胞产生低于其相应生物学效应的一种病理状态。一定的内源或外源胰岛素不能发挥应有的生物效应以摄取利用葡萄糖，外周组织对胰岛素的敏感性及反应性降低，胰腺代偿性增加胰岛素分泌，出现高胰岛素血症。表现为因肝脏、肌肉和脂肪组织等周围靶组织细胞对胰岛素生物效应的反应性降低而产生的一系列临床表现，常伴有高胰岛素血症、糖耐量减退或糖代谢异常、高血压、低密度脂蛋白胆固醇升高及高密度脂蛋白胆固醇降低的血脂紊乱等。胰岛素抵抗是普遍存在的病理现象，为多种疾病所共享的危险因素，是滋生多种代谢相关疾病的共同土壤。流行病学研究表明，中国成人糖尿病2/3～3/4来自胰岛素抵抗人群。Bloomgarden估计美国有7000万～8000万人有胰岛素抵抗，占美国总人口的1/3。胰岛素抵抗的概念是由Hisworth于20世纪30年代提出来的。前瞻性随访研究表明，胰岛素抵抗是2型糖尿病的始发因素，并且胰岛素抵抗和由此产生的高胰岛素血症是糖尿病并发症（尤其是血管并发症）发生、发展的重要原因。因此，治疗2型糖尿病最适宜的方法是在该病的自然过程的早期就应采取有效的糖尿病教育，以改善胰岛素抵抗为主要目的，并改善导致糖尿病血管并发症的体内微环境。目前认为各种胰岛素抵抗均与胰岛素靶组织在细胞、受体、受体后和分子水平的结构与功能的缺陷以及胰岛素作用调控异常等环节的障碍有关。

二、胰岛素抵抗与脏腑

由于古代科技水平及医疗条件所限，中医学对胰岛素抵抗的认识不多，中医药防治胰岛素抵抗的机制研究相当欠缺。胰岛素抵抗表现在胰岛素作用的肝脏、肌肉和脂肪组织等对胰岛素的生理学效应的反应性降低或丧失而产生的一系列病理改变和临床表现，而胰岛素作用的靶器官，如肝、肌肉和脂肪均与脾有密切的联系。《素问·经脉别论》曰："饮入于胃，游溢精气，上输于脾，脾气散精，上归于肺，通调水道，下输膀胱，水精四布，五经并行。"上述论述奠定了中医认识消渴因、病机的基础。若饮食不节，长期恣食肥甘厚味或加情志不节，劳欲过度，都将直接或间接地损伤脾胃功能，从而影响脾之运化水谷及转输、散精功能，即谓"脾不散精"。清·李用粹也指出："五脏之精悉运于脾，脾旺则心肾相交，脾健则津液自化。"水谷精微不能转输、散布，蓄积体内，升清不及，谷气反随浊气下流，一方面营养相对过剩，另一方面五脏四肢百骸无以充养，如肺津乏源而口渴多饮，肺津不布直趋下泄而多尿，肌肉、四肢末端因精微物质失于脾气输送而瘦削、乏力、酸麻；同时，水谷精微不能散布转输至肺、胃、肾等脏腑，使其滋养不足则更伤其阴或食滞胃肠，久而化热，阴津耗伤。阴虚内热津伤，则口渴多饮，消谷而多食易饥。肺阴虚而失于宣降，水液直趋膀胱，或肾阴亏虚，开门太过，失于封藏而致尿频量多，尿有甜味。以上都是脾不散精、脾的功能下降、脾失健运导致的病理结果。脾不散精，运化水液失常，水精不能四布，必致水液废料在体内停滞，产生痰湿等病理产物，即谓脾虚痰湿内生。湿阻中焦，气机阻滞，精微水湿不能转输又可加重口渴多饮、易饥、尿频尿多等症状。因津血同源，阴虚内热，津液耗伤，津亏血少，血行艰涩而为瘀；或因痰湿阻滞气机，气滞血瘀；或因气为血帅，脾气虚无力行血而致血瘀，即在脾不散精、痰湿内生基础上又形成血瘀的病理因素，由此而加重口渴，并生诸多并发症。由此可见，脾运化功能减退是发生消渴的最主要病机，在此基础上产生气阴亏虚、内热、痰湿、血瘀等病理因素。因而，正如

《内经》言："脾脆则善病消瘅。"这一点与现代医学之"胰岛素抵抗"对于2型糖尿病发病的作用相一致。

早在《黄帝内经》就有记载："肝主筋，肾主骨，脾主肉，心主脉，肺主皮毛。"《素问・痿论》云："脾主身之肌肉。"意即胰岛素作用的靶组织（全身的肌肉），都有赖于脾胃运化的水谷精微及津液的营养滋润，肌肉功能的正常发挥有赖于脾的运化功能，这尤为符合临床上肌肉体型不论胖瘦的胰岛素抵抗、高胰岛素血症及2型糖尿病患者的特征表现。《灵枢・本藏》云："脾脆则善病消瘅易伤。"《素问・通评虚实论》曰："消瘅……肥贵人，则膏粱之疾也。"更是言明"肥贵人"易患"消瘅"。在此"消瘅"可意为肥胖型2型糖尿病。《素问・奇病论》亦有"此肥美之所发也，此人必数食甘美而多肥也，肥者令人内热，甘者令人中满，故其气上溢，转为消渴"之说。现代人常因饮食不节，长期嗜好肥甘厚味，损伤脾胃，水谷不化，水湿痰浊内生，导致肥胖。肥胖的临床特点是体重增加和脂肪异常堆积，皮下脂肪与内脏脂肪是导致胰岛素抵抗、2型糖尿病及血脂异常的重要因素。这些观点与现代医学认为脂肪组织对胰岛素的敏感性下降而表现胰岛素抵抗的观念不谋而合。中医自古就有"肥人多痰""肥人多湿""肥人多气虚"的经验之谈。肾阳虚则不能温煦脾土，水谷之精不布易生痰湿，即痰、湿的生成主要责之脾肾二脏，脾肾阳虚、气虚是肥胖型糖尿病的本质。刘学等认为：肾阴亏虚则虚火内生，中灼脾胃致消谷善饥出现形体（肌肉）消瘦之征。由此可见，肾阴肾阳偏颇与肌肉组织、脂肪组织的形成息息相关。《难经》曰："肝之积，名曰肥气。"这里的"肥气"可指脂肪、肥膏、油脂，即肝脏积聚、储存了太多的肥脂之气，较为明白地阐述了现代人因生活压力大，易因肝气郁结、情志失调而暴饮暴食致肥胖、脂肪肝、胰岛素抵抗等现象。宋修道认为：肝的疏泄功能对脏腑气机、脾胃运化及水液代谢均有调节作用，因此消渴的发生与肝之疏泄失常、气机不畅、郁而化火，导致脾失健运，肾失封藏，痰浊水湿互结，内蓄脏腑有关。

1. 胰岛素抵抗与脾

中医认为，脾的功能是主运化、升清和统血。现代研究认为，藏象学说中的脾作为解剖学单位包含现代医学的脾和胰脏，脾的功能包含了胰脏的功能。胰腺的功能与中医"脾主运化""游溢精气"等生理功能吻合，胰腺分泌胰岛素的功能也与"脾"的功能密切相关。胰岛素抵抗患者由于胰岛素难以发挥促进血糖进入细胞内的作用，血糖不能有效地被利用，中医认为其机制是由于脾阳亏损，不能升清。更明确地说，胰岛素类似于脾阴，胰岛素的功能类似于脾阳。胰岛素抵抗的明显特征是胰岛素介导的组织葡萄糖摄取和利用能力下降，使血糖不能从循环血液中有效地被清除，从而机体代偿性地分泌更多的胰岛素产生高胰岛素血症，脾阳的不足即胰岛素的利用率低下导致脾阴即胰岛素本身的代偿，脾阴日耗，脾阳日虚。胰岛素的抵抗，使得依靠胰岛素代谢的一系列物质，如血糖、甘油三酯等大量堆积在血液和组织中，无法消耗而成为生痰、生瘀、生毒之源。

郑本达认为糖尿病、胰岛素抵抗、脂代谢异常是3个互相关联的危险因素。糖尿病合并高脂血症病理环节与脾气亏虚、痰湿壅阻密切相关，证属脾虚痰湿证。马春玲等通过实验证明，在提高胰岛素敏感性、降低高空腹胰岛素方面，中药组占有优势。这项研究表明：温中运脾补肾法治疗2型糖尿病不论是在降糖方面，还是在调脂、改善胰岛素抵抗方面，疗效、安全性均较好。

2. 胰岛素抵抗与肾

肾阳主要有促进机体的温煦、运动、兴奋的作用，能促进气的产生、运动和气化。肾阳是一身阳气的根本，肾阳亏虚最终导致全身功能低下。如胰岛素受体和受体后的抵抗时，表现为受体功能与结构的异常；胰岛素受体数目减少以及亲和力下降导致与胰岛素结合减少；胰岛素受体基因突变，受体功能丧失或部分丧失，胰岛素与受体结合后信号向细胞内传递所引起的一系列代谢过程的异常，这些都与肾阳的温煦推动功能减退有着密切的关系。此外，肾阳的虚损会导致脾阳得不到先天的温煦，造成脾肾两亏，变症百出。

冉晓丹认为，2型糖尿病患者易产生消极态度，引发抑郁情绪，进而影响神经内分泌系统、神经免疫调节系统，产生或加重胰岛素抵抗，这一过程是一个恶性循环。因此，在临床上探讨疏肝解郁法，结果显示，中药组患者空腹胰岛素水平下降，体重指数下降，血糖水平得以明显改善，胰岛素敏感指数升高，可减轻患者胰岛素抵抗。曾淑惠认为，糖尿病合并抑郁症属于中医学中"消渴""郁证"等范畴，均属于中医内科学气血津液病证，认可肝、肾在消渴中的地位，确定了糖忧解郁汤为治疗糖尿病合并抑郁症的治疗方药，得出糖忧解郁汤治疗糖尿病合并抑郁症，证属肾虚肝郁证者，可得到改善临床症状、糖脂代谢及胰岛素抵抗这一结论。李志颖等通过实验证实糖肝康对糖尿病非酒精性脂肪肝患者具有整体调节、综合治疗的优势。

3. 胰岛素抵抗与肝

肝的生理作用《内经》认为"肝主疏泄"，清·唐容川《血证论》认为："木之性主于疏泄，食气入胃，全赖肝木之气以疏泄之，则水谷乃化。"清·周学海《读医随笔》："凡脏腑十二经之气化，皆必藉肝胆之气化以鼓舞之。"在病理上，"肝为万病之贼"。故朱丹溪曰："气血冲和，诸疾不生，一有佛郁，百病生焉。"肝功能失调为害甚广，肝阳上亢致眩晕（高血压），肝风内动致中风（脑血管病），肝郁气滞血瘀致胸痹心痛（冠心病）、脉痹（动脉硬化），肥胖病与中医之肝也有关。"怒伤肝"，七情不畅可致肝失条达，此乃言其常，但"过食伤肝"不可不知。戴元礼《证治要诀·伤食门》："人之饮食由脾入胃，过食伤肝。"肝的功能失调可导致气血津液代谢失常，痰浊瘀血内生而出现肥胖病。《内经》："肝气衰，天癸绝"，可致闭经（多囊卵巢综合征）等。而胰岛素抵抗导致肥胖、高血压、糖尿病、高脂血症、动脉硬化、多囊卵巢综合征之闭经等，以及血糖等的堆积不能消耗疏泄，与肝的功能也是密切相关的。另外肝的虚损，也最终导致脾的功能低下。

陈玉涛通过实验观察说明益肾活血胶囊可改善胰岛素抵抗，增加胰岛素敏感性，疗效优于二甲双胍。阮永队等在临床发现目前2型糖尿病以真火衰微、脾肾阳虚、脾胃虚寒等阳虚证居多，故不再以"阴虚燥热"立论。治疗上他认为应以温脾肾、益气补中为法，肯定了温阳健脾法对2型糖尿病胰岛素抵抗的降糖、改善胰岛素抵抗疗效。

三、胰岛素抵抗的病理产物

中医学有关糖尿病的病机自古至今虚与热的理论占据了主导地位，尽管现代医者不断地研究和发展病机理论如重视血瘀、痰湿等，但仍以阴虚燥热学说影响之重。这些古今理论在推动、丰富理论体系和完善临床辨治等方面的作用毋庸置疑，但仍存其局限性。笔者在临床实践中特别是通过对糖尿病胰岛素抵抗和糖、脂毒性机制研究的基础上，结合中医病机理论及相关的现代研究资料，认为糖尿病胰岛素抵抗及其长期而持续性高血糖毒性的实质就是患者体内由浊致毒的生变过程。主要是多因所致的壅滞之气瘀留血分而化生血浊，并进而酿致毒性为害。浊毒虽为实邪但在本病过程中常成为一定阶段的病变之本。据此提出，浊毒是糖尿病特别是胰岛素抵抗的起变要素并贯穿糖尿病病变之始终的假说，以期从相应的发病机制和临床辨治两方面进行探讨，进而为丰富糖尿病的中医病机理论，开拓有效疗法和方药提供理论基础。

1. 浊毒的概念

浊者，混而不清也，《汉书》谓其“邪秽浊溷之气”。《丹溪心法》论有“浊主湿热、有痰、有虚”。作为致病之浊可分内外、内生之浊，是人体异生之病理产物，古人又谓其为害清之邪气。毒者，《辞源》论毒的本义为恶也、害也、痛也及物之能害人者，皆曰毒。《金匮要略心典》中载：“毒，邪气蕴结不解之谓。”今人亦有邪盛谓毒的观点。就毒邪而论，可分为“外毒”和“内毒”，外毒是指外感之毒，如“疫毒”“温毒”等，而内毒是由诸内因而生的毒邪且其内涵不断为后世学者所丰富。浊与毒邪间，由于其性相类而极易相生互助为虐，其生成过程常由浊邪酿生毒害之性。浊毒虽属于病邪的范畴，但并非仅是一个具体和单一的致病因素，还指在疾病过程中诸致病因素相互作用的病理产物，涵盖了从生理到病理、从病因到病性变化的复杂过程。是多种原因所致的脏腑功能和气血运行失常，使机体内产生的生理或病理产物不能及时代谢排出，蕴积体内而化生的，又对人体脏腑经络及气血阴阳都能造成严重损害，属于“内毒”范畴。

2. 浊毒的致病特点

浊有浊质，毒有毒性。浊质黏腻导致浊邪为病，多易瘀滞血脉，阻塞气机，缠绵耗气，胶着不去而易酿毒性；而毒邪伤人，其性烈善变，常易化热耗伤阴精，壅塞气血。两者相合则伤人更甚，败坏形体，损害脏腑气血。且因毒借浊质，浊挟毒性，二者胶着壅滞。若是浊毒日久不清，毒与瘀痰湿互结，入络或深伏于内，浸润蔓延则再劫耗脏腑气血经络，导致虚实夹杂而顽固难愈，甚或转为坏病而变证多端。

糖尿病之浊毒既具有上述之共性，又具有其自身由浊致毒的特性。糖尿病之浊毒的本质是体内气机不调致水谷代谢失常，不化精微反生壅滞之气瘀积于血分而化生血浊，因不能及时排解则阻滞脏腑气机而损伤其功能，继于化热耗气伤阴的过程中又酿生毒性为害，而生成之浊毒内蕴血分则再损脏腑气血，成为病机的变转之要素而贯穿其病全程。有时甚至在糖尿病某一阶段中，浊毒是作为病变之本而主导着病机的变化，并影响着糖尿病病理变化的规律性。

3. 浊毒的分类

（1）痰：痰证的形成原因是多方面的。脏腑功能失调、三焦气化不利为生痰之本，以致水谷精微不能正常输布化生气血，而转化为致病的代谢产物——痰浊。痰浊形成后，随气升降，无处不到，故有“痰生百病”“百病皆由痰作祟”的说法。痰与脾的关系甚为密切，如《医宗必读·痰饮》云：“脾土虚弱，清者难升，浊者难降，留中滞膈，瘀而成痰。”凡脾胃素虚、饮食不节、情志因素使脾运不及，精微物质不能利用，均可导致糖尿病等代谢疾病。因此，无论是胰岛素受体前抵抗如胰岛素抗体增多、胰岛素变性、受体水平抵抗受体数目或亲和力下降、拮抗胰岛素样激素增多，还是受体后抵抗如葡萄糖运载体、葡萄糖激酶等表达减弱，均可导致胰岛素抵抗，使由高胆固醇和甘油三酯等组成的半液体脂质变为湿邪痰浊留滞血脉而引起高脂血症。同时，这些物质又反过来使胰岛素过度分泌而利用率降低，加速了脾阴脾阳的消耗。方氏认为，痰证是一个复杂的病理生理过程，涉及多器官、多系统并非单纯的某种物质。各种致病因素首先引起神经内分泌异常、自主神经功能紊乱、体液代谢及物质代谢障碍，从而导致代谢产物堆积、内环境紊乱，表现为痰证的一系列临床症状。痰湿阻滞是胰岛素抵抗的主要病机，李氏认为养阴清热实难奏效，运用化痰除湿法治之，效如桴鼓，从而佐证了痰湿在糖尿病胰岛素抵抗中的发病地位。胰岛素抵抗可表现为实证，特别是痰浊型更为多见，痰浊与胰岛素抵抗及其导致的糖、脂代谢紊乱有一定的相关性。

（2）瘀：现代医学研究表明，脂质代谢紊乱可影响血小板的黏附和聚集，使血小板聚集功能增强，继发性促凝加强而处于高凝状态，此属中医“瘀血”范畴。2 型糖尿病血瘀证患者的血小板活化水平升高，说明对 2 型糖尿病患者进行血瘀辨证及活血化瘀治疗的重要性。同时，研究发现 2 型糖尿病血瘀证患者的血小板活化与高血脂有关，证明了“痰瘀相关理论”的正确性。瘀血的形成是一个渐进的过程，原因也是多方面的，诸如气郁气滞、燥热、津亏、阴虚、气虚、阳虚、寒凝等。痰浊阻络也可致血行不畅，形成瘀血。痰浊瘀血既可互结，也可互相转化、互为因果。在脾肾虚损这一病理时段的早期，如不能及早预见并对其进行治疗，久之则痰湿愈重，此时耗气过多，久致气虚，气虚既可聚饮生痰，又可聚血成瘀，使痰与瘀相兼为病。对痰与瘀的关系《外证医案汇编》分析：“流痰……蓄则凝结为痰，气渐阻，血渐瘀，流痰成矣。”《血证论》云：“须知痰水之壅，由瘀血使然，然使无瘀血，则痰气自有消溶之地。”痰乃津液之变，瘀乃血液凝滞，由于津血同源，所以痰瘀不仅互相渗透，而且可以互相转化，因痰致瘀或因瘀成痰。

（3）毒：主要是由痰瘀转化而来，痰瘀的聚集难以消除，令人体产生了类似中毒的反应。临床上肥胖患者或伴 2 型糖尿病患者的 FFA 水平较正常人群组增高。对糖尿病而言，高水平的 FFA 可损害胰岛 β 细胞功能，有人对 FFA 提出“脂毒性”这一名词。脂毒性的作用范围很广泛，包括全身多个系统、多个脏器。在 2 型糖尿病发生的两个主要环节胰岛素抵抗和胰岛 β 细胞功能衰竭中，脂毒性均发挥着重要作用。2 型糖尿病胰岛素抵抗时体内过多的葡萄糖、胰岛素、游离脂肪酸等破坏了机体的“阴平阳秘”，属“亢则害”，这种“害”蓄积体内导致疾病的现象，符合中医“毒邪”的特点。在胰岛素抵抗人群的脂肪组织中存在 TNF2α 过度表达，研究表明，胰岛素抵抗与 TNF2α 相关，胰岛素抵抗的非糖尿病患者和 2 型糖尿病患者的肌细胞中 TNF2α 表达比胰岛素敏感性正常人群高 4 倍。TNF2α 与恶病质的发生有关，又称“恶病质素”。恶病质常是一些严重疾病，如烧伤、内毒素血症、肿瘤等的合并症，这与中医理论的“瘀毒”极其相似。

4. 胰岛素抵抗的发生与发展

现代医学认为，胰岛素抵抗是多数 2 型糖尿病发病的始动原因，而血浊生成于糖尿病之始。血糖、脂肪等本为人体之水谷精微，代谢之常则“变化而赤是为血”。若失常异化则“清浊相干”转为壅滞之气留瘀于血分而成为浊邪，如血中升高之糖、脂质等都是构成瘀浊的基础物质，不能及时代谢则阻滞脏腑气机，与血相搏则成血浊，血浊一旦形成，则极易蕴热或化热耗气伤阴津并在这一过程中渐酿生毒性为害。可见，由于血浊内瘀是糖尿病形成之病机中的启动因素，也使其成为胰岛素抵抗的主要启动因素，继续发展则又是持续高血糖状态并产生毒性的病理基础。

（1）演变规律——由浊致毒，浊毒内蕴：初为血浊内瘀，继则酿生毒性，而浊毒内蕴过程对于机体是一种慢性、渐进性的损害并致使机体处于慢性中毒状态，如同从胰岛素抵抗至糖毒、脂毒性的产生过程。因此，从病程而论，糖尿病早期阶段的病机多单纯以血浊内瘀或瘀生浊热之邪而耗气血伤阴津。但因浊邪本为害清之邪气，加之其黏滞之性与毒相类，黏滞于血分必渐瘀败腐化而酿毒性。此后的阶段多浊毒内蕴，且两者常相生相助为虐，如浊毒内蕴血分，不仅可再伤脾气而生瘀浊（胰岛细胞损害）；亦使肾不固藏，精微泄漏（尿糖甚至尿蛋白增多）；或致肝失疏泄、藏血不利而瘀血（肝糖原合成减少分解增加）；也能消肌肤（胰岛素受体缺陷）等。临床表现可分为隐匿阶段：以壅滞之气化生血浊为主要病理变化，此阶段往往临床症状不显，或仅出现尿浊多沫，或尿液黏稠，或可能伴有口黏干苦多饮等症状；显现阶段：此阶段病理变化为浊毒内蕴或化热，多伴伤阴而临床开始显现包括“三多一少”在内的各种症状。常见的浊毒之症状主要表现为口干苦黏腻，乏力和头身困重无力，大便不爽或干燥，双腿胫前皮肤出现褐色斑，舌暗红、苔黄腻或燥，或肥胖或单腹腰肥，血糖多居高不下或脂代谢紊乱，或伴皮肤及外阴瘙痒，或伴疔疮肿痛，或伴潮热；变异阶段：高血糖的毒性作用是引发多种并发症的重要因素，随浊毒所伤不同脏腑经络而变证多端。

（2）病机特点——虚实夹杂：正常状态下的机体代谢具有及时和有效地排除毒性物质和解毒之功能，使机体免受其害。当机体的解毒排毒能力下降，则浊毒易停滞于内，也就是说浊毒之蓄聚，有其正气内虚之基础。而作为浊毒之邪，不仅具有浊瘀胶着壅滞的特点，也因毒而其性烈善变，多直中脏腑，如浊毒蕴热上可灼肺津，中可劫胃液，下可耗肾水；亦可扰入血络，壅腐气血；或毒瘀火结，灼伤血脉。可见，由浊生毒、浊毒内蕴是糖尿病形成和进一步发展过程主要的病机因素，虽然浊毒单纯地从其属性而言多为实邪，可以表现为实证，但基于许多患者病初即已正气内虚，或浊毒内蕴血分后化热化燥必耗气津伤阴血，或因阴损及阳，导致阳虚或阴阳两虚，而表现寒热错杂之证，决定了糖尿病患者临床以虚实夹杂之证更为多见的病机特点。

（3）并发症核心——浊毒兼杂顽恶：脏腑因浊毒损伤后，则易再生浊酿毒去耗损气血阴阳，形成其浊毒因果循环的演变规律。再者，浊毒积甚可常与其他病邪相兼为恶，如与瘀血相兼则变瘀毒，与痰相混则生痰毒等。一旦瘀浊毒邪肆虐则引发酮症酸中毒，并因毒损脏腑脉络之部位不同而并发症丛生，如临床上可能毒伤肌肤，或毒损肾络，或热毒犯脑，或毒损心脉，或毒害目络，或毒侵经脉络脉等，变生多种复杂病证且多病情缠绵难愈或陷入危地。可见，浊毒的生变也是糖尿病病机转变尤其是各种并发症发生发展的重要因素。

5. 浊毒与现代医学糖毒性和脂毒性

现代医学相关理论中广义的葡萄糖的毒性作用是指长期的高血糖对全身众多组织和细胞的损伤作用，如持续高血糖状态下的非酶糖化和氧化的毒性等；而狭义的毒性作用，专指对胰岛β细胞特异的损伤作用。高血糖又是加重受体后水平缺陷而致胰岛素抵抗的主要因素。脂毒性是指增高的循环游离脂肪酸（FFAs）浓度或增高的细胞内脂含量在致糖尿病形成和发展中的作用。已证明FFAs升高与胰岛素抵抗和β细胞功能障碍均有关系，如导致肝胰岛素抵抗和骨骼肌内的胰岛素抵抗，而脂毒性导致的胰岛素抵抗又进一步导致INS的抗脂解作用降低。

糖毒性与脂毒性的产生与中医由浊转毒的病机存在着相关性。随着高血糖的持续，特别是当外周组织对胰岛素敏感性和反应性降低时，胰岛β细胞经历由胰岛素代偿性分泌增高到失代偿分泌缺陷过程，糖毒性也逐渐产生。这一过程的中医学病机是气机壅滞、血浊内瘀，继而酿生毒性，即由浊致毒的过程，可见两者存在着共同的病理学基础。当胰岛组织长期与异常高葡萄糖浓度相接触后，导致葡萄糖毒性所致胰岛β细胞受损，加重胰岛素的分泌缺陷和胰岛素抵抗。而高血糖又加重受体后水平缺陷而致胰岛素抵抗，则与血中浊邪酿毒后两者常相生互助为虐，再伤脏腑气血、脾肾俱耗之渐进性病理变化规律相近。有关的资料统计亦表明，以清热解毒为主要功效的药物如黄连、玄参、卫矛等以及黄连素在糖尿病的治疗中使用率很高，而且有关改善胰岛素抵抗药物的研究亦多集中于黄连、大黄、黄芪等，均反映了此毒与彼毒确有其内在的关联性。还有研究表明，胰岛β细胞的分泌功能及胰岛素的生化效应低下等均与中医学之脾脏及脾虚特别是与脾失健运关系密切。现已确认脂代谢的紊乱为2型糖尿病中糖代谢紊乱的原因之一，而且可能是2型糖尿病发生的始动因素。其中因FFAs增加而加重胰岛损伤，导致胰岛素抵抗的脂毒性，与中医水谷之气壅滞而成的血浊等害清之邪气，黏滞于血分而瘀酿所生并耗损正气之毒性，可谓源同而名异。如浊毒滞损脾胃肌腠，“血脉不行，转而为热，热则消肌肤”之病机与脂毒性所致的肌肉脂肪等组织中胰岛素受体缺陷等病理的相类性，也说明由浊致毒的生变过程与脂毒性和胰岛素抵抗等的产生和发展过程具有物质上的对应关系。

糖毒性和脂毒性主导了参与引起全身微血管、大血管、肌肉、胰岛β细胞等组织结构和功能方面的改变，导致一系列并发症的产生。与浊毒对机体广泛性的损害并常与它邪相兼为患具有相似的病理作用机制，如瘀毒、痰毒等随其损伤脏腑脉络之部位不同而并发症丛生，相关实践也都证明了两者在并发症之病理学的相关性。可见，胰岛素抵抗及由持续高血糖导致的糖毒性、脂毒性等作用的发生均与由浊致毒的生变密切相关。且其往往是虚虚实实、虚实夹杂、顽固难愈的病理过程。因此，由浊致毒是胰岛素抵抗及相关脂毒性和糖毒性产生的根源。

四、胰与胰岛素抵抗之西医共识

2型糖尿病等代谢疾病的胰岛素抵抗病机实质是脾气（阳）虚导致的痰湿内生，因阳虚和痰湿生瘀，因痰瘀滞留而生毒。脾的气（阳）虚，病机重点在脾，和肝肾密切相关。其中尤以肥胖的患者更为显著，目前已从动物实验中证实了高胰岛素血症先于肥胖发生，在肥胖之后则发生胰岛素抵抗。中医对肥胖症的病机认识向有“肥人多痰”“肥人多湿”之说，痰、湿的生成主要责之脾、肾二脏。脾肾两虚是内因，饮食失调、运动过少等是外因：脾失健运，不能把水谷变成精微物质，也不能运化水湿之邪，加之升清降浊功能失常，使浊邪内存，痰湿内蕴。肥胖人的病理属性是本虚标实，气虚、阳虚为本，多痰、多湿为标，说明痰湿是肥胖人的基本病理特征。故肥胖发生主要病理是脾虚、痰湿偏胜，而又与肾阳虚密切相关。

1. 北京中医药大学基础医学院王琦院士从事中医体质学说多年，笔者拜读其著作《中医体质学》后获益良多。王院士认为痰湿型体质是肥胖人群的主要体质类型，痰湿型肥胖患者体质的形成与机体的物质代谢紊乱有重要内在关系。基础研究表明，痰湿型体质的代谢特征主要在于机体的供能物质——糖、脂肪的利用障碍，主要机制在于机体对供能物质的代谢失常；并验证了中医化痰去湿方对减少体内脂肪蓄积、改变脂质代谢、降低血液黏稠度等达到改善痰湿体质而减肥降低体重的目的。该书第一版成书于1995年，书中并未引入胰岛素抵抗的概念，但实质上王院士的一些试验研究已经涉及此领域。目前，临床上用来减肥的药物及以单纯节食或禁食为主要对策的方法，导致肥胖者腹泻，大量水、蛋白丢失，电解质紊乱，血中酮体阳性，其结果虽然体重得到了减轻，但正常水分、肌肉组织等同步减少，弊端很大且容易反弹，是治标不治本，而中医治疗着重改善人体脏腑机能，从而减少病理产物的生成，属于治本，存在的优势不容置疑。

2. 梁兴伦教授选用高糖饲料制作胰岛素抵抗大鼠模型，对其指标的变化做聚类分析，结合中医基本理论与这些指标生物学特性的内在联系，阐明中医证候。结合中医学理论与上述指标生物学特性的联系，经对试验指标进行分析，可以看出试验指标与中医的痰浊、瘀血、内毒证有密切的联系。

（1）胰岛素抵抗大鼠的痰浊内停证表现为血清TG、TC升高，GSP含量增多。对大鼠每日给予富含蔗糖的饲料喂养，此膏粱厚味远超出机体所能正常代谢的水平，必然损伤脾胃的功能，其直接后果是导致痰湿内生，上述物质代谢均有不利影响，在脂质代谢方面，胰岛素抵抗大鼠中表现为TG、TC升高，这些血脂异常一般属于中医“内生痰湿”范畴。此外，除上述意义上的“痰浊”内生，在本模型中痰浊还具有如下的独特表征，即GSP的升高。胰岛素抵抗形成以后，多种物质代谢异常，其中蛋白质的变化表现为GSP的升高，此由于血中葡萄糖和体内蛋白质中的氨基不可逆地以共价键形式结合，形成“糖化作用”。经造模后大鼠GSP显著高于对照组。GSP一旦形成，即不易解离，可长期存在于血液中。即使进行治疗，血糖可较快降低至正常，但由于GSP的牢固结合，不易降低，充分地体现了其缠绵难愈的特点。此物质之特性与中医“痰性黏滞”特点何其相似，故我们认为GSP是痰浊证的特异性标志之一，其高低反映痰浊证的轻重。

（2）胰岛素抵抗大鼠的瘀血证表现为血液“浓、黏、凝、聚”现象。新近的流行病学研究揭示：在胰岛素抵抗患者中存在凝血和抗凝血、纤溶和抗纤溶异常，直接导致纤维蛋白溶解障碍，称为血液高凝状态。有学者检测了糖尿病患者组织型纤溶酶原激活剂（tPA）及其抑制剂PAI和Ins及ISI的改变，发现其血浆PAI和Ins高于正常对照组，而tPA活性和ISI则降低（$P<0.01$），认为纤溶活性失调与胰岛素抵抗和高Ins有关。造模后胰岛素抵抗大鼠血液呈显著的“浓、黏、凝、聚”现象的瘀血证表现，其“浓”体现在血中RBC升高，其“黏”体现在血黏度高切降低，其“凝”表现为BPC升高，其“聚”体现为Fbg升高，凝血时间也缩短。另外，其瘀血证还表现为舒张压的升高和脉压的减小。由于血液黏滞，血液不易通过，使阻力血管前的动脉管内保留较多的血液，以致动脉血压升高。特别是在心室舒张期，收缩力减弱，血液流向外周更慢，大动脉内充盈血量更多，舒张压则更高。本研究中胰岛素抵抗大鼠脉压减小也应属于瘀血证范畴。

（3）胰岛素抵抗大鼠的内毒证，表现为葡萄糖毒性，TNFα和Ins升高。胰岛素抵抗对血糖及多种物质代谢的不良作用已被学者广泛关注，与此同时，人们也注意到血糖升高对胰岛的反作用。有人把大白鼠胰岛细胞放在不同葡萄糖浓度下培养，发现随着处理时间的延长，胰岛素的分泌能力逐渐下降，葡萄糖浓度越高，胰岛素分泌能力下降出现得越早，最终可导致胰岛细胞逐渐丧失其分泌胰岛素的能力。针对这种现象，学者们提出了葡萄糖失敏感性和葡萄糖毒性学说。实际上这种由体内原本正常的物质的过度蓄留或增加而造成机体损害的现象临床非常常见，如肾炎患者的肌酐，甲亢患者的甲状腺素等。“阴平阳秘，精神乃治”“亢则害，承乃治”，胰岛素抵抗大鼠的血糖水平升高这种状态无疑对大鼠产生不良影响，故属于“内毒”范畴。同时过多Ins在体内对代谢的负面作用也已成共识。所以我们认为这种过多的葡萄糖和Ins潴留于体内并致病的现象，符合“毒”的特点，因而属于中医毒邪内蕴证候。胰岛素抵抗大鼠的内毒证还表现为TNFα毒性。有人发现，在人类胰岛素抵抗和2型糖尿病患者中有TNFα-mRNA和蛋白质水平的升高，TNFα通过其受体及受体后途径直接影响胰岛素的敏感性。TNFα产生越多，受体抑制越明显。胰岛素抵抗大鼠的血清TNFα升高，这种病理产物的存在对机体也造成了持续的损害，因而属于中医毒邪内蕴证候。由于上述共同病理机制，导致大鼠体内Ins的生理作用不能有效发挥，致使ISI下降，同时组织供血供氧受到障碍，即阻遏了阳气和阴血的运行，对微观组织而言，配体与受体的结合受到影响，所以红细胞膜胰岛素受体的亲和力及亲和常数均有下降。

3. 陈思兰教授以2型糖尿病中医辨证分型为指导，通过对2型糖尿病患者空腹血糖、空腹胰岛素及胰岛素敏感指数等的检测，研究胰岛素抵抗在2型糖尿病中的分布情况，并探讨2型糖尿病患者胰岛素抵抗客观指标和中医证型之间的联系，开拓中医药治疗2型糖尿病的新思路，为寻找改善胰岛素敏感性的中医降糖方药提供临床依据。

实验结果表明：其一，2型糖尿病患者各型与健康对照组比较，胰岛素敏感性均有所降低，组间差异显著（$P<0.01$）；阴虚热盛型、气阴两虚型、阴阳两虚型三型间胰岛素敏感性比较，则阴阳两虚型>阴虚热盛型>气阴两虚型，组间差异明显（$P<0.05$）。2型糖尿病患者各型与健康对照组胰岛素比较，阴虚热盛型、气阴两虚型均有所增高，而阴阳两虚型则有所降低，组间差异显著（$P<0.01$）；三型间胰岛素比较气阴两虚型>阴虚热盛型>阴阳两虚型，组间差异显著（$P<0.01$ 或 $P<0.05$）。

其二，糖尿病患者中，阴虚热盛型、气阴两虚型、阴阳两虚型冠心病发病率呈递增关系，气阴两虚型、阴阳两虚型分别与阴虚热盛型比较发病率升高，组间差异明显。脑血栓发病率呈递增关系，阴阳两虚型与阴虚热盛型、气阴两虚型比较发病率升高，组间差异明显。早期肾病发病率呈递增关系，三型间比较发病率无差异。糖尿病视网膜病变发病率呈递增关系，阴阳两虚型与阴虚热盛型、气阴两虚型比较发病率升高，组间差异明显。糖尿病末梢神经病变发病率呈递增关系，三型间比较发病率无差异。糖尿病性白内障发病率呈递增关系，阴阳两虚型与阴虚热盛型、气阴两虚型比较发病率升高，组间差异明显。最终得出结论：胰岛素抵抗在中医各证型中亦有不同的变化，分析观察结果，并结合临床资料来看，阴虚热盛型患者病程短，病情较轻，合并症少见，且以微血管病变为主；空腹血清胰岛素分泌较正常人增加，出现轻度的高胰岛素血症；胰岛素抵抗程度较健康对照组及阴阳两虚型为高，但不及气阴两虚型严重，其原因有三：①由于激素类胰岛素拮抗物如皮质醇增多可引起胰岛素受体亲和力降低，在周围组织有对抗胰岛素作用；②由于受体数目减少，其脂肪细胞结合胰岛素显著减少，且与胰岛素抵抗的严重程度密切相关，尤见于肥胖患者；③由于血糖升高，机体便代偿性地分泌更多胰岛素以力图维持血糖在正常范围。气阴两虚型病程较长，病情较重，合并症亦多，且以微血管病变及心脏血管疾病为主，空腹血清胰岛素分泌较正常人及其他二型为高，出现较重度的高胰岛素血症，胰岛素抵抗程度亦较健康对照组及阴虚热盛型、阴阳两虚型为高，是胰岛素抵抗最严重的一型，其原因既有受体数目减少，又有受体后缺陷，且受体后缺陷可能是更为重要的因素，高胰岛素血症不仅能引起受体数目减少，而且可能抑制胰岛素受体β亚单位的酪氨酸激酶活性或使葡萄糖运载体不能有效地从细胞内移至细胞表面。阴阳两虚型患者病程最长，病情最重，合并症亦多见，且以大血管病变心脑疾病为主，空腹血清胰岛素分泌较正常人及其他二型为低，出现低胰岛素血症，其胰岛素抵抗亦较气阴两虚型及阴虚热盛型为低，阴损及阳，病情已发生了本质上的变化，其原因可能为疾病已到晚期，由于长期过量的胰岛素分泌使β细胞功能耗竭，胰岛β细胞数目减少或结构破坏，分泌功能衰竭而导致胰岛素分泌减少，低胰岛素血症可能使靶细胞的葡萄糖运载体数目减少或使细胞内物质代谢所需的一些重要酶类活性降低。鉴于阴虚热盛型、气阴两虚型、阴阳两虚型分别多见于糖尿病病程的早、中、晚及病情的轻、中、重三个阶段，证型结果之差异，可反映糖尿病的胰岛素抵抗在疾病的早、中期呈阴虚热盛、气阴两虚，随病程延长病情逐渐加重；但是，糖尿病到了疾病晚期胰岛素抵抗有所减轻，而以胰岛素分泌减少为主要因素。

4. 2型糖尿病的病因目前尚不十分清楚，近年的研究表明，胰岛素抵抗（IR）、胰高血糖素分泌异常与2型糖尿病的发生、发展密切相关。丁学屏教授等对2型糖尿病患者中医辨证分型与两者的相关性进行了研究。研究结果如下：2型糖尿病患者以气阴两虚型最为常见，其次依次为湿热内蕴型、阴虚热盛型和阴阳两虚型。从病程看，湿热内蕴型<阴虚热盛型<气阴两虚型<阴阳两虚型，与正常组相比2型糖尿病辨证分型各组血糖明显增高（$P < 0.001$），而空腹血清胰岛素水平却无明显差异（$P > 0.05$），空腹胰高血糖素明显上升（$P < 0.001$），胰岛素敏感指数则明显低于正常组（$P < 0.05$），说明各证型患者均存在较明显的胰岛素抵抗和胰高血糖素分泌异常，但各组程度上略有不同。方差分析结果显示各组在血糖、血清胰高血糖素水平及胰岛素敏感性指数上存在差异（$P < 0.05$）。具体来说，胰高血糖素分泌异常以阴虚热盛型和湿热内蕴型更为显著，而胰岛素抵抗则以阴阳两虚型和湿热内蕴型最为严重。

（1）2型糖尿病的病因目前尚不十分明确，近年来的研究表明胰岛素抵抗、胰高血糖素绝对或相对分泌过多与2型糖尿病的发生、发展密切相关。胰岛素抵抗是指胰岛素促进葡萄糖摄取的作用不敏感，对2型糖尿病患者的研究表明胰岛素抵抗是其重要表现。对2型糖尿病高危人群的研究表明，胰岛素抵抗的产生并非2型糖尿病的结果，在发生2型糖尿病前很久即存在胰岛素抵抗，对那些糖尿病高发人群（印第安人、瑙鲁人、美国墨西哥人、双亲为2型糖尿病患者的人）的跟踪调查表明，这些人群胰岛素抵抗的发生率显著高于其他人群，且胰岛素抵抗与2型糖尿病的发生明显相关，那些最终发生2型糖尿病的患者，其初次诊断前10至20年就已存在胰岛素抵抗。因此，胰岛素抵抗是2型糖尿病发生、发展的重要原因。

（2）胰高血糖素是一种主要由胰岛α细胞分泌的多肽类激素，主要作用是促进糖原分解，使肝糖异生增加，从而增加肝葡萄糖的输出。在生理情况下，胰高血糖素的分泌受到血糖及胰岛素水平的反馈抑制，故进食后胰高血糖素的分泌减少。而2型糖尿病患者α细胞分泌失调，一方面α细胞分泌亢进，表现为2型糖尿病患者胰高血糖素的基值增高；另一方面糖负荷后α细胞分泌不受抑制，表现为2型糖尿病患者餐后胰高血糖素水平明显增高。胰高血糖素水平增高可导致肝糖输出增加从而引起高血糖。1978年Unger在对当时研究进行总结的基础上提出了"双激素失调"假说，认为2型糖尿病不仅存在胰岛素分泌缺陷，而且其α细胞分泌失调，自主性地分泌过多且不受高血糖的抑制，也不受胰岛素的抑制，这点在2型糖尿病的发病中可能占有重要地位。

（3）我们对2型糖尿病中医辨证分型与胰高血糖素及胰岛素敏感性的相关性研究表明，2型糖尿病各证型患者均存在胰岛素抵抗和胰高血糖素的过度分泌，但各组间在程度上存在差异，其中胰高血糖素分泌异常以阴虚热盛型和湿热内蕴型更为严重，而阴阳两虚型患者的胰岛素抵抗最明显。同时，对临床最常见的气阴两虚型患者的进一步观察表明，湿热内蕴可加重患者的病情，使其胰高血糖素分泌异常及胰岛素抵抗更为严重，提示湿热内蕴与两者间存在一定的联系。我们的观察表明湿热内蕴型在2型糖尿病患者中占有一定的比例，盖胃属阳土而主燥，脾属阴土而主湿，湿热合邪，热归于阳明，湿归于太阴，胃热脾湿互蕴不化，遂病消渴。同时湿热既可化燥，亦可化火，燥火伤津耗气则可加重气阴两虚，这正可解释气阴两虚兼湿热内蕴型患者的胰高血糖素分泌异常和胰岛素抵抗为什么较非湿热内蕴型患者更严重。就临床所见，湿热内蕴的患者往往病势缠绵，治疗上不仅起效慢而且病情易于反复，这可能与其存在着较严重的胰高血糖素分泌异常和胰岛素抵抗有关。重视对湿热兼证的诊治，对改善2型糖尿病患者的病情有着积极意义。

参考文献

[1] CERASI E. 胰岛素生成，胰岛素分泌及2型糖尿病：问题的核心在于β细胞[J]. 中华内分泌代谢杂志，2005，21（3）：194-198.

[2] GROMADA J，CHABOSSEAU P，RUTTER G A. The alpha-cell in diabetes mellitus [J]. Nat Rev Endocrinol，2018，14（12）：694-704.

[3] PRENTKI M，NOLAN C J. Islet beta cell failure in type 2 diabetes [J]. J Clin Invest，2006，116（7）：1802-1812.

[4] DEFRONZO R A，ABDUL-GHANI M A. Preservation of beta-cell function：the key to diabetes prevention [J]. J Clin Endocrinol Metab，2011，96（8）：2354-2366.

[5] WEN J，XUE T，HUANG Y，et al. Is beta-cell aging involved in the pathogenesis of diabetes? [J]. J Diabetes，2017，9（7）：707-716.

[6] CHEN C，COHRS C M，STERTMANN J，et al. Human beta cell mass and function in diabetes：recent advances in knowledge and technologies to understand disease pathogenesis [J]. Mol Metab，2017，6（9）：943-957.

[7] COURTADE J A, WANG E Y, YEN P, et al. Loss of prohormone convertase 2 promotes beta cell dysfunction in a rodent transplant model expressing human pro-islet amyloid polypeptide [J]. Diabetologia, 2017, 60 (3): 453-463.

[8] SHIMABUKURO M, ZHOU Y T, LEVI M, et al. Fatty acid-induced beta cell apoptosis: a link between obesity and diabetes [J]. Proc Natl Acad Sci U S A, 1998, 95 (5): 2498-2502.

[9] LEAHY J L, BUMBALO M, CHEN C. Diazoxide causes recovery of beta-cell glucose responsiveness in 90% pancreatectomized diabetic rats [J]. Diabetes, 1994, 43 (2): 173-179.

[10] SAKO Y, GRILL V E. Coupling of beta-cell desensitization by hyperglycemia to excessive stimulation and circulating insulin in glucose-infused rats [J]. Diabetes, 1990, 39 (12): 1580-1583.

[11] UNGER R H, GRUNDY S. Hyperglycaemia as an inducer as well as a consequence of impaired islet cell function and insulin resistance: implications for the management of diabetes [J]. Diabetologia, 1985, 28 (3): 119-121.

[12] 綦兵.2 型糖尿病发病机制研究进展 [J]. 继续医学教育, 2017, 31 (7): 94-96.

[13] 孙志, 马丽, 邱玉芹, 等. 2 型糖尿病发病机制及胰岛 β 细胞功能障碍的研究进展 [J]. 医学综述, 2008 (9): 1371-1373.

[14] 李颖, 刘东方. 早相胰岛素分泌缺陷在 2 型糖尿病发病机制中的作用 [J]. 重庆医学, 2007 (3): 280-282.

[15] 林海伦, 张少玲.2 型糖尿病 β 细胞损伤及临床对策 [J]. 实用糖尿病杂志, 2014, 10 (6): 3-5.

[16] 刘超, 唐伟, 段宇. 保护胰岛功能及促进胰岛再生的临床治疗进展 [J]. 国际内科学杂志, 2009, 36 (11): 643-647, 651.

[17] WAHREN J, KALLAS A.Loss of Pulsatile Insulin Secretion: A Factor in the Pathogenesis of Type 2 Diabetes? [J] Diabetes, 2012, 61 (9): e2228-e2229.

[18] KAHN S E, ZRAIKA S, UTZSCHNEIDER K M, et al.The beta cell lesion in type 2 diabetes: there has to be a primary functional abnormality.Diabetologia, 2009, 52 (16): 1003-1012.

[19] 郭航, 常宝成, 杨菊红, 等. 不同 HbA1c 水平 2 型糖尿病患者药物干预胰岛 α 及 β 细胞功能评价 [J]. 中华内分泌代谢杂志, 2013, 29 (4): 273-277.

[20] 赵亚丽. 黄连素通过 miR-204/SIRT1 改善糖尿病胰岛 β 细胞功能损伤的作用机制研究 [D]. 吉林大学, 2019.

[21] 田勍, 洪天配. 胰岛素分泌功能缺陷的病理生理学与治疗对策 [J]. 中国糖尿病杂志, 2012, 20 (11): 872-874.

[22] PRATLEY R E, WEYER C. The role of impaired early insulin secretion in the pathogenesis of Type II diabetes mellitus [J]. Diabetologia, 2001, 44 (8): 929-945.

[23] LUPI R, DEL GUERRA S, FIERABRACCI V, et al.Lipotoxicity inhuman pancreatic islets and the effects of metformin [J].Diabetes, 2002, 51 (Suppl 1): 134-137.

[24] KASHYAP S, BELFORT R, GASTALDELLI A, et al.A sustained increase in plasma free fatty acids impairsinsulin secretion in nondiabetic subjects genetically pre-disposed to develop type 2 diabetes [J].Diabetes, 2003, 52 (10): 2461-2474.

[25] MARCHETTI P, LUPI R, FEDERICI M, et al.Insulin secretory function is impaired in isolated humanislets carrying the GLY972-ARG IRS-1 polymorphism [J].Diabetes, 2002, 51 (5): 1419-1424.

[26] 洪洁, 顾卫琼, 张翼飞. 肥胖和非肥胖糖耐量受损患者胰岛素敏感性和 1 相胰岛素分泌研究 [J]. 中华内分泌代谢杂志, 2005, 21: 219.

[27] 白炳龙. 糖代谢状态与胰腺切除术后并发症及远期糖代谢改变的关系 [D]. 浙江大学, 2016.

[28] PETERSEN M C, SHULMAN G I. Mechanisms of Insulin Action and Insulin Resistance. Physiol Rev,

2018，98（4）：2133-2223.

［29］李玉英．急性胰腺炎的临床内科护理［J］．世界最新医学信息文摘（连续型电子期刊），2015（77）：187-187，188.

［30］伍静，孙秋虹，杨华．不同血糖控制方案对急性重症胰腺炎患者血糖变异性的影响［J］．中华医学杂志，2015，95（19）：1496-1500.

［31］袁琳，李学良．急性胰腺炎与新发糖尿病的关系［J］．胃肠病学，2015（8）：500-502.

［32］GREENSPAN F S.GARDNER D G. 基础与临床内分泌［M］．北京：人民卫生出版社，2009.

［33］BUTLER A E，JANSON J，BONNER-WEIR S，et al.Beta-cell deficit and increased beta-cell apoptosis in humans with type 2 diabetes［J］.Diabetes，2003，52（1）：102-110.

［34］BURUTE N，NISENBAUM R，Jenkins D J，et al.Pancreas volume measurement in patients with Type 2 diabetes using magnetic resonance imaging based planimetry［J］.Pancretology，2014，14（4）：268-274.

［35］DONOWITZ M，HENDLOR R，SPIRO H M，et al.Glucagon secretion in acutp and chronic pancreatitis［J］. Ann lntern Med，1975，83（6）：778-781.

［36］BANK S.Chronic pancreatitis：clinical features and medical managment［J］.Am J Gastroenterol，1986，81（3）：153-167.

［37］SJOBERG R J，KIDD G S.Pancreatic diabetes mellitus［J］. Diabetes Care，1989，12：715-724.

［38］ZHAN Y S，FENG L，TANG S H，et al.Glucose metabolism dis-orders incancer patients in a chinese population［J］.Med Oncol，2010，27（2）：177-184.

［39］AGGARWAL G，KAMADA P，CHARI S T.Prevalence of diabetes mel-litus in pancreatic cancer compared to common cancers［J］.Pancreas，2013，42（2）：198-201.

［40］徐文新，刘国良．胰腺炎及胰源性糖尿病的认识及处理［J］．实用糖尿病杂志，2017，13（5）：8-10.

［41］曲鹏飞，王红，韩俊泉，等．急性胰腺炎后胰腺内分泌变化临床研究［J］．中国中西医结合外科杂志，2017，23（6）：583-587.

［42］李联军．糖尿病与胰腺癌相关性的循证医学分析［J］．世界最新医学信息文摘（连续型电子期刊），2019，19（73）：220-221，223.

［43］ROBERTO C，BIAGIO C，ANGELO I，et al. Exploring the metabolic syndrome：nonalcoholic fatty pancreas disease［J］. World J Gastroenterol，2016，22（34）：7660-7675.

［44］OLSEN T S. Lipomatosis of the pancreas in autopsy material and its relation to age and overweight［J］. Acta Pathol Microbiol Scand A，1978，86A（5）：367-373.

［45］WANG C Y，OU H Y，CHEN M F，et al. Enigmatic ectopic fat：prevalence of nonalcoholic fatty pancreas disease and its associated factors in a Chinese population［J］. J Am Heart Assoc，2014，3（1）：e000297.

［46］ZHOU J，LI M L，ZHANG D D，et al. The correlation between pancreatic steatosis and metabolic syndrome in a Chinese population［J］，Pancreatology，2016，16（4）：578-583.

［47］周洁．胰腺脂肪浸润与2型糖尿病的相关性研究［D］．济南：山东大学，2017.

［48］HENI M，MACHANN J，STAIGER H，et al. Pancreatic fat is negatively associated with insulin secretion in individuals with impaired fasting glucose and/or impaired glucose tolerance ：a nuclear magnetic resonance study［J］. Diabetes Metab Res Rev，2010，26（3）：200-205.

［49］LEE J S，KIM S H，JUN D W，et al. Clinical implications of fatty pancreas：correlations between fatty pancreas and metabolic syndrome［J］. World J Gastroenterol，2009，15（15）：1869-1875.

［50］WONG V W，WONG G L，YEUNG D K，et al. Fatty pancreas，insulin resistance，and beta-cell function：a population study using fat－water magnetic resonance imaging［J］. Am J Gastroenterol，2014，109（4）：589－597.

［51］OLEFSKY J M，GLASS C K. Macrophages，inflammation，and insulin resistance［J］. Annu Rev Physiol，2010，72：219－246.

［52］VERSCHUREN L，KOOISTRA T，BERNHAGEN J，et al. MIF deficiency reduces chronic inflammation in white adipose tissue and impairs the development of insulin resistance，glucose intolerance，and associated atherosclerotic disease［J］. Circ Res，2009，105（1）：99－107.

［53］袁永丰，王中秋，王建华，等 . MSCT 三维测量对 2 型糖尿病胰腺体积变化的研究［J］. 中国临床研究，2020，33（1）：21－26.

［54］GODA K，SASAKI E，NAGATA K，et al. Pancreatic volume in type 1 and type 2 diabetes mellitus［J］. Acta Diabetol，2001，38（3）：145－149.

［55］VESTERHUS M，HALDORSEN I S，RAEDER H，et al. Reduced pancreatic volume in hepatocyte nuclear factor 1A－maturity－onset diabetes of the young［J］. J Clin ndocrinol Metab，2008，93（9）：3505－3509.

［56］HENQUIN JC，RAHIER J. Pancreatic alpha cell mass in European subjects with type 2 diabetes［J］. Diabetologia，2011，54（7）：1720－1725.

［57］卡恩，潘长玉 .Joslin 糖尿病学［M］. 北京：人民卫生出版社，2007.

［58］迟家敏 . 实用糖尿病学［M］. 北京：人民卫生出版社，2015.

［59］高燕燕 . 2 型糖尿病与体脂分布的关系［J］. 辽宁医学杂志，2000，6：284－285.

［60］陈树春，宋光耀，叶蔚 . 血糖的近日节律及相关激素的影响［J］. 中华临床医药，2003，4（13）：47－49.

［61］于福生 . 玉液汤对糖尿病大鼠时间治疗学的实验研究［D］. 哈尔滨：黑龙江中医药大学，2006.

［62］刘晓平，郭祖峰，汪长生，等 . 大鼠血糖的昼夜节律及格列吡嗪对糖尿病大鼠的时间治疗学［J］. 中国临床药理学与治疗学，2002，7（3）：221－223.

［63］HERNÁNDEZ－DEL REY R，MARTIN－BARANERA M，SOBRINO J，et al.Reproducibility of the circadian blood pressure pattern in 24－h versus 48－h recordings：the spanish ambulatory Blood Pressure Monitoring Registry［J］. J Hypertens，2007，25（12）：2406－2412.

［64］付雪艳，于福生，董琳，等 . 玉液汤对大鼠糖尿病的时间治疗学作用研究［J］. 时珍国医国药，2007，18（8）：1927－1928.

［65］O' RAHILLY S，TURNER R C，MATTHEWS D R.Impaired pulsatile secretion of insulin in relatives of patients with non－insulin－dependent diabetes［J］.N Engl J Med，1988，318（19）：1225－1230.

［66］BODEN G CHEN X，POLANSKY M.Disruption of circadian insulin secretion is associated with reduced glucose uptake in first－degree relatives of patients with type 2 diabetes［J］.Diabetes，1999，48（11）：2182－2188.

［67］武晓莉 . 糖尿病状态血糖、胰岛素的时间生物学特征的研究［J］. 中国医学创新，2015，347（29）：151－154.

［68］段泠昕，高杨，胡举，等 . 四氯化碳诱导小鼠内质网应激所致急性肝损伤的作用研究［J］. 中国临床药理学杂志，2018（12）：1440－1443.

［69］段一梦，段泠昕，刘玲，等 . 壁虎多肽混合物对 HepG2 细胞增殖及内质网应激途径的影响［J］. 中国临床药理学杂志，2018（2）：148－151.

［70］POUNGVARIN N，LEE J K，YECHOOR V K，et al.Carbohydrate response element－binding protein（ChREBP）plays a pivotal role in beta cell glucotoxicity［J］. Diabetologia，2012，55（6）：1783－1796.

［71］BOERGESEN M，POULSEN L L，SCHMIDT S F，et al.ChREBP mediates glucose repression of peroxisome prolif erator–activated receptor alpha expression in pancreatic beta–cells [J] .J Biol Chem，2011，286 (15)：13214–13225.

[72] LIU J，LU R，WANG Y，et al.PPARα agonist fenofibrate reduced the secreting load of β–Cells in hypertriglyceridemia patients with normal glucose tolerance [J] .PPAR Res，2016，2016：6232036.

[73] SAE–LEE C，MOOLSUWAN K，CHAN L，et al.ChREBP regulates itself and metabolic genes implicated in lipid accumulation in β–Cell line [J] .PLoS One，2016，11 (1)：e0147411.

[74] DE SILVA XAVIER G，SUN G，QIAN Q，et al.ChREBP regulates Pdx–1 and other glucose–sensitive genes in pancreatic β–cells [J] .Biochem Biophys Res Commun，2010，402 (2)：252–257.

[75] NOORDEEN N A，KHERA T K，SUN G，et al.Carbohydrate–responsive element–binding protein (ChREBP) is a negative regulator of ARNT/HIF–1 beta gene expression in pancreatic islet beta–cells [J] .Diabetes，2010，59 (1)：153–160.

[76] 张龚之，张燕，李学军 . 硫氧还蛋白相互作用蛋白介导胰岛 β 细胞凋亡及功能障碍研究进展 [J] . 中国药理学与毒理学杂志，2015，29 (3)：482–485.

[77] ZHAO Y C，ZHU J，SONG G Y，et al.Relationship between thioredoxin– interacting protein (TXNIP) and islet β–cell dysfunction in patients with impaired glucose tolerance and hypertriglyceridemia [J] .Int J Clin Exp Med，2015，8 (3)：4363–4368.

[78] CHEN J，FONTES G，SAXENA G，et al.Lack of TXNIP protects against mitochondria mediated apoptosis but not against fatty acid induced ER stress–mediated beta–cell death [J] .Diabetes，2010，59 (2)：440–447.

[79] FILIOS S R，XU G，CHEN J，et al.MicroRNA–200 is induced by thioredoxin–interacting protein and regulates Zeb1 protein signaling and beta cell apoptosis [J] .Biol Chem，2014，289 (52)：36275–36283.

[80] XU G，CHEN J，JING G，et al.Thioredoxin–interacting protein regulates insulin transcription through microRNA204 [J] .Nat Med，2013，19 (9)：1141–1146.

[81] JING G，WESTWELL–ROPER C，CHEN J Q，et al. Thioredoxin interacting protein：redox dependent and independent regulatory mechanisms [J] . Antioxid Redox Signal，2012，16 (6)：587–596.

[82] DEVI T S，SOMAYAJULU M，KOWLURU R A，et al. TXNIP regulates mitophagy in retinal Müller cells under high–glucose conditions：implications for diabetic retinopathy [J] . Cell Death Dis，2017，8 (5)：e2777.

[83] AMAR S，SHALTIEL G，MANN L，et al. Possible involvement of post–dopamine D2 receptor signalling components in the pathophysiology of schizophrenia [J] . Int J Neuropsychopharmacol，2008，11 (2)：197–205.

[84] GLANTZ L A，GILMORE J H，OVERSTREET D H，et al. Pro–apoptotic par–4 and dopamine D2 receptor in temporal cortex in schizophrenia，bipolar disorder and major depression [J] . Schizophr Res. 2010，118 (1–3)：292–299.

[85] CHETCUTI A，ADAMS L J，MITCHELL P B，et al. Altered gene expression in mice treated with the mood stabilizer sodium valproate [J] . Int J Neuropsychopharmacol. 2006，9 (3)：267–276.

[86] KISHI T，IKEDA M，KITAJIMa T，et al. No association between prostate apoptosis response 4 gene (PAWR) in schizophrenia and mood disorders in a japanese Population [J] . Am J Med Genet B Neuropsychiatr Genet. 2008，147B (4)：531–534.

[87] TRUTY M J，URRUTIA R. Basics of TGF–beta and pancreatic cancer [J] . Pancreatology，2007，7：423–435.

[88] TRUTY M J，URRUTIA R. Transforming growth factor–β：what every pancreatic surgeon should know [J] . Surgery，2007，141 (1)：1–6.

[89] GROTE C W，WILSON N M，KATZ N K，et al. Deletion of the insulin receptor in sensory neurons increases pancreatic insulin levels [J] . Experimental Neurology，2018，305：97–107.

[90] STAFEEV I S, MICHURINA S S, PODKUYCHENKO N V, et al. Interleukin－4 Restores Insulin Sensitivity in Lipid－Induced Insulin－Resistant Adipocytes [J] . Biochemistry (Mosc), 2018, 83 (5): 498－506.

[91] XU Y, FU J F, CHEN J H, et al. Sulforaphane ameliorates glucose intolerance in obese mice via the upregulation of the insulin signaling pathway [J] . Food Funct, 2018, 9 (9): 4695－4701.

[92] JAFARI M, GHADAMI E, DADKHAH T, et al. PI3k/AKT signaling pathway: erythropoiesis and beyond [J] . Journal of Cellular Physiology, 2019, 234 (3): 2373－2385.

[93] YANG Q, HUANG D D, LI D G, et al. Tetramethylpyrazine exerts a protective effect against injury from acute myocardial ischemia by regulating the PI3K/Akt/GSK－3β signaling pathway [J] . Cell Mol Biol Lett, 2019, 24 (1): 17.

[94] GAO W, DU X, LEI L, et al. NEFA－induced ROS impaired insulin signalling through the JNK and p38MAPK pathways in non－alcoholic steatohepatitis [J] . J Cel Mol Med, 2018, 22 (7): 3408－3422.

[95] KIDGER A M, SIPTHORP J, COOK S J. ERK1/2 inhibitors: new weapons to inhibit the RAS－regulated RAF－MEK1/2－ERK1/2 pathway [J] . Pharmacol Ther, 2018, 187: 45－60.

[96] DARD L, BELLANCE N, LACOMBE D, et al. RAS signalling in energy metabolism and rare human diseases [J] . Biochim Biophys Acta Bioenerg, 2018, 1859 (9): 845－867.

[97] SUN W, YANG J, WANG W, et al. The beneficial effects of Zn on Akt－mediated insulin and cell survival signaling pathways in diabetes [J] . J Trace Elem Med Biol, 2018, 46: 117－127.

[98] KUGA G K, MUÑOZ V R, GASPAR R C, et al. Impaired insulin signaling and spatial learning in middle－aged rats: the role of PTP1B [J] . Exp Gerontol, 2018, 104: 66－71.

[99] LU B, GU P, XU Y, et al. Overexpression of protein tyrosine phosphatase1B impairs glucose－stimulated insulin secretion in INS－1 cells [J] . Minerva Endocrinol, 2016, 41 (1): 1－9.

[100] SAJAN M P, LEE M C, FOUFELLE F, et al. Coordinated regulation of hepatic FoxO1, PGC－1α and SREBP－1c facilitates insulin action and resistance [J] . Cell Signal, 2018, 43: 62－70.

[101] ZHOU X, REN L, YU Z, et al. The antipsychotics sulpiride induces fatty liver in rats via phosphorylation of insulin receptor substrate－1 at Serine 307－mediated adipose tissue insulin resistance [J] . Toxicol Appl Pharmacol, 2018, 345: 66－74.

[102] LU L, YE X, YAO Q, et al. Egr2 enhances insulin resistance via JAK2/STAT3/ SOCS－1 pathway in HepG2 cells treated with palmitate [J] . Gen Comp Endocrinol, 2018, 260: 25－31.

[103] LIANG H, LUM H, ALVAREZ A, et al. A low dose lipid infusion is sufficient to induce insulin resistance and a pro－inflammatory response in human subjects [J] . Plos One, 2018, 13 (4): e0195810.

[104] OBANDA D N, RIBNICKY D, YU Y, et al. An extract of Urtica dioica L. mitigates obesity induced insulin resistance in mice skeletal muscle via protein phosphatase 2A (PP2A) [J] . Sci Rep, 2016, 6: 22222.

[105] CHEN T C, BENJAMIN D I, KUO T, et al. The glucocorticoid－Angptl4－ceramide axis induces insulin resistance through PP2A and PKC [J] . Science Signaling, 2017, 489 (10): 7905.

[106] KANETO H, MATSUOKA T A.Down－regulation of pancreatic transcription factors and incretin receptors in type 2 diabetes [J] .World J Diabetes, 2013, 4 (6): 263－269.

[107] MELER J J, PENNARTZ C, SCHENKER N, et al.Hyperglyeaemia is associated with impaired pulsatile insulin secretion effect of basal insulin therapy [J] .Diabetes Obes Metab, 2013 , 15 (3): 258－263.

[108] POITOUT V, AMYOT J, SEMACHE M , et al.Glucolipotoxicity of thepancreatic beta cell [J].Biochim Biophys Acta, 2010 , 1801 (3): 289－298.

[109] MONTANE J, KLIMEK－ABERCROMBIE A, POTTER K J, et al.Metabolic stress , IAPP and islet

amyloid [J] .Diabetes Obes Metab , 2012, 14 Suppl 3: 68–77 .

[110] QUAN W, JO E K, LEE M S.Role of pancreatic β–cell death and inflammation in diabetes [J].Diabetes Obes Metab, 2013, 15 Suppl 3: 141–151.

[111] MASTERS S L, DUNNE A, SUBRAMANIAN S L, et al.Activation of theNIRP3 inflammasome by islet amyloid polypeptide provides a mechanism for enhanced IL–1β in type 2 diabetes [J] .Nat Immunol, 2010, 11 (10): 897–904

[112] ITARIU B K, STULNIG T M.Autoimmune Aspects of Type 2 Diabetes Mellitus–A Mini–Review [J] . Gerontology, 2014, 60 (3): 189–196.

[113] ABDELGADIR M, KARLSSON A F, BERGLUND L, et al.Low serum adiponectin concentrations are associated with insulin sensitivity Independent of obesity in Sudanese subjects with type 2 diabetes mellitus [J] .Diabetol Metab Syndr, 2013, 5 (1): 15.

[114] MARROQUÍL, GONZALEZ A , Ñ P, et al.Role of leptin in the pancreatic β–cell: effects and signaling pathways [J] . J Mol Endocrinol, 2012, 49 (1): R9–R17.

[115] ROSS J S, RUSSO S B, CHAVIS G C. Sphingolipid regulators of cellular dysfunction in Type 2 diabetes mellitus: a systems overview [J] .Clin Lipidol, 2014, 9 (5): 553–569.

[116] HOLST J J.The physiology of glucagon–like peptide 1 [J] .Physio Rev, 2007, 87 (4): 1409–1439.

[117] 李丽英，唐晓初，魏莱 .GLP–1 对大鼠胰岛氧化应激损伤的保护作用及机制研究 [J] . 四川医学，2015 (1): 25–27, 28.

[118] 葛均波，徐永建 . 内科学 [M] .8 版 . 北京：人民卫生出版社，2013：736.

[119] 倪青，钱秋海，钱卫斌 . 代谢综合征中医诊断与治疗 [M] . 北京：科学技术文献出版社，2019.

[120] SHANIK M H, XU Y, SKRHA J, et al.Insulin resistance and hyperinsulinemia: is hyperinsulinemia the cart or the horse [J] .Diabetes Care, 2008, 31 (Suppl2): S262–S268.

[121] 张飞祥 . 多囊卵巢综合征胰岛素抵抗机制研究进展 [J] . 国际生殖健康/计划生育杂志，2018，37 (2): 167–171.

[122] 罗艳，胡桂英，李长勇 . 糖尿病患者 miRNA–29 水平与胰岛素抵抗的相关性 [J] . 中国老年学杂志，2018，38 (5): 1036–1039.

[123] 王新华 . 中医基础理论 [M] . 北京：人民卫生出版社，2004：210.

[124] 张瑞兰，林日省 . 脾与肾的实质探秘 [J] . 湖北中医杂志，2001，23 (10): 8–9.

[125] 乔富渠 .《难经》命门脏器实质新论 [J] . 陕西中医学院学报，2003 (3): 5–7.

[126] 陈杰，李甘地 . 病理学 [M] . 北京：人民卫生出版社，2005：403.

[127] 王求炎，鲁兆麟 . 中医内科学 [M] . 北京：人民卫生出版社，2004：795.

[128] 高彦彬 . 古今糖尿病医论医案选 [M] . 北京：人民军医出版社，2005：149，154，156.

[129] 丁学屏 . 中西医结合糖尿病学 [M] . 北京：人民卫生出版社，2004：9.

[130] 陈灏珠 . 实用内科学 [M] .10 版 . 北京：人民卫生出版社，1997：1283.

[131] 陈思兰，林兰，楚晓燕，等 .2 型糖尿病中医辨证分型与胰岛素抵抗的相关性分析 [J] . 中国中医药信息杂志，2001 (6): 49–51.

[132] 江南，刘铜华 . 胰岛素抵抗的中医病机探讨 [J] . 中国中医基础医学杂志，2006，12 (9): 690–692.

[133] BLOOOMGARDEN Z T.American Diabetes Association annual meeting, 1998.Insulin resistance , exercise and obexity [J] .Diabetes Care, 1999, 22 (3): 517.

[134] 方永奇，曹建宏，方春亮 . 从温胆汤的方证看痰证实质 [J] . 中国中医基础医学杂志，1998 (1):

43-45.

[135] 李怡，闫小光. 中医药对胰岛素抵抗的研究现状 [J]. 中草药，2005，36（5）：793-735.

[136] 黄燕飞，刘志红. 脂毒性与2型糖尿病及其并发症的关系 [J]. 肾脏病与透析肾移植杂志，2002，11（1）：58-63.

[137] 王琦. 中医体质学 [M]. 北京：中国医药科技出版社，1995：200.

[138] 梁兴伦，韩明向. 胰岛素抵抗模型大鼠的中医证候研究 [J]. 中国中西医结合杂志，2001，21（7）：528-530.

[139] DE FRONZO R A，FER RANNINI E .Insulin resistance Amultifaceted syndrome responsible for NIDDM, obesity , hypertension, dyslipidemia, and atherosclerotic cardiovascular diseases [J] .Diabetes Care, 1991, 14（3）: 173—194.

[140] 王金泉，刘志红，周虹，等. 年龄、血糖及肾功能对血清糖基化终产物水平的影响 [J]. 中华内分泌代谢杂志，2000，16（1）：24-27.

[141] 杨立勇，刘东晖，倪达人，等. 老年糖尿病患者血浆纤溶活性与胰岛素抵抗的关系 [J]. 中国老年学杂志，1999，19（1）：18-19.

[142] 陆丕能，徐成斌，张海澄，等. 高血压病患者胰岛素抵抗与血浆纤溶酶原激活物抑制物-1的关系 [J]. 北京医科大学学报，1999，31（3）：274-276.

[143] 陆菊明. 葡萄糖失敏感性和葡萄糖毒性 [J]. 人民军医，1997（6）：340-341.

[144] 鲁瑾，邹大进. 肿瘤坏死因子α对正常大鼠胰岛素敏感性的影响 [J]. 第二军医大学学报，1999，20（7）：468-470.

[145] 朱章志，熊曼琪. 糖尿病辨证分型与胰岛素抵抗指标研究述评 [J]. 中国医药学报，1995，10（2）：4-6.

[146] 康有厚，池芝盛. 胰岛素抵抗与非胰岛素依赖型糖尿病 [J]. 中华内科杂志，1992，31（1）：42-45.

[147] 吴深涛. 糖尿病中医病机新识 [J]. 中国中医基础医学杂志，2005，11（11）：808-811.

[148] 胡仁明. 内分泌代谢病临床新技术 [M]. 北京：人民军医出版社，2002：448-453.

[149] 石海燕，董砚虎，高维国. 脂毒性与2型糖尿病的研究进展 [J]. 国外医学·内分泌学分册，2003，23（1）：63-65.

[150] 张超，张军，韦新守，等. 从脾论治糖尿病研究近况 [J]. 河南中医，2003，23（12）：85-87.

[151] 陈霞波. 降浊合剂对肥胖型2型糖尿病血糖及胰岛素抵抗的影响 [J]. 中医杂志，2002，43（11）：845.

[152] 孙新宇，王宏，南红梅，等. 降糖益肾解毒汤治疗消渴肾病60例临床疗效观察与实验研究 [J]. 第三届糖尿病（消渴）国际学术会议论文集，2002：200-204.

[153] 吴深涛，武娜杰，张罡. 化浊解毒法对2型糖尿病葡萄糖毒性作用的临床研究 [J]. 天津中医药，2005，22（2）：119-120.

[154] 丁学屏，陆灏，虞芳华，等. 非胰岛素依赖型糖尿病中医辨证分型与胰高糖素、胰岛素敏感性的相关研究 [J]. 上海中医药杂志，1999（9）：18-20.

[155] DEFRONZO R A，OLSSON M，WAHREN J，et al.Effects of insulin on peripheral and splanchnic glucose metabolism in noninsulin dependent diabetes mellitus [J]. J Clin Invest，1985，76（1）：149-155.

[156] REAVEN G M.Role of insulin resistance in human disease [J] .Diabetes，1988，37（12）：1595-1607.

[157] BOGARDUS C.Insulin resistance in the pathogenesis of NIDDM in Pima Indians [J] .Diabetes Care，1993，16（1）：228-231.

［158］ZIMMET P Z，COLLINS V R，DOWSE G K，et al.Hyperinsulinemia in youth is a predictor of type 2 (non–insulin–dependent) diabetes mellitus［J］.Diabetologia，1992，35（6）：534–541.

［159］HAFFNER S M，STERN M P，MITCHELL B D，et al.Incidence of type Ⅱ diabet es in Mexican Ameri cans predicated by fasting insulin and glucose levels，obesity and body fat dist ribution［J］.Diabetes，1990，39（3）：283–288.

［160］WARRAM J H，MARTIN B C，KAHN C R，et al.Slow glucose removal rate and hyper–insulinemia precede the development of type 2 diabetes in the offspring of diabetic parents［J］.Ann Intern Med，1990，113（12）：909–915.

［161］MARTIN B C，WARRAM J H，KAHN C R，et al.Role of glucose and insulin resistance in development of type 2 diabet es mellitus：results of a 25–year follow–up study［J］.Lancet 1992，340（8825）：925–929.

［162］Consoli A，et al.Mechanism of increased gluconeogenesis in non–insulin dependent diabetes mellitus. Role of alterations insystemis hepatic and muscle lactate and alanine metabo lism［J］.The Journal of clinical mvestigation，1991，86（6）：2038–2045.

［163］REAVEN G M，CHEN Y D，GOLAY A，et al.Documentation of hyperglucagonemia throughout the day in nonobese and obese patientswith non–insulin–dependent diabetes mellitus［J］.J Clin Endocrinol Metab，1989，64（1）：106–110.

［164］何绍贵，张荣欣，陈积栋，等.糖尿病患者血胰升糖素水平的变化［J］.中华内分泌代谢杂志，1991，7（2）：108.

［165］王乐伟.糖尿病患者血胰升糖素水平变化及其临床意义［J］.北京医科大学学报，1993，25：409.

［166］UNGER R H .Role of glucagon in the pathogenesis of diabetes：the status of the controversy［J］. Metabolism，1978，27（1）：1691–1709.

［167］廖二元，超楚生.内分泌学［M］.北京：人民卫生出版社，2001.

［168］李秀钧.胰岛素抵抗综合征［M］.北京：人民卫生出版社，2001：88.

［169］张永涛，冯明清.论脾与胰岛素抵抗的关系［J］.河南中医，2003，21（6）：3.

［170］程益春，钱秋海，毛淳，等.益气健脾法治疗糖尿病的临床与实验研究［J］.山东中医学院学报，1994，18（1）：21–27.

［171］牛丽华，于丰彦，周福生.胰岛素抵抗的中医病机［J］.中国医药指南，2008，6（24）：383–384.

［172］孙莹，宋雅芳，胡齐.中医“脾主肌肉”与线粒体功能的相关性探析［J］.中医药信息，2014（4）：27–29.

［173］魏占英，葛声.皮下脂肪和内脏脂肪分布与胰岛素抵抗关系研究进展［J］.医学研究杂志，2014，43（3）：143–146.

［174］司银梅.温肾健脾化痰方治疗单纯性肥胖的临床及实验研究［D］.武汉：湖北中医药大学，2014.

［175］刘学，王镁.消渴的病机与五脏关系探析［J］.现代中西医结合杂志，2009，18（7）：775–776.

［176］李丹.柴胡疏肝散对非酒精性脂肪肝胰岛素抵抗大鼠的防治作用及机制研究［D］.广州：广东药学院，2014.

［177］宋修道.消渴机与五脏的关系［J］.河北中医，2007，29（12）：1113–1114.

［178］郑本达.参芪玉荷方治疗糖尿病合并高脂血症脾虚痰湿证的临床研究［D］.南京：南京中医药大学，2014.

［179］马春玲，阮永队，陈红梅.温中运脾补肾法治疗2型糖尿病临床研究［J］.云南中医学院学报，2015，38（2）：65–68.

［180］冉晓丹.疏肝解郁法对2型糖尿病伴抑郁者胰岛素抵抗的研究［D］.武汉：湖北中医药大学，2010.

［181］曾淑惠.糖忧解郁汤干预糖尿病合并抑郁症的临床研究［D］.南京：南京中医药大学，2012.

［182］李志颖，钱秋海，蔡欣蕊，等．糖肝康治疗糖尿病非酒精性脂肪肝的临床研究［J］．中华中医药学刊，2014，32（11）：2740-2743.

［183］陈玉涛．益肾活血胶囊对糖尿病胰岛素抵抗的临床疗效观察［D］．太原：山西中医学院，2014.

［184］阮永队，马春玲，陈红梅，等．温阳健脾法治疗 2 型糖尿病胰岛素抵抗 70 例临床研究［J］．广州中医药大学学报，2011，28（2）：113-116.

第三章 糖尿病发病机制

糖尿病是以生命活动的基础——代谢状态出现紊乱、代谢调节的重要激素——胰岛素的产生与作用障碍为表现的慢性代谢疾病。糖尿病主要分为四大类型，即1型糖尿病、2型糖尿病、妊娠糖尿病和特殊类型糖尿病。其中1型、2型糖尿病涵盖了绝大多数的糖尿病患者。无论从其发病过程、发病特点、疾病累及的器官功能范围和预后都表明了这一疾病发生机制的复杂性和多元性。在探讨慢性疾病发病机制中有着代表性的意义。

一、1型糖尿病

1型糖尿病又称胰岛素依赖型糖尿病（IDDM），过去曾被称为幼年型糖尿病。本型所占比例较少，多需用胰岛素治疗，否则就易出现酮症酸中毒甚至死亡。本型糖尿病在任何年龄均可发生，但多在幼年发病。发病急，对胰岛素敏感，病情波动大。患者在患病前多已有胰岛β细胞的损坏，可能与病毒感染有关，或为化学毒素引起。随着自身免疫性损害的发生，胰岛β细胞的损害逐渐加重，体内胰岛素水平明显不足。

二、2型糖尿病

2型糖尿病又称非胰岛素依赖型糖尿病（NIDDM），可分为肥胖型与非肥胖型两类。过去曾被称为成年型糖尿病，本型患者平时只需进行饮食控制，或口服降糖药就可使病情得到满意的控制。但部分患者应激时也需用胰岛素治疗以控制高血糖。此型糖尿病在任何年龄都可发病，但多见于40岁以上的成年人，尤以肥胖者为多。2型糖尿病的发病机制主要因素是胰岛β细胞功能障碍及胰岛素抵抗。

三、发病机制的概述

1. 胰岛β细胞功能障碍

正常人在餐后血糖升高时血液中胰岛素浓度也随之升高，使血糖下降至正常。血糖下降时胰岛素分泌就自动调节到低水平，使血糖保持正常。

2型糖尿病患者的胰岛β细胞对血液中葡萄糖的反应不敏感，在血糖升高时胰岛素不能快速分泌，而呈迟缓反应。由于饭后胰岛素上升很慢，因此饭后1小时血糖过度升高，超过180 mg/dL。但后来过度升高的血糖刺激胰岛，使胰岛素产生得比正常人还多，虽然胰岛素分泌在开始时比较迟缓，但有时在饭后2～3小时却很活跃，因此在糖尿病早期会出现低血糖。

2. 胰岛β细胞数量减少

2型糖尿病患者胰岛中β细胞数量减少，只有正常人的60%左右。在发病早期只有β细胞数量减少，而胰岛素分泌量并不减少，但由于饭后β细胞反应迟缓及末梢组织细胞不能很好利用胰岛素（胰岛素抵抗），血糖水平难免异常升高。后者反过来促使胰岛细胞数量减少，并使其功能发生障碍。胰岛β细胞减少，末梢组织对胰岛素的抵抗可能都是遗传的。文献报道若单卵双胎孪生子之一有2型糖尿病，则另外一个在一生中有90%的机会同样可患糖尿病。若父母一方有糖尿病，其子代有25%～30%的机会也患病，若双亲均有糖尿病则子代患病的可能性增加到75%，这里要着重提出的是只遗传糖尿病的易感性，同时，具有易感性者必须在环境因素（肥胖、体力活动减少、应激因素）作用下，才能表现出糖尿病。

3. 胰岛素抵抗

胰岛素与靶细胞上的胰岛素受体结合后，在细胞内进行一系列反应，如对葡萄糖的摄取、细胞内葡萄糖的氧化反应、肝糖原合成及脂肪的合成等，这些统称为受体后反应。若胰岛素受体数目减少，胰岛素与受体结合的数量必然减少，导致葡萄糖利用减少，血糖升高，更重要的是产生受体后抵抗，即葡萄糖进入细胞后不能被靶细胞利用，或利用不好（受体后反应减弱）。研究的结果提示胰岛素的抵抗作用比受体数目减少更为重要。

如前所述，胰岛素抵抗也是具有遗传易感性的，而超重尤其是肥胖是引起糖尿病发生的重要环境因素之一。2型糖尿病患者在发病前80%有超重史，超重越多及超重的时间越长，糖尿病发生的机会就越多。

高血糖部分是由于β细胞对血糖升高不敏感、反应迟缓，而血糖升高后胰岛素的反应更加迟缓，形成恶性循环。非肥胖2型糖尿病患者，可能其胰岛素功能障碍更严重些，且胰岛素抵抗作用也较重，在应激情况下可以促使糖尿病的发生。

第一节 1型糖尿病发病机制

1型糖尿病绝大多数为自身免疫性1型糖尿病，其病因和发病机制尚未完全阐明，目前认为与遗传因素、环境因素及自身免疫因素等有关。

一、1型糖尿病的遗传因素

遗传学研究显示1型糖尿病是多基因、多因素共同作用的结果。

（一）与1型糖尿病关联的人类白细胞抗原基因

与1型糖尿病关联的人类白细胞抗原（HLA）基因有两类，一类是决定1型糖尿病发生的易感基因；另一类则是保护性基因。决定1型糖尿病的外显率与DQ位点密切相关，80%～90%的1型糖尿病患者中DQA-52位为精氨酸［Arg（+）］和DQB-57位为非门冬氨酸［Asp（-）］有肯定的易感性。DQA-DQBS-S/S-S基因型［DQA-52Arg（+）纯合子和DQB-57Asp（-）纯合子］的患病风险相对最高，而DQA-52Arg（-）和DQB-57Asp（+）则有保护作用。邢万佳等观察到，在中国汉族人群中，

DPB1*2201、DQB1*0201、*0303、*0604 是 1 型糖尿病易感性等位基因，DPB1*0402 及 DQB1*0301 是保护性等位基因。DPB1*O402 与 IAA 呈负相关，DQB1*0201 与 GADA 呈正相关。刘丽昌等研究显示，四川地区汉族人群中 DQB1*0201 可能是 1 型糖尿病的易感基因，而 DQB1*0602、*0601 是保护性基因，且 DQB1*0602 基因的存在有可能推迟 1 型糖尿病的发病，DQB1*0201 的阳性率与 GADA 阳性率呈正相关。

MacMurray AJ 等成功运用定位克隆技术识别出一个新基因——*Ian5*，该基因突变会导致胸腺中的一种蛋白缺失，发现 BB 鼠淋巴细胞的减少缘于这个免疫相关核苷酸（IAN）关联的基因家族的异常成员——Ian 的移码缺失。*IAN* 基因家族位于一个紧密连接的球状体中，该球状体在大鼠的 4 号染色体上，小鼠的 6 号染色体上，人类的 7 号染色体上。该家族的一些成员在成熟 T 细胞上表达，在胸腺 T 细胞发育的过程中打开。由于该基因出现缺陷，导致胸腺产生缺陷型的 T 细胞。由此推测 Ian5 是 T 细胞发育过程中的一个关键因子，进而在 BB 鼠自发性糖尿病发病过程中担负重要作用。该研究的另一个成员 Lernmark 及其同事还识别出一个基因型 HLADQ2/8，该基因型可能是 60% 1 型糖尿病的遗传祸首。但不只该基因型会导致糖尿病，推测这个新发现的 *Ian5* 基因可能就是另外 40% 的遗传因素。Hakonarson H 等用全基因组关联性研究方法对 1046 例 1 型糖尿病儿童患者的基因组进行分析，证实之前已确定的 4 个位置的基因与 1 型糖尿病有关，并且还发现了 16 号染色体上一种新的 1 型糖尿病基因组，该基因被称为 *KIAA0350*，该基因的发现无疑是对进一步研究 1 型糖尿病发病机制的一个重大贡献。

（二）PD－1/PD－Ls 途径

PD－1 属于 1 型跨膜糖蛋白，与细胞毒性 T 淋巴细胞相关抗原－4、CD28 和诱导型共刺激分子等共享部分胞外结构域。PD－1 在活化的 T 细胞上表达，目前已经鉴定出其存在两种配体，分别是 PD－L1 和 PD－L2，统称为 PD－Ls。

已知 NOD 是 1 型糖尿病的模型，具有与人类疾病相当的遗传和病理生理学来源。PD－1 可作为 1 型糖尿病的保护因子，因此在转基因小鼠中过表达 PD－1，可使自身免疫性糖尿病的发病率显著降低。PD－1 敲除小鼠在 C57BL/6（小鼠类型）背景上产生狼疮样疾病，在 BALB/c（小鼠类型）背景上产生扩张型心肌病，而在 NOD 背景上产生 1 型糖尿病，表明 PD－1 缺陷在不改变其特异性的情况下揭示了 NOD 的自身免疫易感性。关于 PD－1 调节 1 型糖尿病的机制，Fife 等提出，PD－1/PD－L1 通路对 T 细胞抗原受体驱动的停止信号和 T 细胞运动有影响。由于 T 细胞抗原受体驱动的终止信号的抑制取决于 PD－1 和 PD－L1 持续的相互作用，PD－1 或 PD－L1 阻断导致了较低的 T 细胞运动性，增强了 T－CD 接触，并引起自身免疫性糖尿病。同时，Kadri 等提出，$CD4^{+}$ Ⅱ型自然杀伤 T 细胞通过调节胰腺淋巴结中致糖尿病 $CD4^{+}$ T 细胞的活化，从而对 1 型糖尿病提供长期保护，而 T 细胞的活化需要 PD－1/PD－L1 和诱导型共刺激分子/诱导型共刺激分子配体通路的参与。

1 型糖尿病是由 T 细胞引起的自身免疫性疾病，其破坏胰腺中产生胰岛素的细胞，导致高血糖。PD－1 在活化的 T 细胞上表达，与 PD－Ls 结合后抑制 T 细胞的活化，因此认为 PD－L1 可以限制自身免疫性糖尿病。PD－L1 缺乏可直接作用于致病性 T 细胞，增加对 1 型糖尿病的易感性，而调节性 T 细胞和 B 细胞通过独立于 PD－1/PD－Ls 途径预防 1 型糖尿病。

经典 1 型糖尿病有较强的遗传易感性，基因易感性在 1 型糖尿病发病过程中发挥重要的作用。有研究表明，*HLA-DR3* 和 *DR4* 等位基因与 1 型糖尿病的发病密切相关，90% 以上的 1 型糖尿病患者被发现有 *DR3* 和 *DR4* 基因位点。通过观察 1 型糖尿病儿童患者 *HLA* 的 D 基因三个亚型（*DRB1*、*DQB1*、

DPB1）及 A、C 和 B 基因的表达发现，易感 *DRB1*、*DQB1* 等位基因表达与 1 型糖尿病发展呈正相关。另外，GG 基因型 *CYP2R1* 基因多态性和（或）CC 基因型 *CYP27B1* 基因多态性能够增加儿童 1 型糖尿病风险。

1. 暴发性 1 型糖尿病

基因区特征：HLA 在暴发性 1 型糖尿病中扮演重要角色，HLA 是在人外周血白细胞表面发现的人的 6 号染色体上的主要组织相容性抗原基因，传统上分为Ⅰ类、Ⅱ类和Ⅲ类基因区。Ⅰ类基因区包括 A、B、C、E、F、G、H。IMAGAWA 等早前通过对照性研究发现暴发性 1 型糖尿病、1A 型糖尿病与正常人的 HLA-A 无区别。Ⅱ类基因区包括 DP、DQ、DR，HLA Ⅱ类基因型，与暴发性 1 型糖尿病的遗传易感性有着一定的联系。TSUTSUSUMI 等参考日本全国性谷氨酸脱羧酶抗体调查，分析了 HLA-DRB1 和 DQB1 基因型及其单体型，该研究表明 DRB1*04：05-DQB1*04：01 和 DRB1*09：01-DQB1*03：03 单倍型赋予易感性，部分基因型 RB1*15：02-DQB1*06：01 和 DRB1*08：03-DQB1*06：01 单倍型在暴发性 1 型糖尿病中显著降低，即不赋予易感性。患有 DRB1*04：05-DQB1*04：01 和 DRB1*09：01-DQB1*03：03 的纯合子的频率在暴发性 1 型糖尿病中更高，即其纯合子的单倍型更赋予易感性。但是在具有抗谷氨酸脱羧酶抗体的暴发性 1 型糖尿病患者的有限部分中，DRB1*09：01-DQB1*03：03 赋予易感性，而不是 DRB1*04：05-DQB1*04：01 赋予易感性，说明抗谷氨酸脱羧酶抗体阳性和抗谷氨酸脱羧酶抗体阴性的暴发性 1 型糖尿病对疾病易感性的遗传贡献是不同的，提示暴发性 1 型糖尿病的遗传易感性与 HLADRB1*04：05-DQB1*04：01 和 DRB1*09：01-DQB1*03：03 有关，这也证明暴发性 1 型糖尿病中具有Ⅱ类特征的 HLA-DR、HLA-DQ 基因型。

2. 新生儿 1 型糖尿病

新生儿糖尿病为一种遗传异质性的单基因糖尿病，其中永久性新生儿糖尿病需进行终身治疗以控制血糖水平，约有 55% 暂时性新生儿糖尿病患儿在治疗数周或数月后逐渐改善。有研究报道，有 20 种基因与新生儿糖尿病有关，且基因突变会对胰岛素分泌造成影响，而并非减少胰岛素敏感度后产生影响，其致病机制是胰岛 β 细胞功能异常或 β 细胞发育受阻。目前，已逐渐明确暂时性新生儿糖尿病的遗传学基础，约 72% 患儿是因染色体 6q24 印记区破坏引起 PLAGL1 过高表达而造成疾病发生。编码 KATP 内向整流钾通道与亚单位磺酰脲类受体中的 *KCNJ11*、*ABCC8* 基因激活突变是继 6q24 异常之后的第二类病因，并且亦作为一种永久性新生儿糖尿病的重要致病基因。此外，胰岛素基因、葡萄糖激酶基因等其他基因突变也会导致永久性新生儿糖尿病，但仍未充分明确永久性新生儿糖尿病的基因突变。

KATP 作为八聚体复合物之一，是由各 4 个内向整流钾通道与磺酰脲类受体亚单位共同构成。KATP 能够对胰岛 β 细胞的分泌进行调节，进而对血糖进行调节，其调节机制表现在葡萄糖利用葡萄糖转运体进入 β 细胞，导致 ATP 与 ADP 比值上升，而 KATP 关闭，改变钾通道膜电位；并且 Ca^{2+} 通道开放，使得大量 Ca^{2+} 内流，增强胰岛素分泌作用，最终对人体血糖水平进行调节。此外，KATP 在脑细胞中能够对葡萄糖的敏感性进行调节，进而预防癫痫的发生，并且 KATP 在骨骼肌细胞中能够对肌肉的紧张性进行调节。亦有研究报道指出，激活型 *ABCC8* 与 *KCNJ11* 基因突变能够使 KATP 对 ATP 的应答下降，进而引起钾通道无法顺利关闭，最终抑制胰岛素分泌而引起糖尿病的出现。

ABCC8 基因是一种新生儿糖尿病的重要致病基因，其突变的形式已超过 20 种，且均是错义突变，同时主要为 KATP 亚单位磺酰脲类受体蛋白胞质段位置的碱基。有研究发现，10 例基因突变部位均处在编码 KATP 亚单位磺酰脲类受体的胞质段，与既往研究报道相符。其中，ABCC8 c.3545G＞A（R1182Q）突变通常处于连接核苷酸结合区与跨膜区的区域，通过电生理试验可发现其突变可能由于胰岛 β 细胞中

的 MgATP 增加而刺激 KATP 亚单位磺酰脲类受体，最终引起通道长久开放。此外，ABCC8 c.3545G > A（R1182Q）中的氨基酸残基 ABCC8 c.3547C > T（R1182W）突变会引起一系列神经系统症状，如右侧面部肥大与全身强直发作的表现，同时其也与患儿血糖水平有关。该研究亦发现 ABCC8 c.3545G > A（R1182Q）基因突变的患儿，与既往研究报道一致。

婴儿 1 型糖尿病作为慢性自身免疫性疾病之一具有多基因遗传的特点，并且其发病与至少 40 个位点存在显著关系。相比其他 1 型糖尿病患者，婴儿 1 型糖尿病的临床症状较为严重，且难以控制。研究发现，40 例患儿中有 10 例患儿携带 *ABCC8* 基因突变，其中婴儿 1 型糖尿病 4 例、永久性糖尿病 3 例、暂时性糖尿病 3 例。既往研究表明，35% 的新生儿糖尿病患儿伴有 *KCNJ11* 基因突变，该研究 40 例患儿中均未发现 *KCNJ11* 基因突变。分析其原因可能因本组病例数相对较少，且可能入选研究对象存在偏倚，故今后仍需增加病例数以深入分析。此外，该研究还发现，突变主要有 ABCC8 c.627C > G（D209E）、ABCC8 c.3545G > A（R1182Q）、ABCC8 c.622G > A（E208K）。同时还发现，婴儿 1 型糖尿病与永久性糖尿病患儿携带的 *ABCC8* 基因突变均为新生杂合突变，与既往研究报道相符。结果提示，*KATP* 基因既是新生儿糖尿病的重要致病基因，亦是婴儿 1 型糖尿病的重要致病基因，故对 *KATP* 基因突变的研究有助于发现新生儿糖尿病与婴儿 1 型糖尿病的发病机制，进而采取有效的治疗措施。由于新生儿糖尿病与婴儿 1 型糖尿病往往较少存在内源性胰岛素分泌，难以对 C 肽进行检测，故往往需胰岛素终身治疗。有报道称，磺脲类降糖药物能在 KATP 磺酰脲类受体亚单位上直接发挥作用，同时能以非 ATP 依赖的形式使 KATP 关闭，从而使胰岛素能够成功释放。并且，因磺酰脲类受体大多位于胰外组织，如骨骼肌细胞与神经细胞等，可使磺脲类药物能够有效缓解癫痫、智力发育迟缓等基因缺陷引起的其他伴随症状。此外，有研究指出，多数因 *ABCC8* 与 *KCNJ11* 基因突变而引起的新生儿糖尿病患儿，能够通过口服磺脲类降糖药物取代胰岛素进行治疗，同时能够有效提高疗效，且不良反应发生率较低。该研究中 7 例患儿治疗有效，给予格列本脲［0.92 mg/（kg · d）］代替胰岛素进行治疗，结果 *ABCC8* 与 *KCNJ11* 基因突变的新生儿糖尿病患儿，通过格列本脲取代胰岛素治疗的方法较为良好，并能有效对患儿血糖水平进行调节。综上所述，糖尿病患儿的发病机制较为复杂，*KATP* 基因是其重要致病基因，并与婴儿 1 型糖尿病的发生有关，部分 *ABCC8* 与 *KCNJ11* 基因突变的患儿可采取格列本脲进行治疗。

二、1 型糖尿病的环境因素

与 1 型糖尿病发病有关的环境因素主要有病毒感染、化学物质及饮食等，以病毒感染最为重要。

（一）病毒感染

病毒直接破坏胰岛 β 细胞；病毒损伤胰岛 β 细胞后激发自身免疫反应，进一步损伤 β 细胞；病毒作用于免疫系统诱发自身免疫反应。

流行病学调查提示，病毒感染能引起 1 型糖尿病。1 型糖尿病患者发病之前常有病毒感染史，而且 1 型糖尿病发病高峰也往往出现在病毒感染流行之后。流行性腮腺炎的病毒、风疹的病毒和能引起脊髓灰质炎的柯萨奇病毒感染是诱发 1 型糖尿病的三个病因。20% 患风疹的儿童会有胰岛 β 细胞损伤并且会发展为 1 型糖尿病。动物实验也支持病毒在 1 型糖尿病发病中起重要作用，如 Kilham 大鼠病毒可诱发具有遗传易感性的大鼠产生 1 型糖尿病，肠道病毒与 1 型糖尿病发病密切相关；胸腺感染柯萨奇病毒 B4（CVB4）也与 1 型糖尿病的发病呈正相关。检测发现大于 50% 的 1 型糖尿病患者血中可检测到肠病毒 RNA，体外研究表明，肠病毒感染能够引起β细胞的凋亡。病毒感染引起1型糖尿病的机制主要是通过改变大鼠的免疫状态而并非由病毒直接侵入胰岛所导致。病毒可能与机体蛋白质的氨基酸序列相似，使免疫细胞混淆自体与外来物质，产生自身免疫反应。感冒和流感会使体内免疫细胞的数量增多，加大自身免疫反应的伤害。病毒双链 RNA 可激活双链 RNA 传导途径，从而诱导β细胞的凋亡。戊型肝炎病毒感染能够引起胰岛素自身形成抗体，导致1型糖尿病。

许多暴发性1型糖尿病患者发病前曾有病毒感染史，病毒感染很可能参与了暴发性1型糖尿病的发病。研究者纳入了19例新发的暴发性1型糖尿病患者、18例新发的1型糖尿病患者和19名健康人，检测他们的肠病毒 IgA、IgM、IgG 抗体，结果发现暴发性1型糖尿病患者肠病毒的 IgA 抗体滴度明显高于经典的1型糖尿病患者和健康人，提示肠道感染可能是暴发性1型糖尿病暴发的原因之一。Shibasaki 等在暴发性1型糖尿病患者的胰腺中直接检测到肠道病毒 RNA。关于基因缺乏小鼠的研究显示视黄酸诱导基因Ⅰ样受体［retinoic acid-inducible geneI（RIG-Ⅰ）-like receptors，RLRs］在抗病毒效应中有重要作用。然而有研究证实了暴发性1型糖尿病患者的胰岛细胞 RLRs 有明显过表达。

胰岛细胞的 RLRs 过表达不仅提示了 RLRs 在暴发性1型糖尿病患者胰腺的感受器和应对肠道病毒感染中起关键作用，同时也提示了暴发性1型糖尿病的发病与病毒感染密切相关。日本一项全国性的调查显示72%的暴发性1型糖尿病案例有流感样症状发作的病史。研究发现柯萨奇病毒 A 和 B、脊髓灰质炎病毒和艾柯病毒、人疱疹病毒-6、巨细胞病毒可能参与了暴发性1型糖尿病的发病。

病毒感染有可能通过以下几种机制损坏胰岛的β细胞：①肠道病毒感染后，病毒在β细胞内进行自我复制，由于β细胞抗病毒反应，直接导致β细胞的凋亡。②病毒性感染可能触发受感染β细胞的毒性反应，通过激活淋巴细胞和抗原呈递细胞，诱导β细胞的模式识别受体的过表达。当模式识别受体感觉到肠道病毒，参与了炎症反应的基因就会被转录。③肠道病毒感染通过趋化因子回路介导引起胰岛β细胞的毁灭性破坏，白介素6或白介素10的减少在暴发性1型糖尿病发病中有特定作用，病毒诱导的免疫反应和细胞因子在暴发性1型糖尿病的胰岛β细胞快速凋亡方面也起了一定的作用。正反馈系统可能增强适应性免疫，导致暴发性1型糖尿病患者β细胞快速和完全的减少。先天性、适应性、自体免疫的过程中，旁路激活/毁坏的机制可能进一步放大β细胞损坏。肠道病毒感染之后，诱导干扰素α和β的明显表达，导致了主要组织相容性复合体类Ⅰ的过表达、主要组织相容性复合体类Ⅱ的异常表达和树突细胞/巨噬细胞的激活。此外，干扰素γ和白介素18表达也增加，白介素18是一种潜在的干扰素γ的诱导因素，干扰素γ增加 CXC 趋化因子配体10（CXC chemokine ligand-10，CXCL10）的分泌，通过激活炎症因子受体3激活巨噬细胞和自体反应的T淋巴细胞（旁位激活），导致触发了β细胞凋亡的外在和内在旁路。这种激活通路代表了暴发性1型糖尿病患者β细胞损害的一种独特机制。

（二）化学因素

对胰岛β细胞有毒性作用的化学物质或药物侵入胰岛β细胞，导致β细胞破坏。

（三）饮食因素

据报道牛奶喂养的婴儿以后发生1型糖尿病的风险高，有人认为这与牛奶和胰岛β细胞表面某些抗原相似有关。牛奶蛋白只对有 HLADQ/DR 易感基因的个体敏感，引发自身免疫反应使胰岛β细胞受损而引发1型糖尿病。

1. 饮食因素

饮食中多高脂高糖食物、不经常运动、身体发胖等是导致血糖升高的重要诱因。上海一项调查显示，在 14 岁以下的儿童糖尿病患者中，90% 为 1 型糖尿病。饮食和环境致 1 型糖尿病的发病原因大致有三点：①饮食不当造成过于肥胖；②呼吸道感染、腹泻引起病毒感染造成免疫系统紊乱，诱发糖尿病；③父母可能存在的糖尿病基因在孩子身上体现出来。总之，饮食、生活环境干预已成为目前防治糖尿病的重要手段之一。

2. 肥胖

以往人们普遍认为 1 型糖尿病患者的身材较瘦，但实际上超重和肥胖在青少年和成人 1 型糖尿病中也普遍存在。近年来，研究发现，1 型糖尿病患者中超重和肥胖现象有所增加。美国一项针对 507 例 1 型糖尿病青少年（8～16 岁）的研究发现，10 年间有 33% 的人超重或肥胖，且随着时间的推移有继续增加的趋势，尽管在患者中实施了胰岛素治疗，但体重指数的评分并未随着时间的推移而增加。在一组诊断为 1 型糖尿病的 62 例成年人中，肥胖率为 37%。对 642 例糖尿病患者的研究发现，超过 78% 的人患有超重或肥胖。对以色列 85 例 1 型糖尿病患者的研究也表明，18～25 岁年龄组中男性超重的患病率为 8.6%，女性为 26.3%，肥胖患病率为 6.9%（男性）和 3.5%（女性）。此外，与体重正常的母亲的后代相比，超重或肥胖女性的后代在儿童时期发生 1 型糖尿病的风险增加。以上研究提示肥胖与 1 型糖尿病发病的相关性。

超重和肥胖会影响大部分 1 型糖尿病患者的寿命。肥胖会增加 1 型糖尿病的发生风险，并可能影响 1 型糖尿病的早期诊断结果；此外，1 型糖尿病患者的胰岛素抵抗也可能由超重和肥胖引起。2 型糖尿病的肥胖个体中与肥胖相关的并发症越来越多地发现也存在于 1 型糖尿病患者中，且减肥手术已经证实对患有 1 型糖尿病的肥胖成年人的血糖水平以及合并症管理有益。肥胖在 1 型糖尿病中发挥着重要作用，是 1 型糖尿病研究中不可忽视的一部分因素。

（四）肠道菌群

人体微生物群在婴儿时期开始形成，主要由细菌、古生菌、病毒、真菌组成，因生态需求不同，从而寄生在人体不同部位。肠道微生物总数量最多，几乎与人体细胞总数量相等，约 3.8×10^{13} 个，重约 0.2 kg，从小肠到结肠以指数方式增长，结肠是人体肠道菌群含量最多的部位。肠道菌群与人体互利共生，不同地区、种族、人群间肠道微生物构成存在差异，种类主要包括放线菌门、拟杆菌门、厚壁菌门、变形菌门、疣微菌门，其中优势菌群为拟杆菌门和厚壁菌门。肠道菌群通过肠黏膜屏障与肠上皮细胞隔离，黏膜屏障由黏液、黏液糖蛋白、α-防御素、C 型凝集素、溶菌酶、磷脂酶 A2 和分泌型 IgA 等多种抗菌分子组成。

肠道菌群参与消化、提供营养物质，调节肠上皮生长、分化及炎症反应，调节肠道神经系统，调控黏膜免疫发育，赋予机体抵御病原体入侵的能力。健康状态下，共生菌和病原菌之间存在完美平衡，与免疫系统相互作用以维持肠道稳态。饮食结构、抗生素的使用、压力等会改变肠道菌群组成和结构，进而诱发炎症性肠病、肥胖、心血管疾病、糖尿病等慢性疾病。这种肠道菌群、肠道黏膜屏障、免疫系统间的平衡被破坏称为菌群失调。

目前，肠道菌群检测方法已由基本细菌培养发展到 PCR 技术、16SrRNA 指纹图谱技术、宏基因组测序技术等，这些新技术使肠道菌群与 1 型糖尿病发病关系研究取得新进展。1 型糖尿病肠道菌群改变主要表现在结构和功能上，如菌群多样性下降、拟杆菌门/厚壁菌门比例升高、乳杆菌属和双歧杆菌属数量减少、产丁酸盐的细菌如 Roseburia faecis 和 Faecalibacterium prausnitzii 显著减少等。

1. 菌群结构改变

Huang 等通过比较 12 名 1 型糖尿病患者和 10 名健康者肠道菌群的种类，发现 1 型糖尿病患者的肠道菌群与健康者不同，拟杆菌门为 1 型糖尿病患者肠道优势菌群，厚壁菌门为健康者优势菌群，1 型糖尿病患者拟杆菌门/厚壁菌门比例升高。Alkanani 等在丹佛市区招募 4 组受试人群，通过检测血清 GAD65 抗体、胰岛素抗体、ICA512 抗体、ZnT8 抗体和对粪便样本进行 16SrRNA 高通量测序分析肠道菌群，验证了肠道微生物群变化与 1 型糖尿病的进展相关这一假设。结果显示，血清反应阳性受试者与血清反应阴性的一级亲属在肠道菌群生物多样性方面无明显差异，厚壁菌门中链型杆菌属、拟杆菌门家族、普雷沃菌属、RC9 肠道菌在血清反应阳性受试者中丰度显著升高；与没有自身免疫家族史的健康对照受试者相比，血清反应阳性受试者具有较高丰度的拟杆菌门家族、普雷沃菌属、RC9 肠道菌；与血清反应阳性受试者及新发病受试者相比，健康对照受试者具有较高丰度的乳杆菌属和葡萄球菌属；具有多个自身抗体和一个自身抗体的血清反应阳性受试者，拟杆菌属和普雷沃菌属的丰度有分别增加和减少的趋势；采用典型判别分析识别肠道微生物群的组成成分，这些成分在不同群体具有不同多样性，自身抗体阳性个体和血清阴性一级亲属的肠道微生物组聚集在一起，但新发患者和健康对照受试者肠道微生物形成良好的分离簇。Leiva-Gea 等比较了 15 名 1 型糖尿病儿童、15 名青少年发病的成年型糖尿病 2 型（MODY2）和 13 名健康儿童的肠道菌群，发现与健康对照者相比，1 型糖尿病的肠道微生物群在分类学和功能水平上不同，1 型糖尿病微生物群多样性显著降低，拟杆菌属、瘤胃球菌属、布劳特菌属和链球菌属的相对丰度增加，双歧杆菌属、罗氏菌属、Faecalibacterium、毛螺菌属相对丰度减低。1 型糖尿病的血清促炎细胞因子和脂多糖含量增加，且与肠道微生物组成存在显著相关性。

Goffau 等发现 1 型糖尿病肠道中产丁酸盐的细菌如类源罗氏菌和普拉梭菌显著减少，进一步研究发现，给予 NOD 小鼠专门的饮食，这些饮食在结肠中发酵后释放大量的乙酸盐或丁酸盐，进而为 NOD 小鼠提供较强的自身免疫性糖尿病保护作用，即使在免疫耐受性破坏后给药，也同样能起到保护作用，提示若增加产丁酸盐细菌数量，则可在一定程度上起到保护作用。

2. 菌群功能的改变

Leiva-Gea 等发现，由于菌群组成的差异，各研究小组间某些微生物的功能明显过剩或不足。根据 16SrRNA 基因测序数据预测宏基因组功能组成，在 KEGG（Kyoto Encyclopedia of Genes and Genomes）通路热图（Heatmap）中，与 MODY2 和健康对照者相比，1 型糖尿病患者肠道微生物群中涉及 LPS 生物合成、细菌侵入上皮细胞、ABC 转运、抗原加工和呈递及与趋化因子信号通路相关的基因数量增加，涉及碳水化合物和能量代谢等代谢途径的基因数量减少。某种途径相关基因的相对丰度增加，可以表明微生物群在此途径的代谢能力增强。

总之，肠道菌群的丰度、多样性及菌群代谢产物的改变都与 1 型糖尿病有关，这可能是因为肠道菌群的多样性和数量下降，消化多样食物的能力下降，其发酵产物种类和数量减少并可能最终导致包括糖尿病在内的代谢疾病。

3. 肠道菌群引起 1 型糖尿病的机制

引起 1 型糖尿病的机制复杂，目前仍处于研究阶段。一般认为肠道菌群通过改变肠道通透性、菌群及其代谢产物的相互作用、调节固有免疫和适应性免疫来参与 1 型糖尿病的进程。

（1）肠道菌群改变肠道通透性：肠黏膜屏障主要由肠上皮细胞之间的紧密连接及肠细胞和杯状细

胞分泌的黏液组成，具有维持肠黏膜通透性并隔离肠腔内异体抗原的作用。黏液分为两层，即覆盖于肠上皮细胞表面的薄层和含有共生菌的厚层。当外层的黏液层被破坏，病原菌和共生菌就会接触到肠上皮细胞，进而引起感染，胰腺引流淋巴结（胰岛细胞特异性自身抗原被呈递的场所）中的致病性T细胞，尤其是致糖尿病的$CD8^+$T细胞将被激活并增生，促进胰岛炎。Maffeis等通过选择10名意大利健康受试者和10名有1型糖尿病风险的儿童参与病例对照研究，发现1型糖尿病风险儿童的乳果糖尿排泄量、尿液中乳果糖和甘露醇百分比显著高于健康受试者，提示1型糖尿病风险儿童的肠道通透性较健康受试者增加；包括浑浊戴阿利斯特菌、麻疹孪生球菌和长双歧杆菌在内的三种细菌存在于60%以上的1型糖尿病风险儿童中，在健康受试者中含量较少，且这三种微生物的存在与肠道通透性之间呈正相关。当肠道通透性增加，肠道毒素、感染因素、食物抗原就会从肠腔转移到肠黏膜，从而促进炎症的发展，最终导致1型糖尿病的发生。

（2）菌群及其代谢产物的相互作用：微生物群落中存在的物种多样性和数量创造了多物种间代谢相互作用的潜力，肠道菌群和致病菌竞争营养物质和生存空间，使致病菌定植减少，可产生短链脂肪酸（SCFAs）、活性氧、细菌素抑制病原菌的生长或杀灭病原菌。肠道菌群可产生人体必要的氨基酸、维生素等，合成乳酸盐及脂多糖（LPS）等。SCFAs不仅是肠上皮细胞的能量来源，还可增强肠上皮屏障功能，同时作为一种信号分子，可促进胰高血糖素样肽-1酰胺（GLP-1）的产生，GLP-1可增强胰岛素分泌，抑制胰高血糖素分泌，进而降低血糖。

产SCFAs细菌丰度在1型糖尿病患者中显示改变，Brown等通过宏基因组测序1型糖尿病患者和对照者的粪便样品发现，与对照组相比，1型糖尿病患者多种细菌属的含量明显较少，如丁酸盐产生菌普拉梭菌和罕见小球菌属（Subdoligranulum）、黏蛋白降解菌（普雷沃氏菌属和阿克曼菌）。而其他产SCFAs的菌，如拟杆菌属、Veillonella和Alistipes在糖尿病患者中更为丰富。丁酸盐和乳酸盐能诱导肠道内皮细胞合成黏液素，从而抵御病原菌入侵，不产乳酸盐的细菌可抑制黏液素合成，进而导致1型糖尿病。Needell等选用Kilham大鼠病毒诱导LEW1.WR1大鼠产生1型糖尿病，在怀孕前通过饮水方式给予SCFAs，并且断奶后继续用SCFAs处理，可明显改善后代的1型糖尿病，但只在断奶后给予SCFAs时，不能有效预防大鼠1型糖尿病。研究发现，LPS为革兰阴性菌细胞壁主要成分，也称内毒素，有增加促炎细胞因子水平和损害胰岛β细胞的作用，由于1型糖尿病患者体内存在肠黏膜通透性增加，会导致LPS及脂肪酸泄漏，进而激活TLR4（Toll样受体4）导致全身性炎症。

（3）调节固有免疫和适应性免疫：肠黏膜免疫系统包括肠上皮淋巴细胞、固有层淋巴细胞及集合淋巴结等，肠上皮淋巴细胞中$CD3^+$T细胞占大多数，B细胞及NK细胞占少数，固有层淋巴细胞主要包括T细胞和B细胞，其中T细胞主要是$CD4^+$T细胞，能分泌IL-10，抑制肠道炎症。肠固有层中存在巨噬细胞、树突状细胞（DCs），肠系膜淋巴结中也有DCs分布，DCs是有效抗原提呈细胞，可从肠腔提取微生物抗原并呈递给黏膜组织中的T细胞。肠黏膜免疫系统既对共生菌及食物抗原产生免疫耐受，又对病原菌产生强大免疫反应、对感染保持反应，处于一种平衡状态。肠道菌群可通过调节固有免疫和适应性免疫应答，进而促使肠黏膜免疫失衡，从而引发1型糖尿病。

1）调节固有免疫：调节固有免疫主要通过Toll样受体和胰腺巨噬细胞。病原体相关分子模式（PAMPs）是病原体的保守结构，如脂多糖、肽聚糖、脂蛋白、核酸等，PAMPs可与相应模式识别受体（PRRs）结合，其中最著名的PRRs为Toll样受体（TLRs）。在人体和NOD鼠肠内，DCs可通过TLR9或者TLR3活化，进而增强IFN-α的分泌，最终促进T细胞的活化以及1型糖尿病的发展。

1型糖尿病时，DCs可以表达自身抗原，激活自身反应性T细胞，从而损伤和破坏胰岛β细胞。

Burrows 等选用敲除髓系分化初级应答基因——*MyD88*（TLR 信号通路中的衔接蛋白）的 NOD 鼠，分别置于无菌环境（GF）和无特定病原菌（SPF）环境，处于 GF 环境中的 NOD 鼠，出现糖尿病症状；而在 SPF 环境中，NOD 鼠可完全免于糖尿病，给予抗生素处理，杀死部分细菌，部分小鼠恢复糖尿病。这表明 *MyD88* 基因缺陷可阻止 1 型糖尿病的发展，且可通过肠道微生物群进行调节；紧接着选用含有多种乳酸菌菌株的益生菌混合物 VSL3（一种人类来源的益生菌）、ASF（altered schaedler's flora）和节段丝状细菌（SFB），各分别定植处于 GF 环境下的普通 NOD 鼠和 MyD88-NOD 鼠肠道中，在 13 周时进行胰岛组织病理学评估，发现 VSL3、ASF、SFB 的定植均无法缓解普通 NOD 鼠的胰岛炎，但均可抑制 MyD88-NOD 鼠的胰岛炎，与处于 SFP 环境下的 MyD88-NOD 鼠相比，这些细菌均不能提供完全的胰岛炎保护；这表明 *MyD88* 基因缺失时，可能由不同的微生物触发不同的通路，进而产生保护作用。在早期胰岛炎时，胰腺被多个淋巴细胞及巨噬细胞浸润，胰腺巨噬细胞可与胰岛 β 细胞及血管壁充分接触，并向血管腔内投射小突起，超微结构分析显示，胰腺巨噬细胞可捕获胰岛素多肽，形成致密核心，并将胰岛颗粒呈递给 $CD4^+T$ 细胞，导致胰岛 β 细胞被破坏。Ferris 等发现，NOD 鼠的胰腺巨噬细胞更敏感、活跃，注射 LPS 时，可引起胰腺的快速炎症反应，提示胰腺巨噬细胞可接触并对循环 LPS 产生反应，从而促进 1 型糖尿病的发生，这与 1 型糖尿病时菌群代谢产物 LPS 血清水平升高相一致。

肠道菌群可产生大量细菌蛋白，目前，许多细菌蛋白已经被证明与胰腺自身抗原具有相似分子结构，如 Leptotrichia goodfellowii（梭杆菌门中的一种）的 magnesium transporter（Mgt 蛋白）和胰岛特异性葡萄糖-6-磷酸酶相关蛋白（IGRP）具有相似性。在 1 型糖尿病患者及 NOD 鼠体内，IGRP 均在胰腺中特异表达，IGRP206-214 肽（VYLKTNVFL）是一种重要的抗原表位，可激活 $TCRNY8.3CD8^+T$ 细胞，进而导致胰岛被破坏。Tai 等研究发现，与野生型 NY8.3NOD 小鼠相比，MyD88 —/— $CD8^+TCRNY8.3$ 转基因 NOD 小鼠胰腺中有更多的 $CD8^+T$ 细胞浸润，Leptotrichia goodfellowii、梭菌属的丰度升高，其微生物肽模拟物 W15944（源自 Mgt）丰度升高，且与 IGRP 有同源性，可经 APC 细胞提呈给 $NY8.3CD8^+T$ 细胞并加速 1 型糖尿病的发展，并且具有 MyD88 依赖性。这表明，含有与胰岛自身抗原相似微生物肽的细菌可以通过固有免疫调控 1 型糖尿病的发展。

2）调节适应性免疫：黏膜 DCs 可呈递共生菌和病原菌的抗原，诱导 β 细胞分泌 IgA，保护黏膜免受病原菌的侵袭，减少炎症信号。β 细胞除能分泌抗体外，在 1 型糖尿病的发展中也起到重要作用。Montandon 等证明，未甲基化的 CpG 脱氧寡核苷酸激活前，β 细胞在体内和体外都能保护 NOD 小鼠免受 1 型糖尿病的侵袭。DCs 还可把共生菌抗原呈递给 T 细胞，进而诱导 Th1、Th2、Th17、Tfh（T 滤泡辅助细胞）。Ivanov 等发现肠内分节丝状细菌（SFB）可诱导 $CD4^+Th17$ 细胞分泌 IL-17 及 Tfh 细胞的生成。Tai 等提出 IL-17 是一种促糖尿病细胞因子。李斯特菌能够诱导 Th1 细胞的生成，梭状芽孢杆菌、拟杆菌及变形杆菌门中的某种细菌能够诱导调节性 T 细胞（Treg 细胞）的生成，而 Th1/Th17/Treg 轴在通过改变肠道菌群调控 1 型糖尿病易感性方面发挥了重要作用。

三、1 型糖尿病的自身免疫因素

约 90% 新发病的患者循环血中有多种胰岛 β 细胞自身抗体，目前发现至少有 10 种。其中重要的有胰岛细胞自身抗体、胰岛素自身抗体、谷氨酸脱羧酶自身抗体及酪氨酸磷酸酶自身抗体等。这些抗体均为胰岛 β 细胞自身免疫和损伤的标志，在糖尿病发病前，血清中已存在某些抗体，这对 1 型糖尿病的预测有一定意义。细胞免疫在 1 型糖尿病发病作用方面比体液免疫更为重要。

1 型糖尿病以胰岛 β 细胞永久性破坏为特征，病因至今尚未阐明，但自身免疫异常是其最主要的致病因素。目前认为 1 型糖尿病是 T 细胞介导的自身免疫性疾病。以遗传性为基础，在某些环境因素（微生物、化学物质、食物成分）的作用下，诱发以胰岛炎为病理特征的胰岛 β 细胞自身免疫反应，损伤胰岛 β 细胞使其丧失合成和分泌胰岛素的功能，引起糖代谢紊乱。1 型糖尿病的遗传学研究已有很大的进展。大量研究显示，在白色人种中，Ⅱ类人白细胞抗原 HLADR3（DRB1*0301－DQB1*0201）/DR4（DRB1*0401－DQB1*0302）－DQ8 的表达极大地提高了 1 型糖尿病的发病率，并且 30%～50% 的早期 1 型糖尿病患病儿童表达 HLADR3/4－DQ8。在亚洲人群中，HLADR4（DRB1*0405－DQB1*0401）和 DR9（DRB1*0901－DQB1*0303）的表达和 1 型糖尿病发病相关。其他可以增加 1 型糖尿病患病风险的遗传因子包括胰岛素基因位点、Cytotoxic T－lymphocyte－associated protein4（CTLA4）基因位点、酪氨酸磷酸酶、非受体型 22（PTPN22）基因位点等。CTLA4 的 G 等位基因（Ala17Thr）可大大提高 1 型糖尿病的发病风险。但是，这些提高 1 型糖尿病患病风险的遗传因素在白色人种和亚洲人群中并不一致。虽然这些提高 1 型糖尿病发病率的遗传因素可以用来预测个体的患病风险，但其导致 1 型糖尿病的机制还不清楚。阐明该机制对 1 型糖尿病的预防及治疗有重大意义。

暴发性 1 型糖尿病的特点是通常与病毒感染相关，病毒感染后随之而来的先天性和适应性免疫机制是暴发性 1 型糖尿病患者 β 细胞破坏的首要候选因素之一。

在暴发性 1 型糖尿病发病时，胰腺和胰腺外分泌部存在大量的 T 细胞和巨噬细胞。提示由于先天和后天的免疫紊乱可能诱导旁位激活，从而导致暴发性 1 型糖尿病患者 β 细胞的破坏。有研究发现，部分暴发性 1 型糖尿病患者血清中存在低浓度的谷氨酸脱羧酶抗体，且该抗体存在时间短，由此提示该部分患者的发病可能与免疫反应有关。另有研究显示，少数我国暴发性 1 型糖尿病患者在发病时存在胰岛相关抗体，该研究不仅证明了自身反应的 T 细胞免疫反应，还证明了辅助性 T1 细胞免疫反应可能参与了我国暴发性 1 型糖尿病的发病机制。2016 年有研究证明了在暴发性 1 型糖尿病急性期抗 CD3e 抗体浓度高。抗 CD3e 抗体可能作为暴发性 1 型糖尿病发病的关键分子，抗 CD3e 抗体将成为诊断暴发性 1 型糖尿病的有用手段。抗 CD3e 抗体激活 CD3e，调节巨噬细胞和树突细胞、T 细胞，触发了不同促炎性细胞因子包括肿瘤坏死因子－α、白介素 6 和白介素 8，通过先天性或获得性免疫导致胰岛 β 细胞的破坏。李照青等发现 14 例暴发性 1 型糖尿病患者中有 4 例患者发病时谷氨酸脱羧酶抗体呈阳性，随访时 2 例转阴；而 1 例发病时谷氨酸脱羧酶抗体阴性的患者随访时该抗体转为阳性。Imagawa 等通过对 3 例暴发性 1 型糖尿病患者进行胰腺的活检，虽然胰岛分泌功能完全丧失，但未找到胰腺炎的证据。众所周知暴发性 1 型糖尿病患者淀粉酶抗体的阳性率高，显示辅助性 T2 细胞对淀粉酶活性的免疫力可能对暴发性 1 型糖尿病的 β 细胞的损坏有重要作用。

凋亡可能是免疫介导的糖尿病的 β 细胞死亡的主要形式。哺乳动物中，广泛的外部信号可能触发两条主要的凋亡通路，外源途径（死亡受体通路）或细胞的内源性途径（线粒体通路）。凋亡相关因子（Fas）和 Fas 配体通路也作为细胞凋亡的外在通路。暴发性 1 型糖尿病患者胰腺、胰岛细胞的 Fas 表达增加，与此同时，有明显的单核细胞浸润，Fas 配体（FasL）浸润大部分的胰岛。另一个凋亡机制可能是通过干扰素 γ 依赖性 JAK/STAT 通路和先天性免疫通路导致 β 细胞的破坏。

（一）与 1 型糖尿病发生有关的自身抗原

研究发现，一种只存在于 β 细胞表面的特殊抗体，称为 64 K 蛋白质自身抗体的免疫反应是导致 1 型糖尿病的主要因素。1 型糖尿病患者发病前 7 年体内均有 64 K 蛋白质自身抗体，甚至有的体内并没有 ICA 和 IAA。64 K 蛋白质自身抗体的发现可以更准确地标示出糖尿病的高危人群。

β 细胞自身抗原都是胰岛细胞抗体（ICAs）的靶分子。胰岛细胞抗体普遍存在于 1 型糖尿病患者的血清中。在人类、NOD 小鼠和 BB 大鼠糖尿病模型血清中已检出的 β 细胞自身抗原包括：胰岛素、胰岛素受体、52－kD 蛋白、69－kD 蛋白（谷氨酸脱羧酶，GAD）、ICA512 结合抗原（IA－2）、热休克蛋白 65（HSP65）、羧肽酶 H（CPH）、38－kD 自身抗原。目前已知化学本质的 β 细胞自身抗原是 GAD、胰岛素和 ICA512 结合抗原。

1. 谷氨酸脱羧酶（GAD）

谷氨酸脱羧酶是诱发 1 型糖尿病的关键抗原。GAD 是抑制性神经递质 γ－氨基丁酸（GABA）的生物合成酶，主要存在于胰岛 β 细胞内突触样的小囊泡中，也少量分布于哺乳动物的睾丸、卵巢、胃、大脑等。目前确定 GAD 分为两型，即 GAD67 和 GAD65，分别由不同的基因编码，其氨基酸顺序有 70% 相似。两者在胰岛中的表达有种属差别，GAD65 主要表达于人类和大鼠，而 GAD67 主要表达于小鼠。据报道 GAD 的氨基酸序列与柯萨奇病毒蛋白序列相似，当感染病毒后，因病毒与 B 细胞具有相同抗原性而产生交叉免疫反应，针对病毒的抗体及效应 T 细胞在消灭病毒的同时也破坏 B 细胞。

1993 年 Kaufman 指出 NOD 小鼠的起始免疫应答主要是 Th1 细胞针对 GAD 片段（氨基酸 509～528 和 524～543）反应，后期免疫应答则是对 GAD 另一区域（氨基酸 246～266）和其他的自身抗原如 HSP65 和胰岛素反应。用纯化的 GAD 免疫 NOD 小鼠，可以导致 GAD 特异的 T 细胞产生耐受，同时也阻止 T 细胞对其他的 B 细胞抗原产生反应，能预防胰岛炎和糖尿病。从糖尿病 NOD 小鼠中分离出的 GAD 反应性 $CD4^+$Th1 细胞可以在 NOD 联合免疫缺陷小鼠中引起糖尿病。Chen 利用 NOD 小鼠及同种的 NOD.B10.H－2g7 和 NOD.B6I12－Tshb 小鼠证明对 GAD65（524～543）片段的反应是受 MHC Ⅱ类分子限制，同时还可以引发 T 细胞对 GAD 的其他短肋片段产生耐受。利用 NOD 小鼠 MHC Ⅰ类分子作为增强因子克隆扩增 GAD65，将其在小鼠体内完全表达，发现体内高水平的 GAD65 加速了糖尿病的发生和发展。为进一步明确 GAD 的作用，Ji－wonYoona 等运用转基因方法发现，使胰岛 β 细胞的 GAD 表达缺失可保护细胞免受 T 细胞介导的免疫攻击，防止 NOD 小鼠发生 1 型糖尿病。他们先在 NOD 小鼠体内转基因表达反义 GAD，当 β 细胞内的 GAD 完全被抑制表达时，可以抑制 1 型糖尿病的发生和发展。而在转基因小鼠 β 细胞内任何水平的 GAD 表达都可以引起 1 型糖尿病的发生和发展。这些结果暗示 GAD 在 NOD 小鼠 1 型糖尿病的发生和发展过程中，起着触发性抗原的作用，可以引起一系列的连锁免疫反应。

2. 胰岛素

胰岛素是 1 型糖尿病已知的 B 细胞特异性抗原。在 59% 的前临床糖尿病晚期和新诊 1 型糖尿病的患者体内都可以检测到胰岛素自身抗体。体内对胰岛素 B 链特异的 $CD4^+$T 细胞克隆可以加速幼年 NOD 小鼠糖尿病的发生，并可以将疾病过继转移给联合免疫缺陷的 NOD 小鼠。新近在幼年 NOD 小鼠体内检测到的一种 $CD8^+$T 细胞克隆，可以识别胰岛素 B 链氨基酸片段 15～23，引起幼年 NOD 小鼠发病。NOD 小鼠口服人胰岛素后可以激活免疫调节的 T 细胞，阻止疾病的发展，胰岛素 B 链胸腺内注射、皮下注射或者滴鼻都可以预防糖尿病的发生。改变胰岛素 B 链一个氨基酸得到的代谢失活性胰岛素同样对 1 型糖尿病起保护性作用。还发现胰岛素自身抗体对胰岛素和胰岛表达的逆转录病毒抗原 p73 有交叉反应，但是这种交叉反应在 1 型糖尿病中的病理作用还不明确。以上结果表明，在 1 型糖尿病的发生过程中，胰岛素作为自身抗原起着重要的作用。但是，抗胰岛素抗体和胰岛素激活的 T 细胞的病理作用还在进一步的研究中。

3. ICA512 结合抗原

ICA512 结合抗原即 IA－2 是新发现的受体型蛋白酪氨酸磷酸酶家族（PTP）的成员之一，也是 1 型糖尿病的主要自身抗原之一。IA－2 蛋白是 37/40－kD 的胰岛胰蛋白酶片段的前体，分子量为 38 kD，仅在 β 细胞内表达。抗原表达水平低但抗原性很强。在新诊断为糖尿病的患者中可检出 IA－2 的特异性自身反应 T 细胞。抗 IA－2 抗体（IA－2Ab）可以在 60%～80% 的新诊 1 型糖尿病患者中检测出，并且是先于临床症状多年出现，但在 NOD 小鼠或者 BB 大鼠中未检测到这种抗体。研究发现，IA－2Ab 联合 GADAb 及胰岛素抗体（IAA）是预测 1 型糖尿病、筛查糖尿病前期个体最可靠的免疫学标志。因此，IA－2Ab 对于 1 型糖尿病的早期诊断及防治有重要的应用价值。

（二）与 1 型糖尿病发生有关的免疫细胞

1. 巨噬细胞

胰岛炎早期的胰岛浸润细胞主要是巨噬细胞和树突状细胞，以后主要是 T 细胞、自然杀伤细胞和免疫 B 细胞。用硅酸使 NOD 小鼠或者 BB 大鼠的巨噬细胞失活，可以近乎完全地阻止糖尿病和胰岛炎的发生。这个结果表明在糖尿病动物模型的发病机制中巨噬细胞起着重要作用。为了了解巨噬细胞是否是效应性 T 细胞破坏 β 细胞的必要因素，有研究证实用 lip－C12MDP 从巨噬细胞缺乏的糖尿病 NOD 小鼠中提取的脾细胞不能将疾病转移给联合免疫缺陷的 NOD 小鼠（NOD/SCID），而用同样方法从对照 NOD 小鼠中提取的脾细胞则可以转移疾病给免疫缺陷的 NOD 小鼠，这说明在针对 β 细胞的细胞毒性 T 细胞的产生过程中，巨噬细胞的存在是必需的。研究还发现，缺乏巨噬细胞的受者 NOD 小鼠 T 细胞不能损伤体内移植的胰岛。这些结果说明，在巨噬细胞缺陷的环境中，T 细胞不能分化为 B 细胞和细胞毒性 T 细胞。将 T 细胞重新置于巨噬细胞的环境中，T 细胞则能分化为 B 细胞和细胞毒性 T 细胞。究其主要原因为巨噬细胞缺乏的 NOD 小鼠细胞因子 IL－12 表达减少，引起免疫平衡改变，使 Th1 细胞介导的免疫反应减弱而由 Th2 细胞介导的免疫反应增强，同时 Fas 配基表达和穿孔素显著减少，引起效应 T 细胞活化不足。若增加 IL－12 则可以在巨噬细胞缺乏的 NOD 小鼠内重新诱发糖尿病。巨噬细胞除通过激活 T 细胞损伤 β 细胞以外，其分泌的可溶性中介物也参与 β 细胞损伤，这些物质包括氧自由基和一些细胞因子（TNF－α、IL－1β、IFN－α 和 IFN－γ）。在对巨噬细胞缺乏的 NOD 小鼠与 PBS 处理的对照组 NOD 小鼠的比较观察中发现，前者体内的 IL－1β、TNF－α 和 IFN－γ 的表达水平显著下降。研究认为这些由激活的巨噬细胞释放的细胞因子对 β 细胞有毒性作用。β 细胞对自由基极敏感，原因之一是 β 细胞捕捉氧自由基的酶活性低，其二是胰岛中几种抗氧化酶如 Mn－SOD、Cu－Zn－SOD、过氧化酶（CAT）的基因表达要低于其他组织。而胰腺浸润的巨噬细胞产生的细胞因子可能就是通过诱导产生氧自由基损伤 β 细胞的。这种毒性作用最终是由超氧离子和过氧化氢介导的。

NOD 小鼠模型中，促炎性巨噬细胞（M1）比 T 细胞更早浸润到胰岛中，巨噬细胞产生的 IL－1β、TNF－α、ROS 等可直接损伤 β 细胞，诱导 β 细胞凋亡等。除此之外，巨噬细胞产生的 IL－12 也可以促进细胞毒性 T 细胞（CTL）的分化，从而导致 1 型糖尿病发生。从 1 型糖尿病患者血液中分离出来的单核细胞能分泌 IL－1β 及 IL－6 等炎性因子，介导炎性反应，同时可诱导 Th17 细胞的扩增，Th17 细胞进一步导致杀伤性 T 细胞与 Treg 细胞之间的失衡，启动后续炎性反应及促凋亡作用。因此，单核巨噬细胞产生的炎性因子不仅可以直接损伤胰岛 β 细胞，而且可通过影响 CTL 与 Treg 细胞之间的平衡来诱导炎性反应和靶细胞损伤。然而抗炎促修复型（M2 型）巨噬细胞则分泌一些抗炎因子及生长因子，如血管生长因子（VEGF－A）、肝细胞生长因子（HGF）、血小板源生长因子 β（PDGF－β）、转化生长因子 β

（TGF-β）、表皮生长因子（EGF）、成纤维细胞生长因子（FGF）、胰岛素样生长因子（IGF）等，这些可以促进皮肤、肝脏、肾脏、肌肉及胰岛β细胞的损伤修复与再生。因此，巨噬细胞在1型糖尿病中的作用同样具有双重性。

2. 免疫B细胞

在NOD小鼠自身免疫性糖尿病的发病机制中，免疫B细胞作为抗原呈递细胞（APC）起着关键性作用。以前认为B细胞主要是生成抗β细胞自身抗原的抗体，后来研究证明，在NOD小鼠自身免疫性糖尿病的发病起始过程中，B细胞是关键的抗原呈递细胞。B细胞缺乏的NOD小鼠不会自发产生糖尿病。用抗尿嘧啶抗体促使体内B细胞衰竭可以完全阻止胰岛炎的发展。从糖尿病NOD小鼠中提取的T淋巴细胞，可以将疾病过继转移给缺乏B细胞的幼年受体小鼠，暗示在糖尿病致病性效应T细胞产生后，B细胞对β细胞的损伤并不是必需的。

HLA存在于体内多种细胞中，包括胰岛β细胞，可以帮助识别自体组织与非自体组织。HLA有多个位点，每个位点又有多个等位基因：A、B、C、DR和DQ。正常人HLA-DQ基因上的特定位置是天冬氨酸。大多数1型糖尿病患者基因在这个位置上是另外一种氨基酸。HLA关键位置上天冬氨酸的缺乏可能会刺激免疫系统攻击胰岛β细胞。这个发现为预测儿童是否会发展为1型糖尿病，以及采用化学方法控制不正常的HLA-DQ、预防免疫系统攻击自身β细胞的发生奠定了重要基础。

1型糖尿病患者体内的胰岛β细胞被错误地标记为外来物，刺激辅助T淋巴细胞召集大量B淋巴细胞对胰岛β细胞进行攻击，导致胰岛β细胞的损伤，进而影响胰岛素的分泌。胰岛β细胞自身抗原暴露也可激活B细胞，分泌谷氨酸脱羧酶抗体、胰岛细胞抗体（ICA）、胰岛素自身抗体（IAA）、酪氨酸磷酸酶样蛋白质分子（IA-2）和IA-2β抗体等。70%～80% 1型糖尿病儿童体内有ICA，50%最终患糖尿病的人体内有IAA，它们可先于病症发生5年，甚至更久出现。并不是所有ICA或IAA阳性的人都会发展为糖尿病，一些没有血糖异常的人也会出现ICA或IAA阳性。在1型糖尿病的发病初期，B细胞是关键的抗原呈递细胞。缺乏B细胞的NOD小鼠，胰岛β细胞中单核细胞浸润显著减少，胰岛炎性反应显著下降，糖尿病发病率降低。另外，B细胞还能够促进$CD8^+$T细胞转化为细胞毒性T细胞，加速1型糖尿病的进程。

3. T细胞

在1型糖尿病发病过程中，B淋巴细胞的迅速增加诱导T淋巴细胞数量增多。T细胞主要是通过分泌细胞因子而发挥作用，包括干扰素γ（IFN-γ）、白细胞介素（IL）-1、IL-2、IL-17、IL-35和肿瘤坏死因子（TNF-α）等促炎性因子，介导细胞免疫及诱导炎症，损伤B细胞进而引起1型糖尿病。T淋巴细胞对胰岛β细胞的浸润及其分泌的细胞因子在1型糖尿病的发病过程中发挥着重要作用。1型糖尿病患者体内活跃的T淋巴细胞数量增多，T淋巴细胞的作用和数量异常。

1型糖尿病发病过程受到多种T淋巴细胞及其生物活性物质调控。首先，抑制性T淋巴细胞（Tregs）可抑制自身免疫反应、肿瘤细胞及非自身抗原。辅助性T细胞（Th细胞）分泌IL-2能够促进Foxp3-$CD4^+$Tregs的增生，使Tregs的数量及其表面相关蛋白表达增加，导致Tregs的抑制作用显著增强。有研究发现，1型糖尿病发病过程中，Th1细胞分泌IL-2显著减少，IL-2功能作用显著减弱，导致Tregs功能障碍，从而加重1型糖尿病病情。胰岛素样生长因子1过表达小鼠，Tregs水平显著增加，从而抑制1型糖尿病的进程。其次，IL-1对B细胞具有潜在的干预作用，基因敲除或药物阻断IL-1受体，1型糖尿病的发病率可以显著降低，提示IL-1参与1型糖尿病的发病过程。机体炎症条件下，IL-1和IFN-γ、TNF-α产生协同作用，促进致糖尿病性T细胞的增生和诱导活性氧类产生氧化应激反应，抑制胰岛素的分泌和促进胰岛β细胞凋亡。再者，通过对1型糖尿病患者外周血的检测，发现IL-17介导的$CD8^+T$细胞和IL-33介导的IFN-γ、IL-17和TNF-α能够促进胰岛β细胞凋亡，加重1型糖尿病的病程；IL-4和IL-10能够抑制Th1细胞产生促炎性因子，缓解1型糖尿病的发病过程。实验表明，给予CD28分子抗体能够显著增强浸润胰岛的Th2细胞分泌IL-4的能力，从而有效预防和降低1型糖尿病的发生率。IL-10通过诱导Tregs增生，发挥抗炎效应，抑制1型糖尿病发病过程。TNF-α参与多种导致1型糖尿病的过程。TNF-α能够与IL-1、IFN-γ等发挥协同炎性反应，与转录因子叉头框蛋白（Foxo-1）、IL-6、髓过氧化物酶及IL-2发生耦合致炎作用等。1型糖尿病发病早期TNF-α的水平显著升高。值得注意的是，IL-10和胰岛素之间具有协同作用。动物实验表明，IL-10和胰岛素联合能够有效降低NOD小鼠的发病率。最后，近期研究发现，IL-35能够显著降低RIP（rat insulin promoter）-IL35转基因NOD小鼠胰岛中$CD4^+$和$CD8^+T$细胞的数量，尤其减少葡萄糖-6-磷酸酶催化亚基相关蛋白特异性$CD8^+T$细胞浸润，提示IL-35在1型糖尿病中发挥潜在的治疗作用。在1型糖尿病的发病过程中，ZnT8（zinc transporter 8）是$CD8^+T$细胞识别的主要自身抗原。

1型糖尿病的发生和发展主要依赖于$CD4^+$及$CD8^+$这两种T淋巴细胞，在NOD小鼠模型上发现，只有将NOD小鼠的脾脏$CD4^+$及$CD8^+T$细胞而非其他亚型的T细胞输注到同种免疫功能不全小鼠中才可以诱发1型糖尿病，这提示$CD4^+$及$CD8^+T$细胞在诱导β细胞损伤中起重要作用。给予CD3特异性抗体诱导T细胞耐受后可逆转1型糖尿病的发生，这些研究结果都提示T细胞可作为一种抑制胰岛β细胞损伤的干预靶点，也引出了用CD3特异性单克隆抗体对新近发生的1型糖尿病患者进行免疫治疗的新方法。T细胞介导胰岛β细胞损伤有多种方式。胰岛β细胞处于慢性炎症状态时会产生多种趋化因子，如CXCL10、CCL2、CCL20等，促进单核巨噬细胞、淋巴细胞等免疫细胞募集到胰岛细胞周围，这些免疫细胞产生的多种炎性因子，如白细胞介素1β（IL-1β）、IL-12，γ干扰素（IFN-γ），肿瘤坏死因子α（TNF-α）等本身就可以直接损伤β细胞，诱导其凋亡。β细胞抗原由MHC-Ⅰ类分子呈递给致糖尿病的$CD8^+T$细胞，并与特异性的T细胞受体（TCR）结合、相互识别，$CD8^+T$细胞可通过MHC-Ⅰ类分子介导的细胞毒性作用杀死β细胞。某些抗原提呈细胞如树突状细胞（DC）可通过MHC Ⅱ类分子将β细胞抗原呈递给$CD4^+T$细胞，并与其特异性的TCR结合、相互识别，促进$CD4^+T$细胞的增生激活。$CD4^+T$细胞表面的FASL进一步与β细胞膜表面受体FAS结合启动细胞凋亡，通过一系列的信号传导促进β细胞凋亡。虽然T细胞在启动1型糖尿病的发生和发展中起着关键作用，但其也可与某些共刺激分子一起介导免疫耐受，调节T细胞对β细胞的攻击，胰岛抗原特异性的T细胞可分为致病性效应T细胞（致糖尿病性T细胞）及具有保护作用的调节性T（Treg）细胞。研究表明*FOXP3*（一种与Treg细胞功能密切相关的转录因子）基因突变会导致包括1型糖尿病在内的多种自身免疫性疾病的发生；缺乏CD28的NOD小鼠缺乏Treg细胞，会导致病情加重；此外，IL-2可增加Treg细胞数量，可作为1型糖尿病的一种潜在治疗手段。此外，β细胞表面的程序性细胞死亡配体（PDL1）可与$CD4^+$及$CD8^+T$细胞表面的PD1结合，调节T细胞对β细胞的攻击。T细胞对β细胞的杀伤作用与保护作用会相互制约、相互平衡，如果这种平衡被打破，将会造成β细胞的过度破坏。

1型糖尿病主要病理学特征是发生$CD4^+$和$CD8^+T$细胞、B细胞、巨噬细胞和树突状细胞浸润的胰岛炎，引起选择性的胰岛β细胞损伤，从而使胰岛素分泌减少或缺乏。一般认为其中的胰岛反应性$CD4^+$和$CD8^+T$细胞与促进1型糖尿病的发生有密切关系。一般认为1型糖尿病的发病机制是被Th1/Tc1依赖性自身免疫反应介导产生，而通过Th2和（或）调节性免疫反应缓解。这里主要阐述$CD4^+T$细胞和$CD8^+T$细胞在引起糖尿病过程中的作用。

（1）CD4⁺T 细胞：CD4⁺T 细胞分为 Th1 和 Th2 两个细胞亚群。Th1T 细胞分泌 IL-2、IFN-γ 和 TNF-β；Th2 细胞分泌 IL-4、IL-5、IL-6、IL-10、IL-13 等细胞因子。Th1 细胞主要介导细胞免疫，通过其细胞因子破坏 β 细胞，促进胰岛炎和 1 型糖尿病的发病；而 Th2 细胞介导体液免疫，通过细胞因子对胰岛细胞起保护性作用。正常情况下 Th1 和 Th2 的两类细胞反应交叉调节相互抑制，维持机体处于免疫平衡状态。有研究表明，1 型糖尿病患者是因体内某些免疫调节机制的失衡，导致自身免疫平衡失常，使 Th1 细胞的功能占主导地位，其分泌的大量细胞因子参与 β 细胞自身免疫反应过程。其中，Th1 细胞产生的大量 IFN-γ，对发病极为重要。IFN-γ 可抑制 Th2 细胞增生，抑制 IL-4、IL-10 的产生，上调 β 细胞的 MHC-Ⅰ类分子表达，增强抗原提呈作用，增加 β 细胞对胰岛浸润 T 细胞破坏的敏感性，并辅助 CD8⁺T 细胞活化、克隆增生为细胞毒性 T 细胞。比如有报道注射 IFN-γ 单克隆抗体可使 NOD 小鼠内的 T 细胞反应性从 Th1 转向 Th2，其脾细胞表达更多的 Th2 型细胞因子，从而有效防止 NOD 小鼠糖尿病的发生。

（2）CD8⁺T 细胞：实验证明，将抗 CD8⁺ 抗体注入 NOD 鼠体内，前 5 周能完全阻止 NOD 小鼠的胰岛炎和 1 型糖尿病的发生，表明 CD8⁺T 细胞在 1 型糖尿病的起病阶段起重要作用。另有研究表明 CD8⁺T 细胞在 NOD 小鼠胰岛 β 细胞的破坏过程中起着效应细胞的作用。从糖尿病 NOD 小鼠胰岛分离出的 CD8⁺T 细胞中有一部分 CD8⁺T 细胞克隆可独立过继转移糖尿病，但大部分情况下是在 CD4⁺T 细胞的协助下转移糖尿病，这说明 CD8⁺T 细胞与 CD4⁺T 细胞在 1 型糖尿病的发病过程中有着协同作用。有研究发现，从 NOD 小鼠胰岛浸润淋巴细胞中分离出的 CD8⁺T 细胞，在细胞外可以被胰岛细胞抗原激活并表现出增生反应和细胞毒活性。但是在注入抗 MHC-Ⅰ类分子的抗体后，不能表现细胞毒活性，这说明 CD8⁺T 细胞对胰岛细胞的反应是受 MHC-Ⅰ类分子限制的。CD8⁺T 细胞主要是通过分泌穿孔蛋白和颗粒酶完成细胞毒功能，导致 β 细胞的破坏。但颗粒酶单独不能破坏 β 细胞，有实验证实将表达 LCMV-GP（Lymphocylic choriomeningilis virus-glycoprotein）的转基因鼠与穿孔蛋白缺乏鼠杂交，子代鼠未发生 1 型糖尿病。另外有实验说明不表达穿孔蛋白的 NOD 小鼠只能产生胰岛炎但不产生糖尿病，而缺乏 Fas 的 NOD 小鼠，不发生胰岛炎和糖尿病，说明在穿孔蛋白/颗粒酶途径不足以介导 1 型糖尿病时，由 Fas 介导的细胞凋亡是 CD8⁺T 细胞损伤 β 细胞的一个主要途径。当胰岛内有大量的淋巴细胞浸润时，产生细胞因子（如 IFN-γ 等）可以使胰岛的 Fas 表达上调，而 CD8⁺T 细胞识别表达 Fas 的 β 细胞后即表达 FasL，通过 Fas/FasL 的相互作用引起 β 细胞的凋亡，随后发生胰岛炎或者糖尿病。

4. 自然杀伤细胞

自然杀伤（NK）细胞由骨髓淋巴样干细胞发育形成，介导细胞毒性反应无须抗原刺激。活化的 NK 细胞可通过分泌 IFN-γ、TNF-β、IL-2、粒细胞-巨噬细胞集落刺激因子、IL-5、IL-10、IL-13 及 IL-16 等细胞因子发挥免疫调节反应。研究发现，NOD 小鼠的胰岛中 NK 细胞的增加与 1 型糖尿病发病关系密切。NK 细胞的耗竭显著降低 NOD 小鼠的发病率。在胰岛发生炎症的情况下，浸润胰岛的 NK 细胞分泌 IL-16 增加，促进炎症反应。另外，NK 细胞毒性受体 NKp46 能够介导胰岛中 NK 细胞脱颗粒反应，损伤胰岛 β 细胞而加重 1 型糖尿病病理过程。NKp46 缺陷小鼠对小剂量利尿佐菌素诱导糖尿病敏感性显著下降。在糖尿病的早期阶段向 NOD 小鼠注射可溶性 NKp46 蛋白可以抑制糖尿病的发展。这些都提示 NKp46 参与介导 NK 细胞引起 1 型糖尿病的过程。

NK 细胞属于固有免疫系统，组成机体免疫防御的第一道防线，对外来细菌、病毒和体内肿瘤细胞等进行免疫防御、免疫监视及稳态维持。近年来的研究发现 NK 细胞也分为很多亚群，决定了其功能的多样性，尚有多种表型及功能尚未完全阐明。通常认为 NK 细胞不仅具有细胞毒性，同时还可产生多种炎性因子，尤其是 IFN-γ，之前也提及 IFN-γ 可激活 NF-κB、STAT1 等信号通路，通过一系列的信号转导诱导 β 细胞凋亡。从 NOD 小鼠的胰岛中分离出来的 NK 细胞表达更多的 CD25、CD69、CD107a（一种颗粒胞吐标志物），产生更多的 IFN-γ，这说明糖尿病小鼠胰岛中的 NK 细胞毒性更强。NK 细胞膜表面的两种激活受体 NKG2D、NKp46 分别可与 β 细胞上的配体 RAE1 和 NKp46 结合，发挥细胞毒性作用，造成 β 细胞损伤。在很多 1 型糖尿病患者和 NOD 小鼠中都存在激活型受体 NKG2D 的突变，因此可能造成 NK 细胞持续性激活，过度激活的 NK 细胞会对自身 β 细胞起杀伤作用，同时还可激活 $CD4^+$ 及 $CD8^+$T 细胞进一步对 β 细胞产生攻击。然而 NK 细胞也具有一定的免疫调节功能，NK1.1 细胞亚群表达抑制性受体 NKG2A，抑制 NK 细胞对 β 细胞的杀伤作用，并产生 IL-22 控制胰岛移植术后的炎性反应和排斥反应，从而延长移植物的存活。因此，NK 细胞的多种亚型及其功能都有待深入研究，可能成为治疗 1 型糖尿病及控制胰岛移植术后免疫排斥反应的作用靶点。

5. 树突状细胞

胰岛中的树突状细胞（DC）可以捕获胰岛 β 细胞自身抗原并将其提呈给胰腺淋巴结中胰岛抗原特异性的杀伤性 T 细胞，导致糖尿病性免疫反应。一些报道也认为 NOD 小鼠中的 DC 可以通过增加 IL-12 和一些共刺激分子的表达来促进效应性 T 细胞的激活，进而促进 1 型糖尿病的发生。当然 DC 细胞表达的一些分子如 PDL1、诱导型 T 细胞共刺激分子配体（ICOSL）、吲哚胺 2，3-双加氧酶（IDO）也可诱导 T 细胞免疫耐受。因此，DC 细胞在参与诱导 T 细胞耐受、T 细胞清除、Treg 细胞扩增等方面也起着重要作用，就这个角度而言，DC 对 1 型糖尿病也具有一定的保护作用，也为 1 型糖尿病提供新的治疗策略。

（三）1 型糖尿病的自身免疫性发病机制

1 型糖尿病的发生机制涉及的免疫反应的过程比较复杂，现代研究表明免疫系统起着主要作用，胰岛内自身抗原、免疫细胞中 $CD4^+$ 及 $CD8^+$T 淋巴细胞、B 淋巴细胞、自然杀伤细胞、树突状细胞等共同参与了胰岛 β 细胞的损伤而致病。在淋巴细胞浸润胰腺组织导致胰岛损伤的过程中，细胞因子的作用也不可忽视，很多研究治疗方法的思路来源于各种炎性因子的作用。

1. 免疫因素

（1）T2 细胞作用：进行性的胰岛 β 细胞自身免疫破坏启动了 1 型糖尿病的发病。多种因素可导致抗原错误提呈给辅助性 T 细胞（THcell），产生针对 β 细胞的特异性抗体，大量的胰岛 β 细胞被破坏，大大降低了胰岛合成和分泌胰岛素的能力。1 型糖尿病患者血液中主要含有谷氨酸脱羧酶抗体（GADAb）、胰岛细胞抗体（ICA）与胰岛素自身抗体（IAA），这些抗体与 β 细胞的损伤有关。

ICA 是 1 型糖尿病检测中应用最早的免疫学标志。ICA 在新诊断的 1 型糖尿病患者中阳性率可达 80%～90%。ICA 针对的靶抗原包括谷氨酸脱羧酶和蛋白酪氨酸磷酸酶 IA-2。随着病程的延长，ICA 的阳性率随病程而逐渐降低，其原因可能与胰岛 β 细胞免疫性破坏致 ICA 自身抗原耗竭有关。

1 型糖尿病中 GADAb 检测阳性率明显高于 ICA、IAA，GADAb 更具敏感性，且特异性强、持续时间长，有助于鉴别 1 型糖尿病，并提示应及早应用胰岛素治疗。

T 细胞分两种不同的功能亚群即 CD4 和 CD8。$CD4^+$T 细胞在糖尿病的发病中起主要作用。$CD4^+$T 细胞又分为 Th1 和 Th2 细胞亚群。Th1 细胞及其细胞因子对胰岛 β 细胞具有损伤作用，而 Th2 细胞及其细胞因子具有保护作用。对于 1 型糖尿病患者来说，体内这两群细胞功能失衡，前者强于后者，从而导致胰岛 β 细胞的损伤和胰岛素的缺乏。

$CD8^+T$ 细胞在疾病起因中不是主要条件，但是 $CD8^+T$ 细胞是 NOD 鼠起病前 14 周的必要因素，但在随后的效应阶段是非必要因素。目前尚不清楚 $CD8^+T$ 细胞是作为经典的效应细胞发挥作用还是主要作为一种免疫调节细胞协助 $CD4^+T$ 细胞发挥作用。

（2）B 细胞作用：B 细胞不仅能生成抗 β 细胞自身抗原的抗体，而且能有效地将抗原呈递给抗原特异性 T 细胞。有研究表明，在 NOD 小鼠自身免疫性糖尿病的发病起始阶段，B 细胞是关键的抗原呈递细胞。B 细胞缺乏的小鼠不会自发产生糖尿病，使体内 B 细胞衰竭能完全阻止胰岛炎的发展。

B 细胞在针对 β 细胞抗原的自发性 T 细胞反应过程中的作用仍有争议。Yang M 等发现，表达成熟 B 细胞的大鼠自发发生 Th1 细胞自身免疫，而缺乏成熟 B 细胞的大鼠不发生 Th1 细胞自身免疫。B 细胞能显著增强致敏 Th1 细胞和效应 Th1 细胞对 β 细胞的自发免疫反应。表明 B 细胞在调节 1 型糖尿病发生过程中对 T 细胞的重要作用。然而，Martin S 等曾报道 1 例 X 连锁无丙种球蛋白白血病患者罹患 1 型糖尿病。这意味着自身抗体和 B 细胞功能不是 1 型糖尿病发病的关键，提示 1 型糖尿病可以在没有 B 细胞及抗体的情况下发生。由此可见，B 细胞在糖尿病发病中的作用尚待进一步研究。

2. 氧化应激作用

氧化应激对 β 细胞的损伤作用已经备受关注。机体内的活性氧代谢产物即活性氧（ROS）或氧自由基，主要包括超氧阴离子自由基（O_2^-）、过氧化氢（H_2O_2）、羟自由基（OH）以及由此衍生的有机过氧化物自由基烷氧基（RO）、烷过氧基（ROO）和氢过氧化物（ROOH）等，正常状态下体内存在清除自由基、抑制自由基反应的体系，ROS 的产生和清除处于动态平衡状态。任何原因导致产生大于清除时，过多的自由基直接作用于机体引起组织损伤。

大量的实验研究证实糖尿病中氧化应激的存在。糖尿病状态时促进氧化应激的因素包括反应性氧自由基增加，糖基化产物、糖氧化产物形成增加和抗氧化应激机制的减弱。糖尿病慢性高糖状态主要有以下 5 条途径产生大量的活性氧族：①高血糖导致内皮细胞线粒体生成超氧阴离子增多；②蛋白质糖化作用增强；③高糖可引起醛糖还原酶（AR）和山梨醇脱氢酶（SDH）活性增强；④花生烯酸类代谢途径的激活；⑤抗氧化系统清除能力减弱。大量的自由基通过使细胞脂质过氧化，使膜的液态性和流动性减弱，通透性增加，细胞外钙离子内流；并可使膜上 Na^+-K^+-ATP 酶失活，钠钙交换增强，细胞内钙离子升高，进而激活磷脂酶活性，促进膜磷脂分解，损伤胰岛细胞。

机体内的抗氧化剂主要分为三大类。①抗氧化酶系：过氧化氢酶、谷胱甘肽还原酶、谷胱甘肽过氧化物酶、超氧化物歧化酶等；②链阻滞抗氧化剂：又可分为脂溶性抗氧化剂（VitE、VitA、黄酮类、泛癸利酮）和水溶性抗氧化剂（VitC、尿酸、血浆巯基蛋白、清蛋白、还原型谷胱甘肽）；③转运金属结合蛋白（转铁蛋白、铜蓝蛋白、乳铁蛋白等）。Ramakrishna V 等通过检测脂质过氧化作用、蛋白质氧化作用和抗氧化剂［维生素 A、维生素 C、维生素 E、抗氧化酶系和一氧化氮（NO）］状态来评估在慢性 1 型糖尿病患者中的氧化应激，结果显示高血糖诱导氧自由基过度生成，导致蛋白质氧化和脂质氧化增加，同时抗氧化剂水平降低，与正常健康人相比，1 型糖尿病患者的蛋白水平包括清蛋白、转铁蛋白、铜蓝蛋白、结合球蛋白、变异的糖蛋白 C 和球蛋白成分均降低。

Kajimoto Y 等研究了抗氧化剂在 C57BL/KsJ-db/db 糖尿病鼠中的作用，结果显示抗氧化剂保持了葡萄糖刺激的胰岛素分泌和适度降低血糖水平，大鼠的 β 细胞群明显增大，在没有改变 β 细胞增生率的同时抑制 β 细胞的凋亡。维持了胰岛素的总量和胰岛素 mRNA。可能的机制是胰岛素基因转录因子——胰腺/十二指肠同源因子-1 的表达。研究还显示胰岛细胞破坏与氧化应激情况下使 JNK 激活、抑制胰岛素基因的表达有关。同时 Porras A 等的研究显示，ROS 在介导胰岛细胞凋亡过程中起重要作用，应用抗氧化剂 SOD 和 VitC 可以延缓胰岛细胞凋亡的进程。

3. 细胞因子的作用

β 细胞受损主要发生在胰岛炎症部位，单核细胞浸润胰岛释放的炎症因子形成胰岛炎，最终导致大量 β 细胞缺失。胰岛炎中 β 细胞的死亡可能由以下因素引起：活化的巨噬细胞、T 细胞和（或）这些细胞分泌的可溶性介质包括许多细胞因子、NO 和氧自由基。巨噬细胞吞噬抗原后产生白介素（IL）-12、IL-4，分别刺激 Th1 或 Th2 细胞分化发育。前者分化的结果导致 IL-2、干扰素-γ（IFN-γ）分泌增加，继而促进细胞毒性 T 细胞和巨噬细胞的分化，产生大量自由基（O_2·，HO·，NO·）和 IL-1β、TNF-α、IFN-γ，损伤胰岛 β 细胞自身抗原，再次被巨噬细胞吞噬，循环往复，最终导致胰岛 β 细胞耗竭。这些细胞因子中以 IL-1β、TNF-α、IFN-γ 与 β 细胞凋亡关系最密切，并形成 3 条主要的凋亡通路，即 IL-1β 通路、核因子-κB 通路和 FAS 通路。3 条通路形成了一个导致胰岛 β 细胞缺失的复杂的基因网络，β 细胞暴露于细胞因子后的命运依赖于暴露时间和 β 细胞基因网络混乱的程度。

IL-1β 自身即可抑制 β 细胞功能，TNF-α 和 IFN-γ 可协同强化 IL-1β 的细胞毒作用。Cnop M 等研究发现，人或啮齿类纯化的 β 细胞仅仅暴露于 IL-1β 不足以诱导凋亡，但是将 IL-1β 和 IFN-γ 联合起来，超过 50% 的 β 细胞在 6～9 天后发生凋亡。表明 IFN-γ 信号转导必须与 IL-1β 释放的信号协同作用才能激发 β 细胞的凋亡。可能机制：①应激活化 c-Jun 氨基端蛋白激酶（JNK）、p38 丝裂原活化蛋白激酶（P38 MAPK）和胞外信号调节激酶（ERK）；②触发内质网（ER）应激；③来自线粒体的死亡信号的释放。

Wachlin G 等发现，细胞因子降低胰岛素的含量，抑制葡萄糖刺激胰岛素分泌并且增加 NO 的含量和增加 DNA 断链。IL-1β 处理的未经胞膜修复的胰岛细胞受到细胞因子的联合作用导致胞膜的损坏。胰岛 β 细胞表现出细胞表面 ICAM-1 数量的显著增加，并不被 IFN-γ 和 TNF-α 加强。IL-1β 诱导的 FAS 表达显著增加仅仅发生在来自有糖尿病倾向的 BB 鼠。推测 IL-1β 是调节 ICAM-1 诱导作用的主要刺激物。同时在体外将 β 细胞暴露于 IL-1β 或者 IL-1β+IFN-γ 所引起的功能变化与糖尿病前期患者的情况相似，即高胰岛素原/胰岛素水平和胰岛素对葡萄糖刺激的第一时相分泌的丧失，此现象起因于由 IL-1β 介导的胰岛素颗粒同细胞膜的结合和融合功能降低。其他细胞因子如 IL-18 在糖尿病的发病中也可能发挥重要作用，Oikawa Y 等用电穿孔法给 NOD 鼠注射 IL-18 的表达质粒 DNA，处理过的 NOD 鼠糖尿病的发病率显著高于对照组。Choi SE 等研究发现 IL-6 无论在体内还是体外均可保护胰岛 β 细胞免受前炎症细胞因子诱导的细胞死亡和功能障碍。但 Kristiansen OP 等的研究对此表示质疑，IL-6 的作用尚需进一步的探讨。

4. 胰岛素抵抗

1 型糖尿病是 β 细胞群原发性丢失所致，这种丢失是由连续胰岛素缺乏的复杂自身免疫过程引起的。2 型糖尿病起因于胰岛素作用受损的发病机制称为胰岛素抵抗。因此，胰岛素抵抗长期以来被认为是 2 型糖尿病的发病标志，而 1 型糖尿病发病机制中胰岛素抵抗的存在受到了质疑。尽管如此，临床和实验证据均表明 1 型糖尿病患者确实存在胰岛素抵抗。

胰岛素抵抗可能是一种发生在青春期、脱水、感染、服用某些药物以及吸烟短暂适应期的生理或病理现象。肥胖、生活方式及患者的遗传背景均可引起胰岛素抵抗，而 1 型糖尿病由环境和遗传的多因素引起，这说明胰岛素抵抗和 1 型糖尿病的发病或许存在相关性。2001 年提出的“双重糖尿病”假说认为，一些患者同时有 2 型糖尿病（具有胰岛素抵抗）和 1 型糖尿病（胰岛 β 细胞被破坏）的病因，代谢失调和自身免疫异常的患者多代表着胰岛素敏感性较低的 1 型糖尿病患者，且患有双重糖尿病的个体遗传学特征与1型糖尿病患者极为相似。在分子水平上，与肥胖相关的细胞因子的表达是双重糖尿病的主要特征，同时细胞因子的表达也导致更具侵袭性的β细胞凋亡，而1型糖尿病就是β细胞群原发性丢失所致。因双重糖尿病患者含有两种类型糖尿病的病因，而其部分发病机制和遗传因素与1型糖尿病更加密切，于是越来越多的人推断，曾经只作为2型糖尿病病因的胰岛素抵抗与1型糖尿病的发病也存在关系。而且，"加速器"假说还认为肥胖驱动胰岛素抵抗的发展是1型糖尿病和2型糖尿病的核心特征。

非肥胖糖尿病（non-obese diabetes，NOD）小鼠是具有免疫缺陷的小鼠，患有自身免疫性糖尿病，常作为1型糖尿病的模型小鼠。NOD表现出肝胰岛素抵抗、蛋白激酶C膜转位增加、胰岛素刺激蛋白激酶B的磷酸化受损。对1型糖尿病患者胰岛素抵抗的研究表明，不仅肝脏，全身如肌肉、脂肪等组织也表现出胰岛素抵抗。因此，胰岛素抵抗在1型糖尿病的发生和发展中起着重要作用。

5. Hpse与炎症

目前，1型糖尿病被认为是一种自身免疫性疾病，先天免疫及炎症介质对其发病起着至关重要的作用。在发病早期，炎症促进对胰岛β细胞的破坏，到了晚期炎症又有助于维持胰岛炎。而Hpse与炎症因子以及自身免疫性疾病有着紧密的联系，并且其对1型糖尿病的发生发展意义重大。

（1）Hpse与炎症因子：当炎性反应产生时，大量白细胞迅速从血液中募集到损伤的组织中，而在炎症的早期，炎性内皮细胞表面的HS促使细胞因子活化，即提呈淋巴细胞趋化因子与外周血液循环中白细胞相结合。随后，白细胞（如T细胞）通过其细胞表面的趋化因子结合内皮细胞上的黏附因子（如ICAM－1或VCAM-1），使其在血管内皮细胞表面固化；同时，当与T细胞结合的失活Hpse绑定内皮细胞表面的HS时，可以促进T细胞的固化作用；并且趋化因子与内皮细胞表面HS绑定可以建立一种细胞因子梯度，促进T细胞穿过血管内皮。但是，细胞基底膜上的HS与硫酸乙酰肝素蛋白多糖（heparan sulfate proteoglycans，HSPG）相互作用后阻止白细胞迁移，此时白细胞（包括T细胞）就通过产生Hpse降解细胞基底膜上的HS，且其降解的成分促进白细胞穿越基底膜进入周围组织，与HS绑定的细胞因子和炎症趋化因子一起释放进入组织微环境，加剧炎症应答。因此，在炎性反应中，Hpse可以调控HS一些重要的生化作用，促进白细胞的迁移及炎症因子的释放，导致局部炎症应答加重。

（2）Hpse与自身免疫性疾病：T细胞的迁移对其介导的自身免疫性疾病有着重要作用，而目前抑制Hpse的活性正成为抗免疫性疾病药物治疗的一个重要研究方向。最近有相关报道指出，在自身免疫性脑炎的大鼠模型中，通过硫酸多糖干预治疗可以缓解病情的发展，这种作用可能是抑制活性T细胞的Hpse的分泌，减少内皮细胞基底膜的降解。在迟发型超敏反应（DTH）模型中，抑制内皮细胞分泌Hpse，可以防止基底膜上的HS降解及白细胞迁移；在类风湿关节炎中，炎症细胞通过产生Hpse，降解类风湿关节中细胞外基质的HS，释放炎性细胞因子，加速受累关节的破坏；溃疡性结肠炎和克罗恩病是一种慢性炎症性疾病，肠道上皮细胞的炎性改变，可以驱动Hpse的产生，导致局部炎症的恶性循环。因此，通过上述研究表明，Hpse在自身免疫性疾病中发挥着重要的作用。

（3）Hpse的发病机制：1型糖尿病是一种自身免疫性疾病，这已经在NOD大鼠中被广泛研究证实。1型糖尿病病理过程中，胰岛β细胞被自身免疫T细胞选择性地破坏。D' Alise等认为自身免疫性T细胞对胰岛β细胞自身抗原清除发生在胰腺淋巴结，而这可能是效应性T细胞的异常应答和调节性T细胞调控不足的结果。Korpos等认为位于胰岛基底膜的HS可以构成屏障，阻碍白细胞的迁移，从而抑制炎症应答。最近有研究表明，在1型糖尿病的起病初期的NOD小鼠中，胰岛炎性病变的T细胞表达高水平的Hpse；相反，在年轻的糖尿病前驱期小鼠中，胰岛周围的T细胞低表达Hpse。HS不仅存在于胰岛的基底膜中，而且大量分布于整个胰岛，而 HS 的缺失与 β 细胞的凋亡有密切联系，HS 的类似物有利于 β 细胞的存活；同时，在相关动物模型中，发现 NOD 雌性小鼠在 Hpse 抑制剂或 HS（PI－88）类似物的干预下，可以显著延长 1 型糖尿病的起始期和减少发病率；并且与空白对照组相比，PI－88 治疗有助于保护胰岛完整，避免胰岛炎症中 β 细胞的比例大量下降。此外，Jones 等认为 HS 能给予 β 细胞抗氧化损伤的能力，这可能是由于其高代谢和高生物合成活性的作用，弥补了 β 细胞内自由基清除酶呈低水平的不足。Hpse 在 1 型糖尿病的发病过程中，促进白细胞从胰腺血管中迁移入周围组织并且降解 β 细胞生存所需的 HS，导致胰岛分泌胰岛素减少。因此，Hpse 在参与 1 型糖尿病的病变过程中发挥着重要的作用，加速疾病的胰岛炎症进展和 β 细胞的凋亡。

6. Aire 与 1 型糖尿病发病机制

（1）Aire 调控胸腺中枢耐受

1）Aire 的表达失调与年龄因素：外周组织特异抗原基因在胸腺髓质上皮细胞（mTEC）中表达是阴性选择的关键步骤，而这种泛宿主基因表达（promiscuous gene expression）部分受 Aire 调控。Aire 的基因表达失调，可能会导致依赖 Aire 的组织特异性抗原（TSA）和泛宿主基因表达失调，这种失调可能是自身免疫性疾病的一个危险信号。通过相关实验检测依赖 Aire 调节的胰岛素因子 2（Ins2）和非依赖 Aire 调节的谷氨酸脱羧酶 67（GAD67）以及 Col12al 的 TSA 在 1 型糖尿病的发展过程中的表达情况，发现 Aire 在年轻的糖尿病前驱期的 NOD 小鼠中表达下调，而 GAD67、Col12al 的表达上调；在糖尿病起始阶段的成年 NOD 小鼠中，Aire 在胸腺的表达上调，而 GAD67、Ins2 和 Col12al 都出现表达下调。GAD67 与 Ins2 表达下调，表明各自在胸腺选择中的表达减少；Col12al 的表达虽然不能直接导致 1 型糖尿病的发病，但可以说明自身免疫耐受发生失调。因此，Aire 基因的表达随着年龄的改变出现失调，引起相关基因在 mTEC 中表达紊乱，可能与 1 型糖尿病的发病有着密切关系。

2）Aire 的表达水平与外周特异性抗原：Aire 调节其诱导的大部分参与阴性选择 mTEC 下游基因表达，而这些基因中约 45% 编码 TSA 基因表达。在关于 Aire 的 mRNA 水平影响外周组织抗原表达的研究中，发现当敲除 Aire 达到 59% 时，TSA 基因表达水平显著下调（48 小时内），然而令人惊讶的是包括 *Ins2* 基因在内的少数几个基因表达上调；当 Aire 的敲除达到 69% 或 100% 时，这些基因的表达下调。因此，Aire 的转录水平的细微改变对 TSA 基因在 mTEC 中的表达有重要影响。FAN 等认为胰岛素在 mTEC 中的表达对预防 1 型糖尿病至关重要，而胰岛素在胸腺中的表达完全依赖 Aire。这说明在 1 型糖尿病的发病初期，Aire 的转录水平的细微改变对 Ins2 在阴性选择中发挥着重要作用，从而引起机体对胰腺的自身免疫，导致胰岛素被清除。

3）Aire 的转录机制与胰腺自身抗原：最近研究表明，胰十二指肠同源异型框 1（PDX－1）在 mTEC 中表达，并不引起生长抑素或胰岛素的表达，而且不影响胸腺阴性选择的启动或调节性 T 细胞的产生。在胰腺中，PDX－1 促进胰岛特异基因的表达，如 Ins2，但是 PDX－1 在 mTEC 中的表达对胰岛素的转录表达并不重要，所以 PDX－1 只是一个独立的中介转录因子，而 Aire 调节胰岛素在 mTEC 中的表达，是通过非传统的转录机制，并非需要中介转录因子参与。上述研究表明，胰岛素在胸腺中的表达对 1 型糖尿病的发病起主导作用，而其他与胰岛素相关的组织抗原不能影响其在胸腺中的表达，从而不对胰腺自身免疫产生影响，导致自身免疫性糖尿病的发生。

4）Aire 与胰岛素多态多位点重复序列（INS－VNTR）：INS－VNTR 在人类胸腺中对胰岛素转录表达调节发挥着重要作用，如胰岛素自身免疫因子。一个含有多种 VNTR 的多态区域位于人胰岛素 5' 上游含有近端胰岛素的启动子，调节 β 细胞对血糖的应答及胰岛素原在胸腺中的表达，INS－VNTR 基因可决定糖尿病的易感性。PAQUETTE等认为APECED患者中自身免疫性糖尿病的风险与INS-VNTR的5'上游同位基因有关。最近研究表明VNTR Ⅰ型易感性糖尿病偏向于1型糖尿病可能是由于其降低胰岛素在胸腺中的表达和自身耐受的诱导。在相关实验中证实，Aire可以与VNTR Ⅰ型和Ⅲ型的探针绑定，影响胰岛素的启动子从而激活VNTR的转录，并且Aire可直接或间接地作用于转录复合物绑定VNTR序列，而同时VNTR序列有连接胰岛素启动子的功能，这可作为对Aire表达的反馈应答。这些研究表明1型糖尿病的易感性由INS-VNTR基因和Aire发挥的重要作用所决定，而由它们构成一个双调控机制来调节胰岛素在人类mTEC的定量表达，说明导致Aire的缺失可引起1型糖尿病的发病。

（2）Aire调控的外周耐受

1）Aire与树突状细胞（DCs）：抗胰岛素自身免疫在胰岛β细胞破坏的1型糖尿病发病的开始及进展中发挥着重要的作用。DANIEL等认为强化外周胰岛素免疫耐受可通过使抗胰岛素反应占优势的前驱糖尿病NOD小鼠免疫，有效阻止糖尿病的发病和抗胰岛素自身免疫的进展，这进一步提示抗胰岛素自身免疫在胰岛破坏中的重要作用。GRUPILLO等研究认为，在脾脏中胰岛素表达主要受表达Aire的CD11DCs调控，而胰岛素在抗原提呈细胞（APC）中的清除不能诱导小鼠抗胰岛素自身免疫疾病；相反，当胰岛素在CD11DCs中清除时，发现在小鼠中T细胞浸润胰岛的水平上升。因此，胰岛素在骨髓来源耐受型CD11DCs中表达可能在阻止胰岛素反应的外周T细胞的活化和扩增中发挥着重要作用，成为参与预防自身免疫1型糖尿病致病的因素之一。

2）Aire与Treg细胞：叉状头蛋白3调节性T细胞的主要功能是调节自身免疫耐受，其可以抑制炎症活性淋巴细胞，通过阻止抗原提呈细胞和活性T细胞或释放抗炎症因子，如IL-10、TGF-β等细胞因子，其中抑制外周自身反应性T细胞的活性对阻止1型糖尿病发挥着重要的作用。HINTERBERGER等认为表达Aire的mTEC可以调控胸腺中$Foxp^{3+}$Treg细胞，但对外周血中$Foxp^{3+}$Treg细胞的影响并不清楚。最近的一项研究发现，高表达Aire的巨噬细胞可以增强$Foxp^{3+}$mRNA的表达水平和诱导脾脏中Treg细胞的不同亚型的产生。$Foxp^{3+}$是目前Treg细胞最可信赖的分子标志，可以诱导Treg细胞的产生和功能。通过上述研究，发现Aire可以通过外周抗原提呈细胞影响$Foxp^{3+}$Treg细胞，抑制自身免疫性T细胞的活性，从而在外周免疫耐受中发挥重要作用，影响1型糖尿病的发病。

胸腺外表达Aire细胞（eTACs）与1型糖尿病eTACs存在于小鼠外周淋巴器官中，这些细胞被称为二级淋巴组织，Aire在其中调控TSA的特点是可以引起相互作用的活化诱导$CD8^{+}$T细胞死亡，YIP等认为TSA在NOD小鼠中的淋巴结表达与糖尿病的发展有关系。GARDNER等研究表明，胰岛素抗原在eTACs中表达，可以有效抑制$CD4^{+}$T细胞参与的自身免疫性糖尿病，而这种免疫耐受通过诱导高度抗耐受免疫原性转换且不断促进其连续转入易感的二级淋巴组织来实现。因此，eTACs对外周胰岛素免疫耐受发挥着重要作用，从而影响1型糖尿病的进展，同时将成为免疫学治疗1型糖尿病的研究热点之一。

（四）1型糖尿病的免疫学防治

多种免疫机制参与1型糖尿病的发病，对这些机制的研究为疾病的防治提供了途径和方向。当1型糖尿病发病时，β细胞已经有80%左右被破坏，所以早期的免疫干预治疗是目前的研究重点。当前国内外利用糖尿病动物模型所进行的免疫抑制、免疫刺激及免疫耐受等实验，都取得了令人满意的效果，为人类的糖尿病治疗奠定了基础。

1. 免疫调节

1 型糖尿病的发病机制与由细胞因子介导的自身免疫平衡发生变化、Th1 细胞亚群占优势有关，那么用某种手段（免疫调节剂）使 Th2 细胞占优势或者恢复免疫平衡状态就可能阻断这种自身免疫反应，预防 1 型糖尿病。近年来，运用细菌、病毒或者某些免疫细胞和细胞因子的单克隆抗体所做的人和动物实验的结果均支持这种推论。如 Qin 和 Shehadeh 等分别用完全弗氏佐剂（CFA）和卡介苗（BCG）注入未发病的 NOD 小鼠体内，发现与对照组相比，其糖尿病的发生率和胰岛炎的病理损坏程度都相对较轻。进一步研究发现，处理组的小鼠 T 细胞产生了比对照组多的 IL-4，而且对自身抗原 GAD67 的 T 细胞的增生反应明显减弱，并伴有持久高滴度的抗 GAD67 抗体产生。这从一定程度上说明 CFA 和 BCG 的保护作用是通过促使 T 细胞向 Th2 细胞分化，从而使针对 GAD 的致糖尿病的细胞免疫向保护性的体液免疫转化。有研究发现 1 型糖尿病患者或者 NOD 小鼠体内的自然杀伤性 T 细胞（NKT）水平下降，提高 NKT 含量后可以通过其分泌的 IL-4 将 Th1 反应性转向 Th2 反应性，从而增加对 1 型糖尿病的抵抗力。最近还有报道 α-半乳糖脑苷脂也可以通过刺激 NKT 释放 Th2 细胞的细胞因子发挥保护作用，这也说明一些糖脂或小分子拟态物通过调节免疫对糖尿病的预防也有一定的应用前景。除了刺激免疫疗法，还有用免疫抑制的方法来防治 1 型糖尿病。如用 T 细胞功能抑制剂硫唑嘌呤、环孢菌素 A 等，虽一定程度上能缓解细胞免疫对胰岛带来的损伤，但是也产生了对整个免疫系统的普遍抑制。Menard 等给雌性 NOD 小鼠注射抗 GAD 单克隆抗体干扰 T 细胞对 GAD 的识别，可预防糖尿病的发生，而且这种特异性免疫抑制也避免了对整个免疫系统的抑制。另外，根据 TCR 和其同源肽-MHC 发生高度特异性结合的特点，可开发出可溶性的肽-MHC 复合物，这种复合物可以识别抗原特异性的 T 细胞并且与其反应。有关实验暗示这类复合物表现出的免疫调节能力在治疗包括 1 型糖尿病在内的自身免疫病中有发展潜力。一般而言，用可溶性的肽-MHC 多聚物治疗疾病的作用方式相似于抗 TCR-CD3 单抗，在缺乏协同刺激信号的情况下 TCR 可以产生免疫无反应信号。但是，与抗 TCR 单抗治疗不同之处为，抗 TCR 单抗治疗会影响所有介导免疫反应的 T 细胞，而肽-MHC 治疗只会和自身反应性 T 细胞发生特异反应，而且，单抗肽链半衰期较短，限制自身作用的效应，而肽-MHC 多聚物的分子量很大，体内的半衰期较长，可以提高作用的效应。这种特异性免疫治疗方法的提出为 1 型糖尿病的治疗指出了新的方向。

2. 免疫耐受

口服胰岛细胞抗原可以诱导自身耐受，机制可能是通过激活肠道相关淋巴组织，诱导选择性免疫反应，导致局部 Th2 细胞激活，分泌 Th2 型细胞因子，进而抑制 Th1 型细胞因子的分泌，即促使 Th1 细胞向 Th2 细胞免疫转化（immune deviation），避免了胰岛细胞的损坏。如 Maron 等发现给予 NOD 鼠口服或滴鼻胰岛素或者 GAD，NOD 鼠产生的 IL-10 和 TGF-β 增加，而 IFN-γ 显著减少；来自胰岛素 B 链或 GAD 处理鼠的 T 细胞克隆分泌 IL-4、IL-10 和 TGF-β，而来自对照组鼠的 T 细胞克隆分泌 IL-2 和 IFN-γ；将已发生糖尿病的 NOD 鼠的 Th1 细胞转移进 NOD 鼠或 NOD/SCID 鼠，能加速糖尿病的发生，而将来自胰岛素 B 链或 GAD 处理鼠的 Th2 细胞转移进 NOD 鼠或 NOD/SCID 鼠，则能够抑制糖尿病的发生，这些都说明了口服自身抗原对体内免疫方向的调节。目前主要用于免疫耐受的胰岛自身抗原包括胰岛素、GAD 和 HSP-60 等，其中 GAD 和胰岛素在 NOD 鼠 1 型糖尿病的发病中是最强烈的刺激因素。对这些抗原产生耐受的研究近年来已经成为预防 1 型糖尿病的热点。而且，这些方法在动物实验中已经取得了较满意的结果，大规模人群实验正在进行中。Ma 等报道应用转基因技术可利用植物合成、组装糖尿病相关抗原，并且将这种植物制造的 GAD 作为饮食给予 NOD 鼠后，抑制了糖尿病的发展。这个发现为口服免疫耐受研究提供了充足的抗原来源。最近报道有另外几种促进免疫耐受的途径，如注射 CD3 抗体、MHC Ⅱ类分子抗体、CD4 抗体、TCRα β 抗体等，这些抗体涉及的耐受机制可能是可以抑制部分 T 细胞、TCR-CD3 复合物的抗原调节、自身抗原被包被及免疫调节等。还有利用调节性细胞因子（如 TGF、IL-4 和 IL-10）、细胞转移（如骨髓细胞和调节性 NKT 细胞）和天然免疫的调节因子等促进免疫耐受的方法。

3. 影响 1 型糖尿病的患病因素和 DNA 疫苗

2012 年《中国 1 型糖尿病诊治指南》中提到，1 型糖尿病的发病率在全球亦呈显著上升趋势。根据 2011 年国际糖尿病联盟（IDF）统计，在全球 1.9 亿 0～15 岁的儿童中，1 型糖尿病患者约有 490 100 名，每年新诊断约 77 800 名，年增加率约为 3.0%。目前关于 1 型糖尿病流行病学的多中心研究多见于儿童及青少年。规模较大的流行病学研究包括 2000 年 WHO 组织的 Diabetes Mondiale 研究、欧洲组织的 the Europe and Diabetes 研究，以及最近美国组织的 the SEARCH for Diabetes in Youth study 研究等。这些研究发现 1 型糖尿病的发病率受季节、饮食、地区、年龄、性别以及种族等因素的影响。

我国儿童 1 型糖尿病发病率较低，根据 2000 年 WHO Diamond 研究对 15 岁以下发病的 1 型糖尿病患者的调查，我国儿童 1 型糖尿病的校正发病率为 0.59/（10 万・年），按全国人口年龄构成的标化发病率为 0.57（10 万・年），是世界上 1 型糖尿病发病率最低的国家之一，低于北欧高加索人约 365 倍。以下为 1 型糖尿病患病的影响因素。

（1）季节：1 型糖尿病的发病具有一定的季节性。北半球的病例发病高峰多在 12 月至次年 2 月，而南半球多在 6 月至 8 月。SEARCH 研究发现春季出生的儿童更容易患 1 型糖尿病。他们推测这种季节性升高的发病趋势可能与感染、日照相关。

（2）环境：环境因素包括感染、地域、气候及日照时间等。感染已被证实与 1 型糖尿病发病率升高相关。环境因素中的病毒感染，包括风疹病毒、巨细胞病毒、柯萨奇 B 病毒、腮腺炎病毒、腺病毒以及脑炎-心肌炎病毒等与 1 型糖尿病发病关系较为密切。1 型糖尿病在不同地区的发病率亦有所不同。高纬度地区 1 型糖尿病患病率显著高于低纬度地区，可能与日照或生活环境有关。亦有报道显示海滨地区与内陆地区的 1 型糖尿病患病率有所不同，是否与不同的饮食习惯有关仍有待深入研究。Diamond 的中国研究资料显示 1 型糖尿病的患病率与不同地区的环境及气候相关，具有北高南低的特点。此外，Diamond 研究结果还显示大城市，如北京和上海的发病率显著高于其他非少数民族自治区的中小城市。7 个地区中心的资料显示中国城区与郊县和农村儿童的 1 型糖尿病校正发病率分别为 1.12/（10 万・年）和 0.38/（10 万・年），城区儿童的发病率显著高于郊县和农村。这可能与城市生活水平、与污染物接触及就医条件等因素有关。环境因素的影响还表现在居住于不同国家和地区的华人儿童的 1 型糖尿病发病率差异很大，如 Diamond 研究中我国大陆地区儿童的 1 型糖尿病标化发病率为 0.57/（10 万・年），而台湾地区为 1.5/（10 万・年），香港地区为 2.0/（10 万・年），移居美国的华人高达 4.9/（10 万・年）。这些结果都提示环境因素可影响 1 型糖尿病的患病率。

（3）饮食：目前流行病学调查结果尚无定论支持或反对婴儿早期牛乳喂养是 1 型糖尿病发生的危险因素。来自中国的一项研究显示 1 型糖尿病的发病率与不同时间给予婴儿固体辅食或配方牛奶有关。

（4）年龄：1 型糖尿病多于儿童或青少年时期起病。6 月龄以内婴儿很少发病，而发病一般从 9 月龄开始并持续升高。国外资料报道 12～14 岁患病达高峰然后呈下降趋势。我国 11 个地区的资料显示 10～14 岁年龄段的发病率最高；进一步分析发现发病率随年龄增长而持续增加，至 10 岁时到最高峰——0.99/（10 万・年），随后略有下降。随着胰岛自身抗体检测技术的推广，部分既往临床诊断为 2 型糖尿病的患者被重新诊断为 LADA，这提示很大一部分大于 18 岁的成人糖尿病患者应被诊断为 1 型糖尿病。值得注意的是，部分欧洲国家 1 型糖尿病的发病率在 5 岁以下儿童中呈增加现象，原因尚不明。

（5）性别：与其他很多自身免疫性疾病不同，1 型糖尿病的患病率无明显性别差异。但在一些发病率低的人群中，女性稍高于男性。相反，在发病率高的北欧地区，男性患病率高于女性。Diamond 研究的中国资料显示不同性别的校正发病率分别为男性 0.52/（10 万·年），女性 0.66/（10 万·年），女性的发病率稍高于男性。

（6）种族：1990—1994 年全世界 50 个国家 100 个医疗中心参加的 Diamond 全球调查研究显示，世界各国的 1 型糖尿病发病率不一致，北欧国家尤其以芬兰发病率最高，约占全球发病的 20%；东亚、中国及委内瑞拉发病率最低，相差可达 365 倍之多。我国是一个多民族的国家，Diamond 研究显示我国八个民族的 1 型糖尿病发病率也存在 10 倍以上的差距；维吾尔族、哈萨克族和回族的发病率较高。

1 型糖尿病在全球广泛流行并逐年升高，与环境、遗传等因素密切相关。2000 年中国儿童及青少年 1 型糖尿病的流行病学资料已经不能反映现今情况；而中国成人 1 型糖尿病的患病情况仍有待完善。

近来有研究者用 DNA 疫苗治疗 1 型糖尿病，如有报道用能表达胰岛素 B 链和 IL-4 或 IL-10 的质粒进行 DNA 免疫，可以预防 1 型糖尿病。Tisch 等报道用基因工程方法组成 pDNA 重组体，编码一种有 IL-4-IgGFc 段相连的 GAD65 复合体，将这种 DNA 疫苗免疫动物。结果发现肌内注射这种重组体后，在 NOD 小鼠发病前期和发病早期都可有效预防 1 型糖尿病，而且这种保护作用还是对 GAD65 特异性的，与 GAD65 特异调节性 Th2 细胞的激活有关。同时机体的内源性 IL-4 对这种保护作用也是必需的。另外，还有学者认为对一些器官特异性自身免疫性疾病，可以分析出致病的优势 T 细胞克隆型，从而制备相应的 TCR 独特型 DNA 疫苗，在患者体内激发抗独特型免疫反应，消灭致病性 T 细胞克隆从而发挥免疫保护作用。已有对自身免疫性脑脊髓膜炎治疗有效的相关报道，但是对 1 型糖尿病的治疗还在进一步研究中。

第二节　2 型糖尿病发病机制

2 型糖尿病的特点表现为起病隐匿缓慢；常在阳性家族史中呈现高患病率倾向；发病与增龄、肥胖和某些不良生活方式有密切的关系，多见于中老年人和肥胖者。这类糖尿病患者初发病时一般血浆胰岛素绝对水平并不低，但胰岛素刺激释放试验显示胰岛素释放高峰减低并后移。表明胰岛 β 细胞功能障碍与胰岛素活性损伤常同时表现于同一患者身上。2 型糖尿病的发病特点为其发病机制的研究提供了线索。

一、2 型糖尿病发病的遗传机制

（一）2 型糖尿病的家族聚集性

国内外学者普遍认为糖尿病存在家族聚集性，2 型糖尿病一级亲属糖尿病的患病率比无糖尿病家族史者高 3～10 倍，如果父母一方患有糖尿病，则其子女一生患糖尿病的危险性可达 40%；如果父母双方均患病，其子女的发病率高达 25%。有研究发现，不具有糖尿病家族史的 2 型糖尿病患者发病年龄较大并具有较好的胰岛 β 细胞功能；具有 2 型糖尿病家族史的糖尿病患者的体重指数与空腹 C 肽水平较高，而且并发冠心病及高血压的危险高于具有 1 型糖尿病家族史的患者。有研究表明，先证者家系一级亲属糖尿病的患病率为 3.94%，对照组一级亲属为 1.09%，相对危险度为 3.62。还有许多资料均显示具有 2 型糖尿病家族史或先证者的家庭 2 型糖尿病的患病率或患病风险明显增加。

（二）2 型糖尿病的种族差异

2 型糖尿病患病率在不同种族中有较大差异。在美国，非白色人种患病率比白色人种高 2～6 倍。经 9 年的随访发现男性黑色人种 2 型糖尿病发病的相对危险度是同一环境中男性白色人种的 2.4 倍，女性为 1.5 倍，且均有统计学意义。经过多变量调整后，我国台湾地区高山族人患 2 型糖尿病的危险性是客家人的 1.44 倍，是闽南人的 1.27 倍。

（三）2 型糖尿病的易感基因

2 型糖尿病的易感基因研究得到了国内外学者的重视。近年来，应用这些遗传学分析方法发现了一些与 2 型糖尿病易感性关联的染色体区域和基因，并取得了很大的进步，这些初步确定的基因有：①与糖代谢关联的易感基因，如胰岛素受体基因、胰岛素受体底物 1 基因、胰岛素受体底物 2 基因等；②与脂代谢关联的易感基因，如胰岛素抵抗因子、过氧化物酶体增殖物激活受体 7 基因、β_3 肾上腺素受体基因等；③与其他路径关联的易感基因，如肿瘤坏死因子 α、线粒体基因等。目前研究的候选基因主要有血管紧张素转换酶、β 肾上腺素能受体、载脂蛋白 E、过氧化物酶体增殖物激活受体 γ、各种解偶联蛋白、内皮细胞型一氧化氮合酶、亚甲基四氢叶酸还原酶、醛糖还原酶及钙蛋白酶 10 等。

（四）转移核糖核酸相关失调与 2 型糖尿病

转移核糖核酸（tRNA）是遗传信息传递过程中的“适配器”分子。既往业界普遍认为 tRNA 几乎没有额外的功能。然而，目前越来越多的证据表明，tRNA 相关的失调与多种疾病的发生和发展有关。其中，线粒体 tRNA（mt-tRNA）的突变可引起线粒体功能紊乱，从而导致胰岛 β 细胞损伤和葡萄糖诱导胰岛素分泌减少，这在 2 型糖尿病的发病机制中起着关键作用。此外，缺乏重要的 tRNA 修饰可能对蛋白质合成具有深远的影响，反过来导致不同的人体疾病，包括 2 型糖尿病、癌症和神经系统疾病等。另有研究显示，氨酰-tRNA 合成酶（AARS）不仅参与了 tRNA 的氨酰化，其失调也与肿瘤、神经系统疾病、自身免疫性疾病等相关。

1. tRNA 的结构和功能

tRNA 参与蛋白质翻译，具有携带和运输氨基酸的基本功能，是蛋白质准确合成的关键。成熟的 tRNA 具有 70～90 个核苷酸，并折叠成“三叶草”的二级结构和 L 形的三级结构。在真核生物中，*tRNA* 基因在 RNA 聚合酶Ⅲ（RNA Pol Ⅲ）的催化作用下可得到初级转录产物及前体 tRNA（precursor tRNA，pre-tRNA），经历一系列复杂的加工转化为成熟 tRNA。值得注意的是，tRNA 中存在超过 90 个特异性修饰，这些修饰对 tRNA 的功能起重要作用。在蛋白质的翻译过程中，tRNA 在其同源 AARS 催化作用下，3' 末端与其同源氨基酸结合。最终，通过密码子-反密码子的相互作用，tRNA 的反密码子环与 mRNA 的密码子特异性结合，从而确保遗传信息的精确传递。

2. 2 型糖尿病中 tRNA 相关失调

（1）2 型糖尿病相关的 tRNA 突变：研究发现，tRNA 突变与遗传疾病有着密切关系。在已鉴定的病例中，tRNA 的致病突变全部发生在 mt-tRNA。mt-tRNA 突变导致的疾病的基因型和表型之间的关系复杂，即相同的突变可以导致不同的疾病，而相同的疾病可以由不同的突变导致。这与母系遗传线粒体的有丝分裂和异质性有关。迄今为止，已经发现许多 tRNA 突变与 2 型糖尿病的发病机制密切相关，并且这些突变也存在于线粒体 DNA（mtDNA）中。

母系遗传性糖尿病伴耳聋（MIDD）和线粒体脑肌病伴高乳酸血症及卒中样发作（MELAS）是常见的母系遗传性线粒体疾病。虽然这 2 种疾病的主要临床表现不同，但也有一些相同的表现，如卒中、痴呆、癫痫、脑肌病、听力障碍、糖尿病和身材矮小。tRNALeu（UUR）的 A3243G 突变最早发现在 MELAS 中，后来被确定为母系遗传性 2 型糖尿病伴耳聋的致病因子。研究发现，tRNALeu（UUR）的 A3243G 突变能够影响 tRNALeu（UUR）的氨酰化和反密码子的修饰，导致线粒体翻译缺陷。由单磷酸腺苷依赖的蛋白激酶（AMPK）信号通路介导的异常细胞反应可能会破坏携带 A3243G 突变的人皮肤成纤维细胞的代谢稳态，导致临床表现的改变。另有研究发现，tRNAGlu 的 T14709C 突变能够降低线粒体呼吸链复合物Ⅰ、Ⅲ和Ⅳ的活性，从而增加患糖尿病的风险。与糖尿病相关的 tRNAGly 的 T10003C 突变可同时降低 tRNAGly 的稳态水平、耗氧率（OCR）和线粒体膜电位，并增加细胞中活性氧（ROS）的产生。

（2）2 型糖尿病相关的 tRNA 修饰：tRNA 修饰及相关的催化酶在 2 型糖尿病的发病机制中起重要作用。多种研究表明 tRNA 修饰可能影响 tRNA 的稳定性，以及蛋白翻译的准确性和效率，并最终导致 2 型糖尿病。

全基因组关联研究（GWAS）显示，细胞周期素依赖性激酶 5 调节亚单位相关蛋白 1 类似物 1（CDKAL 1）是 2 型糖尿病的易感基因之一，其可催化 tRNALys（UUU）中第 37 位的 N6-苏氨酰-氨基甲酰腺苷（t6A）的甲硫基化，形成 2-甲硫基-N6-苏氨酰-氨基甲酰腺苷。到目前为止，已经鉴定出 *CDKAL1* 基因中多种单核苷酸多态性（SNP）与 2 型糖尿病有关。*CDKAL1* 基因的 rs7756992 风险等位基因的纯合携带者比杂合子或非携带者的胰岛素反应约低 20%，表明这种变异可以通过减少胰岛素分泌来增加 2 型糖尿病的患病风险。除此之外，*CDKAL1* 基因的其他变体，如 rs9465871、rs7766070 和 rs1012635 等亦被证实与 2 型糖尿病有关。在敲除 *CDKAL1* 基因的小鼠中，胰腺肥大，葡萄糖刺激的胰岛素分泌减少；此外，CDKAL1 缺乏可能影响胰岛素原加工成胰岛素，进而导致内质网应激和 β 细胞功能障碍。通过直接测量人外周血样本中 tRNALys（UUU）的 2-甲硫基（ms2）修饰水平，发现具有 CDKAL1 风险等位基因的个体 ms2 修饰水平较低。GWAS 鉴定的 2 型糖尿病易感基因突变构建了同基因的人胚胎干细胞（hESC），发现 CDKAL1 的变异能够导致从该细胞系分化出来的胰岛 β 细胞葡萄糖分泌功能受损；通过高含量化学筛选发现了一种候选药物，证明该药物可通过抑制 FOS/JUN 通路来修复 CDKAL1 的特异性缺陷，这为糖尿病的精准治疗提供了新的思路。

tRNA 甲基转移酶 10 同源物 A（TRMT10A）是一种 tRNA 甲基转移酶，可以催化 S-腺苷甲硫氨酸特异性修饰 tRNA 中第 9 位的鸟嘌呤。研究发现：TRMT10A 与小头畸形、智力残疾、身材矮小和糖尿病发病低龄化有关，尽管这些患者大多数未被诊断为 2 型糖尿病，但他们具有许多 2 型糖尿病特征，如有非胰岛素依赖性、胰岛素抵抗等。TRMT10A 中发现了一个突变，它可将 127 位精氨酸密码子改变为终止；TRMT10A 基因沉默后，胰岛素分泌未受影响，但最终导致了 β 细胞的凋亡。值得注意的是，RMT10Ap.Gly206Arg 纯合突变的患者最初可呈现酮症性低血糖和非酮症性低血糖，但均在青春期转化为糖尿病。

此外，富集分析方法证实，空腹血糖正常的人群的氮代谢途径及其相关成分（如牛磺酸、甘氨酸和苯丙氨酸等）的提高与患 2 型糖尿病的风险显著相关。早期研究认为，mt-tRNAs 中存在 2 种含牛磺酸修饰的尿嘧啶，表明牛磺酸参与了 tRNA 的修饰。最新研究发现，缺乏催化牛磺酸 mt-tRNA 修饰的线粒体优化剂 1（Mto1），会严重损害线粒体功能，导致线粒体形态异常。另有研究已经证实，与 2 型糖尿病相关的 tRNA 突变如 A3243G，可能会导致突变 tRNA 的 34 位点缺乏牛磺酸修饰。

（3）2 型糖尿病相关的 tRNA 氨酰化：tRNA 氨酰化是遗传翻译的第一步，通过 AARS 将单个氨基酸与其同源 tRNA 连接起来。某些代谢途径，如氨酰-tRNA 生物合成途径与牛磺酸、亚牛磺酸的代谢途径等，参与了早期 2 型糖尿病的发展，牛磺酸、亚牛磺酸等可作为早期 2 型糖尿病的潜在生物标志物。另有研究证实，2 型糖尿病患者中双功能氨酰-tRNA 合成酶（EPRS）的水平下调，表明 EPRS 的低表达对炎症反应的保护作用减弱，可加重胰岛素抵抗和 β 细胞功能障碍。此外，克隆 INS-1832/13 β 细胞在脂毒性下的氨酰-tRNA 合成途径受阻，可能影响葡萄糖反应性和胰岛素分泌。亮氨酰-tRNA 合成酶基因（LARS2）已被证明是 2 型糖尿病的潜在易感基因，其翻译的蛋白质可催化亮氨酸与 tRNALeu（UUR）的氨酰化。新近研究表明，沉默谷胱甘肽 S-转移酶 A4（GSTA4）能够增加几种线粒体蛋白的羰基化，其中包括缬氨酰-tRNA 合成酶，最终可引起脂肪细胞中线粒体功能障碍和胰岛素抵抗。此外，色氨酰-tRNA 合成酶 2（WARS2）可以调节棕色脂肪组织（BAT）的功能，从而改善脂质和葡萄糖代谢，这可能与线粒体呼吸增加和胰岛素抵抗改善有关。

（五）miRNA 与 2 型糖尿病

（1）研究提示，miRNA-375、miRNA-124a 等参与了调节胰岛素合成和分泌的过程。

1）miRNA-375：miRNA-375 是胰岛组织特异表达的 miRNA，对胰岛 β 细胞功能有重要的影响。miRNA-375 不仅能参与胰岛素分泌过程，而且与胰岛素的生物合成也有密切联系。miRNA-375 能调节控制细胞生长和增生的基因 HuD/Elavl4 的表达，而 HuD/Elavl4 能调节前胰岛素原的翻译和胰岛素的产生。下调 miRNA-375，可引起另一靶基因磷酸肌醇依赖蛋白激酶 1（PDK1）基因表达的增加，而 PDK1 能激活磷脂酰肌醇-3-激酶（PI3K）通路。该信号通路在糖诱导的胰岛素基因表达方面起着重要作用，可以促进胰岛 β 细胞增生及胰岛素合成。胰岛 β 细胞中 miRNA-375 过表达还可抑制葡萄糖诱导的胰岛素分泌。miRNA-375 与胰岛素分泌有关的重组人肌侵蛋白（MTPN）相关。在 MIN6 中过表达 miRNA-375 能够抑制葡萄糖刺激的胰岛素分泌水平，相反，抑制 miRNA-375 的表达可以显著地增加胰岛素的分泌，这是 miRNA-375 通过其种子序列结合 MTPN 基因 mRNA3' UTR 负性调控 MTPN 表达来实现的。

2）miRNA-124a：miRNA-124a 在胰岛 β 细胞中也大量存在，FoxA2 是 miRNA-124a 的直接靶蛋白，它可影响胰岛 β 细胞分化、胰岛素分泌及葡萄糖代谢。在 MIN6 中过表达的 miRNA-124a 可提高基础条件下胰岛素的分泌，但可以降低高浓度葡萄糖刺激的胰岛素分泌。实验发现 Rab27A 是 miRNA-124a 的直接靶点，而 Rab27A 与胰岛 β 细胞胞吐分泌胰岛素功能密切相关。

3）miRNA 与胰岛素抵抗（IR）：IR 是 2 型糖尿病的基本特征，IR 是指各种原因所引起的胰岛素与其特异性受体结合后产生的生物效应降低或消失，进而引起血糖调节失衡的一系列生理病理现象。胰岛素的主要效应器官是肝、骨骼肌，以及脂肪组织，已发现数种 miRNA 与 IR 有关。

miRNA-29：通过对非肥胖型的 2 型糖尿病模型 GK 大鼠的骨骼肌细胞、脂肪细胞和肝细胞进行 miRNA 基因芯片表达分析，在 GK 大鼠的胰岛素效应器官中，miRNA-29 家族的 miRNA-29a、miRNA-29b 的表达较正常动物明显升高。在 3T3-LI 脂肪细胞系中过表达 miRNA-29 可导致胰岛素激发的葡萄糖摄取受抑制。进一步研究发现，在脂肪细胞中 miRNA-29 过表达能导致其靶基因胰岛素诱导基因（Insig）1 和小窝蛋白（Cav）2 表达水平降低，从而使胆固醇的生物合成过程出现障碍，因为 Insig－1 是胰岛素诱导的营养和激素信号的整合因子，可调节转录因子固醇调节元件结合蛋白（SREBPs）的剪接和成熟，SREBPs 的靶基因则参与了胆固醇合成、低密度脂蛋白（LDL）摄取、脂肪酸合成等脂代谢过程。miRNA－29 可在肌肉和脂肪等胰岛素靶组织中通过这一途径影响正常脂肪代谢，导致外周 IR，而外周 IR 则引起高血糖、高胰岛素血症。

4）miRNA－143：miRNA－143 在脂肪细胞分化过程中表达增多，用反义 RNA 技术抑制 miRNA－143 表达，可导致多种脂肪细胞的特异性基因表达下调，其中包括葡萄糖转运蛋白 4（GLUT4）、过氧化物酶体增殖物激活受体 2（PPAR2）等，从而引起胰岛素与受体结合后的一系列细胞内信号转导过程障碍，导致 IR。基因敲除 miRNA－143 可导致促细胞分裂剂激活蛋白激酶 ERK5 等的表达上调，提示 miRNA－143 可能通过 *ERK5* 基因发挥调节作用。

5）miRNA－802：在饮食诱导肥胖（DIO）的 2 型糖尿病模型 db/db 小鼠及肥胖人群肝脏中，研究发现 miRNA－802 表达上调。过表达 miRNA－802 可以导致小鼠糖耐量受损和 IR。通过反义 RNA 技术使 miRNA－802 表达降低可以明显改善糖代谢表型。miRNA－802 通过抑制肝脏核因子 1B（HNF1B）表达，上调细胞因子信号转导抑制因子 1、3 的水平，而后者与 IR 状态密切相关。一些全基因组关联分析研究发现 *HNF1B* 基因位点变异与 2 型糖尿病的发生和发展密切相关。

6）miRNA 与糖尿病肾病（DN）：DN 是糖尿病的严重并发症之一，细胞外基质蛋白的积聚、肾小球系膜细胞的增生和肥大、肾小球足细胞功能障碍等是 DN 的主要病变特点。研究表明，miRNA 在 DN 中发挥了重要调节作用，能通过多种机制影响 DN 的进展。

7）miRNA－192：在用链脲佐菌素（STZ）诱导的糖尿病小鼠模型的肾小球中，研究发现 miRNA－192 表达水平明显上调。在体外用 TGF－β 处理过的小鼠系膜细胞中也发现 miRNA－192 表达显著增多。miRNA－192 作用的靶基因为 SIP1（Smad－interacting protein 1）mRNA。miRNA－192 不仅可以通过抑制 SIP1 合成，促进胶原在细胞外基质中的合成增多。miRNA－192 其作用靶点 smad 作用蛋白是 TGF－β 信号转导途径的成员，TGF－β 是胶原蛋白等细胞外基质蛋白表达的重要调控因子，miRNA－192 通过作用于 TGF－β 信号途径，使各种细胞外基质蛋白在肾小球中沉积，引起 DN。有研究发现，DN 晚期患者 miRNA－192 表达水平较其他 DN 患者明显降低，同时用 TGF－β1 培养的近端小管细胞（PTCs）也出现 miRNA－192 表达降低现象。miRNA－192 的低表达通过增强 TGF－β1 介导的近端小管细胞 E－cadherin 表达下调，而促使小管间质纤维化。

8）miRNA－377：培养于高糖和转化生长因子－β1（TGF－β1）的刺激下的人及小鼠肾小球系膜细胞中，其与体内实验中糖尿病小鼠模型的系膜细胞一样均出现 miRNA－377 表达水平明显升高。miRNA－377 通过下调 p21 活化酶（PAK1）、超氧化物歧化酶（SOD）的表达，一方面间接增加积聚在肾脏基质的纤连蛋白，促进纤维化；另一方面氧化应激敏感性增强，进一步加重肾脏纤维化。

9）miRNA－21：糖尿病 db/db 小鼠体内异常表达 miRNA－21 对 DN 组肾小球系膜增生起着一定的调控作用，PTEN 是 miRNA－21 的靶基因并受其负调控，miRNA－21 的下降将导致肾脏纤维化。高糖诱导纤维化及炎症标志物在 miRNA－21 基因敲除的肾细胞中产生减少，原因是敲除 miRNA－21 基因后恢复了 Smad7 水平，抑制 TGF－β 和 NF－kB 信号通路的活化，因此 miRNA－21 可能成为 DN 的一个关键治疗靶点。此外，miRNA－29 和 miRNA－25 也能调节分子信号通路，参与 DN 的发生和发展。使用 miRNA 微阵列分析 DN 和糖尿病患者的基因表达谱差异，发现 Let－7a 在 DN 中被下调，在 Let－7a－2 的调节区域存在一个潜在突变体 rs1143770 与 DN 患病风险增加显著相关。miRNA－451 的 5 个潜在靶基因中 *Ywhaz* 基因与细胞的增生密切相关，也能调节胰岛素受体的信号转导通路和 p38MAPK 信号通路，参与 DN 的发生和发展。

（2）miRNA 也参与糖尿病性心脏病变的发生和发展。

1）miRNA-133：是糖尿病性心脏病变中第一个被发现发生改变的 miRNA。在糖尿病家兔和 db/db 小鼠的心脏中发现 miRNA-133 显著升高。心脏中 miRNA-133 水平的改变最终会导致长 QT 间期综合征（LQTS）和心肌肥大。miRNA-133 的靶基因是 *HERG* 基因，它编码心肌中 K^+ 通道相关蛋白，高浓度 miRNA-133 抑制 *HERG* 基因表达，快 K^+ 通道相关蛋白减少，会导致 QT 延长，最终导致 LQTS 的发生而引起心律失常。

2）miRNA-155：可介导促纤维信号，通过抑制 miRNA-155 介导的促纤维信号，可以防止心肌纤维化，因此 miRNA-155 可作为糖尿病抗心肌纤维化的一个潜在治疗靶点。

（3）miRNA 与糖尿病血管内皮损伤持续高血糖状态能导致血管内皮细胞功能障碍，最新研究表明 miRNA 参与了高血糖加剧血管内皮损伤进程的这一病理过程，并起关键作用。

1）miRNA-221：高水平葡萄糖刺激的血管内皮细胞中，miRNA-221 高表达，而 c-kit 蛋白表达降低。c-kit 蛋白是一种干细胞因子受体，在内皮细胞的迁移过程中起重要作用。运用反义寡核苷链抑制 miRNA-221，可恢复 c-kit 蛋白的表达水平并使血管内皮细胞的迁移功能有所恢复，提示 miRNA-221/c-kit 蛋白途径在糖尿病血管损伤机制中起着重要的作用。

2）miRNA-503：在糖尿病患者的缺血性肌肉组织中，miRNA-503 高表达，并且血浆中的 miRNA-503 水平也高于正常水平。通过抑制细胞周期蛋白 E1 和 Cdc25mRNA 则可降低 miRNA-503 表达，进而帮助微血管网络形成，改善血管内皮细胞功能，起到恢复血液供应的作用，提示 miRNA-503 在糖尿病血管并发症发生和发展过程中有重要意义。miRNA 在糖尿病患者血管内皮修复中起到负调节的作用。

3）miRNA-320：可负调控胰岛素样生长因子 1（IGF-1）及其受体表达，这是诱发糖尿病血管病变的重要因素之一，提示 miRNA-320 抑制剂有可能成为一种有效的治疗糖尿病所致血管内皮损伤的手段。

miRNA 与糖尿病视网膜病变（DR）：分析糖尿病大鼠视网膜内皮细胞（RECs）中的 miRNA 表达谱，发现 miRNA-146、miRNA-155、miRNA-132 和 miRNA-21 的表达上调，同时上调 miRNA-200b/c、miRNA-29a/b/c 和 miRNA-93 的一个预测靶点 VEGF。DR 模型中发现低氧诱导因子 α（HIF1α）和 VEGF 是同表达的，miRNA-106a 表达上调可显著降低 HIF1α 和 VEGF 的表达，这样可避免高糖导致的高通透性。miR-200b 可下调 1 型糖尿病模型视网膜上的抗氧化因子（Oxrl）的表达，对 DR 有保护作用。

（六）DNA 甲基化与 2 型糖尿病

流行病学研究表明，2 型糖尿病的发病机制主要与遗传因素和环境因素相关。而遗传变异和环境因素可通过表观遗传修饰（如 DNA 甲基化等）影响相关基因的转录与表达，最终导致 2 型糖尿病的发生和发展。2 型糖尿病全基因组关联研究也表明，DNA 甲基化状态的改变在 2 型糖尿病发病机制中可能发挥重要作用。

1. DNA 甲基化

在哺乳动物基因组中，DNA 甲基化是指经甲基转移酶催化胞嘧啶-鸟嘌呤二核苷酸（CpG）中胞嘧啶环第5位上的胞嘧啶转化为甲基胞嘧啶。DNA甲基化可能阻碍转录因子与启动子结合或与转录抑制子结合，改变染色质结构，进而对基因表达发挥重要调节作用。人类约60%基因的启动子含有CpG岛，CpG岛由CpG位点构成，且是发生甲基化的必要条件；基因表达与其启动子的甲基化成反比，即低甲基化的基因，表达水平较高，反之高甲基化的基因，表达水平较低。

DNA甲基化水平受环境、年龄、性别、疾病及药物等因素的影响，且个体不同的发育时期，其DNA甲基化状态和程度均可能存在一定差异。2型糖尿病的发生是一个多步骤、多因素参与的复杂过程，环境、年龄、并发症等因素均可能引起与胰岛素敏感和胰岛素耐受相关基因甲基化状态和程度的改变，导致其表达异常，进而促进2型糖尿病的发生。

2. 不同组织中DNA甲基化与胰岛素分泌减少

胰岛β细胞分泌胰岛素对于维持机体正常的血糖浓度至关重要，而且在2型糖尿病的发生和发展过程中，机体对胰岛素需求的异常增加常作为胰岛素产生耐受的表现。近年来，随着高通量技术的不断发展，发现并证实胰岛素敏感基因甲基化的改变对其表达产生影响，进而导致胰岛素分泌异常。因此，探究影响胰岛β细胞功能的作用机制对于找寻糖尿病新的治疗方法具有重要意义。

（1）胰岛组织：线粒体产生ATP是胰岛β细胞分泌胰岛素的重要因素，而*PPARGC1A*基因是调节线粒体功能的基因，其表达水平的降低将导致ATP产生量减少，进而损伤胰岛β细胞，使葡萄糖刺激的胰岛素分泌减少。候选基因法证实，在2型糖尿病患者胰岛组织中*PPARGC1A*基因高甲基化与胰岛素分泌减少密切相关。*KCNQ1*（电压门控K^+通道亚家族成员Q1）基因甲基化改变与糖尿病早期发病风险相关。作为胰岛素分泌调节的重要基因，INS的甲基化修饰与2型糖尿病的发病密切相关。有研究发现，2型糖尿病患者胰岛β细胞中INS启动子呈去甲基化状态可能影响胰岛β细胞的发育成熟，从而影响胰岛素的分泌。2型糖尿病患者胰岛组织中INS启动子区域4个CpG位点呈高甲基化状态，且与糖化血红蛋白的浓度呈正相关。PDX1是促进胰岛β细胞成熟和维持其功能的重要转录因子。另有研究发现，PDX1的高甲基化可抑制其转录活性，导致胰岛β细胞功能紊乱。此外，在2型糖尿病患者胰岛组织中GLP1R（胰高血糖素样肽1）基因的高甲基化与体重指数、糖化血红蛋白的浓度呈正相关。

随着高通量技术的不断发展，全基因组表观遗传的应用研究也越来越广泛。276个CpG位点对应的254个基因在2型糖尿病患者胰岛组织与正常人胰岛组织中的甲基化状态存在差异。2型糖尿病患者胰岛组织的转录起始位点附近呈低甲基化状态，而远离转录起始位点的区域呈高甲基化状态。通过全基因组表观遗传及功能性分析证实，谷胱甘肽过氧化物酶（GPX7）、谷胱甘肽S转移酶θ1（GST T1）和选择连接蛋白19（SNX19）的候选基因能直接影响胰岛β细胞的增生和凋亡。经棕榈酸盐处理的2型糖尿病患者胰岛组织与不处理的组织间1860个基因甲基化存在显著差异，致使其表达异常，损伤胰岛β细胞分泌功能。

（2）外周血细胞：与胰岛组织一样，2型糖尿病患者外周血细胞中相关基因甲基化水平的改变也会引起基因表达异常，且可能成为诊断2型糖尿病的分子标志物。s8050136等位基因突变能改变脂肪与肥胖相关（FTO）基因甲基化状态，增加2型糖尿病与肥胖的发病风险。对外周血细胞全基因组甲基化的研究发现，FTO的低甲基化状态可作为2型糖尿病患者早期发病的标志物。2型糖尿病的另一风险基因TCF7L2启动子的甲基化与空腹血糖水平相关。单核细胞趋化蛋白1（MCP-1）是一种强效趋化因子，其在2型糖尿病患者动脉粥样硬化的形成和发展过程中起重要作用。有研究发现，外周血单核细胞中*MCP-1*基因的低甲基化与血糖浓度相关，且在2型糖尿病并发心血管疾病中发挥重要作用。青年人中的成年发病型糖尿病（MODY）和2型糖尿病相关基因甲基化的改变，能够影响胰岛β细胞的功能，增加 2 型糖尿病的患病风险。

3. 不同组织中 DNA 甲基化与胰岛素耐受

胰岛素耐受主要发生在肝脏、骨骼肌和脂肪组织中，是指机体对胰岛素的敏感性降低，且利用胰岛素促进葡萄糖代谢能力的下降，是 2 型糖尿病发病的机制之一，也是 2 型糖尿病的主要病理生理特征之一。胰岛素耐受相关基因甲基化与 2 型糖尿病部分发病机制密切相关，针对其相关研究可能为 2 型糖尿病的治疗提供新思路。

（1）骨骼肌组织：骨骼肌是摄取葡萄糖的重要组织器官，且该过程受机体锻炼的刺激。骨骼肌对胰岛素产生耐受直接影响葡萄糖摄取的过程，进而影响机体血糖浓度。研究发现，老年 2 型糖尿病患者骨骼肌组织中 NDUFB 启动子 rs629566 位点突变与 DNA 甲基化状态的明显降低有关，并且可增加 2 型糖尿病患者对胰岛素耐受。2 型糖尿病患者骨骼肌组织中 *OXPHOS* 基因的甲基化与胰岛素耐受相关，且年龄因素会影响 *OXPHOS* 基因的表达和甲基化状态。急性运动能够改变糖尿病患者骨骼肌组织中相关基因启动子的甲基化状态，改善骨骼肌组织的糖代谢。

（2）肝脏和脂肪组织：作为内分泌器官，肝脏和脂肪组织影响许多代谢通路，且在维持葡萄糖稳态过程中发挥重要作用。全基因组 DNA 甲基化研究表明，2 型糖尿病患者与正常人脂肪组织间基因存在显著差异，且这些基因可能参与炎症、糖耐受和胰岛素耐受等过程，从而增加 2 型糖尿病的患病风险。全基因组甲基化研究发现，在 2 型糖尿病患者内脏脂肪组织中胰岛素耐受基因和糖尿病肥胖发病相关。高脂饮食的小鼠脂肪组织中同源盒基因 *Hoxa5* 的高甲基化与糖耐受和胰岛素敏感相关。在 2 型糖尿病患者肝脏组织中糖酵解和胰岛素耐受相关基因的低甲基化与 2 型糖尿病合并肥胖的发病密切相关。

（3）外周血细胞：近年来研究发现，除骨骼肌、肝脏和脂肪组织外，外周血细胞中基因甲基化状态改变也与胰岛素耐受有关。2 型糖尿病患者外周血白细胞中短片段重复序列的甲基化和胰岛素耐受密切相关。在瑞典人群外周血细胞中 *IGFBP1* 基因和 *IGFBP7* 基因的甲基化导致血清中 IGFBP1 和 IGFBP7 水平的降低，该过程可能与 2 型糖尿病患者胰岛素耐受相关。2 型糖尿病患者外周血 NK 细胞和 B 细胞 DNA 甲基化及胰岛素耐受呈正相关，且与 2 型糖尿病肥胖患者发生免疫和代谢紊乱相关。

（七）人类白细胞抗原相关的遗传易感性

人类白细胞抗原（HLA）是第一个被发现与疾病有明确联系的遗传系统，这些疾病大多病因不明，与环境因素或遗传因素有关。目前已知 1 型糖尿病与 HLA 有关，而近年来一些学者发现 2 型糖尿病与 HLA 也存在着关联。

研究发现，HLA－A*0205 和 HLA－A*30 相互作用，共同增加了 2 型糖尿病发病的危险性。研究证实，HLA－DQA1*0301 和 HLA－DQA1*0501 等位基因为 2 型糖尿病的易感基因，而 HLA－DQB1*0501 等位基因与 DN 的保护作用有关。也有研究发现，维生素 D 受体基因多态性和 HLA－DRB1*04 相互调节可导致 2 型糖尿病发病。

胰岛素受体与 HLA 具有高度的相关性，含 2 个 α 和 2 个 β 亚单位的四聚体，Ⅰ类主要组织相容性复合体重链（HLA－A、HLA－B、HLA－C）可成为 IR 的一个亚单位。研究显示，HLA 可与人类 B 淋巴细胞表面的胰岛素结合位点相结合。可见，2 型糖尿病的发病与 HLA 存在关联，也就是说，2 型糖尿病的遗传易感性是与 HLA 呈相关性的。

（八）白细胞介素-4（IL-4）基因多态性

目前，有关IL-4的基因多态性和2型糖尿病的关系的研究虽然较少，但它们的相互关系却同样十分复杂。一方面，IL-4基因多态性可以保护机体以避免患2型糖尿病；国外学者AfafAlsaid发现IL-4基因的-590（C/C）基因型在2型糖尿病的发病中起到保护机体的作用。另一方面，IL-4的基因多态性被认为是2型糖尿病的易感因素或者说两者相互关联。目前的研究发现IL-4的基因突变、IL-4的高表达基因型（-589，-34）及IL-4基因的-590（C/T）基因型均被认为是2型糖尿病的易感因素。通过以上两个方面，可以肯定IL-4基因多态性与2型糖尿病之间必然存在某种相互关联，但不同基因型可能起着截然相反的作用。

二、与2型糖尿病发病相关的危险因素

（一）基本危险因素

1. 年龄

2型糖尿病随着年龄的增长其患病率增加。目前，我国2型糖尿病高发年龄为>50岁，其患病率达7%；>60岁达10%，其患病率是20～40岁人群的8～10倍，在欧美各国也类似。在美国，过去常将45岁作为评估糖尿病患病率的分割点，然而最近几年，在30～39岁和40～49岁人群中，其患病率分别增长了70%和40%，这可能与近年来生活方式的改变导致体重增加和缺乏体力活动有关。苏联群等研究也显示，年龄是糖尿病发病的危险因素，随着年龄的增加，糖尿病发病的危险性也相应增加。年龄每增长10岁，糖尿病患病率增加1～2倍。因此，中老年人群是糖尿病的高危人群，是糖尿病防治工作的主要对象。

增龄造成的糖代谢改变所涉及的发病机制及效应有以下几点。

（1）胰岛细胞对葡萄糖诱导产生的胰岛素分泌反应减低。在形态上，老年人胰岛细胞变性增加、β细胞数目减少、α细胞数目相对增加。虽然单个胰岛细胞内胰岛素含量有所增高，但在功能上，胰岛细胞葡萄糖转运能力下降，葡萄糖氧化减少。葡萄糖刺激胰岛素原（proimulin）合成作用亦受损，这一作用似发生在前胰岛素原（preproinsulin）mRNA水平上。不仅葡萄糖诱导的胰岛素分泌受到增龄的影响，精氨酸、磺脲类药物刺激胰岛素分泌作用均随增龄而减退。提示增龄对胰岛β细胞的作用是多方面的。虽然老年人基础胰岛素水平并不降低，但这并不能提示老年人胰岛分泌能力正常，也可能与胰岛素清除速率下降有关。

（2）胰岛素介导的葡萄糖摄取能力减低，使葡萄糖外周利用率下降。肌肉组织是胰岛素介导葡萄糖摄取的主要外周组织。从30～70岁，人肌肉组织减少30%～45%，脂肪组织在男性增加18%～30%，女性则增加26%～36%，脂肪细胞表面积增大19%。这是使葡萄糖利用率下降的一个原因。由于胰岛素外周作用减弱，胰岛素在肝内抑制糖生成作用减低，使肝脏糖生成入血增多。另外，老年人消化道糖吸收减慢。与20岁左右的青年人相比，70～80岁老年人口服100 g葡萄糖270分钟后吸收率减慢67%～81%，但消化道吸收减慢对糖耐量的影响不是主要原因。如果将口服葡萄糖耐量试验改为静脉注射葡萄糖耐量试验仍可见老年人糖耐量减低的现象。

（3）患病率随年龄上升反映了随增龄器官功能衰退，特别是储备功能衰退的状况。老年人空腹血糖水平随年龄增加有所升高。这一变化出现在60岁左右。其特点为空腹血糖每10岁增加0.11 mmol/L，餐

后2小时血糖每10岁增加0.44～1.11 mmol/L。其中空腹血糖变化较餐后血糖变化小，这只有在大规模检测或长期固定随访中才能发现。空腹血糖随增龄而增高，葡萄糖耐量却随年龄增长而减退。

老年人胰岛素、胰高血糖素水平及两者间比例、前臂肌肉糖摄取的能力与年轻人比较无明显变化，但对葡萄糖刺激反应能力大大减低。老年人胰岛素受体亲和力没有改变。胰岛素作用减低很可能是受体后的改变所致。随增龄出现的糖代谢改变与一般肥胖及糖尿病情况下有所不同。这也提示不同情况下糖代谢改变的机制可能有所不同。表观遗传学研究表明随着年龄增长随机出现的DNA甲基化会不断积累，使得基因表达调控有所改变，这也是糖尿病、代谢综合征这类代谢性疾病在老年人群中有着高发生率的一个原因。老年人常同时伴有肥胖，两者对糖代谢及胰岛素作用的负性影响可能是叠加的，使增龄造成的改变更加显著，成为老年人易患糖尿病不可忽视的因素。增龄这一既往被认为是不可控的自然规律发病因素目前也正在被干预手段所消减。

2. 肥胖

体重指数（BMI）是体重（kg）与身高（m）平方的比值，根据BMI可以初步评定患者内脏肥胖程度。人体BMI正常值为18.5～23.9 kg/m^2，BMI 24.0～27.9 kg/m^{2}时可以初步评定超重，BMI ≥ 28 kg/m^{2}时可以初步评定肥胖。有研究显示，糖耐量异常肥胖组、超重组BMI指数高于糖耐量异常体重正常组和糖耐量正常组；肥胖糖耐量异常患者存在较为明显的内脏脂肪蓄积、脂代谢紊乱、胰岛素敏感性降低及胰岛素抵抗、糖耐量异常等症状，证实肥胖组胰岛素水平明显高于糖耐量异常体重正常组，糖耐量异常肥胖组胰岛素敏感指数明显低于糖耐量正常组，而其胰岛素抵抗指数明显高于糖耐量正常组。研究指出BMI可以作为临床评估2型糖尿病肥胖型患者胰岛素抵抗程度的有效指标，以此来评定糖尿病的严重程度。

（1）内脏型肥胖

1）血清脂联素：作为脂肪细胞分泌的一种激素，其能改善胰岛素分泌，对抑制动脉粥样硬化及保护血管内皮功能具有明显的有益作用，它能明显降低内皮细胞黏附因子水平，同时使内皮细胞与白细胞之间的相互作用受到抑制，提高患者机体免疫力。脂联素还具有一定抗炎作用，能够促进巨噬细胞排泄胆固醇，防止大量脂肪在血管内壁堆积，有效降低患者内脏型肥胖的发生率。此外，脂联素具有促进诱导平滑肌增生、抑制平滑肌细胞钙化、保护机体正常生理功能的作用。有研究发现，肥胖糖尿病患者的血清脂联素水平明显低于正常组，这表明脂联素能够增加胰岛素的敏感性、改善胰岛素抵抗。还有研究显示，血清脂联素水平与人体内脏型肥胖存在一定程度上的联系，患者的血清脂联素水平越低，机体内脏型肥胖的发生概率就越高。研究发现，血浆脂联素水平在正常人、糖耐量减低及2型糖尿病患者间有显著差别，与胰岛素抵抗和高胰岛素血症呈负相关，而与胰岛素刺激的糖利用呈正相关。

2）BMI：有研究结果表明2型糖尿病患者BMI与胰岛素抵抗之间存在一定的相关性，患者肥胖程度越明显，其胰岛素抵抗越强，预后效果也就越差。

3）血清瘦素：是一条含有167个氨基酸，由*ob*基因产生并由脂肪细胞分泌的一种相对分子质量为16 000的前激素蛋白质，它在分泌入血的过程中去除N端由21个氨基酸组成的信号肽，最终形成含有146个氨基酸的物质，它具有亲水性，以单体形式存在于血浆中，与肥胖密切相关。Fischer等报道2型糖尿病患者血清瘦素浓度与胰岛素抵抗相关。糖尿病患者血清瘦素含量增高。瘦素对脂肪的分解作用本身就已造成了胰岛素抵抗，体外细胞学研究表明高浓度瘦素几乎完全抑制了胰岛素对脂肪细胞的作用，瘦素去除后数小时，脂肪细胞又重新获得了对胰岛素的敏感性。

4）血清抵抗素：是一种最近才发现的由脂肪组织分泌的新激素。ΔI30/ΔG30（从 OGTT 开始 30 分钟 RI 和 GLU 变化的比值）是常用评估 β 细胞胰岛素分泌功能的指标，受胰岛素抵抗的影响较小，是 2 型糖尿病发生的独立预测因素。研究发现高血压患者血清抵抗素浓度和血糖水平呈显著正相关，与胰岛素敏感指数（ISI）和 ΔI30/ΔG30 呈显著负相关，提示血清抵抗素能损坏或抑制 β 细胞胰岛素的分泌功能，这可能是升高血糖的另一机制。

5）IL–6：是一种多功能细胞因子，主要通过其特异性受体（IL–6R）参与免疫与炎症反应，从内脏脂肪组织分泌出来的 IL–6 进入门脉循环系统，参与腹型肥胖相关的全身代谢紊乱过程。此外，IL–6 能增加脂肪细胞的降解，使游离脂肪酸（FFA）释放增加，FFA 能使胰岛素的分泌及其信号转导过程受到影响。空腹 FFA 的升高是肥胖患者体内脂代谢紊乱的重要特征之一，随着“糖尿病是糖脂病”学说的提出，血清 FFA 在糖尿病发病和胰岛素抵抗中的作用备受关注，可间接诱导 β 细胞凋亡。有研究发现，在经过治疗的肥胖患者体内 IL–6 较前浓度下降，这与减轻体重和胰岛素抵抗改善相一致。

6）肥胖基因（*FTO*）：位于第 16 号染色体长臂 12 区，含 9 个外显子，基因长度为 410.50 kb。*FTO* 基因多态性与肥胖存在密切联系，两者可通过 BMI 及胰岛素抵抗的相关性来实现。该基因的 rs9939609 位点突变与我国成年人肥胖和新确诊的 2 型糖尿病之间具有的显著相关性也证实了这点。有关 *FTO* 基因变异影响体重增加的机制，可能与食物摄入增加、胰岛素抵抗有关。由于该基因在大脑中尤其下丘脑中表达最丰富，而下丘脑正是调节摄食的神经中枢，因此 *FTO* 基因很可能通过下丘脑摄食中枢而发挥作用。有研究显示，该基因 rs8050136 位点可能通过改变机体整体代谢而影响糖脂代谢，产生胰岛素抵抗而引起 2 型糖尿病发病。

7）生长激素释放肽：是生长激素促分泌物质受体（GHS–R）的内源性配体，与肥胖关系密切，它们是中枢能量平衡信息输入系统的 2 个互补因素，它们的升高或降低直接关系到能量平衡，对能量平衡的调节、胰岛素的分泌更为重要，它们与胰岛素敏感性相关，是胰岛素抵抗的独立危险因素。有研究证实在人的胰岛 β 细胞有生长激素释放肽的表达。生长激素释放肽对在高糖环境中（16～25 mmol/L）培养的鼠胰岛细胞分泌胰岛素呈现剂量依赖性的抑制作用，在葡萄糖浓度较低的情况下不表现这种效应。

（2）腹型肥胖

在 2 型糖尿病患者中，有 90% 的患者呈现肥胖的状态，由此可知，患者的体重指数和糖尿病发病率关系密切，当患者的体重指数不超过 30 kg/m^2 时，糖尿病与体重指数呈线性相关，当患者的体重指数超过 30 kg/m^2 时，就会使这种相关程度提高，体重指数超过指标即为引发 2 型糖尿病的危险因子。肥胖又分成中心与非中心肥胖，其中，中心肥胖就包括腹型肥胖。研究指出，患者的体重指数即使控制在正常的允许范围内，但是其腰围超出正常范围，也会提高 2 型糖尿病的发病率，因此腹型肥胖和 2 型糖尿病具有密切的关系。引起肥胖的主要原因是患者游离脂肪酸过多，其对血浆中葡萄糖入侵组织细胞起抑制作用，造成胰岛素的促进糖代谢作用降低，导致其对葡萄糖的利用能力下降，从而形成高胰岛素，因高胰岛素容易引发高血压与心血管疾病等发生，故腹型肥胖的患者更加容易引发糖尿病及其相关并发症出现。

3. 高血压、高血脂、尿酸

许多研究发现高血压患者发展为糖尿病的危险性比正常血压者高，这可能与二者有共同的危险因素有关。美国糖尿病协会（DAD）报告，高血压是 2 型糖尿病的高危因子。流行病学显示，高血压患者发生糖尿病的可能性是正常血压者的2.5倍，糖尿病患者至少1/3合并高血压，并发肾脏损害者高血压患病率达70%～80%。研究显示，高血压与糖尿病的发病密切相关，同时以收缩压（SBP）和舒张压（DBP）来反映血压与糖尿病的关系，经单因素及多因素非条件Logistic回归分析，结果只有SBP进入回归模型。SBP相对于DBP对糖尿病的发生可能更具有危险性，因此推测针对SBP采取措施预防糖尿病可能更具有实际意义和效果。文献报道，2型糖尿病同时与其他多种机体代谢异常有关，高血脂既是糖尿病发病的独立危险因素，又能导致和增加糖尿病并发症的发生。国内研究表明，甘油三酯（TG）与糖尿病有关。经多因素分析调整后，甘油三酯仍与2型糖尿病存在关联（OR=1.256），提示高血脂与2型糖尿病的发病密切相关。

HUA可以使2型糖尿病高血压的风险增加1.8倍。较多的研究证实，HUA与血甘油三酯升高、高密度脂蛋白水平降低及BMI有关，而血清尿酸水平与血脂异常存在关联，并且血甘油三酯升高、高密度脂蛋白降低及低密度脂蛋白水平（小而致密的低密度脂蛋白颗粒为主）升高被认为是2型糖尿病的致动脉粥样硬化的“脂质三联征”，研究提示，在2型糖尿病中，比低密度脂蛋白更有意义的致动脉粥样硬化脂质异常——“脂质三联征”均与尿酸水平升高有关。有研究发现，在校正了年龄、性别、吸烟、高血压、BMI、血糖、胆固醇、甘油三酯、高密度脂蛋白水平等众多心血管危险因素之后，尿酸升高的2型糖尿病患者发生中风的风险增高近2倍，有研究显示，与2型糖尿病尿酸相关的脑梗死的发生率亦有增高（P=0.044）。研究报道，高尿酸血症和颈动脉斑块有关，代谢综合征作为2型糖尿病的前体，能够解释尿酸和颈动脉斑块的大部分关联，说明尿酸与代谢综合征的重要组分存在关联，并且尿酸水平和HOMA胰岛素抵抗指数存在关联。

4. 早期营养

有学者提出生命早期营养不良可以导致后来的代谢障碍和增加发生IGT和2型糖尿病的危险。低体重新生儿较高体重新生儿在成长期更容易发生糖尿病，母亲营养不良或胎盘功能不良可以阻碍胎儿胰岛β细胞的发育。

5. 社会经济状况

糖尿病与社会经济状况紧密相关。富裕国家的糖尿病患病率高于发展中国家。即使在不发达国家，富人的糖尿病患病率也明显高于穷人。我国1994年的调查亦发现，糖尿病的患病率随收入的增加而增加，而且经济收入越高、文化程度越低者发生糖尿病的危险性越大。

6. 妊娠糖尿病（GDM）

对妊娠期糖耐量异常的研究中，测定752例孕妇口服100克葡萄糖后血糖，初步制定了诊断GDM的OGTT值，经产后追踪发现根据此标准诊断的GDM与孕妇将来2型糖尿病发生密切相关。随后许多学者对GDM进行了大量研究，均发现GDM的妇女将来糖尿病的发病率升高。美国的一项纵向研究表明，有GDM的妇女产后3～6个月发生糖尿病的危险性为5%，追踪5年后发现其危险性增加到47%。在有GDM病史的妇女中15年内有40%发生2型糖尿病。另有研究发现，妊娠次数多者较妊娠次数少者糖尿病阳性家族史多见。母亲在孕期发生糖尿病，其孩子发生2型糖尿病的危险性远比父亲患有2型糖尿病或母亲虽患有糖尿病但未发生在孕期的孩子高。

7. 人巨细胞病毒（HCMV）感染状态

目前很多研究认为HCMV感染的人群2型糖尿病的发病率要显著高于HCMV未感染的人群，有部分研究发现在2型糖尿病患者的胰岛细胞中存在HCMV DNA阳性。HCMV感染引起的2型糖尿病的机制目前认为有以下几种：HCMV可以感染胰岛β细胞，并在胰岛β细胞中潜伏、复制和增生，其合成的蛋白物质可以引起胰岛β细胞的凋亡；同时，HCMV可在感染胰岛β细胞后通过交叉免疫作用引起特异性T细胞产生自身抗体，这种抗体能够免疫攻击胰岛β细胞；除此之外，HCMV感染后的胰岛β细胞周围，可富集B细胞、粒细胞、单核细胞等造成炎症的微环境，并释放出一些细胞因子，引起感染的胰岛β细胞功能失调，导致糖尿病、糖代谢异常等。研究发现，HCMV感染对2型糖尿病患者糖代谢的影响主要是空腹阶段，在餐后2小时糖代谢没有显著影响，尤其是长期糖代谢指标HbA1c水平也无显著影响。并且HCMV的DNA载量水平越高，空腹时胰岛素及C肽分泌水平越低，空腹血糖水平也越高。因此，HCMV感染状态及感染严重程度影响空腹糖代谢水平，感染越严重，空腹糖代谢能力越差。有研究者采用HCMV-IgG抗体检测，发现HCMV-IgG抗体阳性的人群中糖化血红蛋白及随机血糖水平显著高于HCMV-IgG抗体阴性人群，提示HCMV感染还可以影响血糖的调节。

8. 慢性丙型肝炎

经临床中相关研究结果证实，肝硬化患者容易伴随糖耐量减低及糖尿病等临床症状，其主要病理机制是因胰岛素降低敏感性引起高胰岛素血症、胰岛素抵抗及肝脏降低摄取葡萄糖能力等。目前，又有研究结果显示，慢性丙型肝炎病毒感染容易合并糖尿病，相对于慢性乙型肝炎及乙肝后肝硬化等慢性丙型肝炎患者，丙肝后肝硬化患者具有更高的机会合并糖尿病。

由分子模拟机制可知，因丙型肝炎病毒包膜蛋白与胰岛细胞抗原的谷氨酸脱羧酶具有同源性，可导致交叉免疫反应，也将破坏胰岛细胞、降低β细胞功能，因β细胞功能降低，使其在高血糖时胰岛素分泌能力降低，进而引发糖尿病。目前，很多临床研究结果都表明，丙型肝炎病毒感染与发生2型糖尿病具有一定关系，而胰岛素抵抗在2型糖尿病发病机制中也占有非常重要的位置，丙型肝炎病毒感染引发胰岛素抵抗的病理机制目前还有待于深入研究。丙型肝炎病毒感染时肝细胞脂肪存在明显的变性，增加肝内铁含量、肝脂肪变性及增加肝内铁的含量能够引起胰岛素抵抗。有关研究结果显示，铁沉积、肝脂肪变性、胰岛素抵抗与2型糖尿病之间具有非常重要的关系。沉积肝内的脂肪能够对胰岛素抑制肝糖输出的作用减弱，而肝内增加的铁含量容易伴随胰腺增加铁沉积，进而降低胰腺外分泌功能，对分泌胰岛素产生一定的影响。铁沉积和肝脂肪变性容易对肝内清除胰岛素产生干扰、胰岛素受体及其作用下调，进而产生胰岛素抵抗。慢性丙型肝炎合并糖尿病患者具有高胰岛素血症及降低胰岛素反应性的临床表现，表明在其发病机制中降低β细胞功能和胰岛素抵抗具有十分重要的作用。慢性丙型肝炎的感染过程同时伴随β细胞降低功能，直至发生胰岛素抵抗或肝硬化时才容易产生显性糖尿病，这与丙型肝炎病毒感染引发糖尿病的病理机制也许更相符。

9. 肠道菌群

研究表明，2型糖尿病与健康个体间肠道菌群结构具有显著差异。2型糖尿病患者肠道内厚壁菌门与梭菌属细菌比例显著降低，拟杆菌属、大肠杆菌等条件致病菌水平明显升高，具有保护作用的双歧杆菌含量大幅减少。研究者比较了接受不同膳食喂养的小鼠肠道内双歧杆菌水平，发现高脂膳食可以引起双歧杆菌含量的明显降低，且双歧杆菌的含量与宿主葡萄糖耐受及空腹胰岛素水平呈负相关。相似的结论从最新的代谢组学角度也得到了证实，主要由肠道菌群代谢产生的多种物质，如短链脂肪酸等，被发现在2型糖尿病与正常宿主代谢谱中具有显著性的差异。

近年来，肠道菌群与2型糖尿病的相关性研究不断取得突破性进展，肠道菌群在2型糖尿病的发生和发展中所起到的重要作用逐渐被人们认识，基于肠道菌群研究的病因学说为2型糖尿病发病机制的研究提供了一个全新的视角。

（1）调节脂肪代谢：2004年有研究者首先提出了肠道菌群作为一种环境因子可以调节脂肪贮存的

观点。研究发现，无菌小鼠对高脂膳食所引起的肥胖具有明显的抵抗性，这种抵抗性在接种了正常小鼠的肠道菌群后消失，尽管摄食量明显减少，但是接种后小鼠的体脂却显著增加，且出现了胰岛素抵抗的现象，提示肥胖表型可随肠道菌群在个体间转移，肠道菌群作为一种环境因子极大地影响了宿主的能量代谢。人体从食物中摄取的能量与消耗的能量是完全相等的，研究显示，肠道菌群不仅可以分解碳水化合物获取能量，还可以调节宿主基因、影响能量的消耗与贮存，通过同时影响能量平衡的两方，参与人体的能量代谢，具体表现为三方面：①诱导脂肪合成。肠道菌群能够分解膳食中的植物多糖，将宿主难以消化的物质转变为易被吸收的单糖和短链脂肪酸，再通过进一步影响转录因子 ChREBP 和 SREBP-1 的表达，诱导肝脏中脂肪的合成。②促进脂肪沉积。肠道菌群可以抑制肠道上皮细胞编码的一种脂蛋白酶（LPL）抑制因子——禁食诱导脂肪细胞因子（Fiaf），使 LPL 活性增加，促使甘油三酯进入脂肪细胞沉积。③减少脂肪消耗。一方面，肠道菌群通过抑制 Fiaf 可以减少过氧化物酶体增殖物活化受体共激活因子（Pgc-1α）的表达，继而减少编码线粒体内调节脂肪酸氧化的相关因子的基因的表达。另一方面，肠道菌群可以通过降低 AMP 活化蛋白激酶（AMPK）的活性影响机体的能量消耗。

（2）引发慢性炎症：2 型糖尿病与炎症反应的相关性证据最早出现于 1876 年，研究人员发现抗炎症药物水杨酸钠可以使“温和形式”的糖尿病症状完全消失，而这种所谓的“温和形式”的糖尿病据推测很可能就是现在的 2 型糖尿病。一百多年后，Hotamisligil 等发现，肥胖小鼠脂肪组织内肿瘤坏死因子（TNF-α）水平异常偏高，这一研究结果首次将肥胖及其相关的代谢性疾病与炎症反应联系了起来，白介素-6（IL-6）、白介素-1β（IL-1β）、C-反应蛋白（CRP）等一系列炎症因子也都在此后的研究中被证实在肥胖、2 型糖尿病患者体内多个器官、组织中过度表达，进一步确立了 2 型糖尿病与炎症反应的相关性。这种不同于传统炎症的慢性低度炎症被认为很可能是引起肥胖、2 型糖尿病等代谢性疾病的一种重要的发病机制。2 型糖尿病的“代谢性内毒素血症”学说，第一次将 2 型糖尿病患者体内的慢性炎症反应与肠道内微生物联系起来。脂多糖（LPS）是革兰阴性菌外膜的重要组成成分，可刺激机体产生大量细胞因子，引发全身炎症反应，继而产生胰岛素抵抗。高脂膳食诱导的肠道菌群结构改变，使得肠通透性增加，促进细菌 LPS 进入血液，引发内毒素血症，刺激机体分泌炎症因子，发生低度炎症反应，最终可导致肥胖或 2 型糖尿病等代谢疾病的发生。

10. 铁代谢

有研究认为，铁代谢失调是导致 2 型糖尿病发生的重要机制之一。铁是机体重要的微量元素，是血红蛋白、肌红蛋白、呼吸酶等的成分，参与体内氧和二氧化碳的转运，对维持正常生命活动具有重要意义。正常机体的铁代谢维持在稳态水平，铁过量会引发毒性效应，过高的铁负荷可损伤胰岛 β 细胞，在胰腺中过度沉积可引起糖尿病的发生；过量铁可导致遗传性血色素沉着病。有研究通过检测 2 型糖尿病患者的铁代谢指标，并与对照组比较，探讨铁失调状态的改变在 2 型糖尿病并发症早期发生中的作用。结果显示，观察组 SI、Fer、全血 Fe、Hb、Hep 水平显著高于对照组，提示铁代谢异常在 2 型糖尿病的发生中起重要作用。糖尿病伴铁蛋白水平增高缘于细胞内过量的铁离子可自由氧化形成过多的脂溶性氧化物，导致氧自由基及过氧化脂质的形成。毛细血管基底膜的磷脂成分又可在过量的氧自由基作用下发生脂质过氧化，以致基底膜增厚及通透性增加而导致 DN 的发生。

11. 维生素 D

维生素 D 是脂溶性维生素，主要来自食物和阳光，在肝脏中转化为 25（OH）VD_3，后在肾脏进一步羟化为 1，25（OH）VD_3。1，25（OH）VD_3 是维生素 D 的活性形式，即骨化三醇，发挥其生物学功能的是骨化三醇。经典的作用是调节钙、磷代谢，促进钙、磷吸收，在骨骼代谢、骨质形成中起重要作用。现在越来越多的学者研究发现，维生素 D 在神经、生殖、免疫、内分泌、外胚层组织生产等方面也有重要影响。2 型糖尿病发病机制主要是胰岛素抵抗和胰岛素分泌缺陷。维生素 D 在调节胰腺功能，尤其是 β 细胞功能方面有重要的作用。维生素 D 可改善胰岛素的分泌与敏感性，维生素 D 缺乏的人群更容易发生 2 型糖尿病。研究发现空腹血糖水平越高，血清 25（OH）VD3 越低，提示引起糖耐量异常和胰岛素分泌受损的原因可能是维生素 D 缺乏。研究还发现，25（OH）VD3 与 BMI、SBP、DBP 均呈负相关，提示可能维生素 D 与肥胖、高血压也有一定的相关性。

12. 血清 CA19-9

CA19-9 是一种高分子量（通常＞ 36 Kd）的糖脂类肿瘤标志物，最早由 Koprowski 等报道，其通过将分离自人结肠癌细胞株 SW116 细胞表面的单唾液酸神经节苷脂作为抗原，免疫小鼠并通过 B 淋巴细胞与骨髓瘤细胞杂交进而获得一种肿瘤特异性单克隆抗体 1116-NS-19-9，而可被该单抗所识别的抗原即为 CA19-9。CA19-9 分布广泛，尤以消化系统相应器官为主，如胎儿的肝脏、肠、胆囊、胰腺，成人胰腺、胆管上皮，以及如唾液、精液、乳汁、消化液等分泌物内均可检测到 CA19-9。

（1）血糖水平与 CA19-9 的关系：随着糖尿病普查率的提高和肿瘤指标的广泛应用，大量学者发现 2 型糖尿病患者的血清 CA19-9 指标与正常人有着明显差异。一般地，临床多以 37 U/mL 作为正常参考值，在糖尿病非肿瘤患者中出现低水平升高，而在伴发恶性肿瘤患者中显著升高，但具体数值尚无定论。CA19-9 与 2 型糖尿病关系密切，且不同地域、种族等因素可能导致血清 CA19-9 水平存在差异，从而解释了不同报道中 CA19-9 水平平均值及诊断临界值存在差异，因此 CA19-9 水平应用于临床预测或排除 2 型糖尿病的具体数值仍待大量临床试验研究。

（2）血糖控制水平与 CA19-9 的关系：2 型糖尿病患者血糖控制水平与 CA19-9 呈正相关性的结论已被广泛认可，但其临床机制尚未阐明，仍存在部分争议。2014 年胡小燕等根据 HbA1c 中位数（8.3%）分组进行了小样本研究，得出 CA19-9 水平与 HbA1c 水平呈正相关性的类似结论。2015 年，欧小虹等特别选取初发糖尿病患者进行了类似研究，该研究表明血糖控制水平影响CA19-9水平。根据相关文献，我们可推测，CA19-9 的高低与血糖控制水平相关且不受糖尿病病程的影响，但仍需相关队列研究进一步证实。

多项关于 2 型糖尿病患者 CA19-9 水平影响因素的研究报道均将血脂水平纳入分析，但研究结果存在较大差异。糖尿病患者 CA19-9 水平还可能与尿酸有关，高尿酸血症与糖尿病均为代谢性疾病，且二者在其疾病的发生和发展过程中相互促进，导致更为严重的代谢紊乱，诱发心脑血管疾病、慢性肾病等多种并发症，从而使得 CA19-9 水平升高。鉴于 2 型糖尿病患者的影响因素较多，尚不能对所有指标进行测定，进而阐明其对 CA19-9 水平的影响。但总体来说，血糖水平和血糖控制水平仍是导致 CA19-9 水平升高的主要因素。

（3）糖尿病并发症与 CA19-9 水平的关系：随着糖尿病病程的延长，极易导致其他靶器官的损伤，进而引起终身性代谢疾病。目前，糖尿病并发症已有 100 多种，涉及心脑血管、神经、眼睛、足部、肾脏等多个部位。糖尿病视网膜病变是糖尿病微血管并发症的主要类型，病程≥ 10 年的 2 型糖尿病患者几乎均伴发或轻或重的糖尿病视网膜病变。Nakamura 等研究报道，合并视网膜病变的糖尿病患者血清 CA19-9 较未发生微血管病变者显著升高。

13. 血浆 Asprosin

Asprosin 是最早于 2016 年由 Romere C 等在 *Cell* 报道的一种主要由白色脂肪组织分泌的具有 140 种氨基酸的新型激素。有研究提示，Asprosin 可能在糖脂代谢中发挥作用，且女性 2 型糖尿病患者的血浆

Asprosin与糖脂代谢的相关性更显著。Asprosin是一种由白色脂肪组织分泌的新型蛋白激素，具有诱导肝脏葡萄糖释放的功能。有实验结果发现，糖尿病组血浆Asprosin水平明显高于对照组，相关分析表明，血浆Asprosin水平与空腹血糖、糖化血红蛋白、甘油三酯、总胆固醇、空腹胰岛素呈正相关。此外，血浆Asprosin水平与HOMA-IR呈正相关。这些结果反映了血浆Asprosin与2型糖尿病之间有着密切联系。然而，导致2型糖尿病中Asprosin水平升高的机制仍不清楚。一方面，既往研究观察到具有胰岛素抵抗/肥胖的小鼠和人血液中Asprosin水平异常升高，Romere C等发现胰岛素抵抗/肥胖的小鼠白色脂肪中编码Asprosin的基因Fibrillin-1上调，异常升高Asprosin水平通过肝脏cAMP通路导致肝脏葡萄糖释放增加，从而诱导发生胰岛素抵抗。另一方面，血液循环中的Asprosin可穿过血脑屏障，通过cAMP依赖性途径激活食欲型谷草转氨酶阳性神经元，从而抑制厌食症型前阿片肾上腺皮质激素（POMC）阳性神经元，刺激食欲并进一步导致脂肪堆积。此外，使用单克隆抗体中Asprosin可降低肥胖小鼠的食欲和体重，血浆葡萄糖也具有抑制白色脂肪组织分泌Asprosin的作用。有研究者推测白色脂肪组织分泌Asprosin失调，导致2型糖尿病患者血浆Asprosin水平升高。由于循环血液中sprosin水平的异常，肝脏产生的葡萄糖随之增加，可致高胰岛素血症，从而加重肝脏的胰岛素抵抗。研究还发现血浆Asprosin水平与胰岛素抵抗之间存在正相关关系，表明血浆Asprosin相关的糖代谢异常可能通过其在胰岛素抵抗中的作用而起作用。

14. 幽门螺杆菌感染（Hp）

关于Hp导致血糖升高的机制可能有以下几方面。首先，Hp感染可以造成炎性细胞因子、C-反应蛋白、血管紧张素原、自由脂肪酸、瘦素分泌异常，导致氧自由基聚集，引起临床的亚炎症状态发生，以及自身免疫反应等，导致胰岛β细胞损伤，胰岛功能低下，胰岛素分泌减少，同时这种炎症反应也可引发外周组织对胰岛素不敏感，最终导致IFG/IGT和糖尿病的发生。其次，Hp感染者胃肠道激素水平明显改变，血清胃泌素水平升高、生长抑素水平降低，而前者有增加食欲和促进胰岛素分泌的作用，后者具有抑制胰岛素释放的作用，同时Ghrelin也是由胃黏膜分泌的多功能活性多肽，参与调节胰岛素的敏感性和胰岛素诱导的葡萄糖摄取过程，而Hp感染可以干扰胃黏膜Ghrelin的合成，这些激素水平的变化最终导致胰岛素的分泌减少和敏感性降低，继而干扰葡萄糖的代谢，引发IFG/IGT和糖尿病的发生。

对于糖调节受损者，首先，细胞免疫和体液免疫可能使个体对Hp的敏感性增加；其次，糖调节受损可能会使胃黏膜表面产生化学变化，进而促进Hp感染。胰岛素不敏感是一种早期现象，随着时间推移，在出现临床高血糖症状之前，胰岛β细胞的功能逐渐下降，Hp感染后许多因素可受到影响，如胰岛素抵抗、糖毒性、脂毒性、慢性炎症等。Hp感染的胃上皮细胞引起的急慢性炎症使得胃黏膜下中性粒细胞和单核细胞浸润。Hp感染的宿主免疫反应是复杂的，涉及上调多种促炎细胞因子，如C-反应蛋白、IL-6及TNF-α，这和胰岛素抵抗及2型糖尿病的发生和发展是相关的。人类的C-反应蛋白主要是由肝细胞合成并受炎性细胞因子（主要是TNF和IL-6）的调节，并且超敏C-反应蛋白已经成为糖尿病发病风险的主要研究对象。IL-6产生于各种各样的组织，大约25%的IL-6来源于皮下脂肪组织，并且被认为可以调节脂肪细胞中葡萄糖、脂质代谢和体重。脂肪组织TNF-α产生的增加可能是脂肪组织诱导外周胰岛素抵抗的一个关键机制，通过间接增加游离脂肪酸氧化、刺激胰岛素反调节激素或细胞因子（如IL-6和CRP）导致内皮功能受损，或直接抑制对葡萄糖转运蛋白GLUT4的影响，或抑制葡萄糖刺激胰岛β细胞释放胰岛素。此外，Hp肠道微生物群会导致脂多糖产生增加，这是细菌细胞壁的一个组成成分，也可以激活炎症反应过程。

（二）生活方式相关因素

1. 体力活动不足

研究发现体力活动不足增加糖尿病发病的危险，活动最少的人与最爱活动的人相比，2 型糖尿病的患病率相差 2～6 倍。分析其原因认为，体力活动及体育锻炼可增加胰岛素活性标志物的效应，从而改善糖代谢和脂代谢。对我国 11 省市的糖尿病调查结果进行了多因素 Logistic 回归分析，结果显示，职业体力活动与休闲时的体力活动减少均是糖尿病的危险因素。加强体育锻炼是预防糖尿病重要干预措施之一，经常参加体育锻炼、增强体质、减少病毒感染和自体肥胖的概率、提高机体抵抗力等可对糖尿病的预防具有一定作用。

2. 饮食因素

高支出饮食也是糖尿病发生的危险因素。有学者认为，饮食支出的高低能部分反应居民的富裕程度。富裕的家庭和地区其饮食支出往往高于贫穷和落后地区，这些地区的居民脂肪摄入量也往往较高，促进了高血压、高血脂的发生，是糖耐量降低和糖尿病发生的危险因素。国内研究表明，喜欢甜食和经常进食含油脂多的食物同样是 2 型糖尿病的危险因素，长期摄入含油脂大的食物导致脂肪细胞上的胰岛素受体数量减少及与胰岛素亲和力降低，从而形成对胰岛素抵抗、对胰岛素不敏感，加重胰岛 β 细胞的负荷，诱发糖尿病。

3. 吸烟、饮酒

有关糖尿病的研究中，单纯用吸烟和饮酒与否来分析其与糖尿病的关系时，往往不能看到它们与糖尿病之间的关系，当采用吸烟和饮酒指数来分析吸烟和饮酒与糖尿病的关系，可以看到吸烟、饮酒指数与糖尿病的患病率有明显的线性关系。瑞典一项前瞻性研究发现，每日吸烟≥ 20 支者，患 2 型糖尿病的相对危险度为 1.64。国内研究也得出了类似的结论。一项对美国 114 247 名护士的 12 年纵向研究结果表明，与不吸烟者相比，每天吸烟 25 支以上的妇女发生 2 型糖尿病的相对危险度为 1.42。也有一项研究表明，与不饮酒者相比，饮酒≤ 6 g/d 其相对危险度为 0.87；适量饮酒者：6～12 g/d、12～24 g/d、24～48 g/d，其相对危险度分别为 0.70、0.69、0.72；大量饮酒者：≥ 48 g/d，与不饮酒者相比其相对危险度为 1.04。这表明在过量饮酒致 2 型糖尿病的同时，适量饮酒有助于降低 2 型糖尿病的患病危险。

4. 职业因素

生活节奏快和精神压力大是糖尿病的诱因。2 型糖尿病发病与遭遇生活事件频度、强度平均值和负性生活事件频度、强度平均值密切相关。从事工作强度大、精神压力大的工作人员更易发生 2 型糖尿病。有研究显示，科教、医务工作者与糖尿病的发生有统计学意义。考虑可能的原因有两点：①科教、医务工作者的静坐生活方式，体力活动较少；②科教、医务人员的精神压力较大。

三、胰岛细胞功能与 2 型糖尿病

胰岛细胞功能受损是近年来糖尿病发病机制中很重要的一个方面，它与胰岛素功能抵抗构成了糖尿病发生病理生理过程的两个方面。胰岛 β 细胞主要功能是完成以葡萄糖为首的血中营养物质和其他调节因素调控的胰岛素释放，从而维持机体以代谢为基础的生命活动的平衡。要准确完成这一功能则需要至少两大部分的保障：①胰岛 β 细胞形态完整正常；②胰岛 β 细胞分泌功能正常。这一分泌功能实际涉及对葡萄糖等相关重要胰岛素释放刺激物质的敏感性、胰岛素合成修饰、细胞内转运贮存、刺激下分泌等一系列环节。因此，胰岛β细胞功能受损既包括形态学上的异常，也包括分泌功能的异常。年龄增加与肥胖虽不是造成胰岛细胞功能受损和胰岛素抵抗的唯一原因，但却是主要相关原因之一。已有研究表明胰岛β细胞功能受损与β细胞数量减少有关。在2型糖尿病动物模型人胰岛淀粉样多肽转基因鼠及Zucker糖尿病肥胖（ZDF）鼠体内，也有同样发现。说明2型糖尿病存在β细胞凋亡增加，提示胰岛β细胞凋亡参与2型糖尿病的发病过程。

2型糖尿病β细胞凋亡增加的可能机制有以下几个方面：①β细胞内胰淀素沉积，通过细胞膜毒性作用导致细胞凋亡。尸检发现，90%的2型糖尿病患者胰岛中有胰淀素沉积，伴β细胞数量减少，且胰岛淀粉样变性程度与糖尿病的病变程度一致，说明胰岛淀粉样多肽（IAPP）与2型糖尿病发病相关。人IAPP可诱导β细胞凋亡且二者呈剂量相关性；啮齿类动物IAPP无此特性。转入人*IAPP*基因的纯合子肥胖小鼠在高糖、高脂饮食，生长激素或糖皮质激素处理后胰岛内很快出现大量IAPP变性沉积，β细胞凋亡水平大于复制水平，数量下降，最终发展为2型糖尿病。新形成的25～6000小分子IAPP聚集物对胰岛细胞具有细胞膜毒性作用。小的IAPP聚集物可形成中等大小毒性淀粉样蛋白质粒子（ISTAPs），通过疏水区与细胞膜相互作用，引起非选择性离子通道开放，破坏膜的稳定性，导致β细胞凋亡，而成熟的大分子IAPP则无诱导细胞凋亡的作用。尸检发现，10% IFG者的β细胞内有IAPP沉积，但这些人β细胞减少却已达40%，也证明β细胞数量下降是ISTAPs所致，与细胞外大分子IAPP沉积物无关。IAPP可通过增强胰岛β细胞株RINm5F内还原型烟酰胺腺嘌呤二核苷酸磷酸（NADPH）的氧化活性，使氧自由基生成增多，并通过细胞表面低密度脂蛋白（LDL）体来增强细胞对脂蛋白的摄取，使细胞内脂质沉积，产生细胞毒效应。人IAPP诱导RINm5F胰岛细胞凋亡与凋亡相关基因*p53*和*p21*、野生型*p53*激活片段基因1/细胞周期素依赖性激酶抑制蛋白1（WAF1/CIP1）表达增强有关，β细胞增生反应越强，对人IAPP毒性作用越敏感。这些证据表明，IAPP的形成过程与β细胞凋亡水平有关而非其自身的直接作用。②代谢紊乱所产生的糖脂毒性：胰岛β细胞在高血糖水平下，可通过调节β细胞Bcl家族水平、白介素（IL）21β/核因子2κB和己糖胺介导的路径诱导细胞凋亡；而高游离脂肪酸水平则通过神经酰胺、Caspase、Bcl_{22}、过氧化物体增殖物活化受体介导的路径诱导β细胞凋亡。高血糖和高游离脂肪酸状态还可以强化氧化应激反应，且二者具有协同效应致β细胞凋亡。③过度刺激（over stimulation）学说：该学说认为任何原因导致对胰岛β细胞的过度刺激均是胰岛β细胞功能丧失的原因，由于胞浆内Ca^{2+}浓度增高为其中央环节，也有人称其为“Ca^{2+}毒性”。研究提示较高水平葡萄糖刺激胰岛素分泌本身就是β细胞功能丧失的原因。以增加葡萄糖进入细胞的量、增加ATP/ADP之值、增加细胞内Ca^{2+}的方法增加胰岛素分泌，可见活性氧族（ROS）的产物增加、氧化应激增加，从而可能导致细胞凋亡。④在妊娠期间限制蛋白摄入会增加小鼠后代中胰岛细胞凋亡的速率，导致胰岛β细胞数量减少和胰腺内分泌功能的发育被破坏。

胰岛β细胞功能受损可分为5个阶段。

A. 代偿阶段：此时存在胰岛素抵抗、胰岛细胞体积减小、胰岛β细胞分泌增加，使葡萄糖刺激的胰岛素分泌（GSIS）保持在正常范围。

B. 血糖开始升高：血糖水平在5.0～6.5 mmol/L阶段，此时机体处于对β细胞功能损害的稳定代偿状态，葡萄糖刺激胰岛素分泌（GSIS）开始异常，且出现β细胞形态改变。

C. 早期失代偿的不稳定状态：血糖水平相对快速升高，并很快进入第四阶段。

D. 固定的失代偿：胰岛β细胞形态出现进一步严重改变。

E. 严重的失代偿状态：胰岛β细胞体积严重减少，直至出现自发性酮症。

由于2型糖尿病常同时存在胰岛素抵抗，其胰岛素分泌常高于正常水平。胰岛β细胞分泌功能的减退首先表现为最大负荷量（25 mmol/L）的反应降低，早期时对8.3～11.1 mmol/L的血糖刺激反应尚可正常。其临床进展的表现通常是葡萄糖所致的第一相胰岛素分泌消失，继之第二相胰岛素分泌延迟、血糖水平增高、胰岛素原不恰当分泌增多，最终基础（或静态）胰岛素分泌减少。其他非葡萄糖物质（如氨基酸类、多肽类、肾上腺素类、磺脲类药物）也可促进胰岛素的分泌，在胰岛β细胞对葡萄糖刺激的胰岛素释放反应减退后，这类物质的胰岛素释放作用也可用于临床对胰岛β细胞功能进行评价。

正常个体胰岛β细胞以脉冲的形式每8～10分钟释放一次胰岛素，离体培养的β细胞也有此特性。而2型糖尿病胰岛素的脉冲分泌消失。2型糖尿病患者分泌胰岛素原的比例增加是胰岛β细胞功能减退的另一临床特征，在急性刺激下和空腹状态均可较正常人有数倍的增加。IAPP与胰岛素共存于胰岛β细胞的分泌颗粒内，其在葡萄糖或其他因素的刺激下与胰岛素共同释放。2型糖尿病伴随着胰岛素分泌的减少，IAPP的分泌同时减少。由此可见，不同的2型糖尿病患者其胰岛β细胞功能受损是多方面的，且既有胰岛素分泌量的改变，又有胰岛素分泌方式的改变。后者又包括胰岛素分泌时相的异常改变和分泌节律的变化。另外，在2型糖尿病的不同阶段，胰岛素功能受损的方式也有所不同。

（一）内质网应激与胰岛细胞功能关系

1. 内质网和未折叠蛋白

内质网（ER）是哺乳动物最重要的细胞器，是蛋白质合成、折叠和转运的重要场所，参与脂质合成和维持Ca^{2+}的储存。它的主要功能是确保蛋白质具有正常生理结构和功能。当未折叠或错误折叠的蛋白质数量增加时，这些畸变蛋白就会被细胞浆内的内质网相关降解酶所降解，然而当未折叠或错误折叠的蛋白质的数量超过内质网所能承受的能力时，内质网自身的负担加重，内质网稳态被打破，产生一系列氧化应激反应。我们把这种内质网稳态的改变称为内质网应激（ERS），即各种原因导致的未折叠或错误折叠的蛋白质在内质网的堆积。有相关报道显示很多原因可以导致内质网应激的发生，如代谢性因素（高血脂、高血糖）、Ca^{2+}的失衡、炎症反应、氧化应激等，内质网的稳态一旦被打破，细胞凋亡随即发生。内质网应激初早期，细胞的内质网通过扩张体积、提高蛋白质折叠能力、调节蛋白质转录和翻译、清除未折叠蛋白质和错误折叠蛋白质等方式降低蛋白质的合成，这一系列复杂的通路反应即未折叠蛋白反应（UPR）。UPR的最终目的是减轻内质网应激与重建内质网稳态。越来越多的研究表明，如果内质网应激时间延长或超过自身处理能力时，内质网会启动程序性细胞凋亡过程。

ERS的发生主要依赖于内质网膜上的3种跨膜蛋白，它们分别是肌醇依赖酶IRE-1（inositol requiringkinase-1）（存在α和β两种亚型）、RNA依赖的蛋白激酶样激酶PERK（PER-related endoplasmic reticulum eukaryotic initiation factor 2 α kinase）、活化转录因子ATF6（activating transcription factor 6），内质网通过这3种蛋白感受未折叠或错误折叠蛋白质信号并将此信号传递到细胞基质。在生理状态下，这3种蛋白与内质网分子伴侣Bip（immunoglobulin binding protein）/Grp78（78-kDa glucose-regulated protein）稳定结合。当内质网腔内未折叠或错误折叠蛋白质发生堆积或Ca^{2+}平衡发生紊乱时，Bip解离出来，作为分子伴侣与未折叠或错误折叠蛋白相结合，最终一个由IRE-1、ATF6和PERK参与的信号转导系统被激活。

2. UPR 信号转导机制

IRE－1 是一种跨膜蛋白，它具有内在激酶活性和核糖核酸酶活性，对未折叠和错误折叠的蛋白质敏感，生理情况下，IRE－1α 与 Bip 结合，然而应激发生时，IRE－1α 与 Bip/Grp78 分离，在 Ser724 点位上发生磷酸化及寡聚化反应，从而激活 IRE－1 α RNA 的活性，使其中的 26 个核苷酸从 X 盒结合蛋白 1（XBP1）的 mRNA 中解离出来，最终这种未剪切的 mRNA（XBP1u）转变成 XBP1 片段，即 XBP1s。XBP1s 经过翻译后作为转录因子进入细胞核，XBP1s 的作用就是提高 *UPR* 基因、脂肪生成基因、脂质代谢和炎症基因的转录。除此之外，在调节 IRE－1 依赖的核衰减 mRNA（它可以分裂包括脂质代谢基因的底物）的过程中，通过 IRE－1 核糖核酸内切酶活性，IRE－1 可以产生适应性的信号或者死亡信号，从而诱导 IRE－1 依赖的 mRNA 的凋亡（RIDD）。有研究发现，IRE－1α 的 RNA 酶的变构抑制可以保护在内质网应激过程中胰岛 β 细胞的活力与功能。β 细胞 *XBP1* 基因突变小鼠可表现出高血糖与葡萄糖耐量异常，该结果表明 IRE－1α－XBP1 信号通路对于 β 细胞至关重要。

ATF6 的细胞质域和内质网域对蛋白折叠的状态极为敏感，当感受到未折叠或错误折叠蛋白质信号后，N 端就会被剪切，与 Bip 解离，转移至高尔基体，经过 1 型蛋白酶（S1P）和 2 型蛋白酶（S2P）水解加工后，细胞质的部分被释放出来并且作为转录因子调控以 XBP1 为主的相关降解因子的表达、蛋白的折叠/成熟和分泌，它们是具有活性的转录因子，可以诱导 *CHOP* 基因的表达，*CHOP* 基因的过度累积可诱导细胞发生凋亡。

当发生 ERS 时，PERK 与 GRP78 解离，发生自身二聚化和磷酸化，催化下游真核起始因子 2（eIF2）的磷酸化，引起活化转录因子 4（ATF4）的高表达。ATF4 可以上调氨基酸代谢及增强子 CCAAT 结合蛋白同源蛋白（CHOP）的转录和 DNA 损伤诱导的基因 34（GADD34）的表达。PERK 同时磷酸化和激活 Nrf2（nuclear factor erythroid related factor 2）的表达。ATF6 和 PERK 都是通过增加 *CHOP* 的基因表达而诱导细胞凋亡的。研究表明 PERK 在胰岛中存在高表达，当与 Bip 发生解离后，形成二聚体发生自身磷酸化而激活。活化的 PERK 通过使下游 eIF2α 磷酸化下调蛋白质合成过程，但是可以提高 ATF4 mRNA 的翻译水平。IRE－1α－XBP1 与 PERK－eIF2α 信号通路共同作用调节胰岛素的分泌，再次说明 *UPR* 基因在胰岛 β 细胞中发挥重要作用。ATF6 和 PERK 通路都是通过 *CHOP* 基因的转录诱导细胞凋亡的。以上 3 条是处理未折叠蛋白经典的信号通路，通过这 3 条通路的协同作用，对堆积未折叠或错误蛋白质进行处理，从而维持细胞稳态，若损伤严重，稳态不能及时恢复，则会启动细胞凋亡程序。

另有研究表明，除了 Bip，IRE－1β 本身也是 UPR 感受器，它不通过 Bip，而直接干预未折叠蛋白的级联反应；当发生 ERS 时，糖基化的 ATF6 就会极大地妥协；而硫氧还原蛋白（TXNIP）则会通过二硫化物异构酶（PDI）调节 ERS。

3. 胰岛 β 细胞与 ERS

胰岛 β 细胞是体内唯一有胰岛素分泌功能的细胞，具有高度发达的内质网，在 β 细胞中 PERK、IRE－1α 和 Bip 均高表达，因此 β 细胞成为对 ERS 最敏感的组织细胞之一。在生理状态下，胰岛 β 细胞不断地分泌胰岛素，其内含有大量成熟的高尔基体，胰岛素的前体在内质网腔内定位、剪切掉其标志序列，从而形成胰岛素原，β 细胞内质网能高度敏感地控制胰岛素原的折叠，胰岛素原完成氧化折叠、成熟变构并转运至高尔基体，最终以分泌颗粒的形式出胞发挥功能。在病理状态下，当进入内质网腔内的胰岛素量超过内质网折叠能力或者内质网的钙耗竭时，ERS 就发生了。ERS 与胰岛素抵抗、炎症反应、脂质堆积、胰岛素生物合成、β 细胞的凋亡密切相关，研究内质网稳态改变的机制将会为 2 型糖尿病的预防和治疗提供新的药理学靶点。在 2 型糖尿病的发展过程中，胰岛素抵抗可以由胰岛 β 细胞分泌增加进行补充，然而体内的胰岛素需求量最终会超越β细胞的分泌能力，由此就不可避免地加重了内质网的负担，内质网中未折叠蛋白的增加最终启动细胞凋亡。

ERS参与的胰岛β细胞凋亡的信号通路，较经典的主要包括：① c-Jun氨基末端激酶（JNK）信号通路——未折叠或者是错误折叠蛋白的过度累积诱发ERS，活化IRE-1α，与肿瘤坏死因子受体相关因子2（TRAF2）及凋亡信号调节激酶（ASK1）结合，而通过IRE-1激活，YASK1本身可以通过ASK-p38路径促进细胞凋亡，同时IRE-TRAF2-ASK1复合体，通过激活JNK，进而激活线粒体依赖的细胞凋亡。JNK被激活后可促进胰岛素受体底物丝氨酸的磷酸化，阻碍胰岛素的信号转导，最终促使炎症细胞的表达，引起内质网的应激，导致胰岛素抵抗。当发生ERS时，JNK活化，JNK导致胰岛素受体底物1（IRS1）发生丝氨酸磷酸化，IRS1的丝氨酸磷酸化使IRS1的酪氨酸磷酸化受到抑制，同时激活PI3K，使胰岛素受体的信号转导受抑制，细胞对胰岛素的敏感性下降，导致胰岛素抵抗。② CHOP（C/EBP homologous protein-10）信号通路——CHOP属于C/EBP转录因子家族成员，是ERS特异的转录因子，正常情况下表达水平很低，ERS发生时表达水平升高。研究发现，ERS可以介导游离脂肪酸（FFA）诱导的细胞凋亡，且随着β细胞凋亡增加，*CHOP*基因表达增加。③ caspase凋亡通路——ERS情况下，由于Ca^{2+}平衡紊乱而激活的钙蛋白激酶可以直接剪切并激活caspase-12。④近年来，随着研究的深入，Mig6信号通路——mig6被确定为负反馈表皮生长因子调节信号，通过与表皮生长因子受体（EGFR）结合，Mig6控制表皮生长因子受体信号通路的时间和空间连续性，Yi等证实Mig6可以通过诱导Caspase3的表达促进β细胞凋亡，持续大量的Mig6表达还会加重ERS。

4. 脂肪细胞与ERS

肥胖导致脂肪组织中慢性ERS的发生。事实上，肥胖患者脂肪组织的肌醇需要酶IRE-1α和JNK及XBP1s表达均上调。有研究证实，因为胃部手术体重减轻的肥胖患者XBP1s和Bip及eIF2α和JNK的表达下调。而运动训练减少ERS和胰岛素抵抗在肥胖鼠白色脂肪组织中的发生。饱和脂肪酸通过PERK依赖机制增加肿瘤坏死因子TNF-α和白细胞介素IL-6的表达。这些因子的表达增加可以诱导ERS的负反馈调节，同时活化的PERK也可以调节脂肪组织的胰岛素反应。除了饱和脂肪酸，暴露于脂多糖或葡萄糖的人体脂肪细胞可增加激活转录因子ATF-6和IRE-1α依赖的伴侣表达，激活的IRE-1α可以活化JNK，这反过来可以磷酸化丝氨酸残基上的胰岛素受体底物，从而促进胰岛素抵抗的发生。

ERS的发生有诸多诱发因素：脂毒性、糖毒性、炎症、胰岛素原和淀粉样蛋白的积累。其中脂毒性是胰岛β细胞发生ERS的重要诱因，饱和脂肪酸（如棕榈酸）激活UPR的PERK、IRE-1通路，从而分别诱导eIF2α的磷酸化和XBP的拼接；反之，不饱和脂肪酸（如油酸）则显示出保护作用。错误折叠的胰岛素原和人胰岛淀粉样多肽（hIAPP）的积累也引起ERS，从而导致，细胞功能障碍和参与细胞凋亡。来自IL-23、24、33的炎症细胞通过活化信号传导与转录活化因子（ATATS）和核转录因子（nuclear factor-kB，NF-kB）诱导ERS的发生。相比之下，IL-22通过抑制活性氧和亚硝酸盐的累积来防止细胞因子诱导的ERS或糖脂毒性，即IL-22下调促氧化基因的表达，同时上调抗氧化基因的表达。高血糖引起ERS传感器TXNIP表达，它是另一个相关的促凋亡β细胞因子。同样的，ASK1被IRE-1激活后，促进β细胞的破坏和凋亡。饱和脂肪酸通常具有细胞毒性，而不饱和脂肪酸抑制ERS的发生从而减少细胞凋亡。

胰岛素的合成开始于内质网，胰岛素原须在此正确折叠，有效运输至高尔基体，经过进一步的加工过程，形成成熟的胰岛素发挥作用。错误折叠的蛋白质（如胰岛素原）在内质网中蓄积通过PERK介导的eIF2磷酸化和转录诱导ATF4和凋亡基因*CHOP*的表达导致β细胞死亡。由于胰岛素原合成的不断增加，错误折叠的胰岛素原在胰岛β细胞内质网中积累，从而导致UPR通路的激活。在90%的2型糖尿病患者中，错误折叠的hIAPP不断累积，形成胰岛淀粉样蛋白，UPR通路的激活是参与β细胞功能障碍的机制。值得注意的是，ER伴侣衰减使细胞表达hIAPP增加，从而进一步加重ERS。

胰岛素抵抗是2型糖尿病发病危险因素之一，在疾病的临床前期，胰岛β细胞通过提高β细胞的数量和胰岛素的分泌量来对抗胰岛素抵抗，当这种平衡被打破，胰岛素的相对不足就会随之出现，2型糖尿病随之发生。最近的研究结果表明，内质网中错误折叠的蛋白及随后激活未折叠蛋白应答信号在IR和2型糖尿病发病机制中发挥重要作用，靶向蛋白质折叠和UPR信号转导可能是一个可行的用于治疗2型糖尿病的治疗方法。此外，一些对药物代谢存在有利影响的治疗2型糖尿病的临床用药，其作用机制可能来源于这些药物调节ERS和未折叠蛋白应答信号的能力。然而，仍需要更多的研究来阐述ERS，因为矛盾的是，参与UPR的一些关键蛋白的激活可能对2型糖尿病的治疗有益。因此，仍需不断探索及阐明ERS与胰岛β细胞功能损伤及凋亡的确切机制。

（二）维生素D与胰岛细胞功能关系

维生素D是人体内必不可缺的脂溶性维生素，人体自身不能合成，可以从食物中获得，如在含脂肪较多的海鱼、鱼卵、肝脏、蛋黄、鱼肝油及奶油等中，维生素D的含量相对比较丰富；还可由维生素D的前体-7-脱氢胆固醇在人体皮肤经日光紫外线照射后转化获得。

维生素D影响胰岛功能的可能机制如下。

1，25（OH）$_2$D$_3$是维生素D在体内具有生物学活性的基本形式，主要通过与核受体-维生素D受体（VDR）结合而发挥作用。胰岛β细胞功能缺陷及胰岛素抵抗是2型糖尿病的两大主要发病机制；维生素D不仅可能改善胰岛β细胞分泌及合成胰岛素功能，还能抑制胰岛β细胞的凋亡过程，甚至还能通过调节胰岛α细胞的功能影响糖代谢。

维生素D与胰岛细胞：VDR存在于胰岛β细胞内，维生素D可通过上调或下调β细胞内的VDR数量和维生素D依赖性钙结合蛋白（DBP）水平，从而促进胰岛β细胞合成与分泌胰岛素。目前的有些体内外研究提示，维生素D缺乏会削弱糖负荷后引起胰岛素释放；若给予补充维生素D，则可恢复原来正常的胰岛素分泌。一项用随机、双盲、安慰剂对照方法进行的实验，给予2型糖尿病组人群每日补充每片含1，25（OH）$_2$D$_3$ 0.25 μg的骨化三醇片2片，12周后实验结果显示试验组的空腹血糖水平明显低于实验对照组，且对其进行稳态模型（HOMA）评价胰岛素释放指数结果也高于对照组。1，25（OH）$_2$D$_3$维持在高水平的状态是胰岛β细胞功能良好的独立预测指标。一项在2型糖尿病模型ob/ob大鼠研究中发现，在维生素D缺乏的状态下会导致胰岛素的分泌受到抑制，而补充维生素D后胰岛素分泌水平逐渐恢复，血糖水平也会随之下降。炎症因子会诱导胰岛β细胞凋亡因子Fas/FasL蛋白在分子水平上的表达，从而诱导细胞的凋亡过程。有研究显示，维生素D不仅能对抗炎症细胞因子在mRNA和蛋白质水平上诱导Fas/FasL的表达，还能提高体内胰腺组织中锌指蛋白A20的水平，其作用为一种炎症反应内源性调控及组织细胞保护性蛋白。此外，维生素D还可激活β细胞上引起Ca^{2+}内流的L型钙离子通道，从而激活小岛细胞，促进β细胞胰岛素的分泌。不仅在胰岛β细胞中，维生素D依赖型钙结合蛋白（DBP）也存在于胰岛α细胞、PP细胞和D细胞中，其中含量最多的是α细胞，其作用原理是通过DBP调节细胞内外Ca^{2+}的浓度，从而影响胰腺内各种细胞的内分泌代谢过程。当维生素D缺乏时，胰岛内DBP的含量反馈性增加，但增加的DBP对胰岛β细胞的影响甚微，却导致α细胞分泌胰高血糖素增多，影响体内血糖水平。还有一项研究发现，对维生素D缺乏的小鼠的离体胰岛给予 10 mmol/L 的精氨酸或低血糖（使血糖控制在低于 1.7 mmol/L）的刺激，结果发现其胰高血糖素的释放量明显高于维生素 D 正常组水平，而补充 1，25（OH）$_2D_3$ 后可使胰高血糖素恢复至正常水平；可见，体内维生素 D 缺乏时，不仅仅会通过削弱胰岛 β 细胞功能，使胰岛素的分泌受抑制，还会导致胰岛 α 细胞过度分泌胰高血糖素，升高血糖。在免疫调节方面，维生素 D 还可发挥加速作用，使 Th1/Th2 细胞因子之间发生转换，升高 IL－4、IL－10 因子水平，降低 IFN－γ、IL－2、IL－12 因子水平，从而抑制细胞免疫，降低细胞毒性 T 细胞破坏胰岛 β 细胞的作用；抑制性 T 细胞又称调节性 T 细胞，可对胰岛素相关抗原的免疫反应产生抑制，诱导免疫耐受。此外还发现胰岛 β 细胞内 1－α 羟化酶的表达在自分泌调节水平上支持维生素 D 改善 β 细胞功能的假说。

维生素 D 与胰岛素抵抗：维生素 D 可通过多个方面来直接影响胰岛素的敏感性。骨骼肌细胞表面上存在微囊蛋白 1（caveolon－1），1，25（OH）$_2D_3$ 通过其发挥快速作用；维生素 D 缺乏时会导致 caveolon－1 的表达下调，从而导致糖调节受损及胰岛素抵抗（IR）。另外，维生素 D 可通过对过氧化物酶体增殖物激活受体 δ（PPARδ）及胰岛素受体基因表达的调节来影响胰岛素的敏感性。胰岛素的信号转导过程会受胰岛素作用的靶点（如骨骼肌、脂肪组织等）细胞内 Ca^{2+} 浓度的变化的影响，维生素 D 通过影响钙的代谢从而间接影响胰岛素的敏感性，引起外周组织胰岛素抵抗。炎症因子也会影响胰岛素敏感性，维生素 D 的水平状态可影响炎症因子的表达，从而间接影响胰岛素敏感性。维生素 D 与胰岛素抵抗存在正相关关系已在一系列研究中得到证实。有国外研究显示，1，25（OH）$_2D_3$ 可以直接对过氧化物酶体增殖物活化受体 γ（PPAR－γ）的表达产生抑制作用，并且抑制 3T3－L1 前脂肪细胞分化变成脂肪细胞，从而发挥抗脂肪形成的作用，并且减少对外周组织胰岛素抵抗的作用。对 126 例正常糖耐量人群组进行多因素回归分析研究发现，1，25（OH）$_2D_3$ 的水平与胰岛素的敏感性呈正相关，这说明维生素 D 缺乏的个体存在着更高的胰岛素抵抗水平及患 2 型糖尿病的风险较高。虽然国外一些临床研究发现，胰岛素抵抗与维生素 D 缺乏密切相关，维生素 D 缺乏个体更容易获得代谢综合征或糖代谢疾病，而国内的一些报道结果却有所不同。国内的一组数据研究显示，未在中国人群中看到维生素 D 缺乏与胰岛素抵抗相关，通过实验证实对于存在胰岛素抵抗的 2 型糖尿病个体，提高 1，25（OH）$_2D_3$ 水平并不能改善其胰岛素抵抗情况。该研究推测，产生 IR 的危险因素之一是 1，25（OH）$_2D_3$ 水平低下，补充其不足有可能会改善 IR 的情况；而在 1，25（OH）$_2D_3$ 水平正常的状态下，继续提高其水平并不能改善 IR 的情况。维生素 D 与胰岛素抵抗无论是通过直接刺激胰岛素受体来增强胰岛素对葡萄糖转运反应，还是通过间接调节细胞外钙浓度水平以确保钙内流和充足的细胞内溶质钙，都可能有益于胰岛素功能。

维生素 D 受体（VDR）基因多态性与胰岛功能：作为核受体超家族的成员之一，VDR 是一种配体依赖的核转录因子，广泛分布于体内各种细胞中，在体内与 1，25（OH）$_2D_3$ 特异性结合后，形成异二聚体（与维甲酸 X 受体），作用于 DNA 结合区上的维生素 D 顺式反应元件，从而启动基因转录，进而调控靶基因的转录与表达。2 型糖尿病是一种多基因遗传病，它的发病是遗传与环境共同作用的结果。由于人类进化过程和人类遗传行为诸多差异的存在，不同人群的 *VDR* 基因存在着多态性。有研究表明，*VDR* 基因多态性的特点影响着 2 型糖尿病的发生、发展。国内外关于 *VDR* 基因多态性与 2 型糖尿病及胰岛功能的研究并不多，且研究结果也不完全一致；他们研究的 *VDR* 基因主要是 ForkI、TaqI、BsmI 和 ApaI 位点基因；这些研究产生的结果各异的原因可能是由于不同人群的基因存在差异性导致维生素 D 与 VDR 的结合率或维生素 D 生物效应的发挥差异性造成。在动物实验方面，通过对 *VDR* 基因变异的小鼠（MVDR）与野生性小鼠（WT）进行对照研究，发现 MVDR 小鼠在糖负荷后血糖水平明显升高，与 WT 小鼠相比，其血浆的最高胰岛素水平降低了 60%。利用基因打靶技术，使得鼠胰岛 β 细胞上 VDR 产生突变，我们发现 VDR 突变后的鼠口服及皮下注射葡萄糖后糖耐量降低，且胰岛素分泌能力减弱。

四、2 型糖尿病与代谢紊乱

2 型糖尿病中有 60%～70% 的患者合并脂代谢紊乱。2 型糖尿病合并高脂血症是导致动脉粥样硬化、冠心病及脑血管病发生的主要危险因素之一。糖尿病的脂代谢紊乱可导致动脉粥样硬化，累及相应组织器官而产生严重的血管并发症，是其致死和致残的主要原因。

有调查显示，近 10 年我国住院糖尿病患者中糖尿病并发症患病率如下。糖尿病视网膜病变为 34.3%，糖尿病肾病为 33.6%，糖尿病周围神经病变为 60.3%。糖尿病慢性并发症总患病率为 73.2%。2 型糖尿病合并高脂血症糖尿病的微血管病变，如糖尿病性视网膜病变、糖尿病肾病的发病率也逐年攀升。有研究结果显示，高脂血症的糖尿病肾病、糖尿病视网膜病变等微血管并发症的发生率与对照组相比，差异有统计学意义（$P < 0.05$）。2 型糖尿病合并高脂血症患者，一方面存在胰岛素抵抗，胰岛素活性降低，代偿性胰岛素分泌增加，可引起儿茶酚胺、生长激素和皮质醇增高，加速脂肪分解，脂肪酸增加，同时促进脂质合成及刺激动脉内膜平滑肌细胞等作用；另一方面若脂质沉积在肾小球，使单核、巨噬细胞集聚并分泌大量细胞因子，促进系膜增生，若脂质沉积在肾小管，使近曲小管重吸收功能下降，导致蛋白尿形成，并且糖基化终末产物在肾小球系膜堆积，能促使系膜细胞增殖和基质产生，导致肾小球硬化，引起肾功能损坏。另外，糖尿病高脂血症改变了血流动力学，使视网膜组织缺氧而出现微循环障碍，从而导致视网膜病变。因此，对脂代谢紊乱的调节，是治疗 2 型糖尿病并发症的重要环节。

胰岛素抵抗者身上常见的脂代谢异常表现为血中游离脂肪酸水平升高，甘油三酯水平升高，低密度脂蛋白水平升高，而高密度脂蛋白水平降低。由于胰岛素抑制脂肪组织分解作用减低而致的游离脂肪酸升高可使外周组织糖利用减低，糖异生反应底物来源增加，造成血糖水平升高。高胰岛素血症还可抑制脂蛋白脂酶的活性，影响肝脏极低密度脂蛋白的代谢，导致血中甘油三酯水平升高。因为高密度脂蛋白形成与肝脏低密度脂蛋白代谢相关，高胰岛素血症减低肝脏极低密度脂蛋白的代谢可导致血中高密度脂蛋白水平下降。高密度脂蛋白被认为是防止动脉粥样硬化发生的保护性脂蛋白，它的水平下降与血管病变发生亦会有关。另外，发生在胰岛素抵抗时可出现低密度脂蛋白氧化增强，糖化的载脂蛋白则更易被氧化。氧化后的脂蛋白或载脂蛋白可直接抑制血管平滑肌的舒张及刺激平滑肌细胞增殖。胰岛素作用减低所致的脂代谢紊乱会加重血管病变发生。

代谢紊乱不仅加重高血糖，还可以引起一系列糖尿病慢性并发症。大血管病变主要累及主动脉、冠状动脉等，微血管病变常见糖尿病视网膜病变、DN、糖尿病神经病变。大血管和微血管病变多是共同存在，两者有相似的发病机制和发病因素。代谢异常明显加重靶器官的损害，动脉粥样硬化的程度明显增加，肾脏损害的概率显著增加，内膜增厚和颈动脉斑块及微量白蛋白的检出率增高。

（一）脂代谢紊乱引起的胞外高 5'－AMP 水平在 2 型糖尿病中的作用

甘油三酯、低密度脂蛋白、极低密度脂蛋白、总胆固醇的升高和高密度脂蛋白的降低是 2 型糖尿病脂代谢紊乱的主要表现。有研究显示，肥胖患者血脂正常时，体内游离脂肪酸（FFA）已经升高。

因此，FFA 的变化更能反映机体的脂代谢状况。血中的 FFA 水平升高或细胞内脂质含量过高，超过了机体细胞氧化 FFA 和存储脂质的能力时，FFA 以甘油三酯的形式在胰岛素作用的靶器官中过度存储造成 IR，在胰岛中过度沉积造成胰岛细胞分泌功能缺陷，从而产生脂毒性，引起 2 型糖尿病。2 型糖尿病血脂代谢紊乱引起 IR 可能的机制为血脂代谢紊乱时，过多的 FFA 在细胞内聚积可产生大量活性氧（ROS），诱发氧化应激。氧化应激可导致内质网功能的内稳态失衡，形成 ERS。ERS 引起胰岛素受体和受体底物（IRS）络氨酸磷酸化障碍，导致 IRS 与下游蛋白结合障碍，干扰胰岛素信号转导，引起外周组织对葡萄糖的氧化和利用发生障碍，从而产生 IR。另外，过量的 FFA 在非脂肪细胞中可以再次酯化，脂质过度沉积，加重 IR。血脂代谢紊乱导致胰岛素分泌功能障碍的可能机制：①高脂对胰岛细胞的损害有赖于高糖的存在。过量的 FFA 使丙二酰 CoA 水平升高，减弱肉毒碱脂酰转移酶Ⅰ的催化作用，加强肝内 FFA 的氧化反应，从而使糖异生底物增多，糖异生催化酶活性升高，血糖浓度升高。与此同时，过多的 FFA 可抑制胰岛素作用和增加糖原分解酶活性，升高血糖浓度。高糖脂对胰岛细胞的毒性主要涉及丙二酰 CoA、肉毒碱脂酰转移酶Ⅰ、过氧化物酶体增殖物活化受体、固醇调节元件结合蛋白 1c、肝 X 受体等。高糖则通过上述机制加重了高脂对胰岛细胞的损害。②长期的高浓度 FFA 激活 ERS，在内质网应激过强时，促细胞凋亡机制占主导地位，促凋亡因子 CHOP/GADD153 和凋亡蛋白释放增加，使胰岛细胞凋亡。

1. 5’-磷酸腺苷

5’-磷酸腺苷的来源：5’-磷酸腺苷（5’-AMP）是一种广泛存在于生物体内各个组织和器官的内源性核苷酸。体内细胞在机械和其他刺激下释放 ATP 和 ADP，二三磷酸核苷酸水解酶（E-NTP-Dase）家族水解胞外 ATP 和 ADP 为 5'-AMP。此外，核苷酸内焦磷酸酶/磷酸二酯酶（E-NPP）家族 NPP-1、NPP-2、NPP-3 也可水解 ATP 和 ADP 为 5’-AMP。

5’-磷酸腺苷的作用：5’-AMP 具有参与能量代谢、调节体温、提高机体免疫力等多种功能活性。值得注意的是，ATP 作为机体的主要能量提供者，ATP 的前体物质 5’-AMP 也对机体的生理功能起着至关重要的作用。5’-AMP 决定了细胞内腺嘌呤核苷酸的补救和代谢。此外，研究发现 5’-AMP 能抑制果糖 1，6-二磷酸酶的活性，5'-AMP 可以通过正向或负向对酶活性的变构来调节控制葡萄糖稳态。也有研究发现，注射外源性 5'-AMP 可使非冬眠哺乳动物处于类似冬眠动物的深度低代谢、低体温状态。

2. 脂代谢紊乱与胞外 5’-磷酸腺苷

器官损伤、损伤性休克及特定的免疫反应可以引起细胞裂解，导致大量核苷酸释放到细胞外。有研究表明，胞外 5’-AMP 水平异常升高可由高浓度的 FFA 引起的血管内皮细胞受损和凋亡所导致。内皮功能障碍的特点是由血管舒张因子特别是一氧化氮（nitric oxide，NO）导致的血管舒张损伤，以及在动脉粥样硬化形成的各阶段存在的促炎症反应、增生、促凝血等所引起的内皮激活。高 FFA 水平造成的细胞损伤原因有：①过多的 FFA 在细胞内聚积可产生大量 ROS。氧化压力的上升是导致内皮功能障碍的一个重要原因，多数造成内皮功能障碍的因子跟过量 ROS 的生成有关；ROS 通过与 NO 相作用可减少血管细胞对 NO 的生物利用率而导致细胞损伤。②血清 FFA 水平的升高可造成 L-精氨酸水平的降低，其是生成 NO 的唯一底物，所以 FFA 水平的上升可造成生成 NO 的底物减少从而减少 NO 的合成。另外，有文献称，FFA 也可直接引起 NO 合成量下降。

3. 胞外 5’-磷酸腺苷与 2 型糖尿病

核苷酸在细胞外的浓度非常低，只有微摩尔水平，但其及其代谢产物是很多生理、病理过程中重要的物质。研究发现，胞外 5’-AMP 是升高血糖和产生 IR 的重要信号分子，在 2 型糖尿病中，血浆

5'-AMP（pAMP）水平异常升高，是2型糖尿病的一个新特征。在正常的小鼠体内加强胞外5'-AMP信号可产生与2型糖尿病相一致的症状——葡萄糖耐受性和胰岛素敏感性降低，产生高胰岛素水平和降低其氧代谢，糖异生水平上升。pAMP升高血糖水平是通过增加细胞内腺苷的含量来实现的。在5'-AMP作用前期（15分钟时），胞内腺苷含量显著升高，使葡萄糖-6-磷酸酶（G6Pase）活性升高，血糖水平上升。5'-AMP作用1小时后，细胞内腺苷含量明显升高，S-腺苷-L-蛋氨酸（AdoMet）与S-腺苷高半胱氨酸（AdoHcy）的比例下降，Foxo1.G6Pase和磷酸烯醇式丙酮酸羧激酶（PEPCK）基因启动子区域的组蛋白H3K9二甲基化（Me2-H3K9）水平减少，导致Foxo1.G6Pase与*PEP-CK*基因表达增加，血糖水平升高。另外，胞外5'-AMP信号可减少骨骼肌*GLUT4*基因表达，会降低对葡萄糖的利用。

（二）下丘脑-垂体-肾上腺轴（HPA轴）功能异常

有国内外研究发现，2型糖尿病患者多伴有下丘脑-垂体-肾上腺轴（HPA轴）的活性增强及皮质醇分泌增多的表现。高水平的皮质醇可直接作用于胰岛β细胞，造成胰岛素分泌的相对不足，也可间接通过刺激胰高血糖素的分泌，引起血糖的增高；反之，高血糖作为一种慢性应激又可加剧HPA轴的功能紊乱，如此形成一个恶性循环，使糖尿病患者的病情更为严重。

1. HPA轴

HPA轴的主要功能是调节机体对各种应激的反应。应激可定义为ACTH和糖皮质激素浓度持续升高的一种状态。在应激状态下，糖皮质激素分泌增加是有益的。糖皮质激素会分别从脂肪细胞和肌肉细胞把脂肪和氨基酸动员出来。它们被用作肝脏糖异生的原料。大部分新合成的葡萄糖可由糖原异生转变成糖原并储存起来。总的来说，其结果是把长期的能量物质（甘油三酯和蛋白质）转变成容易利用的糖原和葡萄糖，糖皮质激素还可增加儿茶酚胺的效应。但慢性应激引起的HPA轴的持续激活会产生有害作用。高浓度的糖皮质激素作用于受体，不仅加强兴奋性氨基酸传递，还通过电压门控的Ca^{2+}通道使更多Ca^{2+}内流入海马细胞，最终杀死细胞。这可能可以解释老年大鼠海马椎体细胞数量的减少是因为糖皮质激素受体数量的减少，而减弱了激素的负反馈效应。大量的动物实验证明在应激状态下，HPA轴的基础活性增高。为了观察游泳-水环境对大鼠海马活性氧、HPA轴激素的影响，将SD大鼠90%乳酸无氧阈强度负重游泳训练7周，研究发现训练7天后的大鼠垂体-肾上腺激素（ACTH、皮质醇）的基础水平均提高。目前多采用血浆皮质酮（CORT）、ACTH等的水平变化作为评价应激程度的指标。通过观察高脂饮食结合足底电击辅助噪声刺激对大鼠HPA轴的影响的实验，发现与对照组相比，高脂饲料结合慢性应激组的ACTH和CORT含量明显升高。实验结果认为长期高热量饲料喂养可提高大鼠对应激引起的HPA轴激活的敏感性，高热量饮食结合慢性应激可使HPA轴长期处于激活状态。有研究认为促肾上腺皮质激素释放激素（CRH）、CORT在HPA轴上相互关联、相互影响。其中，CRH作为联系应激及其反应的一个关键肽，在HPA轴中担任“上级调控”的角色，它调控ACTH、CORT的释放。通过给予孤养大鼠28天慢性不可预知温和应激后，观察发现模型组大鼠血清CRH、CORT的含量较正常组极显著升高（$P < 0.01$），表明慢性应激可使机体HPA轴处于兴奋状态。

目前认为，皮质醇（Cs）节律是反映HPA轴功能敏感性最强的指标。Cs的分泌可分为“基础分泌”与应激状态下的“增量分泌”两种情况。此外，CRH、ACTH和Cs的释放是以天为单位而变化的，人类ACTH的脉冲式释放在清晨达到最高，随后逐渐下降，至午夜到达最低点，这种昼夜节律受明亮-黑暗循环以及睡眠和进餐时间的影响。临床大量的实验已证实，在有HPA轴活动亢进的患者中，这种脉冲式的皮质醇分泌节律更频繁、也更持久，常呈现多次少量暴发、低水平持续渐进增长和静止的交叉过程。在高泌乳素血症状态下，促炎性激素与抗炎性激素水平失衡，进而引起神经-内分泌-免疫网络平衡失调。通过研究显示，高泌乳素血症妇女 ACTH 晨起高峰分泌量减少，午后 ACTH、Cs 水平升高，Cs 节律不稳定，ACTH 分泌节律消失。

总之，当机体处于应激状态时，HPA 轴被激活，血清 Cs 作为 HPA 轴功能中的主要信息因子，其昼夜节律也随之发生紊乱，表现为早晨和夜间皮质醇分泌都增多。因此，临床上常观察 HPA 轴基础分泌和昼夜节律来衡量其功能是否正常。

2. HPA 轴的功能变化与 2 型糖尿病的关系

近年来，国内外研究表明，部分 2 型糖尿病患者中存在 HPA 轴功能紊乱，主要表现为 Cs 的分泌增多和 ACTH 的昼夜节律紊乱。多数的研究结果显示 DM 患者存在高皮质醇血症、血浆 ACTH 升高、对地塞米松抑制试验抵抗及皮质醇对 CRH 反应过度等。即使在排除了抑郁、精神障碍、肥胖、血糖控制不良等诸多刺激 HPA 轴的因素后，DM 患者仍表现为 HPA 轴活性增强。梁志清等研究发现，2 型糖尿病患者 HPA 轴功能紊乱，加重了糖代谢紊乱和胰岛素抵抗，使糖尿病患者病情进展、恶化。

既往研究在确认 HPA 轴功能可对糖代谢产生影响的同时，也发现由于糖尿病长期的血糖控制不佳所造成的海马、下丘脑等处结构与功能的损害，同样也可导致 HPA 轴功能的亢进、产生高皮质醇血症。有学者提出 HPA 轴是机体感知内环境失衡威胁时的反应部位，它的调控伴随着室旁核中间小细胞促垂体神经元的分泌紧张度的调节。HPA 轴激活的中枢控制十分复杂，下丘脑室旁核、下丘脑局部回路和细胞因子、边缘结构（如杏仁核和海马）等均可能参与了调节 HPA 轴的活动，而 HPA 轴的外周调节主要是依靠血 Cs 的浓度对糖代谢和脂代谢的影响而起作用。2 型糖尿病患者 HPA 轴功能异常的机制尚不十分清楚，但可能与糖皮质激素受体异常、杏仁核 CRH 多肽表达增多、海马损伤等有关。

糖皮质激素受体（GR）异常：有实验表明，处于正常状态下的 HPA 轴具备昼夜节律和反馈控制，当给予其急性应激后，下丘脑的糖皮质激素受体将被下调，使得皮质醇过多地分泌并使 HPA 轴失去原来的节律。研究发现含有 GR 等位基因纯合子的肥胖受试者空腹胰岛素和胰岛素抵抗指数 HOMA-IR 增高。通过实验观察到抑制 HPA 轴的糖皮质激素受体系统发生了变化，表现为下丘脑室旁核和腺垂体中糖皮质激素受体 mRNA 的表达减少。有报道显示 2 型糖尿病患者外周组织的糖皮质激素受体 mRNA 水平高于正常对照人群，胰岛素强化治疗 8 周后糖皮质激素受体水平明显下降。

杏仁核 CRH 多肽表达增高：CRH 可通过 CRH1 受体增强杏仁中央核 GABA 能突触传递，脑中 GABA 受体复合体中的苯二氮䓬（BZ）结合点也受糖皮质激素的影响，糖皮质激素通过与细胞内的受体结合改变基因表达，表现出广泛和持久的神经元改变。糖皮质激素能长期改变神经元的兴奋状态，以减弱组织对兴奋刺激的反应。通过研究表明，杏仁核存在高表达的 CRH，杏仁核可以通过 CRH 能神经元直接作用于下丘脑，促进 HPA 轴活性，而 CORT 可刺激杏仁中央核表达 CRH mRNA。有研究以自然衰老大鼠为肾虚衰老模型，探索杏仁核 CRH 表达与 HPA 轴功能调节的相关性，实验发现模型组大鼠的杏仁核 CRH 多肽表达和血清 CORT 含量显著增高（$P < 0.05$）。由于杏仁核不仅含有皮质类固醇受体，也含有丰富的 CRH 神经元，故该研究提出杏仁核可以通过皮质类固醇受体接受 HPA 轴终末激素 GC 的反馈信息，上调 CRH 多肽表达，发挥对 HPA 轴的兴奋性调控作用。因此，推测杏仁核可以接受 HPA 轴的糖皮质激素信息反馈，促进 CRH 的合成和分泌，参与 HPA 轴调节，协同维持 HPA 轴的神经内分泌稳态调控水平。

海马损伤：海马 GR 表达量的减少会使海马对 HPA 轴抑制作用减弱，其结果是 HPA 轴的昼夜节律消失，对应激反应持久亢进，分泌 GC 水平升高。一方面，升高的 GC 随血液循环运送至海马，通过局部 11β-HSD1 的放大作用，使海马皮质酮水平进一步升高，反过来加重海马损害，形成恶性循环。另一方面，由于血皮质酮是胰岛素的反调节因素，具有拮抗胰岛素的作用，其水平的升高，可使血糖水平进一步升高，高血糖又会导致神经元细胞凋亡。有研究发现，糖尿病大鼠大脑皮层及海马组织糖 GR 的蛋白表达量明显降低（$P < 0.01$），可能是由于局部有活性的糖皮质激素增多使海马神经元受损后而使其神经元数量减少所致。糖尿病会影响海马突触可塑性，引起海马内神经递质和神经调质的变化。另外，神经影像学研究发现，2 型糖尿病患者颞叶内侧（包括海马、杏仁核）结构明显萎缩，且海马萎缩与记忆功能损害可能为 2 型糖尿病患者的早期表现。有学者通过电镜观察发现高血糖 1 个月时大鼠出现脑颞叶皮层、海马等区域内神经元的退行性改变，认为高血糖状态可直接造成脑神经元损害，导致脑结构的破坏。通过 Golgi-cox 染色方法发现高血糖大鼠的海马、前额叶皮质神经元树突长度降低和树突棘突密度降低，推测这些部位的结构改变与认知功能的减退密切相关。研究者认为高血糖对中枢神经系统结构产生损害。既往研究显示长期慢性高血糖及血糖控制不佳可影响神经元代谢、修复、蛋白质合成、基因表达和凋亡等，加速神经元退行性变，出现皮层萎缩，引起海马代谢异常，而海马的损伤可以使 HPA 轴对多种应激原的敏感性增强，进而导致血 Cs 水平的增高。此外，2 型糖尿病患者 HPA 轴功能失调可能还与其他多种复杂的代谢因素有关：如胰岛素不足、血糖水平变化、自主神经功能紊乱等。

五、胰岛素抵抗

（一）胰岛素抵抗的基本含义

胰岛素抵抗（IR）是指胰岛素效应器官或部位对其生理作用不敏感的一种病理生理状态。现主要是指外周靶器官对胰岛素介导的葡萄糖代谢作用不敏感的状态。其本质为胰岛素介导的糖代谢能力降低。当胰岛素的效应器官（如脂肪组织、骨骼肌、肝脏）对正常剂量的胰岛素产生低于正常生物学效应时，则会发生胰岛素抵抗，胰岛素抵抗在 2 型糖尿病的发生、发展中起到重要作用。

胰岛素抵抗的发生机制如下。

1. 肥胖与胰岛素抵抗

肥胖是导致 IR 的重要因素之一，当摄入的热量、总脂肪及饱和脂肪过多等均可导致胰岛素的敏感性降低，使 IR 的发生增多。在肥胖患者体内，由于脂肪细胞功能障碍，导致游离脂肪酸（FFA）出现沉积，血中 FFA 水平增高，既会产生脂毒性，同时又会导致肝脏及骨骼肌等发生胰岛素抵抗，其原因可能与增强胰岛素受体底物（IRS）的磷酸化而引发 IRS 功能障碍，进而抑制机体的葡萄糖氧化有关。相关研究证实，2 型糖尿病患者的血清 FFA 水平明显增加，胰岛素敏感性下降，与胰岛素抵抗程度关系密切。由于血液中 FFA 增多及脂肪细胞的含氧量减少，引发 ERS，导致炎症反应的发生，使血中相关炎症因子的含量亦增高，如白细胞-6（IL-6）、肿瘤坏死因子-α（TNF-α）等。这些炎症因子通过直接或间接抑制胰岛素信号通路及调控 PPAR-γ 的表达，从而导致胰岛素抵抗的发生。也有研究发现，代谢异常型肥胖型患者由于发生氧化应激和炎症反应，阻断内质网信号通路，从而诱导胰岛素抵抗。

2. 细胞内功能缺陷与 IR

IRS 是发生胰岛素抵抗的重要部位。IRS 家族共有 4 个成员，其中 IRS1 和 IRS2 与胰岛素信号传导密切相关，两者如果磷酸化发生异常或表达不足均会诱发胰岛素抵抗。当线粒体的结构、数量及活性发生变化时引起线粒体功能障碍，亦会导致胰岛素抵抗，其发生的主要原因与生成毒性脂质代谢产物有关。有研究表明，肝脏及肌肉的甘油三酯水平异常增高引起的胰岛素抵抗，常伴随着线粒体氧化活动下降及 ATP 合成减少等线粒体功能障碍。此外，当蛋白质在内质网折叠错误或未折叠时，会发生 ERS，ERS 则可通过激活未折叠蛋白反应使肝脏产生胰岛素抵抗，在脂肪组织中诱导炎症反应以及在骨骼肌中激活 IRE1α-JNK 信号通路而导致胰岛素抵抗。

3. 氧化应激与胰岛素抵抗

氧化应激是指机体内活性氧化物产生大于清除而出现氧化还原反应失衡的一种病理状态。当机体血糖增高时，线粒体会产生大量活性氧（ROS），线粒体功能遭到破坏，进而引起氧化应激反应，氧化应激反应是 2 型糖尿病发生的重要因素。氧化应激能够通过活化苏氨酸激酶，阻断胰岛素作用信号通路，降低外周组织胰岛素的敏感性从而导致 IR。现代研究显示，通过逆转大量活性氧及纠正氧化还原水平的平衡失调能够改善胰岛素抵抗状态。

（二）甲状腺疾病与胰岛素抵抗的关系

1. 甲状腺功能亢进（甲亢）与糖代谢的变化

有研究发现，甲亢患者出现糖代谢紊乱时也同样出现和 2 型糖尿病的发病机制相似的外周胰岛素抵抗及胰岛素分泌功能障碍。甲亢患者存在的糖代谢紊乱和多种原因有关。最有可能的一些机制是甲状腺激素水平的增高、胰岛 β 细胞功能的损伤及胰岛素抵抗。①甲亢导致胰岛 β 细胞对葡萄糖的敏感性下降及葡萄糖的吸收下降；②产生了胰岛素及胰岛素受体抗体；③与胰岛素受体后缺陷导致糖转运偶联异常、糖转运系统本身活性下降、糖代谢通路的各种细胞酶缺陷等有关；④甲亢患者胰岛素受体数量减少及胰岛素受体与胰岛素亲和力下降，导致出现胰岛素抵抗；⑤三碘甲状腺原氨酸可以影响胰岛素的抗脂解，致使游离脂肪酸显著增加，游离脂肪酸的增加又可抑制葡萄糖从而达到刺激胰岛素分泌的作用，抑制细胞对葡萄糖的氧化和储存，抑制外周组织对葡萄糖的利用；⑥甲亢导致游离胰岛素样生长因子显著减少，致使游离胰岛素样生长因子的降低血糖、上调胰岛素敏感性的作用减弱，导致血糖升高，加重胰岛素抵抗，另外，甲亢时游离胰岛素样生长因子的生物活性显著降低，对生长激素-游离胰岛素样生长因子轴负反馈减弱，使生长激素分泌增多更加重胰岛素抵抗；⑦如胰高血糖素、生长激素等一些胰岛素拮抗激素的增加。甲亢患者胰岛 β 细胞功能存在双重损害，对特有的高血糖症胰岛素分泌不增加，FPG、胰岛素与甲状腺激素水平密切相关，提示甲亢时存在胰岛 β 细胞质与量的缺陷。有报道表明，甲亢时出现糖代谢紊乱与多种因素有关，甲亢时甲状腺激素升高、胰岛素拮抗及胰岛 β 细胞功能损害是引起糖代谢紊乱的可能机制。

2. 甲状腺功能减退（甲减）与糖代谢的变化

严重甲减时可能会导致低血糖的发生，这种现象很少见，主要是由于甲减时糖异生减少，从而导致肝糖输出减少；而甲减时胰岛素抵抗同样存在，因此外周组织对葡萄糖利用的减少与葡萄糖输出至外周循环的减少之间共同维系着甲减状态下糖代谢的平衡。甲减被认为是胰岛素抵抗的危险因素。临床研究和动物实验的结果显示，在甲减状态下，肠道对葡萄糖吸收减少，同时由于肾上腺素能活性下降导致肝脏及肌肉糖原分解和糖异生减少，基础胰岛素分泌增加，外周组织对葡萄糖的利用下降，对胰岛素的敏感性下降，加重胰岛素抵抗。应用葡萄糖钳夹技术测定甲减患者所有组织对胰岛素的敏感性，结果显示甲减患者为胰岛素依赖性葡萄糖利用减少，经过治疗后，上述情况可以逆转。应用静脉胰岛素耐量试验同样观察到甲减患者较正常甲状腺功能对照者对葡萄糖的利用显著下降。研究发现甲减患者腹壁脂肪血管和前臂桡动脉血流减少，推测这可能是外周组织细胞对葡萄糖利用减少的机制之一。但也有少数研究持有不同的观点。

（三）外周5－羟色胺在胰岛素抵抗中的作用

5-羟色胺（5-HT）是一种广泛分布于中枢神经系统和外周组织器官的小分子生物活性物质，其参与调节中枢或外周系统的多项生命活动。5-HT在中枢神经系统和外周系统各有一套独立的合成系统，色氨酸羟化酶（Tph）是其合成的限速酶，Tph有Tph1和Tph2两种亚型（Tph1主要分布于外周，Tph2主要分布于中枢）。5-HT在体内广泛的生理调节作用与其受体的多样性密切相关，目前发现5-HT受体有15种亚型。在中枢神经系统中，5-HT主要参与调节睡眠、情绪、感觉、应激反应等多种相关活动，但5-HT在中枢神经系统的分布仅占其机体总含量的2%左右，绝大部分5-HT分布于外周系统（约98%）。近年来，有研究发现，5-HT在调节糖脂代谢、骨生成、炎症、免疫反应、肝脏修复及胃肠道运动方面均具有重要作用。

1. 5-HT对胰岛素信号转导的影响

胰岛素通过作用于胰岛素受体引起受体自身磷酸化，使其酪氨酸蛋白激酶活化，后者使胰岛素受体底物-1（IRS-1）的酪氨酸残基磷酸化，IRS-1被移至细胞膜附近激活并能结合含SH2结构域的分子，如磷脂酰肌醇3-激酶（PI3K）；PI3K催化产生3，4，5-三磷酸磷脂酰肌醇（PIP3），PIP3再激活磷酸依赖性蛋白激酶1（PDK1），PDK1一方面可激活蛋白激酶Cα（PKCα），激活后的PKCα可将葡萄糖转运体-4（GLUT-4）由胞质移至细胞膜上，促进了细胞对葡萄糖的摄取，另一方面在哺乳动物雷帕霉素靶蛋白复合物2（mTORC2）的辅助下PDK1激活蛋白激酶B（PKB，别名Akt），激活后的Akt通过以下通路影响糖脂代谢：①抑制结节性硬化复合物1/2（TSC1/2），从而激活mTORC1，后者与Akt共同激活固醇调节蛋白元件结合蛋白（SREBP1C）以促进胆固醇、脂肪酸的合成等；②抑制叉头转录因子1（FOXO1），减少糖异生；③抑制过氧化物酶体增生物激活受体γ共激活剂-1α（PGC-1α），减少脂肪酸的β氧化和极低密度脂蛋白（VLDL）的合成；④激活糖原合成酶激酶3（GSK3），促进糖原合成。

2. 5-HT对糖、脂代谢的影响

5-HT除直接影响胰岛素信号转导外，对肝脏、脂肪以及骨骼肌组织的糖、脂代谢也具有调节作用，而糖脂代谢变化最终会诱发或加剧细胞胰岛素抵抗。给予大鼠10 mg/kg的5-HT刺激后，大鼠出现明显的高血糖血症，而给予5-HT2类受体阻断剂酮色林治疗后，血糖恢复到正常水平。研究发现，给予羊注射40μg·kg^{-1}的5-HT后，羊血清中葡萄糖浓度显著升高，但若在注射5-HT前给予5-HT1、5-HT2和5-HT7类受体阻断剂二甲麦角新碱预处理，羊血清中的葡萄糖浓度并未升高。另有研究也证实，5-HT升高血糖的作用可能由5-HT2类受体介导。5-HT使循环系统中的葡萄糖浓度升高的同时，却降低了肝脏、骨骼肌和脂肪组织等一些重要外周组织器官葡萄糖的摄取能力，进一步使胰岛素的敏感性下降。5-HT在促进脂肪形成方面也具有重要的调节作用。研究发现，5-HT可加剧高脂饮食诱导的非酒精性脂肪肝大鼠肝脏脂质沉积，使甘油三酯含量升高；同时，在原代肝脏细胞培养实验中，5-HT还可促进游离脂肪酸诱导的原代肝脏细胞脂质变性和沉积。脂质大量积累于肝脏细胞可引起胰岛素抵抗，其作用机制：一方面形成大量游离脂肪酸并转运入血液被多种组织器官（如骨骼肌）所摄取，细胞中摄取的过量脂肪酸，通过破坏胰岛素信号转导、诱发炎症反应和内质网应激等途径引起全身性胰岛素抵抗；另一方面形成大量脂肪滴，引起肝脏细胞纤维化和慢性炎症反应，最终加剧肝脏细胞的胰岛素抵抗。进一步对 5-HT 引起脂质代谢异常的机制进行研究后发现，5-HT 可激活 mTOR 磷酸化，进而激活 S6K。S6K 不仅作用于 IRS-1，还对脂质代谢的关键蛋白具有重要调控作用，但 5-HT 激活 mTOR-S6K 信号通路后具体影响何种下游蛋白尚待进一步研究。最新研究发现，抑制外周 5-HT 的合成可增加小鼠棕色脂肪组织的产热作用，从而加剧脂肪的消耗和分解；Tph1-/-基因敲除小鼠不会形成因高脂饮食诱导的肥胖、胰岛素抵抗和非酒精性脂肪肝症状，且高脂饮食饲养的正常小鼠在给予 Tph1 抑制剂 LP533401 治疗后，可显著改善由高脂饮食诱导的上述症状；还证实 5-HT 影响脂肪消耗的机制与其调节线粒体解偶联蛋白 1（UCP1）有关，但具体作用机制尚待深入研究。另有研究报道，小鼠注射 5-HT 后，在诱导小鼠血糖升高的同时，血清中胆固醇含量也显著升高，胆固醇是 VLDL 的主要非蛋白成分，VLDL 在细胞脂质沉积和胰岛素抵抗病理过程中具有极为重要的意义。

3. NF-κB 信号通路与胰岛素抵抗

越来越多的研究表明，NF-κB 通路的激活不仅与炎症关系密切，而且可从多种途径诱发胰岛素抵抗。

（1）NF-κB 与炎症。炎症是机体应对外来有害刺激所产生的复杂性宿主反应，以红、肿、热、痛等典型症状为特征。大量研究表明，机体的急慢性炎症状态与多种疾病有关，如血管疾病、代谢疾病、阻塞性肺疾病、传染性疾病等，其中机体慢性低水平炎症与肥胖和胰岛素抵抗的发病有关。在肥胖环境下，巨噬细胞浸润显著增加，引起脂肪组织炎症，脂肪因子分泌和表达失常，导致胰岛素抵抗和内皮损伤，而内皮损伤也是心血管疾病的危险因素之一。

NF-κB 可通过多种途径导致细胞和组织炎症：抵抗素是一种脂肪源性细胞因子，在巨噬细胞中，抵抗素可通过激活 NF-κB 转录因子发挥促炎作用，刺激 TNF-α 和 IL-12 的合成和分泌；在血管内皮细胞中，血管扩张刺激磷蛋白（VASP）信号缺失可激活 NF-κB 并通过 RhoA 激酶介导血管炎症和动脉粥样硬化；趋化因子是一类具有化学选择性的细胞因子，其功能是协调白细胞移行至炎症或损伤部位。有研究发现，基于 NF-κB 通路，TNF-α 可调节多种趋化因子的分泌，介导脂肪组织白细胞浸润；在肠道组织中，短期的高脂饮食可激活其 TLR4/NF-κB 信号通路，诱发局部肠道低水平炎症。在某些炎性疾病中，如关节炎和胃炎，NF-κB 都处于长期活跃的状态，因而，分析 NF-κB 通路的活性可作为评估炎症的方式之一；越来越多的研究也发现，抑制 NF-κB 信号通路可减轻组织和细胞炎症。

（2）NF-κB 与胰岛素信号通路。胰岛素由胰岛 β 细胞分泌，主要作用是调节糖代谢，β 细胞损伤可引起胰岛素分泌障碍，导致糖代谢紊乱。胰淀素是胰岛 β 细胞分泌的多肽，单核细胞趋化蛋白（MCP-1）可诱导其表达增高，导致胰岛淀粉样蛋白沉积，引起胰岛 β 细胞体积减小、胰岛素分泌障碍和胰岛素敏感性下降，而 NF-κB 通路也参与了这一过程；除此之外，NF-κB 活性增强引起其下游细胞因子及趋化因子表达增多，导致胰岛白细胞增多，直接损伤 β 细胞。

葡萄糖转运体（GLUT4）是维持机体血糖稳态的关键蛋白，其主要作用是协助葡萄糖从细胞外进入细胞内，在基础状态下，GLUT4 主要存在于细胞内，而其发挥作用的地方则是细胞膜，因此细胞膜 GLUT4 的数量也决定了葡萄糖的转运率，胰岛素信号通路对 GLUT4 的膜转运过程至关重要，通路中的关键分子如 IRS、磷脂酰肌醇-3 羟激酶（PI3K）和蛋白激酶 B（Akt）均参与了这一过程。IKK 是 NF-κB 通路中的关键激酶，研究发现，抑制 IKK 的活性不仅可以促进 Akt 磷酸化（Ser473），还可以增加细胞 GLUT4 蛋白，有利于维持机体血糖平衡。除此之外，IKK/NF-κB 可催化 IRS-1 在丝氨酸位点的磷酸化，同时抑制其酪氨酸磷酸化，导致胰岛素敏感性降低。NF-κB 与胰岛素信号转导通路之间并不局限于单向抑制或活化作用，胰岛素信号通路中的关键分子对 NF-κB 及其下游炎症介质同样具有调节作用，如在肥大细胞中，PI3K 可以通过调节 TLR 诱导 NF-κB 的激活，增加 TNF-α 和 IL-6 的表达，也可以通过激活 Akt 增强叉头转录因子（FoxO1）磷酸化，下调其核转录活性，降低 IL-1β 的表达，可见 PI3K 既有促炎作用也有抗炎作用。

（3）NF-κB 与外周胰岛素靶器官。肝脏：是 2 型糖尿病中胰岛素抵抗的关键器官，肝脏的胰岛素敏感性降低可导致糖异生作用增强、餐后高胰岛素血症和肝细胞中甘油三酯含量增多。研究发现，肥胖和高脂饮食可导致肝脏内脂质堆积，从而激活 IKKβ 和 NF-κB，并通过旁分泌或内分泌机制激活肝脏内 IL-6 信号，其中，IL-6 已被证实可诱导肝细胞胰岛素抵抗。NF-κB 还可通过介导肝细胞中胎球蛋白 A 的分泌，抑制过氧化物酶体增殖物激活受体（PPARγ）及其下游脂联素、脂肪细胞蛋白（aP2）和 FAT/CD36 的表达并上调促炎因子 TNF-α 和 IL-6，而这些炎症因子又可以激活 c-Jun 氨基末端激酶（cJNK）形成恶性循环，加重胰岛素抵抗和组织损伤。肝脏中的 NF-κB 非经典途径可被 NIK 激活，其激活状态可增强机体对胰高血糖素的高血糖反应，从而促进肝糖生成，导致高血糖和葡萄糖耐受。

脂肪组织：脂肪组织炎症被认为可介导全身性胰岛素抵抗，而脂肪细胞中 TNF-α 可通过激活 NF-κB 导致 PPARβ/δ 活性降低和去乙酰化酶（SIRT1）表达减少。由于 PPARβ/δ 和 SIRT1 可抑制促炎因子表达，因此 TNF-α 的这一作用也加重了脂肪组织炎性反应，增加了胰岛素抵抗的风险。高脂饮食可诱导 ROS 和蛋白激酶 C（PKCs）激活脂肪组织的 NF-κB 信号级联反应，在这一状态下，抵抗素的表达增高，糖耐量和胰岛素作用受损，胰岛素敏感性降低；同时，增高的 MCP-1 可引起巨噬细胞浸润急剧上升，其下游促炎因子 TNF-α 和 IL-6 分泌增加，并最终上调 C-反应蛋白（CRP）和血清淀粉样蛋白（SAA-2）的表达，而这些炎性标志物正是诱发和加重脂肪组织胰岛素抵抗的因素。

骨骼肌：占人体总体重的 40%～50%，是胰岛素依赖型葡萄糖利用的主要组织，其糖原合成异常在胰岛素抵抗和 2 型糖尿病的发病中都占有重要地位。骨骼肌中的 NF-κB 通路激活可能与 FFA 有关，TLR4 是 NF-κB 的上游信号分子之一，长链 FFA 如肉豆蔻酸、棕榈酸和硬脂酸均为 TLR4 的配体，骨骼肌中的 FFA 还可通过激活 PKCε 介导 NF-κB 的高表达，降低胰岛素敏感性。IKKβ 不仅通过磷酸化 IRS-1 特定丝氨酸位点干扰正常胰岛素信号转导，直接抑制胰岛素刺激的骨骼肌葡萄糖摄取和糖原合成，还间接通过 IKKβ/IκB/NF-κB 信号通路激活重要促炎性转录因子 NF-κB，诱导机体低水平慢性炎性反应状态，在骨骼肌胰岛素抵抗的发生中起重要作用。NF-κB 与骨骼肌炎症和胰岛素抵抗均有相关性，以 C2C12 细胞系肌管为对象，观察骨骼肌炎症与 NF-κB 的关系，结果显示 PPARγ 具有抗炎作用，可抑制 TNF-α 或 IL-1β 等炎症介质诱导的 NF-κB 转录活性和靶基因表达，而这种作用与 RelA 核移位和 DNA 结合能力无关，其确切机制还有待研究，但值得注意的是，抑制 NF-κB 活性是治疗炎症相关骨骼肌疾病的有效方法；以肌肉前体细胞为研究对象可发现，磷酸腺苷酸活化蛋白激酶（AMPK）可降低 NF-κB 活性，增强胰岛素敏感性；而以 L6 肌管为对象的研究则发现，抑制 NF-κB 可减少 IRS-1 丝氨酸磷酸化，增加 GLUT4 介导的葡萄糖转运，改善胰岛素抵抗。氧化表型（OXPHEN）是一类具有细胞特异性的集合体，决定了机体抗疲劳强度和线粒体的基质氧化能力，骨骼肌氧化表型则与慢性低水平炎症有相关性，参与多种疾病的发病过程，如慢性阻塞性肺疾病、慢性心力衰竭、胰岛素抵抗和 2 型糖尿病等，而经典激活途径的 NF-κB 可通过损伤骨骼肌 OXPHEN 诱发胰岛素抵抗。可见，在骨骼肌中，NF-κB 可在多种细胞内以多种形式诱导炎症和胰岛素抵抗的发生、发展。

NF-κB 与中枢神经系统：下丘脑是调节能量平衡的“总指挥所”，主要是通过促食和厌食神经元在下丘脑内侧基底部的表达实现，其中，前者共同表达神经肽 Y（NYP）和刺鼠基因相关蛋白（AGRP），后者表达可卡因苯丙胺调节转录物（CART）和阿黑皮素原（POMC），这两种神经元内的瘦素和胰岛素可通过调节相关神经肽维持能量平衡，防止肥胖的发生。PI3K、FoxO1 等通路可将下丘脑内瘦素和胰岛素信号整合在一起，而细胞因子信号传导抑制因子（SOCS3）和酪氨酸磷酸酶（PTP1B）则对上述信号起抑制作用。正常情况下，NF-κB 在下丘脑中处于抑制状态，当机体营养摄取过量时，细胞内氧化应激和线粒体功能障碍可介导下丘脑 NF-κB 激活，不仅表现为 TNF-α、IL-6 等炎性因子表达增多，引发下丘脑炎症，也可出现 SOCS3 和 PTP1B 表达增高，引起肝脏葡萄糖生成增加、脂肪沉积、瘦素和胰岛素信号传导减弱，导致代谢综合征及其相关疾病（如胰岛素抵抗、2 型糖尿病和高血压）的发生、发展。一直以来，IKKβ 是 IκB 激酶中的研究热点，而近年的研究发现，IKKε 有可能是肥胖小鼠下丘脑的关键炎症介质，抑制 IKKε 可以减少 NF-κB 激活和 IRS-1 丝氨酸磷酸化，减轻瘦素和胰岛素抵抗，改善能量和糖代谢。大量研究也发现，抑制中枢神经系统 NF-κB 活性可改善炎症和胰岛素抵抗，如慢性大脑内质网应激（ERstress）可导致交感神经失调引起神经内分泌功能紊乱，引起瘦素和胰岛素抵抗，而抑制 NF-κB 可逆转这一影响。IL-6 作为炎性介质，既有促炎作用，也有抗炎作用，它的抗炎作用主要是通过诱导 IL-1Ra 和 IL-10 实现，其中，IL-10 可通过抑制 IKK 活性和 NF-κB 结合活性两条途径阻断 NF-κB 途径的激活。因此，通过适当的运动锻炼增加中枢神经系统 IL-10 的表达可减轻与肥胖相关的下丘脑炎症和 ERS。

六、2 型糖尿病与胰高血糖素

胰高血糖素是胰岛 α 细胞分泌一种 29 肽，其作用的靶器官主要为肝脏，肝细胞上表达了大量的胰高血糖素特异性结合受体。当胰高血糖素与其相应的受体结合后，胰高血糖素通过 G 蛋白偶联受体，增加细胞内环磷酸腺苷（cAMP）水平，刺激蛋白激酶 A（PKA）活化，激活 cAMP 转录因子应答元件结合蛋白（CREB）并使其磷酸化。磷酸化结合并启动糖异生的关键酶——磷酸烯醇式丙酮酸羧基酶（PEPC）及葡萄糖-6-磷酸酶（G-6-Pase）的编码基因，从而增强糖异生，增加肝糖输出，使血糖水平升高。目前，公认的糖尿病发病机制是，胰岛素抵抗以及胰岛 β 细胞功能缺陷导致胰岛素分泌缺乏。但具体的发病机制尚未完全阐明。胰岛中 β 细胞分泌的胰岛素和 α 细胞分泌的胰高血糖素在维持机体血糖稳态的过程中发挥着关键作用。在正常生理条件下，α 细胞与 β 细胞相互作用、相互影响，从而使血糖维持在正常的范围内。30 余年前，有学者提出“双激素学说”，认为相对的或者绝对的低胰岛素血症和高胰高血糖素血症共同导致了 2 型糖尿病的发生。越来越多的研究表明，胰岛 α 细胞的病理改变及胰高血糖素的分泌异常在糖尿病的发病中也起到重要作用。胰岛素分泌缺陷、外周组织胰岛素抵抗及胰高血糖素的异常分泌，引起葡萄糖摄入减少、肝糖异生及糖原分解异常，共同造成了血糖升高。在 2 型糖尿病患者中胰岛细胞的分泌功能紊乱，空腹及餐后的胰高血糖素水平均较正常人升高，同时 2 型糖尿病患者通常伴有胰岛素分泌不足及胰岛素抵抗。胰岛素分泌不足时，对胰高血糖素的抑制作用减弱，肝糖输出大于葡萄糖的利用，血糖持续升高。另外，研究表明胰岛 α 细胞同样存在胰岛素抵抗，高血糖对胰高血糖素的抑制作用减弱，导致餐后血糖进一步升高。因此，2 型糖尿病的发生及发展过程主要是由胰岛 β、胰岛 α 细胞双重缺陷，导致胰岛素和胰高血糖素分泌失调所致。胰高血糖素作用的靶器官主要是肝脏，通过与肝细胞表面的胰高血糖素受体结合，主要通过 cAMP/PKA/CREB 信号通路促进糖原分解和葡萄糖异生，使血糖水平明显升高，并且促进脂肪分解，加速氨基酸进入肝细胞并使之脱氨基转化成糖，从而引起糖尿病患者血糖水平升高，血脂异常。由上可知只从改善 β 细胞功能着眼而不考虑α细胞或难以理解2型糖尿病。

正常情况下，胰高血糖素与胰岛素共同作用，维持机体血糖的动态平衡。在2型糖尿病患者中血浆胰岛素水平及胰高血糖素水平均存在异常，二者共同作用，导致患者血糖水平升高。大量研究证实，部分糖尿病患者，空腹胰高血糖素水平可较非糖尿病患者升高50%。在非糖尿病患者中，无论静脉输注还是肠内摄入葡萄糖，导致的血糖升高，都会抑制胰高血糖素的释放。而在糖尿病患者中，胰岛α细胞对高血糖的刺激反应敏感性下降，胰高血糖素的分泌不受高血糖的抑制，在高血糖情况下，血浆胰高血糖素仍处于异常高水平。因此，虽然并非全部的2型糖尿病患者均存在基础胰高血糖素水平升高，但相对于他们的空腹血糖水平，其胰高血糖素水平相对升高。因此，2型糖尿病患者存在基础胰高血糖素水平的绝对或相对升高。健康受试者餐后胰高血糖素的分泌会受到进餐导致的高血糖的抑制，胰高血糖素水平下降，进而导致肝糖原生成减少，肝脏从糖生成器官转变成为糖清除器官，以维持机体血糖的恒定。而2型糖尿病患者，口服葡萄糖或者碳水化合物之后，胰高血糖素的分泌不能够得到正常抑制。研究已经明确证实，餐后胰高血糖素抑制缺陷，即餐后胰高血糖素仍保持在基础水平，导致至少相对的血糖升高。

糖尿病患者空腹血糖升高是由肝糖原生成异常直接导致。大量的研究表明，肝糖原生成与糖尿病患者空腹血糖之间有很强的相关性。应用免疫中和鼠循环胰高血糖素，和胰高血糖素基因敲除鼠，均证实胰高血糖素对空腹血糖水平有调节作用。另有研究用生长抑素来抑制胰岛α细胞的分泌，得出空腹状态下胰高血糖素调节肝糖生成的40%～50%。目前已经证实，无论在糖尿病还是非糖尿病受试者中，基础胰高血糖素都是通过对肝糖生成的调控而对空腹血糖产生明显的影响。因此，在2型糖尿病患者中，基础胰高血糖素分泌的异常，导致肝糖原生成过多。另外，2型糖尿病患者的胰岛α细胞对高血糖的敏感性下降，高血糖对胰高血糖素分泌的抑制作用减弱，因此糖尿病患者餐后肝糖原输出的水平仍然保持在空腹水平，而不是像非糖尿病患者一样下降。因此得出结论：2型糖尿病患者基础及餐后胰高血糖素水平异常升高，导致肝糖原生成增多，造成患者血糖升高。多项研究证实，糖耐量异常的患者空腹胰高血糖素水平异常升高，提示在糖尿病前驱阶段就存在α细胞和β细胞的早期功能紊乱。在对糖耐量正常的肥胖者及2型糖尿病患者的研究中发现，血中胰岛素水平升高与胰高血糖素水平升高可以同时存在，高水平的胰岛素不能有效地抑制胰高血糖素的释放，提示胰岛α细胞可能存在胰岛素抵抗。通过对高脂饲养的去β细胞大鼠的α细胞胰岛素受体信号通路分子的表达进行研究发现，IRS-2和βI3K的表达较单纯去β细胞大鼠明显降低，提示胰岛α细胞胰岛素抵抗可能是由其胰岛素受体信号通路受损导致。另有研究发现，血糖浓度越高，对胰高血糖素释放的抑制作用就越弱，提示高糖对α细胞具有糖毒性。

七、2型糖尿病与炎症学说

（一）炎症细胞因子

近年来的研究说明2型糖尿病是一种自然免疫及炎症性疾病，是一种“慢性低度炎症状态”，认为炎症、免疫与2型糖尿病的发病存在关联。在炎症因子中，除了肿瘤坏死因子（TNF）、白细胞介素（IL）、C-反应蛋白（CRP）等作为炎症过程的调节因子外，近年来，关于树突状细胞等细胞因子的研究，在2型糖尿病特别是糖尿病大血管病变，如动脉粥样硬化斑块形成发展中的作用也日益受到关注。

1. 炎症标志物的探讨

2 型糖尿病的特征是胰岛素抵抗（IR）和进行性 β 细胞凋亡，两者可能有着共同的发病机制。近几年的研究表明，慢性炎症可能与 2 型糖尿病的 IR 及 β 细胞损伤有关。有观点认为，2 型糖尿病是一种自然免疫和炎症性疾病。炎症因子包括：免疫炎症反应细胞（如白细胞，与急性炎症有关）、急性期反应蛋白（如 CRP）、炎症因子（如 TNF、IL、脂联素及抵抗素等），以及凝血因子、血脂成分及其他如唾液酸、淀粉样物质等。炎症细胞因子作为炎症过程的调节因子，在 2 型糖尿病的发病机制中起着重要作用。

TNF：是一种单核细胞因子，主要由巨噬细胞、NK 细胞及 T 淋巴细胞活化所产生，分为 TNF-α 和 TNF-β。TNF-α 的生物学活性占 TNF 总活性的 70%～95%。TNF-α 与 IR 和 β 细胞损伤关系密切，TNF-α 具有多向生物学活性，通过诱导一些促炎症因子（如 IL-6、IL-8、IL-10 等）的产生，从而引起急性炎性反应、发热及趋化因子的释放等，其作用包括免疫调节、褪黑素生成、溶骨作用、促炎性反应等。在2型糖尿病发病过程中，TNF-α可通过作用于酪氨酸激酶（IRS-1）、葡萄糖转运体4（GLUT4）抑制 G 蛋白（Gi）的水平，间接诱导 IR。TNF-α 同时作为一种独立的细胞毒素，直接作用于胰岛 β 细胞，产生一氧化氮（NO），导致胰岛素分泌不足。TNF-α 还能刺激单核细胞趋化蛋白-1（MCP-1）的产生，使巨噬细胞浸润脂肪组织，产生大量的炎症因子。总而言之，TNF 具有杀伤肿瘤细胞、抗感染及促进细胞增殖和分化的作用。相关的研究显示，肥胖患者及 2 型糖尿病患者的脂肪组织内 TNF-α 蛋白高表达，TNF-α 水平及生物活性显著高于常人。此外，TNF-α 还可抑制磷脂酰肌醇-3 激酶活性及抑制过氧化物酶体增生物激活受体-γ（PPAR-γ）活性。TNF-α 同时还可通过多种机制引起 IR，在饮食诱导加遗传性肥胖的患者中，其机体存在有 TNF-α 信号遗传缺陷，能显著改善 IR 信号转导能力，降低胰岛素敏感性。在一些动物模型中，TNF-α 可使胰岛素信号转导增强，从而进一步提高胰岛素敏感性。另外也有相关报道显示，TNF-α 水平在 2 型糖尿病患者中明显升高，是 IR 中主要的危险因素之一。TNF-α 基因多态性，与 2 型糖尿病的风险相链接，并导致糖尿病的发展。

IL：是指在白细胞或免疫细胞间相互作用的淋巴因子，IL 的主要作用包括传递信息，激活免疫细胞，介导 T 细胞和 B 细胞活化、增生、分化，并介导炎性反应等。IL-1β 在糖尿病的发展中发挥着重要作用，它能通过激活转录因子核因子-κB（NF-κB），调节 β 细胞中促凋亡和抗凋亡基因的表达。IL-1β 可以刺激 β 细胞上的 Fas/Fas 配体（FasL）表达，在 T 细胞的参与下介导 β 细胞的凋亡。高血糖和血脂异常会增加炎性因子，特别是 IL-1β 和 IL-17 的表达，表明两种因子参与了糖尿病及其并发症的发展。IL-6 是一种在免疫和炎性反应中具有重要作用的多功能细胞因子，可促进肝脏合成超敏 C-反应蛋白（hs-CRP）等急性时相反应蛋白，促进炎症和 IR 的发生，是 2 型糖尿病的独立影响因素之一。关于 IR 的研究也证实了 IL-6 与 IR 相关，并在控制了身体质量指数、体脂含量之后，IL-6 仍然与 IR 呈正相关。另外，IL-6 通过启动 *Fas* 基因的转录，诱导胰岛 β 细胞凋亡，还可与其他细胞因子一起作用，对 β 细胞产生细胞毒效应。IL-18 是一种促炎性细胞因子，最早从诱发的中毒性休克小鼠的肝脏中提取，是反映机体炎症的敏感标志物。有证据显示，高 IL-18 水平与患糖尿病的风险增加有关，且这种关系独立于其他危险因素（包括血脂水平及身体质量指数等），提示 IL-18 可作为糖尿病的独立预测性指标。有文献报道，在糖尿病肾病的进展中，可能伴随有 IL-18 结合蛋白的增加。另外，IL-2 水平在糖尿病患者中明显升高，并与糖尿病肾病联系密切。同时，也有报道，IL-12 与脂肪代谢有关，而 IL-22 可能与新发的糖尿病有关。

脂联素：是脂肪细胞分泌的血浆激素类蛋白，它不仅与患者肥胖、胰岛素抵抗、2 型糖尿病及动脉粥样硬化有一定的正相关性，而且参与炎性反应。相关研究说明，低脂联素与2型糖尿病的风险增加相关，低脂联素水平仍是2型糖尿病的独立预测因素，并与心肌梗死风险相关。前瞻性研究发现脂联素可通过调节糖、脂代谢来改善胰岛素抵抗和2型糖尿病。脂联素可促使肝内细胞CoA羧化酶磷酸化，促进肝内脂肪酸氧化，减少肝内糖异生的原料，并抑制肝磷酸烯醇丙酮酸羧激酶、葡萄糖-6-磷酸酶的表达，从而抑制糖异生及肝糖原的输出。脂联素还可通过激活PPAR-α、5'-AMP活化蛋白激酶及P38丝裂原活化蛋白激酶，来增强血浆脂肪酸氧化并促进葡萄糖转运，增加葡萄糖的摄取，降低血糖。另外，脂联素可参与脂肪酸摄取、氧化、能量代谢，通过磷脂酰肌醇-3激酶途径改善骨骼肌中胰岛素信号的传递，促进胰岛素受体、受体底物的酪氨酸磷酸化，从而增加骨骼肌脂肪酸氧化，降低游离脂肪酸及甘油三酯，改善胰岛素的作用。脂联素在慢性低度炎性反应中发挥重要的负性调控作用。可通过抑制成熟巨噬细胞及祖细胞系的增殖，从而在急性期炎症和慢性炎症过程中起到重要作用。体内实验进一步证实了脂联素具有抗感染、抗动脉粥样硬化的作用，与肥胖及糖尿病的病程相关。

CRP：为非特异性的炎症标志物之一，是炎症急性时相反应蛋白中最敏感的指标，标志着细胞因子的激活。主要是由肝细胞在前炎性细胞因子（如TNF-α、IL-1、IL-6等）刺激下所分泌的炎性介质。CRP水平的升高与IR及IGT相关，与2型糖尿病及其并发症的发病过程有关。研究认为在2型糖尿病患者中，CRP在低度的慢性炎症中发挥着重要的作用。CRP可刺激血管内膜增生及平滑肌增殖、移行，产生各种细胞因子，诱导细胞基质的降解，从而参与2型糖尿病患者动脉粥样硬化的进展。亦有研究显示，CRP能够导致β细胞程序性凋亡，也能够通过抑制胰岛素受体酪氨酸激酶的活性，触发氧化应激反应，加重IR。CRP是一种敏感的非特异性的炎症标志物，可采用超敏法测定，检测低水平的CRP浓度，可较好地反映人体内亚临床低度炎症。既往研究表明，hs-CRP可更好地预测2型糖尿病的发生，且与动脉粥样硬化的发展密切相关。hs-CRP还可引起内皮细胞黏附分子的表达，有效与中性粒细胞结合，诱导炎性因子的产生，并参与活化补体从而损伤内皮细胞。此外，CRP与IL-6相互促进，引发炎性反应。因此，hs-CRP也是糖尿病风险预测及血糖控制的一项指标。血清hs-CRP与2型糖尿病患者的踝肱指数（ABI）相关，表明炎症可能在动脉粥样硬化的发病机制中起着重要的作用。另外，局部的感染，如牙周炎，可能通过激活CRP等炎症因子，从而引起动脉粥样硬化的可能。

2. 细胞因子在引起2型糖尿病发病中的作用探讨

糖尿病涉及免疫系统的不同方面，巨噬细胞和单核细胞是较好的研究对象，但可能有其他类型的细胞的参与，如嗜中性粒细胞、肥大细胞、嗜酸性粒细胞、DCs、NK细胞、NKT细胞、T细胞亚群、B细胞，似乎均参与了慢性低度的炎症反应。2型糖尿病和冠心病关系密切，冠心病是2型糖尿病最主要的大血管并发症。随着体内最重要的抗原呈递和免疫应答调节细胞DCs在血管组织中的发现，DCs在动脉粥样硬化斑块形成、发展中的作用，受到广泛的关注，而2型糖尿病患者体内特殊的微环境可能通过DCs触发、放大这种炎症和免疫反应，从而促进动脉粥样硬化发生、发展，这可能是糖尿病患者合并动脉粥样硬化等并发症发生早、程度重、预后差的重要原因之一。由于GM-CSF和其他前炎症因子的增多，2型糖尿病中可见活化状态的骨髓来源的树突状细胞（mDCs）和浆细胞样树突状细胞（pDCs）的增多。作为一种抗原，糖尿病患者体内的糖基化终产物（AGEs）可通过促进DCs分化成熟并放大动脉粥样硬化的炎症免疫反应。外周血DCs成熟增加，刺激外周血单个核细胞（PMNC）的激活、募集及侵入动脉内膜形成泡沫细胞，在动脉粥样硬化形成早期起重要作用。以单核源性DCs作为研究对象，体外选择糖尿病患者血浆高血糖为干预因素，探讨高血糖通过DCs促进动脉粥样硬化发生的机制，及观察临床2型糖尿病合并冠心病患者血液循环中DCs及其亚型漂移情况，探讨该类人群的异常免疫学特征，揭示 DCs 在糖尿病动脉粥样硬化的病理发生中具有的重要作用，并为其研究及防治提供新的方向，也为将来 2 型糖尿病合并冠心病的分子预测提供新的思路。

2 型糖尿病影响免疫系统的多个方面，但多数变化发生在脂肪组织、胰岛 β 细胞、肝脏和循环中的细胞因子，并导致细胞凋亡和组织纤维化。在炎症中，活化的单核细胞产生细胞因子和炎症标志物，造成视网膜病变、肾病和心血管疾病等多种糖尿病并发症。在脂肪组织中，免疫细胞，包括单核细胞、细胞趋化蛋白-1（MCP-1）、纤溶酶原激活物抑制物（PAI-1）及细胞因子等，在 2 型糖尿病发病机制中起着不同的作用。TNF-α 是由免疫细胞释放，其水平在肥胖患者中增加，并且在 IR 中起着主要作用。此外，MCP、PAI 和 IL-8 大多数是趋化蛋白，激活免疫细胞并导致脂肪组织的炎症等。当它们增加时，会导致急性期蛋白的释放，如 CRP。另外，葡萄糖和脂肪的摄入诱发炎症，促进氧化应激。高血糖和高脂血症影响多种途径，包括醛糖还原途径、晚期糖基化终产物（AGEs）形成途径、活性氧中间途径和 PKC 途径。它们会导致炎症介质的活化和诱导氧化应激，促进并发症的进展。在正常个体中，胰岛素与受体结合，激活心血管等事件发展中的两个主要途径（PI3K 途径和 MAPK 途径），从而促进细胞生长和形成动脉粥样硬化。然而，在 IR 发展过程中，高血糖症和高游离脂肪酸增加炎性细胞因子，并影响 PKC 和 MAPK 的活性。炎性细胞因子，如 TNF-α 和 IL-1β，刺激 I-kappa-β（IKβ）、激酶 β 和 IKKα 以诱导激活核因子 kappaβ（NF-b），促进 IR。此外，高浓度的 IL-6 在肥胖患者中保持胰岛素抵抗，并作用于肝脏，以增加 VLDL 和降低 HDL。IL-6 和 IL-1 随着身体质量的减轻而提高胰岛素敏感性。提示 2 型糖尿病可能是细胞因子介导的炎性反应，是一种免疫性疾病，通过以上途径，炎症在糖尿病的发病机制中起着中介作用。

（二）神经炎症

1. 小胶质细胞活化

小胶质细胞起源于单核吞噬细胞系，是中枢神经系统中固有的吞噬细胞，它被作为大脑中免疫防御的第一道防线，具有吞噬毒性细胞碎片、产生促炎性细胞因子、通过释放营养因子提高神经元的存活率等作用。在成年人大脑中，大部分小胶质细胞呈现静息状态，但当小胶质细胞受到刺激后，它会发生反应并产生炎性介质来协调免疫适应性反应。在小胶质细胞的活化过程中，小胶质细胞被认为是通过释放过量的促炎性细胞因子、细胞毒性因子或过氧化物等物质导致细胞死亡，进而加重炎症反应。

小胶质细胞激活是一种由损伤和各种神经毒性物质释放引起的早期持续性的变化，特别会出现在严重的神经损伤中。这些神经毒性物质包括 NO、TNF-α 和 IL-1β 等。Hwang 等将 2 型糖尿病大鼠分为 12（糖尿病早期阶段）、20 和 30 周龄（慢性糖尿病阶段），处死后发现在 30 周龄的 2 型糖尿病大鼠海马中干扰素 γ（IFN-γ）和 IL-1β 的蛋白水平显著高于 12、20 周龄的 2 型糖尿病大鼠海马中二者的量。将脑组织切片后进行免疫组化染色后发现，在 30 周龄的糖尿病大鼠海马中作为小胶质细胞标志物离子钙接头蛋白的 Iba-1 出现了细胞核固缩的现象，表明了小胶质细胞被激活。IL-1β 在之前的研究中已证明是星形胶质细胞和神经元中诱导多重炎症介质的一种重要的免疫调节细胞因子，然而在被激活的小胶质细胞标志物 Iba-1 和神经胶质原纤维酸性蛋白周围观察到了 IL-1β 的免疫反应，这也许能够说明 IL-1β 是由神经胶质细胞和小胶质细胞分泌的，因此得出 Iba-1 阳性小胶质细胞被激活后会升高衰老、糖尿病大鼠海马 CA1 区和齿状回中 IFN-γ 和 IL-1β 的水平，这表明慢性糖尿病会加速海马的老化过程。研究发现甘草酸能够显著下调由脂多糖诱导的小胶质细胞的标志物 Iba-1 蛋白的表达，表明甘草酸通过抑制脑组织中促炎性介质及小胶质细胞活化来改善由脂多糖诱导的记忆缺失，从而证明甘草酸可能是一种公认的治疗与认知缺陷和神经炎症相关的，如2型糖尿病脑病、阿尔茨海默病等神经退行性疾病的药物。

2. 外周细胞因子

近年来，很多研究表明2型糖尿病是一种自身免疫性和炎症性疾病，认为其发病机制与炎症密切相关，因此细胞因子与炎症的关系逐渐受到关注。有研究已证实，激活的免疫细胞所产生的细胞因子在抑制β细胞分泌胰岛素及促进β细胞损伤中有重要作用。有学者认为，2型糖尿病的炎症反应很有可能与细胞因子的介导有关，有临床研究表明，2型糖尿病患者体内炎症因子浓度较正常人偏高。通过实验发现糖尿病认知功能障碍组血清中IL-6和TNF-α水平均高于糖尿病非认知障碍组（$P < 0.01$）及正常对照组，提示炎症反应很可能参与了糖尿病认知功能障碍的发病。有研究显示作为磷酸二酯酶4抑制剂（PDE4）的咯利普兰能够通过上调环磷酸腺苷反应原件结合蛋白（CREB）和磷酸化CREB（p-CREB）的表达来恢复外周细胞因子的失平衡从而改善糖尿病脑病大鼠的认知功能障碍。通过实验发现，2型糖尿病脑病患者血清中炎性因子水平明显高于对照组和2型糖尿病认知正常组，且与其认知功能呈负相关，患者血清中炎症因子升高出现在临床诊断痴呆之前，这表明炎症反应很可能参与了认知功能障碍的生理病理过程并在2型糖尿病认知功能损害中起到了非常重要的作用。也有研究显示，由于糖尿病长期的高糖高脂状态及巨噬细胞浸润等因素刺激细胞因子生成，损伤了胰岛β细胞的细胞活力及其分泌胰岛素功能，进而导致胰岛β细胞结构功能障碍与凋亡。有研究用高糖处理人的原代胰岛，发现通过自分泌和旁分泌作用使分泌至胰岛细胞外的IL-1β影响邻近细胞，能够激活NF-κB，上调Fas表达，继而基因组DNA断裂，最终导致β细胞分泌胰岛素功能受损和细胞凋亡。

3. 晚期糖基化终产物

近几年来的很多临床研究表明，晚期糖基化终产物（AGEs）在很多关于糖尿病并发症中特别是在2型糖尿病脑病中扮演了重要角色。有研究者用高效液相色谱法与荧光光度法检测2型糖尿病脑病患者与正常人血液中的炎症标志物与AGEs的水平，结果发现糖尿病患者血浆中被荧光标记的AGE、IL-6、IL-8、TNF-α和MCP-1的水平显著高于正常对照组，表明AGEs与神经炎症因子在2型糖尿病中可能存在联系，但尚不十分清楚。

ACEs即蛋白质或脂质的非酶糖基化的产物，存在于血浆、小胶质细胞、星形胶质细胞、海马和糖尿病患者的大脑中，因此也有学者怀疑AGEs很有可能参与2型糖尿病患者脑内神经炎症的发生从而引发糖尿病脑病。有研究发现，巨噬细胞中AGEs与AGEs的受体（RAGE）能引起氧化应激并通过激活促细胞分裂原活化蛋白激酶信号通路激活NF-κB。NF-κB被证明能够调节基因转录促使如IL-6和TNF-α等促炎性细胞因子的生成。促炎细胞因子导致适应性免疫系统的细胞产生募集反应进入CNS。因此，含细胞毒性的细胞直接针对目的神经元进行损伤或破坏。一项研究丹参素在干预AGEs介导的2型糖尿病小鼠学习与记忆功能缺失方面的作用和影响的试验结果发现丹参素能够部分阻断p-p38、COX-2、NF-κB和作为AGEs受体的RAGE的表达，并抑制TNF-α、IL-6和PGE2的增加，说明了AGEs能够介导神经炎症导致的2型糖尿病小鼠学习记忆功能的缺失。

4. β淀粉样肽

阿尔茨海默病，这种最常见的神经退行性疾病的发病机制一直以来都被认为与β淀粉样肽（Aβ）在脑中的沉积、轴突的退化变性和神经元的缺失有关。但有研究显示Aβ的沉积也同样发生在自发性或由链脲佐菌素诱导的糖尿病动物的大脑中，并且在糖尿病患者的中枢神经系统中Aβ的水平也是升高的。此外，也有研究显示糖尿病加速认知功能障碍是由患有2型糖尿病的阿尔茨海默病小鼠的脑血管炎症与Aβ在脑内沉积造成的。通过实验发现，单纯给予促血糖升高药的小鼠在定位航行实验中并没有表现出任何认知记忆功能缺陷的表象，而给予 Aβ1－40 之后的高血糖小鼠却出现空间学习记忆方面的缺陷，结果表明，在糖尿病状态下大脑中 Aβ 的沉积可能是糖尿病相关认知功能损伤的原因之一。Liu 等研究了知母总皂苷对糖尿病相关认知功能下降大鼠脑内 Aβ 水平及神经炎症的影响，在定位航行实验中发现，糖尿病大鼠逃避潜伏期时间的增加、穿越平台象限次数的减少与大脑中 Aβ1－40、Aβ1－42 水平的升高均证明了在糖尿病大鼠大脑中发生了明显的认知功能的损害，实验结果还发现，糖尿病伴随认知功能障碍显著升高大脑与血中 Aβ 与 TNF－α 的水平，因此有可能由于 Aβ 与 TNF－α 的相互作用引起了神经元的损伤及神经性炎症，从而导致了糖尿病相关认知功能障碍的发生。

5. 其他

氮能信号：长期的压力会导致神经元的大量缺失，NO 作为大脑中细胞间的信使，在糖尿病神经中枢病变中发挥重要作用。NO 介导的氮能信号通路能够维持大脑内稳态，由 NO 产生的活性氮直接导致了蛋白质的硝化反应和脂质过氧化反应。NO 所产生的损伤细胞的能力主要是由于它氧化反应的特性，这也许也正是它神经毒性的相关机制。有研究发现，2 型糖尿病大鼠脑组织的一氧化氮合酶（NOS）活性增加，NO 水平升高，这表明 NO 代谢失衡能够损伤神经元，从而导致认知功能障碍。

睡眠：2 型糖尿病患者普遍存在睡眠障碍，睡眠障碍会促使炎症因子（TNF－α 和白介素等）增加，从而引起炎症反应，加重 2 型糖尿病。而睡眠障碍能够引起认知功能下降，因此有学者推测睡眠障碍也可能引发神经炎症和 2 型糖尿病认知功能障碍。通过建立睡眠紊乱小鼠模型，来探究睡眠障碍对小鼠学习记忆功能的影响，结果发现睡眠障碍能够升高小鼠海马中促炎性细胞因子如 IL－6 的水平并诱导小鼠海马中小胶质细胞的活化，损坏小鼠学习记忆功能。

第三节　妊娠合并糖尿病发病机制

妊娠合并糖尿病是妊娠期最常见的内科并发症之一，包括妊娠期糖尿病（GDM）孕前期糖尿病（PGDM）。其中 GDM 约占 80% 以上。PGDM 指在妊娠前即已被诊断为糖尿病。GDM 是指妊娠期发生或首次发现的不同程度的葡萄糖耐量异常。无论是 PGDM 还是 GDM，由于妊娠与糖尿病之间均有复杂的相互影响，故妊娠可加重糖代谢紊乱，高血糖、高酮症及酸中毒等又可给母儿造成不利的影响。

一、妊娠期糖尿病

GDM，是指妊娠期发生或首次发现的不同程度的葡萄糖耐量异常，其中包含了一部分妊娠前已患有糖尿病，但孕期首次被诊断的患者，所以发生在妊娠早期的糖代谢异常不排除在妊娠前就已存在糖代谢异常的可能性。GDM 是多种因素导致的疾病。经典观点认为，妊娠期葡萄糖需要量增加，但孕妇机体内发生胰岛素抵抗且胰岛素分泌相对不足引起 GDM；目前多种研究表明，GDM 的发病机制包括遗传因素、炎性因子参与、脂肪因子参与、氧化应激等。

1. 遗传基因

相关研究报道显示，糖尿病家族史是妊娠糖尿病的独立危险因素。国内研究表明，GDM 患者糖尿病家族史多于正常妊娠孕妇，提示 GDM 可能与遗传因素有关。下面简述 GDM 与尾加压素Ⅱ（UTS2）、转录因子 7 类似物、葡萄糖激酶（*GCK*）基因－259 的关系。

UTS2 是一种血管活性肽物质，其基因的 rs228648 位点具有多态性。这种多态性会影响胰岛素的合成和分泌，或影响胰岛素敏感性从而导致胰岛素抵抗，进而引发 GDM。G/G 基因型可能是 GDM 的易感基因；*UTS2* 基因 G/G 基因型与 GDM 患者 IR 的发生有关。

研究发现，糖尿病的发病与转录因子 7 类似物 2（*TCF7L2*）基因的一个位点 rs7903146 C＞T 显著相关性，C 等位基因携带者患 GDM 风险明显降低，C 等位基因可能是预防 GDM 发生的保护性遗传因素，T 等位基因是 GDM 的风险等位基因。

李伟等则发现，孕葡萄糖激酶（*GCK*）基因 -259 位点单核苷酸多态性与妊娠糖尿病（GDM）的发病亦有关系。*GCK* 基因 -259（A※T）变异可提高其患 GDM 的可能性，其多态性可能是通过影响胰岛素的合成和分泌从而引发 GDM。

同时有越来越多的研究发现，GDM 的发生和发展可能与基因的单核苷酸多态性（SNPs）导致的机体糖脂代谢异常、胰岛素抵抗及胰岛素分泌不足等有关。最新的全基因组关联研究（*GWAS*）鉴定了突触孔蛋白（*SYNPR*）基因、钙黏蛋白 18（*CDH18*）基因、依赖 CBP80/20 的翻译起始因子（*CTIF*）基因和前列环素合成酶（*PTGIS*）基因多态性可能与中国汉族人群 GDM 的发病风险存在相关性。

这些研究均可以表明遗传基因在 GDM 的发生机制中起到重要作用。

2. 炎症因子与脂肪细胞因子

越来越多的研究显示，妊娠糖尿病与患者的细胞因子水平变化之间具有密切联系。

（1）炎症因子。众所周知，妊娠期胎盘可产生各种炎性介质，包括 IL-6、纤溶酶原激活物抑制剂 1 型（PAI- 1 ）和脂联素等。IL-6 被认为是介导低度慢性炎症与胰岛素抵抗的炎性细胞因子，朱自强等研究发现患有 GDM 的实验组产妇母体血清内脂联素水平明显低于不患有 GDM 对照组，而 IL-6 和肿瘤坏死因子 α（TNF-α）水平明显高于对照组，差异均有统计学意义（$P < 0.01$）；在校正孕妇年龄和孕前 BMI 后，两组差异仍有统计学意义（$P < 0.01$）。可知 GDM 孕妇体内 IL-6 和 TNF-α 水平存在异常变化，这可能与 GDM 及孕妇分娩后的代谢综合征和 2 型糖尿病的发生有关。刘冲等发现妊娠糖尿病患者超敏 C-反应蛋白（hs-CRP）水平、糖化血红蛋白水平（HbA1c）均会升高，对胰岛素的敏感性下降，检测 hs-CRP 水平在妊娠糖尿病诊断上有一定的价值。

（2）脂肪细胞因子。妊娠早期或中期的 APN 水平低于非 GDM 妇女，而瘦素水平则高于非 GDM 妇女。高艳青等认为瘦素参与了胰岛素抵抗，随着瘦素水平升高，瘦素与胰岛素之间的平衡遭到破坏，妊娠糖尿病的病情将会进一步恶化。因此，在孕期监测瘦素的水平，可预测 GDM 的发病，或评估 GDM 的严重程度。国外研究表明，APN 与 IR 有高度负相关，低 APN 水平的妊娠期孕妇患 GDM 的风险将会增加，并认为 APN 可作为妊娠糖尿病的保护因子之一。

3. 胰岛素抵抗

经典观点认为，IR 是 GDM 发病机制之一。妊娠期葡萄糖需要量增加，但孕妇机体内发生胰岛素抵抗且胰岛素分泌相对不足引起 GDM。IR 产生的原因尚未明确，蒋惠玲等认为妊娠糖尿病患者炎症因子、氧化应激水平与胰岛素抵抗均密切相关；邓琼等发现，甲亢与 GDM 患者胰岛素抵抗的发生密切相关，甲亢可能参与妊娠糖尿病的发生。在妊娠期间，孕妇胎盘分泌的泌乳素、雌激素、孕激素、肾上腺皮质激素等会加重 IR，进而导致高糖毒性损伤胰岛 β 细胞。妊娠期胰岛素的需要量较非妊娠妇女明显增加，因此妊娠妇女更易因胰岛素缺乏而患 GDM。另外，杨慧霞等提出，GDM 孕妇在妊娠期较正常孕妇来说，胰岛素抵抗更加严重，虽然受损的胰岛 β 细胞依旧会发生代偿，但此时的代偿性分泌增加无法满足胰岛素抵抗增加的需求。他们认为，IR 在 GDM 的发生和发展中起着重要作用，并指出 GDM 患者产后仍旧会伴随慢性 IR，孕期受损的胰岛 β 细胞功能逐渐下降，最终发展为 2 型糖尿病。

4. 氧化应激

国内外研究均发现 GDM 患者存在明显的氧化应激失衡，轻者导致胎盘血管损伤，重者导致不良妊娠结局。目前有研究显示，在高血糖发生后，糖基化终产物的途径被激活，诱导线粒体呼吸链中的氧自由基生成过量，并与高血糖联合导致血管损伤，这些病理改变是糖尿病血管并发症发生的重要基础和生化机制。田艺等测取正常产妇和 GDM 产妇的两组胎盘组织氧化应激指标含量并比较其差异，结果显示，与正常对照组比较，GDM 组胎盘碾磨液中 LPO（氧化应激产物）的含量较高，抗氧化物（如 GST、CAT、SOD）含量较低，此结果证实 GDM 患者存在氧化应激反应。除此之外，他们经 Pearson 检验证实 GDM 全身氧化应激反应还可能会导致 *GLUT-1* 基因的表达产物减少、葡萄糖转运异常，此种反应可能与 GDM 的发生有关。Cristina 等研究发现，过氧化氢酶对 GDM 的发生有保护作用，LPO 可能是 GDM 发病的危险因素。Cristina 还认为，GDM 妇女的氧化应激增加，抗氧化防御能力下降。氧化应激反应在 GDM 患者的发病机制或妊娠过程中可能具有相当大的临床意义。

二、孕前糖尿病

孕前糖尿病（PGDM）是指在原有糖尿病的基础上合并妊娠。因部分 PGDM 患者在妊娠前即已确诊，故这部分患者在妊娠时在诊断方面较容易。但有部分糖尿病合并妊娠的孕妇，在孕前并不知自己已患有糖尿病，在妊娠后由于胰岛素抵抗加重，同时由于妊娠后的早孕反应及过度营养，往往使病情突然加重，给母儿造成严重的后果。与 GDM 不同，显性糖尿病的妇女妊娠后对母儿的影响明显增大，尤其是未经良好控制、母体合并有微血管及肾脏疾病的糖尿病对母儿危害更大。自从胰岛素应用于临床之后，通过严格控制孕妇孕期血糖、加强孕期监测，妊娠合并糖尿病母儿预后有了明显改善，围生儿死亡率由 65% 降到 2%～5%。

妊娠前患有糖尿病者，糖尿病病程较长，病情程度较重；孕前及孕期血糖控制不满意者，母儿并发症将明显增加。

1. PGDM 对孕妇的影响

由于胎盘激素的作用，妊娠可使原有糖尿病加重，并可使母体妊娠期并发症的发病率增加，致病情复杂，诊断及处理的难度增加。

（1）子痫前期。发生率为 20%。妊娠糖尿病和先兆子痫的发病机制尚未阐明，可能与胰岛素抵抗和高胰岛素血症有关。高胰岛素血症导致高血压升高的机制包括：①胰岛素促进远端肾小管对 Na^+ 重吸收，抗利尿及抗排泄作用增强，使细胞外容量增加；②增加交感神经系统的活性，刺激肾上腺素能系统，使循环中儿茶酚胺浓度增加，使血管收缩，血压升高；③降低 Na^+-K^+-ATP 酶的活性，使 Na^+-K^+ 转运及交换异常，影响血管平滑肌对血管活性物质刺激的敏感性。血流动力学的改变也是影响因素之一。另外，还与孕妇患糖尿病的病程、程度及血糖控制是否满意有关。糖尿病病程长、伴微血管病变及孕期血糖控制不佳者，子痫前期发生率明显增加；糖尿病合并肾病时，子痫前期发生率高达 54%。糖尿病孕妇一旦合并子痫前期，围生儿预后差。

（2）酮症酸中毒。血液中酮体水平＞ 100 mg/L 称为酮血症。孕早期因早孕反应而导致孕妇进食减少或呕吐，易发生饥饿性酮症，严重时出现酮症酸中毒；妊娠中晚期由于胰岛素抵抗逐渐增加，如未能及时诊断、治疗，使胰岛素相对或绝对不足，胰高血糖素、生长激素、皮质醇及儿茶酚胺的增加加剧了高血糖，脂肪分解及肝脏酮体生成旺盛，最终出现酮症。孕期促使糖尿病孕妇发生酮症酸中毒的因素包括：感染、急性疾病、内分泌异常（甲亢、嗜铬细胞瘤）、药物因素（类固醇激素、肾上腺素能激动剂）、治疗不当及吸烟等。虽然发生率低，但对母儿造成的危害严重。

（3）感染。孕期常见感染为念珠菌阴道炎、尿路感染、产褥期盆腔炎及呼吸道感染。

（4）羊水过多。其发病机制除胎儿畸形是其原因之一外，可能与血糖升高有关。正常孕妇中羊水过多的发生率为 0.6%～0.9%，而妊娠合并糖尿病孕妇羊水过多的发生率明显增加，Cousins 发现，B、C 级，D、R 级，F 级糖尿病孕妇羊水过多的发生率分别为 17. 6%、18. 6% 及 29%～31%。羊水过多会造成孕妇生产时宫缩乏力、产后出血、胎盘早剥及休克等并发症。

2. PGDM 对胎儿的影响

（1）自然流产。妊娠前及妊娠早期高血糖，将会影响胚胎的正常发育，胎儿畸形严重者，胚胎停止发育，发生流产。

（2）胎儿畸形。发生率明显增加，主要与妊娠早期孕妇血糖水平密切相关，若在孕前将血糖控制到正常水平，并将妊娠早期血糖维持在正常范围内，胎儿畸形将明显减少。胎儿畸形是目前构成糖尿病孕妇围生儿死亡的主要原因。

（3）胎儿宫内发育受限。主要见于糖尿病伴有微血管病变的孕妇。妊娠早期高血糖具有抑制胚胎发育的作用，另外，糖尿病合并微血管病变者，胎盘血管也常伴发异常，导致胎儿宫内血流供应减少，影响胎儿发育。

（4）巨大儿。主要见于不伴有微血管病变的显性糖尿病孕妇，如果孕期血糖控制不满意，巨大儿的发生率将增加。糖尿病性巨大儿是妊娠合并糖代谢异常最常见的并发症。巨大儿的产生原因主要是妊娠合并糖尿病的母亲给胎儿提供过多的葡萄糖，刺激胎儿胰岛β细胞的增生，而产生过多的胰岛素，致使胎儿过早产生非生理性成人型胰岛素分泌类型，以维持自身正常血糖。胰岛素能够促进胎儿组织、脂肪及蛋白质的合成，抑制脂肪的分解，使胎儿全身脂肪聚集，妊娠晚期胎儿胰岛素的量与胎儿体积呈正相关。

糖尿病性巨大儿由于胎儿体重过大，特别是肩背部皮下的脂肪堆积，使肩周/头围、胸围/头围比值增加，胎头顺利娩出之后，而肩部嵌顿于产道中发生肩难产。随着胎儿体重的增加及肩难产发生率的增加，胎儿锁骨骨折及臂丛神经损伤的发生率也在增加。

（5）早产。主要原因为医源性原因及羊水过多、胎膜早破、感染等。

（6）胎儿死亡。孕期漏诊及未接受治疗的糖尿病患者，妊娠晚期易并发胎儿窘迫，严重者出现胎死宫内。胎儿死亡原因可能为孕妇红细胞释放氧量下降。高血糖可降低胎盘供氧量，糖尿病性巨大儿的高胰岛素血症可致胎儿耗氧量增加，而使胎儿出现慢性缺氧，导致胎儿因缺氧死亡。妊娠中、晚期并发酮症酸中毒，将加重胎儿缺氧的程度，严重者导致胎死宫内，孕妇合并酮症酸中毒时，胎死宫内发生率高达 50%。同时也影响胎儿神经系统的发育。胎儿畸形亦是糖尿病孕妇围生儿死亡的主要原因。还有，孕妇合并羊水过多时，易发生胎膜早破，大量羊水流出时，可导致脐带脱垂，导致胎儿窘迫或胎死宫内。

3. PGDM 对新生儿的影响

PGDM 对新生儿的影响主要为：①新生儿呼吸窘迫综合征（RDS）；②新生儿低血糖；③新生儿肥厚性心肌病；④高胆红素血症；⑤新生儿低钙血症；⑥红细胞增多症；⑦新生儿低镁血症。其发生原因见妊娠糖尿病。但其发生率高于 GDM 孕妇的新生儿，其发生率与孕妇是否合并微血管病变、孕期血糖水平是否控制满意、是否出现孕期并发症等有关。

第四节　成人晚发 1 型糖尿病发病机制

成人晚发 1 型糖尿病（LADA）又称成人潜伏性自身免疫性糖尿病，是一种常见的混合型糖尿病，既有 1 型糖尿病的特征，也有 2 型糖尿病的特征。到目前为止进行的研究表明 LADA 和 1 型糖尿病之间有明显的基因重叠，人类白细胞抗原（HLA）区域的变异赋予了 LADA 发病的高风险。相比之下，来自有限数量的生活方式因素研究的数据表明，LADA 可能与 2 型糖尿病共享几个环境风险因素，包括超重、缺乏体育活动、饮酒和吸烟。已知这些因素影响胰岛素敏感性，提示胰岛素抵抗，从而引发 β 细胞自身免疫破坏导致的胰岛素缺乏，还可能在 LADA 的发病机制中起关键作用。

一、遗传易感性

目前比较认同的是人白细胞抗原（*HLA*）Ⅱ类基因是 1 型糖尿病的主要遗传因素，它负责大约一半的遗传易感性。常常表现为 HLA-DRB1-DQA1-DQB1 基因型和单倍型。LADA 是 1 型糖尿病的一种表型，所以可以推断 *HLA* 基因与 LADA 遗传易感性也有一定相关性。实验证明 HLA-DRB1-DQA1-DQB1 单倍型和基因型对中国人的 LADA 和 1 型糖尿病的遗传易感性也具有一定相关性，并证明了 DQ-α 链中 Arg52 多态性和 DQ-β 链中 Asp57 对罹患 LADA 和典型的 1 型糖尿病风险的影响。*HLA* 基因相对于 1 型糖尿病属于高风险基因，有研究表明，50% 的 1 型糖尿病患者与此基因相关，因此可以认为 LADA 遗传基因与 *HLA* 基因表型一定有相关性。*HLA* 基因编码调节免疫系统的主要组织相容性复合体（MHC），因此这些发现表明免疫系统在 LADA 的发病机制中有很强的参与性。

此外，LADA 与 HLA 区域以外的 1 型糖尿病相关期变异有关，包括 *PTPN22.INS* 和 *SH2B3*。近年来，蛋白酪氨酸磷酸酶非受体型 22 基因（*PTPN22*）颇受关注，证明其是自身免疫疾病发病相关的一个基因。自从 2004 年 nature 杂志首次报道了 *PTPN22* 变异与 1 型糖尿病发病的关系，其后相关研究接踵而来。*PTPN22* 是编码拥有 807 个氨基酸残基组成的淋巴特异性蛋白酪氨酸磷酸酶。多个研究发现 *PTPN22* 基因多态性与多种免疫性疾病有关，如类风湿性关节炎、红斑狼疮等。有研究通过观察 200 名 LADA 患者初步发现，*PTPN22* 基因启动子区域——-1123G/C 多态性，而不是+1858T，考虑可能与 LADA 发病有关。目前，针对 LADA 患者的基因大样本实验相对较少，期望以后能出现更多大样本、高质量实验，为基因层面诊断及治疗提供数据支持。

有研究还报告了 LADA 与 2 型糖尿病的基因重叠；最一致的发现是与 TCF7L2 的 2 型相关变体有关。这一证据主要来自候选基因研究，其中最大的是基于 978 例欧洲血统的 LADA 病例。然而，关于 LADA 的第一项 GWAS 研究，包括 2634 名患者的汇集数据，这项研究证实，LADA 的遗传基础与 1 型糖尿病基本相似，但也包括与 2 型糖尿病相关的基因变异。重要的是，到目前为止进行的研究一致地表明，人类白细胞抗原基因型导致 LADA 的额外风险远远大于观察到的 2 型糖尿病相关基因变异的风险。为此，最近一项关于糖尿病家族史的研究表明，与有 2 型糖尿病家族史的人相比，有 1 型糖尿病家族史的个体患 LADA 的风险增加了 6 倍。

二、免疫反应

体内免疫调节细胞分为两类，第一类为辅助性T细胞，包括Th1、Th2细胞；第二类为调节性T细胞，包括$CD4^+$、$CD25^+$、Treg、$CD4^-$、$CD8^-$、T细胞等。IL-4诱导Th2细胞分化，但可与IL-13等一起抑制Th1细胞功能和分化；IL-10通过影响抗原呈递细胞（APC）的功能和树突状细胞（DCs）的成熟，抑制T淋巴细胞介导的免疫反应。正常人体Th1/Th2比值均衡，当Th1与Th2比值出现不均衡时，意味着免疫反应发生。

许多研究表明LADA存在自身免疫性激活。Wilkin首次提出肥胖和体重增加可诱导胰岛β细胞凋亡。肥胖和慢性进食过多会导致代谢异常和脂肪细胞的应激。处于应激状态的脂肪细胞分泌促炎细胞因子（如IL-1β，IL-6或TNF-α），导致T细胞、B细胞和巨噬细胞的激活。在饮食诱导的肥胖鼠模型中，B细胞似乎是第一个渗透到脂肪组织的细胞，甚至比T细胞和巨噬细胞更早。在饱食状态下，特别是循环中血糖和游离脂肪酸（FFA）浓度增加时通过上调N LRP 3炎性小体及Toll样受体（TRL）活化激活炎症信号转导通路，导致IL-1β产生增加及巨噬细胞的进一步募集。高血糖症可导致多种β细胞抗原的表达增加，进而导致β细胞对自身抗体的抗性降低。当$CD8^+$T细胞，结合胰岛β细胞表面的分子MHC-Ⅰ时可能具有细胞毒性。T细胞和巨噬细胞通过进一步释放炎性细胞因子，以自分泌和旁分泌的方式促进胰岛炎症程度的加剧。IL-1β结合其受体IL-1 R后激活NF-κB信号转导通路。在出现IL-1β时，β细胞Fas表达上调，通过死亡域信号转导（death domain signalling）激活的、T细胞诱导的细胞凋亡更易发生。发生炎性改变的β细胞接触到由抗原提呈细胞（APC）提呈的抗原后更加容易发生炎性反应。最终，炎症和自身免疫反应的共同作用导致β细胞的凋亡、胰岛素浓度的进一步降低及高血糖症的恶化。

基于人群的研究表明：与血糖正常的受试者的B细胞相比，倾向于归为LADA的2型糖尿病患者的B细胞在对通过TLR 2、TLR 4或TLR 9识别的配体（刺激）来进行反应时，不能分泌具有抗炎性的IL-10，而由B细胞分泌的IL-10在控制自身免疫过程中是非常重要的。

T细胞在代谢紊乱中的作用已比较明确，体现了炎症和自身免疫之间存在着强关联性。Brooks-Worrell等证明在倾向于归为LADA的2型糖尿病患者中发现了胰岛自反应性T细胞，这种细胞的存在表明有严重的β细胞损害及胰岛素分泌降低。他们还建立了一套测量T细胞对胰岛抗原反应性的分析方法，并发现在LADA（也在2型糖尿病）患者体内存在对几种胰岛抗原反应的T细胞族。

除了自反应T细胞，肥胖与Th1/Th2比率失衡之间也存在关联性。Th1/Th2比率失衡导致更多的促炎脂肪因子、细胞因子和趋化因子的分泌，从而有助于吸引更多的免疫细胞到肥胖者的胰腺和脂肪组织中。另一个T细胞子集（Th17）也参与了自身免疫和炎症的诱导，它在肥胖者体内数量是增加的。调节性T细胞，包括几个亚群，是维持自我耐受性和免疫调节所必需的，它们通过细胞间直接接触和抗炎细胞因子（IL-10等）来发挥其抑制性功能，在肥胖和糖尿病小鼠模型中，腹部脂肪组织中免疫调节细胞的数量大幅减少。

由于此类细胞同时表达CD4和白细胞介素-2受体的α链（L-2R或称CD25）表面抗原，故被命名为$CD4^+$、$CD25^+$、免疫调节细胞。$CD4^+$、$CD25^+$、免疫调节细胞的免疫抑制性表现在经TCR介导的信号刺激活化后能够抑制$CD4^+$、$CD25^-$、$CD8^+$T细胞的活化和增殖，且对$CD4^+$、$CD25^-$T细胞同源性Th1克隆的抑制作用强于Th2克隆，间接导致Th1、Th2比例下降，有助于下调自身免疫反应。研究表明LADA患者与1型糖尿病患者的外周血Foxp3 mRNA表达水平明显降低，导致免疫调节细胞数量明显下降，细胞免疫功能失衡，自身耐受平衡被打破，这可能是导致自身免疫性糖尿病发病的一个重要因素。研究发现 LADA 患者免疫调节性 $CD4^+$、$CD25^+$T 细胞减少，提示其不能有效维持对胰岛自身抗原的耐受；同时对胰岛 β 细胞具有杀伤效应的 $CD3^+$、$CD8^+$T 细胞增多，胰岛功能随 $CD3^+$、$CD8^+$T 细胞数增多而下降，共同导致自身免疫性糖尿病的发生和发展。考虑以上机制，可着手于调整 T 细胞亚群，提高免疫耐受，从而达到治疗甚至治愈 LADA。

三、自身抗体

体液免疫产生的自身抗体不仅与疾病发生、严重程度相关，相对于 LADA 的诊断，对其研究的重要性更是不可取代。

1. 谷氨酸脱羧酶自身抗体（GADA）

GADA 是出现最早、同时持续时间最长的自身抗体，其阳性率高而敏感性亦很高。最早由美国的 Baekkeskov 确立其检测方法，此后 GADA 检测几乎广泛应用于临床，临床上检测多采用免疫沉淀法，当指数≥ 0.5 时为阳性。但有报道称 2 型糖尿病患者中也一定阳性率，达 4%～10%。而且研究发现，GADA 阳性的患者 C 肽较低，糖化血红蛋白升高更为明显，需要更早的胰岛素治疗。GADA 阳性患者，65% 在 18 个月后胰腺功能损坏严重，需依赖胰岛素治疗；而 GADA 阴性患者，8% 需要胰岛素治疗。有学者研究发现 GADA 的滴度也有重要的临床意义，有研究者提出 GADA 的滴度在患者中呈双峰分布，根据 GADA 滴度的高低可将 LADA 分为两类，高滴度 GADA 患者称为 LADA-1，在临床表现上更接近于 1 型糖尿病；而低滴度的患者则更接近于 2 型糖尿病，将其称为 LADA-2。GADA 指数可以区分 LADA-1 和 LADA-2，有研究者认为节点为 0.5，也有人认为是 0.3。对于 GADA 滴度与胰腺损坏程度，有研究证明，可能与其 *HLA* 基因遗传易感性相关。传统的方法（RBA）检测循环中的可溶性抗原，可以检测到 LADA，现在国内外研究倾向于 GADA 表达进程中不同表位检测，结合免疫金标记共聚焦激素，提升检出率。鉴于 GADA 滴度检测的广泛应用，对于可疑 LADA 患者，早期检测 LADA 优于其他抗体检测，以尽早保护胰岛 β 细胞功能，延缓损坏进展，延长到达胰岛素依赖的时间。

近年来有研究发现，GADA 与乙型肝炎检测也有很大相关性，而且有趣的是 GADA 的阳性率与疾病严重程度呈正相关，治疗后，GADA 阳性率减低。可以考虑 GADA 与其他免疫疾病的关系，同时应用 GADA 诊断 LADA 时，也应该考虑是否存在其他自身免疫疾病，这也体现了联合诊断的意义。

2. 胰岛细胞抗体（ICA）

胰岛细胞抗体出现的时间及最早应用于诊断 LADA 的价值，与 GADA 相当，经典程度都很高。1974 年 Bottazzo 等发现了胰岛细胞抗体，胰岛细胞抗体在 1 型糖尿病中的检测率较高，有研究发现，85% 初发诊断的 1 型糖尿病患者可以检出胰岛细胞抗体，尤其是 1 型糖尿病患者儿童检出率更高，达到 90% 及以上。而在 2 型糖尿病患者中检出率较低，5.3% 的 2 型糖尿病患者及 1.7% 的健康者可检出。因此，其在 1 型糖尿病患者中的灵敏度和特异度均较高。胰岛素细胞抗体在 1 型糖尿病早期出现，因此常用于 1 型糖尿病的早期筛查（主要筛查 1 型糖尿病一级亲属）。

胰岛细胞抗体也能用于 LADA 诊断，Maioli 等研究证明，对于 LADA 诊断，抗体的多种类联合检测意义大于 GADA 滴度的检测。同样，胰岛细胞抗体出现于 LADA 早期，随着病情进展，胰岛细胞抗体检出率随之减低，因此提早检测胰岛细胞抗体对于 LADA 的诊断价值较高。

3. 胰岛素自身抗体（IAA）与蛋白酪氨酸磷酸酶抗体（IA－2A）

胰岛素自身抗体最早被发现只有在接受外源性治疗的患者血清中才可以检出，认为未接受外源性胰岛素治疗的患者检测不出。而此后日本学者在一例未经过胰岛素治疗的患者血清中检测出胰岛素自身抗体，此患者特征是自发性低血糖。直到 1983 年，Palmer 等才将此类可以与胰岛素特异结合的血清 γ－球蛋白命名为胰岛素自身抗体。胰岛素自身抗体应用于 1 型糖尿病诊断，儿童诊断率最高；同样也用于 LADA 诊断，但因其预测不同糖尿病，因此在诊断 LADA 时，常常与 GADA 联合应用。

蛋白酪氨酸磷酸酶抗体检测相对简便，临床应用也相对广泛，同样，联合治疗诊断率较高，有研究证明，GADA+IAA 联合检测率高于 GADA+（IA－2A）。

4. 锌转运体－8 自身抗体（ZNT8A）

锌转运体－8 是 2007 年最新发现的一种 1 型糖尿病自身抗原，位于胰岛 β 细胞分泌颗粒的膜蛋白。对自身免疫糖尿病具有潜在诊断和预测价值的胰岛自身抗体——ZNT8A 在胰岛素形成的多个环节，包括胰岛素的合成、分泌与储存等，都发挥重要的作用，因为被认为更具特异性。ZNT8A 在 1 型糖尿病诊断和鉴别诊断中的作用已为国际公认。然而，对于 LADA 的研究报道则较少，而且 ZNT8A 对 LADA 患者胰岛功能的影响，还没有通过随访证实。有大样本研究发现 ZNT8A 阳性的 LADA 患者，多数也存在 GADA 阳性。有研究发现，ZNT8A 阳性的 LADA 患者与 GADA 阳性的 LADA 患者相比，有更高的空腹血糖、更高的糖化血红蛋白、较低的 BMI 和 C 肽值。研究者考虑 ZNT8A 阳性患者可能胰岛功能损伤更严重，然而随访 1～3 年后发现，ZNT8A 阳性患者 C 肽和 BMI 波动却较小，研究者认为波动小的原因可能是发现时胰岛功能很差，而且 LADA 疾病的特征就是进展缓慢，因此一旦发现 ZNT8A 阳性者，证明胰岛功能损坏已经比较严重。最近一项针对中国人的研究发现，联合 ZNT8A 之后对 LADA 诊断的灵敏度明显提高，同时，有趣的是 ZNT8A 阳性的 LADA 患者具有较高收缩压和胆固醇，考虑 LADA 患者也存在代谢综合征，可能与疾病的预后相关。

5. 羧基肽酶－H 抗体（CPH）和其他抗体

CPH 对 LADA 的诊断价值尚不明确，有学者认为 CPH 为非 LADA 致病抗体，认为 CPH 阳性患者介于 2 型糖尿病与 LADA 之间。因此，CPH 对于 LADA 的诊断价值有待进一步研究。其他多种抗体，如 SOX13、IA－β、ICA12、ICA69 等多种抗体都有提到，但还需大量基础研究和实验研究证实。

四、环境因素

与 1 型糖尿病发病相关的环境因素主要有病毒感染、致糖尿病化学物质、饮水等，其中病毒感染最常见。

病毒感染是启动免疫的一个重要元素，已发现的病毒有腮腺炎病毒、柯萨奇 B4 病毒、风疹病毒、巨细胞病毒、脑－心肌炎病毒、肝炎病毒。发病机制可能为病毒直接损坏胰岛细胞，引起胰岛炎或激发自身免疫反应，参与免疫应答。

五、生活方式

环境因素在自身免疫性糖尿病病因中的作用得到了世界范围内儿童 1 型糖尿病发病率上升的数据支持，这可能反映了已有越来越多的糖尿病致病环境。尽管如此，自身免疫和 1 型糖尿病的环境触发因素已经被证明很难映射。据报道，LADP与生活方式有关，包括接触肠道病毒、饮食因素、体重增加和心理压力。

人们对2型糖尿病的病因有更多的了解，其发病与一些不健康的生活方式密切相关，其中超重是最重要的风险因素。由于LADA除自身免疫外，似乎还具有胰岛素抵抗的特征，因此可以假设环境或生活方式可影响LADA的发病，已知的促进胰岛素抵抗的因素也可能增加LADA的发病风险。

关于生活方式因素对LADA发病风险影响的研究很少，原因很可能是缺乏数据。进行这类研究的先决条件：①需要进行抗体测试以区分LADA和2型糖尿病的病例的信息；②非糖尿病人群作对照；③有患者诊断前生活方式的详细信息；④有足够的患者进行可行的分析。到目前为止，与生活方式因素相关的LADA风险相关数据较少，而基于汇集数据的LADA研究都没有报告关于生活方式因素的信息。

1. LADA中与胰岛素抵抗和2型糖尿病相关的环境因素

研究表明LADA可能与2型糖尿病共享几个危险因素。LADA的过度风险与超重、肥胖症、低出生体重和含糖饮料摄入量有关，而适度饮酒和高体力活动者风险降低。与2型糖尿病相比，LADA的相关性一般较弱，这并不令人惊讶，因为可以预期胰岛素抵抗会在自身免疫和更明显的胰岛素缺乏的情况下，在疾病进展中不那么重要。这一点对BMI尤为明显，LADA和2型糖尿病的风险都随着BMI的增加而逐渐增加，但后者的风险更大。此外，高BMI导致LADA的额外风险在自身免疫性LADA较少（GADA＜中位数）时更强，即使自身免疫性LADA较多（GADA＞中位数）也是如此。

关于潜在的机制，研究表明，BMI和吸烟与LADA的稳态模型评估计算的胰岛素抵抗呈正相关，含糖饮料摄入量有类似非显著趋势，而酒精消费量与之存在负相关。相反，没有证据表明将这些因素与触发或加剧LADA的自身免疫机制相关。数据表明，在LADA和2型糖尿病患者中，BMI与HOMA-IR呈正相关，这与之前的观察结果相符。另外，在LADA患者中，GADA与BMI呈负相关。

2. LADA中与自身免疫和1型糖尿病相关的环境因素

除了遗传因素，还不清楚是什么触发了自身免疫；心理压力与儿童1型糖尿病有关，但在LADA中没有发现这种联系。高脂肪鱼类与LADA风险降低有关，但与2型糖尿病无关。据推测，有益的效果可以归因于ω3-脂肪酸，这种脂肪酸在富含脂肪的鱼类中含量丰富，具有抗炎和免疫调节特性。此外，咖啡投入量与HLA高危基因型携带者患LADA的风险及GADA水平呈正相关。

在Hunt和Estrid关于BMI、体力活动和酒精摄入量的研究中，结果是一致的，但没有关于吸烟的，在瑞典的数据中与风险显著增加有关，在挪威的数据中与风险降低相关。以前的研究表明，虽然吸烟与2型糖尿病风险增加有关，主要是由于尼古丁对胰岛素敏感性的负面影响，但几项研究已经将父母吸烟与子女患1型糖尿病的风险降低联系起来。包括最近一项关于孕妇在怀孕期间吸烟的研究，基于三个不同队列的数据。作者推测，有益的影响可能是由于尼古丁的免疫抑制作用。有趣的是，在LADA患者中，吸烟与胰岛素抵抗呈正相关，与GADA水平呈负相关。这表明吸烟可能会带来积极和消极的影响，而人口特征包括潜在程度决定了净影响是有益的还是有害的。这些影响也可能相互抵消，这可能解释了为什么临床研究没有发现瑞典口服湿润鼻烟的使用与LADA之间的联系。与遗传因素的相互作用可能是这种异质性的部分原因；值得注意的是，吸烟和HLA基因型之间的强烈交互作用已被证明与类风湿关节炎有关，但这与LADA的关系仍有待探索。

尽管LADA具有自身免疫性，而且与1型糖尿病有明显的基因重叠，但对生活方式和LADA风险的研究表明，与胰岛素抵抗和2型糖尿病相关的超重和缺乏体力活动等因素也可能促进LADA。这表明胰岛素抵抗可能在LADA的发病机制中起关键作用，同时自身免疫破坏了产生胰岛素的β细胞。根据目前的知识，人们可以建立一个关于LADA发展的模型，其中疾病发展的第一步是遗传触发的自身免疫，它缓慢地破坏β细胞，减少胰岛素的释放。在第二阶段，暴露于不健康的生活方式中会导致胰岛素抵抗，并增加对β细胞的需求，以补偿胰岛素产生的增加。最终，β细胞将不能满足不断增长的胰岛素需要，导致高血糖和LADA变得明显。

这符合加速器假说，该假说提出胰岛素抵抗可能通过对β细胞施加压力，加速自身免疫过程及β细胞凋亡，从而促进所有形式的糖尿病的发生。根据这一推论，超重也与儿童患1型糖尿病的风险有关。胰岛素抵抗对疾病进展的相对重要性很可能取决于潜在的自身免疫的程度；如果自身免疫足够严重，促进胰岛素抵抗的因素的影响很可能很小。与这一假设一致的是，来自Estrid研究的数据显示，LADA患者在诊断时GADA和HOMA-IR呈负相关。世界卫生组织提出，胰岛素抵抗将决定LADA在自身免疫过程中的哪个时间点变得明显。

综上所述，到目前为止进行的研究表明，LADA类似于2型糖尿病，是胰岛素敏感性和胰岛素分泌失衡的结果。然而，在LADA中，胰岛素缺乏对疾病进展的影响更大，虽然起源不同，但其与1型糖尿病具有相同的潜在自身免疫发病机制。不健康的生活方式与LADA之间的关联的发现开启了预防LADA的可能性，即通过与2型糖尿病相同的生活方式调整，包括健康的饮食、增加的体力活动和减肥，在一定程度上可以预防LADA。

第五节　儿童糖尿病发病机制

一、1型糖尿病

1型糖尿病是由免疫损伤导致部分或全部胰岛β细胞破坏引起的糖尿病。在大部分西方国家，1型糖尿病占青少年与儿童糖尿病患者总数的90%。全世界每年大约有80 000例15岁以下的儿童被诊断为1型糖尿病。1型糖尿病的发病率在不同国家间甚至同一国家不同种族间有较大的差异，发病率最高的国家及地区是芬兰、撒丁区（意大利一自治区）和加拿大，分别约是62/10万，52/10万和49/10万。据估计，全世界现有的约50万名青少年与儿童1型糖尿病患者中，约有26%来自欧洲，22%来自北美，亚洲1型糖尿病的发病率较低，其中，日本约为2/10万，中国上海约为3.1/10万，中国台湾约为5/10万。近几十年，青少年与儿童1型糖尿病的发病率在全球范围内呈上升趋势，尤其是5岁以下的儿童，上升趋势显著。

青少年与儿童1型糖尿病的病因复杂，一般认为是遗传、免疫和环境等因素综合作用的结果。

（一）遗传因素

1. 人类白细胞抗原Ⅱ类

全基因组相关研究显示，目前已知的1型糖尿病易感基因位点超过60个，其中人类白细胞抗原（HLA）基因型占了将近50%。人类白细胞抗原Ⅱ类可通过不同位点介导不同的针对胰岛细胞抗原的免疫反应，目前主要研究的是DQA、DQB、DR等位点。

（1）DQA位点。DQAl*0301位点在第52位氨基酸位点上编码精氨酸。具有DQA*030位点者

IDDM 发生率高。Dorman 等对世界各国 IDDM 发病率差异较大的现象进行了研究，提出了各国 IDDM 疾病易感性基因差别很大的假说，并在世界各国进行了验证性调查。有 12 个地区参加了 Dorman 的病例－对照调查，这项调查结果显示，在除中国、朝鲜、秘鲁外的国家，与对照人群相比，IDDM 人群的 HLA－DQAl*0301 显著增高。

（2）DQB 位点。在对具有 HLA－DQB 1*02/*0302 位点的双生子的研究中发现，进行第一次血清抗体阳性检测时，其体内 ICA、IAA、GADA、IA－2A 均不同程度地呈现阳性。与具有 *02/Y 位点的儿童相比，具有 *0302/X 位点的儿童 IA－2A 和 IAA 检出率较高，血清 IA－2A、IAA、胰岛素水平也较高，具有 DQBl*0201/Y 位点的儿童除 GADA 外，ICA、IAA 阳性率随年龄增加逐渐降低。

（3）DR 位点。DR3/DR4 位点在 IDDM 患儿中较非患儿多见。糖尿病自身抗体的出现与 DR 位点有关，与具有其他类型 HLA 位点的儿童相比，具有 DR3/DR4 位点的儿童出现自身免疫者较多见，且患儿的 GADA 与 DR3 位点、ICA 与 DR4 位点相关，但具有 DR2 位点（保护性位点）的双生子，ICA、IA－2A、GADA 却较低。

（4）各种位点的联合作用。DR2 和 DQB1*0602－3 位点者 ICA、IA－2A、GADA 较低，具有 DR4、DQB 1*0302 位点者 ICA 较高。同时具有 DQAl*Arg52 和 DRBP04 位点的儿童发生 IDDM 的危险性增大，DQAl*Arg52 位点在具有 DQBl*nonAsp57＋位点的儿童中与 IDDM 相关，具有 DQAl*Arg52＋位点的儿童如具有 DQBl*nonAsp57 位点，则易发展为糖尿病。

2. 家族因素

双生子调查发现，糖尿病患儿的发病率与父亲患有糖尿病呈正相关，而与母亲的相关性较弱且不显著。研究显示，5.8% 的糖尿病患儿父母中至少有一位患糖尿病；糖尿病患儿中，父亲有糖尿病的比例高于母亲。在有 2 个或 2 个以上儿童的家庭中，糖尿病父亲的后代患 IDDM 的危险性更高，且以女孩患糖尿病者多，与较大年龄（大于 4 岁）发病儿童相比，小于 4 岁发病者父亲为糖尿病者的比例较高。

3. 其他易感基因

细胞毒性 T 淋巴细胞相关抗原－4（*CTLA4*）基因编码了参与 T 细胞增殖和介导 T 细胞凋亡调控的淋巴细胞受体，在其第一外显子第 49 位上有一种基因变异，主要出现了 A－G 的变异，这种变异已在高加索地区报道与 IDDM 相关，糖尿病患儿该基因的基因型及基因频率均显著高于正常成人，*CTLA4* 基因的 49 位 G/G 和 G 等位基因变异发生 IDDM 的危险性分别为 2.13 和 1.68。趋化因子受体 2（CCR2）在 190 位上（CCR2－64I）有一种 G－A 的核苷酸替换。糖尿病患儿 CCR2－64I 位点的变异显著高于正常对照组，CCR2 可介导 $CD4^+$ 及 $CD8^+$ 的 T 细胞到达炎症区域，这些细胞在胰腺炎发生中起重要作用。故 CCR2 的变异可能与糖尿病的易感性有关。

（二）环境因素

有许多与 1 型糖尿病发病相关的假说，如加速器假说、细胞压力假说、卫生假说、阈值假说等。加速器假说和细胞压力假说认为快速生长、超重、青春期、低体力活动、创伤、感染和葡萄糖摄入过量等环境因素会导致胰岛素需求的增加、胰岛 β 细胞压力和损坏的增加，最终引起自身免疫，发生 1 型糖尿病。卫生假说认为儿童早期感染及微生物菌群的减少会引起免疫系统向自身免疫性和特异反应性的方向偏离，可能导致 1 型糖尿病发病率的上升。阈值假说则评估了各个遗传因素和环境因素对 1 型糖尿病的贡献，提出一个可计算 1 型糖尿病风险的数学模型。环境因素对 1 型糖尿病发病的影响十分复杂，主要有以下几个方面。

1. 感染

感染是环境因素中第一候选因素。

（1）病毒感染。围产期感染是IDDM的重要因素之一，胎儿期有病毒感染者IDDM的发病率高。英国进行的一项调查结果显示，与正常健康者相比，IDDM在冬季出生的儿童中较少，春天和夏初出生的儿童中较多，推测与胎儿期或出生时病毒感染有关。在对新生儿进行的为期6个月的跟踪调查中发现，IDDM患儿中肠道病毒感染较多，在首次出现抗体前，有57%的儿童出现了肠道病毒感染，而对照组仅有31%。母亲在围产期的感染也可传递给胎儿。Dahlquist分析了1969—1979年瑞士某医院IDDM患儿母亲的资料，与未患病儿童的母亲相比，患儿母亲体内柯萨奇病毒B-IgM抗体滴度显著增高。病毒诱发IDDM的原因可能是由于病毒感染启动了进行性自身免疫反应，导致了胰岛细胞的破坏。柯萨奇病毒B与患儿体内GADA肽的结构相似，可使γ干扰素mRNA表达增高，诱导患儿产生自身免疫，对胰岛细胞产生破坏作用。

（2）幽门螺杆菌（Hp）感染。Hp是胃十二指肠疾病的致病原，Hp感染是常见的细菌感染，往往在儿童期就可能出现。对103名糖尿病患儿和236名非糖尿病儿童用新型的重组免疫杂交分析技术进行了研究，发现有该感染者年龄均较大，患儿血清Hp相关抗体阳性率高于对照组，且其糖尿病发病持续时间与Hp感染有关，感染者糖基化血红蛋白（HbAlC）水平较高。对有Hp感染的IDDM患者进行治疗时，也需要较大剂量的胰岛素，一般为1.2 IU/（kg·d），而未感染者则为0.9 IU/（kg·d）。

2. 季节与地理条件

在许多研究中，IDDM显示有一定的季节性与地区性。在泰国，春冬季及雨季IDDM发病少，夏秋季则较高，北部高于南部；在苏格兰，寒冷黑暗月份中儿童糖尿病的发病率比温暖明亮月份高，HbA1C春夏季低而秋冬季高。上述现象可能与季节变化和激素应激因素有关，可能是因为冬季人体对碳水化合物和脂质代谢应激的生理性变化，以及冬季机体垂体、肾上腺和甲状腺激素水平的增高不能被胰岛素水平的降低而拮抗，也可能与感染有关。但在德国，IDDM发病率夏秋比冬春季高，西欧低，北欧高，北方比南方高；在日本未发现有季节性。此外也发现，患儿发病前居住地水中锌含量较低，长期饮用含锌低的水可诱发IDDM。

3. 牛奶喂养

已有多项研究发现，牛奶喂养与糖尿病的发生相关，牛奶喂养对发展为糖尿病的估计危险性为5.37。母乳喂养时间短、在出生8天内就给予牛奶，发生IDDM的危险性分别为2.13、2.29。牛奶喂养量大者，IDDM相关抗体阳性率也高。一项研究对65名健康儿童和45名新近被诊断为糖尿病的患儿进行了牛血清蛋白抗体的检测，研究发现新病例中19名由母乳喂养者，牛血清蛋白抗体滴度比人工喂养者滴度明显低，在生后前6个月用母乳喂养的儿童中，10%的儿童血液中牛血清蛋白抗体阳性，而人工喂养者则为42%，健康儿童则为3%，每日喂给3杯以上牛奶的儿童，IDDM相关自身抗体出现频率显著高于每日喂给3杯以下者，提示牛奶喂养与血清IDDM抗体阳性有关。用牛奶喂养者，抗牛奶胰岛素（BI）抗体水平高于用水解酪蛋白配方的奶和母乳喂养者，牛奶喂养的婴儿能产生BI和人胰岛素抗体，可能是通过经口免疫引起的。牛胰岛素与人胰岛素仅有3个氨基酸之差。故接触牛胰岛素可打破机体胰岛素耐受能力的平衡，导致IDDM的发生。

（三）免疫因素

1型糖尿病的发生机制涉及的免疫反应过程比较复杂。胰岛β细胞自身抗原、免疫细胞中$CD4^+$及

$CD8^+T$ 淋巴细胞、B 淋巴细胞、自然杀伤细胞、树突状细胞等共同参与了胰岛 β 细胞的损伤。在淋巴细胞浸润胰腺组织导致胰岛损伤的过程中，细胞因子的作用也不可忽视，如 Th1 细胞分泌的白介素 1（IL-1）、IL-2、干扰素 γ、肿瘤坏死因子 α 等，都会介导局部炎症，破坏胰岛 β 细胞。早期诱发 1 型糖尿病主要是 IAA、GADA，其中 1 个自身抗体出现后，就会诱导出现其他自身抗体，如胰岛素瘤相关抗原 2 自身抗体、锌转运体 8 自身抗体等。当身体出现多种胰岛 β 细胞自身抗体后，发展为糖尿病的风险将增加。有研究表明，出现两种及以上自身抗体的儿童中，约 70% 会在未来 10 年内患上 1 型糖尿病。

二、2 型糖尿病

儿童和青少年 2 型糖尿病的病因和发病机制尚未完全阐明，通常认为是遗传易感性与环境因素共同作用的结果。我国改革开放以来，随着国民生活方式西化和饮食结构的改变，高热量的饮食摄入增多、体力活动减少，热量失衡导致超重和肥胖增加，这是公认的 2 型糖尿病患病率急剧上升的基本原因。对儿童、青少年 2 型糖尿病的调查发现，其发病危险因素包括：种族、糖尿病家族史、肥胖、青春期、低出生体重及妊娠糖尿病母亲所生的后代等。

2 型糖尿病有明显的家族、种族聚集性和同卵双生子发病的一致性，其遗传倾向明显高于 1 型糖尿病，其一级、二级亲属 2 型糖尿病的发病率高达 74%～100%。高危肥胖儿童的高胰岛素血症和胰岛素抵抗（IR）在糖耐量受损发生之前至少 10 年即已存在，其内脏脂肪含量直接与高胰岛素血症相关，并与胰岛素敏感性呈负相关。因此，BMI 被认为是糖尿病发生的独立危险因素。当儿童、青少年 BMI 是正常 BMI 的 1.85 倍时，发生 2 型糖尿病的比率明显上升，BMI 与血糖和血清胰岛素水平呈显著正相关。肥胖还可造成外周靶组织细胞膜胰岛素受体数量减少，对胰岛素的敏感性下降，机体需要分泌更多的胰岛素以维持血糖在正常水平，最终导致胰岛 β 细胞功能衰竭。近年来，诊断的青少年与儿童 2 型糖尿病患者中多是 10 岁以上的青少年，随着青少年超重及肥胖比例的增加，2 型糖尿病可能会出现在更年幼的青春前期儿童中。相关文献报道指出，肥胖是 2 型糖尿病的主要危险因素之一，而 2 型糖尿病又是颈动脉粥样硬化的影响因素，会增加心脑血管事件发生的风险。因此认为，2 型糖尿病患者诱发颈动脉粥样硬化及心脑血管事件的概率较高，必须格外重视。因动脉粥样硬化的病情发展缓慢，氧化的低密度脂蛋白于动脉内膜中渐渐积聚，促使动脉内膜变厚，颈动脉斑块因而形成，所以 IMT 能作为评价动脉粥样硬化及心脑血管事件发生风险的主要指标。血清 APN 水平的降低及 hs-CRP、胰岛素抵抗指数的升高，也和心脑血管疾病有必然的关系。因此，有研究学者认为，血清 APN、hs-CRP 及胰岛素抵抗与 IMT 可能存在一定的相关性。周会杰等研究对比了肥胖青少年 2 型糖尿病患者与正常体重健康儿童的 IMT 及各项实验室指标，结果发现：研究组的 IMT、hs-CRP、FPG、FINS、胰岛素抵抗指数均大（高）于对照组，且血清 APN 低于对照组，提示肥胖青少年 2 型糖尿病患者的 IMT、血清 APN、hs-CRP 及胰岛素抵抗均存在异常变化，诱发颈动脉内中膜增厚、颈动脉斑块形成的风险显著提高。相关性分析结果表明，IMT 与血清 APN 呈负相关，与 hs-CR、胰岛素抵抗指数呈正相关，提示血清 APN 越低、hs-CR 与胰岛素抵抗指数越高，则 IMT 增大的可能性越大，即患者诱发颈动脉粥样硬化及心脑血管事件的可能性越大。因此，肥胖青少年 2 型糖尿病患者的 IMT、血清 APN、hs-CRP 及胰岛素抵抗均存在异常变化，且 IMT 与血清 APN、hs-CRP 及胰岛素抵抗存在明显相关性。青春期发育在儿童 2 型糖尿病的发生中起重要作用，青春期发育导致 IR 加重，高胰岛素-正常血糖钳夹试验结果显示，与儿童和年轻成年人相比青春期发育者葡萄糖处理率平均下降30%。目前，较多学者认为，生长激素分泌增加是导致青春期IR的主要原因，而性激素在其中的作用不明显。有学者推断，具有IR背景的儿童，在不利环境因素作用下，又遭遇生理性IR（2型糖尿病好发年龄多在10岁以后，恰好青春发育阶段）或病理性IR（如肥胖），将导致高胰岛素血症正常糖耐量向胰岛素分泌不足和IGT发展，最终发生糖尿病。此外，与1型糖尿病不同，2型糖尿病患者常伴有其他代谢性疾病，如黑棘皮病和多囊卵巢综合征（PCOS），其中90%的青少年与儿童2型糖尿病患者都患有黑棘皮病。伴有黑棘皮病不仅是肥胖儿童发生IGT的高危因素，也是一个可靠的IR的皮肤信号。黑棘皮病形成的原因可能与肥胖伴高胰岛素血症有关，当过剩的胰岛素存在时，胰岛素与表皮胰岛素样生长因子-1受体结合，刺激表皮细胞分裂、增殖、角化，促进黑色素颗粒沉着在基底层；此外可能与成纤维细胞生长因子受体-3基因突变有一定关系。儿童胰岛素敏感性有明显的种族差异，有报道显示美国黑色人种青少年的胰岛素敏感性较白色人种青少年低30%，说明某些种族对IR有遗传易感性，在环境因素的作用下罹患2型糖尿病的危险性增加。患妊娠糖尿病的母亲所生的小儿易发生肥胖和2型糖尿病。研究发现，母亲妊娠期间的血糖偏高与小儿出生体重增加及日后糖尿病的发生相关。低出生体重儿童（SGA）日后发生2型糖尿病的概率明显高于正常出生体重的儿童（AGA）。

三、特殊类型糖尿病

多数青少年与儿童糖尿病可归为上述的1型糖尿病和2型糖尿病，但仍有少数特殊类型的糖尿病，主要包括MODY和NDM等单基因糖尿病。目前，已知的单基因糖尿病种类超过40种，每种都有各自典型的临床表现和遗传方式。单基因糖尿病较罕见，占青少年与儿童糖尿病的1%～4%。

MODY：是一种以常染色体显性遗传方式在家系内传递的早发但临床表现类似2型糖尿病的单基因糖尿病。MODY是最常见的常染色体显性遗传单基因糖尿病，研究显示其占儿童糖尿病人数不超过1%～2.4%。目前，MODY根据致病基因可分为13种，分别是*HNF4A*，*GCK*，*HNF1A*，*PDX1*，*HNF1B*，*NEUROD1*，*KLF11*，*CEL*，*PAX4*，*INS*，*BLK*，*ABCC8*和*KCNJ11*。MODY 3个最主要的致病基因分别是葡萄糖激酶基因（*GCK*）、肝细胞核转录因子-1α（*HNF1A*）和肝细胞核转录因子-4α（*HNF4A*）。GCK-MODY又称MODY2，是临床上最常见的一种儿童单基因糖尿病，相比于其他亚型，该类患者胰岛素分泌调节并未受损，只是阈值较正常高，所以临床表现较轻，出现轻度的FPG升高。随患者年龄增长，其血糖水平不会出现大幅恶化，很少伴有微血管和大血管的并发症，通过饮食及运动即可控制血糖，常不需要接受药物治疗。HNF1A-MODY（MODY3）是家族性糖尿病最常见的单基因糖尿病，*HNF1A*的突变可能导致患者肠促胰岛素作用受损，胰高血糖素对OGTT的反应也有变化。另外，*HNF1A*突变的外显率很高，63%的突变携带者会在25岁前发展成糖尿病，79%的携带者是35岁前，96%的携带者是55岁前。HNF1A-MODY和HNF4A-MODY患者的血糖水平随年龄增长呈进行性恶化，因此大部分患者需药物治疗，且对磺脲类药物特别敏感。最近的一项随机对照试验显示，胰高血糖素样肽-1（GLP-1）受体激动剂较磺脲类药物能更有效地降低患者FPG。

NDM：是一类在出生后6个月内发病的单基因糖尿病，少数病例会在出生后9～12个月发病。这种病的发病率极低，是1/40万～1/10万，常与胎儿宫内发育迟缓有关，并伴有一系列胰腺外临床表现。约50%的新生儿糖尿病患者中需要终身接受治疗来维持血糖稳定，称之为永久性新生儿糖尿病

(PNDM)，其余患者的高血糖症状一般只维持几周或几个月，称之为暂时性新生儿糖尿病(TNDM)。TNDM发病的遗传基础研究已趋于完善，70%的TNDM患者是由父亲染色体6q24区域的*PLAGL1*基因过量表达所致，25%的患者是由编码胰岛β细胞膜上ATP敏感的钾离子通道(KATP)的两个亚单位的基因*KCNJ11*和*ABCC8*突变所致昀。相比之下，约30% PNDM患者的发病遗传基础还未知，目前已知的最常见的致病基因是编码KATP通道亚单位的基因(*KCNJ11*及*ABCC8*)和*INS*基因，如果双亲是近亲，Wolcott-Rallison综合征和*GCK*基因的纯合突变成为最主要的病因网。在宫内发育迟缓的程度和疾病的诊断年龄上，TNDM和PNDM差异无统计学意义，而钾通道基因突变患者的宫内发育迟缓程度较染色体6q24突变患者轻，疾病的诊断年龄也晚。KATP-TNDM相比于6q24-TNDM患者，糖尿病症状缓解较慢而复发出现得较早。

第六节　老年糖尿病发病机制

老年糖尿病是老年人内分泌代谢性疾病中最常见的终身性疾病。老年糖尿病包括60岁以后确诊或60岁以前诊断为糖尿病而延续至60岁以后的老年患者。老年糖尿病按其发病时间可分为老年期起病的糖尿病和青壮年起病而延续至老年期者。前者几乎均为2型糖尿病；后者大部分属于2型糖尿病，其中包含少量的1型糖尿病。

一、胰岛素抵抗

胰岛素抵抗在老年人中较为常见。产生胰岛素抵抗的原因有：①体力活动减少。随增龄而活动减少，导致胰岛素敏感性下降；肌肉的失用性萎缩，又会导致其摄取葡萄糖的能力降低。②饮食结构不合理。食物中饱和脂肪酸增多、膳食纤维摄入不足及某些微量元素缺乏，将导致胰岛素敏感性下降并降低葡萄糖耐量。③肥胖。有肥胖倾向或肥胖尤其是中心型肥胖患者，体内脂肪绝对量增多，即使尚未达肥胖程度，但在组织成分的构成上脂肪比例也明显增加。FFA能在肝脏和肌肉组织中抑制胰岛素介导的葡萄糖摄取和利用，促进肝糖原异生，还可引起胰岛β细胞中脂质堆积，而影响胰岛素的分泌，导致血糖升高。④炎症因子。细胞炎症因子对胰岛素抵抗产生一定的影响。脂肪细胞产生的炎症因子，如瘦素(leptin)、胰淀素(amylin)、脂源性肿瘤坏死因子α(TNF-α)等，均对胰岛素抵抗的产生起重要作用。胰岛素抵抗可能是肥胖型老年糖尿病的主要致病因素。⑤内分泌激素。如类固醇激素水平与老年糖尿病发病密切相关，尤其是睾酮水平高的女性和水平低的男性可促使老年糖尿病发病的风险增加。⑥胰岛素受体。老年人的胰岛素受体、葡萄糖感受器和胰岛素的反馈调节机制均发生变化，导致血糖升高。

二、胰岛β细胞代偿功能缺陷

老年糖尿病的发生还与胰岛β细胞功能缺陷有关。血中胰岛素原水平及其胰岛素原/胰岛素比值的升高是胰岛β细胞功能衰竭的早期标志。在糖尿病前期老年患者胰岛素原不适当分泌增多，在饮食或葡萄糖负荷后老年人胰岛素原比青年人增多。

胰岛淀粉样蛋白沉积导致胰岛β细胞功能减退。血糖正常的老年人胰岛淀粉样变仅占10%左右，而老年2型糖尿病患者胰岛组织可有80%以上产生淀粉样变，重度2型糖尿病患者可有90%的胰岛空间被淀粉样沉积物所占据，对胰岛β细胞造成损害并取代，促使胰岛β细胞明显减少导致胰岛功能减退，而α细胞相对增多而产生胰高血糖素使血糖进一步升高。血液循环中胰淀素达到一定水平时可抑制胰岛素释放，从而使糖耐量减低。

三、生活方式

生活无规律，高糖、高热量饮食（高脂肪及酒精摄入增多）和体力活动减少导致超重和肥胖，长期处于应激状态等是使老年人易患糖尿病的重要原因。吸烟使老年糖尿病发病的风险增加。吸烟是2型糖尿病的独立危险因素。老年人因体力逐渐衰退、经济来源减少、生活质量下降而产生的心理压力，以及长期处于抑郁、焦虑状态等在老年2型糖尿病发病中也起到重要作用。

四、药物的影响

老年人因多种慢性疾病共存，用药种类繁多，可能损害机体糖的内环境稳态而诱发糖尿病。引起高血糖的常见药物包括以下几类：①某些β受体阻滞剂，通过抑制胰岛素分泌与释放，抑制肝脏和外周组织对葡萄糖的摄取，增加肌肉组织糖原分解而升高血糖。②噻嗪类利尿药，通过减少体内钾含量引起胰岛素分泌减少；对胰岛β细胞直接毒性作用促使胰岛素分泌减少及其敏感性下降；使肝糖产生增加及对胰岛α细胞有刺激作用等。③糖皮质激素，促使肝糖原产生增加、抑制葡萄糖摄取、使胰高血糖素增加、促进脂肪和蛋白分解并拮抗胰岛素的降糖作用。④非典型抗精神病药，使体重增加，拮抗下丘脑多巴胺受体抑制下丘脑对血糖的调节，阻断毒蕈碱M3受体活性抑制胆碱能神经诱导的胰岛素分泌。⑤烟酸，通过增加胰岛素抵抗或肝损害使已有糖代谢异常患者的血糖升高。⑥其他，如钙通道阻断剂、β受体激动剂、性激素与口服避孕药、干扰素α、免疫抑制剂、甲状腺激素、异烟肼、利福平、喹诺酮类抗生素、吗啡等均可通过不同途径对血糖造成影响。

五、睡眠障碍

老年人长期睡眠障碍促使交感神经兴奋性增强，使机体长期处于应激状态而导致皮质醇、肾上腺素等拮抗激素升高，引起中心型肥胖及胰岛素抵抗，最终引发2型糖尿病。有研究显示阻塞性睡眠呼吸暂停综合征患者其2型糖尿病发病风险增加；睡眠障碍者发生2型糖尿病的风险较正常人群增加2倍左右。其机制包括：①交感神经兴奋促使生长激素、去甲肾上腺素、皮质醇等升高，导致胰岛素抵抗及其敏感性下降；②睡眠障碍激活NF-κB促发炎症反应，从而增强了胰岛素抵抗；③睡眠障碍诱发瘦素水平下降、促生长激素升高而影响食欲，促使热量摄入增加导致肥胖；④使血脂代谢异常；⑤日间活动减少，易发生肥胖，增强了胰岛素抵抗；⑥睡眠障碍常伴发抑郁、焦虑等，精神长期处于应激状态易产生糖代谢异常。

第七节　特殊类型糖尿病发病机制

现有糖尿病诊断分型仍沿用1999年WHO标准，糖尿病主要可分为4大类型：1型糖尿病、2型糖尿病、妊娠糖尿病和特殊类型糖尿病。特殊类型糖尿病分为8类，包括胰岛β细胞功能遗传性缺陷、胰岛素作用遗传性缺陷、胰腺外分泌疾病、内分泌疾病、药物或化学品、感染、罕见的免疫介导、相关的遗传综合征。

一、基因突变引起的胰岛β细胞发育或功能的遗传缺陷

对于青少年发病的成年糖尿病（MODY）、线粒体型糖尿病、新生儿糖尿病（NDM）、脂肪萎缩性糖尿病等单基因糖尿病，基因检测是其确诊方法。临床上早期识别单基因糖尿病并完善基因检测对治疗方案的选择意义重大。

1. MODY

单基因突变导致胰岛β细胞功能缺陷的特殊类型糖尿病，目前总共有14个基因突变，其中主要为MODY1－MODY6。

葡萄糖激酶基因（*GCK*）突变（MODY2）：葡萄糖激酶作为胰岛β细胞的葡萄糖浓度感受器，是葡萄糖刺激胰岛素分泌的限速酶。*GCK*突变导致胰岛β细胞葡萄糖激酶活性降低，引起胰岛β细胞葡萄糖磷酸化减少、葡萄糖敏感性降低、葡萄糖浓度与胰岛素分泌的剂量－效应关系右移。肝脏*GCK*突变导致肝糖原合成减少、肝糖输出增加，从而引起空腹血糖水平轻度升高。

肝细胞核因子（*HNF1α*）突变（MODY3）：作为核转录因子，*HNF1α*主要表达于胰岛β细胞、肝脏和肠道，与*HNF4α*、*HNF1β*等构成网络调节系统，调节葡萄糖转运子2（GLUT2）等葡萄糖和线粒体代谢相关蛋白的表达，是GLUT2的关键转录因子。*HNF1α*突变可导致胰岛β细胞发育不良、成年早发糖尿病、进行性胰岛β细胞功能下降。*HNF1α*是导致常染色体显性遗传的、有症状的、家族性糖尿病的最常见的致病基因，*HNF1α*突变导致的MODY的发病率是*HNF4α*突变所致MODY的10倍。*HNF1α*突变的遗传外显率较高，携带者中有63%在25岁以前、79%在35岁以前、96%在55岁以前发生糖尿病。在糖尿病出现前、血糖处于正常水平时，已可观察到β细胞功能下降。

*HNF4α*突变（MODY1）和*HNF1β*突变（MODY5）：*HNF4α*主要表达于肝脏、胰腺和肾脏，调控β细胞发育、胰岛素分泌及糖脂代谢。*HNF4α*杂合突变的MODY1表型与*HNF1α*突变导致的MODY3类似。对于具有MODY3临床特征的患者，如未能找到*HNF1α*突变，应进一步行*HNF4α*突变检测。*HNF4α*突变的MODY患者一般25岁以前起病，除血糖升高外，常伴有脂代谢紊乱、甘油三酯水平降低，并对小剂量磺脲类药物敏感。*HNF1β*在胰腺的早期发育中起重要作用，其突变可影响胰腺发育，导致胰腺萎缩和胰岛素分泌不足。当前研究显示，*HNF1β*杂合突变很少表现为单纯的糖尿病，几乎在所有*HNF1β*基因突变或缺失的患者中都可以见到肾脏发育异常（最常见为肾囊肿）。肾脏发育异常和女性泌尿生殖道畸形是此型患者的特征性表现，此外也可合并胰腺发育不良、肝功能异常、痛风和高尿酸血症等。除胰腺发育不全导致的胰岛素分泌缺乏外，患者同样可表现为肝源性胰岛素抵抗。在糖尿病出现前，即可观察到*HNF1β*突变携带者肾脏指标的异常，并有半数患者在45岁前即出现非糖尿病肾病性终末期肾衰竭。

神经源性分化因子 1 基因（*NEUROD1*）突变：*NEUROD1* 突变造成胰岛细胞分化障碍，导致 β 细胞功能缺陷、胰岛素分泌不足。NEUROD1 是胰腺发育和胰岛素（INS）表达的调节基因，该基因突变可导致胰岛细胞分化障碍，β 细胞功能缺陷及胰岛素分泌不足。

2. 线粒体基因突变糖尿病

线粒体 DNA3243 位于 $tRNA^{Leu(UUR)}$ 基因的双氢尿嘧啶环中，此处是 16S rRNA 和 $tRNA^{Leu(UUR)}$ 基因之间的交界处，是促进转录终止的蛋白质因子结合部位，在进化中高度保守。该突变不仅干扰了 $tRNA^{Leu(UUR)}$ 的合成，而且也妨碍了转录终止因子的结合，导致线粒体蛋白质合成缺陷、线粒体氧化磷酸化受损，能量供应不足。另外，由于该突变主要影响还原型辅酶Ⅰ（*NA*）基因的表达，导致依赖 NAD 的复合体Ⅰ功能受损，依赖 NAD 的复合体Ⅱ通路代偿性过度利用，超氧化物形成增加，且不能及时被锰超氧化物歧化酶（Mn SOD）清除，具有高毒性的 OH^- 自由基增加导致细胞 DNA 破坏、脂质过氧化及蛋白质变性。这种由 OH^- 自由基引起的 DNA 破坏可能是程序性细胞死亡的信号。

3. 新生儿糖尿病（NDM）

NDM 是指出生后 6 个月以内发生的糖尿病，但也有 6 个月以上发生 NDM 的报道。NDM 分为两种类型：永久性新生儿糖尿病（PNDM）和暂时性新生儿糖尿病（TNDM）。

PNDM：遗传基础异质性高，目前明确的基因有 20 余种，最常见的致病基因是编码胰岛 β 细胞膜上钾离子通道亚单位的基因 *KCNJ11* 和 *ABCC8*。

TNDM：与染色体 6q24 区印迹异常、KATP 通道亚单位 *SUR1* 基因和 *Kir6.2* 基因突变相关。

二、胰岛素作用的基因异常

1. A 型胰岛素抵抗综合征

10% 由胰岛素受体基因突变产生，其余由胰岛素受体基因纯合突变或复合杂合突变引起，也可由 β 亚单位杂合突变引起。

2. Rabson－Mendenhall 综合征

胰岛素受体基因异常为常染色体隐性遗传。特征为胰岛素抵抗，表现为儿童严重发育迟缓、牙列异常、皮下脂肪缺乏、黑棘皮病、多毛、松果体增生和大剂量胰岛素治疗无效的糖尿病。该类患者寿命短，一般在青春期死于酮症酸中毒。

3. 矮妖精貌综合征

胰岛素受体基因突变致细胞的受体功能缺陷。是罕见的先天性疾病。出生时表现为体重低、生长发育迟缓、糖代谢异常及特征性的外貌异常，患者通常在婴儿期即死亡。体型消瘦的糖尿病患者，如果有胰岛素抵抗的临床特征，提示潜在胰岛素受体基因突变的可能性。

4. 脂肪萎缩性糖尿病或先天性全身性脂肪营养不良（CGL）

CGL 为常染色体隐性遗传，包括 2 个亚型：CGL 1 型（BSCL1：AGPAT 位点突变）和 CGL 2 型（BSCL2：BSCL2 位点突变）。全身皮下脂肪萎缩，面部和上身躯干、上肢明显。全身脂肪组织消失，多有严重的糖代谢异常，脂肪异位沉积于肝脏导致肝大。幼年期可出现黑棘皮病，食欲旺盛、生长加速。患者常死于肝、肾衰竭。

三、胰腺外分泌疾病

1. 急、慢性胰腺炎伴糖尿病

急、慢性胰腺炎因累及胰岛细胞，导致胰岛素生成及分泌减少，进而造成血糖升高。急性胰腺炎患者常见一过性血糖升高，治愈后症状可消失。慢性胰腺炎是导致糖尿病的主要原因之一，我国慢性胰腺炎患者中有 28.3% 患有糖尿病。在糖尿病患者中急性胰腺炎的发病率显著高于非糖尿病患者。其中，肥胖、既往有胰腺炎病史、胆囊疾病、吸烟和饮酒都是急性胰腺炎的独立危险因素。超重（BMI ≥ 24 kg/m^2）、使用抗癫痫药物治疗、糖尿病家族史和重症胰腺炎是糖尿病发生的危险因素。与成年人多在慢性胰腺炎后发生糖尿病不同，儿童在一次急性胰腺炎后就可以发展为糖尿病。慢性胰腺炎导致的胰岛细胞数量减少与糖尿病的发生有直接的关系。慢性胰腺炎均可导致胰腺的内、外分泌功能不正常。胰岛 β 细胞在分泌胰岛素减少的同时对葡萄糖的反应也降低。同时，α 细胞功能也减弱，主要以刺激后胰高血糖素的减低为特征，同时生长抑素水平也增高。慢性胰腺炎患者，基础的胰高血糖素水平正常或升高，但是对氨基酸的反应或对胰岛素诱导的低血糖反应通常迟钝。少部分慢性胰腺炎患者，肝源性的胰岛素抵抗在胰多肽缺乏的情况下存在，此现象可以在注入胰多肽后恢复。

2. 纤维结石胰腺病性糖尿病（FCPD）

热带钙化性胰腺炎（TCP）伴糖尿病即为 FCPD。其病因目前无统一结论，可能与营养不良、基因突变、遗传及环境因素等有关，多见于热带发展中国家 30 岁以下营养不良的患者。致病机制有以下几种学说。①营养不良：此学说的提出最初源于该病主要影响了发展中国家的贫困人群。但是目前的研究显示，营养不良可能是结果，而不是疾病的原因。②木薯毒性：木薯在世界上某些贫困地区的人群中作为主食食用。木薯含有一种可以产生氰化物的苷类，如亚麻苦苷和百脉根苷。氰化物在体内正常情况下可以在硫黄存在时被解毒为硫氰酸。在营养不良的人中，由于缺乏含硫黄的氨基酸如甲硫氨酸和胱氨酸，当进食木薯时，就容易发展为 TCP。但是木薯学说缺乏实验证据。③家族聚集：8% 的 TCP 患者有家族聚集性。有些是垂直传播，有些是水平传播。家族聚集性仅提示 TCP 的病因学可能有遗传背景，但是并不能证实此观点，因为他们同时还有共同的生活环境。④遗传学因素：某些研究提示 FCPD 可能与 1 型糖尿病和 2 型糖尿病分享共同的易感基因。胰岛再生基因与热带胰腺炎的发病也可能有关系。SPINK1 是一个有力的蛋白酶抑制因子，通过抑制 20% 的酪氨酸活性来防止胰酶的不恰当激活。⑤微量营养素缺乏和氧化应激：白色人种中的慢性胰腺炎与肝脏和（或）胰腺中由细胞色素 P450 诱导的高氧化应激解毒反应有关。茶碱清除在 TCP 个体中增快，提示氧化应激是 TCP 的原因之一。同时，TCP 患者中的抗氧化物质维生素 C 和 β 胡萝卜素水平低。营养不良使得机体的清除自由基的能力下降，增加组织损伤的易感性。

3. 胰腺癌

由肿瘤堵塞胰腺管或本身引起胰腺组织破坏，或胰腺癌治疗药物对胰岛 β 细胞的伤害所致。糖尿病是胰腺癌的危险因素，也可能是首发症状，胰腺癌患者在确诊前及发病后较短时间内即可出现血糖升高。

四、内分泌疾病

生长激素、肾上腺皮质激素、儿茶酚胺等激素在导致相应内分泌疾病的同时也会导致血糖升高。部分情况下，血糖升高会先于疾病特征性的临床表现发生。

1. 肢端肥大症

生长激素过多可引起胰岛素抵抗。糖尿病可能是部分肢端肥大症患者的首个临床表现。因生长激素瘤而出现面容改变的患者，其空腹血糖和餐后血糖明显高于一般2型糖尿病患者。

2. 库欣综合征

糖皮质激素具有增加糖原分解、减少肝糖原合成、导致高胰岛素血症和胰岛素抵抗的作用，进而导致血糖升高。肥胖患者特别是向心性肥胖的2型糖尿病患者要筛查库欣综合征。糖皮质激素增多导致血糖升高的机制主要有以下几方面。①促进糖异生：包括提高肝糖原异生关键酶——葡萄糖-6-磷酸酶和磷酸烯醇式丙酮酸羧激酶（PEPCK）的活性，促进肌肉蛋白质分解释放氨基酸及脂肪分解释放游离脂肪酸，从而增加肝糖原异生的底物等。②抑制脂肪、肌肉、皮肤、结缔组织等对葡萄糖的摄取和利用：实验研究发现高浓度糖皮质激素不仅能抑制胰岛素与其受体结合，还能损伤外周组织胰岛素受体后葡萄糖转运系统的作用。③增加肝糖原合成：糖皮质激素的这一作用是通过提高肝糖原合成酶的活性来实现的。④降低胰岛素的作用：糖皮质激素可通过蛋白激酶C使胰岛素受体的丝氨酸和苏氨酸磷酸化，从而降低受体酪氨酸激酶的活性。但也有报道血皮质醇水平与胰岛素水平呈负相关，可能是由于过量的皮质醇激素对胰岛β细胞有直接或间接的毒性作用。⑤对胰升糖素、肾上腺素及生长激素的升糖效应有“允许”和“协同”作用。

3. 甲状腺功能亢进症（甲亢）

甲亢导致胰岛β功能细胞受损，对葡萄糖的敏感度降低，导致胰岛素分泌减少和血糖升高。甲亢导致血糖升高的机制主要如下。

（1）甲状腺激素升高引起糖代谢紊乱。①高代谢率使甲亢患者食欲增加，摄入量增多；而且患者肠道的己糖激酶和磷酸激酶活性增加，致使肠道葡萄糖吸收增加而使血糖水平升高。②甲亢时基础代谢率增高，致使体内蛋白质、脂肪氧化增加，糖原异生增加，内生葡萄糖和非氧化葡萄糖周转增加，血糖升高。研究发现甲亢患者空腹和进餐末期脂肪氧化增加，甲状腺激素水平和空腹游离脂肪酸、脂肪氧化呈密切正相关。③糖原分解酶活性增加，胰岛素刺激糖原合成的敏感性下降，糖原分解大于合成而导致血糖水平升高。④甲亢时肝糖原分解增加，合成受到抑制，因此生理条件下对葡萄糖输出的正常抑制受到干扰。⑤葡萄糖利用障碍：葡萄糖在体内的代谢需要进入细胞，这有赖于葡萄糖转运体（GLUT）的实现。⑥与其他调节血糖激素共同调控：甲状腺激素对糖代谢的作用依赖于其他激素或与其他激素共同调控，尤其是儿茶酚胺和胰岛素。当存在胰岛素时，小剂量T_4可以促进肝糖原合成而大剂量时则使肝糖原分解加速。TH促进胰岛素降解，并加强儿茶酚胺对胰岛素分泌的抑制作用。

（2）胰岛β细胞功能损伤。胰岛素原（PI）可作为评价胰岛β细胞功能的指标，PI水平升高被认为是β细胞功能损害的早期标志。甲状腺功能亢进患者存在高PI血症，而且血糖越高，PI水平越高，提示甲状腺患者存在胰岛β细胞功能的失调。其原因可能有以下几种情况：①高甲状腺激素水平可能导致胰岛素的合成和加工过程失调，使没有成熟的胰岛素颗粒从胰岛细胞中释放出来。②有报道认为甲亢患者血清瘦素水平升高，对胰岛的基因表达及功能可造成不利影响，使PI水平升高。③此外，有研究发现甲亢患者PI水平与FT_4呈正相关，与TSH呈负相关，表明高水平的甲状腺激素水平是胰岛β细胞功能受损的主要原因。

（3）胰岛素抵抗。①受体前抵抗：a. 胰岛素样生长因子-1（IGF-1）促进肌肉细胞摄取葡萄糖和氨基酸，促进糖原、蛋白质和脂肪合成，抑制肝糖原输出，上调胰岛素受体敏感性，降低血糖，改善胰岛素抵抗；甲亢时IGFBP-1水平较高，IGF-1与IGFBP-1结合后抑制IGF-1与受体结合，并抑制受体的磷酸化，故游离的IGF－1显著减少，进而抑制IGF－1降低血糖，上调胰岛素敏感性，改善胰岛素抵抗的作用，致血糖升高。b. 胰岛素拮抗激素生长激素（GH）分泌增加。GH对糖代谢有重要影响，能抑制肌细胞葡萄糖磷酸化，使细胞对葡萄糖的摄取减少，减少外周组织对葡萄糖的利用，加强葡萄糖异生，使血糖升高。此外，IGF的生物活性显著降低，对GH/IGF轴负反馈减弱，使GH分泌增多进一步加重胰岛素抵抗。②受体水平胰岛素抵抗：胰岛素受体的异常可以导致胰岛素不能与受体正常结合或结合后信号传递不能正常进行，从而导致受体水平的胰岛素抵抗。甲亢患者红细胞上的胰岛素受体数量减少，并可随着甲状腺功能恢复正常后也恢复正常。这可能是由于过高的甲状腺激素是红细胞膜上胆固醇和磷脂/蛋白质克分子比增加，导致细胞膜的流动性增加所致。甲亢时脂肪分解大于合成，脂肪细胞大量减少，使脂肪细胞上总的胰岛素抗体数目相对减少。③受体后水平抵抗：甲亢患者体内的外周胰岛素活性明显降低，即胰岛素刺激作用下外周葡萄糖的利用度减低。

4. 嗜铬细胞瘤

内源性儿茶酚胺过量可诱导或加重胰岛素抵抗。肾上腺素能够通过直接作用（独立于其他激素和物质之外）促进糖原分解和糖异生，其主要是通过β2肾上腺素能机制介导的，虽然α肾上腺素能直接刺激肝糖生成的微弱作用也已经有过报道。肾上腺素也动员糖异生前体（如乳酸盐、丙氨酸、甘油等），像胰高血糖素一样在几分钟内产生瞬间葡萄糖生成的增加，并维持基础的葡萄糖生成率。但是与胰高血糖素对比，肾上腺素也能通过胰岛素敏感组织（如骨骼肌）来限制葡萄糖的利用，这主要是通过直接的β2肾上腺素能机制发挥作用的；甚至于通过脂肪组织中的β1～β3受体作用来限制葡萄糖的利用。由于在限制葡萄糖利用方面的持续作用，嗜铬细胞瘤患者持续的高肾上腺素血症会导致持续的高血糖症。此外，儿茶酚胺还能促使腺垂体分泌促肾上腺皮质激素、促甲状腺激素，从而导致肾上腺皮质激素、甲状腺素分泌增多，肾上腺皮质激素主要通过增加糖异生和减少组织对葡萄糖的利用引起血糖升高，甲状腺素则通过增加胃肠道葡萄糖的吸收及糖原的分解来升高血糖。嗜铬细胞瘤除释放儿茶酚胺外还产生许多活性肽，包括生长抑素，也可以间接引起血糖升高；儿茶酚胺还可以通过β受体增加胰高血糖素、甲状腺激素的分泌，协同促使肝糖原分解，引起血糖升高，但这种作用通常是短暂的，一般不引起慢性的血糖升高。

5. 胰高血糖素瘤

胰高血糖素瘤患者因瘤体自主性分泌过量的胰高血糖素，可拮抗胰岛素的升糖作用，使得体内胰岛素/胰高血糖素比值降低，导致血糖升高。

五、药物或化学物质诱导的糖尿病

临床上患者血糖的升高可能与服用某些药物相关，药物引起血糖升高的机制为胰岛β细胞缺陷和周围组织胰岛素抵抗两个方面。钙调磷酸酶抑制剂（如环磷酰胺、他克莫司）可引起胰岛β细胞分泌不足，同时周围组织会出现胰岛素抵抗。抗精神病药物（如氯氮平、奥氮平）会引起胰岛素抵抗，且其引起的体重增加可能导致2型糖尿病发病率进一步上升。高剂量和长时间使用糖皮质激素会导致高血糖（类固醇糖尿病）和胰岛素抵抗。降压药如噻嗪类利尿药及β受体阻滞剂会增加糖尿病患病风险。

六、感染

由单一病毒感染引发的特殊类型糖尿病，主要通过两种作用机制：一是直接破坏β细胞；二是引发自身免疫中介糖尿病。临床上通过自身免疫机制引发的糖尿病，如由巨细胞病毒、细小病毒、脑炎心肌炎病毒、腮腺炎病毒、风疹病毒、轮状病毒等，通常表现为1型糖尿病。确定病毒感染与糖尿病发病的直接因果关系比较困难。其中比较明确的是肠道病毒。丙型肝炎病毒和艾滋病病毒引发的糖尿病表现为2型糖尿病。

七、少见的免疫介导的糖尿病

（1）僵人综合征（SPS）：由中枢神经系统运动神经元兴奋后的抑制功能不全导致，可伴发糖尿病。常见于中年妇女，表现为肌肉僵直、阵发疼痛痉挛，抗GAD抗体阳性。

（2）B型胰岛素抵抗病：血液循环中存在特异性胰岛素抵抗受体，严重高血糖或顽固低血糖常合并系统性自身免疫性疾病如系统性红斑狼疮、硬皮病。

（3）自身免疫性胰腺炎（AIP）：目前该病发病机制尚不明确，但普遍认为与自身免疫有关。国际胰腺病协会将AIP分为Ⅰ型和Ⅱ型，Ⅰ型AIP多发于中老年男性，伴黄疸，80%的Ⅰ型AIP患者伴血清IgG4升高的相关性胆管炎，临床上常以IgG4高于正常值上限2倍作为诊断依据。

（4）自身免疫性多内分泌腺病综合征（APS）：遗传占重要地位，主要分为1型自身免疫性多内分泌腺病综合征（APS1）、2型自身免疫性多内分泌腺病综合征（APS2）和X连锁免疫缺陷、多内分泌腺病和肠病综合征（IPEX）。

APS1：自身免疫调节因子（AIRE）基因突变引起机体免疫耐受机制缺陷。出现糖尿病的机制，β细胞受损。临床识别：婴幼儿期起病，多见于女性，患者多见念珠菌病、甲状旁腺功能减退症及肾上腺皮质功能减退症，起病间隔可达10年。

APS2：多基因遗传性疾病，与位于6号染色体断臂上的人白细胞抗原（HLA）基因有关。多见于成年女性，有家族聚集性。在1型糖尿病、自身免疫性肾上腺皮质功能减退症和自身免疫性甲状腺病中，存在任意两种疾病即可确诊。

IPEX：*FOXP3*基因突变导致，*FOXP3*基因是调节机体免疫自稳的重要的转录调节因子。婴幼儿期起病，为严重肠病、自身免疫性内分泌疾病和皮疹三联表现。

八、原发性血色病引起的继发性糖尿病

原发性血色病引起继发性糖尿病的机制很复杂，研究认为，继发性糖尿病主要源于铁毒性，既有胰岛素抵抗，也有胰岛素分泌不足。近年也有研究发现，血色病相关基因可能是糖尿病的高危因素。铁毒性主要通过损害肝脏、胰腺、肌肉等组织、器官引起糖尿病。原发性血色病患者都有不同程度肝大、肝硬化，肝损害会导致肝糖代谢障碍、胰岛素抵抗，还会导致蛋白合成障碍、游离铁增加，加重铁毒性。临床观察发现，血色病继发糖尿病与肝硬化的进展同步或者是有某些促进作用，可能存在一些共同的因素或者是两病之间相互影响。过多铁沉积在胰腺引起胰腺肿大甚至纤维化，胰腺的滤泡内及胰岛细胞内沉积大量含铁血黄素颗粒，铁毒性增加脂质过氧化及炎症反应，并启动一系列生化反应，一方面，胰岛β细胞受损，胰岛素的合成、分泌功能障碍，铁毒性还通过复杂通路影响胰岛素的生物学效应；另一方面，由于增加外周组织胰岛素抵抗，减少骨骼肌对葡萄糖的摄取、利用，铁毒性导致继发性糖尿病。也有研究认为，长期的高血糖加重铁代谢紊乱，血色病与糖尿病相互促进。部分

血色病患者同时存在肥胖、非酒精性脂肪肝、饮酒、吸烟等糖尿病危险因素，不除外具有糖尿病倾向。

九、其他与糖尿病相关的遗传综合征

各种遗传综合征临床表现多样，导致糖尿病的机制不尽相同，需注意识别与糖尿病同时存在的可能为遗传综合征的症状，避免将其误诊为糖尿病并发症。如典型的 Wolfram 综合征（WFS）先后出现糖尿病、视神经萎缩、神经性耳聋、尿崩症状。Alstrom 综合征出现性功能、视力、听力障碍。Werner 综合征青春期后出现早老。Roger 综合征出现贫血及耳聋。同时存在生长发育、智能障碍的糖尿病需考虑染色体疾病。

第八节　糖尿病的中医发病机制

中医古代文献有关于糖尿病病名的论述，常常称其为“消渴”。消渴的病因较复杂，禀赋不足、饮食失节、情志失调、劳欲过度等均可导致消渴。消渴变的脏腑主要在肺、胃、肾，其病机主要在于阴津亏损，燥热偏盛，而以阴虚为本、燥热为标，两者互为因果。消渴多由体质因素、饮食失节、情志失调、年老劳倦、邪毒所伤等引起。先天禀赋不足素体阴虚，阴液亏虚无以布津，真阴不足阴无所依，水不上承，直输于下，阴津耗伤，水不制火，则生燥热。阴虚燥热发为消渴。有学者研究发现阴虚体质是糖尿病患者的主要体质类型。饮食不节，嗜食肥甘厚味，脾胃积热，《备急千金要方·消渴》说：“饮啖无度，咀嚼鲊酱，不择酸咸，积年长夜，酣兴不解，遂使三焦猛热，五脏干燥，木石犹且焦枯，在人何能不渴?”《丹溪心法·消渴》指出：“酒面无节，酷嗜炙搏……于是炎火上熏，脏腑生热，燥热炽盛，津液干焦，渴饮水浆而不能自禁。”说明了饮食不节致阴虚燥热与本病有密切的关系。《灵枢·五变》说：“怒则气上逆，胸中蓄积，血气逆留，髋皮充肌，血脉不行，转而为热，热则消肌肤，故为消瘅。”情志因素在消渴的发生、发展中起着重要作用。《三消论》曰：“消渴者，耗乱精神……过违其度，而燥热郁盛之所成也。此乃五志过极，皆从火化热，热盛伤阴，致令消渴。”叶天士在《临证指南医案》中指出：“心境愁郁，内火自燃，乃消渴大病。”历代医家之说，五志过极，化火伤阴，燥热内生，上损肺津，中伤胃液，下耗肾水，发为消渴。肾为先天之本，肾主藏精，肾阴亏虚则五脏阴液亦亏，而阴虚燥热是消渴的病机，因此房劳过度也是导致消渴的重要因素。“惟肾水一虚，则无以制余火，火旺不能扑灭，煎熬脏腑，火因水竭而益烈，水因火烈而益干，阳盛阴衰，构成此症，而三消之患始剧矣，其根源非本于肾耶”。房事不节，劳欲过度，耗损阴精，导致阴虚火旺，上蒸肺胃，则生消渴。外感六淫邪气，化火伤阴可致消渴发病，正如《症因脉治》所云：“燥火三消之因，或赫羲之年，燥气从令，或干旱之岁，燥火行权，或秋令之月，燥气太过，燥火伤人，上则烦渴引饮。”年龄因素是消渴的病因之一。《素问·阴阳应象大论》说：“年四十而阴气自半，起居衰矣；年五十，体重，耳目不聪明矣；年六十，阴痿，气大衰，九窍不利，下虚上实，涕泣俱出矣。”随着年龄的增长，肾精渐衰，阴气逐变虚弱，燥热内盛。同时年高之人，体弱正虚，易感燥邪，燥邪易伤津致热，热盛更耗气阴，久而成消渴。下面为其具体论述。

一、先天禀赋不足，脏腑虚弱

先天禀赋是体质形成的基础，是人体体质强弱的前提条件，也是机体的阴阳偏颇、气血盛衰和功能活动差异的体现，使个体具有与父母体质相似的倾向性。禀赋虚弱，则机体功能低下，易于发病，容易传变，发病难愈。如张子和在《儒门事亲》中指出："人之所禀，有强有弱。强而病，病而愈，愈而后必能复其旧矣；弱而病，病而愈，愈而后不必复其旧矣。"

《灵枢·五变》云："一时遇风，同时得病，其病各异……木之阴阳，尚有坚脆，坚者不入，脆者皮弛，至其交节，而缺斤斧焉……凡此五者，各有所伤，况于人乎!"以木之坚脆不同比喻人之体质差异，体质不同者易患疾病也不同。糖尿病及其并发症的发病与先天禀赋、五脏柔弱等内在因素有关。《黄帝内经》指出脏腑虚弱，气血不足，极易导致消渴发生，因五脏功能虚弱，精气亏损，津液不充，是导致消渴的病机基础。《灵枢·本藏》对五脏虚弱引起消渴进行了论述"心脆则善病消瘅热中""肾脆则善病消瘅易伤""肝脆则善病消瘅易伤""肺脆则苦病消瘅易伤""脾脆则善病消瘅易伤"等。在《灵枢·五变》中也有类似论述："五脏皆柔弱者，善病消瘅。"而《灵枢·邪气脏腑病形》则对五脏消瘅的脉象进行了论述："心脉……微小为消瘅，滑甚为善渴""肺脉……微小为消瘅""肝脉……小甚为多饮，微小为消瘅""脾脉……微小为消瘅""肾脉……微小为消瘅"，认为五脏脉均为"微小为消瘅"，脉微小则气血亏虚，脏腑失去气血之滋养，肺失养，则影响精水化生；肝失养，则疏泄失常，引起相火妄动，消灼津液；脾失养，则无力为胃运行其津液；肾失养，则封藏失职，精少血亏，津液、卫气无法蒸腾上承以固表温肺，而使饮入胃中直趋向下，流失于外。《医贯·消渴论》则曰："人之水火得其平，气血得其养，何消之有？"充分说明先天禀赋因素在消渴中起着重要的作用。尤其是肾脏素虚与本病的发生关系更为密切。如唐·王焘所著的《外台秘要》："消渴者，原其发动，此则肾虚所致。"认为消渴发作的源头可追溯至肾虚，若肾精气充足，则可向上向外布散精气，向下向内注入骨髓，濡养滋润脏腑经络，行使其分清别浊的功能不致发为消渴。若肾虚精气不足，不能蒸腾精气于上，精微则趋下而致溲多味甘而发为消渴。综上所述，禀赋不足、五脏虚弱、气血亏虚可导致消渴的产生，甚至使其病情加重。

二、饮食失节，伤及脾胃

《黄帝内经》认为，多食肥甘厚美之物，损伤脾胃，致使脾胃运化失司，饮食积滞，气机壅滞，积热内蕴，谷消津耗，诱发消渴。《黄帝内经》载："此人必数食甘美而多肥也，肥者令人内热，甘者令人中满，故其气上溢，转为消渴。"《素问·通评虚实论》记载："凡治消瘅、痿厥……膏粱之疾也。"认为"消瘅"是富贵人的膏粱之疾，《素问·腹中论》曰："夫热中消中者，皆富贵人也。"《灵枢·五邪》曰："邪在脾胃……阳气有余，阴气不足，则热中、善饥。"也说明饮食不节或者过食厚腻之物会损伤脾胃，影响脾胃运化，饮食积滞，积而化热，伤津耗液，引发消渴。在《素问·阴阳别论》中有"二阳结，谓之消"的说法，唐·王冰认为二阳指胃和大肠，并注曰："谓胃及大肠俱热结也，肠胃藏热，则喜消水谷。"肠胃热结与饮食不节有关，饮食积滞，积而化热，会损耗津液，进而引发消渴。此外，《灵枢·五味》说："咸走血，多食之，令人渴。"并进一步论述："咸入于胃……注于血脉，咸与血相凝，胃中汁注于脉而竭……故舌本干而善渴。"认为咸入胃中，随脾气上行于中焦，运行于脉道之中，血为中焦之汁，奉心化赤之物，咸为寒水之味，咸与血相得则凝，凝则燥结，转输失常，不能向上布散水谷津液，故致舌本干涸而善渴，引发为消渴。可见合理膳食，是水谷精微化生的前提，有利于气血生成、充养脏腑，是维持生命活动的基本条件。饮食失宜，是导致疾病发生的重要内伤性病因之一。食物的消化吸收主要依靠脾胃的功能，胃主受纳和腐熟水谷，脾主运化转输水谷精微。故饮食所伤，常影响脾胃腐熟、运化功能，气机升降失常，引起消化功能障碍；或为宿食积滞，或能聚湿生痰、化热，亦可累及其他脏腑而变生他病。

后世医家李杲提出“饮食失节，伤之重者必有渴”具体阐发了肥甘厚味可导致消渴发病的机制。重视脾胃失调对消渴的致病作用，脾主升清、胃主降浊，共同维持人体气机以及精、血、津液的运行，则气、血、津液各行其道，上下通达，人体脏腑、经络、肢节等得以濡养，不会发生痰饮水湿、瘀血等病理产物。若饮食无节，摄入过多食物，致使脾胃运化失常，饮食水谷转化成水谷精微和津液的过程障碍，化津不足，津亏失养，燥热内生，气血无源，血少气虚，表现为易饥多食、口干唇燥、口渴多饮、消瘦乏力等症。“脾气散精”的功能障碍，导致水液停滞体内，产生痰湿，痰浊中阻，脾土被遏，土壅则木郁，脾病及肝，肝脾不调，肝脾失于升清疏运，脾胃失于降泄浊邪，谷精不升，壅滞血中，变为“糖浊”而致血糖升高。痰湿困脾则表现为口淡乏味、渴不甚饮、腹不甚饥、形体臃肿肥胖、四肢沉重乏力、不耐劳累、神倦懒言、面色少华，或伴有脘腹痞满等症。痰湿郁而化热，更伤其阴，加重燥热之象。《万病回春·消渴》中提到：“消渴者，口常渴也。小便不利而渴者，知内有湿也。”脾失于“散精”，不能完成“上归于肺”的功能，则肺津无源，肺阴干涸，化生燥热，见口渴欲饮。脾主升，脾虚不升反降，胃气不降反上逆，精微物质趋下，浊邪停滞中焦或趋上，精微下渗膀胱则小便甜、小便频、浑浊、量多。脾虚无以化生，不能“散精”，形体失养，则见乏力消瘦。一方面，气、血、津液等精微失其运行，津亏血少，血行艰涩可致血瘀；另一方面，气为血帅，气虚运血无力，也可致瘀。痰湿内生，阻滞气机，气滞血瘀，累及五脏六腑进而导致消渴的发生。

饮酒也是导致糖尿病的重要因素。青壮年时期不知保养，长期饮酒无度，是消渴发病的重要因素，其病机是“无水”即津液耗损，然饮酒何以致津液枯竭，试析之。《饮食须知》认为，酒的种类甚多，其口味有甘苦酸淡辛涩等不同，然其性均为热且有毒，此毒是指酒性之峻烈。并指出：“多饮助火生痰，昏神软体，损筋骨，伤脾胃，耗肺气，夭人寿。”还着重谈了对烧酒的认识：“味甘辛，性大热，有毒。多饮败胃伤胆，溃髓弱筋，伤神损寿。有火证者忌之。”《食鉴本草》又指出酒的两大致病性，其一为“盖酒能引毒入经络也，夜饮不可过多，盖睡而就枕，热壅伤心伤目，夜气收敛，酒以发之，伤其清明”。由此可知，酒可引毒入经络，出现久病入络的病理表现，因而成为导致消渴并发症发生的重要因素；其二为酒可以影响食物的运化，助湿化热加重脾胃的负担，助导因饮食不节而致病的可能。《本草择要纲目》则认为，酒善能利小便：“辛甘大热有大毒，辛甘则能升扬发散……辛先入肺，则能调水道而通小便。热能生火铄金，大肠受刑，则令大肠燥结。”酒可通利小便，日久导致津液亏耗，从而成为消渴发生的重要因素。《本草备要》言：“酒宜行药势 …… 过饮则伤神耗血，损胃灼精，动火生痰，发怒助欲，致生湿热诸病。”由此提出酒的三个问题，即损胃伤阴、助湿化火、催情纵欲。前两个是导致消渴的因素，然助欲又为房劳发生之诱因，也是消渴发生之因。

三、情志内伤，郁火伤阴

情志主要包括七情、五志和五神三方面内容。其中七情是指喜、怒、忧、思、悲、恐、惊，五志是指喜、怒、悲、思、恐，五神则是指神、魂、意、志、魄。情志活动依附于五脏，以其精气为基础、活动为契机、任物为中枢、外界因素为条件，四者协调统一，从而产生情志变化，具有生理和病理两重性。在正常生理条件下，七情是人体精神活动的外在表现，情志和畅，脏腑功能活动正常，能够抵御外邪防止疾病的发生。正如《灵枢·本藏》中言："志意者，所以御精神，收魂魄，适寒温，和喜怒者也……志意和则精神专直，魂魄不散，悔怒不起，五脏不受邪矣。"叶天士医案也有记载："七情致损，五志内伤，情志之郁，药难霍然"，情志活动超过了人体所能承受的限度，过于剧烈或持久，人体表现出过度兴奋或抑郁时，此时容易引起人体的阴阳平衡失调，气血逆乱，经脉阻滞，既容易伤及内脏，又容易影响脏腑气机，从而成为致病因素。《素问·举痛论》有云："怒则气上，喜则气缓，悲则气消，恐则气下，寒则气收，炅则气泄，惊则气乱，劳则气耗，思则气结。"

消渴与情志密切相关。《黄帝内经》认为情志失调、五志过极、肝气郁结容易引发消渴。如《灵枢·五变》对情志失调导致消渴的机制进行了论述："刚强多怒……怒则气上逆，胸中蓄积，血气逆留，髋皮充肌，血脉不行，转而为热，热则消肌肤，故为消瘅。"认为情志失调，怒气上逆，蓄积于胸，气血阻滞，气机不畅，进而影响气血的运行，导致气血逆留，郁积于胸中，郁久而化热生火，消铄肌肉和皮肤，耗伤津液，最终导致消渴的发生。《素问·阴阳应象大论》指出"怒伤肝"，情志失调会伤及肝脏，导致肝气郁结，疏泄失常，进而化火，消烁津液，上灼肺胃津液，下灼肾阴，导致消渴发生。《素问·举痛论》说："悲则心系急，肺布叶举，而上焦不通，荣卫不散，热气在中，故气消矣。"五脏主五志，若长期处于悲伤、思虑或者恼怒状态者则上焦不通，中焦失和，营卫失调，气机瘀滞甚则可致气逆，郁而化热，火热结聚，耗损阴液，均可化火化热伤津形成消渴。刘完素指出"耗乱精神，过违其度"，日至消渴，若不节喜怒，病虽愈而可以复作。《外台秘要》曰 ："……才不逮而思之，伤也；悲哀憔悴，伤也"。叶天士则在《临证指南医案·三消》中云："心境愁郁，内火自燃，乃消渴大病。"长期过度的精神刺激如郁怒伤肝，肝居下焦，其经脉由下而上贯注于肺，肝郁化火，火趋炎上，木火刑金，肺阴被灼，耗伤津液，不能宣发津液于头面、口鼻，故见口干舌燥，烦渴多饮。肺主治节，通调水道，燥热伤肺，治节失司，津液失布，直趋于下，故多尿。肝失条达，横逆犯脾，脾失健运，清阳不升，故见神疲乏力。脾失运化，水谷精微不能濡养四肢百骸，故日渐消瘦，时有便溏。肝郁化火，肝火犯胃，胃阴被灼，胃火炽盛，故见多食。阳明热盛，耗伤津血，大肠津液亦被耗伤，故见便秘。脾强脾弱，故见大便时干时稀，或有口臭。肝肾同源，肝火旺，子病及母，下劫肾阴，肾虚固摄失职，约束无权，故尿频量多，小便浑浊如脂膏，多梦遗精，男子可见阳痿，女子可见月经不调。由此可见情志因素可影响五脏功能，进而发展为消渴。

四、房欲失度，损伤脏腑

适度的劳动、运动和休息，有助于精微物质的转运和敷布。如《素问·上古天真论》所说："起居有常，不妄作劳，故能形与神俱。"若劳倦过度，以妄为常，过劳耗气，脾气损伤，脾不散精，水谷精微无以濡养脏腑，生化乏源，气血亏虚，五脏阴液不足，脾不为胃行其津液，胃津虚乏则胃火亢盛，火灼津伤，相继出现肺燥、胃热、肾虚等病理过程，消渴之症遂生。

过度的安逸亦能耗伤脾气。《素问·举痛论》说："逸则气滞。"《素问·宣明五气》又说："久卧伤气，久坐伤肉。"并将其归之于"五劳所伤"。因此，贪图安逸，多卧少动则脾气受伤，不能散精，津液运行阻滞，气血瘀滞，久郁化火，同样发生上述病理变化而出现消渴。

房事不节，房劳太甚，肾精肾气亏耗，则可导致肾阴亏虚，虚火上炎，造成上、中、下三焦皆生阴虚燥热而发为消渴。《千金方·消渴》提出消渴是由于"盛壮之时，不自慎惜，快情纵欲，极意房中，稍至年长，肾气虚竭……此皆由房事不节所致也”。阐明了房劳过度能使肾阴亏虚、虚火内生、灼津灼液导致消渴的发生。《景岳全书》：“消渴，其为病之肇端，皆膏粱肥甘之变，酒色劳伤之过，皆富贵人病之，而贫贱者鲜有也。”房事不节，劳伤过度，肾精亏损，虚火内生，则“火因水竭而益烈，水因火燃而益干”。肾精亏虚，肾失闭藏，精气流失，脏腑失濡，气化能力低下，气血津液等代谢紊乱而出现多食、多饮、多尿、消瘦等症状。

五、外感六淫，毒邪内侵

外感六淫，燥火风热毒邪内侵散膏（胰腺），旁及脏腑，化燥伤津，亦可发生消渴。《黄帝内经》认为，六淫外邪客于肌肤，气血阻滞不得入里，则郁而化热生火，伤津耗液，引发消渴。例如，《灵枢·五变》曰：“百疾之始，必生于风雨寒暑，循毫毛而入腠理……或为消瘅。”认为风寒暑湿（雨）等外邪，客于皮肤肌表，不得入里，郁而不解，可化热伤津耗液，形成消渴。《素问·风论》认为“风者……其热也，则消肌肉”“饮酒中风，为漏风……或多汗……衣常濡，善渴，不能劳事”。明确指出六淫中的风邪可导致消渴的发生，风为百病之长，无孔不入，又可兼夹多种邪气合而伤人，若兼夹热邪则耗气伤津而致消渴。《素问·皮部论》论述外邪通过皮肤进入人体而导致消渴：“邪之始入于皮也，泝然起毫毛，开腠理……热多则筋弛骨消，肉烁破。”《素问·气交变大论》对外感寒气导致消渴进行了描述：“岁水太过，寒气流行……渴而妄冒。”在《素问·痹论》中有外感杂气合而致消渴的记载：“风寒湿三气杂至，合而为痹也……肝痹者，夜卧则惊，多饮，数小便，上为引如怀。”其认为风、寒、湿三气合而侵袭会形成“痹”，其中“肝痹者，多饮，数小便”。从上述《黄帝内经》论述中，可以看出六淫病邪侵袭人体，可致机体阴阳失衡，最终导致消渴的发生。

六、年老体衰，脏腑衰败

《灵枢·天年》云：“五十岁，肝气始衰，肝叶始薄，胆汁始减，目始不明。六十岁，心气始衰，苦忧悲，气血懈惰，故好卧。七十岁，脾气虚，皮肤枯。八十岁，肺气衰，魄离，故言善误。九十岁，肾气焦，四脏经脉空虚。百岁，五脏皆虚，神气皆去，形骸独居而终矣”。随着年龄的增长，脏腑功能减退，其中肺、脾、肾三脏尤易受损。肾为气之根，脾胃为生气之源，肺为气之主，年老肾主封藏的功能下降，精耗则气衰；复加长期饮食不节，老年人脾胃受纳腐熟及运化传输的功能失常，饮食水谷精微则不能被正常地布散，故气的来源匮乏；若肺主气的功能失常，宗气生成不足，则一身之气衰少。《素问·阴阳应象大论》说：“年四十而阴气自半，起居衰矣；年五十，体重，耳目不聪明矣；年六十，阴痿，气大衰，九窍不利，下虚上实，涕泣俱出矣。”古代文献指出老年人的生理特点，随着年龄的增长，肾精渐衰，阴气逐变虚弱。年高之人，体弱正虚，易感燥邪，燥邪易伤津致热，热盛更耗气阴，燥热内盛，壮火食气；阴虚久之则无以化气，渐至气阴亏虚，导致消渴的发生。

七、其他致“消”学说

除上述消渴的基本发病原因及机制外，结合中医学、现代医学对本病病因病机理论，查阅文献发现，导致消渴发生的原因及机制尚且有众多学说，现综论如下。

（一）瘀血致“消”学说

瘀血指体内由血液停滞而形成的病理产物，包括体内郁积的离经之血，以及因血液运行不畅，阻滞于经脉或脏腑内的血液。瘀血的形成一方面可由于气虚、气滞、血寒及饮食、劳逸等原因，致血行不畅，凝滞郁积于内而成瘀；另一方面可因血热、外伤、出血及其他原因导致内出血，不能及时消散或排出而形成瘀血。瘀血一旦形成，则又可成为致病因素，进一步阻滞气机，阻碍气血运行，导致脏腑功能进一步失调。因此，瘀血是一种重要的致病因素。

各种原因所导致的瘀血留积于体内，就会产生病理作用。一是瘀血内停，阻滞气机，气滞血瘀，津液失布。唐容川在《血证论》中说：“瘀血在里，则口渴，所以然者，血与气本不相离，内有瘀血，故气不得通，不能载水津上升，是以发渴。”人体津液的输布，有赖气之运载，然而气的畅达运行，取决于脉道通利否。如瘀阻脉道，则气机不利，既阻碍了营血的循行，又影响水液的输布而为消渴。二是血瘀郁久化火，伤津灼液。张仲景在《金匮要略》中说：“病者如热状，烦满，口干燥而渴，其脉反无热，此为阴伏，是瘀血也。”该条文不仅提出因瘀致消的观点及其临床表现，并提出治疗方法，即下瘀血法。消渴血瘀日久，郁而化热，耗伤津液，水液代谢紊乱，津伤不足以上润，则使人烦渴多饮。三是血瘀与气虚、阳虚、阴虚互为因果，互相影响。血瘀既是消渴的病理产物，又是致病因素，往往与气虚、阳虚、阴虚同时并存。因此，血瘀的发病机制无不与气血阴阳虚有关，所以无论气血阴阳虚，都与瘀血互为因果，引起机体正气更虚，体内各种代谢失调，从而使消渴发生或产生各种并发症。

（二）肝郁气滞血瘀致“消”学说

消渴的发生与情志不遂、五志过极、饮食不节、恣食肥甘、禀赋不足、劳欲过度有关。《灵枢·五变》曰：“人之善病消瘅者……其心刚，刚则多怒，怒则气上逆，胸中蓄积，血气逆留，髋皮充肌，血脉不行，转而为热，热则消肌肤，故为消瘅。”论述了由于情志不畅、五志过极而导致的气机升降失调是消渴发生的主要因素。近年来，国内外对心身疾病的研究逐渐增多，强调人既有自然属性，又有社会属性，是思想、情感、意志行为和个性统一的生命体，同时社会经济发展、生活水平提高、生活方式改变及生态变迁与人的身心健康和疾病的发生有着密切关系。现代社会竞争压力大，对人体身心功能的影响也在发生变化。现代医学认为，糖尿病患者在患病前的精神压力和由此引起的心理应激导致自主神经系统和内分泌代谢系统的变化，是导致糖尿病的“激发效因”，最终导致糖尿病的发生。由于糖尿病的发生和发展与现实中的自然环境和人文环境密切相关，所以糖尿病被认为是内分泌代谢系统中典型的心身疾病之一，糖尿病及其并发症的发生、发展及预后转归与情绪、心理等因素引起的“气机失调”密切相关。《黄帝内经》曰：“人有五脏化五气，以生喜、怒、悲、思、恐”，是说七情与脏腑的功能活动有着密切的关系，五脏藏五志，人体脏腑的病变可以表现为情志变化，影响气机升降失常，七情过激可直接影响内脏生理功能，扰乱气机，耗伤精、气、血、津液，变生痰瘀，发为百病。肝为风木之脏，肝气升发，喜条达而恶抑郁，主疏泄，调畅气机，调节精神情志，维持气血运行。肝病日久，由气入血、由经入络致使肝失疏泄，肝气郁结，气郁日久，必致血瘀；素有疫毒之邪内伏血分，蕴于肝络，肝失疏泄，气机运行不畅，气滞血瘀，使肝之络脉瘀阻；或有肝热，肝火耗气伤阴，煎炼阴血，形成肝肾阴虚，诸虚渐重，气血运行乏力，脉损络瘀益显。至于消渴，自祝谌予首次提出血瘀病机以后，其理论已被国内学者普遍推崇，结合现代医学，有观点指出瘀血阻络是导致肝纤维化及肝源性糖尿病胰岛素抵抗的重要因素。正如《周氏医学丛书·脏腑药式》载：“肝主血，而气者所以行乎血，气滞则血凝，行血中之气正以行血也。”名老中医祝谌予最早提出瘀血是贯穿消渴始终的重要病机。清代医家唐容川在《血证论》中明确提出“瘀血发渴”。《灵枢·五变》曰：“怒则气上逆，胸中蓄积，血气逆留，髋皮充肌，血脉不行，转而为热，热则消肌肤，故为消瘅。”现代研究证实，消渴血瘀证与内皮细胞功能紊乱、血小板过度活化、凝血、纤溶异常等有关。中国古代医学家也曾发现消渴的发病与瘀血有关。瘀血可以产生消渴，消渴日久又易产生瘀血。《灵枢·五变》中说：“其心刚，刚则多怒。怒则气上逆，胸中蓄积……转而为热，热则消肌肤，故为消瘅。”指出消渴是因大怒气逆，气血不畅，瘀血内停，蓄久化热，灼伤阴津而形成。明代医籍《医学入门》也说：“三消……总皆肺被火刑，熏蒸日久，气血凝滞。”说明消渴的阴虚燥热，血液被煎熬则浓缩，黏稠不畅，日久可以产生瘀血。关于瘀血发渴的机制，唐容川在《血证论》一书中论述很明确：“瘀血在里则口渴。所以然者，血与气本不相离，内有瘀血，故气不得通，不能载水津上行，是以发渴，名曰血渴，瘀血去则不渴矣。”

1. 非酒精性脂肪肝

非酒精性脂肪肝的发生、发展与多种因素密切相关，在临床上分为原发性与继发性两大类疾病，前者与胰岛素抵抗和遗传易感性密切相关，而后者目前尚未发现特定因素。原发性非酒精性脂肪肝包括糖尿病、高脂血症等代谢综合征相关的脂肪肝；继发性脂肪肝包括营养不良、药物中毒等引起的脂肪肝。中医学中没有 “非酒精性脂肪肝性肝病”这一病名，根据其临床症状，众多学者将非酒精性脂肪肝性肝病归属于中医的“积证”“痞满”“痰癖”“积聚”等范畴。其主要症状为胁痛、胁胀、脘腹痞胀、倦怠乏力、纳差、口苦、舌苔腻等。其病因主要有饮食不节、情绪失调、久病体虚。《素问·痹论》曰：“饮食自倍，肠胃乃伤。”过食肥甘，饮食不节，脾胃损伤，脾失健运，不能升清降浊，导致痰湿内生；情志失调，肝失疏泄，则气机郁滞，三焦水道不通，水液代谢紊乱，痰湿互结于肝而致；久病体虚，脾胃运化无力，水谷不能化精，聚湿生痰，痰湿阻络，血行不畅，痰瘀互结于肝。值得提出的是，痰、饮、瘀、热等有形之邪，既是诸病因相互作用的病理产物，形成之后又成为新的病因导致肝、脾、肾等脏气功能力不胜邪，愈加虚疲，迁延日久，恶性循环，后期则演变为肝硬化等多种危重证候。本病的辨证分型方法很多，但总不离气滞、血瘀、痰浊三者。肝属木，将军之官，主疏泄、藏血、摄魂，喜条达而恶抑郁。早在《黄帝内经》中便有对肝“疏泄”“条达”之性的记载，至丹溪首言“司疏泄者，肝也”，明代武之望于《济阴纲目》中也提出“肝主疏泄而藏血”，而肝对于气血津液输布代谢的作用便主要依赖其疏泄功能。通过肝之疏泄以调畅气机实现对津液输布代谢的调节。五脏皆有气而肝司疏泄、调气机，如《读医随笔》谓：“肝者，贯阴阳，统气血，……握升降之枢也。”肝喜条达而恶抑郁，在正常生理状态下，肝气条达舒畅，肝司疏泄而调畅气机、调和气血、通利经络，当情志抑郁不畅时，肝气怫郁、肝失疏泄、肝气郁结不行从而影响机体正常的生命活动。如丹溪所言“气血冲和百病不生，一有怫郁，百病生焉”，《临证指南医案》也指出“郁动肝致病，疏泄失职”，周学海所言“凡病之气结、血凝、痰饮、跗肿、臌胀、痉厥……皆肝气之不能舒畅所致”。因此，当情志致病时，肝郁不得疏泄，气机郁滞，血液、津液运行不畅，气滞血瘀，痰湿内生。

2. 胰岛素抵抗

2 型糖尿病胰岛素抵抗的主要机制为胰岛素作用的靶器官对胰岛素作用的敏感性下降。而中医认为消渴主要病在肺、脾、肾，并与肝相关。《灵枢·本藏》述“肝脆则善病消瘅”。清代名医郑钦安《医学真传》则云：“消症生于厥阴，风木主气，盖阙阴下水而上火，风火相煽，故生消渴诸症。”故长期情志抑郁或大怒或后天失调均可伤肝，致肝气郁滞。胰岛素抵抗是 2 型糖尿病发病机制中的一个重要部分，炎症学说在 2 型糖尿病、胰岛素抵抗的发病机制中的作用备受关注。从中医学认识来看，2 型糖尿病、胰岛素抵抗患者具有痰、湿、浊、瘀、热、毒等病理特点，与肝内炎症发病学说之间具有一定的相关性。中医学并无胰岛素抵抗的概念，从上面分析来看，肝的功能失调在糖尿病中的作用与现代医学的胰岛素抵抗引起 2 型糖尿病，并贯穿 2 型糖尿病整个病程的作用极为相似。2 型糖尿病、胰岛素抵抗时各种代谢紊乱（包括高糖、高脂）及肝组织内高表达的 NF-κB、MCP-1 等细胞因子，都可以称之为毒。肝内炎症引起胰岛素抵抗最终致糖尿病的发病机制与毒损肝络导致消渴的病机理论相符，痰、湿、浊、瘀、热邪阻于肝络，络气阻遏，络脉瘀滞，蕴邪成毒，毒损肝络，其毒既因又果，此为毒之变，进一步加重肝络受损。肝脏是炎症介导物的重要靶器官，炎症因子是引起肝内炎症的原因，又是炎症反应随之而生的病理性标志产物。高表达的炎症因子即是毒，炎症因子的作用与中医学毒随邪生、变由毒起、毒寓于邪的观点是一致的。肝络瘀阻是单核/巨噬细胞浸润肝脏的病理基础，因此有学者推测毒损肝络可能是脂联素和（或）肝脏脂联素受体 2 水平的降低，NF-κB 活化促使过度分泌的炎症因子（如 MCP-1）介导的肝内炎症反应，从而引起胰岛素抵抗，发生糖尿病。毒邪阻于肝络，是胰岛素抵抗、糖尿病病情缠绵、久治不愈的根本原因。

3. 神经-内分泌-免疫调节异常

在各类糖尿病病发过程中免疫反应均起着极为重要的作用，在长时间高血糖作用下，将直接使得甘油三酯代谢产物增加，对患者细胞结构、功能等造成影响，导致患者免疫功能衰弱，促使糖尿病进一步发展。2 型糖尿病患者 CD4、CD8 水平与正常人相比有显著差异，可见 2 型糖尿病患者免疫功能较低。去甲肾上腺素（NE）与人体交感神经活动存在密切联系，同时具备促使下丘脑分泌生长激素的作用，而 2 型糖尿病患者体内 NE 水平显著高于正常人体，可见该部分患者交感神经系统活性明显增强。高血糖是 2 型糖尿病患者的长期慢性刺激，主要作用于患者的下丘脑-垂体-肾上腺轴，导致活性增加与皮质醇的分泌量增多。一方面，皮质醇会导致外周组织蛋白质的分解增加，进而导致氨基酸的产量上升，激活脂肪分解酶，进而导致患者血液中的游离脂肪酸与甘油的含量增加，最终导致血糖升高；另一方面，皮质醇还具备抑制外周组织对葡萄糖的摄取与利用的作用，会进一步地增加患者血液中的血糖含量。现代研究发现肝郁患者的确存在自主神经功能紊乱且以交感神经活动偏亢为特征。临床发现，肝郁证中偏烦躁和抑郁型患者的血浆 NE 和肾上腺素含量显著高于偏抑郁型和中间型，肝郁证患者存在单胺类和肽类等神经递质的代谢异常。临床亦发现，淡漠、体倦、精神不振等症状在糖尿病初期即会出现，且随着病情发展，约 50% 的患者会出现焦虑、忧郁，甚至并发抑郁症。肝郁证存在神经-内分泌系统的异常，涉及下丘脑-垂体-肾上腺皮质/甲状腺轴/性腺等功能。研究证明人的情绪变化忧郁或急躁、惊恐、应激状态均可明显影响催乳素（PRL）的分泌水平，肝郁证患者 PRL 水平显著升高，其中女性患者的雌二醇（E2）水平也明显升高，肝郁与体内 PRL 激素的紊乱存在密切的关系。临床越来越多的实验与研究提示肝郁证存在神经-内分泌-免疫网络调节的异常。

（三）脾虚失运致“消”学说

《素问·奇病论》云：“此五气之溢也，名曰脾瘅。夫五味入口，藏于胃，脾为之行其精气，津液在脾……转为消渴。”脾胃升降失和，脾胃内伤，脾虚不足游溢精微，滞而形成湿、痰、瘀等病理产物导致消渴的发生，脾不散精是本病发病的基本病机，说明本病是从脾的“相对虚”到“绝对虚”的病理过程。脾主肌肉，肥胖膏浊责之，脾虚水湿停聚，脾的生理功能下降，肌肉（包括四肢与脏腑器官）组织的吸收运化功能都会下降，吸收的营养物质减少，精微物质不断流失，表现为糖、蛋白质、脂肪代谢紊乱。此外，中医学的脾脏与现代医学的胰脏在解剖结构、功能上的同源性也说明胰岛素分泌不足或胰岛素抵抗与脾的功能紧密相关。

1. 脾虚运化失常

中医所谓的“脾”不能等同于现代医学中的脾脏，它是人体整个消化系统的统称。在《黄帝内经·素问·太阴阳明论》中，已有关于脾解剖部位的描述：“脾与胃以膜相连”，结合现代医学的解剖认识，再除去《黄帝内经》中已专门论述的包括肝、肾、胆、大肠和小肠能与现代器官相对应外，与胃相连的这个“脾”只可能是脾脏或者胰腺。在《难经》中对脾的形态有所描绘：“脾重二斤三两，扁广三寸，长五寸，有散膏半斤。”其中“散膏”所指的就是胰腺，这在张锡纯的《医学衷中参西录》中有论证：“盖膵为脾之副脏，在中医书中名为‘散膏’，即扁鹊《难经》所谓脾有‘散膏’半斤也。”文中的“膵”即指胰腺。张锡纯在此又继续解释道：“膵尾衔接于脾门，其全体之动脉又自脾脉分支而来，故与脾有密切之关系。”他在这里认识到胰腺的血供与脾脏有密切的关系，正好与现代的认识吻合——胰腺的动脉血供一条是来自腹腔动脉干，包括胃十二指肠动脉、胰十二指肠上动脉和来自脾动脉的胰支；另一条是来自肠系膜上动脉的胰十二指肠下动脉。从胰腺的血供方面来看，因为中医的脾相当于整个消化系统，所以可以说胰腺包括在脾的范畴内。清·王清任在《医林改错》中说道：“脾中间有一管，体象玲珑，名曰珑管。”他提到说这个“珑管”贯穿脾，而符合这一条件的也只有胰管，所以可以推断出他所指的“珑管”相当于现代认识的胰腺。从这些论述中可以看到，古代医家认识中的“胰腺”或是属脾的范畴，或是与脾有着密切的关系。现代医学认为糖尿病（中医的消渴）是胰岛β细胞功能缺陷或者缺失所致，又因胰腺属于脾的范畴，如脾功能的失常，即会导致胰腺功能的缺失。故脾虚不能运化水谷精微，无以输布精液，不能散精，则水谷精微易于蓄积，血中糖分随之升高，即脾虚则胰岛素分泌不足而致血糖增高。所以，从古代医家对脾解剖方面的认识中可以看出脾虚是消渴发生的开端。

《儒门事亲·卷十三·刘河间先生三消论》云：“三消渴者，皆由久嗜咸物，恣食炙煿，饮酒过度。亦有年少服金石丸散。”可以看出过食肥甘、醇酒厚味、久服药石等是导致消渴的主要原因，均可以导致脾胃负担过重，进而伤及脾胃之气，脾虚则脾失健运，水谷精微失于输布，聚而成湿或生出邪热，发为消渴。《黄帝内经·素问·奇病论》中云：“岐伯曰，此五气之溢也，名曰脾瘅……此肥美之所发也，此人必数食甘美而多肥也，肥者令人内热，甘者令人中满，故其气上溢，转为消渴。”《景岳全书》云：“消渴……皆膏粱肥甘之变，酒色劳伤之过，皆富贵人病之，而贫贱者少有也。”《备急千金要方》云：“凡积久饮酒，未有不成消渴。”这里提到数食甘美多肥、过度的饮酒等饮食无度的因素会率先损伤脾胃，导致脾气亏虚，失于健运，水谷津液不能运化输布，则为消渴。多数医家认为药石之品，易结于肾中，使下焦虚热而为消渴。只不知药石之品内服入于胃，最易先伤脾胃。正如《儒门事亲·卷三·三消之说当从火断二十七》云：“夫石药之气悍，适足滋热，与热气相遇，必内伤脾，此药石之渴也。”在《黄帝内经·灵枢·五变》中提到：“五脏皆柔弱者，善病消瘅”，说明五脏虚损的人容易患有消渴。而又在《黄帝内经·灵枢·本藏》中论道“脾坚则藏安难伤，脾脆则善病消瘅易伤。”《儒门事亲·卷十三·刘河间先生三消论》中论到患消渴的人，脾胃必是亏虚：“今消渴者，脾胃极虚，益宜温补。若服寒药，耗损脾胃，本气虚之，而难治也。”以上三者都强调了脾虚的人易罹患消渴。《外台秘要·消渴消中》中云：“房事过度，致令肾气虚耗故也，下焦生热，热则肾燥，肾燥则渴。”然房事过度，肾气固然虚耗，若肾气得以及时补充，则下焦不生燥热，阴液不劫，即不发为消渴。盖《医学实在易》有云：“血虽为阴，取之必在中焦，肾虽为阴，而精生在谷。”又李梴在《医学入门·消渴》中云：“然心肾皆通乎脾，养脾则津液自生。”一方面脾胃为气血生化之源，肾中先天精气赖后天水谷之气不断补充而不致虚耗。故脾气健运，肾中精气则可以得到不断的补充，肾中精气充足，则邪热不干；另一方面脾气散精，助人体输布津液，则病即不发也。若脾虚、精气乏源，势必发为消渴。

（1）脾虚无以生化气血。《黄帝内经·灵枢·决气》有云："中焦受气取汁，变化而赤，是谓血。"《医学实在易》有云："血虽为阴，取之必在中焦。"故中焦脾胃是气血化生之源，若脾虚，无以将胃受纳之水谷运化而成人体需要的气血，人体势必缺乏阴血的濡养而致肌肉消瘦的消渴症状。正如李东垣在《脾胃论》中论道："脾虚则肌肉削，即食亦也。"又《扁鹊心书·卷中·消渴》中有云："消渴虽有上中下之分，总由于损耗津液所致，盖肾为津液之源，脾为津液之本，本源亏而消渴之证从此致矣。"此中也提到脾是津液自生的根本。可见脾虚则津液化生不足而致阴虚是消渴发生的开端。

（2）脾虚中焦升降失常。张锡纯指出上中下三消之见证，都是中焦脾胃升降失常所致，即在《医学衷中参西录》中云："消渴之证，古有上、中、下之分，皆起于中焦而及于上下。"盖《黄帝内经·素问·经脉别论》曰："饮入于胃，游溢精气，上输于脾，脾气散精，上归于肺，通调水道，下输膀胱，水精四布，五经并行。"所论脾所运化的水谷精微，由脾的"散精"功能，将精微与津液向上转输至心肺，向下输布至膀胱，继而布散全身。若脾虚，则不能输布精微与津液"上归于肺"，肺宣散津液及主治节的功能就无从发挥，容易导致肺中津液亏乏；且土不生金，肺中津液无以得到脾中运化的水谷精微的补充，则见口渴多饮的消渴症状。正如赵献可在《医贯·消渴论》指出："脾胃既虚，则不能输布津液故渴。"李东垣在《脾胃论》云："脾气不足，则津液不升，故口渴多饮。"另外，若脾虚土不制水，水湿泛滥，津液不循常道，脾失统摄，下归于膀胱，津液随小便而出，此津伤亦可见口渴之症。《黄帝内经·素问·厥论》云："脾主为胃行其津液者也"，又《金匮玉函经二注·卷十三·消渴小便不利淋病脉证治第十三》提到说："内经所谓味过于苦，脾气不濡，胃气乃浓，中焦热甚，火性疾速，水谷不得留停，下入膀胱而溲水去，其内既燥而又热，即为消渴，近世谓消中也。"可见脾虚，无以运化水谷，津液不生，胃中阴亏而阳热偏盛，燥热内生，胃虚引谷自救则见多食善饥的消渴症状。而燥热内生，逼迫阴液下入膀胱，则见多尿的消渴症状。另外《类证治裁·三消论治》中所说的："小水不臭反甜者，此脾气下脱。"此即脾虚无力升举清阳，致精微物质下注，流于膀胱则见尿甜之消渴症状。脾不能为胃行其津液，一方面使水谷精微化生及气血津液输布代谢障碍，脾所吸收的水谷精微，不能随气机升降出入以荣养四肢百骸而郁于血中；另一方面使水谷积滞郁久化热，灼伤胃津，胃中燥热。且由于脾的转输升降功能失常，元气陷而阴火升，虚火灼津，滞留血脉或阴精失于固摄而反下泻。《灵枢·本藏》曰"脾脆则善病消瘅易伤"，亦说明脾虚是消渴的发病基础。

2. 气化学说

《素问·宝命全形论》曰："天地合气，命之曰人""人以天地之气生"，指出天地是生命起源的基础，生命是自然界变迁发展到一定阶段的必然产物，作为自然界的高级生物，人和天地之间的万物一样是自然界物质有规律地变化的结果，而气是构成人体的基本物质，也是维持人体生命活动的物质基础。关于"气"在人体内的存在和运动形式，《素问·六微旨大论》曰："出入废则神机化灭，升降息则气立孤危，故非出入，则无以生、长、壮、老、已；非升降，则无以生、长、化、收、藏"，讲明了"气"作为人体生命的原动力，升降出入是人体保持气化运动和新陈代谢的基本形式，人体离开了气的升降出入运动就会失去生命的原动力，生命活动也将停止，气化运动使人体生命处于不断自我更新和自我复制的新陈代谢过程中，没有气化运动就没有生命活动。气化学说是中医的核心思想之一。中医气化学说是以气的运动变化来论述人体生命过程的理论。气化泛指人体内气的运行变化，是在气的作用下，脏腑的功能活动，精气血津液等不同物质之间的相互化生，以及物质与功能之间的转化，包括了体内物质的新陈代谢，以及物质转化和能量转化等过程，如食物经脾胃腐熟运化之后化为营气。人以水谷为本，得谷则昌，绝谷则亡。食物的气化过程如《素问·经脉别论》所述："食气入胃，散精于肝，淫气于筋。食气入胃，浊气归心，淫精于脉。脉气流经，经气归于肺，肺朝百脉，输精于皮毛。毛脉合精，行气于府。府精神明，留于四藏，气归于权衡。权衡以平，气口成寸，以决死生。"人体的生命活动全恃气化，气化运动是生命最基本的特征。如果气化失常，则能影响整个物质代谢过程。如影响饮食物的消化吸收，影响气、血、津液的生成、输布，影响汗液、尿液和粪便的排泄等，从而形成各种复杂的病变。消渴就是气化失常导致的典型病症之一。在消渴发病过程中，气化失常是其关键环节之一，包含了人体与外界环境的物质能量交换，食物的气化过程是其重要内容，涉及消化、血液、免疫、神经、内分泌等多脏器、多系统；当出现病理变化时则相互影响，包含具体的病邪、病性、病位等内容。从糖耐量正常到糖尿病，这一过程中气化失常的程度和深度逐步加深，并持续多年，这对气化学说在消渴的病程进行干预、防治消渴的发生、减少或延缓此类人发生消渴方面有极其重要意义。

（四）肾虚血瘀致"消"学说

中医理论认为，肾精是人体赖以生长、发育和生殖的物质基础。"肾精"和"肾气"按其功能分为肾阴和肾阳，二者相互制约、相互依存，共同维持着机体的"阴平阳秘"状态。若先天禀赋不足，或后天房劳过度，或用心积虑，或外邪侵袭等皆能耗散肾精，损伤肾气，从根基上削弱人的生命力，进而影响人的生长发育和衰老过程，导致疾病的发生甚至早亡。古代医家非常注重体质因素与发病的关系，认为消渴的发生与体质强弱及脏腑盛衰密切相关。肾为先天之本、水火之宅，主藏精，在消渴的发病中起着主导作用。《灵枢·五变》曰"五脏皆柔弱者，善病消瘅"；《外台秘要》谓"三消者，本起于肾虚"。说明消渴的发生和"肾精"的盈亏有着密切的因果关系。孙思邈在《备急千金要方·消渴》中说："盛壮之时，不自慎惜，快情纵欲，极意房中，稍至年长，肾气虚竭……此皆由房事不节之所致也。"明·孙一奎在《赤水玄珠·消渴门》中也说："年过五十，酒色无惮，忽患下消证，日夜小便二十余度，味且甘。"论述了因色欲无节引起消渴的发病机制。盖房事不节，劳伤过度，肾精亏损，虚火内生，则"火因水竭而益烈，水因火烈而益干"，终至肾虚、肺燥、胃热俱现而发为消渴。肾为先天之本，脾为后天之本，先天与后天相互依存，互为济养，若肾精亏虚，肾气虚弱，后天摄取的物质没有被气化利用，从而堆积体内，脂肪不能被利用形成肥胖，葡萄糖不能被利用形成消渴。

《金匮要略》中有专篇命题讨论"血痹虚劳"，其主要病机是五脏气血虚损导致血行不畅，阳气痹阻，形成瘀血。清·王清任认为"元气既虚，必不能达于血管，血管无气，必停留血瘀"。"虚劳"的主导是肾虚，因肾为五脏阴阳气血之本，这又可从一个侧面得知肾虚与血瘀有内在的联系。固可以认为肾的虚损贯穿消渴的始终，而血瘀的发生在消渴的发展过程中有一定的作用。肾虚可导致瘀血的发生，如果从分子生物学出发，可认为肾虚证与血瘀证受控于同一条调节通路，肾虚的相关基因处于该通路的上端。若以中医理论进行分析：消渴中肾的虚损既是发病因素也是病理结果，并且会导致瘀血内阻，变证百出。对于消渴和血瘀证的关系，古人早有记载，《金匮要略》阐述："病人胸满，唇萎舌青……脉微大来迟……口干而渴……是瘀血也。"《血证论·发渴》说："瘀血发渴者，以津液之生，其根出于肾水……有瘀血则气为血阻，不得上升，水津因不能随气上布，是以发渴。"《血证论·瘀血》又云："瘀血在里则口渴，所以然者，血与气本不相离，内有瘀血，故气不得通，不能载水津上升，是以为渴，名曰血渴，瘀去则不渴矣。"可见瘀血与消渴的发生有密切的关系。瘀血又可作为病邪加重或诱发消渴及其慢性并发症发生、发展的关键因素。

1. 遗传

有研究认为，消渴患者的家系成员中存在不同程度的肾虚体质，肾虚与消渴的遗传特性有一定的因果关系。这与中医“肾主先天”一致。先天禀赋不足、体质虚弱是疾病发病的内在因素。正如《灵枢·五脏》载“五脏脆则善病消瘅”。个体体质的差异性还可导致个体对某些疾病有易罹患性、倾向性。先天禀赋不足“五脏津液皆本乎于肾”，津液不足是病变的根本。先天不足，后天病久及肾。现代中医学临床研究也在消渴患者中观察到了肾虚聚集性，肾虚证是消渴的基础证型，且肾虚证在消渴患者的家系中呈现家族聚集倾向。

2. 年老

老年人肾气渐衰或其他脏器久病均可影响于肾，加之外界不良环境的刺激，而致肾虚。肾虚是老年病的基本病理基础。《素问·六节藏象论》指出肾为“封藏之本”“肾藏先天之精和后天之精”。肾气是脏腑之气的根本，五脏之阳气，非此不能发，五脏之阴气，非此不能滋。肾气充实，则各脏腑功能旺盛，气血津液充盛，疾病不生；肾气虚衰，则各脏腑功能低下，气血津液亏乏，疾病由此而生。《内经》曰：“五脏皆柔弱者，善病消瘅”。病之本为肾虚、气虚、阴虚。清·陈士铎在《石室秘录·消渴证治》中指出：“消渴之症，虽分上中下，而肾虚以致渴则无不同。”《外台秘要》认为：“消渴者，原其发动，此则肾虚所致。”《严氏济生方·消渴门》曰：“消渴之疾，皆起于肾。”肾者，水火之体，内宅元阴元阳，《黄帝内经》云：“女子七七任脉虚，太冲脉少，天癸竭……七八，天癸竭，精少，肾脏衰，形体皆极。”以上均指出消渴变部位以肾为最重要，肾虚是老年糖尿病发生的基本病理基础。瘀血贯穿消渴的始终，是人体血液停滞所形成的病理产物，气行则血行，气滞则血瘀。老年人气机不利或气虚无力都会导致血行不畅，凝于脉中，形成瘀血。老年人由于生理病理变化，均有不同程度的动脉硬化和微血管病变，血流变化及微循环不同程度的异常，且易合并冠心病、脑血管病、高血压、血脂异常等多种慢性病。其与中医证型中的血瘀证发病机制相同，即血流不畅、血脉瘀滞，从而提示老年人存在不同程度血瘀。瘀血阻滞是老年糖尿病血管神经并发症产生和加重的根本原因。

3. 久病

久病及肾，肾为先天之本，藏精而寓元阴元阳，主水而封藏脏腑之精，为元气、五脏之根系。老年人肾中精气本已亏虚，一者因盛壮之时不自慎惜，快情纵欲，稍至年长，肾气虚竭；二者由于脾虚化源匮乏，久病及肾，肾气虚竭。肾虚导致元阴元阳衰弱，气化失司，失去主水、封藏、固摄之权，津液不能正常蒸发、敷布与排泄，导致糖尿病的发生和发展。消渴是一种慢性顽症，依据中医“病久入血”“久病多瘀、多虚”的理论，病程长的消渴患者普遍存在瘀血阻滞。消渴日久，气阴两虚，气为血帅，气虚血行缓慢，涩滞成瘀；肾阴虚，虚火内生，煎熬津液，津血同源，津亏血少则血液黏稠不畅亦可成瘀；阴损及阳可致阳虚血瘀；病程后期可出现阴阳两虚血瘀。总之病程愈长，瘀血越明显。瘀血阻络是导致糖尿病血管神经并发症产生和加重的根本原因。病理性瘀血会造成全身或局部组织器官的缺血缺氧，导致血管内皮损伤，发生血栓、出血等病理变化。有现代临床学者对糖尿病体外血栓模拟试验的研究表明，瘀血存在于糖尿病早、中、晚各期，从中医学的角度为从瘀论治糖尿病提供了依据。久病的消渴患者肾虚与血瘀相互影响，互为因果，肾虚元气不足，无力推动血液，使血液瘀滞；瘀血内蓄，气血精微运输障碍，不能保证“肾受五脏六腑之精而藏之”，加重了肾虚。

（五）痰浊致消学说

先天禀赋不足是消渴发病的重要内在因素，五脏虚损，机体阴阳气血失衡，湿热内生而发为消渴。如《素问·生气通天论》云："味过于甘，脾气不濡，胃气乃厚。"《医贯》曰："脾主浇灌四旁，与胃行其津液者也，脾胃既虚，则不能敷布其津液，故渴，其间纵有能食者，亦是胃虚引谷自救。"情志失调七情失节，气机郁结，津液输布失常而生痰湿，痰湿气郁久而化热，终成消渴。《灵枢·五变》："怒则气上逆，胸中蓄积，血气逆留，髋皮充肌，血脉不行，转而为热，热则消肌肤，故为消瘅。"《医原》曰："思虑过度则气结，气结则枢转不灵而成内湿。"饮食不节，长期嗜食肥甘厚腻，致脾胃运化失常，湿邪内生，壅阻中焦，聚湿生痰，郁久化热，伤津耗液，发为消渴。《素问·通评虚实论》："凡消瘅、仆击、偏枯、痿、厥、气满发逆，甘肥贵人，则膏粱之疾也。"《素问·腹中论》曰："夫热中消中者，皆富贵人也，今禁膏粱，是不合其心。"喻嘉言在《医门法律》中指出："肥而且贵，醇酒厚味，孰为限量哉？久之食饮酿成内热……而中消之病遂成矣。"劳伤过度、体劳过度，伤于脾气，致脾失健运，痰湿内生；脾阳受损，日久累及肾阳，导致脾肾虚损，湿邪内生。房劳无度，肾气受损，则水湿内生；肾气受损日久累及脾阳，致水湿内阻。《素问·调经论》曰："有所劳倦，形气衰少，谷气不盛，上焦不行，下脘不通，胃气热，热气熏胸中，故内热。"《圣济总录》曰："虚阳暴悍，肾水燥涸，无以上润于心肺，故内外消铄。"失治误治消渴多以阴虚燥热多见，燥热易伤脾气，失治则脾气受损，痰湿内生；消渴误用大量清热燥湿之剂，致脾气损伤，脾失健运，痰湿内阻。如《侣山堂类辨·消渴说》曰："有脾不能为胃行其津液，肺不能通调水道而为消渴者，人但知以凉润之药治渴，不知脾喜燥而肺恶寒……以燥脾之药治之，水液上升即不渴也。"

朱丹溪在《丹溪心法治要》中提出"肥白人多痰湿"的观点，即数食"肥之甘"超过了脾之散精功能，生痰生湿，化热伤阴，最终导致阴虚燥热而发为消渴。"津液黏稠，为痰为饮，积久渗入脉中，血为之浊"形象描述了痰浊为病之机理。清代《张聿清医案》之"体丰者多痰多湿"，而后世的《石室秘录》之"肥人多痰"则是再次肯定了这一理论。中医经典《黄帝内经》认为：肺为水之上源，主宣发肃降，敷布津液，若肺失宣降，津乏布散，津液凝聚为痰进而堆积为膏脂；《素问·奇病论》《景岳全书·杂症谟三焦干渴》等皆有过食肥甘厚味而发为消渴之理论，认为肥者令人内热，甘者令人中满，过食肥甘则其气上溢，转为消渴，即肥甘厚味损伤脾胃，生痰生热，痰热内阻而发为消渴。现代医学认为痰湿的产生和膏脂的形成、堆积都与糖、脂代谢及内分泌失调等因素有关。随着体质学说的发展，人们进一步证明了痰湿体质与肥胖的发生密切相关。临床中大多数的消渴患者常常表现为痰湿证。现代医学研究认为胰岛素抵抗的主要病机为靶器官对胰腺分泌的胰岛素的敏感性降低，正常分泌剂量的胰岛素不能达到有效的降糖作用，因此胰腺代偿性的分泌更多胰岛素来维持对糖类物质的代谢；而脂肪等营养物质是依靠胰腺分泌的各种消化酶消化吸收，故胰作为消化器官，主食物的消化吸收，参加糖、脂等物质代谢。中医关于消渴这一病机，早在《素问·奇病论》就认识到痰湿致消渴："此肥美之所发也，此人必数食甘美而多肥也，肥者令人内热，甘者令人中满，故其气上溢，转为消渴。"中医学认为脾为后天之本，主运化吸收，胰的功能与中医所讲的脾有相同之处，若胰腺分泌功能出现障碍，各种营养物质不能消化吸收，气血生化乏源而致脾虚，不能运化水液，水湿内停，为痰为湿，可见痰湿与胰岛素抵抗相关。关于肥胖与消渴之间的关系，《素问·奇病论》论述了肥胖发展为消渴的病因病机"此肥美之所发也，此人必数食肥美而多肥也，肥者令人内热，甘者令人中满，故其气上溢，转为消渴"；《景岳全书》也提出了"消渴，其为病之肇端，皆膏粱肥甘之变"的理论。历代医家从过食肥甘厚味所致脾胃损伤、痰湿内蕴论证了肥胖、消渴两者的相关性。痰湿内蕴是联系这两者的基本病机：脾为后天之本，主运化吸收，而脾之特性为喜燥恶湿，若过食肥甘厚腻，久蕴成痰成湿，痰湿积于组织和皮下凝为脂肪，致形体肥胖，进一步发展，肥胖之人痰湿偏盛，内蕴脾胃，脾之运化输布功能受损，不能正常运化水谷津液，津液输布失常，损伤阴液，痰湿日久化热化瘀，终致机体阴津亏损，燥热偏盛，发为消渴。

（六）六郁致"消"学说

在《黄帝内经》中对消渴的阐述有以下几种。①肝气郁滞化火，《灵枢·五变》有曰："五脏皆柔弱，善病消瘅……夫柔弱，则必刚强，而刚强多怒，其柔者易伤……为七情所伤，此人……其长冲直扬，刚多怒，怒气上逆，蓄积胸中，体内气血逆流，血脉不行，转变成热，肌肤受热消，此消瘅"，说明患者体质因素再加上肝阳亢盛，人会多怒，造成气逆滞留，气血化热，产生消渴。另外，《三消论》有曰："夫消渴……或因耗乱精神，过违其度，而燥热郁盛之所成也"，指出其发生消渴时，肝经郁热为肝功能失衡主要表征。②脾胃失运，痰湿而内蕴生热，其中《素问·奇病论》有曰："病为口甘，何为病名？如何得之？岐伯，此乃五气之溢，为脾瘅。其五味入口，藏胃内，脾行精气，津液于脾，所以口甘。肥美之所发。必数食甘美多肥，而肥者内热，甘者中满，故其气上溢，转为消渴。"《素问·通评虚实论》有曰："消瘅、仆击、偏枯、痿厥、气满发逆，则膏粱之疾也"，主要阐述了过食滋腻，过度劳累，或者为脾气受损，脾胃功能下降，水谷无法化解成津液而形成痰湿，内蕴生热，形成消渴。③胃火炽盛，《素问·阴阳别论》有曰："二阳结，谓之消。"二阳，王冰注，手阳明大肠和足阳明胃，大肠无津液滋润，胃热伤津，胃腑内集结热气，产生二阳热结。机体阳明热盛，邪火而杀谷，消谷善饥。另外，胃热造成饮食精微都化为小便而下，善食而瘦。如《素问·气厥论》有曰："大肠移热于胃，善食而瘦。"同时医圣张仲景以为"趺阳脉浮而数，浮乃气，数乃消谷大坚，机体气盛溲数，坚数相搏，形成消渴"。同时提出采用白虎加人参汤对消渴的阴津亏损证候进行治疗。体内日久胃热，不仅对脾胃阴津灼伤，还会使胃处中焦，胃火下至肾，肾液亏损，上可刑金，造成肺津液燥。部分糖尿病患者由于过食甜食或者滋腻醇酒，脾胃受损造成湿邪内聚发病，还有部分患者由于巨大精神刺激或者情绪长期易怒急躁而发病，《黄帝内经》中对于消渴患者前期发病因素已总结出多种病因，如郁火、气滞及痰湿等，总体来说消渴前期病因可概括成"郁"，包含火、气、湿、血、食及痰六郁，不同体质者其六种因素会有所重，但消渴的起病不是单一因素造成的。消渴前期患者可分成消瘦型与肥胖型，此两者在临床表征、病因病机及治疗上有显著差异。肥胖型消渴可分成虚胖与实胖，前期尽管没有"三多一少"临床症状，但也可归于"郁"。肥胖型消渴的患者多为实胖，一般为饮食不节或者过食肥甘造成饮食停滞，先导为食郁，进而产生火、气、湿、血、食及痰六郁。食郁中焦，经脾胃升降产生阻碍，脾主要控制运化，肝控制疏泄，而脾胃气滞，肝脾气郁，长久而化热。肝气郁滞，机体气机不顺畅，血行受阻，为瘀为热，为痰为湿，为浊为膏，由上述病机改变而造成了火、气、湿、血、食及痰六郁病例状况。肥胖型消渴中虚胖的患者，多为因虚致郁，为痰湿之郁于脾胃之虚。消瘦型糖尿病起病可能和遗传有联系，《灵枢·五变》有曰"夫柔弱，则必刚强，刚强则多怒，柔者易伤……怒气上逆，蓄积胸中，机体血气逆流，血脉不行，热消肌肤，为消瘅"，说明消瘦型消渴患者发病和其性格有联系，主要病机为情志伤肝，体内瘀血阻滞，转而成热，肌肤受损，消瘦型消渴多为热、血及气郁。

（七）阴虚燥热致"消"新解

消渴病机传统上多崇"阴虚燥热"学说，一般认为禀赋不足、阴津亏虚、燥热偏盛是消渴产生的主要病理机制，与肺、胃、肾三脏腑密切相关，且多伴血瘀，阴津亏虚与燥热偏盛这两个相互影响、相互作用的病理机制是消渴发生、发展的核心要素。

1. 燥热在腑

消渴中燥热病邪并非是感受自然界的“燥热”邪气，而是属于内生“五邪”之范畴。考之消渴因病机，《黄帝内经》系统论述了饮食失节、中满内热的病因病机。《素问·痹论》曰：“饮食自倍，肠胃乃伤。”《素问·阴阳别论》曰：“二阳结，谓之消。”王冰解释道：“二阳结，谓胃与大肠俱热也，胃肠藏热，则喜消水谷。”过度饮食损伤胃肠，郁而化热，形成消渴。《素问·奇病论》进一步指出由饮食失节到消渴的病机过程：“帝曰，有病口甘者，病名为何？何以得之？岐伯曰，此五气之溢也，名曰脾瘅。夫五味入口，藏于胃，脾为之行其精气，津液在脾，故令人口甘也；此肥美之所发也，此人必数食甘美而多肥也，肥者令人内热，甘者令人中满，故其气上溢，转为消渴”。“瘅”者，王冰注曰：“瘅，谓热也。”脾瘅的病机即为中满内热。

《诸病源候论》针对服石养生，首次明确提出燥热致消学说。在《诸病源候论·卷五·消渴诸候》中指出：“由少服五石诸丸散，积经年岁，石势结于肾中，使人下焦虚热。及至年衰，血气减少，不复能制于石。石势独盛，则肾为之燥，故引水而不小便也。”《诸病源候论》针对当时服食五石散的社会风气，指出服食日久，耗伤肾阴，肾中燥热，消耗津液，致人消渴。燥热致消学说影响最大的是刘完素，在《三消论》中刘完素认为五脏各有其本质属性，其曰：“肺本清，虚则温；心本热，虚则寒；肝本温，虚则清；脾本湿，虚则燥；肾本寒，虚则热。”而消渴之本质在于“本湿寒之阴气极衰，燥热之阳气太甚”，脾本湿，肾本寒，心本热；脾虚生燥，肾虚化热，心盛为热，脾肾亏虚，心火亢盛，燥热内生。燥热产生后，作用于胃肠三焦，“盖燥热太甚，而三焦肠胃之腠理，怫郁结滞，致密壅塞，而水液不能泄，浸润于外，荣养百骸”“世谓消渴之证，乃肠胃之外燥热，痞闭其渗泄之道路。水虽入肠胃之内，不能渗泄于外，故小便数出而复渴”。胃肠三焦与机体津液代谢相关，燥热郁闭胃肠三焦玄府，津液不能布达周身为机体所用，直趋膀胱，故小便量多而口渴，消渴乃成。

2. 精虚在脏

五脏主藏精，五脏所藏之精，其用有二，一是濡养脏腑，二是化生五脏之气，并通过五脏阴阳之气的相互作用，表现为五脏生理功能。五脏所藏之精，《灵枢·本神》认为：“血脉营气精神，此五脏所藏也。”又分别解释为“肝藏血”“脾藏营”“心藏脉（脉为血府）”“肺藏气”“肾藏精”，从来源上看，肝脾心肺主要藏后天水谷之精，肾藏先天之精。人体之精是构成和维持人体生命活动的最基础物质，人体之精分藏于五脏而为五脏之精，五脏之精化五脏之气，五脏之气分为阴阳，脏腑阴阳之气相互作用，推动协调各脏腑功能活动。五脏精气亏虚可以导致消渴。《灵枢·五变》认为“五脏皆柔弱者，善病消瘅”，《灵枢·本神》则指出五脏“脆”善病消瘅。“脆”和“柔弱”是《黄帝内经》对脏腑形态结构、功能表现的描述，根本原因是五脏精虚。先天禀赋不足，胎儿发育不良，五脏之精亏虚；后天调摄不良，久病损伤脏腑之精，二者均可引起五脏“脆”“柔弱”。五脏精亏导致五脏气虚，《灵枢·本神》云：“是故五脏主藏精者也，不可伤，伤则失守而阴虚，阴虚则无气，无气则死矣。”精虚无以化气，气虚则不能生精摄精，二者相互作用，加速疾病的发展。就消渴所表现出的津液输布代谢障碍而言，肺脾肾共同作用是津液代谢的重要基础，三脏精亏，脏腑“柔弱”“脆”，脏腑之气化生障碍，肺脾肾功能失常，影响津液的输布代谢，消渴之病成矣。

3. 精虚与燥热病机的相互关系

消渴本质是津液代谢障碍。中医认为：胃肠吸收津液，三焦是津液输布的通道，膀胱气化可升清降浊，主司津液排泄；脾主运化水湿，肺主治节，宣降水道，肾主水，三脏共同作用，维持人体津液的代谢。以上脏腑功能障碍均可影响津液代谢，从历代医家的论述来看，大多重脏而轻腑，重视脾肺肾精亏引起的气化调节，轻视胃肠三焦膀胱燥热郁滞导致的输布排泄功能。消渴中积热内蕴引起胃肠三焦燥热为“标”，五脏精亏为“本”，燥热与精亏之间是标本关系，二者相互影响，共同作用于津液代谢通路，决定消渴发生、发展、变化。现代社会中，过食肥甘厚味是消渴的主要病因，起病之初，食积郁结中焦，上不得散，下不得通，郁而化热，是为《黄帝内经》所述的脾瘅阶段，此时津液代谢障碍不著，三消症状不显；内热进而郁闭胃肠三焦玄府，或肺脾肾阴精亏虚，化生燥热，玄府闭塞，津液失于布散周身，直趋膀胱，三消症状始显；燥热阴虚相互作用，五脏精气由虚而损，血液郁滞，变证丛生。

（八）阳虚致“消”学说

虽《黄帝内经》对消渴的论述反复强调内热致消的观点，然阳虚学说同样肇源于《黄帝内经》。《素问·气厥论》曰：“心移寒于肺，则为肺消，肺消者，饮一溲二，死不治。”《金匮要略》立消渴专篇，开后世消渴辨证论治之先河，并创肾气丸治“男子消渴，小便反多，以饮一斗，小便一斗”，沿用近两千年而不衰，而肾气丸治证皆由肾阳不足导致。《景岳全书》：“三消者……多有病本于肾，而无不由乎命门者。”并认为阳虚是导致阴消的关键所在。

脾气（阳）虚可以导致消渴。古代医家认为脾虚（水津）失运乃消渴产生之病机关键。早在《灵枢·本藏》就有“脾脆则善病消瘅”之说。张锡纯亦指出：“消渴一证，古有上中下之分，谓皆起于中焦及于上下。”《素问·经脉别论》曰：“饮于入胃，游溢精气，上输于脾，脾气散精，上归于肺……水精四布，五经并行。”《素问·太阴阳明论》谓：“藏府各因其经而受气于阳明，故为胃行其津液。”脾为阴脏而主升，故体阴而用阳，与胃共居中焦，同主人体吸收、消化功能。饮食入胃，经脾胃腐熟，其精微部分经脾升清，上输心肺，散布营养周身，即所谓居中央而畅四方。脾的这一作用，归纳为“散精”。它是对脾运化精微、津液，灌溉机体各部分功能的高度概括。脾病则不能“散精”，即运化水谷、输送津液的功能发生障碍。不能运化则水湿内停，身体肥胖；精微随小便而去，故而多尿；不能输液，散布周身，口舌失润，则饮水自救。

肾阳虚导致消渴。肾精化生肾气是肾阳温煦与生化肾阴的结果，即所谓肾的气化功能，这一功能主要体现在肾阳对水液的蒸化与调节上。肾火蒸化肾水，以滋养五脏之阴。使之滋润而不燥，水火相济，阴平阳秘，生化无穷，而无消渴之虑。反之，若禀赋不足，肾阳亏虚，命门火衰，不能蒸化阴液，以荣养五脏，则五脏脆弱，脏腑失其濡润，临床可出现单纯血糖、尿糖升高而无“三多”症状，或仅表现为乏力、消瘦、腰膝酸软、阳痿等消渴本虚之征。阳化气，阴成形，若肾阳虚不能蒸精化气，肾气不足又不能化津液上润肺胃，则肺胃燥热，亦可出现口渴喜饮、多食善饥等消渴标急之象。王焘对此阐发得更为形象具体，《外台秘要》曰：“腰肾即冷，则不能蒸于上，谷气尽下为小便，故味甘不变……又肺为五藏之华盖，若下有暖气，蒸即肺润。若下冷极，即阳气不能升……阴无阳而不升……譬如釜中有水，以火暖之……则暖气上腾。故板能润也。若无火力……此板终不可得润也。”赵献可在《医贯》中则进一步指出：“命门火衰，不能蒸腐水谷，水谷之气，不能熏蒸，上润乎肺，如釜底无薪，锅盖干燥，故渴，至于肺……不能四布水精，并行五经，其所饮之水，未经火化，直入膀胱……饮一斗溺一斗。试尝其味，甘而不咸可知矣。”这些论述精辟地解释了肾阳不足致口渴、多尿且尿甜的机制，说明了肾阳不足是消渴重要的病因病机。

（九）元气虚衰“致”消学说

元气，又名原气、真气，是人体最基本、最重要的气，是维持生命活动的最基本物质和原动力。元气根于肾，又赖于后天水谷精气的培育。“元气” 的生成以先天之精为基础，又赖后天之精的培育。从父母禀受的先天之精气，经肾的化生作用和水谷精微的滋养而生成“元气”。“元气”以肾中所藏之精气为主，依赖于肾中阳气的蒸腾气化。“元气”的盛衰与先天禀赋有直接关系，但后天的饮食、锻炼、劳作、精神因素、疾病等也可以改变“元气”的强弱。“元气” 发于肾间命门，通过三焦，沿经络系统和腠理间隙循行全身，内及五脏六腑，外及肌肤腠理，无处不到，以作用于机体各个部位，发挥其正常的生理功能。元气充沛则各脏腑组织的功能活动就旺盛；元气不足则其温煦和激发作用低下，各脏腑功能就不能得到正常发挥。所以说，元气是人体生命活动的原动力，是人体内最根本、最重要的气。消渴主要表现为血糖非正常性持续升高，消渴的表象是水谷精微堆积，形成瘀热浊毒，损害血脉和机体。究其根本实乃元气不足，蒸化无力。元气是水谷精微蒸化的动力，元气不足则水谷精微不为脏腑组织所用，此乃消渴的本质。高血糖只是机体不能正常利用水谷精微的表象之一，不是糖尿病的核心问题。从现代医学角度来看，血糖的转化依赖胰岛素的作用，方能进入组织细胞，为组织细胞所利用。从中医学角度来看，胰岛素大概相当于命门之火、元气、人体能源利用的原动力。元气对机体具有推动、激发、鼓舞的功能，可以推动水谷精微进入五脏六腑、四肢百骸、筋肉关节，激发和鼓舞脏腑组织利用水谷精微，从而营养自身并发挥自身功能，维持机体生命活动。人身之元气寄藏于肾，又赖后天之精的培育。元气本属于阳热之气，其性趋上，但能寄藏于人身下焦肾中，皆赖肾之藏性，因肾主封藏。《素问·六节脏象论》曰：“ 肾者主蛰，封藏之本，精之处也。” 由于肾藏有“先天之精”，为脏腑阴阳之本，生命之源，故称肾为“ 先天之本”。而脾主运化，为气血生化之源，对于整个人体的生命活动至关重要，故后世将其总结为“后天之本”。所以要扶助元气，当要从肾、脾入手。消渴发病的本质是元气虚衰，精微物质不为脏腑组织所利用，在临床上主要表现为脾、肺、肾三脏的元气虚弱。元气虚衰、瘀热浊毒内生也是消渴容易发生多种并发症的主要原因，是消渴久治不愈的病理基础，并且贯穿消渴发生、发展的始终。

（十）浊毒致“消”学说

“浊毒致消”的理论内涵。在中医理论中，“浊”指浑浊，与清相对。《金匮要略·脏腑经络先后病脉证》曰：“清邪居上，浊邪居下。”《丹溪心法》谓：“浊主湿热，有痰、有虚。”生理之“浊”指行于脉中具有濡养作用的稠厚部分，如“浊阴归六腑”。病理之“浊”，有内外之分，外者乃自然界秽浊之气，内者为人体变生之病理产物如湿浊、痰浊、瘀浊等，其性黏滞不爽，易阻塞气机，结滞脉络，致病缠绵难愈。总之，古人认为“浊”为害清之邪。《说文解字》说：“毒，厚也，害人之草。”《金匮要略心典》记载：“毒，邪气蕴结不解之谓。” 毒有内外之分，外毒指外来侵袭机体并造成损害的一类病邪，内毒系内生之毒，主要指脏腑功能紊乱、气血运行失调致使机体内生的病理产物不能及时排出，蕴积化生而成。浊与毒因其性质同类而极易相生互助为虐，多“浊毒”并称。“浊毒”是指对人体脏腑经络及气血阴阳均能造成严重损害的致病因素，同时也指由多种原因导致脏腑功能紊乱，气血运行失常，使机体内生代谢产物不能及时排出，蕴积而化生的病理产物。《素问·奇病论》说：“此人必数食甘美而多肥也，肥者令人内热，甘者令人中满，故其气上溢，转为消渴。” 肯定了“数食甘美→内热中满→上溢→消渴”的转化过程。饮食精微的正常利用称为“清气布散”，若食物精微过量积存则能造成对机体产生损害的多余产物——“浊毒”。“浊毒”不仅是消渴产生的启变要素，更是消渴慢性并发症的核心病机。由于浊邪其性黏滞，一旦产生，不易祛除。近年来，研究显示，“浊毒”与胰岛素抵抗及其导致的糖、脂代谢紊乱有一定的相关性。胰岛素是人体胰岛β细胞分泌的正常生理激素，当过食肥甘、浊脂蕴积、生热化毒损害胰岛β细胞的功能时，即产生胰岛素抵抗。有学者曾复制胰岛素抵抗模型，通过检测相关指标，进行聚类分析，认为与中医痰浊、瘀血、内毒证有关；在胰岛素抵抗的病理过程中，痰瘀互阻证可作为胰岛素抵抗的独立证型或兼证存在。由于浊毒内停导致胰岛素抵抗的产生，其蕴积不解又符合“毒”的特点，浊毒互结可致消渴，而消渴在病程中又可以产生浊毒，两者互为因果，形成恶性循环，导致消渴缠绵难愈，脏腑损伤，变证峰起。此外，自然界之病毒感染、化学药物滥用，以及农药对食物的污染等都与目前消渴发病率升高密切相关。因此认为，“浊毒内蕴”是产生胰岛素抵抗的病理基础，是导致消渴络脉损伤的关键环节，是消渴并发症形成和加重的重要危险因素。

（十一）瘀热致消

消渴虽以“热”为主，但究其本源，尚有“燥热”“湿热”“瘀热”之别。“燥热”“湿热”从古至今多有论及。如《济生方·消渴论治》曰：“肾水枯竭，心火燔炽，三焦猛烈，五脏干燥，由是消渴生焉。”《古今医鉴》曰“结者，津液不足，结而不润，皆燥热为病也。此因数食甘美而多肥，故其气上溢，转为消渴”等。故消渴之初始，其常有肺胃燥热或脾胃湿热之因由。燥热为病，不外耗气伤津、耗津伤血二途，其燥久羁，暗耗乙癸，元脏虚损，发为消渴。湿热化燥，邪从火化，更易劫津伤血，加之其湿内生，津液不归正化，则营阴亏虚，后继乏源，而终生消渴。消渴中“瘀血”是其重要的病理因素。或从气滞血行受阻，或从气虚阳衰，血行迟慢，或痰浊阻于脉络，或寒邪入血，血寒而凝，或邪热入血，煎灼血津，皆可引致。消渴中“瘀”与“热”并非孤立存在。尤其在消渴发展到一定阶段，即合并并发症时期，大多患者同时表现血热和血瘀，清热凉血与活血化瘀并用，效果甚佳，故提出“瘀热致消”学说。瘀热是指瘀和热两种病理因素相互搏结、胶结合和，所形成的具有新的特质的病理因素。既有瘀和热的致病特点，尚有自身特性。消渴中，瘀与热一旦形成，既可因瘀致热，亦能因热致瘀，但常见瘀热并存，终致瘀热相搏，胶结为患。瘀热形成有外感与内伤两类。然消渴瘀热多为内伤，其产生途径：一为阴虚燥热，热耗营阴，津血亏虚，可致血行不畅，滞而为瘀，瘀热相搏，胶结难化；二为长期情志不遂，忧愁思虑，肝失疏泄，木失条达，气滞血瘀，或气郁化火，热郁与血瘀相结，终成瘀热相搏；三为气虚痰盛，或嗜食油腻肥甘，痰湿留滞体内，酿生脾胃湿热，阻滞气机，壅塞血脉，湿热瘀相结，形成瘀热相搏；四为消渴日久，耗损气血阴津，气虚则行血无力，津伤则无以载血运行，血虚则滞涩难行，皆见络脉瘀滞，积久化热，瘀热乃生。瘀热一旦形成，又可耗伤津血，使邪热愈炽，浊瘀愈固，“热附血而愈觉缠绵，血得热而愈形胶固”，灼伤肺胃肝肾真阴，终致多饮、多食、多尿、消瘦等消渴诸症渐作或加重。消渴既发，津液输布愈难，营血亏耗愈甚，则瘀热笃重，络热血瘀，伏热则灼伤血络，瘀血则阻塞脉道，而致或闭塞心窍，或蓄留三焦，或阻于肾络，脉络受损，变生他病。

参考文献

[1] SEISSLER J，SCHERBAUM W A.Autoimmune diagnostics in diabetes mellitus [J]. Clin Chem Lab Med，2006，44（2）：133-137.

[2] 韩加娥.GAD-Ab、ICA及IAA联合检测对1型糖尿病的诊断意义 [J]. 中国临床新医学，2006，6（2）：

163－164.

［3］迟家敏.实用糖尿病学［M］.北京：人民卫生出版社，2015.

［4］YANG M，CHARLTON B，GAUTAM A M.Development of insulitis and diabetes in B cell deficient NOD mice［J］. J Autoimmun，1997，10（3）：257－260.

［5］MARTIN S，WOLF－EICHBAUM D，DUINKERKEN G，et al. Development of type 1 diabetes despite severe hereditary B－cell deficiency［J］. N Eng J Med，2001，345（14）：1036－1040.

［6］RAMAKRISHNAV，JAILKHANI R.Evaluation of oxidative stress in Insulin Dependent Diabetes Mellitus（IDDM）patients［J］. Diagn Pathol，2007，2（1）：22.

［7］KAJIMOTO Y，KANETO H.Role of oxidative stress in pancreatic beta cell dysfunction［J］. Ann N Y Acad Sci，2004，1011：168－176.

［8］PORRAS A，ZULUAGA S，VALLADARES A，et al. Long－term treatment with insulin Induces apoptosis in brown adipocyte：role of oxidative stress［J］. Endocrinolongy，2003，144（12）：5390－5401.

［9］CNOP M，WELSH N，JONAS J C，et al. Mechanisms of pancreatic beta cell death in type 1 and type 2 diabetes：many differences，few similarities［J］. Diabetes，2005，54 Suppl 2 S97－S107.

［10］WACHLIN G，AUGSREIN P，SCHRODER D，et al.IL－1beta，IFN－gamma and TNF－alpha increase vulnerability of pancreatic beta cells to autoimmune destruction［J］. J Autoimmun，2003，20（4）：303－312.

［11］OIKAWA Y，SHIMADA A，KASUGA A，et al.Systemic administration of IL－18 promotes diabetes development in young nonobese diabetic mice［J］. J Immunol，2003，171（11）：5865－5875.

［12］CHOI S E，CHOI K M，YOON I H，et al. IL－6 protects pancreatic is let beta cells from pro－inflammatory cytokines induced cell death and function alimpairment invitro and invivo［J］. Trandpl Immunol，2004，13（1）：43－53.

［13］KRISTIANSEN O P，MANDRUP－POULSEN T.Interleukin－6 and diabetes：the good，the bad，or the indifferent?［J］Diabetes，2005，54 Suppl 2：S114－S124.

［14］邢万佳，张胜兰，姜兆顺，等.1 型糖尿病 HLA－DPB1，DQB1 基因与其自身抗体相关性研究［J］. 中华内分泌代谢杂志，2001，17（6）：338－340.

［15］刘昌丽，余叶蓉，刘洪，等.白细胞抗原 DQB1 基因与 1 型糖尿病相关性研究［J］. 中华医学遗传学杂志，2004，21（4）：368－371.

［16］WATANABE S，KIDO J，OGATA M，et al. Hyperglycemic hyperosmolar state in an adolescent with type 1 diabetes mellitus［J］. Endocrinol Diabetes Metab Case Rep，2019.

［17］KAUL K，APOSTOLOPOULOU M，RODEN M.Insulin resistance in type 1 diabetes mellitus［J］. Metabolism，2015，64（12）：1629－1639.

［18］PINSKER J E，SHANK T，DASSAU E，et al. Comment on American Diabetes Association.Approaches to glycemic treatment.Sec.7.Instandards of medical care in diabetes 2015［J］. Diabetes Care，2015，38（Suppl.1）：S41－S48.

［19］ODEGAARD JI，CHAWLA A.Pleiotropic actions of insulin resistance and inflammation in metabolic homeostasis［J］. Science，2013，339（6116）：172－177.

［20］SONG W，QIAO Y，XUE J，et al. The association of insulin－like growth factor 1 standard deviation score and height in Chinese children with type 1 diabetes mellitus［J］. Growth Factors，2018，36（5－6）：274－282.

［21］TUOMI T，SANTORO N，CAPRIO S，et al. The many faces of diabetes：a disease with increasing heterogeneity［J］. Lancet，2014，383（9922）：1084－1094.

[22] SZENDROEDI J, PHIELIX E, RODEN M.The role of mitochondriain insulin resistance and type 2 diabetes mellitus [J] . Nat Rev Endocrinol, 2011, 8 (2): 92–103.

[23] CHO J, D'ANTUONO M, GLICKSMAN M, et al. A review of clinical trials: Mesenchymal stem cell transplant therapy in type 1 and type 2 diabetes mellitus [J] . Am J Stem Cells, 2018, 7 (4): 82–93.

[24] NOKOFF N J, REWERS M, CREE GREEN M.The interplay of autoimmunity and insulin resistance in type 1 diabetes [J] . Discov Med, 2012, 13 (69): 115–122.

[25] LAURIA A, BARKER A, SCHLOOT N, et al. BMI is an important driver of beta–cell loss in type 1 diabetes upon diagnosis in 10 to 18–year–old children [J] . Eur J Endocrinol, 2015, 172 (2): 107–113.

[26] BARONE B, RODACKI M, ZAJDENVERG L, et al. Family history of type 2 diabetes is increased inpatients with type 1 diabetes [J] . Diabetes Res Clin Pract, 2008, 82 (1): e1–e4.

[27] WILKIN T J.The accelerator hypothesis: a review of the evidence for insulin resistanceas the basis for type I as well as type 1 diabetes [J] . Int J Obes (Lond), 2009, 33 (7): 716–726.

[28] JELENIK T, SÉQUARIS G, KAUL K, et al. Tissue–specific differences in the development of insulin resistance in a mouse model for type 1 diabetes [J] . Diabetes, 2014, 63 (11): 3856–3867.

[29] APPERLEY L J, Ng S M.Increased insulin require ment may contribute to risk of obesity in children and young people with type 1 diabetes mellitus [J] . Diabetes Metab Syndr, 2019, 13 (1): 492–495.

[30] BASKARAN C, VOLKENING L K, DIAZ M, et al. A decade of temporal trends in overweight/obesity in youth with type 1 diabetes after the diabetes control and complication strial [J] . Pediatr Diabetes, 2015, 16 (4): 263–270.

[31] FRÖHLICH–REITERER E E, ROSENBAUER J, BECHTOLD–DALLAPOZZA S, et al. Predictors of increasing BMI during the course of diabetes in children and adolescents with type 1 diabetes: data from the German/Austrian DPV multicentre survey [J] . Arch Dis Child, 2014, 99 (8): 738–743.

[32] FOURLANOS S, ELKASSABY S, VARNEY M D, et al. Higher body mass index in adults at diagnosis of the slowly progressive form of type 1 diabetes mellitus is associated with lower risk HLA genes [J] . Diabetes Res Clin Pract, 2014, 104 (3): e69–e71.

[33] HOLT S K, LOPUSHNYAN N, HOTALING J, et al. Prevalence of low testosterone and predisposing risk factors in men with type 1 diabetes mellitus: findings from the DCCT/EDIC [J] . J Clin Endocrinol Metab, 2014, 99 (9): E1655–E1660.

[34] POLSKY S, ELLIS S L.OBESITY, insulin resistance, and type 1 diabetes mellitus [J] . Curr Opin Endocrinol Diabetes Obes, 2015, 22 (4): 277–282.

[35] ANSARI M J, SALAMA A D, CHITNIS T, et al. The programmed death–1 (PD–1) pathway regulates autoimmune diabetes in nonobese diabetic (NOD) mice [J] . J Exp Med, 2003, 198 (1): 63–69.

[36] FIFE B T, PAUKEN K E, EAGAR T N, et al. Interactions between PD–1 and PD–L1 promote tolerance by blocking the TCR–induced stop signal [J] . Nat Immunol, 2009, 10 (11): 1185–1192.

[37] KADRI N, KORPOS E, GUPTA S, et al. $CD4^+$type Ⅱ NKT cells mediate ICOS and programmed death–1–dependent regulation of type 1 diabetes [J] . J Immunol, 2012, 188 (7): 3138–3149.

[38] DAI S, JIA R, ZHANG X, et al. ThePD–1/PD–Ls pathway and auto immune diseases [J] . Cell Immunol, 2014, 290 (1): 72–79.

[39] ZEKZER D, WONG F S, AYALON O, et al. GAD–reactive $CD4^+$ Th1 cells induce diabetes in NOD/SCID mice [J] . J Clin Invest, 1998, 101 (1): 68–73.

[40] YOON J W, JUN H S. Cellular and molecular pathogenic mechanisms of insulin–dependent diabetes

mellitus［J］. Ann N Y Acad Sci，2001，928：200-211.

［41］WONG F S，JANEWAY C A JR .Insulin-dependent diabetes mellitus and its animal models［J］. Curr Opin Immunol，1999，11（6）：643-647.

［42］HAWKES C J，SCHLOOT N C，MARKS J，et al. T-cell line sreactive to an immunodominant epitope of the tyrosine phosphatase-like autoantigen IA-2 in type 1 diabetes［J］. Diabetes，2000，49（3）：356-366.

［43］BONIFACIO E，LAMPASONA V，GENOVESE S，et al. Identification of protein tyrosine phosphatase-like IA-2（I slet cell antigen512）as the insulin dependent diabetes-related 37/40 Kauto antigen and a targe to fislet-cell antibodies［J］. J Immunol，1995，155（11）：5419-5426.

［44］NotkinsALandLernmarkA.Autoimmune type1 diabetes：resolved and unresolved issues［J］. J Clin Invest，2001，108：1247-1252.

［45］YOON J W，JUN H S，SANTAMARIA P S.Cellular and molecular mechanisms for the initiation and progression of-cell destruction resulting from the collaboration between macrophages and T cells［J］. Autoimmunity，1998，27：109-122.

［46］SALOMON B，BLUESTONE J A.Complexities of CD28/B7：CTLA-4 costimulatory pathways in autoimmunity and transplantation［J］. Annu Rev Immunol，2001，19：225-252.

［47］WONG F S，VISINTIN I，WEN L，et al. CD8 T cell clones from young nonobese diabetic（NOD）islets cantransfer rapid onset of diabetes in NOD mice in the absence of CD4cells［J］. J Exp Med，1996，183（1）：67-76.

［48］SUX，HU X O，KRISTAN J M，et al. Signiacant role for fas in the pathogenesis of autoimmune diabetes［J］. J Immunol，2000，164（5）：2523-2532.

［49］HAYAN S，GUILLERMO A A.Regulatory natural killer T cells protect against spontaneous and recunent type 1 diabetes［J］. Ann N Y Acad Sci，2002，958：77-88.

［50］O'HERRIN S M，SLANSKY J E，TANG Q，et al. Antigen-specific blockade of T cells in vivo using dimeric MHC peptide［J］. J Immunol，2001，167（5）：2555-2560.

［51］CASARES S，BONA C A，BRUMEANU T D.Enzymati cally mediated engineering of multivalent MHC class II-peptidechimeras［J］. Protein Eng，2001，14：195-200.

［52］EMMA L M，JEFFREY A B.Immunotherapy of insulin-dependent diabetes mellitus［J］. Current Opinionin Immunology，2002，14：652-659.

［53］BACH J F，CHATENOUD L. Tolerance to islet autoantigens in type 1 diabetes［J］. Annu Rev Immunol，2001，19：131-161.

［54］TISCH R，WANG B，WEAVER D J，et al. Antigen-specific mediated suppression of beta cell autoimmunity by plasmid DNA vaccination［J］. J Immunol，2001，166（3）：2122-2132.

［55］MATSUMOTO Y，JEE Y，SUGISAKI M.Successful TCR based immune therapy for autoimmune emyocarditis with DNA vaccines after rapid identification of pathogenic TCR［J］. J Immunol，2000，164（4）：2248-2254.

［56］BACH J F，CHATENOUD L. Ahistorical view from thirty eventful years of immune therapy in autoimmune diabetes［J］. Semin Immunol，2011，23（3）：174-181.

［57］STECK A K，REWERS M J.Genetics of type 1 diabetes［J］. Clin Chemistry，2011，57（2）：176-185.

［58］SZABLEWSKI L.Role of immune systemin type 1 diabetes mellitus pathogenesis［J］. Int Immunopharmacol，2014，22（1）：182-191.

［59］GOLDBERG R，RUBINSTEIN A M，GIL N，et al. Role of heparanse-drivrn inflammatory cascade in pathogenesis of diabetic nephropathy［J］. Diabetes，2014，63（12）：4302-4313.

［60］BITAN M，WEISS L，REIBSTEIN I，et al. Heparanse upregulates Thecytokines ameliorating experimental autoimmune encephalitis [J]. Mol Immunol, 2010, 47 (10): 1890-1898.

[61] BRODIE G M, WALLBERG M, SANTAMARIA P, et al. B-cells promote intra-isletCD8+ cytotoxic T-cell survival to enhance type 1 diabetes [J]. Diabetes, 2008, 57 (4): 909-917.

[62] GARG G, TYLER J R, YANG J H, et al. Type 1 diabetes associated IL2R A variation lowers IL-2 signaling and contributes to diminished CD4+CD25+ regulatory T cell function [J]. J Immunol, 2012, 188 (9): 4644-4653.

[63] HARTEMANN A, BOURRON O. Interleukin-2 and type 1 diabetes: new therapeutic perspectives [J]. Diabetes Metab, 2012, 38 (5): 387-391.

[64] ANGUELA X M, TAFURO S, ROCA C, et al. Nonviral-mediated hepatic expression of IGF-I increases Treg levels and suppresses autoimmune diabetes in mice [J]. Diabetes, 2013, 62 (2): 551-560.

[65] MANDRUP-POULSEN T, PICKERSGILL L, DONATH M Y.Blockade of interleukin 1 in type 1 diabetes mellitus [J]. Nat Rev Endocrinol, 2010, 6 (3): 158-166.

[66] VOLAREVIC V, AL-QAHTANI A, ARSENIJEVIC N, et al. Interleukin 1 receptor antagonist (IL-1Ra) and IL-1Ra producing mesenchymal stem cells asmodulators of diabetogenesis [J]. Autoimmunity, 2010, 43 (4): 255-263.

[67] PADGETT L E, BRONIOWSKA K A, HANSEN P A, et al. The role of reactive oxygen species and proin flammatory cytokines in type 1 diabetes pathogenesis [J]. Ann N Y Acad Sci, 2013, 1281: 16-35.

[68] BETTINI M L, PAN F, BETTINI M, et al. Loss of epigenetic modification driven by the Foxp3 transcription factor leads to regulatory T cell insufficiency [J]. Immunity, 2012, 36 (5): 717-730.

[69] SAXENA A, DESBOIS S, CARRIÉ N, et al. Tc17 CD8+T cells potentiate Th1-mediated autoimmune diabetes in amouse model [J]. J Immunol, 2012, 189 (6): 3140-3149.

[70] MILOVANOVIC M, VOLAREVIC V, RADOSAVLJEVIC G, et al. IL-33/ST2 axis in inflammation and immune pathology [J]. Immunol Res, 2012, 52 (1-2): 89-99.

[71] SHARIF S, ARREAZA G A, ZUCKER P, et al. Regulatory natural killer T cells protect against spontaneous and recurrent type 1 diabetes [J]. Ann N Y Acad Sci, 2002, 958: 77-88.

[72] SUBRAMANIAN L, BLUMENFELD H, ROHN R, et al. NKT cells stimulated by long fatty acyl chains sulfatides significantly reduce the incidence of type 1 diabetes in nonobese diabeticmice [corrected][J]. PloS One, 2012, 7 (5): e37771.

[73] ABDUL-AZIZ K K, TUORKEY M J.Targeting tumor necrosis factor alpha (TNF-α) in diabetic rats could approve avenues for an efficient strategy for diabetic therapy [J]. Diabetes Metab Syndr, 2012, 6 (2): 77-84.

[74] YEUNG W C, AL-SHABEEB A, PANG C N, et al. Children with islet autoimmunity and enterovirus infection demonstratead is tinctcy to kine profile [J]. Diabetes, 2012, 61 (6): 1500-1508.

[75] NICHOLAS D, ODUMOSU O, LANGRIDGE W H.Autoantigen based vaccines for type 1 diabetes [J]. Discov Med, 2011, 11 (59): 293-301.

[76] BETTINI M, CASTELLAW A H, LENNON G P, et al. Prevention of autoimmune diabetes by ectopic pancreatic β-cell expression of interleukin-35 [J]. Diabetes, 2012, 61 (6): 1519-1526.

[77] ÉNÉE É, KRATZER R, ARNOUX J B, et al. ZnT8 is a major CD8+ T cell recognized autoantigen in pediatric type 1 diabetes [J]. Diabetes, 2012, 61 (7): 1779-1784.

[78] SCOTTO M, AFONSO G, LARGER E, et al. Zinc transporter (ZnT) 8 (186-194) is an immuno dominant CD8+ T cell epitope in HLA-A2+type 1 diabetic patients [J]. Diabetologia, 2012, 55 (7): 2026-2031.

[79] GRIECO F A, VENDRAME F, SPAGNUOLO I, et al. Innate immunity and the pathogenesis of type 1 diabetes

[J]. Semin Immunopathol, 2011, 33 (1): 57-66.

[80] EHLERS M, PAPEWALIS C, STENZEL W, et al. Immuno regulatory natural killer cells suppress autoimmunity by down-regulating antigen-specific CD8$^+$T cell sinmice [J]. Endocrinology, 2012, 153 (9): 4367-4379.

[81] ANGSTETRA E, GRAHAM K L, ZHAO Y, et al. An indirect role for NK cells in aCD4 (+) T-cell-dependent mouse mode l of type I diabetes [J]. Immunol Cell Biol, 2012, 90 (2): 243-247.

[82] MEAGHER C, BEILKE J, ARREAZA G, et al. Neutralization of interleukin-16 protects nonobese diabetic mice fromau to immune type 1 diabetes by a CCL4-dependent mechanism [J]. Diabetes, 2010, 59 (11): 2862-2871.

[83] GUR C, PORGADOR A, ELBOIM M, et al. The activating receptor NKp46 is essential for the development of type 1 diabetes [J]. Nat Immunol, 2010, 11 (2): 121-128.

[84] REDONDO M, JEFFREY J, FAIN P R, et al. Concordance for islet autoimmunity among monozygotictwins [J]. N Engl J Med, 2008, 359 (26): 2849-2850.

[85] D T O Mainardi-Novo, A S Santos, R T Fukui, et al. The PTPN 221858 Tallelebutnotvariants in the proximal promoter region of IL-21geneis associated with the susceptibility to type 1 diabetes and the presence of autoanti bodies in a Brazilian cohort [J]. Clin Exp Immunol, 2013, 172 (1): 16-22.

[86] SUGIHARA S.Genetic susceptibility of childhood type 1 diabetes mellitusin Japan [J]. Pediatr Endocrinol Rev, 2012, 10 Suppl 1: 62-71.

[87] HUSSEIN A G, MOHAMED R H, ALGHOBASHY A A.Synergism of CYP2R1 and CYP27B1 polymorphisms and susceptibility to type 1 diabetes in Egyptian children [J]. Cell Immunol, 2012, 279 (1): 42-45.

[88] JAÏDANE H, SANÉ F, HIAR R, et al. Immunology in the clinicre viewseries: focus on type 1 diabetes and viruses: enterovirus, thymus and type 1 diabetes pathogenesis [J]. Clin Exp Immunol, 2012, 168 (1): 39-46.

[89] HOBER D, SANE F, JAÏDANE H, et al. Immunology in the clinicre viewseries: focus on type 1 diabetes and viruses: role of antibodies enhancing the infection with Coxsackievirus-Binthe pathogenesis of type 1 diabetes [J]. Clin Exp Immunol, 2012, 168 (1): 47-51.

[90] GOMEZ-TOURINO I, ARIF S, EICHMANN M, et al. T cells in type 1 diabetes: instructors, regulators and effectors: a comprehensive review [J]. J Autoimmun, 2016, 66: 7-16.

[91] PHILLIPS J M, PARISH N M, RAINE T, et al. Type 1 diabetes development requires both CD4$^+$ and CD8$^+$ T cells and can be reversed by non-depleting antibodies targeting both T cell populations [J]. Rev Diabet Stud, 2009, 6 (2): 97-103.

[92] MFARREJ B, KEIR M, DADA S, et al. Anti-CD3 mAb treatment cures PDL1-/-.NOD mice of diabetes but precipitates fatal myocarditis [J]. Clin Immunol, 2011, 140 (1): 47-53.

[93] HU C, DING H, ZHANG X, et al. Combination treatment with anti-CD20 and oral anti-CD3 prevents and reverses autoimmune diabetes [J]. Diabetes, 2013, 62 (8): 2849-2858.

[94] CHATENOUD L.Immune therapy for type 1 diabetes mellitus-what is unique about anti-CD3 antibodies? [J]. Nat Rev Endocrinol, 2010, 6 (3): 149-157.

[95] KORNETE M, MASON E S, PICCIRILLO C A. Immune Regulation in T1D and T2D: prospective role of Foxp3+Treg cells indisease pathogenesis and treatment [J]. Front Endocrinol (Lausanne), 2013, 4: 76.

[96] JAIN N, MIU B, JIANG J K, et al. CD28 and ITK signals regulate autoreactive T cell trafficking [J]. Nat Med, 2013, 19 (12): 1632-1637.

[97] DWYER C J, WARD N C, PUGLIESE A, et al. Promoting immune regulation in type 1 diabetes using

low-dose interleukin-2 [J] . Curr Diab Rep, 2016, 16 (6): 46.

[98] PHAM M N, VONHERRATH M G, VELA J L.Antigen-specific regulatory T cells and low dose of IL-2 in treatment of type 1 diabetes [J] . Front Immunol, 2015, 6 (3): 651.

[99] ELKHATIB M M, SAKUMA T, TONNE J M, et al. Beta-Cell targeted blockage of PD 1 and CTLA4 pathways prevents development of autoimmune diabetes and acute allogeneic islet srejection [J] . Gene Ther, 2015, 22 (5): 430-438.

[100] WALLBERG M, COOKE A.Immuneme chanisms in type 1 diabetes [J] . Trends Immunol, 2013, 34 (12): 583-591.

[101] VANGASSEN N, STAELS W, VAN OVERMEIRE E, et al. Concise review: macrophages: versatilegate keepers during pancreatic beta-cell development, injury, and regeneration [J] . Stem Cells Transl Med, 2015, 4 (6): 555-563.

[102] NOBLE A, MEHTA H, LOVELL A, et al. IL-12 and IL-4a ctivatea CD 39-dependent intrinsic peripheral tolerance mechanis min CD8 (+) T cells [J] . Eur J Immunol, 2016, 46 (6): 1438-1448.

[103] HUANG H, LIU J, HAO H, et al. Preferred M 2 polarization by ASC-based hydrogel accelerate dangiogenesis and myogenesis involume tric muscle loss rats [J] . Stem Cells Int, 2017, 2017: 2896874.

[104] STEFATER J A 3rd, REN S, LANG R A, et al. Metchnik off 'spolice men: macrophages in development, homeostasis and regeneration [J] . Trends Mol Med, 2011, 17 (12): 743-752.

[105] BRISSOVA M, AAMODT K, BRAHMACHARY P, et al. Isletmicro environment, modulated by vascular endothelial growthf actor-Asignaling, promotes beta cell regeneration [J] . Cell Metab, 2014, 19 (3): 498-511.

[106] XIAO X, GAFFAR I, GUO P, et al. M2 macrophages promote beta-cell proliferation by up-regulation of SMAD7 [J] . Proc Natl Acad Sci USA, 2014, 111 (13): E1211-E1220.

[107] MORETTA L, MONTALDO E, VACCA P, et al. Human natural killer cells: origin, receptors, function, and clinical applications [J] . Int Arch Allergy Immunol, 2014, 164 (4): 253-264.

[108] BRAUNER H, ELEMANS M, LEMOS S, et al. Distinct pheno type and function of NK cells in the pancreas of nonobese diabetic mice [J] . J Immunol, 2010, 184 (5): 2272-2280.

[109] GUR C, PORGADOR A, ELBOIM M, et al. The activating receptor NKp46 is essential for the development of type 1 diabetes [J] . Nat Immunol, 2010, 11 (2): 121-128.

[110] FRAKER C, BAYER A L.The expanding role of natural killer cells in type 1 diabetes and immune therapy [J] . Curr Diab Rep, 2016, 16 (11): 109.

[111] TRIPATHI D, VENKATASUBRAMANIAN S, CHEEKATLA S S, et al. ATLR9 agonist promotes IL-22-dependent pancreati cislet allograft survivalin type 1 diabetic mice [J] . Nat Commun, 2016, 7: 13896.

[112] VANLUMMEL M, VAN VEELEN P A, DERU A H, et al. Dendritic cells guide islet autoimmunity through are stricted and uniquely processed peptidome presented by high-risk HLA-DR [J] . J Immunol, 2016, 196 (8): 3253-3263.

[113] MOREL P A.Dendritic cells ubsetsin type 1 diabetes: friendorfoe ? [J] . Front Immunol, 2013, 4: 415.

[114] DIANA J, GAHZARIAN L, SIMONI Y, et al. Innate immunity in type 1 diabetes [J] . Discov Med, 2011, 11 (61): 513-520.

[115] SAXENA V, ONDR J K, MAGNUSEN A F, et al. The countervailing actions of myeloid and plasmacytoid dendritic cells control autoimmune diabetes in the nonobese diabetic mouse [J] . J Immunol, 2007, 179 (8): 5041-5053.

[116] 张路宁，王重建，刘晓田，等. 酪氨酸蛋白激酶-2 基因多态性与河南农村汉族人群 2 型糖尿病的关系 [J]. 郑州大学学报（医学版），2016，51（1）：43-47.

[117] KOSTIC A D，GEVERS D，SILJANDER H，et al. The dynamics of the human infant gutmicrobiomein development and in progression toward type 1 diabetes [J]. Cell Host Microbe，2015，17（2）：260-273.

[118] CLAUSEN T D，BERGHOLT T，BOUAZIZ O，et al. Broad-spectrum antibiotic treatment and subsequent childhood type 1 diabetes：anation wided anish cohort study [J]. PLoS One，2016，11（8）：e0161654.

[119] 危新俊，杜秀娟，王从容，等. 应用高分辨率熔解曲线分析和焦磷酸测序技术快速筛查线粒体糖尿病的 MT3243A > G 突变 [J]. 中华医学遗传学杂志，2016，33（4）：447-451.

[120] 刘颖，宋福英，叶雪，等.2 例新生儿糖尿病患者致病基因型及疗效分析 [J]. 中国医刊，2015，50（8）：63-67.

[121] 杨文利，魏惠琴，徐子迪，等. 婴幼儿糖尿病 27 例 *KCNJ11* 基因突变分析 [J]. 中华糖尿病杂志，2013，5（4）：203-208.

[122] 任力，杨文利，闫洁，等. 婴儿期起病的 1 型糖尿病患儿 12 例 ATP 敏感性钾通道基因突变分析 [J]. 中华实用儿科临床杂志，2016，31（8）：579-583.

[123] SCHREINER F，PLAMPER M，DUEKER G，et al. Infancy-onset TIDM，short stature，and severe immunodys regulation in two siblings with a homozygous lrbamutation [J]. JClin Endocrinol Metab，2016，101（3）：898-904.

[124] 饶翀，肖新华，于淼. 二代测序在单基因糖尿病中的应用 [J]. 中国糖尿病杂志，2017，25（2）：178-180.

[125] KORPELA K，DEVOS W M.Early life colonization of the human gut：microbes matter everywhere [J]. Curr Opin Microbiol，2018，44：70-78.

[126] SENDER R，FUCHS S，MILO R.Revised Estimates for the Number of Human and Bacteria Cell sin the Body [J]. PLoS Biol，2016，14（8）：e1002533.

[127] IMAGAWA A，HANAFUSA T，MIYAGAWA J，et al. Anovelsub type of type 1 diabetes mellitus characterized by a rapid onset and an absence of diabetes related antibodies [J]. N Engl J Med，2000，342（5）：301-307.

[128] IMAGAWA A，HANAFUSA T，UCHIGATA Y，et al. Fulminant type 1 diabetes：anation wide survey in Japan [J]. Diabetes Care，2003，26（8）：2345-2352.

[129] IMAGAWA A，HANAFUSA T，MAKINO H，et al. High titres of IgA antibodies to enterovirus in fulminant type 1 diabetes [J]. Diabetologia，2005，48（2）：290-293.

[130] SHIBASAKI S，IMAGAWA A，TAURIAINEN S，et al. Expression of toll-like receptor sinthe pancreas of recent-onset fulminant type 1 diabetes [J]. Endocr J，2010，57（3）：211-219.

[131] SATOH T，KATO H，KUMAGAI Y，et al. LGP2 is a positive regulator of RIG-I-and MDA5-mediated antiviral responses [J]. Proc Natl Acad Sci USA，2010，107（4）：1512-1517.

[132] AIDA K，NISHIDA Y，TANAKA S，et al. RIG-I and MDA5-initiated innate immunity linked with adaptive immunity accelerates β-cell death in fulminant type 1 diabetes [J]. Diabetes，2011，60（3）：884-889.

[133] KOBAYASHI T，NISHIDA Y，TANAKA S，et al. Pathological changes in the pancreas of fulminant type 1 diabetes and slowly progressive insulin-dependent diabetes mellitus（SPIDDM）：innate immunity in fulminant type 1 diabetes and SPIDDM [J]. Diabetes Metab Res Rev，2011，27（8）：965-970.

[134] AKATSUKA H，YANOY，GABAZZA E C，et al. A case of fulminant type 1 diabetes with coxsackie B4 virus infection diagnosed byelevatedserum levels of neutralizing antibody [J]. Diabetes Res Clin Pract，2009，84（3）：

e50－e52.

［135］TANAKA S，AIDA K，NISHIDA Y，et al. Pathophysiological mechanisms involving aggressive islet cell destruction infulminant type 1 diabetes［J］. Endocr J，2013，60（7）：837－845.

［136］TANAKA S，NISHIDA Y，AIDA K，et al. Enterovirus infection，CXC chemokine ligand 10（C－XCL10），and CXCR3 circuit：a mechanism of accelerated β－cell failure in fulminant type 1 diabetes［J］. Diabetes，2009，58（10）：2285－2291.

［137］ROTONDI M，CHIOVATO L，ROMAGNANI S，et al. Role of chemokines in endocrine autoimmune diseases［J］. Endocr Rev，2007，28（5）：492－520.

［138］SHIBASAKI S，IMAGAWA A，TAURIAINEN S，et al. Expression of toll－like receptors in pancreas of recent－onset fulminant type 1 diabetes［J］. Endocr J，2010，57（3）：211－219.

［139］WANG Z，ZHENG Y，TU Y，et al. Immunological aspects of fulminant type 1 diabetes in Chinese［J］. J Immunol Res，2016：1858202.

［140］HASEDA F，IMAGAWA A，NISHIKAWA H，et al. Antibody to CMRF35－like mole cule 2 CD300e a novel biomarker detectedin patients with fulminant type 1 diabetes［J］. PLoS One，2016，11（8）：e0160576.

［141］李照青，张金苹. 暴发性1型糖尿病患者的患病情况及临床特征［J］. 中华内科杂志，2016，55（11）：849－853.

［142］ENDO T，TAKIZAWA S，TANAKA S，et al. Amylase alpha－2 A autoantibodies：novel marker of autoimmune pancreatitis and fulminant type 1 diabetes［J］. Diabetes，2009，58（3）：732－737.

［143］EIZIRIK D L，MANDRUP－POULSEN T.A choice of death the signal transduction of immune－mediated beta－cell apoptosis［J］. Diabetologia，2001，44（12）：2115－2133.

［144］BESCH R，POECK H，HOHENAUER T，et al. Proapoptotic signaling induced by RIG－I and MDA－5 results in type Ⅰ interferon－independent apoptosis in human me lanoma cells［J］. J Clin Invest，2009，119（8）：2399－2411.

［145］ROEP B O，PEAKMAN M.Diabetogenic T lymphocytes in human type 1 diabetes［J］. Curr Opin Immunol，2011，23（6）：746－753.

［146］MICHELS A W，GOTTLIEB P A.Autoimmune polyglandular syndromes［J］. Nat Rev Endocrinol，2010，6（5）：270－277.

［147］WEINSTOCK C，MATHEIS N，BARKIA S，et al. Autoimmune polyglandular syndrome type 2 shows the same HLA class Ⅱ pattern as type 1 diabetes［J］. Tissue Antigens，2011，77（4）：317－324.

［148］METZGER T C，ANDERSON M S.Control of central and peripheral tolerance by Aire［J］. Immunol Rev，2011，241（1）：89－103.

［149］MACEDO C，EVANGELISTA A F，MAGALHÃES D A，et al. Evidence for a network transcriptional control of promiscuous gene expression in medullary thymic epithelial cells［J］. Mol Immunol，2009，46（16）：3240－3244.

［150］FORNARI T A，DONATE P B，MACEDO C，et al. Age — related deregulation of Aire and peripheral tissue antigen genes in the thymic stroma of nonobese diabetic（NOD）mice is associated with autoimmune type 1 diabetes mellitus（DM — 1）［J］. Mol Cell Biochem，2010，342（1－2）：21－28.

［151］OLIVEIRA E H，MACEDO C，DONATE P B，et al. Expression profile of peripheral tissue antigen genes in medullary thymic epithelial cells（mTECs）is dependent on mRNA levels of autoimmune regulator（Aire）［J］. Immunobiology，2013，218（1）：96－104.

［152］FAN Y，RUDERT W A，GRUPILLO M，et al. Thymus－specific deletion of insulin induces autoimmune diabetes［J］. EMBO J，2009，28（18）：2812－2824.

[153] DANSO－ABEAM D，STAATS K A，FRANCKAERT D，et al. Aire mediates thymic expression and tolerance of pancreatic antigens via an unconventional transcriptional mechanism [J] . Eur J Immunol，2013，43（1）：75－84.

[154] SEACH N，UENO T，FLETCHER A L，et al. The lymphotoxin pathway regulates Aire — independent expression of ectopic genes and chemokin es in thymic stromal cells [J] . J Immunol，2008，180（8）：5384－5392.

[155] PAQUETTE J，VARIN D S，HAMELIN C E，et al. Risk of autoimmune diabetes in APECED：association with short alleles of the5'insulinVNTR [J] . Genes Immun，2010，11（7）：590－597.

[156] CAI C Q，ZHANG T，BRESLIN M B，et al. Both polymorphic variable number of tandem repeats and autoimmune regulator modulate differential expression of insulin in human thymic epithelial cells [J] . Diabetes，2011，60（1）：336－344.

[157] DANIEL C，WEIGMANN B，BRONSON R，et al. Prevention of type 1 diabetes in mice by tolerogenic vaccination with astrongagonist insulin mimetope [J] . J Exp Med，2011，208（7）：1501－1510.

[158] GRUPILLO M，GUALTIEROTTI G，HE J，et al. Essential roles of insulin expression in Aire＋tolerogenicdendritic cells in maintaining peripheral self — tolerance of islet β－cells [J] . Cell Immunol，2012，273（2）：115－123.

[159] HINTERBERGER M，AICHINGER M，PRAZERES DA COSTA O，et al. Autonomous role of medullary thymice pithelial cells in central $CD4^+$ T cell tolerance [J] . Nat Immunol，2010，11（6）：512－519.

[160] SUN J，FU H，WU J，et al. Macrophages overexpressing Aire induce CD4（＋）Foxp3（＋）T cells [J] . Mol Med Rep，2013，7（1）：159－165.

[161] SAKAGUCHI S，YAMAGUCHI T，NOMURA T，et al. Regulatory T cells and immune tolerance [J] . Cell，2008，133（5）：775－787.

[162] GARDNER J M，DEVOSSJJ，FRIEDMANRS，et al. Deletional tolerance mediated by extrathymic Aire－expressing cells [J] . Science（New York，N. Y.），2008，321（5890）：843 — 847.

[163] YIP L，SU L，SHENG D，et al. Deaf 1 is of orms control the expression of genes encoding peripheral issue antigens in the pancreatic lymphnodes during type 1 diabetes [J] . Nat Immunol，2009，10（9）：1026－1033.

[164] GARDNER J M，METZGER T C，MCMAHON E J，et al. Extrathymic Aire－expressing cells are a distinct bone marrow－derived population that induce functional inactivation of $CD4^+$ T cells [J] . Immunity，2013，39（3）：560－572.

[165] 张晓川，孙宝，周政，等 . 转移核糖核酸相关失调与 2 型糖尿病发病机制研究进展 [J] . 药学进展，2019，43（2）：127－132.

[166] 孙宝，张伟 .DNA 甲基化与 2 型糖尿病发病机制研究进展 [J] . 药学进展，2017，41（8）：614－618.

[167] 张黎明，高凌 . 炎症细胞因子在 2 型糖尿病发病机制中的研究进展 [J] . 重庆医学，2016，45（8）：1113－1116.

[168] 刘向荣，朴春丽，米佳，等 . 内质网应激在 2 型糖尿病发病机制中的研究进展 [J] . 中国实验诊断学，2016，20（7）：1193－1197.

[169] 高静，段畅，李丽娟 .2 型糖尿病发病机制的研究进展 [J] . 医学综述，2015（21）：3935－3938.

[170] 高珊，李瑞，田环环，等 . HPA 轴与 2 型糖尿病发病机制相关性的研究 [J] . 湖北中医药大学学报，2015，17（1）：113－116.

[171] 王婧，庄朋伟，张艳军 . 神经炎症在 2 型糖尿病脑病发病机制中作用的研究进展 [J] . 现代药物与临床，2015，30（4）：470－474.

[172] 孙琳琳 .2 型糖尿病和腹型肥胖临床相关性观察 [J] . 糖尿病新世界，2014（19）：48.

[173] 尚婧晔，余倩．肠道菌群与2型糖尿病相关性的研究进展[J]．中国微生态学杂志，2014，26(12)：1471-1475.

[174] 陈夏明，姚敏.2型糖尿病患者铁代谢指标的变化及意义[J]．山东医药，2014(41)：34，44.

[175] 李少卿，王坚．甲状腺功能亢进患者胰岛素分泌功能和胰岛素抵抗的变化[J]．广东医学，2014，35(24)：3871-3872.

[176] 陆菊明．胰岛素抵抗与2型糖尿病的发生发展[J]．药品评价，2014，11(23)：12-15，40.

[177] 沙立萍，梁海艳，雷红．血清25-羟维生素D水平与2型糖尿病的相关性分析[J]．宁夏医学杂志，2015，37(3)：244-245.

[178] 郑茂．甲状腺激素导致糖代谢异常机制的研究进展[J]．临床与病理杂志，2015，35(2)：314-318.

[179] 丁云飞，孙曙光，刘肖梅．白细胞介素-4基因多态性与糖尿病的相关研究进展[J]．中国医学创新，2015(12)：150-153.

[180] 郭超，尚文斌.2型糖尿病患者内脏型肥胖与胰岛素抵抗的相关性研究进展[J]．现代中西医结合杂志，2015(15)：1702-1704.

[181] 李涛，傅继华，王天莹．外周5-羟色胺在胰岛素抵抗中的作用研究进展[J]．药学进展，2015，39(2)：113-118.

[182] 诸进晋，毛水龙.miRNA与糖尿病及其并发症综述[J]．黑龙江医药，2015(3)：460-464.

[183] 毕振单．血清CA19-9水平与2型糖尿病相关性的研究进展[J]．人人健康，2019(20)：300.

[184] 廖明钰，吴军，李行，等．女性2型糖尿病患者血浆Asprosin与糖脂代谢相关性分析[J]．西部医学，2019，31(10)：1558-1563.

[185] 钟丽娣，池莲祥，聂雷，等．维生素D与胰岛细胞功能关系的研究进展[J]．中国现代医生，2015(12)：157-160.

[186] 王柳明，陈文凤，刘建兵，等.HCMV感染对2型糖尿病糖代谢的影响研究[J]．中华医院感染学杂志，2019，29(10)：1500-1503.

[187] 郑彦彦，邵艳艳，王绍金，等．慢性丙型肝炎与2型糖尿病关系探讨[J]．糖尿病新世界，2015，35(18)：190-192.

[188] 陈丽，陈瑞，梁凤霞，等．NF-κB信号通路与胰岛素抵抗[J]．华中科技大学学报(医学版)，2015(5)：608-611.

[189] 任红．胰高血糖素在2型糖尿病发病中的作用[C]//中华中医药学会．第十五届国际络病学大会论文集.2019：142-144.

[190] 王赞滔，杨文．幽门螺杆菌感染在空腹糖受损/糖耐量减低和糖尿病患者中的变化[J]．临床消化病杂志，2018，30(6)：352-355.

[191] 邬丹，刘宏，李申恒．尿酸与2型糖尿病代谢紊乱及危险因素分析[J]．南方医科大学学报，2011，31(3)：544-547.

[192] 柳红芳，陶飞宝.2型糖尿病合并脂代谢紊乱与血压、肥胖、并发症相关性的研究[J]．中国当代医药，2010，17(23)：7-8，15.

[193] 龚娅婷，张璐妮，邵玉，等．脂代谢紊乱引起的胞外高5'-AMP水平在2型糖尿病中的作用[J]．吉林医药学院学报，2017，38(2)：141-144.

[194] 洪楠超，胡承．青少年与儿童糖尿病[J]．中国糖尿病杂志，2016，24(5)：468-471.

[195] 莫宝庆，陈荣华．儿童糖尿病病因及发病机制的研究进展[J]．国外医学(儿科学分册)，2001，28(2)：83-86.

[196]周会杰.糖尿病青少年 IMT 与 APN、hs-CRP 及胰岛素抵抗的关系[J].继续医学教育，2019，33(12)：63-64.

[197]邹丹，胡陶，谢坚.儿童青少年 1 型糖尿病研究进展[J].中国糖尿病杂志，2019，27(9)：715-717.

[198]SZABLEWSKI L. Role of immune system in type 1 diabetes mellitus pathogenesis. Int Immunopharmacol，2014，22(1)：182 - 191.

[199]陶桂香，徐洋.1 型糖尿病发病机制及治疗研究[J].中国免疫学杂志，2015(10)：1297-1303.

[200]马宁，朱永宁.妊娠期糖尿病的发病机制和最新研究进展[J].智慧健康，2019，5(22)：62-64，67.

[201]袁宁霞，翟罕，杜冬青，等.妊娠期糖尿病发病机制研究进展[J].广西医科大学学报，2019，36(2)：321-324.

[202]邱淑芬，姜云.妊娠期糖尿病流行病学特征及危险因素和预防措施分析[J].中国预防医学杂志，2019，20(5)：451-454.

[203]李伟，唐波.葡萄糖激酶基因多态性与妊娠期糖尿病遗传易感性的关系[J].山东医药，2009，49(15)：3-4.

[204]朱自强，曹芳，张铭，等.脂肪细胞因子水平在妊娠期糖尿病中的异常变化[J].现代医药卫生，2018，34(22)：3445-3446，3450.

[205]邓琼，黄利川，陈春丽，等.孕期尿碘、TPOAB、FT4、TSH 与妊娠期糖尿病患者胰岛素抵抗的相关性分析[J].中国产前诊断杂志(电子版)，2018，10(4)：48-52.

[206]朱明慧，向菲.妊娠糖尿病患者胰岛素敏感性及胰岛功能的研究[J].贵州医药，2015(11)：1028-1030.

[207]杨慧霞.妊娠期糖尿病：胰岛 β 细胞功能再评价[J].药品评价，2017，14(21)：5-6，14.

[208]WU N N，ZHAO D，MA W，et al. A genome-wide association study of gestational diabetes mellitus in Chinese women[J]. J Matern Fetal Neonatal Med，2021，34(10)：1557-1564.

[209]魏文文，王欣，谭贵琴，等.妊娠期糖尿病易感基因研究进展[J].聊城大学学报(自然科学版)，2020，33(3)：105-110.

[210]苏冬雪.成人隐匿性自身免疫性糖尿病(LADA)自身免疫性抗体诊断效能的 meta 分析[D].长春：吉林大学，2017.

[211]CARLSSON S.Etiology and Pathogenesis of Latent Autoimmune Diabetes in Adults(LADA) Compared to Type 2 Diabetes.[J]. Front Physiol，2019，26(10)：320.

[212]GUGLIELMI C，PALERMO A，POZZILLI P.Latent autoimmune diabetes in the adults(LADA) in Asia：from pathogenesis and epidemiology to therapy[J]. Diabetes Metab Res Rev，2012，28 suppl 2：40-46.

[213]应金奕，沈旭慧.成人隐匿性自身免疫性糖尿病及其机制研究进展[J].现代免疫学，2015，35(4)：345-347，298.

[214]中华医学会糖尿病学分会.中国 2 型糖尿病防治指南(2017 年版)[J].中国实用内科杂志，2018，38(4)：292-344.

[215]肖新华.由特殊类型糖尿病谈未来糖尿病分型[J].医学研究杂志，2018，47(6)：1-2.

[216]王彤，肖新华.青少年发病的成人型糖尿病[J].中国实用儿科杂志，2015，30(10)：757-761.

[217]中华医学会糖尿病学分会.线粒体基因突变糖尿病的现状及筛查与诊治的建议[J].中华医学杂志，2005，85(28)：1951-1956.

[218]GREELEY S A，NAYLOR R N，PHILIPSON L H，et al. Neonatal diabetes：an expanding list of genes allows

for improved diagnosis and treatment［J］. Curr Diab Rep，2011，11（6）：519–532.

［219］MUSSO C，COCHRAN E，MORAN S A，et al. Clinical course of genetic diseases of the insulin receptor（type A and Rabson–Mendenhall syndromes）：a 30–year prospective［J］. Medicine（Baltimore），2004，83（4）：209–222.

［220］BEDOWRA Z，JEBUN N，SAMIN T，et al. Fibrocalculous pancreatic diabetes in Bangladeshi children and adolescents–a not so rare form of secondary diabetes［J］. Int J Diabetes Devc，2018，38（2）：153–157.

［221］MACMURRAY A J，MORALEJO D H，KWITEK A E，et al. Lymphopenia in the BB rat model of type 1 diabetes is due to a mutation in a novel immune–associated nucleotide（Ian）–related gene［J］. Genome Res，2002，12（7）：1029–1039.

［222］虞睿琪，付俊玲，肖新华．特殊类型糖尿病的临床识别［J］．中国实用内科杂志，2020，40（1）：19–24.

［223］罗万宇．《黄帝内经》消渴探析［J］．山东中医药大学学报，2018，42（4）：292–295.

［224］孙孝忠．《黄帝内经》对糖尿病的认识［J］．光明中医，2011，26（7）：1313–1314.

［225］高思华．中医基础理论［M］．北京：人民卫生出版社，2012.

［226］林兰．现代中医糖尿病学［M］．北京：人民卫生出版社，2007.

［227］魏军平．林兰教授糖尿病三型辨证学术思想渊源与临床经验整理研究［D］．北京：中国中医科学院，2012.

［228］杜立娟．半夏泻心汤对 RIN–m5F 胰岛细胞凋亡的影响及其机制研究［D］．北京：中国中医科学院，2017.

［229］袁慧婵．2 型糖尿病的常见证候与腹证特点及其相关性研究［D］．北京：北京中医药大学，2018.

［230］张洪梅．糖尿病（消渴）中医病因病机及治疗研究［J］．世界最新医学信息文摘，2018，18（87）：155–161.

［231］晏和国，杨博，侯建婷，等．情志因素与糖尿病的关系探讨［J］．世界最新医学信息文摘，2017，17（34）：10–11.

［232］文艺．论情志对消渴的影响及临床治疗［D］．沈阳：辽宁中医药大学，2016.

［233］曾珺．糖尿病的中医认识及辨证论治［J］．吉林中医药，2016，36（3）：228–232，266.

［234］王元珍．老年糖尿病中医证治规律研究［D］．南京：南京中医药大学，2015.

［235］顾亦斌，徐建云．近现代中医对消渴的病因病机的认识［J］．四川中医，2014，32（8）：31–33.

［236］朱琳琳．中医药治疗糖尿病研究进展［D］．北京：北京中医药大学，2013.

［237］贾海骅，赵红霞，赵凯维，等．探讨糖尿病（消渴）中医病因病机［J］．中国中医基础医学杂志，2012，18（1）：22–25.

［238］张燕，王镁．中医之脾在糖尿病中的发病机制浅探［J］．中医药信息，2012，29（2）：6–7.

［239］孙世宁．老年糖尿病中医证型分布研究［D］．济南：山东中医药大学，2012.

［240］贾春华，刘宝山．中医对糖尿病发病机制索微［J］．承德医学院学报，2002，19（2）：116–117.

［241］詹锐文．糖尿病血瘀产生机理的探讨［C］//第四届全国糖尿病（消渴）学术研讨会论文集．1997：3.

［242］冯兴中．基于"气虚生毒"学说论糖尿病的防治［J］．中医杂志，2016，57（12）：1023–1026.

［243］林寓淞，张再良，周里钢．基于系统生物学探讨中医气化学说在糖尿病的应用［J］．世界中医药，2015，10（5）：780–783.

［244］郭赫，倪青．"运脾法"在糖调节受损截断扭转中的作用［J］．环球中医药，2019，12（7）：1062–1064.

［245］薛谋建，石岩，杨宇峰．试论脾虚是消渴的始动因素［J］．辽宁中医药大学学报，2017，19（4）：60－62.

［246］许成群，王元，孙永亮．糖尿病“肾虚致消”理论及其应用［J］．国医论坛，2013，28（4）：12－14.

［247］郭慧娟，冯蕾．从肾虚血瘀论治老年糖尿病［J］．吉林中医药，2012，32（8）：761－762.

［248］杨倩，张娜，李鹏，等．柴胡消脂方治疗气滞血瘀型非酒精性脂肪肝性肝病临床研究［J］．四川中医，2016，34（3）：92－93.

［249］穆杰，王庆国，王雪茜，等．论肝郁生痰为非酒精性脂肪肝病机［J］．环球中医药，2017，10（1）：34－36.

［250］叶建洪．中西医结合治疗肝郁气滞型2型糖尿病胰岛素抵抗临床观察［J］．浙江中医杂志，2011，46（11）：824.

［251］杨丽萍，王米渠，孙丽婷，等．肾虚糖尿病家系中的血瘀证研究［J］．中华中医药杂志，2006，21（8）：476－478.

［252］韩玉萍．糖尿病双生子肾虚血瘀证的表观遗传研究［D］．成都：成都中医药大学，2010.

［253］李聪．肝郁证模型大鼠高泌乳素及神经－内分泌－免疫机制和相关方药的作用［D］．北京：北京中医药大学，2017.

［254］唐怡，吴哲．2型糖尿病患者神经－内分泌－免疫网络紊乱的情况及意义［J］．中国现代药物应用，2017，11（13）：54－55.

［255］尹璐．分析2型糖尿病患者神经－内分泌－免疫网络紊乱情况及其临床意义［J］．世界最新医学信息文摘（连续型电子期刊），2016，16（3）：52，55.

［256］于淼，朴春丽，南征，等．2型糖尿病胰岛素抵抗的肝内炎症发病机制与毒损肝络病机理论的相关性探讨［J］．中国中西医结合杂志，2006，26（11）：1032－1034.

［257］范俊德，廖晓刚．老年糖尿病“久病”病机初探［J］．新中医，2008，40（7）：107.

［258］赵秀，彭欢，岳万序，等．从痰湿论证肥胖与胰岛素抵抗的关系［J］．世界最新医学信息文摘（连续型电子期刊），2019，19（16）：90－91.

［259］孙晓波，石岩，石光．论痰湿辨消渴［J］．辽宁中医杂志，2014，41（4）：661－662.

［260］于少丽，李娜，樊杰．《内经》六郁致消学说下消渴机分析及开郁法体会［J］．四川中医，2019，37（8）：11－13.

［261］刘巨海．消渴阴虚燥热病机学说新解［J］．四川中医，2014，32（6）：54－55.

［262］李小娟，朱国茹．“阳虚致消”学说对2型糖尿病胰岛素抵抗的意义及思考［J］．中医研究，2005，28（11）：4－7.

［263］徐灿坤．从元气学说看消渴本质［J］．实用中医内科杂志，2010，24（11）：3－4.

［264］许成群，王元，孙永亮．糖尿病“浊毒致消”理论及其应用［J］．世界中西医结合杂志，2013，8（3）：299－301.

［265］王旭，朱垚，陆明．周仲瑛“瘀热致消”学术思想探究［J］．中医杂志，2009，50（3）：206－207.

PART TWO

临床篇

第四章　糖尿病现代医学研究进展

第一节　糖尿病概念的形成与发展

随着现代社会发展和生活水平的日益提高，糖尿病已成为我国常见的慢性病之一。现代医学关于糖尿病的定义：以慢性高血糖为特征的一组异质性代谢性疾病，由胰岛素分泌缺陷和（或）胰岛素作用缺陷所引起，以慢性高血糖伴碳水化合物、脂肪和蛋白质的代谢障碍为特征。在现代医学的语境下审视糖尿病这个疾病名称，仅从字面上就能意识到这种病隐含血糖升高、尿糖检测阳性等特征。但事实上，仅是认识到这种疾病表面的含义——尿中含糖，在医学界就花费了数千年的时间。本文从医学史研究的角度，追溯糖尿病命名的历史，旨在进一步丰富和完善疾病背后的人文内涵，加深对疾病和医学的理解。

一、"尿多"概念的形成发展

大多数医史学家在书写糖尿病的历史时，都会追溯到公元前1550年左右记录在古埃及埃伯斯纸草文（Ebers Papyrus）上的古老文献。纸草文（Papyrus）是书写在草本植物根茎上的文字，是重要的古埃及历史文献。埃伯斯纸草文是由德国考古学家乔治·埃伯斯（Georg Ebers，1837—1898）发现的，其中记载了大量的古埃及医学资料。在埃伯斯纸草文中，一位埃及医生Hesy-Ra记载了一种"可以治疗排尿过多"的方法，但目前无法得知这里所谓的排尿过多是指排尿次数增多还是尿量增多。大约在公元前1395年到公元前1122年的殷商时代，我国的甲骨文中亦有关于"尿病"的记载。

西方医学的源头可以追溯到古希腊和古罗马时期的医学，糖尿病的得名亦是起源于此。被誉为"西方医学之父"的希波克拉底（Hippocrates，约公元前460—前377）没有专门在作品中写到糖尿病，但他记述了许多以大量排尿和消瘦为临床表现的病例。来自卡帕多锡阿（Cappadocia）的阿勒特斯（Aretaeus，81—138）很有可能是医学史上第一个使用diabetes来描述这种大量排尿的消耗性疾病的医师。阿勒特斯是罗马医学中灵气学派和折中主义学派的名医，根据他在医书中的记载："这种名为'diabetes'的病，像是来源于希腊语（意为倒酒器或虹吸管），因为液体不再存于身体内，却是用人体作为一个排出途径而已。"阿勒特斯还详实记录了这种疾病给患者带来的痛苦："这是一种可怕的折磨，血肉四肢溶于尿中。患者永远不停地喝水，但排尿是不停歇的，就像是一个双端开口的管道，一旦患者停止饮水哪怕很短的一段时间，嘴巴就会变得焦干，身体也会干燥，内脏就像着了火一样，患者可怜而又痛苦，很快便会在灼烧般的干渴折磨下死去。"

希腊化时代的塞尔萨斯（Aulus Cornelius Celsus，公元前30年—公元50年）是拉丁文医学术语最早的创造者和汇集者，被认为是最伟大的拉丁文医学作家。塞尔萨斯虽然没有直接使用"diabetes"这个疾病名称，但他专门记载了一类排尿量多于饮水量、无痛且消瘦的危险疾病。他特别指出，这一类患者应该注重锻炼，接受按摩治疗，患者的尿液通常是稀薄的，但若尿液变得浓稠，就应该加强治疗。

古罗马名医盖伦（Claudius Galen，138—201）记录他只见过2例“diabetes”患者，考虑到盖伦曾任古罗马皇帝的御医，并在罗马城享有盛名，可以猜想糖尿病或者至少在当时被称为“diabetes”的这类疾病并不是那么常见。盖伦认为“diabetes”是“肾脏虚弱，无法留存住水分”导致的，他将“diabetes”和腹泻进行了类比，称“diabetes”是“尿的腹泻”，并将其称为“hydrops ad matulam”（多尿病）、“dipsakos”（口渴病）。

在古希腊和古罗马，医生对于“diabetes”这种疾病到底指代什么尚未达成共识，因为当时许多医师在谈起“diabetes”时，都会对其做进一步的阐述。鲁弗斯（Rufus，约98—117）为“diabetes”提出一个新名字“leiouria”（多尿症）。卡修斯·费利克斯（Cassius Felix）则解释说：“这种被希腊人叫作‘diabetes’的疾病是因为身体器官的多孔性，使得任何液体都可以通过尿排出。”

盖伦及其同时代的古罗马医生将医学发展推向了新的高峰，尤其是盖伦，这位医学知识的集大成者，被后世医学家尊为西方医学之王。但盖伦的学说带有一定的宗教色彩，被后来的基督教奉为经典。在后来的1500年中，盖伦的医学思想统治着西方世界，尤其是欧洲，关于糖尿病的研究也直到16世纪才有了新突破。

值得一提的是，尽管糖尿病为西医学的疾病诊断，但其与中医消渴的范畴有着极大的重叠。中国现存最早的医书，发掘于马王堆汉墓的《五十二病方》中描述了类似糖尿病的“病脞瘦，多弱（溺），耆（嗜）饮”症状。之后，《黄帝内经》《伤寒杂病论》中对于消渴有更多的研究和论述，其他相关的中医消渴学术史文献颇多，此处不再赘述。

二、“尿甜”概念的形成发展

有关糖尿病患者尿甜的记录最早可追溯至印度医学，但由于印度史学存在着年代学问题，所以很难判定相关的医学文献是哪个时期的作品。《阇逻迦集》（Charaka）相传是迦腻色迦王（Kaniska，100A.D.）的御医所写，也有人推测其成书时间早于公元100年。另一本重要的印度医学文献《妙闻集》（Susruta）成书年代不详，但医史学界推测其成书在公元5世纪之前。在《阇逻迦集》和《妙闻集》中均使用了“Madhumeha”来指代一种症状为甜尿的疾病，并描述蚂蚁会在这类患者的尿液周围聚集，还记载这一类疾病与遗传、肥胖、久坐不动的生活模式和饮食有关。

在公元5—6世纪的中国医书《古今录验方》中有“渴而饮水多，小便数，有脂，似麸片甜者，皆是消渴也”的记载。同时期的日本，也描述了一些患者的尿液可以吸引狗的现象。

在中世纪的波斯，阿维森纳（Avicenna，980—1037）是阿拉伯医学界的杰出代表，他被誉为与希波克拉底、盖伦比肩的医生，他的著作《医典》直到17世纪还被奉为权威性医书。阿维森纳为糖尿病贡献了一个阿拉伯病名，即“aldulab”，意指水轮，他在《医典》中记录了糖尿病患者的贪食、甜尿症状，还提到了与疾病相关的一些并发症，如性功能障碍等。

文艺复兴时期是欧洲文化和思想发展的重要转折点，伴随着宗教、文学、艺术、科学的各种变革，医学界也开始质疑统治了西方医学1000多年的盖伦体系，16世纪，瑞士医生帕拉塞尔萨斯（P.A.T.B.Paracelsus von Hohenheim，1493—1541）便是这场变革中的典型代表。相传他当众焚毁盖伦、阿维森纳等的著作，以示自己对于盲目迷信传统医学行为的反对，他推崇医生回到患者身边，在临床实践中学习，同时，他致力于矿物、金属、炼金术的研究，认为化学及生命的法则主宰着机体的全部功能。他不认同之前那些仅依靠观察尿液就做出诊断的医生，认为用化学方法分析尿液才是今后的发展方向。秉承着这种探索精神，帕拉塞尔萨斯在实验中通过蒸发糖尿病患者的尿液，得到了固态的物质。可惜的是他并没有尝一下，而是直接将这种固态物质当作了盐，从而得出糖尿病是由于盐在肾脏沉积而导致的推论。

17 世纪，因发现了脑底动脉环而留名医学史册的英国医生托马斯·威利斯（Thomas Willis，1621—1675）将“甜尿”与糖尿病的相关研究引入了英国医学界。威利斯在牛津大学完成了医学教育，接受了良好的解剖学、化学训练，他在伦敦行医时完成了对许多病例的临床观察，并注意到与古时候不同，“diabetes”不再是一种罕见疾病，还在著作中用一个章节进行论述，并将这一章命名为“使人排尿的病魔”（the pissingevil）。威利斯记录道“患者的尿非常甜，就像是掺了糖或者蜜”，他还观察到患者会有神经痛等并发症的临床表现。尽管威利斯没有进一步诊断出患者的甜尿从何而来，但他仍大胆推测“diabetes”的糖最初来源于血液，然后才出现在尿里，糖尿病是一种血液疾病，而非肾脏疾病。

18 世纪，在神经病学史上占有重要地位的苏格兰医生威廉·库伦（William Cullen，1709—1790），极可能是糖尿病的首位提出者。1769 年，库伦在爱丁堡大学担任医学教授期间，提出了“dibetes”应该分为“diabetes insipidus”（尿崩症）和“diabetes mellitus”（糖尿病），尿崩症患者的尿液没有任何味道，而糖尿病患者的尿液中含有甜味物质。至此，似乎已经追溯了糖尿病得名的简史，但是库伦所谓的“甜味物质”虽然比之前的研究者更接近当今医学对糖尿病的定义，但是“甜的尿”和“含糖的尿”，依旧存在着本质区别。

三、“尿糖”概念的形成发展

库伦在苏格兰历史上声名显著，他是苏格兰最为出色的医学家之一，是大卫·休谟（David Hume，1711—1776）、亚当·斯密（Adam Smith，1723—1790）等人的朋友，他还是苏格兰启蒙运动中的重要人物。在医学教育史上，库伦同样占据了重要位置，他先后在格拉斯哥和爱丁堡大学执教，培养出了许多优秀的学生，在库伦执教期间，爱丁堡大学是国外最顶尖的医学院校之一。英国医生马修·多布森（Matthew Dobson，1735—1784）是库伦的学生，他最初求学于格拉斯哥大学，作为库伦的学生和实验助手，练就了娴熟的实验技能。很多人推测，多布森是从老师那里继承了对糖尿病的研究兴趣。多布森后来转到爱丁堡大学继续医学学习，毕业后在利物浦行医。1770 年，多布森被任命为利物浦医院的内科医生，在接下来的 10 年中，他在英国的医学杂志上发表了一系列文章，备受同行关注，他本人也被推选为皇家学会会员。多布森是位实验技术娴熟的生理学家和临床观察技巧出色的医生，这 2 种特质的兼备，在他后来关于糖尿病的重要发现中起到了重要作用。

多布森关于糖尿病最著名的研究得益于一名患者——彼得·狄金森（Peter Dickonson），在大部分糖尿病疾病史的文献中都会提及这位著名的患者。1772 年，多布森收治了 33 岁的男性患者——狄金森，该患者具有典型的糖尿病症状，如严重口渴、饥饿、多尿、体重减少、皮肤干燥，偶尔伴有发热，每天排出 15.91 L 尿液。多布森基于对狄金森的临床观察，以及对患者血液和尿液的实验监测，发表了一系列文章。1776 年，多布森在医学会会刊合集《医学观察与调查》（*Medical Observagons and Inquiries*）上发表论文《糖尿的属性》（*Nature of the urine in diabetes*）。

多布森在论文中描述了 5 个实验，并得出 8 个实验观察结果和问题，其中“实验 2：从患者的手臂取约 227 mL（原文为 8 盎司）血液，静置……血清不透明，像常见的奶酪乳浆，有些甜，但是我认为不及尿甜。”“实验 5：将 2.273 L（原文为 2 夸脱）尿液缓慢加热，蒸发至干燥状态……剩余的物质是一白色块状物……是颗粒状的，很容易用手指捏碎，闻起来像糖，无论从味觉还是嗅觉上，都不能将之与糖区分开……这些实验提示如下……从实验 5 可以看出……很明显，对这一例糖尿病患者，相当大量的含糖物质由肾脏排出。很可能这种疾病的每一例尿液有甜味的病例都是如此。”“从实验 2 还知道，含糖物质不产生于肾脏，而是早就在血清中存在了……这解释了疾病的消耗性质，如此大量的滋养性物质在得以良好吸收、用于营养之前被肾脏排出。糖尿病在一些病例中表现为很快地消耗，我观察到它的终末期可以不到 5 周，在另一些患者当中，它是一个慢性疾病。”多布森是将糖尿病和糖尿联系起来的人，通过目前看来非常简单的生理实验和观察，多布森构建了糖尿病与血糖升高的联系，将糖尿病研究引入正轨。

但是这位著名糖尿病患者狄金森的命运却并未被历史记载，他在利物浦的医院接受了 7 个月的治疗，多布森尝试了很多方法进行治疗，包括大黄、番泻叶、dover 粉（一种以鸦片为主的混合物）等，考虑到患者是因为丢失了糖才出现的症状，多布森还给狄金森补充了糖分，但这些疗法都以失败告终。多布森认为或许德比郡马特洛克镇清洁的饮水会对狄金森的病情有好处，并且提出愿意给患者提供旅费，但狄金森没有接受多布森的好意。患者狄金森的经历就像是 18 世纪西方医学的缩影，医学基础理论和临床诊断方法都在飞速进步，但临床治疗却停滞不前，多布森使用的临床疗法并不比数千年前塞尔萨斯提出的按摩、锻炼疗法有更好的疗效。

在多布森去世后不久，1797 年英国军医约翰·罗洛（John Rollo，1749—1809）改良了糖尿病的饮食疗法，1815 年，法国化学家尤金·谢弗勒尔（Eugene Chevreul，1786—1889）发现了糖尿里的糖就是葡萄糖，1830 年又发现糖尿病患者的血液里也有葡萄糖，至此，糖尿病中的甜性物质终于明了。但当时糖尿病的概念与现代糖尿病的概念还有很大差异，伴随着内分泌学中激素概念的提出、胰腺中胰岛素的提取和应用、糖尿病临床知识的积累及流行病学的发展等，经历了 2 个世纪的探索，糖尿病才成为当今医学所认识的糖尿病。

著名医学史家卡斯蒂洛尼（Arturo Castellino）曾经说过：“追溯医学思想史上的各个分支……其发展并非如有些人所说的那样是持续不断直线上升的。从上古的巫术到现代疗法，从《圣经》上的脏器治疗到今天的内分泌学，从希波克拉底的体液病理学说到现代的免疫学，这些思想的进展是经过无数矛盾和曲折的。”本文所呈现的糖尿病的命名史印证了这样一个过程，每一个当下都会成为历史，前人的失败与成功，谬误与正确，正是帮助我们理解当今医学的最好素材。探索真理的道路是曲折的，只有铭记历史才会珍惜现在来之不易的医学成就。

第二节　糖尿病的全球统一定义

糖尿病（DM）是一种由遗传因素和环境因素长期共同作用导致的慢性、全身性、代谢性疾病，以血浆葡萄糖水平增高为特征，主要是因体内胰岛素分泌不足或作用障碍（胰岛素抵抗）引起的糖、脂肪、蛋白质代谢紊乱，可影响正常生理活动，表现为多种急性和慢性并发症。糖尿病可分为 1 型糖尿病（T1DM）、2 型糖尿病（T2DM）、妊娠糖尿病、特殊类型糖尿病，糖尿病患者中超过 90% 为 2 型糖尿病。

长期碳水化合物及脂肪、蛋白质代谢紊乱可引起多系统损害导致眼、肾、神经、心脏、血管等组织器官慢性进行性病变、功能减退及衰竭；病情严重或应激时可发生急性严重代谢紊乱，如糖尿病酮症酸中毒（DKA）、高渗高血糖综合征。

有专家指出糖尿病是遗传因素和环境因素长期共同作用所导致的慢性全身代谢性疾病，是以慢性血葡萄糖水平增高为特点，同时伴有脂肪、蛋白质代谢紊乱的慢性内分泌疾病的症候群。它的主要特点是持续的高血糖状态、尿糖阳性和糖耐量减低。症状典型者具有多饮、多食、多尿和体重减轻的“三多一少”症候群。1997年美国糖尿病学会，将糖尿病定义为一组由胰岛素分泌，或者是胰岛素的作用缺陷，所导致的以高血糖为特征的代谢性疾病，并与各种器官的长期损害功能障碍和衰竭有关。2009年国际糖尿病专家委员会认为，糖尿病是一种以高血糖为突出表现的异常代谢的疾病，与特异性的慢性并发症的高风险相关。总之，无论是美国糖尿病学会，还是国际糖尿病专家委员会，糖尿病的定义都是以慢性的血葡萄糖水平增高为特点，与造成的器官长期损害、功能障碍和衰竭有关系。总之，糖尿病的定义就是慢性的血糖增高造成的一系列损害。

正常血糖指发生糖尿病或心血管疾病危险较低的血糖水平，即低于中间型高血糖定义的血糖水平。

1. 1型糖尿病

1型糖尿病是由免疫系统发育不良或免疫应激引发的糖尿病，又名胰岛素依赖型糖尿病（IDDM）或青少年糖尿病，易出现DKA。还可称为青少年发病型糖尿病，这是因为它常常在35岁以前发病，占糖尿病的10%以下。1型糖尿病是依赖胰岛素治疗的，也就是说患者从发病开始就需使用胰岛素治疗，并且终身使用。原因在于1型糖尿病患者体内产生胰岛素的细胞已经彻底损坏，从而完全失去了产生胰岛素的功能。

1型糖尿病常见症状为多饮、多尿、多食易饥，但体重减轻、消瘦明显、疲乏无力、精神萎靡、视物模糊。1型糖尿病幼儿在自己能控制小便后又出现遗尿，常为糖尿病的早期症状。1型糖尿病起病较急，约有1/3的1型糖尿病患者于起病前有发热及上呼吸道、消化道、尿路或皮肤感染史。1型糖尿病患者易患各种感染，尤其是呼吸道及皮肤感染，女婴可合并霉菌性外阴炎而以会阴部感染为明显的症状。长期血糖控制不满意的1型糖尿病患儿，可于1～2年发生白内障。晚期1型糖尿病患者因微血管病变导致视网膜病变及肾功能损害。

1型糖尿病还具有以下特点：出现自身免疫标记，如谷氨酸脱羧酶抗体（GADA）、胰岛细胞抗体（ICA）、人胰岛细胞抗原2抗体（IA-2A）、锌转运体8抗体（ZnT8A）等。如果不确定分类诊断，可先做一个临时性分类用于指导治疗。然后依据对治疗的反应及随访观察其临床表现，再重新评估、分型。在1型糖尿病中，有一种缓慢进展的亚型，即成人隐匿性自身免疫糖尿病（LADA），在起病早期与2型糖尿病的临床表现类似，需要依靠GADA以及其他胰岛自身抗体的检测才能明确诊断。

2. 2型糖尿病

2型糖尿病主要由胰岛素释放和作用紊乱引起。常导致血液黏滞度增加、微循环功能障碍和碳水化合物、脂肪、蛋白质代谢紊乱，引起组织水肿、缺血和缺氧，导致血管和神经损害。常有家族史；可发生于任何年龄，成人多见；多数起病隐匿，症状相对较轻，仅有轻度乏力、口渴，半数以上无任何症状；有些患者因慢性并发症、伴发病或体检时发现。

3. 妊娠糖尿病

妊娠糖尿病指妊娠期间发生的不同程度的糖代谢异常，但血糖未达到显性糖尿病的水平，占孕期糖尿病的 80% ～ 90%。根据 2008 年关于高血糖与不良妊娠结局的研究，以围产期不良结局增加 75% 的界值作为切点，国际妊娠合并糖尿病共识小组制定了新的妊娠糖尿病诊断切点，并于全球普遍应用。本指南采用此标准：孕期任何时间行 75 g OGTT，5.1 mmol/L ≤空腹血糖＜ 7.0 mmol/L，OGTT 1 小时血糖≥ 10.0 mmol/L，8.5 mmol/L ≤ OGTT 2 小时血糖＜ 11.1 mmol/L，上述血糖值之一达标即诊断妊娠糖尿病。但孕早期单纯空腹血糖＞ 5.1 mmol/L 不能诊断妊娠糖尿病，需要随访。

妊娠期显性糖尿病：也称妊娠期间的糖尿病，指孕期任何时间被发现且达到非孕人群糖尿病诊断标准：空腹血糖≥ 7.0 mmol/L 或糖负荷后 2 小时血糖≥ 11.1 mmol/L，或随机血糖≥ 11.1 mmol/L。

孕前糖尿病：指孕前确诊的 1 型、2 型或特殊类型糖尿病。

妊娠糖尿病发生率世界各国报道为 1% ～ 14%，我国发生率为 1% ～ 5%，近年有明显增高趋势。妊娠糖尿病患者糖代谢多数于产后能恢复正常，但将来患 2 型糖尿病机会增加。糖尿病孕妇的临床经过复杂，母子都有风险，应该给予重视。妊娠糖尿病通常没有明显的“三多一少”症状（多饮、多食、多尿、体重下降）。可出现外阴瘙痒、反复假丝酵母菌感染，妊娠期发现胎儿过大、羊水过多。凡有糖尿病家族史、孕前体重≥ 90 kg、胎儿出生体重≥ 4000 g，孕妇曾有多囊卵巢综合征、不明原因流产，死胎、巨大儿或畸形儿分娩史，以及本次妊娠胎儿偏大或羊水过多者均应警惕糖尿病。

4. 特殊类型糖尿病

（1）胰岛 β 细胞功能遗传性缺陷：①第 12 号染色体，肝细胞核因子 -1α（HNF-1α）基因突变（MODY3）；②第 7 号染色体，葡萄糖激酶（GCK）基因突变（MODY2）；③第 20 号染色体，肝细胞核因子 -4α（HNF-4α）基因突变（MODY1）；④线粒体 DNA 突变。

（2）胰岛素作用遗传性缺陷：① A 型胰岛素抵抗；②矮妖精貌综合征；③ Rabson-Mendenhall 综合征；④脂肪萎缩性糖尿病等。

（3）胰腺外分泌疾病：胰腺炎、创伤/胰腺切除术后、胰腺肿瘤、胰腺囊性纤维化、血色病、纤维钙化性胰腺病及其他。

（4）内分泌疾病：肢端肥大症、库欣综合征、胰高糖素瘤、嗜铬细胞瘤、甲状腺功能亢进症、生长抑素瘤、醛固酮瘤及其他。

（5）药物或化学品所致的糖尿病：Vacor（N-3 吡啶甲基 N-P 硝基苯尿素）、喷他脒、烟酸、糖皮质激素、甲状腺激素、二氮嗪、β- 肾上腺素能激动剂、噻嗪类利尿剂、苯妥英钠、γ- 干扰素及其他。

（6）感染：先天性风疹、巨细胞病毒感染及其他。

（7）不常见的免疫介导性糖尿病：僵人（stiff-man）综合征、胰岛素自身免疫综合征、胰岛素受体抗体及其他。

（8）其他与糖尿病相关的遗传综合征：Down 综合征、Klinefelter 综合征、Turner 综合征、Wolfram 综合征、Friedreich 共济失调、Huntington 舞蹈病、Laurence-Moon-Beidel 综合征、强直性肌营养不良、卟啉病、Prader-Willi 综合征及其他。

线粒体 DNA 突变糖尿病是最为多见的单基因突变糖尿病，占中国成年人糖尿病总人口的 0.6%。绝大多数线粒体基因突变糖尿病是线粒体亮氨酸转运 RNA 基因上的线粒体核苷酸序位 3243 上的 A→G（A3243G）突变所致。最为常见的临床表现为母系遗传、糖尿病或伴耳聋。对具有下列一种尤其是多种情况者应疑为线粒体基因突变糖尿病：①在家系内糖尿病的传递符合母系遗传；②起病早伴病程中胰岛 β 细胞分泌功能明显进行性减低或尚伴体重指数低且胰岛自身抗体检测阴性的糖尿病患者；③伴神经性耳聋的糖尿病患者；④伴中枢神经系统损害、骨骼肌表现、心肌病、视网膜色素变性、眼外肌麻痹或乳酸性酸中毒的糖尿病患者或家族中有上述表现者。对疑似者首先应进行 tRNALeu（UUR）A3243G 突变检测。

青少年的成人起病型糖尿病：是一种以常染色体显性遗传方式在家系内传递的早发但临床表现类似 2 型糖尿病的疾病。青少年的成人起病型糖尿病是临床诊断。目前，通用的青少年的成人起病型糖尿病诊断标准有 3 点：①家系内至少三代直系亲属内均有糖尿病患者，且其传递符合常染色体显性遗传规律；②家系内至少有一个糖尿病患者的诊断年龄在 25 岁或以前；③糖尿病确诊后至少在两年内无须使用胰岛素控制血糖。目前，国际上已发现了 14 种青少年的成人起病型糖尿病类型。

糖耐量受损：研究显示糖耐量受损与肌肉胰岛素抵抗和胰岛素分泌缺陷有关，导致口服葡萄糖耐量试验时葡萄糖处理效率降低。McMaster 回顾研究表明，糖耐量受损不仅与糖尿病发病风险增高相关，还可引起全因死亡率及致命性心血管转归危险升高。

目前糖耐量受损定义为 2 小时血糖＞ 7.8 mmol/L（140 mg/dL）。根据 Gabir 等在 Pima Indian 研究中的数据，糖耐量受损人群中新发糖尿病 5 年发病率为 24%，而在 2 小时血糖＜ 7.8 mmol/L 人群中该比例仅为 4%。增高的 2 小时血糖水平在糖尿病和非糖尿病范围内都与致死性和非致死性心血管疾病危险增高相关。尽管支持目前糖耐量受损定义的资料还有限，但目前的切点已经足以用于实际操作。不过，要注意 2 小时血糖水平低于糖耐量受损范围时，糖尿病和心血管疾病危险以及过早死亡率就已经开始增高。既然定义糖耐量受损是为了明确何种危险状态会导致上述疾病及死亡率增高，那么联合已知的危险因子（包括测量血糖连续变量）进行危险评分似乎更为合理。

空腹血糖受损：WHO 目前采用空腹血糖 6.1 mmol/L（110 mg/dL）作为空腹血糖受损切点。血糖高于该水平时，静脉注射葡萄糖的胰岛素第一分泌反应时相消失，会引起微血管和大血管并发症危险进行性增加。但有研究表明，即使空腹血糖水平低于该切点，发生糖尿病的危险也会增加。根据 Pima Indian、毛里求斯、圣安东尼奥和 Hoorn 等研究数据进行接收者工作特征曲线分析，结果显示基线空腹血糖水平 5.4～5.5 mmol/L 对预测 5 年内糖尿病发生具有最高的敏感性和特异性。因此，美国糖尿病学会（ADA）于 2003 年将空腹血糖受损切点修改为 5.6 mmol/L（100 mg/dL）。但专家组认为，确定切点应该有临床和公共卫生方面考虑，而不能只考虑统计学结果，因此对 ADA 的 5.6 mmol/L 切点推算方法持保留意见。降低切点会引起空腹血糖受损发生率显著增长，从而对个体危险预测和公共卫生系统造成显著影响。在预防不良转归或进展为糖尿病方面，无证据显示降低切点有益。

参考文献

[1] 刘国良，赵宏 .2 型糖尿病新概念、新认识的演释与评估［J］. 实用糖尿病杂志，2005（5）：6-8.

[2] RONALD KABN C.Joslin 糖尿病学［M］. 14 版 . 潘长玉，译 . 北京：人民卫生出版社，2007：338.

[3] YANG W，LU J，WENG J，et a1.Prevalence of diabetes among men and women in China［J］. N Engl J Med，2010，362（12）：1090-1101.

[4] CASTELLINO A. 医学史［M］. 程之范，甄橙，译 . 南京：译林出版社，2013.

[5] 乾竹，赵艳，厍宇 . 古代消渴学术史研究［J］. 世界中西医结合杂志，2009，4（9）：612-615.

[6] Elizabeth Lane Furdell.Fatal Thirst：Diabetes in Britain until Insulin［M］.Boston：Brill，2015：13-117.

[7] Dietrich von Engelhardt.Diabetes Its Medical and Cultural History［M］.Berlin：Springer-Verlag，1989：43-266.

[8] T R.Diabetes：The Biography［M］. New York：Oxford University Press，2016：10-31.

[9] ALI H, ANWAR M, AHMAD T, et a1.Diabetes Mellitus from Antiquity to Present Scenario and Contribution of Greco-Arab Physicians [J]. Journal of the Intemational Society for the History of Islamic Medicine, 2006, 5: 46-50.

[10] Chukwuemeka Nwaneri, Diabetes mellitus: a complete ancient and modernhistorical perspective, WebmedCentral, http: //www.webmedcentral.corn/articleview/4831.

[11] 谷晓阳，甄橙. 从多尿到糖尿：糖尿病命名的历史 [J]. 生物学通报，2015，50 (12)：55-58.

第五章　糖尿病流行病学

第一节　糖尿病流行病学特点

一、糖尿病地区分布

世界糖尿病患者人数最多的前三位国家分别为印度、中国、美国。在糖尿病患者数量排名世界前十位的国家中，亚洲占4个，除中国和印度外，还有日本和巴基斯坦。亚洲是全世界糖尿病绝对数最高的地区；在这些排名前十位的国家中，绝大多数是发展中国家，国际糖尿病联盟（IDF）估计80%的糖尿病发生在发展中国家，而且这种趋势会随时间更加明显，这对发展中国家经济的发展是一个巨大的挑战。

从糖尿病的患病率看，世界上排名前十位的国家患病率均超过10%，最高的是瑙鲁，达30%以上。由于中国和印度人口多，尽管糖尿病患者总数多，但患病率基本上保持在全球平均水平。总体上看，患病率排名前十位的国家和地区中，中东地区有6个国家，大洋洲有2个为瑙鲁和汤加。预计到2025年仍然是这样的情况。此外，患病率排名前十的国家多为发展中国家，这也是新时期糖尿病的患病特点。

关于我国糖尿病地区分布：①我国糖尿病患病率较高的省份主要集中在北部地区，西南部地区患病率较低。②就知晓治疗率来说，除西藏外，其余省份均在85.0%以上，知晓治疗率排名前三位的省份分别为四川、内蒙古和吉林，排名后三位的省份分别为西藏、青海和海南；从地域分布上来看，除西部地区较低外，其余各省的知晓治疗率差别不大。③2013年我国成年人糖尿病治疗率各省整体水平不高，范围在7.3%～55.8%；糖尿病治疗率西南地区较低，南部地区整体低于北部。④2013年我国各省接受糖尿病治疗（包括生活方式干预和药物治疗）的患者中，就血糖得到有效控制者所占比例来看，该指标的地域聚集分布不明显。⑤2013年各省发现的所有糖尿病患者中，血糖得到有效控制的患者分布情况：其中控制率排名前三位的省份分别为北京、广西和广东；后三位的省份分别为云南、山东和贵州。⑥我国各地区糖尿病患病情况跨度较大，差距在9倍之多，糖尿病患病率较高地区集中在北部省份，与胡静等的研究结果一致，该地区也是脑卒中等心脑血管疾病的高发地域；糖尿病患病率低的省份多集中在西南部地区，这一研究结果也与文献报道较为一致。2015年，周脉耕等利用2010年中国成年人慢性病及其危险因素监测数据进行地域分析，结果发现，糖尿病的患病率北方最高，排名前三位的省份分别为吉林、北京和河北；排名后三位的省份分别为西藏、青海和云南。

糖尿病患病的地域差异可能与多种原因相关。首先，我国北方地区的超重和肥胖率高于南方，李镒冲等利用2013年中国慢性病及其危险因素监测数据对BMI的地域分布情况进行了分析，发现各省BMI的分布与糖尿病患病情况非常相似，但是也存在特殊情况，比如内蒙古和黑龙江的BMI均值位于全国前列，但糖尿病的患病处于中等水平。出现不一致情况的原因尚不明确，需要纳入更多的因素综合分析后才能发现。其次，除超重和肥胖外，糖尿病的患病也与不同地域人群饮食和生活方式不同有一定的关系。宁光等研究中提到北方人群的糖尿病患病风险与南方相比增加 26%，主要的原因可能与饮食因素相关，如吸烟、饮酒和能量摄入偏高。有学者的研究证实久坐、少运动的生活方式会增加 2 型糖尿病的患病风险，而坚持适量的体育锻炼则可降低患 2 型糖尿病的风险，比如每天增加 2 小时静坐看电视行为可使糖尿病患病风险增加 14%，而每天增加 1 小时的快步行走则可使糖尿病患病风险降低 34%。

知晓率最高的三个省份（北京、上海和青海）和最低的三个省份（西藏、云南和海南）与 2010 年糖尿病知晓率各省分布结果相比较（知晓率最高四个省份分别为青海、宁夏、河北和北京；知晓率最低四个省份分别为西藏、云南、贵州、广西和海南），差别不大。但值得注意的是，知晓率的各省分布情况与患病率分布情况并不一致，如青海的患病率处于低水平但知晓率却较高，西藏地区糖尿病的患病和知晓情况都属于全国最低水平。这一现象预示我们在糖尿病患病率高而知晓率低的省份应当进一步加强对高危人群的宣传教育和筛查，尽早发现患者，及时进行治疗和干预。

糖尿病治疗率各省分布情况与知晓率有相似之处，治疗率与知晓率最高的三个省份完全一致（均为北京、上海和青海），最低的三个省份中也有两个省份相同（西藏和海南）。分析原因，由于糖尿病的治疗发生在知晓患病状态后，所以二者之间存在一定的相关性，但也并不是所有已确诊的患者都会采取积极的治疗措施，这还与个人健康意识、地区医疗卫生水平和经济水平密切相关。31 个省份调查发现的所有糖尿病患者的治疗率分布在 7.3% ～ 55.8%，各省份之间跨度很大，整体表现为西南部地区低，北部地区高于南部地区。分析原因可能与北部地区糖尿病较为高发、人们对该种疾病重视程度高、医疗资源配备较为成熟、西南部地区相对发展水平较低、经济和医疗条件较为落后、患者对糖尿病的重视程度不够等有关。值得一提的是，各省份的知晓自身患病的患者中，采取治疗的比例均处于较高水平，各省份均在 85% 以上（除西藏外）。这表明人们的健康意识较强，各省卫生服务提供能力、医疗水平能够基本满足居民的基本需要。

糖尿病的控制情况各省均不理想，即使是全国控制率最高的地区（北京），还有 50% 以上的患者空腹血糖未能控制在理想范围内（< 7.0 mmol/L）。糖尿病患者血糖控制对减少和延迟并发症有着极为重要的作用，这也是目前全球糖尿病防控的难点之一。31 个省份在糖尿病的控制率的分布趋势中没有发现明显的聚集性，值得注意的是，各省份接受糖尿病治疗的患者的血糖控制情况与地域和经济等因素之间也并不存在直接相关关系，比如，治疗控制率最高的为西藏，最低的为山东，分析原因可能与民族、饮食和患者基数的情况有关，但确切的原因还有待进一步研究。但对于各省份而言，通过比较地理位置、生活方式接近省份之间控制率的差异可以从侧面反映出其在慢病防控措施、医疗服务依从性和质量上的差异，从而可以相互借鉴，取长补短，共同进步。

二、糖尿病时间分布

糖尿病患病率随时间和年代呈上升趋势。IDF 基于各国的调查结果估计出来的数据显示，2000 年全球患病人数为 1.71 亿，2007 年为 2.46 亿，2011 年达到 3.66 亿，呈现出明显随时间和年代增多的趋势。美国的调查结果显示，1935 年糖尿病发病率为 0.37%，1960 年上升为 0.91%，上升了近 3 倍，1988—1994 年患病率为 7.8%，上升 20 多倍，到 2011 年美国患病率已经达到 10.9%。2016 年 0.55% 的美国成年人诊断出 1 型糖尿病，约 130 万人；8.6% 的成年人被诊断为 2 型糖尿病，约 2100 万人。新加坡华人的糖尿病患病率，也从 1975 年的 1.6%，上升到 1985 年的 4% 和 1992 年的 8%，最新的数据已经超过 9%。马来西亚人也从 1975 年的 2.4%，上升至 1985 年的 7.6% 和 2011 年的 11.7%。2014 年泰国的糖尿病患病率为 9.9%。从 2007 年到 2013 年，瑞典的糖尿病患病率从 5.8% 上升到 6.8%。此外，随着经济的发展，一些经济落后的国家如亚非国家将成为全球糖尿病患病人群增加的主力人群。2017 年 IDF 发布的第 8 版全球糖尿病地图数据显示，目前全球共有 4.25 亿成年人（20～79 岁）糖尿病患者，估计患病率为 8.8%。

到 2030 年全球糖尿病患病率将达到 9.9%，西太平洋地区患病人数将达到 1 亿 8790 万，东南亚地区患病人数将达到 1.2 亿，中东及北非地区患病人数将达到 5970 万，欧洲地区患病人数将达到 6420 万，北美地区患病人数将达到 5120 万，南美及中美地区患病人数将达到 3990 万，非洲地区患病人数将达到 2800 万，全球患病人数共计 5.5 亿。

中国成人糖尿病患者数量高达 1.14 亿，位居世界第一，占全球成人糖尿病患者总数的 1/4 以上，且这一数据仍在继续增长，预计到 2045 年将增至 1.2 亿。中国糖尿病不仅患者数量惊人，且患病率也高于全球水平，2017 年中国糖尿病患病率为 10.9%。糖尿病的流行带来了严重的社会及经济负担，2017 年全球约 400 万人死于糖尿病，糖尿病占全球死因的 10.7%，糖尿病相关健康支出高达 7270 亿美元；2017 年中国有超过 84 万患者死于糖尿病，其中 33.8% 的年龄小于 60 岁。以上数据表明，我国糖尿病防治工作仍面临巨大挑战。

全国范围内各省市也进行了相关调查：2017 年天津市在成年人体检人群中 2 型糖尿病的检出率为 6.49%，糖尿病前期的检出率为 19.63%，2017 年安徽省糖尿病患病率为 11.8%，2016 年临夏地区糖尿病患病率为 8.7%。

中国总体糖尿病（以 2 型糖尿病为主）时间分布：近 40 年来，我国先后开展了 7 次糖尿病流行病学调查，结果显示我国糖尿病患病率显著增加。我国 2 型糖尿病患病率 1978 年仅为 0.7%，1980 年全国 14 省市 30 万人的流行病学调查显示，糖尿病患病率仅为 0.67%，1994 年，潘孝仁带领的涉及 19 省市约 21 万人口的糖尿病流行病学调查显示，25～64 岁中国人口总的糖尿病标化患病率为 2.51%，糖耐量减低（IGT）标化患病率为 3.20%。1996 年，对 11 省市人口的糖尿病抽样调查显示，20～74 岁人群糖尿病患病率为 3.62%（人口标化率为 3.21%），IGT 患病率为 5.23%（人口标化率为 4.76%）。2002 年全国糖尿病流行情况调查利用空腹血糖（FPG）＞ 5.5 mmol/L 作为筛选指标，高于此水平者进行口服葡萄糖耐量试验（OGTT）。1996 年迅速增长至 2.3%，到 2002 年则增长到 4%～5%，接近或超过欧洲发达国家的水平。

最近 10 年来，我国糖尿病流行情况更为严重。2007—2008 年，杨文英带领中华医学会糖尿病学分会（CDS）在全国 14 个省市进行了糖尿病的流行病学调查，通过加权分析，我国 20 岁以上成年人的糖尿病患病率为 9.7%，根据 2006 年人口计算糖尿病总数达 9240 万。其中孤立 IGT 占 70.7%。该调查还发现，我国糖尿病患者中未诊断率为 60.7%，经 OGTT 诊断的新发糖尿病，有 46.6% 糖尿病患者仅存在单纯负荷后 2 小时血糖水平升高，这种高血糖类型明显有别于西方糖尿病及前期的血糖特点。同时糖尿病和糖尿病前期患病率随年龄增长而显著增加。2010 年中国国家疾病控制中心和中华医学会内分泌学会再次调查了我国 31 省市 9 万余 18 岁以上成年人群的糖尿病流行情况，应用 WHO 1999 年诊断标准糖尿病患病率为 9.65%。若应用美国糖尿病学会（ADA）2010 年诊断标准，同时纳入糖化血红蛋白（HbA1c）≥ 6.5% 为糖尿病诊断标准，则糖尿病患病率为 11.6%，糖尿病前期患病率为 50.1%（该数据的惊人增高可能与采用不同的诊断标准及 HbA1c 测量方法有关）。该研究还显示，我国糖尿病患者知晓率不足 1/3（30.1%），治疗率仅有 1/4（25.8%），接受治疗的患者 HbA1c 控制达标（＜ 7%）率为 39.7%。同样采用 ADA 2010 年标准，中国国家疾病控制中心与北京大学公共卫生学院对 2013 年中国慢性病以及危险因素监测研究项目的糖尿病数据进行回顾性分析，纳入 17 万余 18 岁以上成年人群，结果显示糖尿病患病率为 10.9%，糖尿病前期患病率为 35.7%（2010 年 HbA1c 测量来源于毛细血管并加以计算转换，而 2013 年直接来源于静脉血，这可能是两次调查差异的原因之一）。每隔 10 年左右的时间，糖尿病患病率增加 1 倍。总体来看，我国糖尿病及糖尿病前期患病率呈不断上升趋势，糖尿病患病率从 1980 年的不到 1% 升至 2013 年的 11%，尤其是近几年患病率骤升，流行情况颇为严峻。

中国妊娠糖尿病时间分布：1998—1999 年通过对天津城区近 1 万例妊娠妇女进行筛查，结果显示妊娠糖尿病患病率为 2.31%（WHO 诊断标准）。2006 年对全国 18 个城市 16 286 例妊娠女性的筛查结果表明，妊娠糖尿病的患病率为 4.3%（ADA 诊断标准）。依据 2011 年我国制定的妊娠糖尿病诊断行业标准，2010—2012 年全国 13 家医院 17 186 例妊娠女性的数据显示，妊娠糖尿病患病率为 17.5%。通过对北京大学第一医院产科 2005—2009 年 14 593 例妊娠女性的病例资料进行回顾性分析，结果显示，按照旧的美国国家糖尿病数据组（NDDG）标准，妊娠糖尿病发生率为 8.9%，而按照更新的国际糖尿病与妊娠研究组（IADPSG）诊断标准，妊娠糖尿病发生率为 14.7%。这提示妊娠糖尿病的流行病学随诊断标准的变化而有较大差异。

中国早发型糖尿病时间分布：早发型糖尿病定义为在年轻时诊断为糖尿病，目前用于诊断早发型糖尿病的年龄切点（30～45 岁）存在差异。尽管 2 型糖尿病是一种与衰老有关的疾病，但全球成年人早发型糖尿病患病率已经增加，且亚洲国家早发型糖尿病比例高于西方国家。从 1997—2010 年，我国早发型糖尿病患者数量增加了 4 倍，预计在接下来的 20 年至少将以 20% 的速率继续增加。2010 年全国糖尿病流行病学调查显示，18～40 岁的新诊断糖尿病患者占 OGTT 确定的所有新诊断糖尿病患者的 15.7%。2013 年全国糖尿病流行病学调查显示，18～40 岁人群糖尿病患病率高达 5.9%。因此，早发型糖尿病已成为我国重要的健康负担之一。

总体来说，我国早发型糖尿病占新发糖尿病的比例较高，提示年轻人的糖尿病已达到大流行的程度，应引起足够重视。今后需开展更多专门针对早发型糖尿病流行病学及其特征的研究，以进一步探讨其发病特点并制定相应防治策略。

中国糖尿病并发症时间分布：糖尿病并发症包括微血管和大血管并发症，是糖尿病患者致残、致死的主要原因。糖尿病的危害就在于长期高血糖对全身脏器的损害而导致其功能的逐渐减退。因此，了解糖尿病并发症流行病学意义重大，但因其发生与多种因素相关，包括遗传、年龄、性别、血糖控制水平、糖尿病病程及其他心血管危险因素等，所以关于糖尿病并发症的流行病学调查难度较高，不仅需在糖尿病患者中进行，而且对于并发症的定义及鉴别诊断也需非常明确。迄今为止，我国尚缺乏设计良好的糖尿病并发症的流行病调查资料。根据目前相关数据，翁建平研究组对我国糖尿病慢性并发症的流行状态进行了详细综述。

糖尿病视网膜病变：是糖尿病患者失明的主要原因。CDS 发起的对 1991—2000 年住院患者糖尿病慢性并发症的全国回顾性分析显示，糖尿病患者（20.5% 的 1 型糖尿病和 35.7% 的 2 型糖尿病）眼病患病率为 34.3%，包括白内障、背景视网膜病变、增生性视网膜病变和失明；其中 2 型糖尿病视网膜病变的患病率随病程和年龄的增长而上升。对 19 项中国 1991—2012 年糖尿病视网膜病变流行病学研究的荟萃分析显示，糖尿病视网膜病变的患病率为 23.0%（*95%CI*：17.8～29.2）。

糖尿病肾病：是造成慢性肾衰竭的常见原因，在亚太地区患病率较高。1991—2000 年全国住院病例回顾性研究显示，33.6% 的糖尿病患者有肾脏并发症（包括早期肾病、临床肾病、肾功能不全和尿毒症），其中 1 型糖尿病为 22.5%，2 型糖尿病为 34.7%。

糖尿病周围神经病变：糖尿病诊断后 10 年内常有明显的临床糖尿病神经病变，其发生率与病程相关。1991—2000 年的住院病例回顾性研究显示，糖尿病感觉神经病变（包括疼痛、麻木、过敏、低敏感、单神经麻痹和麻痹）的患病率为 60.3%，1 型糖尿病为 44.9%，2 型糖尿病为 61.8%。在吸烟、年龄超过 40 岁、血糖控制较差的糖尿病患者中神经病变的患病率更高。对门诊糖尿病患者的若干项流行病学研究显示，其糖尿病周围神经病变患病率为 17.02%～52.97%，不同研究之间的患病率差异可能与采用的检查和诊断方法不同有关。

心血管和脑血管并发症：心血管和脑血管疾病是 2 型糖尿病最常见的大血管并发症，也是导致糖尿病患者死亡的最主要原因。1991—2000 年全国住院病例回顾性研究显示，糖尿病患者心血管并发症患病率为 15.9%（1 型糖尿病 4.0%，2 型糖尿病 17.1%）；脑血管并发症患病率为 12.2%（1 型糖尿病 1.9%，2 型糖尿病 13.2%）。“中国 2 型糖尿病患者心血管疾病危险因素——血糖、血压、血脂的全国性评估研究”（简称“3B 研究”）于 2010—2011 年在全国 104 家医院调查了 25 000 余例 2 型糖尿病患者，结果发现 14.6% 合并心血管疾病，10.1% 合并脑血管疾病。大血管并发症的发生与代谢紊乱密切相关，3B 研究显示，2 型糖尿病合并高血压、血脂异常、高血压 + 血脂异常的患者比例分别为 30.0%、12.2% 和 29.8%；与单纯 2 型糖尿病患者相比，合并高血压、血脂异常的 2 型糖尿病患者心血管疾病风险提高 6 倍。

三、糖尿病人群分布

（一）年龄分布

大量的研究结果证实，糖尿病患者和发病均随年龄而增加。IDF 数据显示全球 50% 以上成年糖尿病患者在 40～59 岁年龄段。2009—2010 年西班牙全国糖尿病患病率调查显示，30 岁以下的人口糖尿病患病率在 0.3% 左右，31～45 岁年龄段糖尿病患病率约 4%，46～60 岁人群糖尿病患病率比 31～45 岁年龄组高 5 倍。这种结论在不同国家和地区，以及不同人种、不同时期均一致。美国 1999—2002 年全国健康营养检查（NHANES）报道的 2 型糖尿病患病率约为 9.3%，20～39 岁为 2.3%，40～59 岁达 10%，而 60 岁以上可高达 20%；老年糖尿病患者可占糖尿病总人数的 40% 以上。美国的 SEARCH 研究发现，在美国 2 型糖尿病的患病率在青少年儿童中快速增长，为 10 年前的 1.21 倍。中国健康和营养调查结果表明，中国与美国相比，糖尿病在青少年（7～17 岁）中的患病率前者约为后者的 4 倍，前者糖尿病前期患病率达到 14.9%，糖尿病患病率为 1.9%。

近 40 年来，随着社会经济发展、人口老龄化加速以及膳食结构、生活方式的改变，糖尿病的患病率呈持续上升趋势。1980 年首次开展的全国 14 省市的糖尿病普查结果显示，我国糖尿病患病率为 0.67%。1994 年包括 19 省市的第二次糖尿病患病风险调查发现糖尿病患病率上升至 2.51%，且糖尿病前期患病率为 3.20%。1996 年全国 11 省市进行的糖尿病风险调查，结果表明成年人糖尿病患病率为 3.62%，糖尿病前期患病率增至 5.23%。2002 年中国居民营养与健康状况调查同时进行了糖尿病的流行病学特点研究，调整空腹血糖＞ 5.5 mmol/L 作为筛选指标，结果表明城市与农村糖尿病患病率出现显著差别，城市 4.5%，农村则为 1.8%。之后 2007 年中华医学会糖尿病学分会开展了包括全国 14 个省市的糖尿病情况调查，结果显示成年人糖尿病患病率为9.7%，糖尿病前期患病率上升为15.5%。2010年中国国家疾病控制中心进行我国31个省市居民的糖尿病风险调查，但两种不同诊断标准下的糖尿病患病率存在显著差异：按照WHO 1999年诊断标准，糖尿病患病率达9.65%；而在ADA 2010年诊断标准下，糖尿病以及糖尿病前期患病率分别高达11.6%和50.1%。2013年中国慢性病研究项目的糖尿病调查共纳入17万居民，应用ADA 2010年诊断标准研究发现，糖尿病以及糖尿病前期患病率分别为10.9%和35.7%。最新发布的2017年IDF研究显示，目前全球糖尿病人群约为4.24亿人，患病率可达到8.8%，其中全球糖尿病患者总数1/4以上的人群分布在我国，我国患病率高达10.9%，且呈持续升高趋势。

张琦等自2013年9月至2014年9月对甘肃省14个地州市20～74岁农村常住人群进行流行病学调查。对甘肃省兰州、甘南、嘉峪关、酒泉、陇南、张掖、平凉、金昌、庆阳、武威、白银、定西、天水、临夏14个市州年龄20～74岁且在当地居住≥5年的居民进行抽样调查。以每个市州作为一个总体，按照当地经济发展水平（以各地州的国内生产总值为基础来衡量）和生活环境（城市和农村）以及民族特点进行分层抽样；随后采用简单随机抽样方法（抓阄法）进行逐级抽样。按照由市到区县到乡镇到自然村到住户抽样。农村共有16 203人被抽取并加入调查，最终14 480人（男性6417人，女性8063人）完成研究，男女比例为1∶1.26，总回应率79.60%。结果显示：20～29岁、30～39岁、40～49岁、50～59岁、60～74岁糖尿病患病率分别为4.00%、4.50%、6.90%、11.40%、16.90%，糖调节受损患病率分别为12.50%、14.70%、15.50%、16.10%、20.50%。成人糖尿病患病率男性为10.80%，女性为8.50%。糖调节受损患病率男性为16.62%，女性为16.10%。糖尿病和糖调节受损患病率随年龄增长呈线性增高，尤其在60～74岁糖尿病和糖调节受损均高发。

迪拉热·阿迪等采用整群随机抽样法于2007年10月至2010年3月在克拉玛依炼油厂社区抽取年龄＞35岁的常住成年人作为调查对象，统计不同民族、不同性别、不同年龄段人群的2型糖尿病患病率，研究显示：各年龄组间2型糖尿病的患病率差异有统计学意义（$P < 0.05$），并且2型糖尿病的患病率均呈随年龄增长而增高的趋势。

糖尿病的发病率和患病率均随年龄的增加而上升，这是公认的事实。但是，在糖尿病患病人数随年龄和年代增加的大趋势下，中青年患病率增加尤其突出。以中国为例，1978年40岁以下人群患病率为0.04%，1995年上升至1.0%，到2008年已经达到3.2%，超过了1995年全人群的患病率，因此青少年糖尿病的预防将是十分迫切的任务。

（二）性别分布

West在关于糖尿病流行病学的经典著作中提到，糖尿病的患病率女性高于男性。美国1988—1994年NHANES调查结果显示，男性患病率为7.9%，女性为7.8%，调整后男女分别为8.7%、7.8%；1992—2002年NHANES结果为男性10.2%，女性8.5%，调整后男女分别为10.6%和8.2%；但美国1971—1981年男女之比为1∶1.32。亚洲地区的日本、朝鲜、东南亚发病也是男性多于女性，在新加坡，年龄≥30岁人群中，男性为6.0%，而女性为5.4%。

我国1996年11个省市糖尿病患者抽样调查结果显示，男性患病率为3.4%，女性患病率为3.79%，女性高于男性；2010年的数据显示，男性患病率为12.1%，女性患病率为11.0%，男性高于女性；2013年的数据显示，男性患病率为11.7%，女性患病率为10.2%，男性高于女性；但第一次的调查结果显示，男女差异无显著性。

刘军等自2015年2月至2019年4月应用分层整群随机抽样方法抽取具有代表性的新疆35周岁以上人群样本。按2010年全国人口普查的年龄构成比计算各年龄组的抽样人数，抽样时进行男、女性分层以保证样本人数均衡。抽样获得调查人群为9236人，完成调查者8572人，应答率为93.89%，其中男性4329人，女性4243人（汉族4353人，回族4219人）。各民族、性别构成比差异无统计学意义（$P > 0.05$）。不管是在汉族人群中，还是在回族人群中，男性2型糖尿病的患病率总是高于女性，差异均有统计学意义（$P < 0.05$）。汉族人群中男性的患病率为8.48%，女性为5.60%；回族人群中男性的患病率为6.34%，女性为5.43%。各年龄组间2型糖尿病的患病率比较，差异有统计学意义（$P < 0.05$）。

迪拉热·阿迪对2型糖尿病的研究显示：男性总患病率为9.5%，女性总患病率为5.8%，男性高于女性（$P < 0.01$）。汉族男性2型糖尿病患病率为9.0%，维吾尔族男性患病率为14.4%，哈萨克族男性患病率为13.2%，3个民族男性2型糖尿病患病率比较差异无统计学意义（$P > 0.05$）。汉族女性2型糖尿病患病率为5.9%，维吾尔族女性患病率为6.0%，哈萨克族女性患病率为0，3个民族女性2型糖尿病患病率比较差异具有统计学意义（$P < 0.05$）。

（三）种族和民族

世界上不同民族的2型糖尿病患病率不同，患病率最高的是美国亚利桑那州的比马印第安人，美国Strong Heart Study研究中，亚利桑那州中部包括比马在内的3个印第安部落人群的患病率高达60%。瑙鲁人及别的太平洋岛国如斐济、萨摩亚（南太平洋）、汤加（西太平洋）的患病率也较高。患病率最低的是阿拉斯加的因纽特人及阿萨巴斯卡印第安人。印度洋次大陆的其他种族、中国和印度尼西亚患病率较低。

在美国，黑色人种、印欧混血人种比白色人种患病率高，1999—2002年NHANES的结果，黑色人种、印欧混血人种、白色人种调整后患病率分别为14.6%、13.5%和7.8%。新加坡的印度人患病率最高，其次是马来西亚人，华人最低。而在毛里求斯则是华人高于印度人和克里欧人。

中国有56个民族，以汉族占多数，各个民族在遗传背景、文化、社会经济水平、气候和地理特征、生活方式和饮食模式方面存在显著差异。我国第一次全国研究了民族差异，患病率年龄标化后的结果是，在贵州、青海、广西三省中，苗、汉、藏及壮族间患病率差别无显著性。但在内蒙古，汉族的患病率高于蒙古族。在宁夏，回族患病率高于汉族；在新疆，维吾尔族患病率高于其他民族。

在2010年的人口普查中，藏族、壮族、满族、维吾尔族和穆斯林人口分别为6.3万、16.9万、10.4万、10.1万和1060万。在大多数藏族高原地区，发现了2个参与氧气加工的基因变异，这些植物在海拔4400米以上的地方茁壮成长。调查样本规模较大，为中国主要少数民族群体提供了足够的参与人数。与汉族参与者相比，藏族成年人糖尿病和糖尿病前期的患病率都明显较低。他们的BMI水平普遍较低，这可能归因于多种因素，包括经济发展和生活方式因素。根据调查，藏族人可能有较高的基础代谢率，这是预料之中的，因为他们的游牧生活方式（吃更多的肉，少吃蔬菜或水果）。另据报道，藏族人有专门的饮食，通常喝大量加盐和黄油的茶。此外，据报道，居住在高海拔地区的人比生活在低海拔地区的人糖尿病的患病率低。这些数据与本研究的结果一致。此前也显示，西藏高原人随着生活方式的改变或衰老而加快患糖尿病速度。然而，糖尿病患病率的种族差异原因很难从横截面监测数据中确定，需要进一步调查，以确认和找出原因。

刘军等自2015年2月至2019年4月应用分层整群随机抽样方法抽取具有代表性的新疆35周岁以上人群样本。按2010年全国人口普查的年龄构成比计算各年龄组的抽样人数，抽样时进行男、女性分层以保证样本人数均衡。抽样获得调查人群为9236人，完成调查者8572人，应答率为93.89%，其中男性4329人，女性4243人；汉族4353人，回族4219人。各民族、性别构成比差异无统计学意义（$P>0.05$）。汉族人群2型糖尿病患病率为7.21%，而回族人群2型糖尿病患病率明显低于汉族人群，为5.43%，差异有统计学意义（$P<0.05$）。

张琦等自2013年9月至2014年9月对甘肃省14个地州市20～74岁农村常住人群进行流行病学调查显示：不同民族中，东乡族糖尿病患病率最高（12.60%），藏族患病率最低（4.10%），其次是裕固族（5.50%），而藏族和裕固族的糖调节受损患病率增高，分别为24.70%、23.00%。

迪拉热·阿迪等采用整群随机抽样法于2007年10月—2010年3月在克拉玛依炼油厂社区抽取年龄＞35岁的常住成人作为调查对象，统计不同民族、不同性别、不同年龄段人群的2型糖尿病患病率，研究显示：汉族、维吾尔族及哈萨克族2型糖尿病的总患病率为7.5%，其中维吾尔族患病率最高（10.4%）。

（四）职业分布

我国第一次调查结果显示，干部是糖尿病高发人群，患病率为2.2%，而工人、农民、牧民等体力劳动者，患病率较低，分别为1.02%、0.53%、0.31%。而1996年的数据显示，患病率以个体商业、服务人员最高，其次为家庭妇女和干部，农民仍然最低。广东省糖尿病流行病调查发现低运动量与糖尿病危险相关。2002年湖北省糖尿病调查发现糖尿病患病率待业者和退休者较高，渔民和农民较低，糖尿病患病率的职业分布存在明显差异。广西壮族自治区糖尿病流行病学调查结果显示糖尿病患病率在不同职业人群中由高到低依次为离退休人员、服务业人员、无业人员、农民，但经过校正年龄因素后发现不同职业人群之间糖尿病及空腹血糖受损率无显著差异。分析职业与糖尿病患病率关系时受到年龄、体重指数、糖尿病家族史、生活习惯、文化程度等多种混杂因素影响，但几次研究结果提示糖尿病患病率在脑力劳动者、家务劳动者及离退休人员人群中较高，而农民最低，这可能与精神因素、体力活动、经济水平及个人生活方式等因素有关。

（五）移民研究

加拿大一项研究表明来自南亚、拉丁美洲和撒哈拉以南非洲移民与加拿大长期居住者相比糖尿病患病风险明显增加，且患病风险增加（35～49岁）也早于当地居民，调整了年龄、受教育程度和经济水平后上述差异仍然显著。研究认为，从发展中国家移民到发达国家的人群，由于高热量饮食增多，运动量减少，其2型糖尿病患病率比其原住国人群有明显的增高。有研究发现调整了年龄、体重指数后，移民糖尿病患病风险随着移居时间的增长而升高。四川凉山彝族移民糖尿病调查表明彝族居民在移居城镇后糖尿病患病率较彝族农民显著增高，且高于移居地汉族居民，分析后发现应与其生活方式改变密切相关。

（六）城乡和经济水平

糖尿病患病率城乡差异在发展中国家较为明显，而在发达国家，城乡差异并不显著。在发达国家，社会经济地位较差的阶层健康意识、医疗保障和受教育水平相对处于劣势，糖尿病相对更常见，而在发展中国家，社会经济地位高的人群糖尿病患病率较高，可能与饮食西化、摄取过多的高热量食物及相对较低的体力活动量等因素有关。1996年全国糖尿病抽样调查结果表明，糖尿病在大城市、中小城市、贫困县农村患病率依次为4.58%、3.37%、2.83%，城市患病率明显高于农村。随后2002年全国糖尿病调查结果显示，糖尿病患病率城市仍然显著高于农村。2007—2008年中国糖尿病调查发现，经过调整年龄和性别因素，在经济发达地区，城乡比较，糖尿病患病率一致，但农村糖尿病前期患病率高于城市；而城市与农村糖尿病患病率差异在中度发达或不发达地区依然显著，前者高于后者。2007年调查表明，农村居民68%的糖尿病患者不知晓自身患病，明显高于城市人群的52%，提示不应忽视农村糖尿病宣传与筛查。2010年全国成年人糖尿病调查比较经济发达地区与经济欠发达地区糖尿病患病率，结果与以往一致，前者高于后者，但同时在经济欠发达地区糖尿病前期患病率相对较高，其原因尚不清楚，但提示对于不同经济水平地区，糖尿病及糖尿病前期防治不容忽视。

（七）受教育程度

大多数研究结果证实，文化程度与糖尿病发病呈负相关，文化程度越高，患病率越低。有对北京市科研人群的研究，证实文化程度与糖尿病发生呈负相关。这可能与文化水平高的人群更容易选择健康的生活方式有关。

四、糖尿病与生活方式

葡萄糖耐量是公认的糖尿病危险因素，国际与国内都有大量研究结果证实对其干预的有效性，可以预防或延缓糖尿病的发生。北京中日友好医院的潘孝仁教授，于1986年在我国的大庆市率先开展了针对葡萄糖耐量人群的生活方式干预试验的研究（中国大庆糖尿病研究，简称大庆研究）。经过6年的观察，葡萄糖耐量人群通过接受饮食和（或）运动锻炼干预，使2型糖尿病的危险降低了30%～50%。大庆研究首次证明，糖尿病可以通过生活方式的干预而得到有效的预防。随大庆研究之后，美国和芬兰等国家也开展了相似的糖尿病高危人群研究。芬兰的糖尿病预防研究（DPS），于1993年至1998年纳入522例中年（55岁 ±7岁）、超重（平均BMI为31 kg/m^2）的葡萄糖耐量个体，并按照研究中心、性别和OGTT 2小时血糖水平进行分层。所有入选葡萄糖耐量个体均被随机分为强化生活方式干预组（265例）和常规生活方式组（257例）两组。强化生活方式干预的目标是，中等强度的运动锻炼每日30分钟，饮食中脂肪含量占每日摄入总热量的30%以下，饱和脂肪含量低于每日摄入热量的10%，每日至少摄入15 g/1000 kcal的纤维素，体重降低5%（建议体重每星期下降0.5～1.0 kg）。在研究第一年中，生活方式干预组的葡萄糖耐量个体与营养师有7次历时30分钟的面对面培训，此后每年4次。所有个体均定期检查、记录体重和运动锻炼情况。4年后，体重下降情况分别为3.5 kg和0.9 kg，干预组的糖尿病风险下降58%。

在美国的糖尿病预防项目（DPP）研究中，入选人群同样是葡萄糖耐量人群，BMI > 24 kg/m^2，年龄25岁以上。强化生活方式干预的目标与DPS研究大致相当，要求低热量低脂饮食、每周至少150分钟中等强度的运动（如快走等）、体重降低7%、16次的有关饮食和运动锻炼的面对面培训。同样，糖尿病发病风险减少58%。

我国大庆研究、芬兰DPS、美国DPP均获得一致结论，通过强化生活方式干预而显著降低体重，是预防和延缓2型糖尿病发病行之有效的重要手段，体重下降1 kg，糖尿病发病率大约可降低13%。

近年来，我国城市化进程加快，城镇人口占全国人口比例显著增加，2000年为34%，到2016年增至57%。城市化影响改变了人们的生活方式，如膳食结构的改变、体力活动减少、不良的生活习惯等。人们的膳食结构多发生改变，精制谷物和脂肪的高摄入增加了糖尿病的患病风险，而全谷物以及膳食纤维的摄入为糖尿病的保护因素。因此，调整高热量、高脂肪饮食，增加膳食纤维的摄入，可有效降低糖尿病的发生风险。城市化使得人们的体力活动减少，缺乏锻炼。一项中国健康和营养调查研究（CHNS）显示，我国人群体力活动较前显著下降。1991 年人群平均体力活动水平为 379 MET-h/w，2011 年则下降至 190.3 MET-h/w。因体力活动不足导致糖尿病人群分别为 1640 万人和 2950 万人。马林茂等对我国 20 岁以上共 4 万人群的糖尿病风险调查结果分析后显示，体力活动减少为糖尿病发病的危险因素。适当的活动可改善胰岛素抵抗，降低糖尿病的患病风险。美国开展的一项包括 2 万名男性关于运动与糖尿病患病风险的研究表明，随着运动频率的增加，2 型糖尿病的发生风险减少，尤其是在每周锻炼超过 5 次的人群中更为显著。因此，适当增加体力活动，积极改善生活方式对糖尿病的防治至关重要。不良的生活习惯包括吸烟、饮酒，均对糖尿病的发生风险有一定影响。我国成年男性吸烟人数比例仍偏高，2017 年开展的关于烟草与糖尿病发病风险的相关性研究结果表明，相较于不吸烟的人群，吸烟者发生糖尿病的相对危险度为 1.15，且相关数据表明，按照每周增加一盒烟的频率计算，其相对危险度可增加 1.08。该研究提示吸烟为糖尿病发生的影响因素，长期大量吸烟可增加糖尿病的发生风险。有研究发现，大量饮酒亦为糖尿病的危险因素。一方面，大量的酒精可产生热量，使人群的体重增加，降低胰岛素介导的葡萄糖吸收，引起糖代谢紊乱。另一方面，大量饮酒也可引起肝损伤，从而影响肝糖原的合成分解。

WILLIC 等进行的吸烟与糖尿病关系的荟萃分析表明吸烟是 2 型糖尿病的可变的、非独立的影响因素，吸烟者的糖尿病发病率高于不吸烟者，且随着吸烟量及吸烟年限的增加，糖尿病发生的相对危险度增加。糖尿病患者血管病变和死亡率也因吸烟而增加。国内广东省糖尿病调查发现大量吸烟与增龄、运动量减少、糖尿病家族史等有显著交互作用，是糖尿病可变的、非独立的危险因素。吸烟对糖代谢的作用机制可能是影响体脂分布，引起胰岛素抵抗；国外多数研究认为饮酒与糖尿病发生呈 U 形关系。Nakanishi 等于 1994 年起对日本 2953 人进行为期 7 年的前瞻性研究发现，在调整了其他混杂因素后发现日饮酒 23.0～45.9 g 时，糖尿病发病率最低，而日饮酒≥ 69.0 g 时糖尿病患病风险升高。有研究认为适量酒精摄入可提高胰岛素的敏感性，而过量饮酒可导致摄入过多热量和向心性肥胖发生，从而干扰糖代谢，降低糖耐量。国内关于饮酒对糖代谢影响的研究结果不一致，广东省研究认为大量饮酒是糖尿病可变的、非独立的危险因素。由于个体对酒精的敏感性差异、饮酒种类及适量饮酒量定义等多种因素影响，且国内尚缺乏饮酒与糖尿病关系的前瞻性研究，目前的研究结果还不能全面深入地评估饮酒对国人糖尿病发生的影响。

由于目前缺乏准确的饮食资料，饮食因素对糖尿病发生影响有一定的不确定性，但大多数研究的结论支持高脂肪饮食、低碳水化合物、低纤维膳食的摄入，高的血糖负荷，以及低的多不饱和脂肪与饱和脂肪的比率可能会诱发糖尿病。Petroae 等研究发现糖尿病的发生与脂肪的摄入量呈正相关。Salmeron 等对美国 42 759 名 40～75 岁的男性和 65 173 名 40～65 岁的女性进行了为期 6 年的纵向研究，发现 2 型糖尿病的患病风险与谷类纤维摄入呈负性关系。国内孟雪晖等研究认为嗜甜食增加了糖尿病患病风险。关于膳食因素与糖尿病的关系研究亦有不同意见，Colditz 等对 84 360 名美国女性长达 6 年的前瞻性研究结果表明，经控制体重指数、先前的体重改变以及酒精摄入等因素后，未发现能量摄入、蛋白质、碳水化合物或纤维摄入与糖尿病危险度之间存在关联。

有研究表明糖尿病危险性与体力活动不足明显相关，并与其体育活动频率有关，频率越低危险性越高。美国一项对 2 万余名男性医师进行的长达 5 年的研究发现，规律运动者比极少参加体育活动者 2 型糖尿病的发生风险减低，且随着运动频率增高，患病危险性相应减低。马林茂等研究表明，在调整了年龄、体重指数等混杂因素后，职业或休闲时的体力活动不足均与糖尿病的发生风险显著相关。研究认为，体力活动可通过增强胰岛素活性标志物的效应而促进糖脂代谢。

第二节　1 型糖尿病流行病学特点

一、1 型糖尿病人群分布

1 型糖尿病发病从 9 个月龄开始，随年龄增长，发病率逐渐升高。据报道，0～4 岁发病率为 0.26/10 万，5～9 岁为 0.59/10 万，10～14 岁为 0.93/10 万。国外报道发病高峰年龄为 12～14 岁；我国发病高峰在 10～14 岁年龄组，10 岁时达到高峰，以后急剧下降。女性发病率高峰比男性早 1～2 岁。女性 1 型糖尿病发病率略高于男性。在种族发病中，白色人种儿童发病率最高，黄色人种最低，美国白色人种发病率显著高于黑色人种。而我国白色人种（如哈萨克族、维吾尔族和回族）的发病率较高。基因研究结果显示 DQA 和 DQB 等位基因频率的不同可能决定了 1 型糖尿病发病的差异。

根据推算，我国糖尿病总体人群中 1 型糖尿病的比例应小于 5%。中国预防医学科学院 WHO DiaMond 项目基于 1990 年人口普查数据对全国 22 个地区 2000 万余小于 15 岁儿童进行回顾性分析，结果显示 1 型糖尿病总的确定校正发病率为 0.51/10 万人年（*95% CI*：0.49～0.52），该结果显示中国是全球 1 型糖尿病发病率最低的国家。翁建平教授领衔开展的“2010—2013 年覆盖全年龄段的中国 1 型糖尿病研究”是全球首个国家层面全年龄段 1 型糖尿病流行病学研究，结果显示，中国全年龄段 1 型糖尿病发病率为 1.01/10 万人年（*95% CI*：0.18～1.84），其中 0～14 岁、15～29 岁、30 岁及以上人群发病率分别为 1.93/10 万人年（*95% CI*：0.83～3.03）、1.28/10 万人年（*95% CI*：0.45～2.11）和 0.69/10 万人年（*95% CI*：0.00～1.51）、0～14 岁儿童青少年 1 型糖尿病发病率与纬度显著相关（r=0.88，$P < 0.001$），该研究提示，虽然中国仍是全球 1 型糖尿病发病率最低的国家之一，但在过去 20 年间，15 岁以下儿童发病率增加近 4 倍，且新诊断的成年人起病 1 型糖尿病发病人数也需引起重视。

中国 1 型糖尿病登记注册研究（T1DM China），调查中国各地区、各年龄层的 1 型糖尿病发病率。自 2010—2013 年，中国 1 型糖尿病登记注册研究共在中国 7 个行政区域进行登记注册，调查区域涵盖了不同地理位置、生活环境和经济发展水平的地区。研究根据我国行政区域划分在 7 个行政区域中，每个区域至少选取 1 个代表性地区，共计 13 个地区，具体包括：东北（哈尔滨、沈阳）、华北（北京）、西北（银川、兰州、西安）、华东（济南、南京、上海）、西南（成都）、中南（武汉、长沙）、华南（广州），研究显示：发病率男性略高于女性（男性 0.93%，女性 0.81%，$P < 0.001$）。按年龄分层发病率分别为：0～14 岁组 1.90%，15～29 岁组 1.02%，≥ 30 岁组 0.51%，其中 0～14 岁组男性发病率低于女性（男性 1.72%，女性 2.21%，$P < 0.001$），≥ 15 岁组男性发病率则较高（男性 0.96%，女性 0.70%，$P < 0.001$）。其中 1143 名患者年龄在 0～14 岁，1664 名患者年龄在 15～29 岁，1854 名患者年龄≥ 30 岁。结果提示，年龄越大，起病时使用胰岛素治疗的比例越低（0～14 岁 98.4%，15～29 岁 93.5%，≥ 30 岁 91.5%；$P < 0.001$），但糖尿病酮症和糖尿病酮症酸中毒的发生率则随着年龄增加而逐渐减低（糖尿病酮症：0～14 岁 92.9%，15～29 岁 89.0%，≥ 30 岁 83.8%，$P < 0.001$；糖尿病酮症酸中毒：0～14 岁 51.4%，15～29 岁 43.0%，≥ 30 岁 30.8%，$P < 0.001$）。C 肽低于检出限（< 0.2 ng/mL）的比例在各年龄层中存在统计学差异（0～14 岁 22.5%，15～29 岁 21.7%，≥ 30 岁 27.5%；$P < 0.001$），而糖尿病自身

抗体（包括 GAD-Ab、IA-2Ab、ICA、IAA、ZnT8A）阳性的比例虽有随年龄增加而递减的趋势，但不存在统计学差异（0～14 岁 73.5%，15～29 岁 59.5%，≥ 30 岁 55.4%；P=0.22）。紫外线强度、病毒分布的差异等因素参与了 1 型糖尿病的发病。值得重视的是，同为高纬度地区的芬兰（北纬 60.1°）和哈尔滨（北纬 45.8°），两地区间的发病率仍存在明显差异（芬兰 64.9/10 万人年，哈尔滨 3.59/10 万人年），提示种族差异（遗传因素）可能在 1 型糖尿病发病中起着更为重要的作用。

二、1 型糖尿病地区分布

北欧国家如芬兰、瑞典和挪威以及美国为世界上 1 型糖尿病发病率较高的国家。日本和中国儿童的 1 型糖尿病发病率处于较低水平。目前全球大约有 44 万例儿童糖尿病，其中 25% 来自东南亚，20% 来自欧洲地区。虽然中国是世界上 1 型糖尿病发病率最低的国家，但由于中国人口基数大，故 1 型糖尿病患者的绝对数并不少。据国内估计，目前我国 1 型糖尿病患者总数在 200 万～300 万，约占糖尿病总人数的 5%。我国新发儿童 1 型糖尿病患者数量在国际上位列第 4，排在前 3 位的依次是美国（14 700 名）、印度（11 300 名）和巴西（7600 名）。

三、1 型糖尿病地理分布

1 型糖尿病，有自南向北逐渐升高的趋势，即越远离赤道，发病率越高，这一现象与环境因素尤其是病毒感染有关。我国南北两大地区 1 型糖尿病的发病率同样呈现出南低北高的变化规律，以长江为界，南北两大地区发病率分别为 0.50/10 万人年和 0.65/10 万人年；以纬度为界，北纬 20° 以南为 0.30/10 万人年，北纬 20° 及其以北至 30° 以南为 0.41/10 万人年，北纬 30° 及其以北至 40° 以南为 0.73/10 万人年，北纬 40° 及其以北为 0.60/10 万人年。

四、1 型糖尿病的其他患病特征

1 型糖尿病发病率也与季节和病毒性疾病流行相一致，秋冬季节性升高，这种现象也提示了 1 型糖尿病的发病可能与病毒感染有关。此外，我国研究数据也显示，城区儿童的发病率显著高于郊区和农村，后二者发病率分别为 1.12/10 万人年和 0.38/10 万人年。

参考文献

[1] WANG L，GAO P，ZHANG M，et al. Prevalence and ethnic Pattern of diabetes and prediabetes in China in 2013 [J]. JAMA，2017，317（24）：2515-2523.

[2] 杨文英 . 中国糖尿病的流行特点及变化趋势 [J]. 中国科学：生命科学，2018，48（8）：812-819.

[3] 王陇德 . 中国居民营养与健康状况调查报告之一 2002 综合报告 [M]. 北京：人民卫生出版社，2005.

[4] 康继宏，TiaoGuan，宁光，等 . 中国糖尿病防治研究的现状和挑战 [J]. 转化医学研究，2012，2（3）：1-24.

[5] 中华医学会糖尿病学分会 . 中国 2 型糖尿病防治指南（2017 年版）[J]. 中国实用内科杂志，2018，38（4）：292-344.

[6] XU Y, WANG L, HE J, et al. Prevalence and control of diabetes in Chinese adults [J]. JAMA, 2013, 310 (9): 948-959.

[7] 向红丁，吴纬，刘灿群，等.1996年全国糖尿病流行病学特点基线调查报告 [J]. 中国糖尿病杂志，1998 (3): 131-133.

[8] 贾静源. 北京市海淀区糖尿病流行病学调查 [J]. 现代预防医学，2012，39 (4): 817-818，824.

[9] 王临池，胡一河. 苏州市居民糖尿病流行现状及危险因素分析 [J]. 现代预防医学，2012，39 (9): 2145-2147.

[10] 夏正常，朱德增，王琳，等. 上海市延吉社区2型糖尿病患病率调查及危险因素分析 [J]. 当代医学，2012，18 (13): 152-154.

[11] 李棹圻，何兰杰，王金莲，等. 银川地区常住人口2型糖尿病流行病学调查 [J]. 中国糖尿病杂志，2012，20 (5): 336-338.

[12] MARTINOVIC A B, ZDRAVKOVIC A. A mass survey of diabetes mellitus in a population of 300, 000 in 14 provinces and municipalities in China (author's transl) [J]. Zhonghua Nei Ke Za Zhi, 1981, 20 (11): 678-683.

[13] PAN XIAOREN, YANG WENYING, LIU JUAN, et al. 1994年中国糖尿病患病率及其危险因素 [J]. 中华内科杂志，1997 (6): 384-389.

[14] 杜培洁. 郑州市四十岁以上居民糖尿病流行病学调查和肿瘤发病风险相关性研究 [D]. 郑州：郑州大学，2014.

[15] 王刚.2011年长春城区40岁及以上居民糖尿病流行病学调查及危险因素分析 [D]. 长春：吉林大学，2014.

[16] YANG W, LU J, WENG J, et al. Prevalence of Diabetes among Men and Women in China [J]. N Engl J Med, 2010, 362 (12): 1090-1101.

[17] 王斌. 四川凉山地区彝族和汉族人群2型糖尿病患病率及其影响因素研究 [D]. 北京：北京协和医学院，2013.

[18] 迪拉热·阿迪，王红燕，等. 克拉玛依炼油厂社区居民2型糖尿病流行病学调查 [J]. 新疆医科大学学报，2014 (12): 1550-1553.

[19] 李枝萍，刘军，徐婷婷，等. 我国2型糖尿病的流行病学及危险因素研究现状 [J]. 西南军医，2010，12 (4): 754-756.

[20] CARLSSON S, ANDERSSON T, ARAGHI M, et al. Smokeless tobacco (snus) is associated with an increased risk of type 2 diabetes: results from five pooled cohorts [J]. J Inter Med, 2017, 281 (4): 398-406.

[21] METCALF P A, SCRAGG R K, JACKSON R. Light to moderate alcohol consumption is protective for Type 2 diabetes mellitus in normal weight and overweight individuals but not the obese [J]. J Obes, 2014, 2014: 634587.

[22] HOU X, LU J, WENG J, et al. Impact of waist circumference and body mass index on risk of cardiometabolic disorder and cardiovascular disease in Chinese adults: a national diabetes and metabolic disorders survey [J]. PLoS ONE, 2013, 8 (3): e57319.

[23] 杨康鹃. 延边朝鲜族与汉族2型糖尿病与PPAR-γ2.apM-1和PGC-1基因SNPs相关性的研究 [D]. 延吉：延边大学，2007.

[24] 俞捷，赵俊峰，张艳. 上海市黄浦区社区2型糖尿病并发症患病率及相关因素分析 [J]. 上海预防医学，2012，24 (2): 57-61.

[25] 王午喜，屈宗杰，朱爱冬. 重庆市社区10932名普通居民糖尿病流行病学调查分析 [J]. 重庆医学，2013 (26): 3149-3150，3153.

[26] 宁锋，汪韶洁，王玉美，等．青岛地区成年人体重变化和糖尿病发病率相关性研究［J］．中华流行病学杂志，2014，35（7）：764-768.

[27] 张巧，时立新，彭年春，等．贵阳城区糖尿病、糖尿病前期流行病学调查及危险因素分析［J］．中华内分泌代谢杂志，2013，29（2）：144-147.

[28] 周婷，刘祥，李晓松，等．中国人群2型糖尿病影响因素的Meta分析［J］．中华流行病学杂志，2016，37（5）：730-736.

[29] BREEZE P R，THOMAS C，SQUIRES H，et al. The impact of Type 2 diabetes prevention programmes based on risk-identification and lifestyle intervention intensity strategies：a cost-effectiveness analysis［J］. Diabet Med，2016，33（8）：1155-1163.

[30] 孙强，陈小芳，吴先萍，等．四川省彭州市糖尿病患病率及相关因素分析［J］．中华流行病学杂志，2016，37（8）：1091-1094.

[31] YUE J，MAO X，XU K，et al. Prevalence，awareness，treatment and control of diabetes mellitus in a Chinese population［J］. PLoS ONE，2016，11（4）：e0153791.

[32] 翁建平．我国1型糖尿病的流行病学研究与疾病负担［J］．中国科学：生命科学，2018，48（8）：834-839.

[33] 谷晓阳，甄橙．从多尿到糖尿：糖尿病命名的历史［J］．生物学通报，2015，50（12）：55-58.

[34] 刘敏．我国糖尿病地区分布及其疾病负担研究［D］．中国疾病预防控制中心，2019.

第六章　糖尿病分型

一、1980 年 WHO 糖尿病分型及其他葡萄糖耐量异常类型

（一）临床分类

1. 糖尿病（DM）

（1）胰岛素依赖型糖尿病（IDDM）——Ⅰ型。

（2）非胰岛素依赖型糖尿病（NIDDM）——Ⅱ型：①非肥胖型 NIDDM；②肥胖型 NIDDM。

（3）其他类型糖尿病，包括伴随某些情况和综合征的糖尿病：①胰腺疾病；②内分泌疾病；③药品或化学制剂引起；④胰岛素受体异常；⑤某些遗传性综合征；⑥其他。

2. 葡萄糖耐量异常（IGT）

（1）非肥胖型 IGT。

（2）肥胖型 IGT。

（3）伴有某些情况和综合征的葡萄糖耐量异常。

3. 妊娠糖尿病（GDM）

（二）统计学上易发糖尿病分类（葡萄糖耐量试验虽然正常，但实际有发生糖尿病危险者）

（1）既往葡萄糖耐量异常者（Pre.AGT）。

（2）葡萄糖耐量有潜在异常者（Pot.AGT）。

二、1985 年 WHO 糖尿病分型及其他葡萄糖耐量减低分型

该分型是在 1980 年分型基础上进行的修改，主要修改点是增加了营养不良相关性糖尿病（MRDM）的类型。

（一）临床分类

1. 糖尿病

（1）胰岛素依赖型糖尿病（IDDM，Ⅰ型）。

（2）非胰岛素依赖型糖尿病（NIDDM，Ⅱ型）：①非肥胖型（包括演变中的Ⅰ型）；②肥胖型；③青少年发病的成年发病型糖尿病（MODY）。

（3）营养不良相关性糖尿病（MRDM）：①胰腺纤维结石型（PFCPD）；②蛋白质缺乏型（PDPD）。

此型糖尿病多见于亚、非、南美等热带的发展中国家，故又称热带性胰源性糖尿病等，后经 WHO 定名为与营养不良相关性糖尿病。该型糖尿病的特点：①起病年龄大多为 15～30 岁青少年；②消瘦明

显，营养不良；③尿糖多而尿酮体阴性或弱阳性；④不少病例需用胰岛素治疗。

1）胰腺纤维结石型糖尿病

此型于 1955 年首先见于 Zuidema，故又称 Z 型。其临床特点：①胰腺大导管内有结石形成，病理上可见胰腺有慢性纤维化，胰体缩小，胰管扩大，内有钙化结石；②起病于青少年，男女之比约为 3 ∶ 1；③由于胰腺外分泌功能受损，可导致慢性反复发作性腹痛、腹泻、消化吸收不良、营养缺乏等慢性胰腺疾病的临床表征，血糖较高，有时可达 22～33 mmol/L（400～600 mg/dL）；④大约有 80% 的患者需用胰岛素治疗；⑤即使停药，也很少发生糖尿病酮症或酸中毒；⑥患者大多于 40～50 岁死亡。

2）蛋白质缺乏型糖尿病

此型因 1955 年首先见于西印度群岛的 Jamaica，故又称 J 型或 M 型。其临床特点：①起病于 15～25 岁青少年；②有长期蛋白质与能量营养不良史，以致极度消瘦，BMI 多小于 19 kg/m^2；③血糖中度升高，必须用胰岛素治疗；④发生酮症罕见；⑤亚洲此病男女之比为（2～3）∶1，非洲男女性患病率相似，西印度群岛则以女性多见；⑥病因不明，可能由于长期营养不良导致蛋白质缺乏，或来自多食木薯地区的人群由于氰化物的毒性作用，造成胰岛 β 细胞数量及功能低下。但与Ⅰ型糖尿病不同，糖刺激后仍有 C 肽释放。

（4）继发性及其他：①胰源性糖尿病；②内分泌性糖尿病；③药源性及化学物性所致糖尿病；④胰岛素受体异常所致糖尿病；⑤遗传性综合征伴糖尿病。

此型糖尿病较少，但它是一种在科学意义上非常重要的类型。本型除了有糖尿病的临床表现、发病机制，还伴随有原发疾病的一些特征性表现。随着对糖尿病的深入研究和有关知识的扩展，此型糖尿病在数量上将会有很大的变化。

2. 葡萄糖耐量异常（IGT）

（1）非肥胖型。

（2）肥胖型。

3. 妊娠糖尿病（GDM）

（二）统计学上易发糖尿病分类（葡萄糖耐量试验虽然正常，但实际有发生糖尿病危险者）

1. 既往葡萄糖耐量异常（Pre.AGT）指以往有糖尿病性高血糖与 OGTT 异常现已恢复正常者，如妊娠糖尿病分娩后 OGTT 已恢复正常、应激性高血糖或葡萄糖耐量低减。

2. 葡萄糖耐量有潜在异常（Pot.AGT）指发生糖尿病的倾向，包括：①糖尿病患者的直系亲属；②属于高易感性的种族；③有胰岛素抵抗及其产物的免疫活性。

三、1999 年 WHO 推荐的糖尿病分型

该分型基本上保留了 1985 年 WHO 专家委员会的分型建议，主要的修改点：①“胰岛素依赖型糖尿病”和“非胰岛素依赖型糖尿病”及其缩略语“IDDM”和“NIDDM”停止使用，将“Ⅰ型糖尿病”和“Ⅱ型糖尿病”用阿拉伯数字代替罗马数字，即命名为“1 型糖尿病”和“2 型糖尿病”。②取消 1985 年“与营养不良相关性糖尿病”的类型。③保留 IGT 但不作为一种类型。④提出并命名为空腹血糖受损（IFG）的空腹葡萄糖水平中间状态。⑤保留妊娠糖尿病（GDM）。⑥增加“特殊类型糖尿病”这一诊断名称，其中包括 WHO 1985 年分型中的继发性糖尿病，也将病因和发病机制比较明确及新近发现的糖尿病［如年轻发病的成年型糖尿病（MODY）、线粒体糖尿病等］归属其中。

（一）1 型糖尿病

由于胰岛 β 细胞破坏导致胰岛素分泌减少，通常引起绝对胰岛素缺乏，此型又分为两种亚型。

1. 自身免疫性糖尿病

占 1 型糖尿病的绝大多数。此型糖尿病是胰岛 β 细胞发生了细胞介导的自身免疫性损伤引起的，包括过去的胰岛素依赖型糖尿病、1 型糖尿病、青少年发病糖尿病。自身免疫性糖尿病的特点：①胰岛 β 细胞自身免疫性损伤具有多基因遗传易感因素，且与某些环境因素有关。②通常发生在儿童和青少年，也可在任何年龄发病，甚至于在 80～90 岁的老年人中发生。③发病时患者大多消瘦，但也有体重正常或少数肥胖者。④由于胰岛 β 细胞自身免疫性损伤速度有较大差异，故发病时出现症状可有所不同。急性发病者（主要是婴儿、儿童和青少年）可有典型的多尿、多饮、多食和消瘦症状或以糖尿病酮症酸中毒作为首发症状，称为急进型。缓慢起病者多是免疫介导的损伤尚未完全破坏而保留了部分胰岛 β 细胞并能分泌一定量胰岛素，其功能随病程进展而减退；在发病 6 个月内无糖尿病酮症或酸中毒发生，短期内可通过饮食和（或）口服抗糖尿病药物控制血糖，临床上表现酷似 2 型糖尿病称为“非胰岛素依赖期”；还有部分患者在发病半年至数年后出现胰岛 β 细胞功能迅速衰竭，口服抗糖尿病药物已不能控制高血糖或无明显诱因发生糖尿病酮症或酸中毒，而必须用胰岛素治疗称为“胰岛素依赖期”，此型为迟发型，又称为成人隐匿性自身免疫性糖尿病（LADA）。⑤发病早期甚至在未出现临床症状前，血液中即可检测到胰岛 β 细胞免疫性损伤的一种或多种标志物，如胰岛细胞抗体（ICA）、胰岛素自身抗体（IAA）、谷氨酸脱羧酶抗体（GAD－Ab）、人胰岛细胞抗原 2 抗体（IA－2A）及锌转运体 8 自身抗体（ZnT8A）等，这些自身抗体在患者体内可持续多年。⑥与 HLA 有很强的关联，有些是造成疾病的因素，有些对疾病的发生具有保护作用。⑦急性发病和慢性起病的晚期阶段患者血清胰岛素和 C 肽水平很低或测不出来。⑧必须用胰岛素治疗。⑨易合并其他自身免疫性疾病，如 Graves 病、桥本甲状腺炎、Addison 病、白斑病、恶性贫血等。

2. 特发性糖尿病

病因不十分清楚。其特点为：①占 1 型糖尿病的很少一部分，多数发生在非洲或亚洲国家的某些种族。②血液中没有发现胰岛 β 细胞自身免疫性损伤的免疫学证据，与 HLA 无关联。③有很强的遗传易感性。④由于胰岛 β 细胞分泌胰岛素不足，易于发生糖尿病酮症酸中毒。⑤需要胰岛素治疗。近些年 1 型糖尿病发病率有逐年增加的趋势。我国尚无准确的统计数据。在欧洲 1 型糖尿病以每年 3.9% 的发病速度递增，其中 5 岁以下儿童增长最快，平均为 5.4%/年。按照这种发病趋势，预计未来 10 年 1 型糖尿病发病人数将会是 2006 年的两倍，并且呈现低龄化的趋势。环境因素是导致 1 型糖尿病高发的重要影响因素，也可能与早期营养、病毒感染、剖宫产、高龄孕产等有关。此外，1 型糖尿病患者就诊率增加以及遗漏情况减少也可能与患病人数增加有关。

（二）2 型糖尿病

2 型糖尿病是以胰岛素抵抗为主，伴有胰岛素相对不足，或以胰岛素分泌不足为主，伴有或不伴有胰岛素抵抗，包括过去的非胰岛素依赖型糖尿病、2 型糖尿病、成年发病糖尿病。其特点为：①病因不十分清楚，发病具有较强的遗传易感性。②发病与年龄、体重、活动等有关，肥胖尤其是中心性肥胖是明显诱发因素。③由于高血糖逐渐发生而未达到产生典型糖尿病症状而延误了就医时间，多年未被确诊。④部分患者在确诊前已有糖尿病血管病变等慢性并发症出现。⑤很少有糖尿病酮症酸中毒的自然发生，但在应激状态时可发生酮症或酸中毒。⑥胰岛β细胞功能可能正常或逐渐下降，为补偿胰岛素抵抗，也存在胰岛素分泌相对不足。⑦胰岛素水平可能正常、偏低或偏高。⑧一般通过饮食调整、适当运动、减轻体重以改善胰岛素抵抗或口服抗糖尿病药物即可控制病情；但在应激状态、酮症酸中毒或少数患者口服抗糖尿病药物无效时需用胰岛素治疗。

（三）特殊类型糖尿病

根据病因和发病机制的不同，可分为以下8种类型。

（1）胰岛β细胞功能遗传缺陷引起的糖尿病是一种单基因遗传性疾病，由于某些基因突变而使胰岛β细胞功能缺陷，胰岛素分泌减少导致的糖尿病。此型糖尿病主要包括青少年发病的成年型糖尿病（MODY）和线粒体糖尿病。

（2）胰岛素作用遗传缺陷所致糖尿病（胰岛素受体基因异常）通过遗传因素使胰岛素受体突变引起胰岛素作用异常，产生胰岛素抵抗，导致糖代谢紊乱及糖尿病。

（3）胰腺外分泌疾病引起的糖尿病是指凡是能导致胰腺弥漫性损伤或局部损伤的病变而达到一定程度可破坏胰岛β细胞，使胰岛素的分泌减低而发生糖尿病。但是有些疾病仅侵犯胰腺较少部分也可伴随有糖尿病的发生，提示该型糖尿病的发生机制不仅是简单的胰岛β细胞数量减少，可能还有其他的机制。该型糖尿病可由纤维钙化性胰腺病、胰腺炎、外伤/胰腺切除、胰腺肿瘤、胰腺囊性纤维化、血色病或其他因素引起。

（4）内分泌疾病引起的糖尿病是继发性糖尿病的主要病因。引起糖尿病的主要内分泌疾病包括：Cushing综合征、肢端肥大症、嗜铬细胞瘤、胰升糖素瘤、甲状腺功能亢进症、生长抑素瘤或其他等。

（5）药物或化学物质诱发的糖尿病主要有：①烟酸通过增强胰岛素抵抗或肝损害使已有糖代谢异常的患者血糖升高；②糖皮质激素通过增加糖异生、抑制葡萄糖摄取、增加胰高血糖素、促进脂肪和蛋白分解而升高血糖；③免疫抑制剂（如他克莫司和环孢素）对胰岛β细胞产生直接毒性作用及抑制胰岛β细胞胰岛素基因转录；④抗精神病药物主要是氯氮平和奥氮平，其次是喹硫平和氯丙嗪等，升高血糖的机制包括体重增加导致胰岛素抵抗增强、拮抗下丘脑多巴胺受体抑制其对血糖的调节、阻断毒蕈碱M_3受体活性抑制胆碱能神经诱导的胰岛素分泌；⑤β-肾上腺能拮抗剂抑制胰岛素分泌与释放、抑制肝脏和外周组织对葡萄糖的摄取、增加肌肉组织糖原分解；⑥β受体激动剂，包括沙丁胺醇和特布他林，增加肝糖和脂肪分解；⑦噻嗪类利尿剂对胰岛β细胞的直接毒性作用，药物导致低血钾从而抑制胰岛素分泌，胰岛素敏感性降低，肝糖产生增加，对胰岛α细胞刺激作用；⑧钙通道阻断剂可抑制胰岛素分泌；⑨二氮嗪直接抑制胰岛素分泌和刺激肝脏葡萄糖产生，增加肾上腺素分泌，降低胰岛素敏感性，促进胰岛素代谢清除而降低胰岛素水平；⑩α-干扰素可诱发ICA和GAD-Ab产生导致胰岛β细胞破坏，使胰岛素分泌不足引起血糖升高；⑪性激素与口服避孕药：黄体酮和孕激素可减少胰岛素受体数量和亲和力，口服避孕药可增强胰岛素抵抗，雌激素可升高生长激素和皮质醇浓度引起肝糖异生增加而导致高血糖；⑫其他药物包括苯妥英、甲状腺激素、锂剂、左旋多巴、茶碱、非诺特罗、异烟肼、利福平、喹诺酮类抗生素、吗啡、吲哚美辛、氯氮蕈、胺碘酮、奥曲肽、喷他脒、Vacor（吡甲硝苯脲，一种毒鼠药）等可通过不同途径升高血糖；⑬其他。

（6）感染某些病毒可引起胰岛β细胞破坏产生1型糖尿病，血清中可出现1型糖尿病特征性HLA和免疫性标志物。常见的感染性病毒有先天性风疹、巨细胞病毒，其他尚有柯萨奇病毒B、腺病毒、流行性腮腺炎病毒等。

（7）免疫介导的罕见类型糖尿病，该型糖尿病可能与几种自身免疫性疾病有关。当同一例患者发生两种或两种以上内分泌腺体自身免疫病有时还可合并其他自身免疫病时，称为多发性内分泌自身免疫综合征。

（8）其他遗传综合征伴随糖尿病。

（四）妊娠糖尿病

妊娠糖尿病（GDM）是指在妊娠期间发生或者妊娠前可能已有糖代谢异常而未被发现的糖尿病或葡萄糖耐量降低。为确保孕妇和胎儿在整个孕期的安全性，孕妇的空腹或餐后血糖升高及有 GDM 高危因素（如 IGT 史、分娩巨大胎儿史、高危种族等）的孕妇应进行 GDM 筛查。为此，近年来国内外各医疗组织或机构，包括 ADA、IDF、WHO 及中国卫健委等根据循证医学证据，已制定和颁布 JGDM 诊治指南或诊断行业标准。根据这些标准，提高了 GDM 诊断率，进一步保护了母婴的安全性。

参考文献

[1] World Health Organization，Expert Committee on Diabetes Mellitus.Second report.Technical Report Series 646. WHO 1980.

[2] World Health Organization Study Group，Expert Committee on Diabetes Mellitus.Technical Report Series 727. Geneva：WHO 1985.

[3] World Health Organization. Definition，diagnosis and classifications of diabetes mellitus and its complication. Report of a WHO consultation，Part 1：diagnossis and classification of diabetes mellitus [R]. Geneva：WHO，1999.

[4] 陈静，韩学尧，纪立农 . 新发现的 MODY 亚型 [J]. 中国糖尿病杂志，2011，19（7）：552-554.

[5] 中华医学会妇产科学分会产科学组，中华医学会围产医学会妊娠合并糖尿病协作组 . 妊娠合并糖尿病临床诊断与治疗推荐指南（草案）[J]. 中华妇产科杂志，2007，42（6）：426-428.

[6] METZGER B E，GABBE S G，PERSSON B，et al. International association of diabetes and pregnancy study group recommendations on the diagnosis and classification of hyperglycemia in pregnancy[J]. Diabetes Care，2010，33(3)：676-682.

[7] PAN X R，LI G W，HU Y H，et al. Effects of diet and exercise in preventing NIDDM in people with impaired glucose tolerance.The Da Qing IGT and Diabetes Study [J]. Di-abetes Care，1997，20（4）：537-544.

[8] 李光伟，张平，王金平，等 . 中国大庆糖尿病预防研究中生活方式干预对预防糖尿病的长期影响——20 年随访研究 [J]. 中华内科杂志，2008，47（10）：854-885.

[9] TUOMILEHTO J，LINDSTRÖM J，ERIKSSON J G，et al. Prevention of type 2 diabetes mellitus by changes in lifestyle among subjects with impaired glucose tolerance [J]. N Engl J Med，2001，344（18）：1343-1350.

[10] LINDSTRÖM J，LOUHERANTA A，MANNELIN M，et al. The finish diabetes prevention study（DPS）Lifestyle intervention and 3-year results on diet and physical activety [J]. Diabetes Care，2003，26（12）：3230-3236.

[11] BALANDYA E，MASHILI F，DELOITTE M N. The diabetes prevention program research group：reduction in the incidence of type 2 diabetes with lifetyle intervention or metformin [J]. N Engl J Med，2002，346：393-403.

[12] RATNER R E. An update on the diabetes prevention program（DPP）[J]. Endocr Pract，2016，12（Suppl 1）：20-24.

[13] CHIASSON J L，JOSSE R G，GOMIS R，et al. Acarbose for prevention of type 2 diabetes mellitus：the STOP-NIDDM randomized trial [J]. Lancet，2002，359（9323）：2072-2077.

第七章　糖尿病诊断与鉴别诊断

第一节　糖尿病诊断方法

一、血浆葡萄糖

空腹血浆葡萄糖或 75 g OGTT 后的 2 小时血浆葡萄糖值可单独用于流行病学调查或人群筛查。如 OGTT 目的是用于明确糖代谢状态时，仅需检测空腹和糖负荷后 2 小时血糖。我国资料显示仅查空腹血糖则糖尿病的漏诊率较高，理想的调查是同时检查空腹血糖及 OGTT 后 2 小时血糖值。OGTT 其他时间点血糖不作为诊断标准。建议已达到糖调节受损标准的人群，应行 OGTT 检查，以提高糖尿病的诊断率。

二、糖化血红蛋白

糖化血红蛋白（HbA1c）是在红细胞内血红蛋白与血糖相结合的产物，血红蛋白与血糖的结合过程极为缓慢，且不可逆转。人体内每个红细胞都有血红蛋白，而红细胞的寿命一般为 120 天，平均为 60 天，因此测定 HbA1c 水平能够反映 1 ～ 3 个月的血糖平均水平。HbA1c 水平越高，则提示患者血中血红蛋白与血糖结合的产物越多，患者的糖尿病病情也就越严重；采用 HbA1c 水平监测能够避免因采血时间不同、采血前是否空腹、患者是否使用胰岛素等影响血糖监测结果；同时 HbA1c 水平也与血红蛋白含量、是否为脂血、溶血标本等无关。急性感染、创伤或其他应激情况下可出现暂时性血糖增高，若没有明确的糖尿病病史，就临床诊断而言不能以此时的血糖值诊断糖尿病，须在应激消除后复查，再确定糖代谢状态，检测 HbA1c 有助于诊断。2011 年 WHO 建议在条件具备的国家和地区采用 HbA1c 诊断糖尿病，诊断切点为 HbA1c ≥ 6.5%。我国 2010 年开始进行“中国糖化血红蛋白教育计划”，随后国家食品药品监督管理局（现国家市场监督管理总局）发布了《糖化血红蛋白分析仪》的行业标准，国家卫生和计划生育委员会（现国家卫生健康委员会）临床检验中心发布了《糖化血红蛋白实验室检测指南》，并实行了国家临床检验中心组织的室间质量评价计划，我国的 HbA1c 检测标准化程度逐步提高，但各地区差别仍较大。因此，本指南推荐，对于采用标准化检测方法并有严格质量控制的医院，可以开展用 HbA1c 作为糖尿病诊断及诊断标准的探索研究。国内一些研究结果显示，在中国成年人中 HbA1c 诊断糖尿病的最佳切点为 6.2%～6.4%，以 6.3% 的依据为多。

三、肌电图

现阶段，神经肌电图检测被越来越多地应用于糖尿病周围神经病变患者的临床诊断中。神经肌电图主要是通过对患者胫神经感觉与运动传导速度、尺神经、胫神经 H 反射、神经 F 波、正中神经以及腓神经等神经系统进行检测，以此来判断患者是否出现周围神经病变的情况，具有操作简单、无创、诊断准确率高等特点，能够在早期判断患者的病情状况，对于患者的治疗与预后工作均有着较高的应用价值。临床研究表明，糖尿病周围神经病变患者通过电生理检查显示，患者易存在末端运动潜伏期增加与神经传导速度降低等异常风险，相关研究表明神经 F 波的潜伏期、时限以及波幅能够有效反映出患者近端神经病变的具体情况，是糖尿病周围神经病变诊断中的重要指标。胫神经 H 反射能够对 α-运动神经元兴奋性与运动纤维功能的具体情况进行检测，进而能够有效判断患者是否出现神经损害等情况。同时能够反映出患者神经反射弧环境的病变情况。此外，胫神经 H 反射走行作为人体中最长的反射弧，即使疾病患者出现较轻的神经损伤情况，也能够通过 H 反射弧显示，因此 H 反射弧也可以作为糖尿病周围神经病变早期诊断的重要敏感指标。

四、胰岛素功能

胰岛素功能检测包括 C 肽、HbA1c、血清糖化蛋白（GSP）、胰岛素、胰岛素原、胰高血糖素等。① C 肽：正常值为成年人≤ 4.0μg/L；＞ 60 岁时，男 1.5 ～ 5.0 μg/L，女 1.4 ～ 5.5 μg/L。临床意义：C 肽测定主要用于评价内源性胰岛素分泌功能，尤其适合于在应用了外源性胰岛素、存在胰岛素抵抗或抗体时，了解肝灭活胰岛素差异所致的外周血胰岛素的升降情况。② HbA1c：电泳法测得值占血红蛋白总量的 0.056 ～ 0.075，柱层析法测得值占血红蛋白总量的 0.06 ～ 0.09，高压液相色谱法 HbA1a 0.016、HbA1b 0.008、HbA1c 0.03 ～ 0.06。临床意义：增高外周血中 HbA1c 含量，未控制的糖尿病患者较正常人高 2 ～ 5 倍，控制病情后并不迅速下降。③测定 HbA1c：可以了解糖尿病患者在 4 ～ 8 周前的血糖控制情况。此外，用含葡萄糖的透析液做血透的慢性肾衰竭、地中海贫血和白血病患者 HbA1c 亦增高。HbAlc 降低的情况见于溶血性及失血性贫血、慢性肾衰竭、慢性持续性低血糖症等。④ GSP：正常值为果糖胺法 2.5 mmol/L，离子交换层析法为糖化白蛋白占白蛋白总量 0.08 以下；2-硫代巴比妥酸比色法为糖化白蛋白占白蛋白总量 0.083 ± 0.022。临床意义：血清糖化蛋白是血清蛋白非酶促进糖化的产物，其中 90% 以上为糖化白蛋白。白蛋白半衰期为 17 ～ 20 日，因此 HbA1c 可反映测定前 1 ～ 2 周血糖平均水平，临床上与 HbA1c 和果糖胺一起作为评价糖尿病近期控制的指标。糖化血清蛋白增高的情况同 HbA1c。⑤胰岛素：正常值为新生儿 3 ～ 20 mIU/L，成年人 6 ～ 24 mIU/L，＞ 60 岁 6 ～ 35 mIU/L。临床意义：胰岛素瘤、NIDDM、自身免疫性胰岛素综合征（自身免疫性胰岛素受体抗体和胰岛素抗体综合征）、肝病、肢端肥大症、库欣综合征、强直性肌营养不良症，遗传性果糖及半乳糖不耐受症、肥胖症等可致胰岛素增加；IDDM、垂体前叶功能减退症、胰腺炎等可致胰岛素降低。⑥胰岛素原：正常值 0.2 μg/L 或 0.3IRI 总量。临床意义：胰岛素瘤、变异胰岛素血症可致胰岛素原增加。⑦胰高血糖素：正常值 30 ～ 210 ng/L。临床意义：胰高血糖素瘤可致胰高血糖素增加。胰岛素分泌水平可直接反映胰岛 β 细胞的功能状况，一般情况下，胰岛素释放试验或 C 肽测定就可以比较直观地表现胰岛 β 细胞的功能状况。① OGTT-胰岛素释放试验：取血方法与口服葡萄糖耐量试验相同，分别在 0、30 分钟、60 分钟、120 分钟及 180 分钟取血，测胰岛素和血糖，正常情况下胰岛素变化与血糖一致，高峰值在 30 ～ 60 分钟，胰岛素高峰值比基础值高 5 ～ 8 倍。2 型糖尿病胰岛素基础值正常，高峰延迟到 1 ～ 2 小时出现，上升的幅度降低，绝对值可正常、偏高或偏低。1 型糖尿病患者胰岛素释放试验呈低平曲线，甚至测不出。胰岛素释放试验可以帮助判断患者是否存在胰岛素抵抗。因为胰岛素的半衰期较短，不容易获得精确的数值，即使对于正在使用外源胰岛素的患者，外源胰岛素也会干扰胰岛 β

细胞功能的评价，因此如果想要获得更准确的数据，应该进行血浆C肽测定。②C肽测定：C肽与人体自身分泌的胰岛素呈稳定的比例，C肽数值也可以反映胰岛素的水平，C肽的半衰期比胰岛素长，更容易获得精确的数值，对于正在使用外源胰岛素的患者，外源胰岛素也不会干扰测定结果，因此测定C肽能更准确地反映胰岛β细胞的功能。正常人的空腹C肽浓度一般为0.3～0.6 pmol/L，口服葡萄糖负荷试验后高峰出现的时间与胰岛素一致，峰值比空腹高5～6倍，C肽测定的临床意义与胰岛素释放试验基本相同，却能弥补胰岛素释放试验的不足。

第二节　糖尿病诊断标准与鉴别诊断

一、糖尿病西医诊断标准

糖尿病的临床诊断应依据静脉血浆血糖而不是毛细血管血糖检测结果。若无特殊提示，文中所提到的血糖均为静脉血浆葡萄糖水平值。

目前国际通用的诊断标准和分类是参考2020年版《中国2型糖尿病防治指南》。典型糖尿病症状：①随机静脉血浆葡萄糖≥ 11.1 mmol/L；②空腹静脉血浆葡萄糖≥ 7.0 mmol/L；③口服葡萄糖耐量试验（OGTT）2 h静脉血浆葡萄糖≥ 11.1 mmol/L；④糖化血红蛋白（HbA1c）≥ 6.5%。糖尿病诊断及糖代谢状态分类标准见表7-1，表7-2。

表7-1　糖尿病的诊断

诊断标准	静脉血浆葡萄糖或HbA1c
典型糖尿病症状（烦渴多饮、多尿、多食、不明原因的体重下降）	—
加上随机血糖	≥ 11.1 mmol/L
或加上空腹血糖	≥ 7.0 mmol/L
或加上OGTT 2小时血糖	≥ 11.1 mmol/L
或加上HbA1c	≥ 6.5%
OGTT 2小时后血糖无典型糖尿病症状者，需改日复查确认	—

注：空腹状态指至少8小时没有进食热量；随机血糖指不考虑上次用餐时间，一天中任意时间的血糖，不能用来诊断空腹血糖异常或糖耐量异常。

表7-2　糖代谢状态分类标准

糖代谢分类	静脉血浆葡萄糖（mmol/L）	
	空腹血糖	糖负荷后2小时血糖
正常血糖	＜6.1	＜7.8
空腹血糖受损（IFG）	≥ 6.1，＜7.0	＜7.8
糖耐量异常（IGT）	＜7.0	≥ 7.8，＜11.1
糖尿病	≥ 7.0	≥ 11.1

注：IFG和IGT统称为糖调节受损，也称糖尿病前期。

二、糖尿病中医诊断标准与鉴别诊断

（一）临床表现

1. 症状

（1）糖尿病期：典型的糖尿病具有多饮、多食、多尿及体重下降；在 2 型糖尿病中约 50% 的患者无症状，80% 糖尿病患者以皮肤或外阴瘙痒、皮肤化脓性感染、视物模糊等为首发症状。①主要症状：多饮，多尿，烦渴，渴喜冷饮；小便频数量多，有泡沫，或有甜味。②多食易饥：食欲亢进，易饥饿，进食量多，倍于常人。③体重下降：2 型糖尿病开始表现为肥胖或超重，当血糖异常升高至一定程度时，营养物质丢失，体重下降，往往伴有体力不支、倦怠乏力等。④其他症状：心烦易怒、失眠多梦、健忘、腰膝酸软等，女子带下量多，月经失调。

（2）并发症期：糖尿病急性或慢性并发症引起的脏器功能障碍等可出现相应的表现，如四肢麻木、视力障碍、便秘或大便时干时稀、心悸心慌、眩晕、水肿、男子性欲低下、阳痿等。

2. 体征

早期病情较轻，大多无明显体征。病情严重时出现急性并发症，有失水等表现，病久则发生大血管、微血管、周围或内脏神经、肌肉、骨关节等各种并发症而出现相应的体征。

（二）理化检查

1. 血液检查

①血糖：糖尿病诊断必须采用静脉血浆血糖，糖尿病监测可用指血检测毛细血管血糖。② OGTT：糖尿病前期人群，或糖尿病疑似人群（有糖尿病家族史者，反复早产、死胎、巨婴、难产、流产的经产妇，或屡发疮疖痈疽者，或皮肤及外阴瘙痒者）及糖尿病高危人群（肥胖、高血压、冠心病、血脂异常）均需进行 OGTT。③ HbA1c：血糖与红细胞膜血红蛋白逐渐结合形成 HbA1c，存在于红细胞生成到破坏的全过程中，可以反映 2～3 个月的平均血糖水平。④糖化血清蛋白：血糖与血清白蛋白结合形成糖化血清蛋白，可以反映近 1～2 周的血糖情况。⑤空腹血浆胰岛素与胰岛素释放试验：可以反映胰岛 β 细胞的储备功能。⑥ C 肽释放试验：外源性注射胰岛素的患者更适合测定 C 肽。⑦胰岛细胞自身抗体：常见的有胰岛细胞抗体（ICA）、胰岛素自身抗体（IAA）和谷氨酸脱羧酶抗体（GADA）。⑧血脂：糖尿病患者的甘油三酯、总胆固醇与低密度脂蛋白胆固醇均升高，而高密度脂蛋白胆固醇降低，其中甘油三酯升高最常见。

2. 尿液检查

①尿糖：正常人肾糖阈为 8.96～10.08 mmol/L（160～180 mg/dL），超过此水平时才出现尿糖。②尿蛋白：一般无糖尿病肾病者阴性或偶有微量白蛋白。③尿酮体：见于糖尿病酮症或酮症酸中毒时，也可因进食过少发生饥饿性酮症。④其他：糖尿病尿路感染时常规尿检或尿液镜检可见大量白细胞。

3. 人体测量学

①体质量指数（BMI）：BMI=实际体重/身高^2（kg/m^2）。2001 年提出中国成年人体重指数分类的推荐意见，BMI 在 24.0～27.9 kg/m^2 时为超重，≥ 28kg/m^2 时为肥胖。②腰围与腰围臀围比率（WHR）：中国人腰围，男性≥ 85 cm、女性≥ 80 cm 为腹型肥胖。WHR=腰围 ÷ 臀围，WHR 是区分体脂分布类型的指标，正常人：男性＜ 0.90、女性＜ 0.85。若男性＞ 0.90、女性＞ 0.85 为中心性肥胖。

4. 其他检查

（1）肌电图：是指用肌电仪记录下来的肌肉生物电图形。对评价人在人机系统中的活动具有重要意义。可以采用专用的肌电图仪或多导生理仪进行测量。静态肌肉工作时测得的该图呈现出单纯相、混合相和干扰相三种典型的波形，它们与肌肉负荷强度有十分密切的关系。当肌肉轻度负荷时，图上出现孤立的、有一定间隔和一定频率的单个低幅运动单位电位，即单纯相；当肌肉中度负荷时，图上虽然有些区域仍可见到单个运动单位电位，但另一些区域的运动单位电位十分密集不能区分，即混合相；当肌肉重度负荷时，图上出现不同频率、不同波幅，且参差重叠难以区分的高幅电位，即干扰相。该图的定量分析比较复杂，必须借助计算机完成。常用的指标有积分肌电图、均方振幅、幅谱、功率谱密度函数及由功率谱密度函数派生的平均功率频率和中心频率等。

糖尿病周围神经病变的病理改变主要有髓神经纤维的髓鞘出现灶性节段性脱失，多数情况为肢体远端神经纤维轴索髓鞘脱失明显。研究表明，有髓神经纤维以跳跃的传导方式传导神经冲动，而人类下肢感觉神经的有髓神经纤维较细，且数量较上肢少，使得神经传导速度较上肢慢。当糖尿病导致神经纤维产生脱髓鞘损伤时，下肢感觉神经最早受到损伤。对糖尿病患者及早进行神经电生理肌电图检查，可减少临床对无症状的糖尿病周围神经病变（DPN）患者的误诊率，防止延误病情，失去治疗机会。

（2）眼底荧光血管造影：此技术作为临床眼底疾病检查的重要手段之一，可以实现对糖尿病视网膜病变的早期诊断和分期，其动态反映出视网膜毛细血管的循环情况，轻微的病变也可捕捉。视网膜病变在造影图片中会表现出点状的荧光泄露在血管外和毛细血管局部扩张，新生血管处有强荧光泄露表明视网膜病变处于增生期。眼底荧光血管造影术相较于传统的检眼镜检查法对糖尿病视网膜病变有更高的检出率，并且分期明确，有利于患者病情的早期诊断和治疗，有效防止了视网膜的进一步病变，该检查技术有着重要的临床诊断价值和应用价值。视网膜病变是主要的致盲性眼病之一，早期检查和治疗是防治病变恶化的重要环节。对于眼部不适的糖尿病患者要积极采取眼底荧光血管造影检查，以便早期确诊治疗，保护视功能。

（3）眼部血管彩色多普勒超声检查：眼底荧光血管造影为糖尿病视网膜病变诊断的“金标准”，但该检查具有创伤性，患者不易接受，而超声检查则具有安全、无创、可重复的优势。本研究应用超声技术检测眼部血管，观察其血流动力学改变。视网膜出现糖尿病血管病变之前，彩色多普勒超声可检测到视网膜血流动力学的异常变化，提示视网膜血流供应和灌注不良，为糖尿病视网膜病变早期诊断提供了重要依据，使之得到早期干预，改善视网膜供血，对延缓和逆转糖尿病视网膜病变的发生与发展有重要价值。

（4）颈动脉超声检查：可对颈动脉形态及血流动力学进行全面、清晰的观察，使血管内斑块形态、阻塞情况、狭窄情况清晰地显示出来，便于判断受检者血管内是否存在异常情况。糖尿病患者的斑块形成、内膜增厚的检出率更高，脑血管病变发生率较高。因此，彩色多普勒超声应用在颈部血管检查中能够尽早发现颈部血管病变，有利于临床制订针对性的治疗方案。

（5）超声心动图：是指应用超声测距原理脉冲超声波透过胸壁、软组织测量其下各心壁、心室及瓣膜等结构的周期性活动，在显示器上显示为各结构相应的活动和时间之间的关系曲线，用记录仪记录这些曲线，即为超声心动图。糖尿病患者长期高血糖常会伴有脂质代谢异常、高血压、血液流变学异常和高胰岛素血症，从而导致患者发生心肌肌原纤维病理性变化，致使心肌舒张和心肌收缩等功能降低，因此增加了冠状动脉粥样硬化性心脏病和心肌病的发生概率。利用超声心动图技术及时掌握患者心功能变化，可为临床医疗提供了有价值的诊断数据，使其能够制订出针对性的治疗方案，减少疾病对患者健康及生命安全的威胁。

（6）下肢动脉超声检查：可以对血管形态及血流动力学进行全面、清晰的观察，使血管内斑块形态、阻塞情况、狭窄情况清晰地显示出来，便于判断受检者血管内是否存在异常情况。糖尿病下肢动脉血管病变在临床的主要表现有动脉血管内膜形成不规则的斑块、出现条索样改变，并伴有不规则的扭曲现象。患者病情加重后很容易引发继发性的血管疾病，容易导致患者的下肢正常组织出现缺血性坏死，一旦没有及时确诊，给予有效治疗，将会加重患者下肢动脉血管病变，最后难以有效控制病情，只能截肢从而控制患者的整体病情。这不仅会给患者造成严重的生理痛苦，还会严重影响患者的正常生活。糖尿病患者的糖代谢紊乱、胰岛素分泌不足、靶组织细胞对于胰岛素的敏感度显著减低、脂肪合成减少、脂肪组织摄取葡萄糖不足、甘油三酯的浓度升高、血管内皮损伤、血流动力学改变等均是导致糖尿病下肢动脉血管病变的主要原因。目前对于糖尿病足，并无疗效确切的治疗方法。多数患者在就医时，病情已经处于中后期，只能实施手术给予截肢，或是给予干细胞移植，或是搭桥手术治疗。但是这些手术均会给患者造成不同程度的生理创伤，风险性较高，术后容易出现并发症。

有研究认为，若能早期确诊糖尿病下肢动脉血管病变，确定患者血管病变部位，明确病变严重程度以及病变范围，能够为医师制订有效治疗方案提供准确依据，能够及时给予有效治疗，控制患者血管病变情况，降低截肢风险，提高患者的生活质量。也有研究认为，实施彩色多普勒超声检查，能够清楚地显示患者的下肢动脉血管内径、血管内膜变化、血管血流量、动脉粥样硬化斑块的大小与形态、斑块分布情况、血管是否存在充盈血流等。这些影像学信息都能够为医师确诊糖尿病下肢周围血管病变提供准确依据。虽然血管造影才是目前诊断血管病变的“金标准”，但是其具有一定的创伤性，且费用较为昂贵，不容易在临床推广，因此血管造影并不易为临床患者所接受。彩色多普勒超声不仅具有操作简单、方便使用、无创伤、重复性佳、花费更少等优点，更关键的是，彩色多普勒超声的实用性非常广，不仅能够诊断血管疾病，还可以诊断腹腔脏器（主要是肝脏、肾脏）、小器官、前列腺与精囊以及妇产科疾病。此外，彩色多普勒超声比较廉价，在数十年前便在各大医疗机构广泛应用，即使是基层医院也拥有数台彩色多普勒超声诊断仪，医疗资源有限的地区也可以通过彩色多普勒超声检查确诊糖尿病下肢动脉血管病变，应用范围非常广。

（三）诊断标准

1999 年 WHO 专家咨询委员会对糖尿病的诊断标准制定如下：①糖尿病症状（多尿、多饮及不能解释的体重下降），并且随机（餐后任何时间）血浆葡萄糖（VPG）≥ 11.1 mmol/L（200 mg/dL）；②或空腹（禁热量摄入至少 8 小时）血浆葡萄糖（PPG）水平≥ 7.0 mmol/L（126 mg/dL）；③或 OGTT（75 g 脱水葡萄糖）中 2 小时的血浆葡萄糖（2hPG）水平≥ 11.1 mmol/L（200 mg/dL）。

注：在无引起急性代谢失代偿的高血糖情况下，应在另一日重复上述指标中任何一项，以确定糖尿病的诊断，不推荐做第三次 OGTT 测定。

（四）糖尿病的鉴别诊断

1. 非葡萄糖尿

乳糖尿见于哺乳妇女或孕妇及婴儿，果糖及戊糖尿见于进食大量水果后，为罕见的先天性疾患。

2. 糖尿病性葡萄糖尿

当过度饥饿后，一次进食大量糖类食物，可产生饥饿性糖尿；少数正常人在摄食大量糖类食物，或因吸收过快，可出现暂时性滋养性糖尿；胃切除或甲亢可出现暂时性糖尿及低血糖症状。肾炎、肾病等可因肾小管再吸收功能障碍而发生肾性糖尿。妊娠后期或哺乳期妇女由于乳腺产生过多乳糖，且随尿排出产生乳糖尿。脑出血、大量上消化道出血、脑瘤、窒息等，有时血糖呈暂时性过高伴尿糖为应激性糖尿。尿酸、维生素 C、葡萄糖醛酸等具有还原性的物质或异烟肼、青霉素、强心苷、噻嗪类利尿剂等随尿排泄的药物使尿糖出现假阳性。

3. 甲状腺功能亢进症

甲状腺功能亢进症表现为多食、易饥、口干口渴、怕热多汗、急躁易怒等高代谢状态，血甲状腺激素水平升高。

参考文献

[1] 中华医学会糖尿病学分会 . 中国 2 型糖尿病防治指南（2017 年版）[J]. 中国实用内科杂志，2018，38（4）：292－344.

[2] 张木芬 . 糖尿病诊断中生化检验的临床应用与价值分析［J］. 临床检验杂志（电子版），2020，9（1）：157.

[3] 赵玲霞 . 生化检验指标在糖尿病诊断中的临床价值［J］. 临床检验杂志（电子版），2020，9（1）：54－55.

[4] 银花 . 肌电图在糖尿病周围神经病变诊断中的临床价值［J］. 中国实用医药，2019，14（32）：72－73.

[5] 卢恋真 . 肌电图检查在老年 2 型糖尿病合并周围神经病变患者中的诊断价值分析［J］. 四川解剖学杂志，2019，27（2）：72－73.

[6] 石俊峰 . 神经肌电图在诊断糖尿病周围神经病变中的应用价值分析［J］. 中外医学研究，2019，17（19）：60－62.

[7] 仝小林，刘喜明，魏军平，等 . 糖尿病中医防治指南［J］. 中国中医药现代远程教育，2011（4）：148－151.

[8] 刘莉莉，陈飞，谢希 . 糖尿病肾病诊断及治疗研究进展［J］. 医学综述，2020，26（6）：1188－1192.

[9] 张宏军 . 肌电图检查对糖尿病周围神经病变的诊断意义［J］. 中国社区医师，2014（31）：115－116.

[10] 石喜喜，柳心平，石谨璟 . 彩色多普勒超声检查糖尿病眼部血管血流动力学变化对视网膜病变的研究［J］. 卫生职业教育，2020，38（1）：148－150.

[11] 薛丽丽，何水清，陆硕，等 . 超声心动图对糖尿病性心脏病的诊断效果研究［J］. 影像研究与医学应用，2020，4（6）：203－204.

[12] 赵培 . 下肢动脉血管彩色多普勒超声检查在糖尿病周围血管病变中的应用价值研究［J］. 中国社区医师，2019，35（36）：127－129.

第八章　糖尿病的治疗

一、营养治疗

近年来，糖尿病患者数量在全球范围以惊人速度增长，营养治疗是糖尿病治疗的基础，是糖尿病预防和控制必需的措施。美国糖尿病学会（ADA）在20世纪70年代提出医学营养治疗（MNT）的概念，并在之后历年指南中强调，每一例糖尿病患者均应接受MNT，强调了营养治疗在整体治疗中的重要作用。国际糖尿病联盟、美国临床内分泌医师协会、英国糖尿病组织、欧洲糖尿病研究学会等机构也强调营养治疗是糖尿病重要治疗措施。我国目前已颁布《中国2型糖尿病膳食指南》《中国糖尿病医学营养治疗指南（2013）》《糖尿病医学营养治疗专家共识》《儿童青少年糖尿病营养治疗专家共识（2018）》等糖尿病MNT指南共识。但是国内外相关指南和共识在营养治疗措施的选择和具体内容上尚存在一定分歧。2019年5月，Diabetes Care发布《成年人糖尿病或糖尿病前期营养治疗共识报告》。

糖尿病的典型特征是由于胰岛素分泌缺陷或生物作用受损引发的高血糖，血糖值长期处于较高水平，对人体的肾脏、心脏、神经以及血管等组织造成慢性损害，导致人体功能障碍。营养治疗是糖尿病治疗的基础，是糖尿病自然病程中任何阶段预防和控制必不可少的措施。因此，在糖尿病治疗中控制患者的血糖是治疗的关键内容，除常规的口服药物治疗和胰岛素治疗之外，饮食作为影响患者血糖值的重要内容，是糖尿病治疗的基础环节，部分轻型糖尿病患者可以依靠饮食治疗达到控制病情的目的。

（一）糖尿病MNT的循证基础

MNT是临床条件下对糖尿病的营养问题采取的特殊干预措施的总称。包括对患者进行个体化营养评估、营养诊断，制订相应的营养干预计划并在一定时期内实施及监测。MNT通过调整营养素结构，控制能量摄入，有利于血糖控制及改善肠促胰岛素分泌、维持理想体重并预防营养不良发生。MNT的目标是在保证患者正常生活和儿童青少年正常生长发育的前提下，纠正已发生的代谢紊乱，减轻胰岛β细胞负荷，从而延缓并减轻糖尿病及并发症的发生和发展，进一步提高其生活质量。

1. 推荐意见

（1）任何类型糖尿病及糖尿病前期患者均需依据治疗目标接受个体化MNT，在熟悉糖尿病治疗的营养（医）师指导下完成更佳。

（2）MNT可预防糖尿病、改善生活质量和临床结局、节约医疗费用。

（3）对于2型糖尿病高危人群，强调改善生活方式，包括适度减轻体重（7%）和规律、适度的体力活动（每周＞150分钟），合理饮食控制，能够降低糖尿病发生风险。

（4）制订MNT方案时，应考虑患者具体需求，是否愿意改变及是否具有改变的能力。

（5）MNT能够改善肥胖糖尿病患者的血糖、血脂、血压、体重等指标。

（6）针对住院糖尿病患者 MNT 能够减少感染及并发症的发生、减少住院时间及胰岛素用量。

2. 证据

自 1990 年英国糖尿病前瞻性研究（UKPDS）到 2012 年 Look AHEAD 研究（Action for Health in Diabetes），多项研究均提示，MNT 可改善血糖控制。Look AHEAD 研究针对 5145 例超重或肥胖 2 型糖尿病患者进行以营养代餐为基础的强化生活方式干预，第 1 年降低 8.6%体重并显著降低糖化血红蛋白（HbA1c）以及血压和甘油三酯（TG）水平。多中心随机对照研究显示，专职营养（医）师提供每年 4～12 次的随访观察，可使患者的 HbA1c 获得 12 个月甚至更长时间的显著性改善。

在应激性高血糖及已具有营养不良或营养不良风险的糖尿病患者中，应用 MNT 能够根据适应证选择合理的营养支持方式，营养均衡的饮食、糖尿病专用配方的肠内营养以及合理的肠外营养，有助于减少胰岛素用量、将感染性并发症发生率降低 51%及将总住院时间减少 9.7 天，这些证据均提示 MNT 在糖尿病治疗中具有重要作用。

（二）营养相关因素量

能量平衡，既要调整能量摄入以控制体重在合理范围并改善不同疾病阶段的代谢状况，也要符合中国居民膳食推荐摄入量以获得在成人、儿童、青少年及妊娠期等不同情况下各种营养素合理摄入，预防营养不良。按照每人 25～30 kcal·kg/（IBW·d）计算推荐能量摄入，根据患者身高、体重、性别、年龄、活动量、应激状况调整为个体化能量标准。

1. 总述

（1）推荐意见：包括以下 5 点。

1）糖尿病前期或糖尿病患者应接受个体化能量平衡计划，目标是既达到或维持理想体重，又满足不同情况下的营养需求。

2）对于所有患糖尿病或有糖尿病患病风险的肥胖或超重个体，应建议减重。

3）在超重或肥胖的胰岛素抵抗个体中，适当减轻体重可改善胰岛素抵抗。

4）就减重效果而言，限制能量摄入较单纯调节营养素比例更关键。

5）不推荐 2 型糖尿病患者长期接受极低能量（＜ 800 kcal/d）的营养治疗。

（2）证据：个体化能量平衡计划对于成年人目标是达到或维持理想体重同时不出现营养不良，而对于儿童、青少年目标是提供充足的能量与营养，保证正常生长发育又不出现超重，妊娠糖尿病（GDM）则既要确保胎儿正常生长发育，还应使母体代谢状态得到良好控制。对 80 项减肥研究（历时均≥ 1 年）的系统评价表明，通过饮食、饮食+运动或代餐可适度减轻体重并长时间维持（12 个月减重 4.8%～8.0%）。但该治疗难以长期坚持且终止后易出现体重反弹。因此，极低能量饮食不适用于长期治疗 2 型糖尿病。在执行个体化的饮食计划时应该包括食物选择的优化，如低血糖生成指数（GI）、富含膳食纤维的食物等，整体应符合中国居民膳食推荐摄入量（DRIs），以获得各种营养素合理摄入。

2. 碳水化合物

碳水化合物是人体获取能量的主要来源，亦是体内多个器官系统的主要能源物质；但碳水化合物摄入过多易影响血糖控制，并增加胰岛负担。因此，合理摄取碳水化合物成了影响糖尿病患者病程进展的重要内容。

（1）推荐意见：包括以下 5 点。

1）推荐每日碳水化合物供能比 45%～60%，如碳水化合物的来源为低 GI 食物，其供能比可达 60%。

2）低碳水。

3）糖尿病患者膳食纤维摄入可高于健康成年人推荐摄入量，推荐 25～30 g/d 或 10～14 g/1000kcal。

4）蔗糖引起的血糖升幅并不比相同能量的淀粉引起的升幅更高，但摄入量太高时可能升高血糖及甘油三酯水平，不推荐常规摄入；不推荐在糖尿病饮食中常规添加大量果糖作为甜味剂，过量果糖不利于血脂代谢。

5）2019 年美国《成年人糖尿病或糖尿病前期营养治疗共识报告》共识推荐：既往饮酒的糖尿病和糖尿病前期患者可以适量饮酒（女性≤ 1 份（15 g 乙醇），男性≤ 2 份）。对糖尿病患者进行相关教育，主要包括饮酒后迟发低血糖的症状、自我管理，特别是使用胰岛素的患者。这里的一份指 12 盎司的啤酒，5 盎司的葡萄酒，或者是 1.5 盎司的白酒（1 盎司为 30 mL）。《中国糖尿病医学营养治疗指南（2013）》不推荐糖尿病患者饮酒，如饮酒则需计入全日总能量，具体摄入量可参考：女性每天不超过 1 个酒精单位，男性每天不超过 2 个酒精单位，建议每周饮酒不超过 2 次。

（2）证据：包括以下 4 点。

1）碳水化合物摄入量：① 需进行个体化设定。对糖尿病患者而言，碳水化合物及脂肪、蛋白质等宏量营养素并不存在广泛适用的最佳供给比例，需在总能量控制的前提下根据患者的代谢状态（如血脂、肾功能等）进行个体化设定。② 碳水化合物摄入量对血糖及相关代谢指标的影响。一项系统评价结果显示，低碳水化合物饮食组的血糖、胰岛素水平均明显降低，胰岛素敏感性显著增加，口服降糖药剂量减少，并可改善 HbA1c 水平，但在极低碳水化合物饮食组（21～70 g/d）未见 HbA1c 的明显改善。③ 碳水化合物的摄入范围：有研究显示糖尿病患者每日膳食中碳水化合物供能比不应低于 45%，可避免高脂肪的摄入并对降低慢性病发病风险有积极意义。Barnard 等研究显示，如糖尿病患者碳水化合物的来源为低 GI、高膳食纤维含量食物，其供能比可达 60%，对成年人 2 型糖尿病患者血糖及血脂的控制有改善作用。

2）膳食纤维：多项随机对照研究显示，添加膳食纤维可延长糖尿病患者胃排空时间、延缓葡萄糖的消化与吸收、改善餐后血糖代谢和长期糖尿病控制。谷物膳食纤维还可增强胰岛素敏感性从而改善体内胰岛素化合物，饮食有利于血糖控制，但对于血脂仅观察到改善高密度脂蛋白胆固醇（HDL－C）抵抗。推荐糖尿病患者的膳食纤维摄入量应达到并超过健康人群的推荐摄入量，具体推荐量为 25～30 g/d 或 10～14 g/1000 kcal。

3）蔗糖：临床研究表明，蔗糖引起的血糖升高幅度并不比相同能量的淀粉引起的升幅更高，因此，不应绝对禁止患者摄入蔗糖或含蔗糖的食物。此外，需要考虑伴随蔗糖同时摄入的其他营养素（如脂肪）的摄入量，应注意避免过多的能量摄入。故在制订和实施饮食计划时，不推荐患者常规添加蔗糖。

4）乙醇：荟萃分析发现，乙醇摄入量和糖尿病风险呈现 U 形相关性，风险最低的是摄入少量葡萄酒或啤酒（20～30 g 乙醇）及少量白酒（7～15 g 乙醇）的人群，葡萄酒、啤酒和白酒可分别降低 20%、9% 和 5% 糖尿病发病率。但是长期过量饮酒可能导致血糖升高和增加糖尿病风险。

3. 脂肪

膳食脂肪作为一种重要的营养物质不仅为机体提供能量与必需脂肪酸，促进脂溶性维生素的吸收，还能增进食物的美味，增加饱腹感。然而，由于其能量密度较高，过多摄入会给健康带来一系列的问题。

（1）推荐意见：包括以下8点。

1）脂肪总摄入量对心血管事件发生率的影响并不明确；膳食总脂肪的摄入以每天占总能量的25%～35%为宜；对超重或肥胖患者，脂肪供能比应控制在30%以内。

2）应增加植物脂肪占总脂肪摄入的比例。

3）限制饱和脂肪酸与反式脂肪酸的摄入量，饱和脂肪酸的摄入量不应超过总能量的10%。

4）单不饱和脂肪酸是较好的膳食脂肪来源，可取代部分饱和脂肪酸供能，宜大于总能量的12%。

5）多不饱和脂肪酸不宜超过总能量的10%。

6）膳食中宜增加富含ω-3多不饱和脂肪酸的植物油。推荐每周吃鱼2～4次（尤其是ω-3多不饱和脂肪酸含量丰富的鱼）。

7）每天摄入3.5 g的ω-3多不饱和脂肪酸可显著降低TG水平；ω-3多不饱和脂肪酸与ω-6多不饱和脂肪酸比例宜为（1∶4）～（1∶10）。

8）每日胆固醇摄入量不宜超过300 mg。

（2）证据：包括以下5点。

1）总摄入量：遵循膳食指南的意见，推荐每日膳食脂肪摄入占总能量的25%～35%。对于超重或肥胖患者，研究表明脂肪供能比控制在30%以内更有利于减重。此外，关于不同产热营养素对糖尿病影响的荟萃分析发现，在预防糖尿病的发生过程中，植物脂肪显著优于动物脂肪，故此建议增加植物脂肪占膳食总脂肪的比例。

2）饱和脂肪酸与反式脂肪酸：大量研究表明，过多摄入饱和脂肪酸能使体内总胆固醇、低密度脂蛋白胆固醇（LDL-C）水平增高，促进动脉粥样硬化的发生，增加冠心病的患病风险。一项系统评价发现，减少饱和脂肪酸的摄入能使胆固醇水平降低7%，并使心血管事件的发生率降低14%。荟萃分析表明，反式脂肪酸能显著增加LDL-C水平，显著降低HDL-C的水平。

3）单不饱和脂肪酸：有确切证据表明，在摄入同等能量的前提下，以单不饱和脂肪酸取代饱和脂肪酸、碳水化合物的膳食不仅能改善糖尿病患者的血压、糖脂代谢，还能减轻体重。两项荟萃分析分别显示膳食中摄入单不饱和脂肪酸占总能量比＞12%组相比＜12%组，体内脂肪含量显著减少，收缩压与舒张压显著降低，HbA1c显著降低。

4）多不饱和脂肪酸：ω-3多不饱和脂肪酸对脂代谢的影响是多方面的。荟萃分析指出，每天摄入ω-3多不饱和脂肪酸≥250 mg可显著降低突发心脏病死亡率、总致死性心血管疾病的风险，并且呈剂量依赖性。但过量摄入易发生脂质过氧化，导致自由基的产生，反而对细胞和组织造成损伤。因此，推荐多不饱和脂肪酸的摄入量不超过总能量的10%。此外，针对ω-3多不饱和脂肪酸与ω-6多不饱和脂肪酸之间最适合的比例，目前尚无明确的证据，专家推荐比例为（1∶4）～（1∶10）。

5）胆固醇：其具有重要的生理意义，但过量摄入会导致高胆固醇血症，增加动脉粥样硬化的风险。一项随访9年的前瞻性队列研究显示，2型糖尿病患者，心血管疾病发生的风险与胆固醇的摄入量呈显著正相关。因此，对糖尿病患者，应限制摄入胆固醇，建议每日控制在300 mg以内。

4. 蛋白质

尽管各国的指南对糖尿病患者蛋白质的适宜摄入量均有明确推荐，但近年来关于蛋白质摄入量、蛋白质来源对血糖、脂代谢及体重影响的研究大量涌现。

（1）推荐意见：包括以下5点。

1）针对肾功能正常的糖尿病患者，推荐蛋白质的适宜摄入量在总能量的15%～20%。

2）植物来源的蛋白质，尤其是大豆蛋白，相比动物蛋白更有助于降低血脂水平。

3）高蛋白膳食在短期内（3个月内）有助于减轻体重。

4）不建议超重或肥胖人群长期应用高蛋白质膳食。

5）乳清蛋白有助于促进胰岛素分泌，改善糖代谢，并在短期内减轻体重。

（2）证据：针对健康人群的研究指出，高蛋白膳食组（占总能量的20%～30%）与常规蛋白质摄入量膳食组（<20%）相比，两者对空腹血糖、HbA1c、总胆固醇及LDL-C水平的影响均无显著差异。因此，建议肾功能正常的糖尿病患者遵循健康人群的蛋白质适宜摄入量，占总能量的15%～20%。

除了总蛋白质的摄入量，不同来源的蛋白质对糖代谢的影响同样备受关注。有研究指出，大豆及其制品虽然对空腹血糖、胰岛素及HbA1c水平无影响，但能降低血胆固醇、LDL-C与TG水平，并提高HDL-C水平。

Atkins膳食（碳水化合物占总能量的17.7%～34.5%；蛋白质占20.6%～27.7%；脂肪占44.3%～54.7%）具有减轻体重的作用。荟萃分析显示，高蛋白膳食能在短期内（平均3个月）使体重及腰围减少。然而，高蛋白质膳食对减重的长期作用并不理想，一项随访时间长达2年的研究未能发现高蛋白摄入能显著减轻体重。因此，不建议超重或肥胖人群使用高蛋白膳食作为长期的减重方式。

近年来，研究表明，乳清蛋白能促进肠促胰岛素的分泌，提高胰岛素敏感性。同时，乳清蛋白中所含亮氨酸及其代谢产物能减少肌肉蛋白的分解，增加瘦体组织。系统回顾性研究显示，膳食中增加乳清蛋白的摄入有助于改善糖代谢，减轻体重。

5. 维生素及微量元素

维生素作为机体物质代谢的辅酶和（或）抗氧化剂，其缺乏与失衡在糖尿病及其并发症的发生和发展中有重要作用。糖尿病患者应认识到从天然来源和均衡饮食中获得维生素以达到每日需要量的重要性。在某些特殊群体中，如老年人、孕妇或哺乳期妇女、严格的素食者，或采用限制能量摄入的个体以及糖尿病手术患者，可能需要补充多种维生素。

（1）推荐意见：包括以下7点。

1）尚无明确证据表明无维生素缺乏的糖尿病患者大量补充维生素会产生代谢益处，不推荐此类患者常规大剂量补充维生素。

2）维生素D缺乏与糖尿病发生有关，但无证据表明对糖耐量受损（IGT）的患者补充维生素D能预防糖尿病发生。

3）不建议常规大量补充抗氧化维生素，如维生素E、维生素C和胡萝卜素，且需考虑其长期安全性。

4）烟酸不能减少糖尿病发生，但对已确诊糖尿病的患者补充烟酸具有调节血脂、降低血磷等作用。

5）补充B族维生素，可改善糖尿病神经病变。

6）补充300～600 mg的α-硫辛酸，可改善神经传导速度及周围神经症状。

7）联合补充维生素C和维生素E及镁、锌可能有助于糖尿病患者的血糖控制，并改善肾小球功能，降低血压；但联合补充维生素C、维生素E并不能降低1型糖尿病孕妇发生先兆子痫的风险。

（2）证据：包括以下6点。

1）维生素A：目前认为血中低水平胡萝卜素并不增加2型糖尿病发生的风险，补充胡萝卜素对2型糖尿病的发生也无保护作用。对某些患有1型糖尿病的特殊人群，补充维生素A可能有益。

2）维生素 C：临床研究显示，糖尿病患者补充维生素 C 对糖尿病发病率及心血管并发症并无明显保护作用。1 型糖尿病孕妇补充维生素 C 和维生素 E 不能明显降低先兆子痫的发生，但某些抗氧化维生素水平低于正常孕妇者适量补充可能有益。

3）维生素 E：在人群研究中，1 型糖尿病患者补充维生素 E 可能有益。队列研究发现 1 型糖尿病孕妇，血清维生素 E 水平低与子痫的发病密切相关。但横断面调查发现，2 型糖尿病患者饮食中维生素 E 的摄入与血清 α-生育酚的水平无明显联系，而血清 α-生育酚水平与总胆固醇、腰围密切相关。对糖尿病患者单独补充维生素 E 不能改善胰岛素抵抗及调整血脂水平。

4）维生素 D：糖尿病患者，尤其是合并心血管疾病的患者，维生素 D 缺乏较为常见。目前研究多支持低水平维生素 D 会增加糖尿病及相关并发症的发生。一项荟萃分析（$n=9841$），随访 29 年，认为低 25-羟维生素 D 水平会增加 2 型糖尿病发生风险。另一项荟萃分析显示，妊娠期维生素 D 水平与 GDM 发生相关。尚无足够证据提示糖尿病或 IGT 患者应补充维生素 D。

5）B 族维生素：对高脂血症患者补充烟酸，不能减少糖尿病发生，甚至有升高血糖的趋势，但对已确诊的糖尿病或代谢综合征患者则有利于调节血脂、降低血磷、改善小动脉血管舒张功能和血管顺应性。糖尿病患者补充 300～600 mg 的 α-硫辛酸是安全的，并可改善患者的神经传导速度及周围神经症状。补充维生素 B_1 有利于 2 型糖尿病患者血糖控制。长期应用二甲双胍容易引起维生素 B_{12} 缺乏。甲钴胺为维生素 B_{12} 的衍生物，常用于糖尿病神经病变的治疗，长期应用对糖尿病大血管并发症亦有一定效果。

6）联合维生素与微量元素：有研究显示，2 型糖尿病患者联合补充维生素 C 及维生素 E、镁、锌，能明显改善肾小球功能、降低血压、降低空腹血糖、降低丙二醛酸；1 型糖尿病孕妇（妊娠 8～22 周）每日补充维生素 C 100 mg 和维生素 E 400 U 直到妊娠分娩，并不能降低 1 型糖尿病患者发生先兆子痫的风险。

6. 无机盐及微量元素

锌与胰岛素的合成、分泌、贮存、降解、生物活性及抗原性有关，缺锌时胰腺和 β 细胞内锌浓度下降，胰岛素合成减少。三价铬是人体必需的微量元素，三价铬的复合物在人体中被称作“葡萄糖耐量因子”，有利于改善糖耐量。临床和动物实验显示，铬是维持正常糖代谢必需的元素。镁是多种糖代谢酶，如葡萄糖激酶、醛缩酶、糖原合成酶的辅助因子。糖尿病患者钙、磷代谢异常可诱发骨代谢病理生理改变，如骨量减少和骨质疏松。

（1）推荐意见：包括以下 9 点。

1）基于现有证据，适量补充微量营养素可提高 2 型糖尿病患者免疫功能，减少一般感染的发生。

2）限制糖尿病患者食盐摄入量可明显降低血压，其效果接近于单用降压药物的控制水平。

3）糖尿病患者缺乏钙及维生素 D 可能对血糖产生负面影响，联合补充可有助于改善糖代谢。

4）在心血管病的初级预防研究中，补硒可能使 2 型糖尿病风险增加；对于已经有足够硒摄入者若再额外补充，可能会增加 2 型糖尿病的患病风险。

5）常规补充铬是否有益于糖尿病患者目前尚有争议。对于有铬缺乏的糖尿病或肥胖症患者，补充铬可能有益。

6）铁摄入过量可能引发或加剧糖尿病及其并发症的发生，但从妊娠 16 周开始到分娩补充铁剂并不增加妊娠糖尿病（GDM）的风险。

7）未得到控制的糖尿病容易发生微量元素缺乏，在某些人群中，如幼儿、老年人、孕妇、严格的素食者和严格限制饮食的肥胖者、糖尿病手术者可能需要补充部分微量元素。

8）膳食摄入足够锌可降低空腹血糖水平。

9）膳食摄入足够镁可有助于预防胰岛素抵抗及 2 型糖尿病。

（2）证据：研究结果显示适量补充微量营养素可提高 2 型糖尿病患者免疫功能，减少一般感染的发生。荟萃分析发现，限制糖尿病患者食盐摄入后可明显降低血压，其降压效果接近于单用降压药控制水平；同时建议糖尿病高血压患者每日食盐摄入应低于推荐摄入量（5～6 g），但具体的摄入量有待临床证实。

心血管病初级预防研究结果表明补硒可使 2 型糖尿病风险增加，但未达到统计学意义。最新的证据不支持使用硒补充剂作为心血管疾病的一级预防。对于已有足量硒摄入的人如果再额外补充，可能会增加患 2 型糖尿病的风险。

荟萃分析显示在患有 2 型糖尿病的受试者中，补铬可改善 HbA1c 和空腹血糖；研究发现补铬没有一致的有效性，但可降低血脂。补充吡啶甲酸铬并未改善胰岛素抵抗或糖代谢障碍患者 2 型糖尿病的发病风险。常规补铬是否有益于糖尿病患者目前尚有争议。

有研究显示从妊娠初期补充铁，不增加妊娠糖尿病的风险，反而可能对妊娠有益处。生物和流行病学研究新出现的证据表明，铁蛋白水平和血红素铁的摄入量增加与患 2 型糖尿病的风险有高度相关性；总锌的摄入量与降低空腹血糖水平有较高的相关性；镁与胰岛素抵抗的发生之间有关系。

7. 甜味剂

美国食品药品监督管理局（FDA）批准的 5 种非营养性甜味剂分别是乙酰磺胺酸钾、阿斯巴甜、纽甜、食用糖精和三氯蔗糖。此外，还有一种公认安全的天然甜味剂甜菊糖可限量使用。FDA 针对这些非营养性甜味剂制定了日容许摄入量，公众（包括糖尿病患者和孕妇）在低于日容许摄入量的情况下食用这些甜味剂是安全的。

（1）推荐意见：2019 年美国《成年人糖尿病或糖尿病前期营养治疗共识报告》共识推荐，尽可能地用水替换含糖饮料；当患者试图用糖替代产品来降低总能量及碳水化合物摄入时，在咨询时应该强调避免其从其他食物摄入更多能量。英国指南对甜味剂的建议包括，避免摄入被标以“糖尿病的”或“适合糖尿病的”食品；减少摄入游离糖、含糖饮料、额外添加的果糖和糖醇类；非营养性（人造的）甜味剂是安全的，可以推荐。《中国糖尿病医学营养治疗指南（2013）》认为，糖尿病患者适量摄入糖醇或非营养性甜味剂是安全的。

（2）证据：糖尿病患者经常购买并使用商业性糖尿病食品，因其常标注“无糖食品”“糖尿病专用”等，误导消费者，让消费者认为这类食品为健康食品，实际上，这类食品常是高能量，且并无宣传的健康益处。有研究表明，每日一份含糖饮料的摄入能使糖尿病前期转化为 2 型糖尿病的风险增加 26%；另一篇荟萃分析中，常规摄入碳酸饮料可能增加 13% 的患 2 型糖尿病的风险，即使摄入无糖的碳酸饮料也能增加 8% 的风险，然而将碳酸饮料替换为同等体积的水分，可以降低 7%～8% 的患 2 型糖尿病的风险。目前没有证据表明摄入糖醇会降低血糖、能量摄入或体重。日常监测碳水化合物的摄入量，包括限制膳食中糖的摄入量，仍是控制血糖的主要手段。但目前仍无足够证据支持非营养性甜味剂可减少糖或碳水化合物的摄入，降低发生心血管疾病的风险。因此，应谨慎使用。

8. 植物化学物

植物化学物通常是指植物性食物在代谢过程中产生的次级代谢产物，通过降解或合成产生不再对代谢过程起作用的化合物。现已发现植物化学物对人体有多种生理功能包括抗氧化、调节免疫、抗感染等，还包括降血糖、改善胰岛素抵抗。

（1）推荐意见：包括以下 4 点。

1）糖尿病合并高脂血症患者膳食中每日补充 2 g 植物固醇或植物甾烷醇酯，可降低血 LDL–C 的水平，并降低冠心病的发病风险。

2）大豆异黄酮能够改善绝经后 2 型糖尿病患者的胰岛素抵抗、血糖控制和血浆脂蛋白水平，从而降低其患冠心病的风险。

3）每日摄入 500 mg 的多酚类物质，可使 2 型糖尿病患者发生心脑血管疾病的风险下降 5%；2 型糖尿病患者可适量摄入茶多酚或绿茶提取物。

4）花青素和富含花青素食物的摄入与糖尿病发生呈负相关。

（2）证据：包括以下 4 点。

1）植物固醇：2011 年，Musa–Veloso 等对 114 项相关研究进行荟萃分析后发现，植物固醇和植物甾烷醇酯可分别使受试者血 LDL–C 降低 8.3%～16.4%和 8.4%～17.1%，并存在显著的剂量效应关系，且每天摄入超过 2 g 植物固醇，可进一步降低冠心病的发病风险。2001 年美国国家胆固醇教育项目（NCEP）建议：在特定人群的膳食中每日补充 2 g 植物固醇或植物甾烷醇酯可降低血 LDL–C 的水平，从而降低冠心病的发病风险。

2）大豆异黄酮：Ricci 等对 10 项针对非亚洲绝经期妇女的大豆异黄酮补充研究进行荟萃分析发现，虽然受试者血糖无明显降低，但染料木素对胰岛素抵抗改善效果显著，这也说明大豆异黄酮对糖代谢有一定的调节作用。

3）多酚：最新一项荟萃分析显示，膳食摄入黄酮类化合物（多酚类化合物中的一种）最多的个体患 2 型糖尿病的风险是摄入最少个体的 0.91 倍，且每天摄入 500 mg 黄酮类物质可使患 2 型糖尿病的风险降低 5%。

4）花青素：又称花色素，是存在于植物中的水溶性天然色素，属类黄酮化合物。一项荟萃分析表明，摄入花青素和富含花青素食物与糖尿病的发生呈负相关，其他膳食成分亦可能有协同作用。

（三）膳食结构

从膳食结构分析膳食与糖尿病的关系，能弥补单一营养素分析的片面性和孤立性，更能较全面地阐明膳食的整体作用。近年来有多种膳食结构被证明对糖尿病防治有益，主要是低碳水化合物饮食、低脂饮食、地中海饮食、美国预防和控制高血压的饮食方案（DASH 饮食）和素食。

1. 推荐意见

（1）建议糖尿病患者遵循平衡膳食原则，膳食总能量摄入应符合体重管理目标，其中 45%～60%来自碳水化合物，25%～35%来自脂肪，15%～20%来自蛋白质。

（2）在保证宏量营养素供能比适当的前提下，可结合患者的代谢目标和个人喜好制定个体化的膳食结构。

（3）低碳水化合物饮食、限制能量的低脂饮食或地中海饮食在短期内（2 年内）可有效减轻体重。若采取低碳水化合物饮食，应定期监测血脂、肾功能和蛋白质摄入量。

（4）限制能量的地中海饮食能降低糖尿病患者患心血管疾病的风险。

（5）地中海饮食有助于降低糖尿病的发生风险。

2. 证据

碳水化合物的摄入量是影响血糖的主要因素。多项研究表明，肥胖或 2 型糖尿病患者采取低碳水化合物饮食能安全、有效地减轻体重（2 年内），同时能降低血清甘油三酯、升高 HDL-C，且提示减重效果优于传统的低脂饮食。两项荟萃分析指出，低碳水化合物饮食（供能比 4%～45%）可改善糖尿病患者的空腹血糖，降低 HbA1c。目前多数国家的糖尿病治疗指南不推荐碳水化合物摄入量<130 g/d，采取低碳水化合物饮食减重时，建议监测血脂、肾功能和蛋白质摄入量变化，必要时调整治疗措施。荟萃分析表明，与低脂-标准蛋白饮食（蛋白供能 12%～18%）相比，等能量的低脂-高蛋白饮食（蛋白供能 25%～35%）更能显著降低肥胖者体重、脂肪群和血清甘油三酯，维持瘦体组织，而对空腹血糖、胰岛素、血压、LDL-C 和 HDL-C 水平无显著影响。

与低脂饮食比较，采取地中海饮食使糖尿病的发生率下降 52%。系统评价分析也证实，地中海饮食能显著降低 2 型糖尿病患者体重和 HbA1c，升高血清 HDL-C，从而降低心血管疾病的发生风险。

有证据表明，各类膳食结构均可应用于糖尿病的管理，但没有一个能符合所有糖尿病患者“理想”的膳食结构。

目前我国推荐糖尿病患者采取平衡膳食，能量摄入应符合体重管理目标，其中 45%～60%来自碳水化合物，25%～35%来自脂肪，15%～20%来自蛋白质。推荐一种膳食结构时，需考虑患者的代谢目标和个人喜好。

（四）MNT 方法及糖尿病营养教育

营养教育在糖尿病一、二、三级预防中均发挥重要作用，包括延缓糖尿病发生、改善合并症和并发症。教育和指导应是长期和随时进行的，特别是当血糖控制较差需要调整治疗方案或因出现并发症需要进行胰岛素治疗时。

1. 推荐意见

（1）营养教育有助于改善糖耐量、降低糖尿病发病风险，并有助于降低糖尿病慢性并发症的发生。

（2）营养教育目标：控制体重，建议所有超重或肥胖的糖尿病患者或有糖尿病风险的个体减重；对于超重或肥胖的糖尿病患者，需限制总能量摄入，宏量营养素组合应个体化；体力活动和行为干预是体重控制方案的重要组成部分，同时有助于保持已减轻的体重。

（3）营养教育实施应包括：个体化营养咨询、营养处方；运动处方；适度的咨询-随访频率。

2. 证据

大型研究均证明生活方式干预可持续减轻糖耐量异常或减缓糖尿病高危人群罹患 2 型糖尿病的速度，包括大庆研究（20 年降低 43%）、芬兰糖尿病预防研究（DPS，在 7 年内减少 43%）以及美国糖尿病预防计划结果研究（DPPOS，10 年减少 34%）。

对于 2 型糖尿病患者，有研究表明，适度减重（体重降低 5%）可改善胰岛素抵抗，降低血糖、血脂和血压；Look AHEAD 为期 1 年的强化生活方式干预研究显示，患者体重平均下降 8.6%，HbA1c 显著降低，心血管疾病危险因素减少，包括降低血压和甘油三酯、升高 HDL-C 等；上述益处在研究第 4 年仍存在。有规律地锻炼可预防高危人群发展为 2 型糖尿病。ADA 和美国运动医学会（ACSM）的联合声明中总结了 2 型糖尿病患者运动的益处及证据级别。

对于 1 型糖尿病患者，在强化胰岛素治疗基础上由营养（医）师指导，增加了饮食灵活性，并降低 HbA1c，且没有严重低血糖和心血管风险。对于 2 型糖尿病患者，增加与注册营养（医）师接触的时间和（或）课程次数与体重、HbA1c、空腹血糖、总胆固醇及甘油三酯下降相关，增加随访频率可改善临床结局。对于长期的代谢控制，持续地由营养（医）师提供 MNT 很重要。

（五）MNT 的管理

MNT 涉及对患者的个体化营养评估、制订相应的营养干预计划并在一定时期内实施营养干预。MNT 管理是糖尿病自我管理教育（DSME）的重要内容之一。实施管理计划要求的目标和治疗计划是个体化的，应考虑患者年龄、学校或工作进度和状况、体力活动、饮食习惯、社会状况和文化因素，以及有无糖尿病并发症或其他医疗条件。

1. 推荐意见

（1）糖尿病前期或糖尿病患者，应常规进行 MNT 评估，并由具备糖尿病和临床营养经验的营养（医）师或糖尿病医师给予个体化 MNT。

（2）MNT 注意个体化，以患者为中心的交流管理模式应考虑患者的喜好，评估其文化程度和计算能力以及是否有文化障碍。

（3）MNT 的开展，需要形成具备营养治疗、糖尿病医学治疗及行为干预等专业背景的多学科团队。

（4）应当对社区医师开展 MNT 相关培训，以提高其开展营养治疗工作的能力。

2. 证据

有关 MNT 的临床研究发现，1 型糖尿病患者和 2 型糖尿病患者均可从系统化的 MNT 中获益。多项研究发现，包含有 MNT 管理的 DSME 可改善临床结局。在初级保健和社区管理多种慢性病共存的研究中，亦发现应该考虑到疾病相关的营养、生活情况、功能等状态；任何的干预措施均应以患者为中心，考虑到其价值观和喜好。

Cochrane 系统评价发现，包括营养治疗的团体教育可有效改善 2 型糖尿病患者空腹血糖、HbA1c 及糖尿病知识，降低收缩压、体重并减少糖尿病用药。个体化教育对 HbA1c ＞ 8% 的患者血糖控制有帮助。在糖尿病的综合治疗小组中，应由一位熟悉 MNT 的营养（医）师发挥主导作用，同时熟知 MNT 的小组成员支持其贯彻实施。

MNT 的成功开展，可明显减少住院率，降低住院费用。在社区、门诊及初级保健系统，健康专业人员多层面的干预可提高糖尿病管理的绩效。良好的 MNT 还有赖于三级医院专业人员与社区门诊基层医师之间的良好合作。包含有 MNT 的 DSME、糖尿病自我管理支持（DSMS）同样适用于教育和支持糖尿病前期的患者，可预防或延缓糖尿病的发生。患者参与 DSME 或 DSMS，可遵循最佳的糖尿病治疗建议、减少并发症和提高生活质量、降低糖尿病治疗费用。

由此可见，MNT 可改善临床结局、健康状况和生活质量，并符合成本效益，建议了解和熟练糖尿病管理和教育的注册营养（医）师作为团队成员提供 MNT。

（六）血糖生成指数

近年来，很多糖尿病指南将血糖生成指数（GI）/血糖生成负荷（GL）作为指导糖尿病患者合理选择碳水化合物食物的重要指标。GI 仅代表食物中碳水化合物升糖能力，仅代表含 50 g 碳水化合物的某种食物对血糖的影响；而 Salmerón 等在 1997 年提出的 GL 这一概念，可以反映摄入的全部碳水化合物对血糖和胰岛素的影响。GL 由摄入食物中碳水化合物的性质和总量决定。

1. 推荐意见

（1）进行富碳水化合物选择指导时，参考 GI 和 GL 可能更有助于血糖控制。

（2）低 GI/GL 饮食有助于降低 2 型糖尿病前期人群的血糖和 HbA1c。

（3）低 GI 饮食有助于妊娠糖尿病患者血糖和体重控制。

（4）评价某种食物升血糖能力时，应同时考虑其 GI 及 GL。

（5）评价饮食对餐后血糖的影响应采用混合膳食 GI。

2. 证据

低 GI 食物对 2 型糖尿病及其相关并发症的预防、血糖调控都有重要作用。2011 版 ADA 糖尿病指南中指出对糖尿病患者在仅考虑碳水化合物总量时，用 GI 和 GL 可能更有助于血糖控制。有研究发现，用全谷类食物能够降低 2 型糖尿病风险。一项荟萃分析指出精白米能够明显增加 2 型糖尿病发病风险。因此，以低 GI 的全谷类食物（糙米、燕麦、大麦、豆类等）部分替换饮食中碳水化合物可预防 2 型糖尿病的发生。而摄入高 GI/GL 饮食是导致长期血糖控制不佳的主要原因。

有研究发现，低 GI 早餐能够降低 GDM 患者餐后血糖水平，并使血糖峰值出现的时间维持在正常范围。低 GI 饮食也有益于控制妊娠期体重增长和改善孕妇糖耐量水平。食物中的蛋白质及膳食纤维与混合食物可能降低高 GI 食物成分对血糖的影响。一项交叉研究则通过在面包中加入 4 g 燕麦 β- 葡聚糖的方法降低健康受试者餐后血糖及胰岛素反应。因此，在评价 GI 对糖尿病患者血糖反应影响或推荐食物时，应该首先计算混合食物的 GI。

总之，GI 更适合于指导人们选择碳水化合物类食物，同时需要通过 GL 对食物进行评价，发挥 GI/GL 预防 2 型糖尿病发生及调控血糖的作用。

（七）食品交换份法

食品交换份法是将食物按照来源、性质分类，同类食物在一定重量内所含的蛋白质、脂肪、碳水化合物和能量相近，不同类食物间所提供的能量也是相同的。食品交换份法的使用应在同类食物间进行，以可提供能量为 334.4～376.2 kJ（80～90 kcal）作为一个交换单位。

1. 推荐意见

（1）食品交换份法简单、易接受、易操作，有利于糖尿病患者血糖控制。

（2）应用基于 GL 概念的食品交换份法较传统的食品交换份法更容易控制血糖。

2. 证据

基于 GL 概念的食品交换份法应用于 2 型糖尿病患者的饮食教育中，在控制血糖、HbA1c、血脂和 BMI 方面均优于传统的食品交换份法。另一项基于 GL 概念的食品交换份法应用于妊娠糖代谢异常病例对照研究显示，餐后血糖较传统的食品交换份法更容易控制。

（八）碳水化合物计数法

碳水化合物计数法是将一日正餐和点心等食物中碳水化合物克数与餐后血糖水平相对准确地联系起来，通过平均分配一天各餐中含有碳水化合物的食物，并保持每餐或每顿点心摄入相似的碳水化合物数量，从而使糖尿病患者较容易地达到血糖控制目的，同时又可增加食物的选择性。碳水化合物计数法已经成为糖尿病患者可以信赖的更简便的一项饮食管理策略。

1. 推荐意见

（1）1 型糖尿病患者应用碳水化合物计数法进行 MNT 具有更佳的灵活性、易用性、简单性。

（2）碳水化合物计数法短期和长期应用都有助于改善 1 型糖尿病患者的长期血糖控制，减少短效或速效胰岛素（类似物）用量。

（3）碳水化合物计数法长期应用有助于改善 1 型糖尿病患者生活质量。

2. 证据

Pickup 报道摄入几乎相同数量碳水化合物糖和淀粉，对尿糖和血糖的影响相似。用摄入的总糖量来决定是否需要胰岛素及胰岛素所需剂量。碳水化合物计数法在 1 型糖尿病患者治疗中使用更加有益。且与基于食品交换份法的传统饮食计划相比，碳水化合物计数法更精确、更容易教、更加灵活，可更好地控制血糖。

在 Hirose 等为时 24 周的研究中发现碳水化合物计数法是安全的，且能够提高患者生活质量，降低 BMI、HbA1c 及减少腰围。目前公认的是碳水化合物计数法能够有效地辅助控制血糖水平。根据碳水化合物计数法的相关计算配合调节餐前胰岛素的量，安全且可靠。

（九）餐前负荷（pre-load）营养治疗方法

餐前负荷法是基于餐前 30 分钟消化蛋白质及碳水化合物食物能够产生最大的胰岛素反应。相关机制研究显示，餐前负荷法可导致肠道释放胰高血糖素样肽-1（GLP-1）、肠抑胃肽（GIP）等肠道多肽，并增强胰岛素作用。

1. 推荐意见

（1）餐前负荷法有助于短期控制 2 型糖尿病患者血糖。

（2）以蛋白质为基础的餐前负荷法有助于胰岛素作用，并增加肠道多肽，包括 GLP-1、GIP 的释放，延缓胃排空，增加饱腹感，降低食欲，控制体重。

2. 证据

Ma 等对 8 例糖尿病患者给予含乳清蛋白的汤类发现，其显著延长胃排空时间。Akhavan 等研究发现，餐前负荷法能够增加胰岛素释放并降低餐后高血糖反应。Chen 等对 2 型糖尿病患者应用餐前负荷法发现其可降低 40%的餐后血糖反应。Larsen 等研究发现，高蛋白+低 GI 饮食对降低体重更加有效。多项研究显示餐前负荷法有助于糖尿病患者的血糖控制以及体重管理，然而尚缺乏长期应用大规模研究的证实。

二、运动治疗

（一）运动前的安全性评估

如果糖尿病患者存在并发症（如心血管疾病、高血压、神经病变或微血管病变），运动的安全性问题就比较复杂。

对于希望进行低强度体育活动（PA）（如散步）的患者，医务人员应考虑是否需要进行运动前的评估。像散步这种运动，就没有必要在运动前进行负荷试验。

对于久坐和老年糖尿病患者，在进行高强度 PA（和快走相比）之前，进行心血管疾病（CVD）风险相关的运动前评估可能有益处，因为评估结果会显示哪些活动不适合或容易导致损伤。

如果患者存在严重的周围神经病变、严重的自主神经病变，以及增生前期糖尿病性视网膜病变或增生型糖尿病性视网膜病变，在进行高强度 PA 之前，应接受详细的评估，内容包括血糖控制情况、身体自身的限制、药物禁忌，以及大血管和微血管并发症。CVD 风险相关的运动前评估指的是一项分级负荷试验，它是依据患者的年龄、糖尿病病程以及存在的除糖尿病之外的其他 CVD 危险因素而定的。考虑到 2 型糖尿病患者的冠心病（无论有症状还是无症状）发病率较高，最高负荷试验可以识别一小部分有严重冠状动脉阻塞的无症状患者。

对于大多数年轻人（低 CVD 风险人群）而言，没有必要进行运动前的负荷试验，因为不能获益。

AHEAD 试验结果显示，在最高负荷试验中，22.5%的受试者（1303 名）出现了运动相关的异常，这种异常的增加和年龄较大相关。

一项系统性回顾的结果表明，负荷试验不应作为常规建议来检测具有低 CVD 风险的无症状者的局部缺血情况，因为，一个假阳性结果后进行的缺血性检测的风险，超过其检测带来的好处。CVD 风险越低，假阳性的机会越高。

以下建议的负荷试验，主要针对的人群是计划进行高强度 PA（和快走相比）的习惯久坐的糖尿病患者，不包括 2 型糖尿病低风险人群。该负荷试验的目的是更有效地针对有潜在 CVD 高风险的人群。

可以用 UKPDS 风险评估模型来评估 10 年的 CVD 风险（依据年龄、性别、吸烟状况、血红蛋白、糖尿病病程、血脂、血压和种族）。

在一般情况下，心电图负荷试验可以检出至少符合以下 1 项标准的人群：

• 年龄＞ 40 岁，无论有无除糖尿病以外的 CVD 风险因素

• 年龄＞ 30 岁

A. 糖尿病病程＞ 10 年，无论 1 型糖尿病或 2 型糖尿病

B. 高血压

C. 吸烟

D. 血脂异常

E. 增生型糖尿病性或增生前期糖尿病性视网膜病变

F. 有蛋白尿的肾病

• 以下任何一项，不论年龄

A. 已知或怀疑有冠心病、脑血管疾病和（或）外周动脉病变（PAD）

B. 自主神经病变

C. 肾衰竭

但是，使用以上标准并不能排除这种可能性，即对 CVD 低风险人群或计划进行低强度运动的人群进行 ECG 负荷试验。

在没有最大负荷试验禁忌的情况下，仍然可以考虑用于 2 型糖尿病患者。虽然临床证据没有明确确定谁应该接受这样的试验，但我们应权衡潜在的好处，以防发生一些本来可以避免的风险。

如果，运动相关的 ECG 改变（阳性或非特异性），或静息时的非特异性 ST 段和 T 波改变，后续试验或可以进行。然而，为期 4.8 年的 DIAD 试验（涉及 1123 名 2 型糖尿病和无症状冠心病患者）结果发现，利用腺苷负荷心肌核素显像检查心肌血供，并没有改变心脏事件的发生率，因此进一步测试的成本效益和诊断价值仍不明朗。

没有任何证据明确表明，运动前进行负荷试验的评估是必要的，或在有氧运动或阻力训练之前进行负荷试验的评估是有益的。

目前，大多数试验中心配备了最大负荷试验，但没有涉及另一种阻力训练相关的测试。此外，相

比有氧运动，冠状动脉缺血不太可能发生在阻力训练（在诱发相同 HR 的背景下），研究者对 12 项相关研究的回顾分析显示，对已知冠状动脉疾病（CAD）男性患者进行阻力训练，并没有发现心绞痛、ST 段压低、血流动力学异常、心室心律失常或其他并发症。但对于阻力训练是否引起缺血仍存疑问。

（二）2 型糖尿病患者的 PA 建议

虽然，对于大多数 2 型糖尿病患者来说，运动是一种安全有效的糖尿病管理措施。但是，只有 39%的糖尿病成年患者进行积极的运动。

1. 有氧运动

（1）频率：有氧运动每周至少应该进行 3 天，间隔时间不超过 2 天，因为运动相关的胰岛素敏感性增加具有短期效应。

大多数评估 2 型糖尿病运动干预措施的临床试验，使用的频率是每周 3 次，但目前针对成年人的指南，一般建议进行 5 次中等强度的运动。

有氧运动至少应在中等强度，相当于 VO_{2max} 最大摄氧量的 40%～60%。对于大多数 2 型糖尿病患者来说，快走是一种中等强度的运动。剧烈运动可能会获得额外的好处（VO_{2max} 的 960%）。一项荟萃分析结果显示，相比运动量，运动强度更能预测整体的血糖改善情况，这表明，那些进行中等强度运动的人，应该考虑一些更剧烈的 PA，以获得血糖（或许还有心血管）相关的额外益处。

（2）持续时间 ：2 型糖尿病患者最低限度应进行每周 150 分钟中等或更高强度的运动。有氧运动应持续至少 10 分钟，每周进行。

所有种族人群的观察研究结果显示，每周进行约 150 分钟中等强度的运动，可以减少相关的发病率和死亡率。2 型糖尿病运动干预相关的荟萃分析所采用的高强度有氧运动持续时间，一直处于类似的范围。

美国运动医学学会和美国心脏协会发表了一项联合声明，建议成年人进行 150 分钟中等强度的运动（30 分钟/次，5 次/周）或 60 分钟的剧烈 PA（20 分钟 /次，3 次/周），而美国联邦指南建议每周进行 150 分钟中等强度的运动，或 75 分钟剧烈运动，或同等运动量的组合。

美国联邦指南建议消耗 500～1000 MET/（min・w）（MET 相当于 PA 的分钟数）。例如，以 6.4 km/h 速度步行 150 分钟/周（速度 4 mph，消耗 5 METs），或以 9.6 km/h 速度慢跑 75 分钟/周（速度 6 mph，消耗 10 METs）。

不幸的是，大多数 2 型糖尿病患者并没有进行足够的有氧运动（慢跑，每周 9.6 km/h），也许他们有骨科问题或其他的身体限制。一项荟萃分析结果表明，糖尿病患者的平均最大有氧代谢能力仅为 2.4 mL（kg/min）（或 6.4 METs）。

因此，大多数糖尿病患者每周至少需要 150 分钟中等强度至高强度有氧运动，以使 CVD 风险降低达到最优。一些强度较低的运动（尚未确定最低强度）可能使患者在心血管和血糖方面获益，而进一步获益可能需要延长所建议的运动持续时间。进行较高能量的消耗（910 METs）和较高强度的运动，即使时间较短，也可以达到同样的益处。

（3）运动形式：无论形式（都使用了大量的肌肉群，都使 HR 持续增加），有氧运动（包括快走）很可能都是有益的，建议采取多种形式的 PA。

（4）运动进展的速度：目前，还没有针对 2 型糖尿病患者运动进展速度（强度或耗氧量）的研究。为了尽量减少受伤风险，建议循序渐进，尤其是在存在并发症的情况下，更要严格遵守。

（5）降低和保持体重的效果：最成功的体重控制计划，需要运动、饮食和行为方式的联合改变。有报告称，每周 7 小时的运动，可以使受试者成功保持大幅减重后的效果。

2. 阻力训练

（1）频率：阻力训练应每周至少进行两次（2～3 间隔日），但对于 2 型糖尿病患者，进行常规的有氧活动（作为 PA 计划的一部分），更理想的是每周三次。

（2）强度：阻力训练的强度应为中等强度（50%的 1 RM）或高强度（75%～80%的 1 RM），以期在力量和胰岛素敏感性方面获得最佳收益。就血糖控制而言，居家的阻力训练可以受到监督，而健身房的训练可能不太有效，但后者在维持肌肉质量和力量方面比较有优势。

（3）频率：最低标准为 5～10 种运动，且所有主要的肌群最少要有一种运动；训练早期每种 10～15 次反复，随着时间的推移，提高运动强度（如某一动作绝对或相对的阻力或负荷），增加目前强度的全部反复次数（8～10 次）。建议至少完成一组训练，但最多完成 3～4 组，以达到最佳获益。

（4）运动的选择：器械式重量和自由重量（如哑铃、杠铃），对于增加特定肌肉群的肌力可能相当。更大的重量或阻力，或许可以用来优化胰岛素敏感性和血糖控制。

（5）进展的速率：为避免受伤，训练强度、频率以及运动课程，应采取渐进模式。当每组动作的重复目标次数可以持续超越，才可以增加重量或阻力 1 次，接着是考虑增加运动组数，最终增加训练的频率。频率为每周 3 次（3 组，每组 8～10 次反复）、强度为 75%～80%的 1 RM、运动为 8～10 种，可能是为期 6 个月的最佳目标之一。

（6）监督：建议对大多数 2 型糖尿病患者进行初始教导和定期监督（由一位合格的运动教练），尤其是在进行阻力训练的情况下，以确保在血糖、血压、血脂水平和心血管风险方面的最佳获益。

3. 有氧运动和阻力训练的组合

建议有氧运动和阻力训练两者一起进行。对于 2 型糖尿病患者，相比单一的有氧运动或阻力训练，联合训练（每周 3 次）在血糖控制方面可能有更大获益。而且，迄今为止，所有相关的研究结果显示，同一天进行有氧运动和阻力训练，总的持续时间和热量消耗达到最大。但仍没有研究结果显示，相比消耗热量相当的组合运动（同一天进行有氧运动和阻力训练），每天轮换的方式在血糖控制方面更有效。运动强度较低的 PA 形式（如瑜伽和太极），可能会使患者在血糖控制方面获益。

4. 非运动性日常生活热效应

建议 2 型糖尿病患者增加每日运动量，非程序的 PA 可以获得额外的健康益处。非运动性日常活动热效应（NEAT），可以防止体重增加过多。

一项观察性研究，让肥胖者静坐 2.5 小时以上，行走平均 3.5 米/日，或者肥胖者的运动量少于偏瘦者。结果显示，大多数偏瘦者有更多的短时间（> 15 分钟）、低速（< 1 mph）行走。

此外，可以使用客观的评估工具（如计步器）。一项荟萃分析纳入了 26 项研究（8 项随机对照试验和 18 项观察性研究），涉及了 2767 名（主要是非糖尿病）受试者，结果发现，平均干预 18 周后，使用计步器的受试者的 PA 增加了 26.9%（和基线水平相比）。一个重要的增加 PA 的方法是设定目标，如每天步行 10 000 步。

5. 柔韧性训练

柔韧性训练可以作为 PA 方案的一部分，但它不应该取代其他类型的运动。老年人应进行此类运动，特别是许多有较高跌倒风险的 2 型糖尿病老年患者，以保持或改善平衡能力。

虽然柔韧性运动（伸展）经常被作为提高关节运动范围（ROM）和降低运动性损伤的方法，但是，有2项系统性调查发现，柔韧性运动并不会减少运动性损伤的危险。一项规模较小的随机对照试验发现，适当地进行ROM运动，可以降低足底压力的峰值，但并没有研究直接评估此类运动可以减少2型糖尿病患者的溃疡或运动性损伤的风险。但是，柔韧性运动结合阻力训练，可以增加2型糖尿病患者的ROM，也就是说，患者进行要求关节活动范围大的运动会更容易。

6. 药物和运动

目前的治疗策略重在联合管理2型糖尿病，众所周知的2型糖尿病患者有三大“缺陷”：①外周葡萄糖摄取受损（肝脏、脂肪和肌肉）；②肝脏葡萄糖生产过多；③胰岛素分泌不足。对于仅使用胰岛素和胰岛素促泌剂的患者而言，为了配合常规进行的PA，一般都需要对药物进行调整。为了防止低血糖，患者可能需要减少口服药或胰岛素的剂量（在运动之前，也许还有运动之后）。

在计划运动前，短效胰岛素很可能需要降低剂量，以防止低血糖。因为，相比人胰岛素，胰岛素类似物降低血糖水平更快。在偶尔一次运动前后，特别是在胰岛素峰值时间段运动，使用此类胰岛素的患者需要监测血糖水平，补充适当的饮食，和（或）改变药物处方。

对于仅使用长效胰岛素类似物（如甘精胰岛素、地特胰岛素、NPH）的患者，因为PA期间胰岛素从皮下集中吸收，所以很少发生运动相关的低血糖。如果患者进行常规PA，长效胰岛素类似物的剂量可能需要减少。另外，口服降糖药的剂量可能也需要减少（如果低血糖事件的发生频率增加）。

糖尿病患者往往需接受许多药物的联合治疗，包括利尿剂、ACEI、阿司匹林、β受体阻滞剂及降脂药等多种药物。除一些明确的药物之外，这些药物一般不受运动的影响。

已知β受体兴奋时，心率加快、心室收缩力增加、房室传导加速，在运动和精神紧张时阻断β受体，可以减少上述现象。但是，它们也可能增加运动时未发现的低血糖风险。不过，β受体阻滞剂可能增加冠心病患者的运动能力（通过减少运动时的冠状动脉缺血情况）。

利尿剂可能会降低整体的血容量而导致脱水和电解质失衡，特别是在高温下运动时。

他汀类药物可能增加运动时的肌病（肌痛、肌炎）风险，特别是联合贝特类和烟酸使用时。

7. 长期运动糖尿病并发症

（1）心血管疾病：合并有心绞痛、被认为有中度或重度风险的2型糖尿病患者，最好进行有监督的心脏康复计划，至少在最初的阶段如此。糖尿病加速动脉粥样硬化进展，是CVD和PAD的主要危险因素。2型糖尿病患者有CAD终身风险，女性为67%，男性为78%，并且此风险会因肥胖而增加。此外，一些有急性心肌梗死的患者，有可能不会出现胸痛，或许还包括“无声”的心肌缺血。

对于合并有PAD的患者，无论在PA期间是否存在间歇性跛行和疼痛，进行适度的运动（如步行、曲臂、骑自行车），都可以提高四肢的柔韧性、功能性、疼痛的忍耐力和生活质量。下肢的阻力训练也可以提高相关运动（如跑步机上行走、爬楼梯等）的能力。

心血管病变在糖尿病患者中很常见，即使在没有显性心血管疾病的情况下。内皮功能障碍可能是许多血管相关问题的根本原因。

除传统的危险因素之外，高血糖、高胰岛素血症以及氧化应激，都可以导致内皮损伤，进而造成动脉功能下降，更易于发生动脉粥样硬化。有氧运动和阻力训练都可以改善血管内皮功能，但并不是所有的研究结果都表明这种运动可以获益。

（2）周围神经病变：中低强度的运动都有助于防止周围神经病变的发生。不存在急性足部溃疡的患者，可以进行适度的负重锻炼；但是，如果足部存在损伤/创口/溃疡，应仅限于非负重PA。所有患者每天都应密切检查自己的双足，以防伤口或溃疡的发生，并选择舒适的鞋子。以前的指南指出，存在严重周围神经病变的患者，应避免负重 PA，以减少足部溃疡的危险。然而，最近的研究表明，适度行走并不增加足部溃疡的风险。周围神经病变影响到四肢，尤其是小腿和双足。高血糖会引起神经毒性，导致神经细胞损伤乃至凋亡，最终导致微血管灌注损伤。如果患者表现为神经性疼痛和（或）麻木，并伴有血流不畅，那么其足部损伤和溃疡危险增加。高达 40%的糖尿病患者，可能会发生周围神经病变；在美国，截肢（下肢）者中有 60%与糖尿病有关。

（3）自主神经病变：无论是 CVD 还是神经病变（CAN），中等强度的有氧运动均可以改善其自主神经功能；但是，这种改善可能只发生在亚极量运动后。

CAN 筛查应包括一组自主测试，以评估自主神经系统的两个分支。考虑到同时存在缺血、心率和血压异常的可能性，在运动开始前，CAN 患者应有医师的批准，如有可能应进行负荷试验（为了筛查心血管异常）。

运动强度的控制可使用心率储备法（心率储备=最高心率−静息心率）来获得，在进行亚极量运动过程中，直接测量最高心率（在最大强度运动下，利用心电图仪器测量当时的心率）会比较好（相比推算公式）。

约 22%的 2 型糖尿病患者存在 CAN，大多数表现为自主神经功能异常。CAN 使死亡风险增加一倍，也就是说，无症状性心肌缺血、体位性低血压或静息时心动过速的发生频率更频繁。CAN 还可以降低运动的耐力和最高 HR。虽然交感神经和副交感神经功能障碍可以同时存在，但是迷走神经功能障碍通常较早发生。PA 后降低的 HR 恢复和死亡风险相关。

（4）视网膜病变：伴有增生型糖尿病性或增生前期糖尿病性视网膜病变或黄斑变性的糖尿病患者，建议在计划运动前认真检查，获得医师的批准。对于增生型糖尿病性视网膜病变未控制的患者，不建议进行大幅增加眼压的运动（如高强度的有氧运动或阻力训练）和头低位运动，也不建议进行任何跳跃或刺激的运动，因为这些运动都会增加出血危险。在发达国家，糖尿病视网膜病变是导致失明的主要原因，并和 CVD 死亡率增加相关。存在视网膜病变的患者，在中低强度运动训练后可以获益（如工作能力提高）。尽管 PA 已被证明可以预防年龄相关的黄斑变性的进展，但是很少有涉及 2 型糖尿病患者的研究。

（5）肾病和蛋白尿：虽然 PA 期间的血压增加，可能会瞬间升高尿微量白蛋白水平，但是对于肾病患者，有氧运动和阻力训练都可以改善其生理功能和生活质量，并且阻力训练在改善肌肉功能和生活质量方面特别有效。

对于显性肾病的患者，PA 开始前应仔细进行检查，获得医师的批准，并尽可能进行负荷试验，以确定 CAD、异常心率和血压的变化情况。应从低强度的运动开始，因为有氧代谢能力和肌肉功能的水平此时很低，以及避免持续的闭气用力（如咳嗽、呕吐、提举重物、用力排便等）或高强度运动，防止血压增加过度。

约 30%的糖尿病患者进展为肾病，后者是糖尿病患者死亡的主要危险因素。微量白蛋白尿或尿中存在微量白蛋白是常见的，同时是显性肾病和 CVD 死亡的一个危险因素。

严格控制血糖和血压，并联合运动和饮食，可能会延缓蛋白尿的进展。动物模型显示，运动训练可以延缓糖尿病肾病的进展，但基于人类的相关研究很少。

8. 糖尿病患者应开始并保持运动

在美国，大多数 2 型糖尿病或高风险的成年人患者，并没有进行常规 PA；进行常规 PA 的患者比例，显著低于国家建议的比例。鉴于此，需要补充相关策略以增加常规 PA 人群的比例。

一致认为，较高水平的运动和较高水平的自我效能相关，后者反映了进行活动的信心。社会支持也和较高水平的 PA 相关，并有助于减缓肥胖扩散的社会网络的作用。医护人员提供专业服务，可能是一个利于此社会网络的有效支持。18%的糖尿病患者获得了医师的相关辅导，73%的患者接受了运动相关的建议。方便的运动设施或舒适安全的行走路线，对于进行常规 PA 也可能是重要条件。

采取 PA 来预防或控制 2 型糖尿病时，很少有患者对医师建议的运动量有好的依从性。从患者对运动的情感反应考虑，就可以看出进行和坚持 PA 的结局；积极鼓励患者进行低于自身最高强度的运动，获益的结果可能是最好的。许多高风险的或者 2 型糖尿病患者，喜欢把步行作为一种有氧运动，使用计步器的干预措施可以有效提高有氧运动的效果。最后，对于存在明确代谢风险的久坐人群，建议未来减少久坐时间和延长活动时间（因为可以从中获益）。

大规模的试验（如 DPP、Look AHEAD）提供了一些成功的生活方式干预措施（设定目标、增加 PA、自我监测、经常交流、增加保健知识）。虽然它们整体具有成本效益，但是提供这些方案需要大量的资源、人员和空间。

这些大型研究是多因素、多目标的，其中包括 PA，但是尽管有多个行为干预措施，也需要以减重为主要目标的饮食模式的改变。因此，PA 对体重的干预策略与人口种族高度相关。

仅针对 2 型糖尿病或风险人群的 PA 干预措施的随机对照研究较少。结果有好有坏，有些显示增加 PA 并没有效果。涉及的有效的短期干预方案包括打传真、电话或亲自监督。这种干预措施的长期有效性还没有得到评估。

在预防和控制胰岛素抵抗、糖尿病前期、妊娠糖尿病、2 型糖尿病，以及糖尿病相关的并发症方面，PA 扮演着主要角色。有氧运动和阻力训练可以改善胰岛素的敏感性，还可以帮助管理血糖、血脂、血压、CVD 风险、死亡率和生活质量的水平；但是，必须进行常规的 PA，才能获得持续的益处。大多数 2 型糖尿病患者只要采取某些预防措施，都可以安全地进行运动。包含一项运动计划或其他增加整体 PA 效用的方法，对于 2 型糖尿病患者获得最佳的健康至关重要。

三、心理治疗

（一）糖尿病常见的心理问题

1. 生活方式

糖尿病除终身用药治疗外，生活方式也将发生改变，并发症的出现以及自我管理复杂烦琐，来自工作、家庭、社会的压力，这些都可引起患者焦虑、抑郁、沮丧、担忧、孤独等不良情绪。从 20 世纪 80 年代起，糖尿病患者心理问题引起学者们日益关注。

2. 不良心理

痛苦是糖尿病患者所持有的、因面对糖尿病生存生活而产生的一系列负性情绪。抑郁是糖尿病常见的一种不良情绪，有研究表明，糖尿病伴发抑郁患病率高，而且严重影响患者的治疗效果、加重经济负担等，因此应该对患者及早进行药物治疗及心理干预。

3. 年龄及性别

年轻患者更容易产生心理问题，女性患者心理问题比男性患者更严重。

（二）心理健康状态的分类

心理问题根据患者心理问题的严重性，可分为一般心理问题、严重心理问题。它是根据心理问题的起因、持续时间，能否正常生活，有无泛化进行区分的。区分心理问题的严重性，可根据心理问题严重性程度选择合适的人员进行心理干预，以明确患者心理问题的界限。

（三）糖尿病心理护理的模式

1. 正念疗法

定义：包括正念减压疗法、正念认知疗法和正念饮食疗法。正念心理疗法，将“接纳”与“不评判”作为两大核心元素。方法：标准的培训通常需要参加为期 8 周的团体训练课程，每周进行 6 天，至少 30～45 min/d，形成规律后自行练习，定期随访。作用：①正念疗法可以降低糖化水平，但受训练方法及文化背景影响；②缓解糖尿病伴周围神经病变性疼痛；③减轻体重，调节情绪等。

2. 共情护理

定义：采用核心护理方式即医护人员与患者“共情”。方法：医护人员细致、耐心、积极地倾听，用换位思考的方式与患者交流。作用：缓解糖尿病患者的负性情绪、提高患者的生活质量水平，以及拉近护士与患者的距离。

3. 动机访谈

定义：建立在多项理论基础上，如归因、认知冲突、自我效能、移情法等，要求以患者为中心，以改变患者动机为目的。方法：通过发现并帮助患者克服内心的矛盾，激发患者改变内在动机从而改变不良的行为，进而做出行为改变。作用：增加患者的依从性，主动学习相关疾病知识，进而降低血糖及并发症。

4. 合理情绪疗法

定义：合理情绪疗法也称“理性情绪疗法”，是帮助患者解决因不合理信念产生的情绪困扰的一种心理治疗方法，属于认知行为疗法。方法：让患者改变自身错误的认知，只有改变了对事件的态度、看法、评价等才能改变自身的不良情绪。因为导致不良情绪的根源不是外界事件而是人们的错误认知。作用：增加患者的依从性，改变患者的错误认知。

5. 叙事治疗

定义：叙事治疗是受广泛关注的后现代心理治疗方式，摆脱了传统上将人看作问题的治疗观念。方法：尊重、贴近患者，不把人当作问题，问题才是问题，把人和问题分开，人只是面对问题。作用：挖掘患者内心想法，寻找患者的自身优势，调节情绪，提高患者的依从性。

6. 焦点短程

定义：焦点短程是在心理学背景下发展起来的一种充分尊重个体、相信自身资源和潜能的临床干预模式，把解决问题的关注点集中于人的正向方面，并寻求最大化地挖掘个体的力量、优势和能力。方法：让患者选择治疗目标，护患共同设计护理措施，培养患者解决问题的能力，增强患者的自信心。作用：调动患者的依从性，使患者积极参与治疗，增强患者的健康意识，减轻其焦虑、抑郁等不良情绪。

7. 音乐疗法

糖尿病是一种内分泌疾病，其发病主要是因糖类、脂肪和蛋白质代谢出现紊乱，以高血糖作为主要表现。在该研究中发现，糖尿病患者不良情绪明显较高，尤其是焦虑、抑郁患者跟健康人群对比明显较高。很多研究表明内分泌调节会受患者情绪的影响，因而反过来情绪也可调节内分泌。人处于焦虑抑郁状态下，胰岛素分泌量会降低，采用音乐疗法可对患者情绪发挥积极的作用，缓和机体应激反应。在本研究中，经 3 个月干预后发现，治疗组患者在糖代谢上改善幅度更高，与对照组相比，其糖化血红蛋白、空腹和餐后 2 小时血糖都明显改善，说明音乐对人的精神状态、情绪状态等有良好的干预作用，能用于疾病治疗。另也有很多研究表明，音乐疗法可缓解患者疼痛感。

8. 森田疗法

森田疗法在当今心理学界具有极大的反响，被誉为心理学三大理念之一，对治疗神经质颇有效果。因森田疗法的治疗方法与禅宗极为相似，因此也被西方心理学界称为禅疗法。森田理论的应用，主要作用是对糖尿病患者传统认知的纠正，并起到消除患者不良情绪的作用，重构生物个体价值和社会关怀。其通过饮食习惯的规范、躯体的放松，使得患者感受到身体上和精神上的放松，头脑清晰感也加强，因此精神免疫力提高，从而有助于调和气血、平和心态、协助脏腑通达，使整体状态得到改善，内分泌也得到正常发挥，进而提高患者的生活质量。在该疗法应用后，患者焦虑抑郁状态明显改善，提示森田疗法有助于改善患者不良情绪。在对其疗效进行评估的时候，可从两个层面进行观察，一个层面是森田疗法可促进患者情绪的改善，从而减少了用药剂量；另一个层面是患者对森田理论有明确的认知，社会适应力和应激力也随之提高。综上所述，森田疗法是一种有效的心理疗法，其用于糖尿病患者能够积极发挥改善心理问题的作用，值得推广。

四、口服药物治疗

目前常用的口服降糖药可分为：延缓肠道碳水化合物吸收的α-糖苷酶抑制剂，以抑制肝糖生成为主的二甲双胍，促进尿糖排泄的 SGLT2 抑制剂，增强胰岛素敏感性的噻唑烷二酮类，促进胰岛素分泌的磺脲类、格列奈类、DPP-4 抑制剂等。

（一）促胰岛素分泌剂

1. 磺酰脲类（SUs）

SUs 通过刺激胰岛β细胞膜上的 ATP 敏感的钾离子通道（ATP-K^+），阻止细胞内 K^+外流，细胞膜电压依赖性 Ca^{2+}通道开放，促使 Ca^{2+}内流，细胞内 Ca^{2+}浓度增加；也可不依赖 ATP-K^+通道，直接增强 Ca^{2+}介导的胞吐作用。依赖 ATP-K^+通道和不依赖 ATP-K^+通道的两种途径均可刺激胰岛β细胞促使胰岛素释放而降低血糖，因而该类药物的降糖作用依赖于一定数量尚有分泌功能的胰岛β细胞。另外 SUs 还可以促进肝糖原合成，减少肝葡萄糖产生，延缓肝脏葡萄糖向血液中释放；同时使外周组织对葡萄糖的摄取及利用度增加，并可增强胰岛素敏感性。在《中国 2 型糖尿病防治指南》中该类药被推荐为重要的一线备选和二线降糖药物，作为二甲双胍不耐受或存在禁忌证者的起始治疗或二甲双胍治疗血糖控制不佳时的联合用药之一。2016 年美国临床内分泌医师协会（AACE）和美国内分泌学会（ACE）指南将磺酰脲类药物列为 2 型糖尿病的一线治疗药物之一，但给予谨慎使用的标识。2016 年美国糖尿病学会（ADA）指南则推荐磺酰脲类药物为 2 型糖尿病患者二甲双胍治疗后的二线药物。

（1）适应证：SUs 主要用于经饮食控制、运动治疗后血糖控制仍不理想的轻中度非肥胖型的 2 型糖尿病患者；当胰岛β细胞分泌胰岛素功能障碍时，促胰岛素分泌剂已不再适用，需外源性地补充胰岛素。

（2）禁忌证：对磺酰脲类药物过敏、明确诊断的1型糖尿病、2型糖尿病伴有酮症酸中毒、昏迷、严重烧伤、感染、外伤和重大手术等应激情况、重度肝肾功能不全、白细胞减少、晚期尿毒症患者及儿童、孕妇、哺乳期妇女禁用；老年患者避免使用格列本脲。

（3）不良反应：本类药物品种较多，不良反应稍有差别。格列吡嗪主要不良反应为胃肠道症状（如恶心、上腹胀满等）、头痛、皮肤过敏、低血糖、造血系统可逆性变化等；格列本脲不良反应为腹泻、恶心、呕吐、头痛、胃痛或胃脘不适、皮疹、黄疸、肝功能损害、骨髓抑制、粒细胞减少、血小板减少等；格列齐特不良反应为低血糖、胃肠道紊乱（恶心呕吐、消化不良、腹泻、便秘）、皮肤反应（皮疹、瘙痒、红斑等）、血液疾病（贫血、白细胞减少、血小板减少等）、肝酶升高、肝炎、视力障碍等；格列喹酮少见皮肤过敏、胃肠道反应、轻度低血糖及血液系统方面改变的报道；格列美脲可引起低血糖、暂时性视力障碍、恶心呕吐、腹痛、腹泻、肝功能损害（如胆汁淤积和黄疸）及肝炎甚至肝衰竭、血常规指标改变（如白细胞减少、溶血性贫血或红细胞减少等）以及皮肤瘙痒、皮疹、过敏性脉管炎、血钠降低等过敏反应。

还有文献报道格列本脲有致皮损、消化不良、肝功能损伤、贫血或溶血等血液系统疾病、肺炎、低血糖等不良反应；格列吡嗪致肝衰竭、紫癜性皮肤病、粪卟啉样综合征等；格列齐特致急性肝炎、胸腔积液、肿瘤标志物升高、水肿、过敏性紫癜、全血细胞减少及尿毒症等；格列美脲致肝内淤胆、肝功能异常合并贫血、头晕、脱发、腹胀、急性尿潴留。不同的SUs单药治疗对体重的影响存在差异，改良剂型对体重的影响较小，总体上SUs会增加体重但并未增加超重和肥胖患者的体重。由于药物间的相互作用，格列本脲在与克拉霉素、环丙沙星等药联用时出现低血糖，格列齐特与利福平联用时出现高血糖等的一系列不良事件，需额外地引起重视。

（4）临床常用药：SUs目前临床应用广泛，主要有第二代SUs，如格列本脲、格列吡嗪、格列齐特、格列喹酮及第三代格列美脲。格列本脲的作用时间较长，50%经肾脏代谢，但易引起低血糖，老年人及肝肾功能不全者慎用；格列吡嗪、格列齐特起效快、作用时间相对较短且温和，80%以上经肾脏代谢，较适用于老年人；格列喹酮仅有5%由肾脏排泄，余95%由胆汁经粪便排泄，作用时间较短，适用于老年人或轻中度肾功能不全者；格列美脲起效快、作用时间长、较少引起低血糖，60%经肾脏代谢，老年人及肾功能不全者可用此药。该类药中的短效制剂，可用在以餐后血糖升高为主的患者的治疗中；中、长效制剂用在以空腹血糖升高为主或空腹及餐后血糖均高者的治疗中。SUs应在餐前半小时开始服用，不宜同时使用两种SUs或与其他促胰岛素分泌剂（如格列奈类）一起服用。老年患者如需联合该类药物治疗，宜选择降糖作用温和、作用时间短、低血糖风险小的药物，避免使用格列本脲。长期使用该类药物治疗应严密监测有无低血糖和体重增加。

2. 格列奈类

该类药属苯甲酸类衍生物，为新型的非磺脲类胰岛素促分泌剂，也作用于胰岛β细胞膜上的ATP-K^+通道，但结合位点与SUs不同，主要通过刺激胰岛素早时相分泌而降低餐后血糖，特点为吸收快、降糖作用快速而短暂，主要用于控制餐后血糖。作用时间短暂可避免基础或晚时相胰岛素分泌的增多，减轻餐后高胰岛素血症，同时减少低血糖发生风险。此外，还具有提高胰岛素敏感性、改善胰岛素抵抗、调节脂质代谢、改善非酒精性脂肪肝、抗氧化应激、改善内皮功能、保护胰岛β细胞的作用。

（1）适应证：同SUs，适于经饮食、减重及运动仍不能有效控制血糖的2型糖尿病，尤其适合以餐后血糖偏高为主的老年患者。

（2）禁忌证：对该药过敏者、1 型糖尿病患者、糖尿病酮症酸中毒患者、严重感染患者、围手术期、重度外伤患者、妊娠或哺乳期妇女、儿童、严重肝肾功能不全者均禁用。由于该类药与 CYP3A4 酶抑制剂（如酮康唑、红霉素等）或诱导剂（如利福平）及非甾体类抗炎药、单胺氧化酶抑制剂等药合用时会影响药效、增加低血糖风险，故应避免合用。

（3）不良反应：瑞格列奈不良反应为低血糖、体重增加、视觉异常、胃肠道反应（腹痛、腹泻、恶心、呕吐、便秘）、肝酶升高、皮肤过敏反应（瘙痒、发红、荨麻疹）等；那格列奈可见低血糖症状（如出汗、头晕、心悸等）、过敏反应（如皮疹、瘙痒和荨麻疹等）、胃肠道症状（腹痛、消化不良、腹泻）、头痛、肝功能异常、轻微水肿、乳酸、丙酮酸、尿酸、血钾升高等；米格列奈可见低血糖、消化道症状（如恶心、呕吐、腹胀、腹泻、便秘等）、头痛、湿疹、耳痛、咳嗽、感冒、肾脏和泌尿系症状（如肾囊肿、尿频、蛋白尿、尿潜血）及水肿、脱发、体重增加、临床检查值异常（如乳酸、总胆固醇、甘油三酯、血钾、丙氨酸氨基转移酶等升高），严重不良反应可见心肌梗死、肝功能损害。低血糖是该类药物最常见的不良反应，但其总体安全性较好，发生低血糖的概率和严重程度较小。

有文献报道该类药还具有导致老年人严重胆汁淤积、老年人肝细胞毒性、白细胞碎裂性血管炎的潜在风险。

（4）临床常用药：主要为瑞格列奈、那格列奈和米格列奈。瑞格列奈为餐时血糖调节药，起效快、作用时间短，主要经胆汁排泄，通常为进食前 15 分钟服用；那格列奈主要由肝脏代谢，经尿液及粪便排泄，通常在餐前服用；米格列奈通过肝脏和肾脏代谢，主要从尿液排泄，通常也在餐前口服。

（二）噻唑烷二酮类

噻唑烷二酮类（TZDs）通过与细胞核过氧化物酶体增殖活化受体 γ（PPARγ）结合，激活胰岛素反应基因，使胰岛素调节糖脂代谢的相关基因活化，增加肌肉、脂肪等外周组织器官对胰岛素的敏感性，提高组织对葡萄糖的利用，减少肠道吸收葡萄糖，改善胰岛素抵抗而降低血糖。此外，目前发现该类药还有调节血脂、提高纤溶系统活性、改善血管内皮细胞功能、降低 C-反应蛋白、抗动脉粥样硬化及保护心血管等作用。

1. 适应证：主要用于 2 型糖尿病，尤其是肥胖、胰岛素抵抗明显者；可单独或与其他降糖药物、胰岛素联合应用。

2. 禁忌证：1 型糖尿病患者、孕妇、哺乳期妇女和儿童不宜使用；国外文献显示 TZDs 会导致用药者血浆容量增加，故患有中重度慢性心力衰竭、心功能不全者（NYHA 心功能分级Ⅱ级以上）或高危的糖尿病患者不能使用；肝功能不全（转氨酶超过正常值上限 2.5 倍）、严重骨质疏松及有骨折病史者禁用。尤其罗格列酮，对老年糖尿病患者应评估其心血管安全性后再使用；对绝经后女性的骨折高风险者，有膀胱癌、膀胱癌家族史或血尿的患者慎用。

3. 不良反应：常见的有体重增加、水肿、头痛、头晕、腹泻、恶心、肝功能异常、皮疹、血脂紊乱等，严重病例表现为充血性心力衰竭、重症药疹、肝功能异常、胃肠道出血、黄斑水肿、低血糖反应等。单独服用不会引起低血糖，但与胰岛素或促胰岛素分泌剂联合使用可增加低血糖风险。有文献报道该类药物对骨骼系统有增加骨质疏松、减低骨密度等致骨折的风险，并以老年及绝经后患者多见；以及贫血、消化道出血、心包积液、剥脱性角质松解症、剥脱性皮炎、腮腺肿胀、频发室性期前收缩及双侧颞颌关节痛的报道。

此外，罗格列酮 2010 年曾因增加心血管事件风险而被中国药品监督管理局（现国家市场监督管理总局）在药品不良反应信息通报（第 33 期），包括美国 FDA 均限定其使用。2013 年因其证据不足而被重新使用，但目前该药在我国仍为限制性用药。吡格列酮相对罗格列酮造成心血管事件的风险较小，但也有心力衰竭及膀胱癌的风险，值得关注的是，中国药品监督管理局曾于 2011 年 11 月第 42 期通报关注吡格列酮的膀胱癌风险。目前的一些临床研究及荟萃分析显示该类药不增加心血管事件风险，而具有一定的潜在心血管保护作用。

4. 临床常用药：常用的有吡格列酮、罗格列酮；曲格列酮因严重肝毒性已撤出市场。临床常用的两种药物均主要在肝脏代谢，经尿液及粪便排出。

（三）双胍类

该类药主要是通过抑制肝脏葡萄糖的输出、改善外周组织胰岛素抵抗、促进组织对葡萄糖的摄取和促进葡萄糖的无氧酵解、抑制或延缓肠道吸收葡萄糖而降低血糖，还有改善血脂、保护心血管及改善非酒精性脂肪肝患者的肝脏血清学酶谱及代谢异常等作用。

1. 适应证：超重或肥胖的 2 型糖尿病；胰岛素治疗的糖尿病，包括 1 型糖尿病，加用双胍类药物可能减少胰岛素用量和发挥稳定血糖的作用。2020 年美国糖尿病学会更新并颁布糖尿病诊疗标准，推荐首选二甲双胍作为 2 型糖尿病患者的初始治疗，若患者能够耐受且无禁忌证，二甲双胍应一直保留在治疗方案中。

2. 禁忌证：心力衰竭（休克）、急性充血性心力衰竭、急性心肌梗死及低氧血症、伴发乳酸酸中毒、围手术期、过量饮酒患者以及孕妇、哺乳期妇女、对该药过敏及有严重不良反应者均不宜使用。另外，中国 2 型糖尿病防治指南中指出肝肾功能不全［血肌酐水平：男＞ 132.6 μmol / L（1.5 mg / dL），女＞ 123.8 μmol / L（1.4 mg / dL）或肾小球滤过率＜ 45 mL / min］、心力衰竭、缺氧或接受大手术患者禁用，在造影检查用碘化造影剂时，应暂时停用二甲双胍。

3. 不良反应：常见的有腹泻、恶心、胃胀、乏力、消化不良、腹部不适及头痛；其他少见的为大便异常、低血糖、肌痛、头晕、指甲异常、皮疹、出汗增加、味觉异常、胸部不适、寒战、流感症状、潮热、心悸、体重减轻等；可减少维生素 B_{12} 吸收，但极少引起贫血。在治疗剂量范围内，引起乳酸酸中毒罕见。此外，国内外报道其他相关不良反应有贫血等血液系统损害、药物性肝炎和肌酐升高等肝肾功能损害、促甲状腺激素减少、乳酸酸中毒、神经精神异常和急性胰腺炎等。

4. 临床常用药：常用药为二甲双胍，主要经肾脏代谢，可于餐时或餐后服用。

（四）α－葡萄糖苷酶抑制剂

α－葡萄糖苷酶抑制剂（AGI）主要通过竞争性抑制位于小肠的各种 α－葡萄糖苷酶活性，减慢食物中的碳水化合物分解成葡萄糖的速度并延缓肠道葡萄糖的吸收，降低餐后高血糖。文献显示 AGI 还可以减少脂肪组织的重量和体积，降低甘油三酯水平，有利于预防动脉粥样硬化形成。

1. 适应证：适用于经饮食控制及锻炼后仍血糖控制不佳的 2 型糖尿病患者，特别是糖耐量减低者；单独使用可用于治疗 2 型糖尿病；1 型糖尿病或胰岛素治疗的 2 型糖尿病患者，加用本药可有助于降低餐后高血糖，减少胰岛素用量。

2. 禁忌证：对该类药物过敏者、有明显消化或吸收障碍的慢性胃肠功能紊乱者、由于肠胀气而可能恶化的疾病（如 Roemheld 综合征、严重疝气、肠梗阻和肠溃疡）、严重肝肾功能损害者及儿童、孕妇和哺乳期妇女禁用。

3. 不良反应：常见的有胃肠功能紊乱（如胃肠胀气、肠鸣音亢进），偶有腹泻、腹痛及个别者出现瘙痒、红斑、皮疹和荨麻疹等皮肤过敏反应，严重者出现多形性红斑。其他还有食欲减退、恶心、呕吐、便秘、低血糖、头晕等。另外，相关文献报道其较严重的不良反应有肝功能异常、黄疸、药物性肝炎等肝功能损害、肠梗阻、心律失常和淋巴细胞性大肠炎及与地高辛、华法林等药物合用时可能存在药物间相互作用，影响血药浓度而引起出血等严重不良反应。

4. 临床常用药：常用的有阿卡波糖、伏格列波糖、米格列醇。阿卡波糖主要抑制肠道中蔗糖酶、麦芽糖酶和葡萄糖淀粉酶；伏格列波糖主要抑制麦芽糖酶和蔗糖酶；米格列醇可抑制各种 α-葡萄糖苷酶及海藻糖酶、乳糖酶。该类药物应在进第一口食物后立即服用。

（五）DPP-4 抑制剂

DPP-4 抑制剂即二肽基肽酶-4 抑制剂，通过抑制 DPP-4 活性，减少胰高血糖素样肽-1（GLP-1）和葡萄糖依赖性促胰岛素释放肽（GIP）分解并增加浓度，GLP-1 和 GIP 是由食物营养刺激后肠道产生的内源性肠促胰岛素，能够促进胰岛 β 细胞合成并分泌胰岛素，GLP-1 还可抑制胰高血糖素释放、延缓胃排空、增加饱腹感而降低血糖。临床试验表明其还有降低血压、调节血脂水平、改善血管内皮功能和心血管保护的作用。

1. 适应证：糖耐量异常患者、2 型糖尿病患者，尤其早期阶段及高血糖的患者，可用作单药治疗及联合其他类降糖药治疗。

2. 禁忌证：该类药物禁用于 1 型糖尿病患者、糖尿病酮症酸中毒、中重度肝肾功能不全患者及对该类药物过敏者。妊娠及哺乳期妇女禁用，目前尚未明确儿童患者使用的安全性和有效性。

3. 不良反应：西格列汀可产生上呼吸道感染、鼻咽炎、头痛、恶心、腹泻、腹痛、肝功能异常、急性胰腺炎、肾脏功能减退、关节痛、肌肉痛及血管性水肿、皮疹、荨麻疹等过敏反应等；维格列汀常见鼻塞、头痛、头晕、上呼吸道感染及骨关节炎、支气管炎、鼻咽炎、高血压、腹痛、腹泻、恶心、便秘等；沙格列汀常见皮疹、上呼吸道及泌尿系感染、血肌酐及磷酸肌酸激酶升高、头痛等；利格列汀常见鼻咽炎、上呼吸道感染、头痛、恶心、腹泻、腹痛、泌尿系统感染、高血压、关节痛、咳嗽、胰腺炎及荨麻疹、血管性水肿等高敏反应。

4. 临床常用药：主要有西格列汀、维格列汀、沙格列汀、利格列汀等。西格列汀主要经肾脏由尿排出，说明书记载该药在给予中度和重度肾功能不全患者以及需要血液透析或腹膜透析的终末期肾病患者应用时，建议减少本品的剂量；维格列汀主要经尿液及粪便排泄；沙格列汀可显著降低 HbA1c，主要在肝脏代谢，其活性代谢产物经尿液排泄；利格列汀主要经肝肠循环代谢，不经肾脏代谢，是目前 DPP-4 抑制剂中唯一适用于肾脏受损的 2 型糖尿病患者的药物，临床用于不同程度肾功能损害及老年糖尿病患者的治疗。

（六）GLP-1 受体激动剂

GLP-1 受体激动剂即胰高血糖素样肽-1 受体激动剂，为 GLP-1 的类似物，通过激动人体多处器官的 GLP-1 受体，依赖于一定的葡萄糖浓度而增强胰岛 β 细胞功能，刺激胰岛素分泌、提高胰岛素的敏感性、抑制胰高血糖素分泌、延缓胃排空而降低血糖和 HbA1c 水平，还有增加饱腹感而抑制食欲、降低体重、调节血脂、降低血压和保护心血管等作用。由于 GLP-1 的降糖效应是葡萄糖依赖性的，在血糖不高的情况下不发挥降糖作用，因而该类药物可有效减少降糖治疗中的低血糖风险。

1. 适应证：2 型糖尿病患者尤其是经二甲双胍及磺脲类单用或联合用药血糖仍控制不佳及超重、肥胖的患者。2020 年美国糖尿病学会更新并颁布糖尿病诊疗标准，提出若 2 型糖尿病患者经口服降糖药治疗效果不佳、需要注射降糖药物增加降糖强度时，应优先选用 GLP-1 受体激动剂而非胰岛素。

2. 禁忌证：对该类药物过敏者禁用；1 型糖尿病患者、糖尿病酮症酸中毒禁用；中度肾功能不全者慎用，严重肾功能不全（GFR < 30 mL /min）者禁用；胰腺炎患者或胰腺炎高危人群慎用，如胆石症、高甘油三酯血症或酗酒；甲状腺髓样癌或多发性内分泌腺瘤综合征个人史或家族史的患者禁用。炎症性肠病和糖尿病性胃轻瘫患者不推荐使用；儿童、孕妇、哺乳期妇女慎用。

3. 不良反应：临床试验期间最常见的为恶心、呕吐、腹泻、腹痛、便秘等胃肠道不适和消化不良以及头痛和上呼吸道感染，多见于初始治疗，通常在治疗持续数天或数周内减轻。本品与磺脲类药物联用时，低血糖事件为常见不良反应。国外文献记载其还有胰腺炎、胰腺癌、甲状腺 C 细胞腺瘤和甲状腺髓样癌及胆囊结石的潜在风险。

4. 临床常用药：目前国内上市的 GLP-1 受体激动剂分为短效 GLP-1 受体激动剂艾塞那肽和长效 GLP-1 受体激动剂利拉鲁肽，均需皮下注射。艾塞那肽半衰期较短，用药后血浆浓度迅速升高，主要经肾脏过滤排泄，每日需餐前注射 2 次，延缓胃排空作用明显，适用于降低餐后血糖；利拉鲁肽半衰期长，无特定排泄途径，每日使用 1 次即可持续稳定地降低血糖。

（七）SGLT-2 抑制剂

SGLT-2 抑制剂即钠-葡萄糖共转运蛋白-2 抑制剂，为非胰岛素依赖性降糖药物，通过抑制近端肾小管对葡萄糖的重吸收，降低肾糖阈，促使尿糖排泄而降低血糖、糖化血红蛋白，同时还有减少体重、轻度渗透性利尿、降低血压等作用，对心血管、肾脏及胰岛 β 细胞均有保护作用。

1. 适应证：成人 2 型糖尿病［肾小球滤过率（GFR）> 60 mL/ min］；中度肾功能不全者（45 mL/ min ≤ GFR < 60 mL / min）减量使用。2020 年美国糖尿病学会更新并颁布糖尿病诊疗标准，提出确诊动脉粥样硬化性心血管疾病（ASCVD），或伴有心血管病高危因素、确诊肾病或心力衰竭的 2 型糖尿病患者，推荐将已被证实有心血管获益的 SGLT-2 抑制剂或 GLP-1 激动剂作为降糖治疗方案的药物之一，无论 HbA1c 水平如何。

2. 禁忌证：对该类药物严重过敏者；1 型糖尿病患者；重度肾功能不全（当 GFR 接近 45 mL / min 时该类药物几乎无降糖作用）、终末期肾病患者；择期手术或需紧急手术或处于较大应激状态、糖尿病酮症酸中毒时均禁用；反复发生泌尿生殖系感染、重度肝功能不全者不推荐使用；孕妇、哺乳期妇女、儿童因其安全性目前尚不明确而不推荐使用。

3. 不良反应：单独使用发生低血糖的风险较小，常见泌尿生殖系感染、排尿增加，其他相关的不良反应包括低密度脂蛋白胆固醇（LDL-C）升高及脱水、直立性低血压等血容量不足症状、过敏反应、高钾血症、急性胰腺炎；少见血糖升高不明显的糖尿病酮症酸中毒等。

4. 临床常用药：目前全球共有 8 种 SGLT-2 抑制剂获批上市，其中在我国获批上市的分别为卡格列净、达格列净、恩格列净、艾托格列净，主要由肝肾代谢经尿液和粪便排泄。达格列净为中国首个上市的 SGLT-2 抑制剂，其降糖作用的长期有效性和安全性仍在进一步临床试验研究中，临床用药时应先对患者进行综合评估后再使用。

五、胰岛素治疗

（一）胰岛素作用原理

人体的血糖升高，是升糖激素通过 cAMP 蛋白激活系统激活磷酸化酶，促使 1－磷酸葡萄糖转化为 6－磷酸葡萄糖，再经过肝内磷酸化酶水解为葡萄糖从肝内输出，促进乳酸、丙酮酸、氨基酸及甘油等异生糖原。胰岛素是一类由胰腺产生的激素类物质，主要通过抑制肝和脂肪组织中 cAMP 的活性，与升糖激素相拮抗，刺激葡萄糖合成肝糖原，抑制糖异生。总之，通过影响葡萄糖的贮存、释放和利用过程而有助于糖类的代谢；影响脂类转化为脂肪，氨基酸转化为蛋白质；促进钾离子向细胞内转运，有利于纠正细胞缺钾症状。

（二）胰岛素治疗的适应证

1. 1 型糖尿病

1 型糖尿病患者需要长期使用胰岛素来控制病情，由于其发病原因是胰岛分泌功能的缺失，自身不能合成胰岛素，没有胰岛素，就不能将葡萄糖转化成能量，故单纯依靠内部胰岛素治疗是无法治愈的，必须使用外源性胰岛素替代治疗，一般需要终身使用。

2. 2 型糖尿病

（1）新发 2 型糖尿病患者如有明显的高血糖症状、发生酮症或酮症酸中毒，为解除高血糖对胰岛 β 细胞的毒性作用，提倡直接予短期胰岛素强化治疗，尽快控制血糖到正常范围，以后酌情改用口服降糖药，少数患者胰岛 β 细胞功能得以良好恢复，甚至可以停用降糖药，单纯饮食控制即可控制血糖在良好达标范围数年。

（2）2 型糖尿病患者在生活方式和口服降糖药治疗的基础上，若血糖仍未达到控制目标，即可开始口服降糖药和起始胰岛素的联合治疗。

（3）妊娠糖尿病及糖尿病合并妊娠的妇女：妊娠期、分娩前后、哺乳期，如血糖不能单纯通过饮食控制达到目标，需用胰岛素治疗，禁用口服降糖药。

（4）重症患者：糖尿病患者合并急性感染、慢性重症感染（结核、病毒性肝炎等）、外伤、手术、急性心脑血管梗死等情况时应暂时或阶段性改用胰岛素治疗，待病情平稳 2～3 周后改回原治疗方案。

（5）糖尿病合并任何原因的慢性肝肾功能不全者及其他原因（如对口服药物过敏）不能接受口服降糖药治疗者。

（6）胰岛素基因突变致胰岛素分泌异常的糖尿病患者，需采用补充疗法。

（7）体重显著下降：在糖尿病病程中（包括新诊断的 2 型糖尿病），出现无明显诱因的体重显著下降时，应该尽早使用胰岛素治疗。

3. 新诊断糖尿病

新诊断糖尿病患者分型困难，与 1 型糖尿病难以鉴别时，可首选胰岛素治疗。待血糖得到良好控制、症状得到显著缓解、确定分型后再根据分型和具体病情制订后续的治疗方案。

（三）胰岛素治疗的禁忌证

主要包括：①对胰岛素成分过敏者禁用；②低血糖症者禁用；③急性肝炎、肝硬化、溶血性黄疸、胰腺炎以及肾炎患者均禁用。

（四）胰岛素的分类

胰岛素的种类繁多，分类可从胰岛素的来源、化学结构、起效的速度及混合胰岛素等进行分类，现将分述如下。

1. 按照胰岛素的来源和化学结构分类

（1）动物胰岛素：由加拿大人班廷和拜斯特首次发现，在 1922 年应用于临床，主要是从牛和猪的胰腺中提取，其中猪的胰岛素与人的胰岛素结构较为相似，但 B 链羧基端的一个氨基酸不相同。因此，动物胰岛素极易激活人体的免疫反应，较易出现局部的过敏反应。临床常用的有普通胰岛素、中性胰岛素、精蛋白胰岛素等。

（2）人胰岛素：是通过基因工程合成，首先在 20 世纪 80 年代由丹麦的诺和诺德公司生产，其结构和人体内的胰岛素结构相一致，较少出现局部过敏反应，并且稳定性较好。临床常用的有重组人胰岛素、精蛋白生物合成人胰岛素、精蛋白锌重组人胰岛素等。

（3）胰岛素类似物：是通过对人胰岛素的肽链进行修饰改变胰岛素的理化和生物学特征，使胰岛素起效时间发生改变，以达到长效和速效的目的。其优点在于起效迅速、低血糖风险小、注射时间灵活等。临床常用的有门冬胰岛素、赖脯胰岛素及甘精胰岛素等。

2. 按照胰岛素的起效时间分类

（1）速效胰岛素又称超短效胰岛素，其起效时间迅速，临床常用的有门冬胰岛素、赖脯胰岛素、谷赖胰岛素，属于胰岛素类似物。其主要用于降低餐后血糖，因此应在用餐前 10～15 分钟注射，低血糖反应少见，通用于各类型糖尿病。

门冬胰岛素：丹麦诺和诺德公司生产，2001 年 6 月首次于美国上市。该药物是将人胰岛素氨基酸 B 链 28 位脯氨酸由带有负电荷的天冬氨酸替代，利用电荷排斥作用阻止胰岛素单体或二聚体的自我聚合。皮下注射后 10～20 分钟起效、达峰时间 45～52 分钟，持续 3～5 小时。

赖脯胰岛素：美国礼来公司生产，1996 年 4 月首次于欧洲上市，2001 年 6 月在中国上市。该药物是采用生物技术将人胰岛素 B 链 28 位、29 位脯氨酸和赖氨酸顺序互换，改变 B 链空间结构，使胰岛素的自我聚合特性发生改变而成，易于解离，注射后能够很快分解，皮下注射吸收迅速，5～15 分钟起效，达峰时间 30～60 分钟，可模拟胰岛素第 1 时相分泌，达峰时间与餐后血糖同步，可在餐前、餐时或餐后注射，并能够减少低血糖的发生。

谷赖胰岛素：采用生物技术将人胰岛素 B 链 3 位点上的天冬氨酸由赖氨酸置换，而 B 链 29 位点上的赖氨酸由谷氨酸所置换，皮下注射后 10～15 分钟起效，60～90 分钟达到血药峰值浓度，持续 3 ～ 5 小时。

（2）短效胰岛素制剂是动物源性胰岛素（经层析法纯化制成的单峰纯猪胰岛素中性灭菌水溶液）与生物合成人胰岛素，皮下注射后 20～30 分钟起效，作用达峰时间为 2～4 小时，持续作用时间 5～7 小时，生物合成人胰岛素作用持续时间为 5～8 小时，需要在餐前 30 分钟皮下注射，临床常用的有普通胰岛素、精蛋白生物合成人胰岛素 R 及精蛋白锌重组人胰岛素 R 等。主要降低餐后血糖，适用于餐后高血糖者。

（3）中效胰岛素起效较为缓慢，用于控制饭后血糖和尿糖高的患者。皮下注射后 2.5～3 小时起效，作用达峰时间为 5～7 小时，作用持续时间为 13～16 小时，临床常用的有精蛋白生物合成人胰岛素 N 及精蛋白锌重组人胰岛素 N 等。

（4）长效胰岛素起效缓慢，皮下注射后 3～4 小时起效，无峰值，作用持续时间为 24 小时甚至可达 30 小时，临床常用的有甘精胰岛素及地特胰岛素等。

甘精胰岛素：法国安万特公司生产，2000 年 3 月于德国首次上市，2005 年 6 月在中国上市。该药物是在 B 链 C 端增加 2 个精氨酸、A 链 21 位天冬氨酸残基被甘氨酸取代，其产物蛋白分子的等电点向酸性偏移，同时六聚体的稳定性也随之增加，注射后能够在皮下形成微沉淀，可缓慢、持续地释放药物，不会产生血浆峰浓度，120～240 分钟起效，持续 20～24 小时。该药物是人工合成的胰岛素类似物，在人体 24 小时内无峰值，配合药物能在不增加低血糖发生率的情况下更有效地控制血糖。

地特胰岛素：丹麦诺和诺德公司生产，2004 年 6 月于瑞士首次上市。该药物是通过去除 B 链 30 位氨基酸，并在 29 位点连接 14-C 脂肪酸链而得，因仍有锌离子存在，胰岛素分子仍为六聚体形式。皮下注射后保持溶液状态，缓慢解离为单体吸收，进入血液循环后 99% 与白蛋白结合，进一步减慢作用速率。所以地特胰岛素血浆浓度平稳、峰谷曲线小，作用持续时间长，120～320 分钟起效，持续 22～24 小时。地特胰岛素较其他同类产品无明显血药高峰期，作用平缓，时间充足，药物动力曲线稳定平缓，尤其值得一提的是发生夜间低血糖的概率也明显降低。地特胰岛素是截至目前唯一被准许使用于儿童的基础胰岛素类似物，同时也是美国食品药品监督管理局唯一批准的用于妊娠糖尿病治疗的基础胰岛素类似物。地特胰岛素除其独特有效的控制血糖功能之外，在药物安全性方面还有血糖变异性小、较少发生低血糖不良事件并比其他基础胰岛素及甘精胰岛素、NPH 有减轻体重过度增加的功能，且促有丝分裂能力很弱，故被临床广泛采用，是早期胰岛素治疗的最佳选择，是临床上应优先选择并积极推广的基础胰岛素。

（5）预混胰岛素：将短效胰岛素和中效胰岛素或者速效胰岛素和中效胰岛素按一定比例进行混合而组成。其起效既有短效胰岛素或速效胰岛素的特点，又有中效胰岛素的特点，维持时间较长，临床既能控制餐前血糖又能控制餐后血糖，常用的有精蛋白生物和成人胰岛素 30R、50R，精蛋白锌重组人胰岛素 30R、50R，门冬胰岛素 30R，重组赖脯胰岛素 25R、50R 等。其中预混制剂精蛋白锌胰岛素 30R 经皮下给药 0.5 小时起效，2～8 小时达到血药峰值浓度，持续作用时间 24 小时。人预混胰岛素 30R 经皮下给药 0.5 小时起效，2～12 小时达到血药峰值浓度，持续作用时间 14～24 小时。人预混胰岛素 50R 经皮下给药 0.5 小时起效，2～3 小时达到血药峰值浓度，持续作用时间 10～24 小时。预混门冬胰岛素 20R 经皮下给药 10～20 分钟起效，1～4 小时达到血药峰值浓度，持续作用时间 14～24 小时。预混门冬胰岛素 50R 经皮下给药 15 分钟起效，30～70 分钟达到血药峰值浓度，持续作用时间 16～24 小时。预混赖脯胰岛素 25R 经皮下给药 15 分钟起效，30～70 分钟达到血药峰值浓度，持续作用时间 16～24 小时。预混赖脯胰岛素 50R 经皮下给药 15 分钟起效，30～70 分钟达到血药峰值浓度，持续作用时间 16～24 小时。

（五）胰岛素的应用方案

1. 起始胰岛素治疗

（1）基础胰岛素的使用：①基础胰岛素包括中效人胰岛素和长效胰岛素类似物。当仅使用基础胰岛素治疗时，保留原有各种口服降糖药物，不必停用胰岛素促泌剂。②使用方法：继续口服降糖药治疗，联合中效人胰岛素或长效胰岛素类似物睡前注射。起始剂量为 0.1～0.3 U/（kg · d）。根据患者空腹血糖水平调整胰岛素用量，通常 3～5 天调整 1 次，根据血糖水平每次调整 1～4 U 直至空腹血糖达标。③如 3 个月后空腹血糖控制理想但 HbA1c 不达标，应考虑调整胰岛素治疗方案。

（2）预混胰岛素的使用：①预混胰岛素包括预混人胰岛素和预混胰岛素类似物。根据患者的血糖水平，可选择每日 1～2 次的注射方案。当 HbA1c 比较高时，使用每日 2 次注射方案。②每日 1 次预混胰岛素：起始的胰岛素剂量一般为 0.2 U（kg·d），晚餐前注射。根据患者空腹血糖水平调整胰岛素用量，通常 3～5 天调整 1 次，根据血糖水平每次调整 1～4 U 直至空腹血糖达标。③每日 2 次预混胰岛素：起始的胰岛素剂量一般为 0.2～0.4 U（kg·d），按 1 ∶ 1 的比例分配到早餐前和晚餐前。根据空腹血糖和晚餐前血糖分别调整早餐前和晚餐前的胰岛素用量，3～5 天调整 1 次，根据血糖水平每次调整的剂量为 1～4 U，直到血糖达标。④ 1 型糖尿病在蜜月期阶段，可短期使用预混胰岛素每日 2～3 次注射。预混胰岛素不宜用于 1 型糖尿病的长期血糖控制。

2. 胰岛素的多次皮下注射治疗

在胰岛素起始治疗的基础上，经过充分的剂量调整，如患者的血糖水平仍未达标或出现反复的低血糖，需进一步优化治疗方案。可以采用餐时+基础胰岛素（2～4 次/日）或每日 2～3 次预混胰岛素进行胰岛素强化治疗。使用方法如下。

（1）餐时+基础胰岛素：根据睡前和餐前血糖的水平分别调整睡前和餐前胰岛素用量，3～5 天调整1次，根据血糖水平每次调整的剂量为1～4 U，直至血糖达标。开始使用餐时+基础胰岛素方案时，可在基础胰岛素的基础上采用仅在一餐前（如主餐）加用餐时胰岛素的方案。之后根据血糖的控制情况决定是否在其他餐前加用餐时胰岛素。

（2）每日 2～3 次预混胰岛素（预混人胰岛素每日 2 次，预混胰岛素类似物每日 2～3 次）：根据睡前和三餐前血糖水平进行胰岛素剂量调整，3～5 天调整 1 次，直到血糖达标。研究证明在 2 型糖尿病患者采用餐时+基础胰岛素（4 次/日）与每日 3 次预混胰岛素类似物进行治疗时，降低 HbA1c 的效能、低血糖发生率、胰岛素总剂量和对体重的影响在两组间无明显差别。

（六）胰岛素应用剂量调整

根据患者的不同情况选择胰岛素剂型，再根据患者的血糖水平、活动度及进食量来决定胰岛素使用剂量。观察患者使用后情况定期调整用量。

（1）胰岛素用量必须强调个体化。开始采用胰岛素治疗时宜选择短效胰岛素，初起应以小剂量开始，每日 0.3～0.4 U/kg。确定剂量应参考患者的血糖水平及运动、进食量等。

（2）老年患者每调整 1 次胰岛素剂量的加幅宜小，每次上调 2～4 U，观察 3～6 天。年轻患者可适当加大幅度，3～4 天调整 1 次。

（3）每次只调整 1 个时间点的胰岛素剂量。如早餐前的空腹血糖水平应调整睡前的胰岛素剂量；午餐前的血糖水平应调整早餐前的短效胰岛素剂量；晚餐前的血糖水平应调整早餐前中效胰岛素剂量或午餐前的短效胰岛素剂量；睡前血糖水平应调整晚餐前短效胰岛素剂量等。

（七）用药原则

（1）胰岛素是唯一必须使用的药物。1 型糖尿病患者因自身胰岛素分泌绝对缺乏，需要通过外源性胰岛素以模拟生理性胰岛素分泌方式进行胰岛素补充，以维持体内糖代谢平衡。

（2）避免引发低血糖。因胰岛素使用不当易发生低血糖反应，故基础加餐时应用胰岛素替代治疗，须在避免引发低血糖的前提下，使血糖水平尽可能达标。

（3）个体化用药。用药方案的制订须兼顾胰岛功能状态、血糖控制目标、血糖波动幅度与低血糖发生风险等。由于患者胰岛功能衰竭程度和对胰岛素敏感度存在差异，故应遵循个体化的治疗原则。目前临床使用的胰岛素及其类似物剂型种类较多，包括速效胰岛素、短效胰岛素和长效胰岛素等。具体用药方案须根据患者具体病情、药物敏感度、依从性等多方面权衡利弊后合理选择。

六、胰岛素泵治疗

1. 胰岛素泵治疗的定义

胰岛素泵治疗是采用人工智能控制的胰岛素输入装置，通过持续皮下输注胰岛素的方式，模拟胰岛素的生理性分泌模式，从而控制高血糖的一种胰岛素治疗方法。

2. 胰岛素泵简介

（1）胰岛素泵的工作原理：生理状态下胰岛素分泌按与进餐的关系可大致分为两部分。一是不依赖于进餐的持续微量分泌，即基础胰岛素分泌，此时胰岛素以间隔 8～13 分钟脉冲形式分泌；二是由进餐后高血糖刺激引起的大量胰岛素分泌。

为模拟生理性胰岛素分泌，早在 20 世纪 60 年代即尝试持续胰岛素皮下输注方法，20 世纪 70 年代末期机械性的胰岛素输注装置即胰岛素泵的雏形开始使用，但由于体积大、操作复杂，难以在临床推广。至 20 世纪 90 年代，制造技术的进步使胰岛素泵体积缩小，便于携带，操作简便，易学易用，剂量调节更精确和稳定，因而在临床中得到越来越广泛使用，目前胰岛素泵技术更趋完善，可更精确地模拟生理性胰岛素分泌模式。简而言之，胰岛素泵通过人工智能控制，以可调节的脉冲式皮下输注方式，模拟体内基础胰岛素分泌；同时在进餐时，根据食物种类和总量设定餐前胰岛素及输注模式，以便良好控制餐后血糖。除此之外，胰岛素泵还可以根据活动量大小，随时调整胰岛素用量，而不是预先固定的某种模式。

胰岛素泵由 4 个部分构成：含有微电子芯片的人工智能控制系统、电池驱动的机械泵系统、储药器和与之相连的输液管、皮下输注装置。输液管前端可埋入患者的皮下。在工作状态下，泵机械系统接收控制系统的指令，驱动储药器内的活塞，最终将胰岛素通过输液管输入皮下。

（2）发展历史：20 世纪 60 年代最早提出持续胰岛素皮下输注的概念，20 世纪 70 年代后期出现生理性胰岛素皮下输注装置，胰岛素泵开始应用于临床，20 世纪 80 年代中期胰岛素泵体积大，操作复杂，难以推广使用，20 世纪 90 年代后期胰岛素泵体积小，操作方便，调节剂量精确，开始在临床广泛使用，21 世纪初胰岛素泵更加智能化，与动态血糖监测技术相结合的胰岛素泵治疗在临床广泛应用。

（3）胰岛素泵的应用现状：胰岛素泵的使用在国际上已有 20 余年历史。糖尿病控制与并发症试验（DCCT）研究结果的公布奠定了强化胰岛素治疗在糖尿病治疗和并发症控制中的重要地位，也为胰岛素泵的临床应用提供了优质的临床证据。

该研究证实，与多次胰岛素注射相比，胰岛素泵可以更有效地控制 HbA1c 的水平，同时改善了患者的生活质量。自 DCCT 研究结果发布后，美国糖尿病患者的胰岛素泵用量上升显著。2005 年，美国胰岛素泵使用者已达 278 000 人。1 型糖尿病患者占胰岛素泵使用者的绝大多数。胰岛素泵进入中国市场约 10 年，目前使用人数已近 2 万。对我国使用胰岛素泵患者的调查显示，1 型糖尿病为 54%，2 型糖尿病为 44%，其余的 2% 为其他原因引起的糖尿病。

3. 胰岛素泵治疗的特点

（1）更有利于血糖控制：胰岛素泵可根据患者的血糖情况灵活地调整餐前大剂量及基础输注量，

有效地控制餐后高血糖和黎明现象，能够平稳地控制血糖，减少血糖波动，降低 HbA1c 水平。

（2）更少的体重增加：胰岛素泵可以减少胰岛素用量，避免过大剂量使用胰岛素导致的体重增加。

（3）明显减少低血糖发生的风险：胰岛素泵模拟生理性胰岛素分泌模式，可以将夜间输注基础量适当减少或调整，避免夜间出现低血糖。同时用于餐前大剂量的胰岛素也有所减少，避免多次使用注射治疗方式时胰岛素在体内的重叠作用，从而减少了低血糖的发生。胰岛素泵还可以灵活调整运动期间的基础量，减少因运动后胰岛素敏感性增强而引起的低血糖风险。

（4）减少胰岛素吸收的差异：多次皮下注射治疗需要采用中长效胰岛素制剂，而该类制剂在同一个体上吸收率的差异，可导致血糖波动。而胰岛素泵使用短效或速效胰岛素制剂，吸收较中长效胰岛素稳定。多次皮下注射治疗，注射部位易产生硬结，局部脂肪萎缩，从而影响胰岛素的吸收。而胰岛素泵使用者输注部位基本固定，避免胰岛素在不同部位吸收的差异，胰岛素泵注射时胰岛素用量较多次皮下注射时胰岛素用量明显减低，便于胰岛素的吸收。

（5）加强糖尿病围手术期的血糖控制：由于胰岛素泵治疗达到良好的血糖控制的时间相对较短，从而缩短了糖尿病患者的围手术期时间，手术后禁食期间只给基础输注量，既有利于控制高血糖，又减少了低血糖发生的风险，促进了手术后机体的恢复。

（6）提高患者生活质量：胰岛素泵的使用可提高患者对治疗的依从性，减少多次皮下注射胰岛素给糖尿病患者带来的痛苦和不便；增加糖尿病患者进食、运动的自由；提高患者自我血糖管理能力；减轻糖尿病患者心理负担。

4. 胰岛素泵治疗适应证与不宜应用情况

作为一种持续皮下输注胰岛素的装置，胰岛素泵原则上适用于所有需要应用胰岛素治疗的糖尿病患者。临床上又根据不同病情将胰岛素泵的治疗分为短期和长期两种，即使是短期使用胰岛素泵治疗，也可以有更多获益。需要长期胰岛素治疗者均可采取胰岛素泵治疗，有研究显示，以下人群使用胰岛素泵获益更多。

（1）短期胰岛素泵治疗的适应证：① 1 型糖尿病患者和需要长期强化胰岛素治疗的 2 型糖尿病患者，在住院期间可通过胰岛素泵治疗稳定控制血糖、缩短住院天数，并为优化多次胰岛素注射的方案提供参考数据；②需要短期胰岛素治疗控制高血糖的 2 型糖尿病患者；③糖尿病患者的围手术期血糖控制；④应激性高血糖患者的血糖控制；⑤妊娠糖尿病或糖尿病合并妊娠者。

（2）长期胰岛素泵治疗的适应证：1 型糖尿病患者和需要长期胰岛素强化治疗的 2 型糖尿病患者，特别是以下 7 种。①血糖波动大，虽采用胰岛素多次皮下注射方案，血糖仍无法得到平稳控制的糖尿病患者；②无感知低血糖者；③频发低血糖者；④黎明现象严重导致血糖总体控制不佳者；⑤作息时间不规律，不能按时就餐者；⑥要求提高生活质量者；⑦胃轻瘫或进食时间长的患者。

（3）不宜应用胰岛素泵治疗情况。①不宜短期应用胰岛素泵治疗者：a. 酮症酸中毒者；b. 高渗性非酮症性昏迷者；c. 伴有严重循环障碍的高血糖者。②不宜长期应用胰岛素泵治疗者：a. 不需要长期胰岛素治疗者；b. 对皮下输液管过敏者；c. 不愿长期皮下埋置输液管或不愿长期佩戴泵者；d. 患者及其家属缺乏胰岛素泵使用相关知识，接受培训后仍无法正确掌握如何使用胰岛素泵者；e. 有严重的心理障碍或精神异常者；f. 无监护人的年幼或年长患者，生活无法自理者。

5. 胰岛素泵治疗规范

（1）胰岛素泵治疗的目的和目标：作为一种特殊的胰岛素输入装置，胰岛素泵治疗的目的与胰岛素治疗的目的一致，即控制糖尿病患者的高血糖，以减少糖尿病急、慢性并发症发生的危险。相对于常规的胰岛素治疗方法，胰岛素泵治疗可更长期平稳、安全地控制血糖，减少低血糖的发生、提高生活质量。对于血糖的控制目标见表 8-3。

表 8-3　中国糖尿病防治指南血糖控制目标

项目	时间	理想	良好	差
血糖（mmol/L）	空腹 餐前	4.4～6.1 4.4～8.0	≤ 7.0 ≤ 10.0	＞7.0 ＞10.0
HbA1c（%）	非空腹	6.5	6.5～7.5	＞7.5

注：血糖控制在一些特殊人群中应注意个体化；HbA1c：糖化血红蛋白。

（2）胰岛素泵使用的胰岛素类型：短效人胰岛素或速效人胰岛素类似物，常规浓度为 100U/mL。特殊情况可使用浓度为 40 U/mL 的低浓度胰岛素，但要注意换算和核实胰岛素泵有无与低浓度胰岛素相关的功能。选用胰岛素时，应遵循胰岛素说明书。中效、长效、预混胰岛素不能用于胰岛素泵治疗。

（3）胰岛素泵的剂量设定：每日胰岛素剂量的计算应根据患者糖尿病分型、血糖水平及体重情况确定，初始推荐剂量如下。未接受过胰岛素治疗的患者，根据其不同的糖尿病类型，胰岛素剂量的设定为 1 型糖尿病，一日总量（U）＝体重（kg）×（0.4～0.5）；2 型糖尿病，一日总量（U）＝体重（kg）×（0.5～0.8），在使用过程中应根据血糖监测水平进行个性化剂量调整。

已接受胰岛素治疗的患者可根据胰岛素泵治疗前的胰岛素用量计算。具体可根据患者血糖控制情况而定（表 8-4），并在使用过程中根据血糖监测水平进行个性化剂量调整。一日总量（U）＝用泵前胰岛素用量（U）×（0.7～1.0）。

表 8-4　已接受胰岛素治疗者换用胰岛素泵治疗时每日胰岛素用量的换算

使用泵以前血糖控制情况	开始胰岛素泵治疗时推荐剂量（U/d）
血糖控制良好，无低血糖	用泵前的胰岛素总量 ×（75%～85%）
经常发生低血糖	用泵前的胰岛素总量 ×70%
高血糖、极少或无低血糖	用泵前的胰岛素总量 ×100%

6. 剂量分配

（1）基础输注量和基础输注率的设定：基础输注量是指维持机体基础血糖代谢所需的胰岛素量。基础输注率是指胰岛素泵提供基础胰岛素的速度，一般以胰岛素用量 U/h 表示。每日基础输注量＝全天胰岛素总量 ×（40%～60%）（平均 50%）。基础输注率与时间段应根据患者的血糖波动情况以及生活状况来设定，基础输注率的设定模式较多，可根据血糖控制的需要设置为一个或多个时间段，临床大多分为 3～6 个时间段。相对 2 型糖尿病，一般 1 型糖尿病采用更多分段，在运动或某些特殊情况时，可相应地设定临时基础输注率。

（2）餐前大剂量的设定：在三餐前一次性快速输注的胰岛素量。初始设定的餐前大剂量总量一般为初始全天胰岛素用量的 50%。按照三餐 1/3、1/3、1/3 分配。特殊情况下根据饮食成分，特别是碳水化合物含量以及血糖情况个性化设定。

（3）剂量分配的注意事项：初始胰岛素泵治疗时，总剂量的50%为基础输注量，50%为餐前大剂量；年轻的患者可采用基础输注量40%、餐前大剂量60%的方法来分配。

（4）补充大剂量及校正大剂量：补充大剂量指在临时加餐时所追加的一次性快速输注的胰岛素量。计算临时进餐前追加量是根据食物中碳水化合物含量和碳水化合物系数（该患者每1 U胰岛素所能平衡的碳水化合物克数）进行计算。补充大剂量（U）=食物的碳水化合物含量（g）/碳水化合物系数（g/U）。

校正大剂量指纠正当前高于目标值的血糖时所补充的胰岛素量。当目前血糖高于目标血糖值时可以通过校正大剂量来加强血糖的控制。校正大剂量=（实测血糖－目标血糖）/胰岛素敏感系数，此处所指胰岛素敏感系数为该患者每一个单位胰岛素能降低的血糖值，其根据全天胰岛素用量计算。

（5）胰岛素泵输入胰岛素剂量的调整：胰岛素剂量调整的原则是根据自我血糖或动态血糖监测结果进行动态调整。必须在专业医师指导下进行胰岛素剂量调节。以下情况应更注意调整胰岛素泵剂量：①初始胰岛素治疗；②有血糖剧烈波动；③有低血糖发生；④患其他疾病、发热、应激状态（如创伤、精神打击、悲伤、恐惧、惊吓、劳累过度等）而引起血糖升高；⑤妇女月经前后；⑥妊娠期；⑦血糖未达标；⑧饮食和运动等生活方式发生改变时。血糖监测胰岛素泵治疗中胰岛素剂量调整的依据是自我血糖监测或动态血糖监测的数据。在治疗开始阶段应每天监测4～7次，建议涵盖空腹、三餐前后和睡前。如有低血糖表现可随时测血糖；如出现不可解释的空腹高血糖或夜间低血糖症状，应监测夜间血糖。达到治疗目标后每日自我监测血糖2～4次。血糖控制不佳者可通过动态血糖监测（CGM）更详细地了解血糖波动的情况和指导胰岛素泵治疗方案的调整。

7. 低血糖的处理

①确诊：怀疑低血糖或出现低血糖症状时立即测定血糖，血糖值≤3.9 mmol/L可以确诊。②了解发生低血糖原因。③处理低血糖。④监测血糖：每15分钟监测血糖1次，直至血糖稳定。⑤暂停泵治疗：如需要，可暂停泵治疗。⑥检查泵是否工作正常。⑦设定程序是否正确：时间、基础输注率、餐前大剂量、每日总量。⑧检查状态屏和储药器：如储药器内的胰岛素量小于状态屏的显示量，可能为胰岛素泵输注胰岛素过量。⑨调整胰岛素用量：如考虑低血糖是胰岛素用量过大所致，宜调整胰岛素用量。a. 空腹低血糖，降低夜间基础输注率；b. 中晚餐前低血糖，降低餐前基础输注率或减少前一餐的餐前大剂量；c. 三餐后低血糖，减少餐前大剂量；d. 夜间低血糖，调整低血糖时段的基础输注率或减少晚餐前大剂量。⑩发生低血糖后增加近期血糖监测次数。⑪注意无感知低血糖，尤其夜间低血糖，必要时使用动态血糖监测了解血糖的波动情况。

8. 降糖药物的洗脱期

降糖药物间作用的重叠可增加低血糖发生的危险性。根据开始胰岛素泵治疗前降糖药物种类，考虑不同的洗脱期。若在开始胰岛素泵治疗之前没有停用中效、长效胰岛素或口服降糖药，可设置一个临时基础输注率，在前12～24小时输注低于计算剂量50%的胰岛素。

9. 短期胰岛素泵治疗后向多次皮下注射胰岛素方案的转换

3次餐前短效胰岛素加1次睡前中效胰岛素方案如下所述。①早餐前皮下注射胰岛素剂量：胰岛素泵早餐餐前大剂量+早餐前至午餐前的基础输注量总和。②中餐前皮下注射胰岛素剂量：胰岛素泵中餐餐前大剂量+午餐前至晚餐前的基础输注量总和。③晚餐前皮下注射胰岛素剂量：胰岛素泵晚餐餐前大剂量+晚餐前至睡前的基础输注量总和。④睡前皮下注射中效胰岛素剂量：睡前至次日早餐前的基础输注量总和。

3次餐前速效胰岛素加1次睡前长效胰岛素类似物方案：①早餐前皮下注射胰岛素剂量为胰岛素泵早餐餐前大剂量；②中餐前皮下注射胰岛素剂量为胰岛素泵中餐餐前大剂量；③晚餐前皮下注射胰岛素剂量为胰岛素泵晚餐餐前大剂量；④睡前皮下长效胰岛素注射剂量为全天基础输注量。

10. 胰岛素泵操作、维护及管理规范

（1）胰岛素泵操作规范：输注部位首选腹部，其次可依次选择上臂、大腿外侧、后腰、臀部等，需避开腹线、瘢痕、胰岛素注射硬结、腰带位置、妊娠纹和脐周2～3 cm，妊娠中晚期的患者慎用。胰岛素泵的安装：胰岛素泵的安装应严格遵循所选用胰岛素泵的说明书，一般含以下操作步骤。①准备药品与材料；②清洁洗手防止感染；③抽取胰岛素填充储药器并排气泡；④连接输液管；⑤安装；⑥充盈；⑦埋置皮下输入装置；⑧开启胰岛素泵。胰岛素泵报警的处理：当胰岛素泵在输注胰岛素的环节出现问题时会发出报警蜂鸣，屏幕上出现相应的信息提示，此时应立即仔细检查并及时解决。

（2）意外高血糖的处理：出现意外高血糖，需排除以下情况。①胰岛素泵关机后未开机或停机状态未恢复、报警未解除、泵本身故障。②电池电力不足或电池失效。③输注系统：a. 更新输液管时未排气，导致无胰岛素输注；b. 输液管裂缝或连接松动，导致胰岛素溢漏。④储药器内胰岛素已用完、气泡阻塞储药器出口、储药器前端破裂，导致胰岛素漏出，未能经输入导管进入人体。⑤输液管前端：a. 输液管前端皮下胰岛素输注装置脱出，胰岛素未输入人体；b. 输液管皮下胰岛素输注装置与输液管连接处松动或破裂造成胰岛素漏出。⑥埋置部位感染、硬结、瘢痕、腰带位置及处在腰带摩擦处，胰岛素未能被有效吸收。⑦胰岛素结晶堵塞输液管或胰岛素失效。

（3）个人胰岛素泵管理规范：患者及其家属或监护人需了解胰岛素泵工作原理和注意事项；做好用泵前的物品准备；保证有备用的胰岛素泵耗材；学习胰岛素泵等相关知识的培训；学习程序和输液管操作；学习胰岛素泵报警处理流程；记录基础输注率和餐前大剂量数值；注意个人卫生与皮肤清洁；每天需自检输液管系统1～2次；有皮肤感染的症状或其他问题，应及时就医；胰岛素需提前从冰箱取出，与室温同温后使用；使用与胰岛素泵匹配的储药器和输液管；长期用泵者应定期接受胰岛素泵工作状态随访，定期到医院与医务人员共同讨论血糖监测的结果和调整胰岛素剂量。

（4）胰岛素泵的基本技术指标：①输注安全性，包括不发生过量输注，同时具有安全报警、安全自检、安全锁功能；②输注精确度≤ ±5%；③基础输注率时间段≥ 6个时间段；④最小输注步长≤ 0.05 U；⑤防水性≥ IPX7；⑥数据存储功能，可供回顾下载；⑦多种餐前大剂量和基础输注率模式选择。

七、干细胞治疗

1. 干细胞概述

干细胞是一类较原始的细胞，他们具有独特的生物学特性、极强的自我更新能力及多向分化潜能，在体内发挥重要的组织修复与再生作用。干细胞根据其分化潜能不同分为全能干细胞、多能干细胞和定向干细胞；根据个体发育过程中出现的先后次序不同，又可分为胚胎干细胞和成体干细胞。胚胎干细胞是从着床前的早期胚胎（囊胚）内细胞团中分离得到的一种二倍体细胞，理论上具有发育和分化成为机体内几乎所有组织细胞类型的潜能。成体干细胞是指分布在成体组织中尚未分化的、具有自我更新能力的，并负有构建和补充某种组织各种类型细胞的潜能的干细胞，理论上成体干细胞在特定条件下可分化为特定的组织器官，是组织器官修复和再生的基础。胚胎干细胞定向诱导分化为胰岛素分泌细胞（IPCs）是治疗糖尿病的有效方式，但目前存在诸多问题：分化效率低、不稳定；分化细胞成熟度低，大多属于胰腺前体细胞，需要进一步诱导分化成熟；存在伦理问题和致畸致瘤的风险，因此目前无法在临床应用。成体干细胞中的间充质干细胞（MSCs）是一类具有强大的自我更新能力和多向分化潜能的成体干细胞，它可以分泌一系列生物活性细胞因子和生长因子，通过调控局部微环境促进受损组织修复和再生，已经被用于治疗多种组织缺损性疾病，也被用于促进损伤组织的修复与再生，其中包括 1 型糖尿病及 2 型糖尿病。

2. MSCs 的来源和表型

MSCs 最初由 Friedenstein 等命名为成纤维细胞集落形成单位（CFU-FS）或纳米堆叠细胞，目前被称为 MSCs，因为其可分化为各种中胚层组织，包括脂肪、骨膜、滑膜、滑液、肌肉、真皮、乳牙周细胞、骨小梁、髌下脂肪垫、关节软骨和脐带血。

3. 干细胞治疗糖尿病的机制

（1）干细胞体外定向分化为 IPCs：由于 MSCs 具有多向分化潜能，许多科学家致力于将 MSCs 体外诱导分化为 IPCs。2004 年韩国学者将大鼠（Rattus norvegicus）胰腺提取液加入到大鼠骨髓间充质干细胞（BM-MSCs）的培养基中可诱导 BM-MSCs 形成胰岛样结构，使其表达 *Pax4*、*Nkx6.1* 等基因并分泌胰岛素，说明 BM-MSCs 体外诱导分化的 IPCs 对高糖具有一定的反应性。此后，我国也有学者在这一领域开展了相关研究。2014 年，我国学者采用类似的阶段培养策略，但将贴壁培养调整为悬浮培养，将人来源的 BM-MSCs 体外诱导产生 IPCs，结果显示诱导产物能够更好地聚集形成团簇样结构，大大增加了诱导效率。2016 年，有学者对诱导方法进行了优化调整，采用三步诱导法将人来源的 BM-MSCs 体外诱导分化为 IPCs，结果显示 43% 的诱导产物在高糖刺激下，可以产生与人胰岛细胞类似的 Ca^{2+} 内流，提示此种诱导方法生成的 IPCs 功能更为成熟。与大鼠 BM-MSCs 相比，人来源的 BM-MSCs 作为种子细胞具有明显的优势，因此诱导人来源的 BM-MSCs 分化为 IPCs 是研究的热点和焦点，但众所周知，胚胎干细胞体外诱导为 IPCs 是通过模拟胚胎干细胞体内发育的过程而完成，但由于没有体内引导可以依从，MSCs 的诱导方案容易随意，可重复性极弱，诱导效率低，细胞成分混杂，细胞成熟度有限，高糖刺激下并不能很好地分泌胰岛素及 C 肽，因此并没有 MSCs 体外诱导而成的 IPCs 应用于临床。综上所述，尽管 MSCs 体外诱导分化为 IPCs 取得了些许进展，但仍需要进一步优化诱导方案，提高诱导效率。

（2）干细胞改善胰岛 β 细胞功能：MSCs 通过改善胰岛 β 细胞功能以降低血糖是目前普遍认可的理论假设。首先，MSCs 可促进 1 型糖尿病和 2 型糖尿病动物模型胰岛 β 细胞再生。无论是 1 型糖尿病还是 2 型糖尿病动物模型，尾静脉输注 MSCs 后均可使动物随机血糖明显下降，空腹胰岛素及 C 肽水平升高，胰岛 β 细胞数量较对照组明显增加，说明 MSCs 输注能够促进 1 型糖尿病及 2 型糖尿病小鼠或大鼠胰岛 β 细胞再生。MSCs 促进胰岛 β 细胞再生的可能机制包括：① MSCs 归巢至胰腺并分化为 IPCs。MSCs 具有向损伤组织归巢的能力，并非依靠干细胞的自身分化。② MSCs 促进胰岛 β 细胞的原位再生。在多次小剂量 STZ 诱导的 1 型糖尿病模型中，研究者发现 MSCs 输注后，新生的胰岛细胞团邻近胰腺导管，推测导管细胞可能是胰岛 β 细胞原位再生的主要来源。在单次大剂量 STZ 诱导的 2 型糖尿病大鼠模型中，MSCs 通过促进糖尿病大鼠胰岛内 α 细胞重编程为 β 细胞而实现胰岛的原位再生，进而使血糖达到稳步而持久的改善。③ MSCs 可以修复 1 型糖尿病和 2 型糖尿病动物模型受损的胰岛 β 细胞功能。在 1 型糖尿病模型 NOD 小鼠中，MSCs 的输注减少了胰岛中 Th1 型 T 细胞的浸润，从而减少了 IFN-γ 的分泌，同时增加调节型 T 细胞的比例，从而减少胰岛 β 细胞破坏，维持胰岛 β 细胞中 PDX-1 的表达，改善胰岛β细胞功能。在2型糖尿病的发展过程中，长期的高糖、高脂环境直接或间接通过慢性炎症损伤胰岛β细胞功能，MSCs可以促进高糖培养条件下INS-1细胞自噬体和自噬溶酶体的结合，加速受损线粒体的清除，调节线粒体功能，减少INS-1细胞凋亡，改善INS-1细胞胰岛素的分泌。此外，MSCs促进2型糖尿病大鼠胰岛中的巨噬细胞从促炎表型（M1）向抗炎表型（M2）极化，减少促炎因子、增加抗炎因子的释放，来修复受损的胰岛β细胞功能。综上所述，MSCs可通过促进胰岛β细胞再生和修复受损胰岛β细胞两方面来改善胰岛β细胞功能。

（3）干细胞改善胰岛素抵抗：胰岛素抵抗也是糖尿病发病的重要机制之一，此机制在干细胞治疗糖尿病领域长期被忽视，中国人民解放军总医院内分泌科联合基础研究所在干细胞改善胰岛素抵抗方面做了系列工作。有研究通过对大鼠胰岛素靶组织胰岛素信号通路相关蛋白的检测证实BM-MSCs通过活化骨骼肌、脂肪和肝脏胰岛素受体底物-1（IRS-1）-AKT-GLUT4信号通路改善外周组织胰岛素抵抗而达到降低血糖的目的。后续的机制研究表明，脐带间充质干细胞（UC-MSCs）通过分泌IL-6、上调巨噬细胞IL-4受体的表达、提高下游STAT6磷酸化水平，从而促进巨噬细胞M1型向M2型极化。经MSCs共培养的巨噬细胞激活脂肪细胞中PI3K-AKT表达，改善其胰岛素抵抗。体内实验证实UC-MSCs输注增加了脂肪组织中M2型巨噬细胞的比例，而通过小干扰RNA抑制MSCs中IL-6表达，显著抑制脂肪组织中M2型巨噬细胞极化，从而很大程度上抑制MSCs减轻脂肪组织胰岛素抵抗的效应。脂肪间质干细胞（ASCs）通过激活AMPK磷酸化促进肝脏肝糖原合成并抑制肝糖输出而改善肝脏胰岛素抵抗；此外，UC-MSCs还可通过下调2型糖尿病大鼠肝脏和脂肪组织中慢性炎症小体NLRP3的表达，改善肝脏和脂肪组织的慢性炎症，激活PI3K-AKT的表达，改善大鼠的胰岛素抵抗。上述研究结果为干细胞治疗糖尿病奠定了新的理论基础。

4. 干细胞治疗糖尿病的研究

（1）干细胞治疗1型糖尿病的研究：1型糖尿病患者因自身胰岛素分泌绝对缺乏，完全或部分需要外源性胰岛素的替代来达到体内糖代谢的平衡。目前胰岛素的给药途径和血糖监测的进步在对糖代谢的控制方面取得了很大的成功，显著延长了患者的生存时间和改善了患者的生活质量，但是日常的胰岛素治疗并不代表疾病的治愈，治疗相关的低血糖发作及疾病本身严重的并发症像视网膜病变、肾病、神经病变等常常会影响患者的生活质量并危及生命，新的治疗目标是保护C肽生产或达到正常化，建立可控制或阻止自身免疫性破坏体内的胰岛β细胞的机制体系。临床已应用自体造血干细胞、间充质干细胞、脐血干细胞、诱导性多能干细胞等治疗1型糖尿病。干细胞治疗1型糖尿病，其疗效已被证实，其作用机制也在不断深入研究，是在再生医学治疗领域的有益尝试。干细胞移植治疗1型糖尿病的临床效应及安全性给糖尿病患者带来了希望，基础研究的进一步深入可为临床应用提供理论依据。

（2）干细胞治疗2型糖尿病的研究：2型糖尿病患病率明显高于1型糖尿病，且较1型糖尿病有更好的胰岛β细胞基础，对干细胞治疗的反应更好，因此2型糖尿病患者更能从干细胞治疗中获益。干细胞治疗可能通过促进胰岛素受体底物信号传导从而增加胰岛素的分泌、改善胰岛素抵抗、抑制TNF的产生、促进损伤部位的愈合和细胞的增生、改善器官功能的潜在作用等方式治疗2型糖尿病，主要表现在以下几个方面。①成体干细胞具有分化为胰岛素分泌细胞或转化为类胰岛素分泌细胞的特性，并具有潜在的血糖敏感的胰岛素分泌特性。②干细胞具有促进胰岛素分泌细胞的胰岛素分泌作用。有研究发现，分离的胰岛细胞对血糖的反应能力较活体的胰岛分泌能力明显下降。说明胰岛素的分泌不单纯是细胞本身的问题，而是多种细胞相互协同的结果，因此干细胞对胰岛细胞功能的增强尤其重要。③干细胞还可以增强胰岛细胞的再生功能。④干细胞具有逆转糖尿病并发症的作用，骨髓干细胞在临床上被证实具有改善糖尿病神经病变和修复内皮细胞功能，并对疼痛有缓解作用。源于干细胞的血管内皮祖细胞对血管内皮细胞具有修复功能。在临床上观察到血中富含内皮祖细胞的糖尿病患者的冠状动脉性心脏病的发病率降低。内皮祖细胞还对心、肝、肾具有修复和保护作用。

我国关于干细胞治疗糖尿病的研究为医师提供了治疗糖尿病的新武器，也为糖尿病患者点燃了新的希望。深入了解干细胞促进胰岛β细胞再生及减轻外周靶组织胰岛素抵抗的分子调控机制，将会加快糖尿病干细胞治疗的研究进展。虽然目前的临床研究取得了初步的成果，但目前仍有很多问题尚待解决。通过对目前开展临床试验的总结，可以看到干细胞的来源、输注途径、输注次数、间隔时间并不统一，未能形成规范的治疗方案；哪些患者最能从干细胞治疗中获益，即干细胞治疗有效性的预测指标尚不明确；干细胞治疗的远期疗效以及增强并延长干细胞治疗效能的措施尚待研究。总之，目前干细胞治疗糖尿病还需大样本、随机、对照、双盲试验进一步证实其有效性及安全性，建立规范化输注方案，统一提取方法及鉴定标准，深入探索机制，进一步增强 MSCs 的疗效，从而尽早使其真正走向临床。

八、胰岛移植治疗

胰岛移植可以通过增加患者体内胰岛细胞的数量，降低患者对外源胰岛素的依赖性，重建患者血糖的生理调节，来达到有效控制血糖和预防远期并发症的目的。近年来，在使用“埃德蒙顿方案”的基础上，通过对实验条件的不断优化，异体胰岛移植的胰岛素独立年数不断提高，独立率不断上升。多中心研究结果表明，异体胰岛移植可保持五年以上的胰岛素独立年数。2016 年美国联合 8 个中心对 48 位病程 5 年以上的成年人患者进行了纯化人胰岛单臂、Ⅲ期临床移植试验。一年后 42 位受试者糖化血红蛋白达标，所有受试者首次接受移植的纯化人胰岛都可以正常起作用。

（一）胰岛移植的发展历史与现状

1. 国际胰岛移植的发展历程

1966 年，Kelly 等实施了世界首例胰腺整体器官移植。1974 年，Sutherland 等开展了世界首例人胰岛移植，术后患者胰岛素的用量明显减少，取得了一定的疗效。此后胰岛移植相关的临床和基础研究逐渐增多。1980 年，Kolb 等首次报道 1 型糖尿病患者接受胰岛移植后，完全脱离胰岛素。1989 年，Ricordi 等发明的半自动胰岛分离系统，克服了胰岛细胞分离和纯化中的关键技术难题，推动了胰岛移植由实验研究进入大范围临床应用。直至 2000 年，Shapiro 等制定了胰岛移植的一系列完整标准，包括供者选择、移植胰岛当量、术后免疫抑制剂方案等，标准建议采用多个胰腺分离得到大量的胰岛细胞进行移植，并在术后采用无糖皮质激素和降低钙神经蛋白抑制剂剂量的新免疫抑制方案，临床效果明显改善，在胰岛移植发展史上具有极为重要的意义，引起全世界广泛关注，至此胰岛移植迎来了第二个高峰。

2. 我国胰岛移植的发展历史与现状

我国胰岛移植的临床应用发展一直紧跟国际步伐，但早期由于胰岛细胞分离纯化技术难度大、药品生产质量管理规范实验室建设昂贵、团队培养周期长等诸多因素，发展道路颇为曲折。1982 年上海市第一人民医院胡远峰等实施了中国首例人胚胎胰岛组织移植。此后国内多家医院也尝试开展。2000 年，谭建明团队联合美国迈阿密大学成功完成了我国首例治疗 1 型糖尿病的成人胰岛移植。2011 年，中国医科大学附属第一医院刘永锋等为3例2型糖尿病合并肾衰竭的患者共进行了4次胰岛移植，临床疗效良好。对于胰岛素依赖型2型糖尿病患者，若出现肾功能损伤，给予胰岛移植可获得显著的治疗效果。2016年，海军军医大学上海长征医院殷浩团队率先开展亚洲首例全胰腺切除及自体胰岛移植术，根据已完成60余例胰岛移植案例中，随访超过1年的患者发现，60%完全脱离胰岛素，HbA1c从(9±4)%降至(6±1)%，平均C肽增量为0.96nmol/L，短期临床疗效已达到欧美一流移植中心的水平。

（二）胰岛移植的适应证和禁忌证

1. 胰岛移植的适应证

（1）单独胰岛移植适应证：①疗效欠佳的1型糖尿病，如1型糖尿病发病超过5年，患者接受胰岛素强化治疗后，血糖仍不稳定，包括频发低血糖或前12个月至少发生过1次严重低血糖事件；②伴有胰岛功能衰竭的2型糖尿病；③接受全胰切除的慢性胰腺炎、胰腺良性肿瘤等良性病变。

（2）其他器官移植后胰岛移植适应证：①已经接受肝、肾、心脏、肺移植后的1型糖尿病；②接受肝、肾、心脏、肺移植后的2型糖尿病，依赖胰岛素治疗；③接受肝、肾、心脏、肺移植后的新发糖尿病，依赖胰岛素治疗。

2. 胰岛移植的禁忌证

（1）绝对禁忌证：①难以控制的全身性感染（包括结核病、活动性肝炎等）；②合并严重的心、肺、脑等重要器官的器质性病变；③近期（＜6个月）心肌梗死史；④恶性肿瘤未治疗或治疗后未满1年；⑤未治愈的溃疡病；⑥获得性免疫缺陷综合征（AIDS）活动期；⑦严重胃肠功能紊乱、胃肠免疫疾病、不能服用免疫抑制剂；⑧有嗜烟、酗酒、药物滥用史；⑨有精神心理疾病；⑩经多学科干预仍无法控制的高度不依从性；⑪ 各种进展期代谢性疾病（如高草酸尿症等）。

（2）相对禁忌证：①近期视网膜出血未经积极治疗；② BMI＞30 kg/m^{2}不适于接受胰岛移植，但患者经过积极减重并且BMI下降至30 kg/m^{2}以下时，可以重新纳入胰岛移植的等待名单；③乙型肝炎表面抗原阳性或丙型肝炎抗体阳性而肝功能正常者；④癌前病变。

（三）胰岛移植术的技术操作规范

目前临床胰岛移植手术方式常规采用经皮经肝门静脉穿刺后，完成胰岛移植，具体移植步骤如下。

1. 手术过程

①患者取平卧位。②局部麻醉后，将右侧腋中线、腋前线9～10肋间隙或剑突下作为穿刺部位，选择22 G Chiba针在X线或超声引导下穿刺至肝脏。③开始注入造影剂，确定Chiba针进入门静脉分支后，将细导丝通过Chiba针送入门静脉主干，然后再用4～6 French套鞘替换Chiba针。④测量门静脉压力，如果门静脉压力＜20 mmHg，无其他异常，即可开始缓慢输注含有肝素钠（70 U/kg受者体质量）的胰岛悬液。⑤5～10分钟测量1次门静脉压力，防止因输注速度过快导致急性门静脉高压，如果门静脉压力＞20 mmHg，需要暂停胰岛悬液输注，等待门静脉压力降至＜20 mmHg再缓慢输注。⑥撤管时需要应用明胶海绵、弹簧圈甚至止血凝胶等将肝实质的穿刺路径栓塞，预防胰岛移植后肝脏穿刺孔出血。

2. 注意事项

当患者因患有肝脏血管瘤等，使得经皮经肝门静脉穿刺的风险较高时可以选择通过脐静脉再通后插管至门静脉实施胰岛移植，或者行开腹手术后选择网膜静脉或肠系膜静脉将胰岛细胞注入到门静脉系统。自体胰岛移植时通常选择网膜静脉或肠系膜静脉进行回输。

（四）胰岛移植的并发症

胰岛移植治疗安全性较好是其能持续发展的重要因素之一。目前已经完成的临床胰岛移植绝大多数是经皮经肝门静脉穿刺胰岛移植方案，通常情况下在皮肤穿刺点局部麻醉即可完成手术，创伤较小。虽然胰岛移植术后并发症的发生率很低，但临床研究显示，胰岛移植后还是可能出现以下并发症。

1. 出血

胰岛移植后出现出血并发症时，患者常出现出冷汗、烦躁不安、脉搏细快、血压下降、血红蛋白短期内明显下降等表现。超声检查可发现腹腔积液。

预防及处理：①经皮经肝门静脉穿刺应遵循肝脏表面只有一个穿刺孔，并且在胰岛输注结束后使用弹簧圈或止血凝胶确切封堵针道；②严密监测患者生命体征；③抗凝治疗时应密切监测凝血指标，出现出血临床表现时应停用肝素钠治疗，根据凝血指标酌情给予鱼精蛋白治疗；④出血量大或经输血保守治疗无效，应急诊手术探查止血。

2. 血栓形成

如果患者在胰岛移植时或移植后因抗凝力度不充分，或 IBMIR 发生程度较剧烈，可能导致胰岛移植物局部形成大量血栓，严重者可能导致门静脉系统大量血栓，肝脏发生严重病变。

预防血栓形成最重要的治疗措施是胰岛移植手术期间及移植后给予充分抗凝，并且联合使用抗肿瘤坏死因子等药物抑制血液介导的即刻炎性反应（IBMIR）程度的发生。

3. 致敏

胰岛移植后有可能出现对供者人类白细胞抗原（HLA）致敏，尤其是当移植多个供者胰岛时出现致敏的可能性会增加。虽然目前使用的免疫抑制剂可以有效降低胰岛移植后致敏的发生，特别是使用 T 细胞清除药物诱导治疗后可以将致敏的可能性显著降低，但在胰岛移植前、后应常规监测患者群体反应性抗体（PRA），如果患者在移植前 PRA 是弱阳性，应根据 PRA 细筛结果选择避开阳性位点的供者，并且移植前常规行供、受者补体介导的细胞性作用（CDC），结果为阴性时才可以行胰岛移植。如果患者 PRA 为中阳性，应暂停胰岛移植。

4. 低血糖

门静脉胰岛移植后因 IBMIR 的发生，可以在很短时间内导致大量胰岛遭到破坏，患者可能因胰岛素大量释放而出现严重低血糖反应。在胰岛移植术中和术后应监测血糖，如果血糖持续下降应给予葡萄糖静脉滴注，严重者给予静脉注射高糖来纠正低血糖。

5. 胆囊穿孔

目前经皮经肝门静脉穿刺主要是在 X 线引导下完成，由于穿刺时无法精准定位穿刺针道，会出现误伤胆囊的风险，导致胆囊穿孔。因此，推荐在穿刺时结合 X 线和超声引导，这可提高穿刺的精准程度，避免误伤胆囊的情况出现。

6. 其他并发症

①疼痛：胰岛移植后可能引起插入肝内导管入口处瞬时的不适或偶尔适度的疼痛，还可能出现由于横膈膜被刺激引发右肩端牵涉性疼痛，大多数情况下，常规止疼药物可以使疼痛在 24～48 小时解除。②肝功能异常：肝内胰岛移植的一个风险是丙氨酸转氨酶和天冬氨酸转氨酶缓慢增长，发生率可达 50%，通常在 1 个月后即恢复正常。③肝内脂肪变性：近 20% 胰岛移植受者可出现肝微脂肪变性。④感染：胰岛移植另一个风险是因供者存在感染造成胰岛移植物携带少量微生物污染，虽然在整个胰

岛制备的过程中可以有效去除可能存在的微生物，而且在移植前也需确认镜检无细菌及真菌，但细菌及真菌培养需要较长时间，无法在移植前获得培养的结果，胰岛输注给受者后还是可能出现感染，因此受者在移植后常规给予预防感染治疗。

（五）胰岛移植的术后随访

移植后胰岛移植物需要2～4周完成血管化，发挥稳定的生理功能。移植后患者的随访非常重要，需要定期监测患者血糖、胰岛素用量等情况，用于指导患者移植后治疗方案的制订和调整。胰岛移植后随访如下：①监测血糖情况；②每3个月检测1次糖化血红蛋白水平；③移植后6个月内每个月进行一次肝脏超声检查，监测门静脉及分支血流情况，6个月至1年期间每3个月行一次肝脏超声检查，1年后每6个月行1次肝脏超声检查；④监测免疫抑制剂血药浓度；⑤定期进行肢体外周神经传导速度测定；⑥由于患者移植后需长期服用阿司匹林，应监测凝血情况；⑦定期进行眼底检查。

（六）胰岛移植面对的挑战及应对策略

胰岛移植治疗1型糖尿病具有良好的疗效和较高的安全性，但目前仍存在诸多影响因素制约其发展。尤其国内胰岛移植仍处于起步阶段，面临着许多问题和挑战，需要临床医师与科研人员共同协作创新，积极应对。

1. 胰腺供者器官短缺

器官短缺是困扰全世界移植领域的难题，也同样严重限制了胰岛移植的大范围开展。相对于肝脏和肾脏等器官移植，胰腺供者匮乏的形势更为严峻。由于胰腺中存有大量的外分泌腺细胞，胰腺供者对于冷缺血的耐受度较差，通常冷缺血时间＞10小时的供者其胰腺就无法用于分离，且胰腺供者的糖化血红蛋白、C肽必须达正常水平。数据表明，美国每年有8000余例器官捐献者，其中不到30%的胰腺可被用于移植。我国胰腺利用率则更低，根据笔者经验，受制于年龄、胰岛功能、冷缺血时间等因素，目前低于30%的供者胰腺能达到临床移植要求，而有条件及技术开展的胰岛移植中心也较少。为了进一步提高胰腺器官的利用率，我们在稳步推进公民逝世后器官捐献、扩大供者来源的同时，加快国内各大移植中心胰岛分离实验室的筹建，建立胰腺和胰岛细胞冻存技术及资源库，加强对胰岛移植专业医师和实验技术人员的培训，显得尤为重要。

2. 胰腺获取、转运及胰岛消化分离纯化暂无标准流程

胰岛分离纯化技术的不断改良使获取的胰岛细胞质量及数量大幅提高，但国内仍无适合我国国情的统一标准流程，尤其在供受者选择、胰腺获取、保存运输等多个关键环节上基本处于空白。各胰岛移植中心在操作细节上各有差异，而胰岛细胞数量的损失可能发生于上述多个环节。

3. 胰岛细胞早期排斥丢失及药物不良反应

胰岛移植术后早期排斥反应及免疫抑制剂的药物不良反应，仍是导致远期临床疗效差的主要原因。胰岛移植早期，炎症反应、缺氧以及免疫排斥反应会导致胰岛细胞损失。炎症反应和缺氧可能导致约50%的胰岛细胞凋亡、死亡。胰岛移植术后常口服免疫抑制剂来控制免疫排斥反应，然而免疫抑制剂本身也会引起诸多不良反应，直接造成胰岛细胞凋亡。因此，进一步优化免疫抑制方案，减少免疫系统对胰岛的攻击以及降低药物对胰岛的损伤，有利于提高胰岛移植的疗效。

4. 胰岛移植经皮经肝门静脉穿刺的手术方式

目前临床上90%的胰岛移植手术方式是经皮经肝门静脉穿刺，将胰岛细胞注入其内。其优势在于

肝脏作为体内最大的免疫特惠器官，是胰岛素的生理活性作用器官，且血供丰富。然而，由肝门静脉注射胰岛细胞会出现较多并发症，如血管栓塞、术后出血、门静脉高压症、门静脉周围脂肪变性，尤其是其引起的经血液介导的急性炎症反应，会造成移植术后极早期移植物大量丢失，经皮经肝门静脉注射移植后，胰岛细胞可能出现血管化不利和供氧不足等情况，而胰岛 β 细胞对缺氧尤其敏感，将导致胰岛细胞大量凋亡和相应的胰岛素分泌显著减少。总之，肝脏并不是胰岛移植的最理想场所，最佳的胰岛细胞移植部位仍需进一步探索。

胰岛移植极大地推动了糖尿病治疗的相关研究，其对于 1 型糖尿病、糖尿病合并终末期肾病具有重要的治疗价值，使患者不再依赖于外源性胰岛素，且避免相关并发症的发展，从而保护肾脏等重要器官。随着胰腺供者获取、胰岛分离纯化、移植部位的选择以及免疫抑制方案等各方面的创新研究，并制定一系列标准化流程，必将推动这一技术的进步。期待国内外专家们继续努力，针对胰岛移植目前存在的问题开展临床和基础研究，造福更多糖尿病患者。

九、基因治疗

注射胰岛素是治疗糖尿病的有效方法，然而，注射外源性胰岛素及其类似物存在需要多次注射、无法按自身生理需求分泌及需要密切监测等问题，故基因治疗逐渐受到关注。基因疗法在近十几年间伴随现代医学和分子生物学的结合而诞生，它通过基因水平的改变把正常的功能基因或者新基因以一定的基因转移方式导入患者体内，表达出患者体内缺失或表达异常的蛋白质，重新赋予其正常的或新的生理功能。

1. 1 型糖尿病的基因治疗

（1）阻断细胞的免疫损害：1 型糖尿病的自身抗原有多种，一般认为胰岛素及其前体胰岛素原是唯一的细胞特异性自身抗原。将鼠胰岛素原Ⅱ置于主要组织相容性抗原（MHC Ⅱ）启动因子下建立糖尿病鼠转基因授型，胰岛素原基因可在携带 MHC Ⅱ类分子的细胞包括胸腺细胞中表达，以便去除胰岛素原反应性 T 细胞。结果发现转基因鼠的胰岛内无单核细胞浸润，糖尿病的发生被阻止。

（2）体外细胞移植：细胞移植是将在体外建立的功能性细胞移植到体内替代功能缺陷的细胞，以达到治疗疾病的目的。近年来，许多研究者致力于利用现代基因工程技术改造或新建各种可分泌胰岛素的细胞系，主要有胰岛 β 细胞系、胰岛干细胞系、非胰岛细胞系。

（3）体内基因转移：体内直接转基因治疗即将带有遗传物质的病毒、脂质体或裸 DNA，直接注射到试验个体内，并让其在体内表达的一种治疗方法。有研究者将胰岛素基因的表达质粒直接注射到糖尿病鼠的肌肉或逆行注射到胰腺、肝脏、下颌腺等腺体的外分泌管中，结果在糖尿病鼠体内均有胰岛素的表达，临床症状及高血糖均得到改善。

2. 2 型糖尿病的基因治疗

2 型糖尿病存在胰岛素抵抗和胰岛 β 细胞分泌功能相对低下，其发病机制较复杂。目前的治疗主要着眼于改善机体的胰岛素敏感性、防止胰岛 β 细胞功能恶化、纠正代谢紊乱，其基因治疗报道甚少。2 型糖尿病为多基因疾病，许多易感基因有待明确。单基因治疗 2 型糖尿病已取得一定的疗效，而多基因联合治疗效果可能更为理想。随着对 2 型糖尿病发病机制的研究及有效基因转移系统的发展，基因治疗将成为彻底治愈 2 型糖尿病的重要措施。

目前，基因治疗主要采用 4 种方法。①基因矫正：矫正致病基因的异常碱基，而保留正常部分。

②基因替代：用正常基因替换病变细胞内的致病基因。③基因调节：在不去除异常基因的情况下，将目的基因导入病变细胞。④基因失活：在翻译和转录时，阻断某些异常基因的表达。

十、非药物疗法

（一）针灸治疗

针灸是中国古代医学的精华，以阴阳调和经络理论为基础，具有统一和辨证的思想。针灸对治疗很多疾病有很好的疗效，目前已经在世界范围内受到广泛的认可。从古文献记载来看，《备急千金药方》中已经提出使用针灸治疗糖尿病的观念，而在《针灸甲乙经》中针灸选穴治疗糖尿病的方案得到了肯定。有研究专家在取穴下巨虚、别浊平、关元、上消加少商、中消加中脘、下消加太溪后取得较好的治疗效果；有的学者选择针刺曲池、中脘、丰隆、血海、三阴交、合谷、足三里、阴陵泉、太冲穴位后也取得较好的降糖结果。除针灸外，目前，针灸与中医药结合治疗糖尿病的研究也较多，也已在临床上广泛使用。罗丹等以参苓白术散加减方配合针灸治疗脾虚夹湿型 2 型糖尿病患者，结果观察组治疗后，其餐后 2 小时血糖、空腹血糖、糖化血红蛋白和胰岛素水平均显著优于对照组，差异有统计学意义（$P < 0.05$）；而对比两组患者治疗后血脂水平、不良事件发生概率，差异均无统计学意义（$P > 0.05$）；谢晓使 35 例周围神经病变患者在常规基础上采用黄芪桂枝五物汤联合针灸治疗，与仅常规基础联合黄芪桂枝五物汤治疗的患者对照，研究结果为研究组血糖血脂指标水平均优于对照组，差异有统计学意义（$P < 0.05$）。研究组患者正中神经、腓总神经的运动神经传导速度和感觉神经传导速度以及各项神经症状评分优于对照组，差异有统计学意义（$P < 0.05$）。

针灸对于糖尿病肾病，亦能发挥一定的疗效。近年来，已有学者报道通过针刺肾俞、脾俞、足三里、阴陵泉、曲池、支沟、合谷、三阴交、中脘、中极、太冲、天枢、膏肓、丰隆、地机和白环俞等穴位，可以达到健脾益肾、缓解糖尿病症状的目的。

（二）穴位贴敷法

穴位贴敷是基于中医整体观念联合经络学说、腧穴特点的基础理论，通过经络系统，沟通人体表里、上下，将人体五脏、六腑等联系成一个整体，疏通人体气、血、津、液，加之腧穴为脏腑气血汇聚之处，各个腧穴作用独特，对药物作用敏感，通过腧穴直接吸收药物和穴位刺激激发经气达到治疗目的。李巧云等以黄芪、柴胡、白芍、郁金、薄荷，加入羊毛脂、凡士林及水和乙醇贴敷观察组患者的神阙、双侧内关、太冲、足三里及涌泉穴并结合自拟清消安神疏郁汤联合治疗，治疗 1 个疗程后，在临床疗效方面，对照组总有效率为 75.0%，观察组总有效率为 92.5%，两组总有效率比较差异有统计学意义（$P < 0.05$）。在血糖水平及汉密尔顿焦虑量表（HAMD）评分变化情况基础上治疗后两组患者血糖水平较治疗前均明显下降（$P < 0.05$）；其中观察组血糖水平下降较对照组更显著（$P < 0.05$）；治疗后，两组患者 HAMD 评分较治疗前明显下降（$P < 0.05$）。治疗后观察组患者的生理维度、心理/精神维度，以及总分明显低于对照组（$P < 0.05$）；两组患者在社会关系维度和治疗维度方面亦无显著性（$P > 0.05$）。方平观察了穴位贴敷疗法对糖尿病前期人群空腹血糖、餐后 2 小时血糖及糖化血红蛋白的影响，观察组运用中药穴位贴敷疗法配合饮食运动疗法，对照组运用饮食运动疗法，治疗后，两组患者在 FBG、2hPG、HbA1c 的平均值上均有一定改善，两组患者护理干预前后各项数值有明显差异（$P<0.05$），其中糖耐量试验结果，观察组显效 14 人，对照组显效 8 人，总有效率两组比较有明显差异（$P<0.05$）；杨倩等的研究中在给予糖尿病患者常规治疗的同时，给予其穴位贴敷联合中医护理，有助于改善患者 2hPG 等血糖指标，同时减少了其并发症的发生，得到了患者的认可；陈志雄等以加味芍药甘草汤制作贴敷制剂，其基本组方为：当归 15 g，甘草 12 g，川牛膝、鸡血藤、白芍、川芎、地龙各 10 g，桑枝 8 g。贴敷于内庭、三阴交、鱼际、足三里、太溪以及涌泉这六大穴位，既促进药物吸收发挥其缓急解痉、止痛活血的作用，又通过刺激经络激发经气、调节神经传导。结果显示观察组在提高神经传导速度、缓解症状方面效果更优。

（三）推拿按摩疗法

王红岩使 42 例 2 型糖尿病患者在常规降糖药物治疗基础上，加用中医推拿按摩治疗，晨起、晚饭 2 小时后，舒展四肢，顺时针揉涌泉穴、逆时针揉合谷穴、顺时针揉太溪穴、逆时针揉曲池穴、顺时针揉足三里穴、逆时针揉行间穴，空拳轻捶肾俞穴，推拿按摩力度以局部酸胀为宜。与对照组相比，观察组总有效率明显升高，差异有统计学意义（$P<0.05$），治疗后观察组中医证候积分明显减少［（18.3 ± 10.5）vs.（20.7 ± 11.3）］，差异有统计学意义（$P<0.05$），证实了推拿按摩治疗能够发挥疏经通络、调和气血、健脾和胃、疏肝清热等功效，中医推拿按摩治疗社区 2 型糖尿病患者的疗效显著，明显改善患者的预后质量。李建平等对 42 例糖尿病患者进行以背部为主（膀胱经第 1、第 2 侧线，华佗夹脊穴胸 7～12 段，脾俞、胃俞、督脉两侧、肋骨缘、天枢、梁门、三脘穴，推三脘，开三门等）推拿按摩，对餐前餐后血糖及糖化血红蛋白进行分析，结果有效 33 例，无效 6 例，总有效率为 85.7%。治疗后患者乏力、多汗、口渴、食欲不振等自觉症状明显改善。赵洁敏运用扣拳、指桡侧刮法、钳法、拇指推压法等，按摩足底反射区，再重点按摩行间、涌泉穴。每个反射区按摩 3～6 次，每天或隔天 1 次，10 次为 1 个疗程，均在 3 个疗程后收到显著效果。孟祥峰对 80 例糖尿病患者随机分组，对照组进行常规西药治疗，治疗组在对照组治疗基础上指导患者对涌泉、合谷、太溪、曲池、足三里、行间、肾俞进行自我揉按。经过半年治疗后统计，结果：两组治疗后空腹血糖与本组治疗前比较均明显下降（$P<0.05$），但治疗组与对照组比较差异无统计学意义（$P>0.05$）。两组治疗后中医证候积分与本组治疗前比较均明显下降（$P<0.05$），且治疗组下降优于对照组（$P<0.05$）。

（四）低频脉冲治疗仪

低频脉冲刺激穴位治疗采用的是电子针灸治疗仪向皮肤输注电流，该电流为低频率脉冲，借此刺激机体，改变体内电荷情况，包括重新使电荷进行分布、改变电荷运动方向，进而使组织器官内部情况得到改善，如生物电活动、代谢情况、功能等。周卓宁等采用低频脉冲治疗仪刺激双侧脾俞、肾俞、足三里、三阴交、涌泉等穴位，通过经皮输入电流、刺激机体、改变体内的电荷分布及电荷运动状态而发挥作用，从而影响机体生物电活动及组织器官的代谢和功能，起到补脾肾、化瘀通络的作用。白宁等对 50 例 2 型糖尿病患者进行低频脉冲治疗，观察组治疗总有效率为 98.00%，显著高于对照组的 80.00%，两组比较差异有统计学意义（$\chi^2=9.689$，$P=0.016$）；观察组疗程在 1 个月以内、1～2 个月、2 个月以上例数分别为 23 例（46.00%）、17 例（34.00%）、10 例（20.00%），均显著优于对照组，观察组患者满意度评分治疗 10 天后、1 个月以后分别为（30.76 ± 3.50）分、（49.75 ± 2.53）分，均显著优于对照组，差异有统计学意义（$P<0.05$）。蔡东林以低频脉冲刺激双侧足三里、三阴交、俞穴等穴位治疗糖尿病周围神经病变，观察组临床有效率为 86.05%，明显高于对照组 63.64%（$P<0.05$）；经治疗

后，观察组 TCSS 总分为（7.09 ± 1.06）分，明显低于对照组的（8.25 ± 0.79）分，差异具有统计学意义（$P < 0.05$）。

参考文献

[1] 易泳鑫，王秋虹，倪青，等．林兰基于阴阳理论调节胰岛素剂量经验浅析［J］．辽宁中医杂志，2016，43（3）：482–483.

[2] 聂忠江．胰岛素的药理作用与临床应用［J］．中国现代药物应用，2014（14）：142–143.

[3] 中华医学会糖尿病学分会．中国 2 型糖尿病防治指南（2017 年版）［J］．中国实用内科杂志，2018，38（4）：292–344.

[4] 马进，夏海平．胰岛素治疗 2 型糖尿病患者的利弊［J］．中国老年学杂志，2015，35（22）：6632–6635.

[5] 马晓娥，李博禹，张丽红．糖尿病药物治疗综述［J］．中国社区医师（医学专业），2011，13（14）：13–14.

[6] 王波．临床常见胰岛素及其类似物合理应用举例［J］．临床药物治疗杂志，2009，7（1）：58–60.

[7] 张伊辉．胰岛素的分类及临床应用要点分析［J］．首都食品与医药，2017，24（18）：85–86.

[8] 周晓洁．胰岛素及其临床合理应用［J］．医药导报，2005，24（6）：539–540.

[9] 母义明，杨丽娟．糖尿病药物及胰岛素治疗新进展［J］．中国实用内科杂志，2007，27（1）：29–32.

[10] 王娜，高青华，王志高，等．胰岛素依赖型糖尿病临床合理用药［J］．人民军医，2019，62（7）：662–664.

[11] 钟光恕．胰岛素制剂的合理选择与应用［J］．医师进修杂志，2002，25（11）：11–12.

[12] 曲伸 .2 型糖尿病现代治疗进展［J］．上海医学，2010，33（8）：731–736.

[13] 刘茜，叶山东．干细胞治疗 1 型糖尿病研究进展［J］．安徽医学，2017，38（6）：816–818.

[14] 程愈，郝好杰，母义明，等．间充质干细胞治疗糖尿病的研究进展与展望［J］．解放军医学杂志，2016，41（7）：607–612.

[15] 段静，肖星华，熊丽霞．间充质干细胞治疗 2 型糖尿病的机制及研究进展［J］．中国细胞生物学学报，2019，41（3）：516–522.

[16] 中华医学会器官移植学分会．胰岛移植临床技术操作规范（2019 版）［J］．器官移植，2019，10（6）：621–627.

[17] 殷浩．胰岛移植最新进展及前景展望［J］．器官移植，2019，10（6）：678–683.

[18] 董慧君，周延清．糖尿病治疗三种新方法概述［J］．生物学教学，2020（2）：11–12.

[19] 郑智唯，赵云，刘朝奇．超声靶向破坏微泡在糖尿病基因治疗中的应用［J］．中国介入影像与治疗学，2018，15（6）：383–386.

[20] 吴文君，邹大进．糖尿病基因治疗的研究进展［J］．中国临床康复，2003，7（24）：3356–3357.

[21] 谢晓月．黄芪桂枝五物汤联合针灸应用于糖尿病周围神经病变的临床疗效［J］．中国药物经济学，2019，14（9）：101–103，106.

[22] 高静，赵春丽．关于中医药治疗糖尿病的临床研究进展［J］．临床医药文献电子杂志，2019，6（93）：74–75，86.

[23] 罗丹，王红，唐余浪，等．参苓白术散加减方配合针灸在 2 型糖尿病患者（脾虚夹湿型）中的运用研究［J］．双足与保健，2019，28（23）：186–187.

[24] 方平．中药穴位贴敷疗法对糖尿病前期人群血糖控制的护理研究［J］．世界最新医学信息文摘连续型电子期刊，2018，18（8）：118–119.

[25] 李巧云，林广珍，谢远芳，等. 中药穴位贴敷联合中药汤剂治疗 2 型糖尿病合并抑郁症的疗效观察 [J]. 中国处方药，2020，18（2）：130-131.

[26] 杨倩，刘艳芳，刘艳芹. 穴位贴敷联合中医护理在糖尿病患者中的应用分析 [J]. 临床医药文献电子杂志，2018，5（A0）：104.

[27] 张树桐，王德惠. 推拿按摩治疗 2 型糖尿病临床研究进展 [J]. 湖南中医杂志，2013（5）：141-143.

[28] 王红岩. 中医推拿按摩法治疗社区 2 型糖尿病的临床研究 [J]. 糖尿病新世界，2014（4）：40.

[29] 李建平. 按摩治疗 2 型糖尿病 42 例疗效观察 [J]. 中国民康医学，2011，23（8）：968.

[30] 赵洁敏. 糖尿病足部按摩浅析 [J]. 实用中医内科杂志，2008，22（1）：43.

[31] 孟祥峰，陆媛. 自我按摩治疗 2 型糖尿病 40 例疗效观察 [J]. 河北中医，2011，33（10）：1535-1536.

[32] 白宁，陈旭. 低频脉冲理疗仪联合红外线电磁波治疗器对 2 型糖尿病的辅助治疗效果分析 [J]. 系统医学，2019，4（17）：79-81.

[33] 蔡东林，江晓波，房汉南. 低频脉冲刺激穴位治疗糖尿病周围神经病变的疗效评价 [J]. 中医临床研究，2019（1）：22-24.

[34] 美国运动医学学院，庄稼英 .2 型糖尿病运动指南 [J]. 糖尿病天地·临床（下旬），2011，5（4）：150-156.

[35] 孙子林，刘莉莉 .2010 年美国运动医学会/美国糖尿病学会糖尿病运动指南解读 [J]. 中国医学前沿杂志（电子版），2011，3（4）：15-18.

[36] 孙露，张力，杨晓晖. 常用口服降糖药分类及临床合理使用（待续）[J]. 中华全科医学，2017，15（11）：1824-1825.

[37] 孙露，张力，杨晓晖. 常用口服降糖药分类及临床合理使用（续完）[J]. 中华全科医学，2017，15（12）：2008-2009.

[38] 郎俊芝. 结合心理学知识探寻糖尿病患者心理问题的解决路径 [J]. 实用临床护理学电子杂志，2017，2（27）：16，19.

[39] 毕秀芹. 森田疗法理论渊源探究 [J]. 医学与哲学，2020，41（4）：46-48，52.

[40] 中华医学会糖尿病学分会，中国医师协会营养医师专业委员会. 中国糖尿病医学营养治疗指南（2013）[J]. 糖尿病临床，2016，10（7）：289-307.

[41] 程改平，游倩 .2019 年美国《成年人糖尿病或糖尿病前期营养治疗共识报告》解读 [J]. 中国全科医学，2019，22（29）：3527-3532.

第九章　1 型糖尿病的治疗

一、1 型糖尿病健康教育

健康教育可由主管医师、护师及营养师共同完成。先评估患者和家属，包括家属对糖尿病知识的了解情况、工作情况、家庭组成、经济情况、患者的学习生活情况、饮食习惯等。通过评估后得出需要教育的侧重点，再制订对患者和家属健康教育的计划，根据患者和家属的文化程度、理解力、接受力等不同采取相宜的方法实施计划的内容，包括每日糖尿病教育时间、每周专题讲座、分发糖尿病知识手册、举办患者和家属的联谊会等。

1. 生存教育

刚被确诊疾病时是患者和家属受到重大心理冲击的阶段，基本处于不知所措之中。较多 1 型糖尿病患者存在情绪障碍，引起情绪障碍的原因包括年龄、家属心理健康状况等非糖尿病因素及糖尿病本身因素。所以对于初次诊断糖尿病的患者进行生存教育是至关重要的，它对以后病程和教育的效果有关键性的影响。生存教育是进一步学习的基础，用简洁、易懂且容易被接受的方式告知患者及其家属 1 型糖尿病是一种以长期注射胰岛素为主要治疗方法的慢性疾病，了解该病的急性和慢性并发症，掌握低血糖的症状和体征，以及预防和处理的方法，了解发生酮症时的表现，知道这是异常情况，要立即找医师帮助，并定期与专业人员保持联系，不要轻易相信广播、电视、互联网上的糖尿病药物广告或社会上的气功、锻炼等能代替胰岛素。

2. 药物治疗

1 型糖尿病为胰岛素绝对缺乏，要终身使用胰岛素治疗。医师应根据患者的具体情况选择合适的胰岛素，并教会患者和（或）家属注射方法、剂量、部位、时间，并要告诉注意事项，如胰岛素的种类和剂量不能自己随意更改且注射部位要经常轮换等。掌握胰岛素和血糖之间保持平衡，以及失衡的表现有哪些；掌握胰岛素用量与进食量的匹配，根据胰岛素的种类不同，选择不同的注射时间；有条件的患者家庭可购买胰岛素泵并教会使用，告知可能会出现的常见故障和处理方法。

3. 饮食指导

儿童和青少年是特殊人群，他们的饮食治疗不能是简单地控制食量，要在保障生活和正常生长发育的前提下制订饮食计划，以达到减轻胰岛 β 细胞的负荷、纠正已经发生的代谢紊乱、延缓并减轻并发症的发生和发展的目的。营养师应根据患者的身高、体重、活动量等情况制定营养食谱，每日总热量控制在 8360 kJ 内为宜，碳水化合物占 50%～55%，一般选择粗粮，因为粗粮内含有较丰富的 B 族维生素，更优于精细粮食；可以多吃含糖少的蔬菜，如白菜、黄瓜、西红柿等，芹菜含有丰富的纤维素，可以延缓糖分的吸收利用，利于血糖的控制，可以多吃。蛋白质占 20%，应以动物蛋白为主，因为动物蛋白含有较丰富的必需氨基酸。脂肪占 25%～30%，应选用含不饱和脂肪酸的植物油。每日可分三餐，加两次点心。

4. 运动和血糖监测的指导

在运动时，机体细胞能更有效地利用葡萄糖，对 1 型糖尿病患者可减少用于控制血糖的胰岛素用量，所以要尽量地鼓励患者适宜运动，不可过于剧烈，也不可过久，应注意在代谢紊乱阶段及发生酮症酸中毒时不宜进行任何活动。1 型糖尿病患者运动的主要风险是低血糖，所以必须平衡好饮食和运动的关系。1 型糖尿病的特点是血糖波动很大，如果血糖控制差，患者会过早地出现神经病变、微血管病变、视网膜病变等慢性并发症。因此血糖监测的意义也很大，尽量选择易掌握及准确性和稳定性好的便携式血糖仪，这样可大大减少在测血糖过程中的痛苦，减少患者的恐惧心理，能使他们更好地配合治疗。同时，尽量不做强迫性操作，以免造成患者对治疗的抵触、厌恶心理。

5. 自我管理

健康教育者首先与患者交流，帮助他们认识此病的相关知识，使患者逐步学会处理运动、饮食、胰岛素剂量和血糖的关系，避免低血糖和高血糖的发生。逐步培养患者的独立性，消除对家属的依赖。研究证实，与年龄相适应的教育干预对孩子和家庭都是有帮助的。同时做好对家属的健康教育，尤其是心理方面的教育，将目前最新治疗方法、能达到的最好疗效及随着科技的发展治疗方面的更新等告诉家属，让他们增强信心，更加积极主动地配合治疗及护理。

二、1 型糖尿病的中医认识与治疗

多数医家将 1 型糖尿病归属于“消瘅”范畴，杨上善《太素・卷第十五》注：“瘅，热也，内热消瘦，故曰消瘅。”《灵枢・五变》曰：“人之善病消瘅者，何以候之？少俞答曰：五脏皆柔弱者，善病消瘅……此人薄皮肤而目坚固以深者，长冲直扬，其心刚，刚则多怒，怒则气上逆，胸中蓄积，血气逆留，𩩲皮充肌，血脉不行，转而为热，热则消肌肤，故为消瘅。”

1 型糖尿病的分型有别于 2 型糖尿病，1 型糖尿病根据其临床特征应该按照卫气营血来分型。卫分阶段，邪在卫表；气分阶段，燥热伤津；营分阶段，营热伤阴；血分阶段，肝肾阴伤，阴阳两虚；后血分阶段，阴阳两虚，脾肾阳虚。但是，糖尿病患者就诊时，卫分证候不易捕捉；气分主要在糖尿病发作阶段，可持续很多年；营分在气分之后，渐渐形成，常气营并见，微血管瘤形成；血分为视网膜出血。但常常气营同在，营血并存。入血已伤肝肾，血分之后，伤脾肾之阳。现代的 1 型糖尿病，气营两燔常常会不显著，主要原因在于胰岛素的使用。目前，临床所见的 1 型糖尿病，与没有胰岛素之前的治疗状况存在天壤之别。胰岛素应用之前，整个由气分到营分到血分的过程比较短暂，严重者可能一年半载就病入膏肓了。而胰岛素应用之后，这个过程就大大延缓了，甚至可以持续几十年。在这个慢性过程中，除了早期气分发病，营分、血分之热都变得较轻。阴虚为本，燥热为标，是 1 型糖尿病气营阶段的特征。首先伤津，逐渐伤阴。阴伤，是微血管损伤的直接病因。津气两伤在前，阴气两伤在后，阴阳两伤更后。胰岛素缺乏后，血糖升高。高血糖便是一把内火，患者到了气分证。在伤津伤阴临床上，由于很少看到卫分阶段，所以，往往忽视是外邪内伏，伏气温病。从 1 型糖尿病的发病来看，儿童 1 型糖尿病，常常在“感冒”之后不久，即发病。但是，似乎很少还有卫分之证。一发病就表现为“三多一少”，气分证现。因此，从伏气温病考虑，是可以在整个发病阶段中去掉卫分阶段。温病学说可以指导某些慢病的治疗，1 型糖尿病是其中一个典型的病种，符合卫气营血之发展过程。但并非所有慢病都适合卫气营血辨证，临床使用需活学活用，切勿墨守成规。

1 型糖尿病总的治疗原则概括为中西合璧，见机透邪，时时护阴，全程治络。1 型糖尿病比较特殊。胰岛功能多在较短时间内衰竭，多建议终身使用胰岛素。我们中医需要努力解决的问题便是延缓衰竭、延缓并发症的出现。1型糖尿病，属伏邪温病，伤阴最速。发病早期，以积极透邪为要。透邪，要看具体患者。刚得病不久，可以透邪。入气分以后，就是伏邪，要看邪气有无向外之倾向。在气即可清气，兼顾凉营；在营仍可透热转气，清气凉营，凉血散血。清营为调本态，清气为调前态，凉血散血为防后态。温病，以时时护阴为要。津、阴亏损，是1型糖尿病的基础。护阴，又是一贯到底的法则。1型糖尿病，同样要时时护阴。叶天士云："甘寒养胃阴，咸寒滋肾阴"。叶天士讲的胃阴，在温病早期，应是指胃津。说明肺胃津伤和肝肾阴伤，是温病伤阴的两个阶段。初治即要治络，早防病络，全程治络。按温病理论，清除气分、营分、血分之热，有利于降糖；按脏腑风湿理论，清除自身抗体，可以保护胰岛β细胞功能，延缓衰竭。保护阴津，益气养阴，清气凉营，凉血止血，可以预防和治疗糖尿病的并发症。此外，因最终会出现糖尿病的并发症，所以也应将活血通络贯彻始终；又因为热耗气，热伤阴，所以益气养阴贯彻始终。

三、1型糖尿病营养治疗

1. 医学营养治疗的目标与原则

1型糖尿病患者医学营养治疗的目标是通过科学的饮食管理，保证患者的正常生活和生长发育，纠正代谢紊乱，延缓并减轻糖尿病并发症的发生和发展，提高生活质量。具体原则：①纠正代谢紊乱。通过平衡饮食与合理营养，以控制血糖、补充优质蛋白质和预防其他必需营养素缺乏，确保患儿维持最佳生长和发育过程。②通过调整能量的摄入与消耗来保持适宜的体重及腰围。③养成维持终身健康的饮食习惯并提高生活质量，改善整体健康水平。④选择适当的食物品种和进食方式以减少血糖的波动，并预防各种急、慢性并发症。⑤通过日常食物的合理搭配来维持膳食营养平衡，保证各种所需的营养素。

2. 能量糖尿病饮食治疗中的"总量控制"原则

"总量控制"原则是指需针对患者每日所摄入的食物总能量进行控制，通过对食物能量摄入的控制可调控患者的体重、改善胰岛素敏感性，对饮食治疗效果起到决定性的作用。成年1型糖尿病患者基本能量的摄入水平按每千克理想体重25～30 kcal/d计算，再根据患者的体型、体力活动量及应激状况等调整为个体化的能量推荐值，其中体力活动量和应激状况为影响实际能量消耗的两个主要因素。儿童1型糖尿病患者全日能量摄入的计算可采用下面公式：总热量（kcal）＝1000+年龄×（100～70）（括号中的系数100～70即1～3岁儿童按100，3～6岁按90，7～10岁按80，大于10岁按70分别计算）。无论是成人糖尿病还是儿童1型糖尿病患者，当实际能量摄入与推荐能量摄入之间的数值存在较大差距时，均应采取逐步调整的方式使实际摄入量达到推荐摄入量；其中患者体重变化可作为其阶段性（3个月）能量出入平衡判断的实用参考指标。成年1型糖尿病患者三大产热营养素占总能量的推荐比例与健康成年人基本相同；但减体重的糖尿病饮食因其总热量受到了更为严格的控制，其蛋白质所占总热量的比例可适当提高；糖尿病肾病患者的蛋白质提供比例宜相对偏低；学龄前儿童患者三大产热营养素的比例可参照同龄健康儿童膳食营养素参考摄入量执行；不推荐1型糖尿病患者长期接受极低能量（＜800 kcal/d）的营养治疗，既不利于长期的体重控制，也很难达到均衡营养的要求。

3. 蛋白质

肾功能正常的成年1型糖尿病患者，推荐膳食蛋白质摄入量与健康成年人基本相同，一般可占总能量比例的 10%～15% 或以每千克标准体重 1 g 为宜，但所占总能量比例最高不超过 20%；妊娠、儿童患者的膳食蛋白质摄入水平应适当提高，早、中、晚期妊娠妇女每天应比同龄非妊娠妇女分别增加 5～10 g、15～20 g 及 20～25 g；不同年龄阶段的儿童及少年膳食蛋白质摄入应分别达到每天每千克理想体重 1.5～3.5 g。高蛋白质膳食可能导致酮血症，而高蛋白质/低碳水化合物的膳食结构对儿童和少年生长发育不利，应当注意避免。已发生糖尿病肾病的患者，其膳食蛋白质应以优质蛋白质为主，每日的摄入量应不低于每千克理想体重 0.8 g，否则容易发生蛋白质营养不良；而膳食蛋白质摄入过量，可加重已有持续蛋白尿或肾病患者的肾功能损害，但对肾功能正常的 1 型糖尿病患者而言，尚缺乏相应的安全性和有效性的临床证据。

4. 脂肪

《中国居民膳食指南（2007）》推荐脂肪应占全日总能量比例的 20%～30%；推荐人均居民烹调油的用量应小于 25 g/d。较低的膳食脂肪摄入量（如占总能量 10% 左右）可改善糖尿病患者胰岛素敏感性，但缺乏可操作性。膳食脂肪的主要来源是食物脂肪和烹调用油，因此控制高脂肪性食物（如肥肉、坚果、糕点、油炸食物）和烹调用油量的摄取是控制脂肪摄入的关键，在外就餐也是导致脂肪摄入增加的重要因素。脂肪摄入量的增加虽然对餐后血糖水平影响较小，但不利于长期的血糖控制，容易导致血脂异常，增加心血管并发症的风险以及不利于胰岛素敏感性的改善。膳食脂肪中的脂肪酸组成对改善患者血脂异常及预防心血管并发症有益，推荐的膳食脂肪组成包括：饱和脂肪酸及反式脂肪酸占每日总能量比例应小于 10%，单不饱和脂肪酸的比例应在 10%～20%，多不饱和脂肪酸的比例应小于 10%。饱和脂肪酸升高 LDL-C 的作用非常明显；反式脂肪酸不但升高 LDL-C，而且降低 HDL-C，致心血管疾病的作用更强。因此，应限制摄入以含饱和脂肪酸为主的动物脂肪，如牛油、猪油等以及含反式脂肪酸的人造奶油、冰激凌、奶茶、糕点、饼干等。单不饱和脂肪酸具有改善血脂异常和改善糖耐量的作用，橄榄油、茶籽油、菜籽油等植物油以及山核桃、大杏仁、蚕蛹、鸭油等脂肪中单不饱和脂肪酸含量较多（占总脂肪含量的 50% 以上）。虽然单不饱和脂肪酸可以改善患者代谢状况，但不应因增加单不饱和脂肪酸摄入而使总脂肪摄入过量。多不饱和脂肪酸中的 ω-3 脂肪酸具有降低血胆固醇和降血压等作用；建议膳食中应注意增加 ω-3 脂肪酸的摄入，如多脂海鱼、坚果、绿叶蔬菜等食物以及橄榄油、茶籽油、沙棘油、紫苏油等。每周吃 2 次海鱼是有益的；与此同时，应限制胆固醇摄入，每天不超过 300 mg。

5. 碳水化合物

《中国居民膳食指南（2007）》建议由碳水化合物所提供的能量比例应占 55%～65%，糖尿病患者的比例可略低，即 50%～60%；除 2 岁内的儿童外，碳水化合物应主要来自全谷类、豆类、蔬菜、水果及乳类食物；极低碳水化合物膳食可导致脂质代谢异常，不推荐使用；成年 1 型糖尿病患者每天碳水化合物总量不应低于 130 g。碳水化合物是影响血糖水平的主要营养素，对于 1 型糖尿病患者，应根据碳水化合物的种类和数量来初步确定胰岛素剂量。通常的饮食管理模式推荐固定种类和数量的碳水化合物，以减少血糖波动，适合于自我管理能力较差、对糖尿病知识欠缺的患者。更为灵活的饮食管理模式为碳水化合物计数方式，即通过计算摄入食物中碳水化合物的量来相对准确地估算餐前胰岛素的用量，这种方式要求患者具有较好的自我管理能力。精准的食物碳水化合物计算通常需要在专业营养师的指导下进行；临床医师、护师或患者可以借助食物交换份表大致判断所摄入食物中碳水化合物的总量。根据多数患者的实际应用，一般每 10～15 g 碳水化合物需要使用 1 个单位的速效胰岛素；但具体到每个患者可能因个体对胰岛素敏感性不同而有较大差异，需要患者在实践中进行反复摸索、调整。碳水化合物计数最大的好处是不必过分地限制食物种类和食量也同样能管理好血糖。在选择碳水化合物的种类时，要关注其血糖生成指数（GI）。低 GI 食物可减少餐后血糖水平的波动，如未经加工的全谷、粗杂粮、豆类以及含膳食纤维丰富的食物（麸皮、豆渣等），推荐在食物选择中注意搭配。尽管低 GI 食物升高餐后血糖水平的幅度较小，但过量摄入同样可导致血糖水平增高；相反即便是高 GI 食物，如果能严格控制摄入量，则对进食后血糖水平的影响也不会太大。纯碳水化合物类食物（如淀粉、果糖、蔗糖和酒精等）过量摄入可能对血脂特别是对甘油三酯的改善不利，故应注意避免。糖尿病患者可以选择蔗糖作为甜味剂，但应将其所提供的热量纳入全天摄入热量之内进行计算，且总量不应超过 25 g。建议患者使用低 GI 的糖醇如木糖醇、麦芽糖醇等或无热量的甜味剂如甜蜜素、甜味素、甜菊苷等代替蔗糖。长期的高纤维膳食有助于改善糖尿病患者血糖水平，应保证 12～14 g/1000 kcal 的摄入量，膳食纤维主要来自全谷类、豆类食物和蔬菜。因此，提倡用粗杂粮代替部分精细粮。酒精可抑制糖原分解和糖异生，同时可抑制糖的利用，对血糖控制不利；同时易引起微量营养素（钙、锌、水溶性维生素等）的消耗与丢失增加，导致脂肪、糖等代谢异常，故应避免。1 型糖尿病患者若有饮酒要求，建议成年患者每日应少于 1 个酒精单位。1 个酒精单位相当于啤酒 285 mL，或葡萄酒 100 mL，或白酒 30 mL。

6. 无机盐及微量元素

病情未得到控制的糖尿病患者几乎都会出现无机盐代谢的负平衡，且病情越重这种负平衡的现象也越明显。糖尿病患者最常发生钙、镁及微量元素硒、锌、铁等的负平衡。但在通常情况下，患者没有必要额外补充无机盐及微量元素制剂，通过合理的食物搭配同样可以满足患者的营养代谢需要。只有当饮食无法达到膳食推荐摄入量时，才推荐适当补充。钠的过量摄入既不利于血压控制也对血糖的稳定性有间接影响，特别是对伴有心力衰竭、水肿的患者极为不利，因此建议这类糖尿病患者每日钠的摄入量应限制在 2 g 以内，除日常食物钠外，由食盐提供的钠折合食盐量约 3 g。即便是没有心、肾并发症的患者，每日食盐消耗量也应控制在 6 g 以内。

7. 维生素

病情未得到控制的 1 型糖尿病患者一般存在维生素特别是水溶性维生素的负平衡或缺乏，因此可以在代谢控制不佳时依据患者实际情况给予短期补充。目前，缺乏长期大量补充抗氧化维生素安全性的报告，因此不推荐患者常规大量补充这类维生素。

8. 妊娠期的医学营养治疗

妊娠期的饮食管理包括个体化的产前饮食计划，以优化血糖控制效果。妊娠期间，应根据孕妇的饮食习惯以及血糖情况确定能量和碳水化合物的摄入。强调应进行血糖监测和每日饮食记录，用于调整胰岛素剂量和饮食计划。具体原则包括：①宣传母乳喂养，使糖尿病妇女了解如何应对哺乳所引起的血糖水平变化，一般而言，哺乳期所需要的胰岛素会减少，应根据血糖监测结果进行调整；②妊娠期间，建议能量摄入充足以保证适宜的体重增加，在此期间不建议减轻体重，每天应至少摄入 175 g 碳水化合物；③应避免酮症酸中毒或饥饿性酮症引起的酮血症；④少量多餐有助于血糖控制，并减少低血糖风险；⑤应采用营养治疗、血糖监测以及胰岛素治疗等综合措施控制血糖；⑥在妊娠前和妊娠早期补充含 0.4～1.0 mg 叶酸的多种维生素补充剂，以降低糖尿病母亲子代中发生神经管缺陷性疾病的概率。

四、1 型糖尿病运动治疗

1. 运动对 1 型糖尿病患者的益处

①有助于血糖控制；②可促进血液循环、改善心肺功能、增强身体灵活度；③有规律的负重运动如球类运动、跳跃运动、体操等可增加骨密度，有利于生长发育；④有利于放松紧张情绪，增强适应性、幸福感和团队参与意识及社会认同感等。

2. 运动治疗的适应证及禁忌证

（1）运动治疗的适应证：病情稳定的患者均应参加多种形式的有氧运动。

（2）运动治疗的禁忌证：①合并各种急性感染；②酮症或酮症酸中毒未纠正；③空腹或餐前血糖＞ 13.9 mmol/L；④频发低血糖时；⑤严重的糖尿病肾病、严重的糖尿病视网膜病变、严重的糖尿病神经病变及有心血管疾病风险未控制的患者。

3. 运动前的准备

①全面体检：在开始制订运动计划之前，均应进行全面的体检以筛查潜在的并发症，避免疾病或损伤，去除危险因素，以确保运动安全。检查内容包括：血糖、HbA1c、血脂、血压、心率、心电图、眼底、尿常规、尿微量白蛋白、足部和关节、神经系统等。②制订运动方案：根据体检结果全面评估患者情况，制订个体化的运动计划，包括运动方式、强度、时间及频率等。③选择安全的运动场地，合适的鞋袜等运动装备。④随身携带含碳水化合物的食品、升糖快的含糖饮料及糖尿病保健卡，以备自救。

4. 运动的方式、强度、时间和频率

（1）运动方式与强度：糖尿病患者可选择轻至中等或稍强度的有氧运动方式，轻度有氧运动包括购物、散步、做操、太极拳、气功等；中度运动包括快走、慢跑、骑车、爬楼梯、健身操等；稍强度运动包括跳绳、爬山、游泳、球类、舞蹈等。糖尿病患者的运动强度以最大运动强度的 60%～70% 为宜，通常用心率或自身感觉来衡量运动强度。糖尿病患者运动强度应保持心率（次/分）＝（220－年龄）×（60%～70%）或运动时感觉全身发热、出汗，但非大汗淋漓。

（2）运动的时间与频率：开始运动的时间一般在餐后 1.5 小时，每天至少 1 次；每次运动的时间 30～60 分钟，包括运动时 5～10 分钟的热身运动及结束前 10 分钟的整理运动，达到中等运动量的时间持续约 30 分钟；对尚无运动习惯的患者，缓慢、逐步达到每天至少 30 分钟中度运动强度，若不能一次运动 30 分钟，可分次进行，每次 10～15 分钟。

5. 运动治疗的注意事项

（1）运动的原则为循序渐进、量力而行、持之以恒，在保证安全的前提下进行。

（2）预防低血糖：1 型糖尿病患者及其家人、学校和幼儿园老师应了解运动可能导致低血糖，知晓如何预防、识别和处理低血糖。运动对血糖的影响与运动类型、持续时间以及个体对激素变化的反应性等有关，每千克体重每小时运动大概会消耗 1～1.5 g 碳水化合物。尤其要预防运动中及运动后低血糖：运动后低血糖多见于青春期少年，运动后低血糖甚至可延迟至 24 小时后发生。①运动前、运动后应监测血糖，必要时加测运动中血糖，以评估减少胰岛素的剂量及在何种情况下应额外补充碳水化合物以避免高强度运动时低血糖。②若运动前血糖＜ 7.0 mmol/L，应额外补充碳水化合物；运动前把胰岛素减少 25%～50%；若不能监测血糖，可在运动前增加含碳水化合物的食物，并减少胰岛素剂量。③注射胰岛素后 1～1.5 小时是胰岛素作用高峰，此时应避免剧烈运动；避免把胰岛素注射到运动活跃的部位使其吸收加速而增加低血糖发生的风险。④间断高强度运动可增高血糖而持续中等强度运动则使血糖降低，在持续中等强度有氧运动结束时，快速短跑 10 秒钟有助于预防运动后 2 小时的低血糖；有氧运动前进行抗阻运动有助于运动过程中血糖稳定，并减少运动后低血糖的持续时间和严重程度。同时应警惕夜间低血糖，运动后夜间低血糖风险增加，一项针对青少年的研究发现：白天运动者其夜间低血糖发生率较无运动者大约增加 1 倍。严重的夜间低血糖多在持续至少 1 小时的中等体力活动后发生，最长可至运动后 24 小时。①若睡前血糖＜ 7.0 mmol/L，应给予补充碳水化合物，确保睡前血糖高于 7.0 mmol/L；②减少运动日基础胰岛素剂量 10%～20%，在某些情况下甚至减少 50%；③若白天有运动，睡前进食至少 10～15 g 碳水化合物，最好是低 GI 食物或混合餐，如一杯牛奶，有助于葡萄糖缓慢而持续吸收入血；④若日间运动量特别大或持续时间特别长，应设定闹钟在凌晨测血糖，若有需要则进食碳水化合物。成年人患者应将有益的体育运动融入更加健康的生活方式中。成年人患者日常营养和体力活动模式变化颇大，自我监测和胰岛素注射方案需要仔细而详尽地审查，包括所有适当的准备，并考虑到不寻常的模式及组合。尤其注意，运动时涉及胰岛素的剂量调整。

（3）其他注意事项：①为避免脱水，运动时应及时补充无糖液体。②若运动前无法检测酮体，当患者感到恶心时，要考虑可能存在酮症，此时不应参与运动。③参加受限制的运动如需要水中呼吸器的潜水前，应由专业人员严格评估后再确定能否参加，因该项运动常导致血糖大幅波动；当进行不同于往常的锻炼如露营等项目时，为避免低血糖，全天胰岛素总量要大幅减少（20%～50%）。④合并糖尿病视网膜病变的患者应避免头低于腰部的运动，有增生性视网膜病变或肾病的患者应注意避免可能导致高血压的运动项目，如举重、潜水等。⑤伴终末期神经病变的患者应避免诸如足球之类的项目；所有外周神经病变的患者应避免过度伸展的运动，并每天检查足部有无早期病变。所有有足部损伤或开放性溃疡的患者应限制无负重运动如垫上运动或避免患肢负重。⑥应根据不同年龄段和不同体重的患者人群选择不同的具体运动方式。

五、1 型糖尿病心理治疗

流行病学调查表明，在 1 型糖尿病患者及其家庭成员中普遍存在着多种社会心理问题，这些心理问题与血糖的控制不良存在着明显的关系。儿童、青少年糖尿病患者主要表现为情绪及行为问题，如焦虑与抑郁可直接影响血糖水平。而患者的父母可出现明显的情绪和应对方式问题，与患者的负性情绪一样均可影响糖尿病的管理，如治疗的依从性等从而导致血糖的控制不良。因此，心理行为干预能有效地辅助糖代谢的控制，尤其能减少血糖波动，有益于血糖的长期控制，降低或延迟并发症的发生。

1. 1 型糖尿病患者的常见社会心理问题

（1）一般心理行为问题：面对 1 型糖尿病的诊断，患者及其家属也会经历一个从否认到接受的过程，即经历悲伤、应对压力与困难以及适应的过程。由于糖尿病治疗给患者带来了生活方式及饮食行为的改变，患者会表现出各种不适应的行为反应，如对整体的自我价值感发生变化，出现恐惧、低自尊、人际敏感、回避社交、自我评价低等。患者及其家庭成员对于被诊断为糖尿病的情绪反应是否消失，家庭的凝聚力是否还存在，被诊断的年龄，家庭关系，对应激性事件的应对及应对策略的使用，家庭成员的知识、技巧与资源等是影响上述行为表现的重要因素。由于 1 型糖尿病患者中儿童、青少年较多，家庭因素尤其是家庭成员的心理状态更显重要，如父母的情绪与行为会影响儿童、青少年患者的情绪与行为。有研究发现，有 24% 的母亲和 22% 的父亲在孩子被诊断为 1 型糖尿病的 6 周内表现出了创伤后应激障碍症状。而家庭环境与糖代谢控制之间有着明显的关系，那些生活在不开放和少表达的家庭中的患者，更易出现血糖控制不良。

（2）焦虑与抑郁：焦虑与抑郁集躯体、认知、情感等症状于一体，焦虑常见于疾病早期，随着病程的延长抑郁的发生率增加，但常被忽视。1 型糖尿病的诊断对于患者来说是一个重大的应激事件，且该病所要求的日常管理和照顾给患者及其家属带来的巨大压力，易导致患者抑郁与焦虑的出现。糖尿病患者的抑郁、焦虑发生率是非糖尿病人群的 2～3 倍。有大样本研究结果显示，32% 的 1 型糖尿病患者伴有焦虑，约 33% 伴有抑郁。抑郁与糖尿病发生的性别、年龄及病程有关。女性患者抑郁的发生率较男性患者更高。此外，各个年龄阶段的患者均可伴有抑郁和焦虑，但儿童、青少年时期是该病患者抑郁的高发年龄阶段。有研究表明，在 8～16 岁的 1 型糖尿病患者中抑郁的比例可达 23%～28%；随着病程的增加，共患抑郁的可能性也明显增加。有追踪随访研究报道，研究开始时有自杀观念的比率是 29.5%，随访期间达 46%，有自杀观念的患者对胰岛素治疗的依从性明显降低。1 型糖尿病患者血糖控制不良与抑郁有明显的关系，与无抑郁症状的患者相比，伴有抑郁症状的患者的 HbA1c 水平明显升高。总之，儿童、青少年 1 型糖尿病患者易发生焦虑、抑郁，尤其是病程较长的患者，当他们的自我管理遇到困难的时候更易出现焦虑与抑郁。而且，焦虑与抑郁既可能是血糖控制不良的原因，也可能是血糖控制不良的结果。因此，当儿童、青少年 1 型糖尿病患者表现出长时间的血糖控制不良时，要高度警惕是否并发了焦虑和抑郁，并进行抑郁与焦虑水平的检测。

（3）进食障碍：进食障碍有两种形式，一种是神经性厌食，以过度限制热量摄入，伴有过度躯体运动为临床特征；另一种为神经性贪食，即过度进食，进食后常以刺激咽喉呕吐来达到减轻体重的目的。有研究结果显示，神经性厌食在 1 型糖尿病患者中的发生率并不比一般人群高，但如果伴有神经性厌食，其死亡率明显增加。在儿童、青少年及成年人的 1 型糖尿病患者中，神经性贪食的发生率明显高于一般人群，尤其在女性患者中更明显，且对胰岛素治疗的依从性差。进食障碍明显影响糖尿病的治疗，可引起 1 型糖尿病患者的急、慢性并发症；伴有进食障碍的患者的胰岛素遗漏注射或胰岛素用量不足的现象明显增加，从而导致血糖波动增大、控制不良，表现为持续性高血糖、反复发作的低血糖等，可引起胃轻瘫相关症状，加速和加重糖尿病慢性并发症特别是视网膜病变的发生。

（4）认知障碍：1 型糖尿病可导致患者的认知功能损害，尤其是儿童、青少年患者，表现为智力、记忆力、注意力等认知功能受损。认知功能的损害与 1 型糖尿病发病的年龄、血糖波动，尤其与有无低血糖发作史有着密切的关系。有研究结果显示，起病于 5 岁以前，或者有过低血糖抽搐史的 1 型糖尿病患者可能会出现轻微的神经认知功能失调。糖代谢控制不良的儿童、青少年 1 型糖尿病患者的学业成绩明显降低，低血糖可降低儿童的语音、记忆及注意加工能力。早期的横断面研究结果表明，在 7 岁之前发病的以及病程在 5 年以上的儿童、青少年糖尿病患者的智商明显降低。因此，应意识到发病年龄小、血糖波动大、有过低血糖发作史，尤其是有过低血糖抽搐的儿童、青少年更可能出现认知功能受损。

（5）行为和品行障碍：儿童、青少年 1 型糖尿病患者可能表现出更多的行为问题和品行障碍。品行障碍常表现为对立违抗行为，男性远多于女性。对于 1 型糖尿病患者来说，行为与品行障碍的最大影响可能表现在对糖尿病管理的依从性上，伴有品行障碍的个体对糖尿病管理的依从性差，从而影响血糖的控制。有调查显示，约有 5% 的儿童、青少年患者表现出临床意义上的品行障碍，如注意力分散、挑衅及违纪等行为症状，而反复出现糖尿病酮症酸中毒的儿童、青少年住院患者有更多的焦虑、情感和破坏性行为障碍。

（6）不依从糖尿病管理：涉及多个方面，如胰岛素注射、血糖监测、饮食及生活方式的调整等。1型糖尿病患者及其家庭成员尤其是儿童、青少年患者的父母对糖尿病管理的依从性会直接影响糖尿病管理的效果，进而影响血糖的控制。在1型糖尿病患者中，不依从是普遍存在的问题，尤其表现在血糖的自我监测、饮食管理方面，而对胰岛素注射的不依从相对较少。患者的依从性受年龄、家庭结构、家庭功能、教育以及人格特征等因素的影响。研究结果表明，家庭的凝聚力、父母及患者的教育水平、对1型糖尿病知识的了解程度与对糖尿病管理的依从性呈正相关，患者的人格特征如动机、态度、自我效能也是依从性的重要影响因素。

2. 社会心理问题的评估

社会心理问题的评估可采用两种方法，或两种方法相结合对1型糖尿病患者的社会心理问题进行初步的筛查。一种是结构式或半结构式访谈；另一种是使用相关的问卷或量表进行检测。采用访谈方法获得的结果更加可靠，但问卷或量表测量更为简单，在临床更为常用。

（1）访谈工具：目前用于筛查糖尿病患者心理行为问题的访谈工具主要是DSM－Ⅳ－TR轴Ⅰ障碍临床定式检查和儿童、青少年访谈诊断量表。

（2）量表检测工具：量表可分为他评量表和自评量表。所谓的他评量表，是由糖尿病工作者根据量表中所列出的条目对患者的某一方面或某些方面的社会心理行为问题进行评定；而自评量表，是由患者本人根据量表中所列的条目逐一对自己的社会心理问题进行评定。①抑郁筛查：目前，筛查糖尿病患者抑郁的最常用的工具是贝克抑郁问卷和流调中心用抑郁量表，而常用于评定儿童青少年1型糖尿病患者抑郁水平的量表为儿童抑郁问卷。②焦虑筛查：筛查糖尿病患者焦虑的常用量表为状态－特质焦虑问卷、汉密尔顿焦虑量表、医院焦虑抑郁量表。

（3）其他行为问题筛查：智商检测常选用韦氏智力量表，记忆检测常选用韦氏记忆量表，认知功能检测可选用威斯康星卡片分类测验；检测儿童及其家庭成员行为时，可选用糖尿病家庭行为清单和儿童行为清单。

3. 解决社会心理问题的对策

（1）提高糖尿病工作者的认识：应注意识别和关注1型糖尿病伴发社会心理问题的高危人群，如儿童、青少年患者，尤其是病程较长、遭遇自我管理困难的儿童、青少年患者；长时间的血糖控制不良者；年轻女性患者等。

（2）加强患者及其家属的糖尿病教育：包括糖尿病知识、糖尿病的自我管理（饮食、治疗、血糖检测、心理调整、运动等）；家庭功能的改善，以提高患者及其家庭成员对糖尿病管理的依从性。

（3）专业的心理行为干预：糖尿病工作者有必要接触和掌握常用的心理干预方法，如心理支持、沟通技术等用于临床工作中，或及时推荐患者去看心理医师；心理学家参与患者管理，针对不同的问题采用不同的干预方法，如一般行为干预、家庭支持、认知行为治疗等。

（4）采用适当的药物治疗：当患者的抑郁、焦虑水平达到一定的程度，且经过心理行为干预不能缓解时可考虑采用抗抑郁、焦虑药物治疗。建议使用选择性5－羟色胺再摄取抑制剂类抗抑郁、焦虑类药物，因为这类药物不直接影响糖代谢；应避免使用去甲肾上腺素能抗抑郁药，因为其可通过影响去甲肾上腺素及相关激素而影响血糖的控制，使血糖控制变得复杂。

六、1 型糖尿病口服药物治疗

胰岛素是治疗 1 型糖尿病的基石，患者需依赖胰岛素维持生命。1 型糖尿病不能单独采用口服降糖药物治疗。目前不推荐用口服药物治疗 1 型糖尿病。

七、1 型糖尿病胰岛素治疗

由于胰岛素分泌绝对不足，1 型糖尿病患者需终身使用胰岛素替代治疗以维持生命。

（一）胰岛素的种类和剂型

根据来源可将胰岛素分为动物胰岛素、人胰岛素和胰岛素类似物；根据其作用时间可分为速效（超短效）胰岛素类似物、短效（常规）胰岛素、中效胰岛素、长效胰岛素（包括长效胰岛素类似物）和预混胰岛素（包括预混胰岛素类似物）；根据其效用特点可分为餐时胰岛素、基础胰岛素，常见制剂如下。

1. 餐时胰岛素：包括速效胰岛素类似物和短效胰岛素。

（1）速效胰岛素类似物：如门冬、赖脯和谷赖胰岛素等因具有特殊的结构特点，而具有更快的吸收速度及更短的起效时间。资料显示，儿童及青少年患者使用速效胰岛素类似物后低血糖的发生频率明显下降。门冬胰岛素批准使用年龄在 2 周岁以上，赖脯胰岛素则在 12 周岁以上。由于速效胰岛素类似物在餐后即刻注射也能达到餐前注射的效果，故对于进食不规律的学龄前患儿可考虑在餐后根据进食量立即注射。

（2）短效胰岛素：是目前儿童患者中应用最广的胰岛素制剂。与速效胰岛素类似物相比，短效胰岛素吸收入血的速度相对缓慢，一般在进餐前 30 分钟注射，以使胰岛素的吸收峰与餐后碳水化合物的吸收峰相吻合。

2. 基础胰岛素：包括中效胰岛素（NPH）和长效胰岛素及其类似物。

（1）NPH：因在皮下吸收缓慢较短效胰岛素具有更长的作用时间。NPH 一般需每天注射 2 次。由于 NPH 的吸收峰值出现在注射后 5～7 小时，为降低夜间低血糖发生风险，单用 NPH 时应尽量在睡前给药。

（2）长效胰岛素及其类似物：包括动物长效胰岛素与长效人胰岛素类似物。长效胰岛素类似物能够更好地模拟生理性基础胰岛素分泌，较中效胰岛素日间变异性更小，低血糖发生率更低。目前，常用的长效人胰岛素类似物有甘精胰岛素和地特胰岛素，通常每天注射 1 次以达到稳定的基础胰岛素水平。部分使用地特胰岛素的患者，由于其作用时间相对较短，可能会需要注射 2 次长效胰岛素。对儿童患者，甘精胰岛素已在欧洲获得批准可用于 2 周岁以上患者，但在国内建议用于 10 周岁以上患者；地特胰岛素在国内已获得批准可用于 6 岁以上的患者。

（二）胰岛素治疗方案的选择

胰岛素的治疗方案应尽可能模拟生理性胰岛素分泌的模式，包括基础胰岛素和餐时胰岛素两部分的补充。方案的制订和执行要根据病情，同时兼顾患者及其家人的经济情况、生活方式和个人选择。

1. 强化胰岛素治疗方案

推荐所有的 1 型糖尿病患者采用强化胰岛素治疗方案。DCCT 研究及其后续的研究证实：通过强化胰岛素治疗，控制体重和自我管理教育等方式，可以降低患者多种慢性并发症的发生。随机临床试验也显示基础加餐时胰岛素或持续皮下胰岛素输注方案比每天 2 次预混胰岛素治疗方案的血糖控制水平更好，低血糖发生的机会更少。常见的强化方案包括以下 2 种：①持续皮下胰岛素输注（CSII）也称胰岛素泵治疗，是采用人工智能控制的胰岛素输入装置，通过持续皮下输注胰岛素的方式，模拟胰岛素的生理性分泌模式从而控制高血糖的一种胰岛素治疗方法。CSII 更有利于 HbA1c 控制和生活质量的提高，减少严重低血糖的发生风险。CSII 治疗模式适合多剂量胰岛素注射方案（MDI）控制不佳的 1 型糖尿病，尤其是血糖波动大，反复发生酮症酸中毒，无感知低血糖、频发低血糖、夜间低血糖，“黎明现象”明显，胃轻瘫或进食时间长的患者以及 1 型糖尿病合并妊娠或准备妊娠的 1 型糖尿病患者。胰岛素泵治疗时可选用的胰岛素为短效胰岛素或速效人胰岛素类似物，NPH、长效以及预混胰岛素不能用于 CSII 治疗。与每天 MDI 相比，CSII 虽然前期花费明显增加，但卫生经济学研究显示，CSII 较 MDI 可以延缓并发症的发生。CSII 只有在有很好的糖尿病自我管理能力和有很强的良好控制糖尿病意愿的患者中使用才能发挥出其独特的优势。②基础加餐时胰岛素治疗：是目前 1 型糖尿病患者最常用的强化方案。根据正常人的胰岛素分泌模式，一般三餐前用短效胰岛素或速效胰岛素类似物，睡前用中效（有些患者需要早餐前也注射 1 次）或长效胰岛素或其类似物。

2. 非强化胰岛素治疗方案

（1）每天 1 次中效或长效胰岛素方案：不推荐 1 型糖尿病患者使用 1 天 1 次的胰岛素注射方案，仅少数蜜月期患者短期内通过每天使用 1 次中效或长效胰岛素来控制血糖。

（2）每天 2 次预混胰岛素：尽管推荐所有 1 型糖尿病患者均应尽早及长期使用强化胰岛素治疗方案，但部分患者，如处于蜜月期或不能坚持强化胰岛素治疗方案的患者可短期使用预混胰岛素治疗。目前，可以提供的超短效、短效和中效胰岛素的预混制剂比例有 25 ∶ 75、30 ∶ 70 和 50 ∶ 50。预混胰岛素使用便捷，但由于比例固定，不易进行剂量调节，可能影响血糖达标。近年来，有学者提出每天 3 次预混胰岛素方案可达到与基础加餐时胰岛素方案类似的血糖控制效果，但目前该方案仍缺乏在儿童、青少年 1 型糖尿病患者中循证医学的证据。

（三）胰岛素的剂量

1. 初始胰岛素剂量的设定

在强化多次胰岛素注射治疗方案中，中效或长效胰岛素可能占日总剂量的 30%～50%，其余 50%～70% 的常规或超短效胰岛素分配在 3 次餐前给药。初始时可以按照三餐 1/3、1/3、1/3 分配。餐前大剂量的准确计算要根据餐前血糖值、饮食种类、数量，特别是碳水化合物含量以及体内的活性胰岛素来确定，并要充分考虑进食后体力活动量的大小。使用胰岛素泵治疗方案的患者，可根据平时血糖水平以及体重情况确定初始推荐剂量，一般为 0.4～0.5 IU/（kg・d），如已接受胰岛素治疗，可根据患者血糖控制情况进行调整。按照全天胰岛素总量的 40%～60% 设定基础量，根据血糖控制的需要可设置为一个或多个时间段，在运动或某些特殊情况时，可相应地设定临时基础输注率。剩余胰岛素可按照 1/3、1/3、1/3 或者 1/5、2/5、2/5 分配至三餐前注射。临时进餐前可根据食物中碳水化合物含量和碳水化合物系数（该患者每 1 单位胰岛素所能平衡的碳水化合物克数）计算临时胰岛素注射量，血糖高于目标血糖值时可以通过校正胰岛素注射量来加强血糖的控制。在每天 2 次预混胰岛素治疗方案中，通常早晨需要胰岛素的量较多（约 2/3）而晚上较少（约 1/3）。这个方案中约有 1/3 的胰岛素剂量为短效胰岛素，大约 2/3 为中效胰岛素，但该比例会随着年龄增长和生长发育而改变。

2. 每天所需胰岛素总量

一般来说，缓解阶段 1 型糖尿病患者每日胰岛素总量通常< 0.5 IU/（kg · d），青春期前儿童通常需要 0.7～1.0 IU/（kg · d），青春期需求可能使胰岛素剂量大幅上升，超过 1.0 IU/（kg · d），甚至高达 2.0 IU/（kg · d）。就儿童和青少年而言，胰岛素的“正确”剂量是达到最佳血糖控制而不引起明显低血糖反应，同时能保障其正常的生长发育。

3. 胰岛素剂量的调整

胰岛素剂量调整的原则是根据 SMBG 或 CGM 的监测结果进行个体化的调整。必须在专业医师指导下进行胰岛素剂量调整。当初始胰岛素治疗，血糖剧烈波动，频繁发生低血糖，应激状态（如创伤、精神打击、悲伤、恐惧、惊吓、劳累过度等），月经前后，妊娠期，治疗方案变动（如胰岛素泵与多次皮下注射胰岛素治疗转化），饮食和运动等生活方式发生改变时，应注意及时调整胰岛素剂量。一般根据患者进食碳水化合物情况及与目标血糖的差异为基础进行剂量调整。在非夜间低血糖所致的晨起空腹血糖升高时应增加前一日晚餐前或者睡前的中效或长效胰岛素用量。餐后血糖高则增加餐前速效或短效胰岛素用量。午餐前及晚餐前血糖水平升高，如果使用基础胰岛素，则增加早餐前基础胰岛素剂量/午餐前常规或速效胰岛素的量。当使用速效胰岛素作为餐前大剂量注射方式时，也可调整饮食中碳水化合物的比例。建议记录 SMBG 结果，在专科医师指导下进行剂量调整。黎明现象的处理：患者早晨觉醒之前血糖水平易升高，机制为夜间生长激素水平增高，胰岛素抵抗及肝脏葡萄糖产生增加。尤其以青春期 1 型糖尿病患者最为常见，较难处理；如黎明现象不影响 HbA1c 达标则可以不做处理；如黎明现象影响了 HbA1c 达标，可将预混 2 次胰岛素方案改为基础加餐时胰岛素类似物或胰岛素泵治疗，也可将睡前胰岛素改为作用时间更长的胰岛素并监测夜间有无低血糖发生。

（四）胰岛素治疗的不良反应和并发症

胰岛素治疗的全身不良反应主要包括低血糖、水肿、屈光不正和过敏。低血糖是最常见的胰岛素不良反应。强化治疗的患者发生严重低血糖的风险比非强化治疗患者高 2～3 倍。发生低血糖的原因有胰岛素用量过大，注射胰岛素后未按时进食或进食量太少、活动量过大或时间过长等。部分患者可出现水肿，多见于面部及四肢，继续使用一段时间后常可自行消失。初治患者常出现屈光不正，表现为视物模糊、远视，当血糖控制稳定后，症状迅速消失，常无须处理。极少数患者使用胰岛素后可出现荨麻疹、血管神经性水肿、紫癜等，个别甚至可出现过敏性休克。局部不良反应主要包括皮下脂肪增生以及注射部位疼痛。皮下脂肪增生是胰岛素治疗中最常见的局部并发症，部分患者注射部位皮肤红肿、发痒、皮下硬结、皮下脂肪萎缩或增生。皮下脂肪增生会导致胰岛素吸收延迟或不稳定，对糖尿病的管理造成不利影响。一旦发现注射部位有疼痛、凹陷、硬结的现象出现，应立即停止在该部位注射，直到症状消失。少数患者会出现注射部位疼痛。避免和减轻疼痛的方法有：室温保存正在使用的胰岛素，待消毒部位酒精彻底挥发后进行注射，避免在体毛根部注射，选用直径较小、长度较短的针头，每次使用新针头等。

（五）胰岛素注射装置

优良的注射装置可保证一定的注射深度和剂量以及药效的稳定发挥。目前，常用的注射装置包括注射器、注射笔和胰岛素泵等。胰岛素专用注射器价格便宜，并允许将不同类型的胰岛素制剂进行混合以减少每日的注射次数。其缺点是在每次注射前抽取胰岛素，携带和注射也较为不便，不利于注射剂量的准确性，现临床使用逐渐减少。但仍推荐所有 1 型糖尿病患者掌握胰岛素专用注射器的方法，以备注射笔或胰岛素泵出现障碍时使用。胰岛素注射笔目前使用最为常见，应注意同一品牌的注射笔只能与同一品牌的胰岛素搭配使用。胰岛素泵使用过程中必须严格遵循说明书进行安装调试、更换耗材及日常护理。

（六）胰岛素的贮存

温度是影响胰岛素效果的重要因素。在低于 0 ℃的条件下，胰岛素的活性会遭到破坏；一旦温度超过 25 ℃，胰岛素的活性会降低。未开封的胰岛素应储藏在 2～8 ℃的环境中，避免冷冻和阳光直射，防止反复震荡。已开封的胰岛素可室温保存，但随着存放时间的延长，药物效价呈下降趋势，因此应尽量减少药液开启后的存放时间。值得强调的是，胰岛素是 1 型糖尿病治疗的“双刃剑”。接近生理模式的胰岛素替代及良好的血糖控制是治疗的目标。然而，目前尚无某一种胰岛素或胰岛素组合方案能够完全模拟生理情况下胰岛素的分泌。无论选择何种胰岛素或胰岛素组合方案治疗，都必须充分考虑患者病情、家庭的教育水平、年龄、成熟程度及个人意愿等因素。胰岛素的剂量设定需个体化、随时调整，同时要警惕严重低血糖的发生。

八、胰岛及胰腺移植

自身免疫性 1 型糖尿病是胰岛细胞特异性自身免疫性疾病，需终身依赖外源性胰岛素治疗。胰腺移植和胰岛移植是目前唯一可部分或完全恢复生理性胰岛素分泌的治疗方法。

1. 胰腺移植

胰腺移植已成为治疗 1 型糖尿病，特别是伴终末期肾脏疾病患者的有效方法。在各种脏器移植中胰腺移植是仅次于肾脏移植、肝脏移植与心脏移植，占第 4 位的器官移植。胰腺移植能为糖尿病患者提供具有正常功能的胰腺组织，术后能生理性调节胰岛素的分泌，维持正常血糖，阻止和逆转糖尿病并发症的发生，使患者术后的健康状况明显好转，生活质量大大改善。在临床上胰腺移植分为三种类型：①胰肾联合移植，包括分期胰肾移植和同期胰肾联合移植；②肾移植后胰腺移植；③单纯胰腺移植。推荐胰腺移植用于治疗 1 型糖尿病的指征：①糖尿病合并尿毒症或即将进展为尿毒症准备接受肾移植术患者，这类患者可以行 SPK 或 PAK 手术，其中 SPK 的胰腺存活率高于 PAK。② PTA 手术仅适于下列情况：a. 频繁出现严重的急性并发症包括低血糖、严重高血糖、酮症酸中毒；b. 由于临床或精神原因导致外源胰岛素无法使用者。胰腺移植术后并发症的发生率高，包括术后血栓形成、移植局部感染、移植胰腺炎、吻合口漏和排斥反应等，占胰腺移植失败原因的 9%。急性排异反应和慢性排异反应是引起移植胰岛功能丧失的主要原因。尽管随着新型免疫抑制剂的应用、移植技术的日臻成熟，胰腺移植受体及器官存活率有所提高，但由于创伤性大和术后潜在的严重并发症风险，故胰腺移植绝大多数用于同时需要接受肾脏移植的患者。

2. 胰岛移植

胰岛移植是将供者胰腺中的胰岛经体外提取和纯化后通过肝门静脉移植到肝脏，以弥补严重胰岛功能丧失，改善脆性糖尿病状态，稳定糖代谢。胰岛移植方式更接近生理状态下的胰岛素代谢途径，较胰腺移植具有安全、简单、不良反应轻等优点。胰岛细胞移植能使 1 型糖尿病患者长期获益，包括长期微血管并发症发生风险降低，生活质量改善，严重低血糖反应显著减少或消除。临床胰岛移植技术经历近 40 年的探索，发展至今无论是胰岛分离技术还是移植治疗途径与免疫抑制方案均取得了长足的进步。在临床上胰岛移植分为三种类型：①胰岛细胞移植；②肾移植后胰岛移植；③胰岛细胞联合肾脏移植。胰岛移植用于治疗 1 型糖尿病的指征包括：①年龄 18～65 岁；②血清 C 肽＜0.3 ng/mL 或＜100 pmol/L；③需要强化糖尿病治疗（血糖测定≥3 次/日，注射胰岛素≥3 次/日，或需装置胰岛素泵）；④近 12 个月内发生 1 次以上严重低血糖事件；⑤糖尿病患者因肾功能不全行肾移植时间≥3 个月，目前采用钙抑制剂免疫抑制治疗，肾功能稳定，胰岛移植前 3 个月肌酐不超过正常上限的 1.3 倍。同其他器官移植类似，胰岛移植后仍存在受体对胰岛移植物因慢性免疫排斥而导致的胰岛功能随移植时间延长而逐渐降低。目前，影响胰岛移植效果的主要因素有：①移植胰岛的数量；②移植胰岛的质量；③移植部位；④免疫排斥。随着新型免疫抑制剂的开发及免疫耐受诱导方案的发展，异种胰岛移植也有望成为糖尿病治疗的有效方法。胰岛移植成功指胰岛移植接受者脱离胰岛素注射治疗或胰岛素用量减少伴脆性糖尿病改善。胰岛移植失败指胰岛移植后仍无胰岛素分泌，血清空腹 C 肽＜0.3 ng/mL 或＜100 pmol/L。在我国，仅有个别医院报道个别短期胰岛移植成功的病例。长期、大样本的胰岛移植成功病例尚没有报道。

九、胰肾联合移植

1 型糖尿病患者由于自身免疫损伤造成胰岛 β 细胞被破坏，使得体内胰岛素绝对缺乏。高血糖导致的糖尿病肾病及心血管、视网膜等并发症严重影响患者生存质量和寿命。外源性胰岛素虽然可以有效地控制血糖，显著延缓糖尿病肾病及心血管并发症的发生，却不能从根本上解决上述问题，且反复地测定血糖和注射胰岛素严重影响患者的生存质量。随着新型强效免疫抑制剂的临床应用、器官保存技术的改进和移植手术方式的日趋成熟，胰肾联合移植越来越成为治疗 1 型糖尿病肾病、尿毒症期患者的有效方式。移植后良好的血糖控制有效防止了糖尿病肾病的发生，并有利于血脂、血压的改善。

十、干细胞治疗

目前，干细胞治疗糖尿病尚处于临床应用前的研究和观察阶段，尚不能用于临床常规治疗。

十一、手术治疗

超重在 1 型糖尿病患者中日益常见，这对糖尿病的病程进展影响巨大。肥胖症和胰岛素抵抗不仅能使年轻 1 型糖尿病患者的病情进展更为迅速，还能使治疗变得更加困难和棘手。肥胖症和代谢综合征可以使 1 型糖尿病患者出现严重的微血管和大血管并发症，而对其进行强化胰岛素治疗则可使机体的合成代谢和体质量进一步增加，胰岛素抵抗进一步加重，并发症问题更加严重和突出，从而形成恶性循环。因此，针对 1 型糖尿病患者肥胖症和胰岛素抵抗的治疗已经得到临床医师的广泛重视。研究表明，二甲双胍、胰高血糖素样肽 1 受体激动剂和钠－葡萄糖协同转运蛋白 2 抑制剂等联合胰岛素治疗能够有效减轻 1 型糖尿病患者的体质量、改善胰岛素抵抗、稳定血糖和降低并发症发生率。

代谢手术在治疗肥胖型 2 型糖尿病中的价值已经被确认。荟萃分析表明，接受代谢手术治疗的肥胖型 2 型糖尿病患者的 2 型糖尿病改善率为 86.6%，治愈率为 78.1%。此外，代谢手术还可以降低 2 型糖尿病患者的并发症风险，改善患者的生活质量。目前，关于代谢手术治疗1型糖尿病的循证医学证据较少，但这些极为有限的临床证据均提示代谢手术亦能降低1型糖尿病患者的胰岛素用量，改善糖化血红蛋白水平。

1. 手术方式的选择

目前，在临床上广泛开展的代谢手术，即Roux-en-Y胃旁路术、可调节胃束带术、袖状胃切除术和胆胰转流-十二指肠转位术均曾被用于肥胖型1型糖尿病的治疗，其中关于RYGB的报道最多（n=70，占总例数的65%），其他还有迷你胃旁路术和单吻合口十二指肠回肠短路术。由于缺乏关于各种术式优劣比较的研究，故治疗肥胖型1型糖尿病患者的最佳术式尚未被明确。目前，术式选择更多取决于外科医师的个人喜好。对于肥胖型2型糖尿病患者，转流型术式相对于非转流型术式，能够使患者的体质量减轻和代谢获益更为明显，因此外科医师更倾向于选择RYGB来治疗肥胖型2型糖尿病。对于中等手术风险的1型糖尿病患者，RYGB的风险/获益比同样介于限制型手术（AGB）和吸收不良型手术（BPD-DS）之间，故可能因此导致了RYGB在肥胖型1型糖尿病的治疗中被较多采用。SG是近年来得到迅速发展的新术式。目前认为，SG对于血糖控制的短期疗效等同于RYGB，远期疗效仍有待于进一步观察。有研究表明，SG的体质量减轻效果、代谢获益和手术风险均介于AGB和RYGB之间。Lannoo等认为，临床上更容易预测SG后1型糖尿病患者碳水化合物和脂溶性营养物的摄入和吸收水平，因此有利于医护人员更加精确地对患者进行血糖管理。据此可以推测，SG治疗肥胖型1型糖尿病的比例会随着时间推移而逐渐增加。

2. 代谢手术对肥胖型1型糖尿病患者体质量和血糖的影响

有研究表明，肥胖型1型糖尿病患者不管接受何种代谢术式，术后体质量均会明显下降。Kirwan等的荟萃分析表明，1型糖尿病患者的平均BMI从RYGB前的（41.9±3.0）kg/m^2下降至术后的（31.0±2.6）kg/m^2（$P<0.05$），而接受其他代谢手术的1型糖尿病患者在术后也能观察到体质量下降。目前，仅有的3篇关于代谢手术治疗1型糖尿病和2型糖尿病的对比研究表明，1型糖尿病和2型糖尿病患者的术后体质量减轻程度一致。而就胰岛素的日需要量而言，Kirwan等纳入的10篇病例总结中有9篇表明，肥胖型1型糖尿病患者的术后胰岛素用量明显减少，体质量调整后的胰岛素日需要量（每公斤体质量下的胰岛素用量）显著下降，只有1篇文献表明，患者在代谢手术后8个月胰岛素日需要量才有短暂下降。然而，与体质量和胰岛素日需要量显著下降相比，糖化血红蛋白水平的变化情况在各研究中不同，这可能与临床研究样本量太小而不足以显示出其真实变化情况有关。此外，临床研究设计不同、患者存在选择性偏倚、手术方式不同等也会使各研究的结果不同。Kirwan等的荟萃分析表明，患者手术前后的平均糖化血红蛋白水平分别为（8.4±1.3）%和（7.9±1.1）%，术后下降幅度较小，但与术前相比差异有统计学意义，说明代谢手术有助于改善肥胖型1型糖尿病患者的长期血糖控制水平。Ashrafian等的Meta分析也得出了相似的结论。

3. 代谢手术的安全性和相关并发症

就单纯性肥胖症和肥胖型2型糖尿病患者而言，代谢手术是一种非常安全的术式，术后并发症的发生率和死亡率并不高于胆囊切除术和阑尾切除术。现有的文献表明，代谢手术治疗肥胖型1型糖尿病也非常安全，但这些临床研究包含的样本量普遍较少，以回顾性研究和观察性病例报道为主，因此可能会低估术后不良事件的发生率。迄今为止，尚没有关于代谢手术导致肥胖型1型糖尿病患者死亡的报道。代谢手术相关并发症包括出血、胃肠吻合口漏、边缘性溃疡和静脉血栓形成等。此外，还有两种特殊并发症需要被关注。多项研究表明，肥胖型1型糖尿病患者术后会出现剧烈的血糖波动，表现为糖尿病酮症酸中毒和严重的低血糖。究其原因，胃肠道解剖结构的改变会使葡萄糖的吸收动力学发生变化，而这种新的葡萄糖吸收动力学会使胰岛素分泌更加复杂，故会导致严重的低血糖或高血糖。此外，术前高血糖控制不佳、麻醉和手术应激、围手术期胰岛素调控不佳、术后感染、术后经口进食不佳、术后脱水等都会增加患者发生酮症酸中毒的风险。文献表明，肥胖型 1 型糖尿病患者在接受代谢手术后，酮症酸中毒的发生率为 20%～25%。为降低这两种并发症的发生风险，医师需加强对患者的围手术期管理，并提倡进行多学科综合治疗。内分泌科医师需参与到患者围手术期和术后长期的糖尿病治疗过程中，并积极对患者进行糖尿病宣教，这样将有助于降低患者术后低血糖和酮症酸中毒等代谢并发症的发生风险。还有文献报道了 1 型糖尿病患者在代谢手术后发生的胃肠道动力性并发症，如长时间麻痹性肠梗阻、顽固性恶心呕吐、急性残胃扩张等。病程较长的 1 型糖尿病患者术后还可能出现自主神经病变和胃瘫。

4. 代谢手术改善肥胖型 1 型糖尿病患者血糖的机制

代谢手术改善 1 型糖尿病患者血糖的具体机制目前尚不清楚。1 型糖尿病最显著的特征是：胰岛 β 细胞因自身免疫性因素而受损，胰岛素分泌绝对不足。对于 2 型糖尿病患者而言，代谢手术可以增加胰岛的体积，增强胰岛细胞的功能和活力。对于病程较长的 1 型糖尿病患者，有功能的胰岛 β 细胞残存量极少或者完全丧失，迄今为止尚没有证据表明代谢手术可以使此类患者重新分泌足够量的胰岛素。因此，代谢手术后，1 型糖尿病患者糖化血红蛋白水平的降低程度没有 2 型糖尿病患者显著。代谢手术的基本原理是通过各种方式处理消化道，使患者术后的热量摄入和营养吸收减少，继而增加自身多余的脂肪消耗从而达到减重目的。代谢手术改善肥胖型 1 型糖尿病患者术后血糖的机制有以下几个方面：①代谢手术后机体总热量摄入下降，宏量营养素的摄入比例（特别是葡萄糖）变化，使机体胰岛素总需要量下降；②代谢手术引起体质量下降，继而降低肝脏和骨骼肌的脂毒性，改善因肥胖而导致的慢性低度炎性环境，进而缓解肥胖相关性胰岛素抵抗；③转流型代谢手术后肠促胰岛素分泌增加，肠促胰岛素信号通路也可能参与了肥胖型 1 型糖尿病患者术后的血糖改善过程；④胆汁酸代谢通路也可能参与其中。

十二、基因治疗

尽管皮下注射胰岛素、口服降糖药等可以缓解糖尿病患者的高血糖，但是这些治疗措施只是暂时性的，并不能从根本上彻底治疗糖尿病及阻止其他并发症的发生。随着人们对糖尿病本质的深层次揭示和现代分子生物学手段的发展，针对由胰岛素分泌缺乏引起的 1 型糖尿病基因治疗手段逐渐丰富。基因治疗是通过基因水平的改变来治疗疾病的方法。它是指将正常的功能基因或新基因以一定的基因转移方式导入患者体内，表达出患者体内缺失或表达异常的蛋白质，重新赋予其正常的或新的生理功能。目前，基因治疗主要采用四种方法：①基因矫正，将致病基因的异常碱基进行纠正，而正常部分予以保留；②基因置换，用正常基因置换病变细胞内的致病基因；③基因增补，不去除异常基因，将目的基因导入病变细胞或其他细胞，使其表达产物补偿缺陷基因的功能，或使原有的功能得到加强；④基因失活，在翻译和转录水平阻断某些基因的异常表达。

1. 转入基因

在胰岛素原向胰岛素转变过程中，2 个内切蛋白酶 PC2 和 PC3 起关键作用。PC3 识别 B 链与 C 肽连接处的 Arg－Arg 序列，PC2 的识别序列是 C 肽与 A 链之间的 Lys－Arg。由于除胰岛 β 细胞外的其他细胞中不表达这两种蛋白酶或表达水平相对较低，通常情况下胰岛素的加工、成熟及分泌只能在胰岛 β

细胞中完成。若要使外源性的胰岛素原在非β细胞中转化为成熟的胰岛素，就要对外源DNA进行一些改造。由于弗林内切蛋白酶存在于多种非胰岛β细胞中，如果能将胰岛素A链与C肽或B链与C肽连接处改造成furin酶切位点，这样外源性胰岛素原就能在非胰岛β细胞中加工、成熟并分泌。非肝源性细胞系，如HEK293和成肌细胞系，瞬时转染用furin酶识别序列修饰的人胰岛素的cDNA可以成功恢复胰岛素原的翻译后加工，产生具有生物活性的胰岛素。因此，直接将胰岛素基因转入体内的非胰岛β细胞中，并使得胰岛素能在这些细胞中加工分泌一直是糖尿病基因疗法的重要突破点。

2. 受体细胞的选择

协调一致的胰岛素生物合成、分泌是胰岛β细胞对营养物质，特别是葡萄糖刺激的反应。血糖是胰岛素合成和分泌的主要生理调节物，其作用大小与葡萄糖在β细胞内的代谢率成正比。葡萄糖是通过葡萄糖转运蛋白2进入β细胞的，进入的快慢与血糖浓度高低和血糖浓度变化的快慢有关。目前认为，葡萄糖激酶可能是葡萄糖浓度的感应器，此酶的活性对调节胰岛素合成起关键作用。由于Ca^{2+}通道阻滞剂（维拉帕米）可阻断葡萄糖的效应，故Ca^{2+}也可能是葡萄糖信息传递中的重要因素。体外实验证明，在葡萄糖刺激下，几分钟内胰岛素合成可增加5～10倍，如刺激持续，则合成持续增加。β细胞虽然贮存有大量的胰岛素，但在最大刺激时仍仅分泌一部分胰岛素，而胰岛素的合成总是与血糖急性变化有关。胰岛素的合成、贮存和分泌是不可分割的整体过程。理想的情况是：β细胞的替代细胞也应在葡萄糖的调节下表达胰高血糖素样肽1（GLP-1）来控制餐后胰岛素分泌，神经元也需要通过垂体腺苷酸环化酶激活肽（PACAP）和血管活性肠肽（VIP）诱导代谢应激下的通路来控制葡萄糖代谢。因为肝细胞具有与β细胞类似的一些特点，能够表达β细胞分泌胰岛素时所需的特异性葡萄糖转运蛋白和葡萄糖激酶，且肝细胞在中间代谢和代谢产物的储存方面均能发挥关键作用，因此肝细胞是较常选用的靶细胞。Lee等将人胰岛素原的C肽侧链用一个七肽短链（Gly-Gly-Gly-Pro-Gly-Lys-Arg）代替，并将编码这一胰岛素类似物的基因导入糖尿病鼠肝细胞内，结果发现此胰岛素类似物具有正常胰岛素20%～30%的生物学活性，可以有效地降低血糖达40天。此外，研究还证实这一治疗可以刺激相关β细胞转录因子，如PDX1、Neurod1、INS1等的表达。更令人欣慰的是，治疗组的大鼠肝功能较正常大鼠并无明显变化。尽管具体的机制尚待进一步研究，但这一实验为肝细胞作为糖尿病替代基因治疗的靶细胞奠定了基础。胰岛β细胞一个显著的特点是控制胰岛素原的转录和翻译并为其提供一个稳定的分泌途径诱导其分泌。虽然肝细胞具有由葡萄糖激酶和葡萄糖转运蛋白2组成的葡萄糖感应系统，但是它们并没有完善的调节分泌途径。同样地，虽然神经内分泌细胞可以存储胰岛素分泌颗粒并且可以对其进行调节分泌，但它们缺乏葡萄糖感应机制。因此，无论是肝细胞还是神经内分泌细胞都不能成为理想的β细胞替代物。相比之下，存在于十二指肠和空肠的K细胞被认为是目前最适合的靶细胞，因为它可以像胰岛β细胞一样实现GK、GLUT2和PC的表达，使胰岛素的合成和分泌在血糖的控制下有序进行。研究证实，含K细胞特异性启动子驱动的人胰岛素原基因表达的转基因动物模型在缺乏β细胞的情况下，葡萄糖内环境仍然可以得到稳定的控制。然而，因为肠上皮细胞更替迅速，并且只有1%的肠上皮细胞群是肠内可分泌细胞，所以还需要大量的研究工作来分离和鉴定哪些肠内分泌细胞是可以针对性地实现目的基因的长期表达，同时又是可以有效分泌胰岛素的最佳靶细胞。

3. 基因转入的方法

为了确定一个转入胰岛素基因最有效的方法，病毒和非病毒作为载体都已经通过胰岛素基因转染实验的测试。虽然病毒载体和非病毒载体在传递系统中都有各自的优缺点，但是病毒载体更利于在各种靶细胞中进行转导。

（1）病毒载体介导的基因转入：腺相关病毒（AAV）载体由于其能将外源基因定点整合至宿主细胞上，而在近年来备受重视。AAV 为单链 DNA 病毒，是一种缺陷型病毒，只有与腺病毒、单纯疱疹病毒等共感染时才能进行有效复制。与其他载体病毒相比：① AAV 无致病性，并且在受染体上不会引发免疫反应；②宿主范围广，并可感染非分裂细胞；③ AAV 载体可将外源基因定点整合到人类 19 号染色体长臂，基因表达稳定；④ AAV 是一种无包膜病毒，对各种理化处理稳定，易于分离纯化。AAV 也有一些缺陷，如病毒滴度低、感染效率低、外源基因容量小。AAV 载体目前已应用于临床治疗囊性纤维化病。最近的研究表明，腺病毒（Ad）是较好的有效载体系统。它可以选择性地将基因转移到胰岛，但是要经受免疫应答反应和载体的细胞毒作用。完全删除病毒成分的腺病毒载体可以避免这一问题，它没有毒不良反应，可以选择性地将基因转移到胰岛上，且胰岛素的表达具有长效性和高效性，基因突变率低，对体内重要基因的表达几乎不产生影响。就可用的病毒载体而言，慢病毒载体（lentivirus）在安全、稳定、效率方面是胰岛素基因治疗中的最佳选择。相对于只能感染分裂细胞的腺病毒载体，慢病毒载体对非分裂细胞也有作用。Ren 等使用慢病毒载体将具有弗林蛋白酶作用位点的胰岛素基因导入链脲霉素诱导的 1 型糖尿病大鼠肝脏中，从注入之时起，治疗组的糖尿病大鼠血糖即迅速下降，到注入 5 天时，胰岛素基因转染组的大鼠血糖已趋于正常，并且持续了 500 天。除血糖外，治疗组的大鼠体重仅在 135～175 天时略微下降，其他时间均无明显异常。而对照组的糖尿病大鼠血糖持续维持在 30 mmol/L 左右，且体重不断下降直至死亡。产生这一结果的原因或许与胰岛素基因表达、诱导肝脏产生胰岛素并调节胰岛素的释放有关。

（2）非病毒载体介导的基因转入：20 世纪 80 年代已有学者将含有胰岛素基因的质粒与中性脂质体作用后注入大鼠体内，发现在肝组织中可检测到转入基因的存在，并获得一过性血糖下降和血浆胰岛素水平升高。1987 年起出现了一系列阳离子脂质体转染试剂，DNA 通过与阳离子之间的相互作用形成 DNA–脂质体复合物再被细胞捕获并最后表达，这大大提高了脂质体的基因转染效率。人们还在持续不断地寻找和改进能提高基因表达效率的分子生物学手段，如以低压脉冲电流介导的体内转染方法——电穿孔法能显著提高基因表达效率，也被用于胰岛素基因的体内转染，其安全、高效的特点正受到人们越来越多的关注，成为一种很有前途的体内转染方法。

4. 刺激新的 β 细胞再生

在胰岛 β 细胞发生、发育、分裂的过程中，需要大量因子进行调节。各种基因的开启、各种蛋白质的失活与激活都由一套精密的程序决定。基于这一理论，人们将胰岛 β 细胞发生、发育所必需的因子导入体内来促进 β 细胞的成熟。研究人员于 2000 年首次采用胰岛发育因子胰腺十二指肠同源异型盒基因 1 等促使非内分泌细胞转变为胰岛细胞或者 β 细胞显型来取代胰岛移植进行 1 型糖尿病治疗的研究。PDX–1 蛋白是胰岛素基因转录的主要调节因子，它对于胰腺的发育和维持胰岛 β 细胞特异基因的表达是必要的。胰腺中的全部细胞在器官形成时均有 *PDX-1* 基因的表达，而在成体后，*PDX-1* 基因仅表达于胰岛 β 细胞。利用 *PDX-1* 基因对非 β 细胞进行直接或间接修饰将会成为糖尿病基因治疗中一个极具潜力的发展方向。Raikwar 和 Zavazava 将 *PDX-1* 基因转入小鼠的胚胎干细胞，使其大部分分化为胰岛素产生细胞。Talebi 等将以慢病毒为载体的 *PDX-1* 基因导入骨髓间充质干细胞，通过免疫沉淀分析发现，*PDX-1* 基因和 *insulin* 基因均有表达。将这种转入 *PDX-1* 基因的骨髓间充质干细胞植入糖尿病大鼠后，大鼠血糖水平在 3 天内从 485 mg/dL 下降到正常水平。该研究数据显示，表达 *PDX-1* 基因的骨髓间充质干细胞具有基因治疗 1 型糖尿病的潜能。诱导多能干细胞是当前干细胞研究的热点，它在器官再生、修复和疾病治疗方面具有巨大的潜在应用价值。专家预测，这项技术将会被广泛应用于糖尿病干细胞移植及各种坏死脏器的自体器官移植等领域。Zhang 等在用人 iPS 治疗糖尿病的研究上取得了重大突破，成功地用 EGF 等诱导人 iPS 细胞分化，并获得 25% 的胰岛素分泌阳性细胞。Zhou 等将携带有 PDX1、Ngn3 和 Mafa 等 3 个与胰腺发育相关的转录因子的腺病毒载体注入缺乏胰岛 β 细胞的小鼠胰腺时，选择性地感染胰腺外分泌细胞，结果胰腺内大约 20% 的外分泌细胞转化成胰岛 β 细胞，小鼠病情得到缓解。虽然有研究表明 iPS 移植可能产生免疫排斥，但是，最近的两个实验却证实了将相同基因型的 iPS 细胞所分化的细胞进行移植并不会产生免疫反应或排斥，而先前的研究结果可能是使用了逆转录病毒感染的 iPS 细胞导致的。尽管有大量的研究结果证实，干细胞治疗可以使糖尿病患者在几年内不依赖胰岛素而维持正常的血糖水平，但是，将干细胞真正用于糖尿病的临床治疗还存在潜在的安全性问题。如 Kroon 等研究表明，小鼠体内移植了人胚胎干细胞来源的胰腺细胞后生成畸胎瘤或其他组织成分的概率超过 15%。另有研究表明，体外扩增的骨髓间充质干细胞也会增加肿瘤形成或转移的风险；干细胞来源的胰岛样细胞移植治疗后仍会出现免疫排斥反应，终身使用免疫抑制剂可能会给接受移植治疗的患者带来明显的不良反应等。这些安全问题都必须在细胞治疗进入临床试验前认真考虑和评估，并采取相应的应对措施。

5. 阻止胰岛 β 细胞的自身免疫，抑制胰岛 β 细胞的凋亡

1986 年，Feueren 首次采用环胞菌素 A，通过免疫抑制的方法治疗糖尿病，并收获一些疗效。此后人们就设想通过导入某种基因来阻断导致糖尿病的某一免疫环节，达到病因学上的治疗。随着对 1 型糖尿病发病机制及细胞因子在免疫应答中的调节作用等研究的进一步深入，基因免疫治疗不仅对预防糖尿病的发生而且对其治疗均有十分重要的意义。

（1）通过自身抗原诱导 β 细胞：特异性 T 淋巴细胞的免疫耐受 1 型糖尿病的病因在于中枢及外周免疫系统对 β 细胞特异性分子免疫耐受的丧失，而调节性 T 细胞在维持免疫耐受的过程中起关键作用，巨噬细胞和树突状细胞作为抗原呈递细胞和氧自由基以及其他细胞毒性因子的释放细胞在 β 细胞凋亡中起着重要作用。DNA 疫苗是近几年兴起的一种转基因治疗手段。对于一些糖尿病高危个体，其体内被证实有遗传学和体液性致病标志物存在，但是尚没有进入 β 细胞的自身免疫损坏阶段。此时可以利用 DNA 疫苗预防糖尿病的进展。研究发现，含有谷氨酸脱羧酶基因结构的 DNA 疫苗注射到大鼠体内可以引起体液免疫。如果 DNA 疫苗能够引起免疫耐受，β 细胞损坏也许是可以避免的。

（2）抑制 β 细胞的免疫损害：胰岛细胞移植中，胰岛细胞往往会受到宿主的免疫排斥反应，为克服这一移植排斥反应，有学者考虑利用基因重组技术将具有免疫抑制作用的细胞因子导入用于移植的胰岛细胞中，从而预防或减轻宿主对移植外源胰岛细胞的排斥反应。Fas（又称 CD95/APO-1）属于肿瘤坏死因子超家族的亚型，Fas 分子胞内段带有特殊的死亡结构域，它与其配体 FasL 结合可以启动凋亡信号转导而引起细胞凋亡，从而加速 1 型糖尿病的发生；而肿瘤坏死因子超家族的另一个成员肿瘤坏死因子相关凋亡诱导配体则具有相反的效果。研究人员通过对 1 型糖尿病的啮齿动物模型的研究，初步确认了 TRAIL 在糖尿病发病机制中的功能。实验证明，*TRAIL* 基因缺陷型的链脲佐菌素（STZ）诱导的大鼠模型明显比无缺陷的 STZ 大鼠模型糖尿病发病时间更早，发病率更高，并且胰岛细胞的破坏程度更大。而在非肥胖糖尿病小鼠模型中使用可溶性 TRAIL 受体阻断 TRAIL 功能后，小鼠在很短的时间内发展为糖尿病。相反，采用腺病毒运载 *TRAIL* 基因至 NOD 小鼠可以降低糖尿病的发病率。此外，将表达 *TRAIL* 基因的重组胰岛细胞植入 STZ 糖尿病大鼠的肾包膜下，糖尿病大鼠血糖在 60 天内均处于正常范围，且胰岛炎症的程度相比对照组明显减轻。TRAIL 是免疫调节反应中一个关键的因子，它可能可以通过抑制自身免疫反应来阻止 1 型糖尿病的发生。细胞因子信号转导抑制因子-1（SOCS-1）和

组织金属蛋白酶抑制剂-1（TIMP-1）参与了 TRAIL 诱导的保护作用。SOCS-1 不仅可以降低糖尿病的发病率，还可以阻断由细胞因子诱导的 β 细胞的凋亡。

十三、三级预防

自 20 世纪 70 年代证实 1 型糖尿病是由免疫介导的疾病以来，对 1 型糖尿病遗传背景、自身抗体的检测和相关免疫学机制研究的进一步深入为早期发现和预防 1 型糖尿病提供了临床实施的可能性。根据 George Eisenbarth 教授提出的 1 型糖尿病疾病模型，1 型糖尿病的三级预防主要根据 1 型糖尿病的自然病程制定，1 型糖尿病的一级预防针对的是一般人群或 1 型糖尿病的一级亲属，目的是防止自身免疫反应的启动；二级预防针对的是已有免疫学指标异常但尚未发病的人群，目的是阻止自身免疫介导的 β 细胞损害并防止临床发病；三级预防针对的是已发病的 1 型糖尿病人群，目的是保护残存的 β 细胞，加强血糖控制并且防止并发症的发生。

高危人群的筛选。联合遗传易感性和胰岛自身抗体能够较准确地对 1 型糖尿病的高危人群进行预测。1 型糖尿病是一种与环境因素相关的多基因遗传疾病；目前已经发现有 60 余种基因与其相关。与 1 型糖尿病关联最强的是位于人染色体 6p21.3 的 HLA 等位基因，其中 *HLA-DQ*（*DQA* 和 *DQB*）和 *DR* 是 1 型糖尿病最重要的易感基因。但是 85%～90% 患者的一级亲属并不同时罹患该病，单卵双生子同胞的发病危险性约为 50%，因此遗传易感性应联合其他指标检测以增加预测的准确度。胰岛自身抗体（包括 GAD-Ab、IA2-Ab、IAA 和 ZnT8-Ab）可以预测个体发生 1 型糖尿病的风险，甚至可以预测该疾病的发病年龄。单个抗体阳性者罹患 1 型糖尿病的风险约为 5%，而普通人的风险为 0.3%；2 种或 2 种以上自身抗体阳性者的患病风险更高，在出生到 10 岁间其患病风险可高达 90%。如联合 HLA 易感基因型，可进一步增加预测的准确性。目前，高危人群的筛选主要集中在 1 型糖尿病的一级亲属中。

1. 一级预防

一级预防是指控制各种危险因素，预防 1 型糖尿病的发生。目前，尚无有效的预防措施，研究主要集中在以下几个方面。

（1）饮食：主要包括牛乳蛋白和维生素 D 的相关研究。目前的流行病学调查结果尚无定论支持或反对婴儿早期牛乳喂养是 1 型糖尿病发生的危险因素。一项进行中的大型 TRIGR 研究以伴有 HLA 易感基因的 1 型糖尿病一级亲属为研究对象，研究过早暴露于牛乳蛋白是否会增加 1 型糖尿病发生的危险尚无一致定论。其他通过饮食调整预防 1 型糖尿病发病的相关措施有：减少婴儿早期摄入谷物蛋白（德国 BabyDiet 研究），增加饮食中 omega-3 脂肪酸的含量；DASIY 研究也证实鳕鱼肝油可降低 1 型糖尿病的发病风险。有研究显示，孕育有高危胎儿的母亲在妊娠第三期开始补充 ω-3 脂肪酸及维生素 D_3 可降低 1 型糖尿病的发病风险。对于补充维生素 D 是否会影响 1 型糖尿病的发生，目前尚无定论。来自病例对照研究的荟萃分析显示，维生素 D 充足的婴幼儿中 1 型糖尿病的患病率明显减少，而维生素 D 缺乏会影响免疫和代谢功能；但系统回顾性研究证实 1 型糖尿病的发病与婴幼儿时期维生素 D 的摄入无关。因此，维生素 D 的补充目前尚不能大规模地用于 1 型糖尿病的预防。正是由于多项研究结果的不一致性，多个国家联合启动了一项多中心的大型流行病学研究，即 TEDDY 研究，主要观察环境暴露是否会增加 1 型糖尿病的发病风险。母亲妊娠期的饮食（主要为鱼、奶、谷物的摄入量）、婴儿母乳喂养的时间、在 2 岁内添加各种食物的时间和数量（包括配方奶、饮用水、各种辅食）等都有详细记录。

TEDDY 研究将有助于揭示饮食与 1 型糖尿病发病之间的关系，为 1 型糖尿病的一级预防提供依据。

（2）避免病毒及细菌感染：目前已证实一系列病毒感染，如柯萨奇病毒、流感病毒、单纯疱疹病毒等与诱发 1 型糖尿病有关。适时接受相关的疫苗可以减少或缓解环境触发所致的自身免疫反应。

2. 二级预防

二级预防的主要目的是阻滞正在进行的自身免疫进程，防止临床发病。

（1）胰岛素：在过去的 10 余年中主要有三个大型的多中心研究针对 1 型糖尿病的二级预防获得了相应的结果，其中，两个是在北美进行的 DPT-1 研究。DPT-1 是一个随机对照的临床研究，目的是研究口服胰岛素是否可以预防或延缓 1 型糖尿病亲属发生临床糖尿病。研究发现，预防组每年 1 型糖尿病发生率为 6.4%，安慰剂组每年为 8.2%，两组间差异无显著性。但在研究中，确实也发现部分研究对象在疾病发展到一定程度后（高抗体水平、多个抗体存在，C 肽低）通过胰岛素治疗获得了部分改善。DPT-1 进行的另一项预防研究是探讨皮下注射小剂量长效胰岛素是否可预防糖尿病患者的一级或二级亲属发生糖尿病，研究发现，两组人群糖尿病的每年发病率和累计发病率无明显差别。因此，认为在糖尿病高危人群中，胰岛素注射并不能延缓或预防 1 型糖尿病的进展。

（2）烟酰胺：动物实验证实烟酰胺可以预防自身免疫性糖尿病，其机制可能是通过抑制 DNA 修复酶使 ADP 核糖聚合酶起作用。大型多中心研究 ENDIT 评估了高剂量烟酰胺是否可预防或延缓 1 型糖尿病一级亲属发生糖尿病，但结果证实各处理组间没有显著性差别。因此，目前认为烟酰胺并不能用于 1 型糖尿病的二级预防。尽管这些大型研究未能预防 1 型糖尿病的发病，但从另一方面证实了 1 型糖尿病二级预防的可实施性。这些研究都筛查了大量 1 型糖尿病亲属（DPT-1 研究中＞ 10 万人），研究对象的依从性非常高，并且这些大型研究证实了 1 型糖尿病的可预测性。比如在 DPT-1 高危人群中，5 年内发生糖尿病的比率为 50%，而中危人群 5 年内发生糖尿病的比率为 35%。这些研究也证实在上述二级预防试验中，由于需要严密监测糖尿病的发生，2/3 患者并未出现临床症状，而只是在常规随诊检查中被诊断出糖尿病。因此，1 型糖尿病的二级预防具有可行性，但我们需要发现新的干预方案以预防或延缓糖尿病的发生。目前，应用 CD3 单抗预防 1 型糖尿病亲属发生糖尿病的二级预防研究正在进行中，或许会给 1 型糖尿病的二级预防带来新希望。

3. 三级预防

三级预防就是强调糖尿病早期的规范治疗和管理，加强血糖控制，保护残存的 β 细胞功能，减少 1 型糖尿病并发症的发生，降低致残率和死亡率。三级预防的主要对象是 1 型糖尿病患者，尤其是新发病的患者。虽然在诊断后采取措施保护残存的 β 细胞功能并不能治愈疾病，但是 DCCT 研究表明，严格地控制血糖可以延缓微血管并发症的发生（使糖尿病眼病、糖尿病肾脏病变以及糖尿病神经病变的危险性分别降低了 76%、50% 和 60%）。DCCT 证实了血糖控制对微血管并发症作用的早期证据，随后进行的 EDIC 是一个多中心、纵向观察性研究，募集了 90% 以上的 DCCT 患者参加，28 个中心随访十余年，研究预先的血糖水平分组对微血管和大血管影响的长期效果，发现强化降糖组可使任何心血管事件风险降低 42%，心血管原因所致的非致死性心力衰竭、卒中和死亡风险降低 57%，并且证实了强化血糖控制的“代谢记忆效应”，因此 DCCT/EDIC 研究证实强化降糖治疗可以作为 1 型糖尿病患者预防并发症发生的三级预防手段。然而，严格控制血糖的同时需要避免低血糖的发生，尤其是严重低血糖事件的发生。因此，DCCT 研究组建议 1 型糖尿病患者应该在严密监护下使用强化治疗方案，确保血糖控制目标在尽可能安全的情况下接近正常。在三级预防中，应重视发现和招募新发病 1 型糖尿病患者，通过干预免疫介导的胰岛 β 细胞损害过程，保护 β 细胞，减少胰岛素用量，预防疾病的进展和并发症的发生。目前，很多三级预防临床研究集中在免疫干预方面，还有其他一些和三级预防相关的临床试验，包括比较闭环胰岛素输注系统及血糖实时监测技术是否可以较常规胰岛素输注更好地控制血糖，改善预后。

十四、1 型糖尿病理疗

1 型糖尿病患者感觉神经出现病变的主要症状为下肢感觉异常，受累最多最早的神经即为感觉神经，早期患者可无明显的临床症状，只有在进行肌电图检查时才会发觉传导速度减慢，神经冲动发生的潜伏期时间延长，当病情不断进展时，患者逐渐开始出现感觉减退（如同戴着手套、袜套的感觉）、肢体麻木症状，或者感觉有异常（如针刺感或蚁走感），甚至一些患者肢体感觉消失，尤其是对冷、热、痛的刺激毫无知觉。这些都是非常危险的现象，假如患者踩到玻璃片或钉子而导致足部受伤，但是自身却毫无知觉，没有及时发觉损伤或无法感受到水的温度，洗脚时容易烫伤，这些都是非常可怕的。还有一些患者感觉肢体或皮肤某处异常剧痛，类似于火烧感觉，如刀割一样的疼痛，患者十分痛苦，但事实上皮肤完好，没有损伤，这就是因 1 型糖尿病导致的感觉神经病变，因而患者一旦出现需立即接受治疗。

现今对 1 型糖尿病神经病变的治疗具体可分为 3 个步骤。①控制血糖。所有 1 型糖尿病患者均需要严格控制血糖，这也是最基本的治疗。最近几年，国外应用胰岛素泵对血糖进行严格控制，这也有效地控制了 1 型糖尿病患者的神经病变，临床效果显著。②在治疗神经病变的同时，要注意缓解患者的疼痛症状，具体包括药物止痛、自我护理、物理疗法、针灸及服用维生素 B 族药物等。③避免病变继续进展，严格控制血糖，血糖不可出现大幅的波动。

现在对 1 型糖尿病实施治疗时主要从以下 5 个方面入手，即运动疗法、饮食疗法、血糖监测、药物疗法及健康教育。下肢及足部的护理：1 型糖尿病患者下肢周围神经病变是导致 1 型糖尿病足最主要的原因，应实施按摩、热敷及适当的脚部运动，改善及促进下肢的血液循环，每天嘱咐患者按时用 40～45 ℃的温水泡脚，早晚各泡脚 1 次，每次 20～30 分钟。尤其要注意对脚趾间皮肤进行清洁，保持其干燥，并对脚趾进行多次按摩，直到下肢有发热的感觉。

参考文献

[1] 王力，林琴，马勤香，等. 品管圈活动在 1 型糖尿病患儿家属健康教育中的应用 [J]. 当代护士（下旬刊），2019，26（6）：1-3.

[2] 郭淑辉. 初诊 1 型糖尿病患儿及家属的健康教育 [J]. 护理实践与研究，2016，13（1）：69-70.

[3] 中华医学会糖尿病学分会. 中国 1 型糖尿病诊治指南（节选）[J]. 糖尿病临床，2013，7（4）：152-154.

[4] 中华医学会糖尿病学分会. 中国 1 型糖尿病诊治指南（节选）[J]. 糖尿病天地，2013，7（3）：108-114.

[5] 中华医学会糖尿病学分会. 中国 1 型糖尿病诊治指南（节选）[J]. 糖尿病天地·临床（下旬），2013，7（2）：55-71.

[6] 中华医学会糖尿病学分会. 中国 1 型糖尿病诊治指南（节选）[J]. 糖尿病天地·临床（下旬），2013，7（1）：6-21.

[7] 中华医学会糖尿病学分会．中国 1 型糖尿病诊治指南：胰岛素治疗、医学营养治疗、运动治疗、其他治疗方法 [J]．中国医学前沿杂志（电子版），2013（11）：48－56.

[8] 纪磊．依达拉奉对 1 型糖尿病导致心肌损伤的保护作用的机制研究 [D]．长春：吉林大学，2016.

[9] 史光军，白国立，谭雪莹，等．*PDX－1* 基因转染人脂肪间充质干细胞向胰岛样细胞分化及移植治疗 1 型糖尿病 [J]．中国组织工程研究，2017，21（13）：2062－2067.

[10] 杨平，苏若珂，邓璐，等．利用小鼠骨骼肌细胞持续表达单链胰岛素类似物进行 1 型糖尿病模型鼠的长效基因治疗 [J]．四川动物，2019，38（6）：607－615.

[11] 韩月雯，胡宗利，陈国平，等．1 型糖尿病的基因治疗进展 [J]．生命科学，2014，26（9）：949－954.

[12] 邱映华．1 型糖尿病易感基因的鉴定及功能机制研究 [D]．苏州：苏州大学，2015.

[13] 姜勇，汪欣，潘义生．代谢手术治疗肥胖型 1 型糖尿病的临床研究进展——证据和立场 [J]．中华肥胖与代谢病电子杂志，2017，3（1）：12－18.

[14] 顾成娟，王涵，仝小林．仝小林教授态靶结合辨治 1 型糖尿病经验 [J]．世界中西医结合杂志，2017（2）：178－179，244.

[15] 李宏丽，冷锦红．辨证施护在儿童 I 型糖尿病中医护理中的应用及效果评价 [J]．长春中医药大学学报，2019，35（2）：341－344.

第十章　2 型糖尿病治疗

一、2 型糖尿病健康教育

糖尿病是一种长期慢性疾病，患者日常行为和自我管理能力是糖尿病控制与否的关键之一，因此糖尿病的控制不是传统意义上的治疗而是系统的管理。糖尿病自我管理教育可促进患者不断掌握疾病管理所需的知识和技能，结合不同糖尿病患者的需求、目标和生活经验，并受循证指导。接受糖尿病自我管理教育的患者，血糖控制优于未接受教育的患者，同时拥有更积极的态度、科学的糖尿病知识和较好的糖尿病自我管理行为。

1. 基本原则

糖尿病治疗的近期目标是通过控制高血糖和代谢紊乱来消除糖尿病症状和防止出现急性代谢并发症，糖尿病治疗的远期目标是通过良好的代谢控制达到预防慢性并发症、提高患者生活质量和延长寿命的目的。为了达到这一目标，应建立完善的糖尿病教育和管理体系，主要推荐如下。①糖尿病自我管理教育和支持应以患者为中心，尊重和响应患者的个人爱好、需求和价值观，以此指导临床决策。②糖尿病患者在诊断后，应接受糖尿病自我管理教育，掌握相关知识和技能，并且不断学习。③糖尿病自我管理教育是患者的必修课，该课程应包含延迟和预防 2 型糖尿病的内容，并注重教育个体化。④当提供糖尿病自我管理教育和支持时，健康教育提供者应该考虑治疗负担和患者自我管理的自我效能和社会与家庭支持的程度。⑤医护工作者应在最佳时机为糖尿病患者提供尽可能全面的糖尿病自我管理教育。⑥糖尿病自我管理教育和支持可改善临床结局和减少花费。⑦在规范化的专科糖尿病教育护士培养基础上，为患者提供糖尿病自我管理教育。

2. 教育和管理的目标

每位糖尿病患者一旦确诊即应接受糖尿病教育，教育的目标是使患者充分认识糖尿病并掌握糖尿病的自我管理方法。糖尿病自我管理教育的总体目标是支持决策制定、管理自我行为、解决问题和与医疗团队积极合作，最终改善临床结局、健康状况和生活质量。

3. 教育和管理的形式

糖尿病自我管理教育可以是集体教育，如大课堂式、小组式，也可以是个体教育。内容包括饮食、运动、血糖监测和自我管理能力的指导，小组式或个体化形式的针对性更强。糖尿病自我管理教育的方式包括集体教育、个体教育、个体和集体教育相结合、远程教育。集体教育：包括小组教育和大课堂教育。小组教育指糖尿病教育者针对多个患者的共同问题同时与他们沟通并给予指导，每次教育时间 1 小时左右，患者人数 10～15 人为佳。大课堂教育指以课堂授课的形式由医学专家或糖尿病专业护士为患者讲解糖尿病相关知识，每次课时 1.5 小时左右，患者人数在 50～200 人，主要针对那些对糖尿病缺乏认识的患者及糖尿病高危人群。个体教育：指糖尿病教育者与患者进行一对一的沟通和指导，适合一些需要重复练习的技巧学习，如自我注射胰岛素、自我血糖监测（SMBG）。在健康教育目标制定时重视患者的参与，在方案实施过程中，细化行为改变的目标，重视患者的回馈，以随时对方案做出调整。远程教育：可通过手机或互联网传播糖尿病自我管理健康教育相关资讯。根据患者需求和不同的具体教育目标及资源条件，可采取多种形式的教育。包括演讲、讨论、示教与反示教、场景模拟、角色扮演、电话咨询、联谊活动、媒体宣传等。糖尿病的教育和指导应该是长期和及时的，特别是当血糖控制较差、需调整治疗方案时，或因出现并发症需进行胰岛素治疗时，必须给予具体的教育和指导。而且教育应尽可能标准化和结构化，并结合各地条件做到“因地制宜”。

4. 教育管理的流程和框架

应包含对教育对象的基本评估，确定需解决的问题，制订有针对性的目标和计划、实施方案以及效果评价。①评估：资料收集，包括病情、知识、行为、心理；②发现问题：找出患者在知识和行为上主要存在的问题；③制定目标：确定经教育后患者在知识和行为上所能达到的目标；④列出计划：根据患者情况（初诊、随诊），体现个体化和可行性；⑤实施：采用具体教育方法和技巧对患者进行教育；⑥效果评价：反馈频度、内容，制订下一步教育方案。

5. 自我管理教育和支持的实施

（1）自我管理教育和支持者，强调多学科团队每个糖尿病管理单位应有一名受过专门培训的糖尿病教育护士，设专职糖尿病教育者的岗位，以保证教育的质量。最好的糖尿病管理模式是团队式管理。糖尿病管理团队的基本成员应包括：执业医师、糖尿病教员（教育护士）、营养师、运动康复师、患者及其家属。

（2）自我管理教育和支持者的关键时间点：①诊断时；②每年的教育、营养和情感需求的评估时；③出现新问题（健康状况、身体缺陷、情感因素或基本生活需要），影响自我管理时；④需要过度护理时。

（3）自我管理教育和支持的有效评估：逐步建立定期随访和评估系统，以确保所有患者都能进行咨询并得到及时的正确指导。

6. 糖尿病教育的基本内容

①糖尿病的自然进程；②糖尿病的临床表现；③糖尿病的危害及如何防治急慢性并发症；④个体化的治疗目标；⑤个体化的生活方式干预措施和饮食计划；⑥规律运动和运动处方；⑦饮食、运动、口服药、胰岛素治疗及规范的胰岛素注射技术；⑧ SMBG 和尿糖监测（当血糖监测无法实施时），血糖测定结果的意义和应采取的干预措施；⑨ SMBG、尿糖监测和胰岛素注射等具体操作技巧；⑩口腔护理、足部护理、皮肤护理的具体技巧；⑪特殊情况应对措施（如疾病、低血糖、应激和手术）；⑫糖尿病妇女受孕必须做到有计划，并全程监护；⑬糖尿病患者的社会心理适应；⑭糖尿病自我管理的重要性。

二、2 型糖尿病的中医认识与治疗

现代医学中的糖尿病以口干多饮、多食易饥、多尿、消瘦等为典型表现，医家张锡纯在《医学衷中参西录》中首次提出中医学中“消渴”即糖尿病，故后世学者大多将糖尿病归于“消渴”范畴。《素问·奇病论》中首次出现消渴之名，《金匮要略·消渴小便不利淋病脉证并治》中首次立专篇探讨，将消渴分为肺胃热盛、津气两伤和肾气亏虚三型，并提出治疗方药，如“男子消渴……小便一斗，肾气丸主之”。《诸病源候论》其卷五首次将消渴及变症分为八候，包括消渴候、渴病候、渴利候等，文中阐明了消渴并发症，并详细论述了每一候的病机特点。

《素问·通评虚实论》指出："消瘅……肥贵人，则膏粱之疾也。"《素问·奇病论》说："帝曰：有病口甘者，病名为何？何以得之？岐伯曰：此五气之溢也，名曰脾瘅。夫五味入口，藏于胃，脾为之行其精气，津液在脾，故令人口甘也。此肥美之所发也，此人必数食甘美而多肥也，肥者令人内热，甘者令人中满，故其气上溢，转为消渴。治之以兰，除陈气也。"与现代医学2型糖尿病的认识相吻合。含有以下几个方面意义。①过食肥甘为2型糖尿病形成的基础：肥指各种油脂类食物，包括煎炸、烧烤、涮肉等；甘指各种美味甜食、碳酸饮料或膨化食品等；肥甘还包括各种垃圾食品。"饮食自倍，肠胃乃伤"，饮食过剩，脾胃（肠）受损，脾转输五谷之气能力下降，津液停滞在脾，肥甘厚味蕴而为热。②界定了脾瘅和消渴：二者为疾病过程中两个不同阶段，在2型糖尿病前期（糖耐量受损，IGT）或早期，无任何症状者应归属于"脾瘅"，其为向"消渴"转化的移行阶段，进一步发展可形成消渴。③消瘅或消渴多见于肥贵之人。④中满内热为基本病机：肥甘生中满，中满生内热，内热生消瘅或消渴。中满内热是消渴病机、病位、病性的高度概括。

《景岳全书·杂证谟》指出"消渴，皆膏粱肥甘之变，酒色劳伤之过，皆富贵人病之而贫贱者少有也"，认为嗜食肥甘是导致2型糖尿病的关键，酒色劳伤为重要诱因，与《内经》的认识一致。秦景明在《症因脉治·内伤三消》中论及积热三消之因："膏粱厚味，时积于中，积湿成热，熏于肺则成上消，伤于胃则成中消，流于下则成下消。"均将膏粱厚味作为2型糖尿病发生的原因。

2型糖尿病常累及多个脏腑，病变影响广泛，传统理论多从阴虚燥热立论治疗消渴，主要病因有饮食不节、情志失调、禀赋不足、房劳过度，还有诸如消必致瘀，瘀后更消；痰、湿、热互结等，而后世医家总结前人认识和临床经验，提出各种病机假说，主要有脏腑病机论，气血津液病机论，痰、湿、毒病机论等，极大地丰富了消渴发病机制的认识。

从脏腑病机论，清代黄元御所著《四圣心源·消渴根源》中指出："消渴，足厥阴之病也。"《金匮悬解》载："消渴者，厥阴风木之病，厥阴水母而子火……凡消渴之病，率小便不利，缘土湿木遏，郁生风燥，上而津液消耗，则为消渴。"《四圣悬枢》载："厥阴经证为风木之性，疏泄而枯燥，土湿水寒，木郁风动……肺津枯燥，则为消渴。"从上可以看出多数医家认为2型糖尿病的病因是厥阴之病，土湿木郁；黄元御的《素灵微蕴·消渴解》又载"而消渴之病，则独责肝木，而不责肺金"，其以肝气不疏、津液耗伤、相火郁泄论述2型糖尿病病机，从气机升降角度认识消渴，相比阴虚燥热论是一种发展及升华。杨甲三教授认为2型糖尿病主要表现为体内津液运化失常，具有阴虚燥热的病理特点，具体而言2型糖尿病初期当为脾阴虚、胃阳燥，脾胃运化功能紊乱，影响津液输布及化生，从而导致2型糖尿病的产生，其发病与脾胃的生理、病理改变密不可分，是2型糖尿病发病基础。但杨甲三教授强调脾胃在2型糖尿病发病中较为重要，并不等于只与脾胃有关，随着病情变化，五脏六腑均会受到影响。史俊恒等临床发现脾阳虚在2型糖尿病中更为重要，现代不当的生活方式及饮食习惯导致脾阳虚的糖尿病患者占绝对比例，脾阳虚，无力推动水谷精微化气，故其一津液不能输布，上不达肺致口渴多饮，中不输于胃致多食易饥；其二脾运化失司，血中糖分不能转化为人体所需精气，滞留血脉，致血糖升高；其三脾阳虚，水湿内停，阻止气机，出现胃肠推送无力致便秘，清阳不升，下不固摄致多尿。因而温运脾阳，使脾胃运化，则气血通畅，百脉和顺，则消渴愈。

从气血津液病机论，叶天士总结四大经典中对2型糖尿病的认识，指出2型糖尿病病机乃阴虚燥热，认为饮食不当、情志损伤、暑热燥邪、体弱元气亏损等是导致消渴的重要病因，他的认识与大多医家观点一致，其核心病机即水火失调，阴津亏损和内热炽盛互为因果，以燥热为标，阴虚为本，百证始生。喻嘉言在消渴的病因病机上有自己独到的见解，其认为2型糖尿病病因是气虚，《内经》论述"久之食饮酿成内热……愈消愈渴，其膏粱愈无已，而中消之病遂成矣”，从中可以看出饮食不节、久蕴成热是重要病因。《内经》又云“有所劳倦，形气衰少，谷气不盛”，解释了气虚是饮食内滞化热的重要病因，喻氏认为2型糖尿病起于胃腑，后传于肺肾，不同于传统观点认为的病位首在肾，但与现代医学的观点相近；其著作《寓意草》载“夫既瘅成为消中，随其或上或下，火热炽盛之区，以次传入矣”，点明2型糖尿病中消先成、传为三消的病机特点。

从痰、湿、毒病机论，曹翼等认为痰湿是2型糖尿病的根本病因病机，在辨证施治时应将健脾化湿作为贯穿始终的治疗大法。赵润栓等认为在当代2型糖尿病高发情况下，“脾损为本，湿浊为标”在2型糖尿病病机中占主导地位。唐年亚等从“精毒转化”论治2型糖尿病，其提出2型糖尿病久，机体功能衰退，后天之精不能归其所，游荡于机体化毒，水道、血道亦为毒道，毒邪随水液及血液循环运行，附体致机体功能紊乱，加重功能衰退，最终形成恶性循环。

多证论治2型糖尿病。田中伟将2型糖尿病分为7型论治：①痰湿证，治宜健脾化湿、理气化痰，方用二陈平胃散化裁（陈皮、半夏、茯苓、白术、苍术、太子参、厚朴、佩兰、藿香、生薏苡仁等）；②瘀血证，治宜活血通络、化瘀降糖，方用血府逐瘀汤加减（桃仁、红花、生地黄、当归、川芎、赤芍、柴胡、牛膝、桔梗、地龙、鬼箭羽、太子参等）；③燥热证，治宜清热润燥、生津止渴，方选玉女煎化裁（生地黄、生石膏、知母、牛膝、麦冬、玉竹、黄精、太子参、天花粉等）；④气虚证，治宜补气健脾，方用七味白术散加减（白术、茯苓、太子参、黄芪、木香、藿香、葛根、佩兰、甘草、仙鹤草等）；⑤阴虚证，治宜滋补肾阴，方用六味地黄丸加减（熟地黄、生地黄、山茱萸、茯苓、泽泻、山药、丹皮、麦冬、天门冬等）；⑥气阴两虚证，治宜养阴益气、活血化瘀，方选参芪地黄汤化裁（黄芪、生地黄、太子参、山茱萸、山药、茯苓、丹皮、泽泻、牛膝、丹参、生山楂、川芎、鬼箭羽等）；⑦阴阳两虚证，治宜滋阴补肾、温阳固摄，方拟金匮肾气丸加减（熟地黄、山茱萸、山药、泽泻、茯苓、丹皮、制附子、肉桂、菟丝子、巴戟天、枸杞子、当归、黄芪、车前子等）。郭维等将2型糖尿病辨为3型论治：①阴阳两虚型，治宜滋阴潜阳、温阳利水，方用潜阳封髓汤化裁（黑附片、龟甲、白术、白芍、茯苓、牛膝各15 g，煅龙骨、煅牡蛎、麦冬、天门冬、山药各30 g，砂仁20 g，黄柏10 g，甘草6 g）；②痰湿内停型，治宜化痰祛湿、滋阴润燥，方选六味地黄丸合柴平汤加味（生地黄25 g、山药20 g、山茱萸15 g、黄柏10 g、泽泻10 g、柴胡15 g、茯苓30 g、厚朴15 g、半夏15 g、苍术15 g、砂仁15 g、龟甲15 g、草果10 g）；③瘀血内阻型，治宜补气活血，方用补阳还五汤加减（黄芪30 g、当归15 g、麦冬15 g、赤芍20 g、鬼箭羽20 g、桂枝10 g、地龙10 g、桃仁10 g、红花10 g、白芥子10 g、甘草6 g）。毛秀平将糖尿病分3型论治：①阴虚燥热证，治宜滋阴清热，方用一贯煎化裁（生地黄、丹参、葛根均30 g，沙参、麦冬、枸杞子、当归、黄连、川楝子各10 g）；②气阴两虚证，治宜益气养阴，采用生脉散加减（太子参、生地黄、生黄芪、丹参、葛根各30 g，麦冬15 g，五味子10 g，苍术10 g，玄参15 g）；③阴阳两虚证，治宜补阴温阳，方用金匮肾气丸加减（生地黄、肉桂、附子、山茱萸、丹皮、泽泻、山药均10 g，茯苓15 g，丹参30 g，葛根30 g）。

单证论治2型糖尿病。沈艳等纳入60例2型糖尿病痰瘀证患者，随机分为对照组和治疗组，每组各30例，对照组予健康宣教、饮食、运动及降糖药物治疗，治疗组在予以相同治疗1个月后加用院内制剂泄浊降脂片（大黄、黄连、水蛭等），治疗3个月后观察两组血糖、血脂及中医症候变化，结果显示泄浊降脂片对于改善2型糖尿病糖脂代谢紊乱作用显著。林烈坤等将112例肥胖2型糖尿病气虚痰浊证患者随机分为对照组和治疗组，每组各56例，对照组予常规降糖治疗，治疗组在对照组基础上加用益气化浊汤（生黄芪30 g、茯苓15 g、山药15 g、白术15 g、党参15 g、山楂15 g、砂仁9 g、姜半夏 10 g、丹参 20 g、陈皮 10 g、柴胡 6 g），治疗 1 年后对比血糖、血脂、HbA1c 及胰岛素敏感指数，结果显示治疗组的各项指标均优于对照组，差异有统计学意义；通过该研究可以看出联合中医治疗更能从整体上调节血糖、血脂，具有继续研究及推广价值。刘雅凝选取气虚血瘀型 2 型糖尿病患者 100 例，随机分为治疗组和对照组，对照组予以口服二甲双胍控制血糖，治疗组加用加减消渴方（葛根、黄芪、熟地黄、党参、山药、当归、天花粉、丹参、黄连、川芎、杜仲、红花），治疗 4 周后两组患者血糖、血脂、血流变及肌酐尿素氮结果均较治疗前改善，治疗组各项指标变化均优于对照组，此结果提示加减消渴方联合二甲双胍在改善血糖等方面效果显著，同时还能提高机体免疫力，减轻药物毒不良反应。

应用古代名方治疗 2 型糖尿病。何珂等将 102 例患者随机分为对照组 52 例及治疗组 50 例，两组均以口服二甲双胍片为基础治疗，治疗组加用六味地黄丸，治疗 3 个月观察血糖、血脂及糖化血红蛋白等指标的变化。结果显示，两组治疗后各观察指标均较前改善，其中治疗组改善更明显。张超将 40 只 Wistar 大鼠随机分为 4 组造后肢缺血模型，其中对照组及糖尿病组均予溶药蒸馏水灌胃，对照治疗组及糖尿病治疗组均予四妙勇安汤灌胃，结果显示四妙勇安汤可以明显改善患肢血流状况，针对糖尿病“多瘀”的症状有较好的疗效。范尧夫等选取 70 例 2 型糖尿病胰岛素抵抗患者，随机分为两组，对照组予饮食、运动及口服二甲双胍降糖治疗，观察组予葛根芩连汤（水煎服，每日 1 剂，早晚口服）治疗，结果提示观察组各项指标，如血糖、血脂、糖化血红蛋白等，均较对照组改善更明显，两组比较差异有统计学意义，表明葛根芩连汤可以提高胰岛素敏感性，抑制胰岛素抵抗，明显降低患者血糖、血脂等，使患者生活质量得到明显改善。

经验自拟方治疗 2 型糖尿病。刘晓勇将收治的 60 例 2 型糖尿病患者随机分为对照组和观察组，每组各 30 例，对照组给予饮食、运动控制及赖脯胰岛素（三餐前 15 分钟皮下注射 400 U）治疗，观察组在对照组基础上加用养阴活血方（丹参 15 g、苍术 15 g、葛根 15 g、生地黄 20 g、天花粉 20 g、黄芪 30 g、山药 30 g、玄参 30 g），疗程均为 12 周，结果总有效率观察组为 90%，对照组为 70%，两组差异有统计学意义，认为中药联合西医治疗可以很好地控制血糖，改善患者症状。杨东雨将 110 例 2 型糖尿病患者分为对照组和观察组，每组各 55 例，对照组采用单纯胰岛素治疗，观察组加用自拟中药方剂治疗（丹参、益母草、黄芪、五味子、乌梅、玄参、沙参、山药、麦冬、红花、玉竹、天花粉、知母，药物剂量随症确定），用药 3 个月后观察患者血糖及糖化血红蛋白的变化，结果显示对照组和观察组有效率分别为 67.27% 和 85.45%，两组差异具有统计学意义，提示中药辅助治疗有一定的效果。刘剑明选取 2 型糖尿病胰岛素抵抗患者 110 例，随机分为治疗组 60 例和对照组 50 例，对照组予以盐酸二甲双胍治疗，治疗组在对照组基础上口服健脾汤（熟地黄、山茱萸各 30 g，红参、干姜、吴茱萸、炙甘草各 10 g，当归、山药、柴胡、白芍、熟附子、白术各 15 g）治疗，疗程均为 2 个月。结果显示，总有效率治疗组为 91.7%，对照组为 76.0%，两组差异有统计学意义；表明联合采用中医温阳健脾法更能有效降低患者血糖，改善患者生活质量，意义重大。

三、2 型糖尿病营养治疗

医学营养治疗是糖尿病的基础治疗手段，包括对患者进行个体化营养评估、营养诊断、制订相应营养干预计划，并在一定时期内实施及监测。此治疗通过调整饮食总能量、饮食结构及餐次分配比例，有利于血糖控制，有助于维持理想体重并预防营养不良发生，是糖尿病及其并发症的预防、治疗、自我管理及教育的重要组成部分。

1. 医学营养治疗的目标

参考美国糖尿病学会（ADA）2017 膳食指南及中国糖尿病医学营养治疗指南（2015）的要求，确定糖尿病医学营养治疗的目标：①维持健康体重，超重/肥胖患者减重的目标是 3～6 个月减轻体重的 5%～10%；消瘦者应通过合理的营养计划达到并长期维持理想体重。②供给营养均衡的膳食，满足患者对微量营养素的需求。③达到并维持理想的血糖水平，降低 HbA1c 水平。④减少心血管疾病的危险因素，包括控制血脂异常和高血压。

2. 膳食营养因素

（1）能量：①糖尿病前期或糖尿病患者应当接受个体化能量平衡计划，目标是既要达到或维持理想体重，又要满足不同情况下营养需求。②超重或肥胖的糖尿病患者，应减轻体重，不推荐 2 型糖尿病患者长期接受极低能量（＜ 800 kcal/d）的营养治疗。

（2）碳水化合物：①膳食中碳水化合物所提供的能量应占总能量的 50%～65%。对碳水化合物的数量、质量的把控是血糖控制的关键环节。②低血糖指数食物有利于血糖控制，但应同时考虑血糖负荷。③糖尿病患者适量摄入糖醇和非营养性甜味剂是安全的。过多蔗糖分解后生成的果糖或添加过量果糖易致 TG 合成增多，不利于脂肪代谢。④定时定量进餐，尽量保持碳水化合物均匀分配。⑤控制添加糖的摄入，不喝含糖饮料。

（3）蛋白质：①肾功能正常的糖尿病患者，蛋白质的摄入量可占供能比的 15%～20%，保证优质蛋白质比例超过 1/3。②推荐蛋白摄入量约 0.8 g/（kg · d），过高的蛋白摄入［如＞ 1.3 g/（kg · d）］与尿蛋白升高、肾功能下降、心血管及死亡风险增加有关，低于 0.8 g/（kg · d）的蛋白摄入并不能延缓糖尿病肾病进展，已开始透析患者蛋白摄入量可适当增加。蛋白质来源应以优质动物蛋白为主，必要时可补充复方 α-酮酸制剂。③推荐摄入范围内，单纯增加蛋白质不易引起血糖升高，但可能增加胰岛素分泌反应。

（4）脂肪：①膳食中由脂肪提供的能量应占总能量的 20%～30%。②饱和脂肪酸摄入量不应超过饮食总能量的 7%，尽量减少反式脂肪酸的摄入。单不饱和脂肪酸是较好的膳食脂肪酸来源，在总脂肪摄入中的供能比宜达到 10%～20%。多不饱和脂肪酸摄入不宜超过总能量摄入的 10%，适当增加富含 n-3 脂肪酸的摄入比例。③参考中国居民膳食指南（2016），应控制膳食中胆固醇的过多摄入。

（5）饮酒：①不推荐糖尿病患者饮酒。若饮酒应计算酒精中所含的总能量。②女性一天饮酒的酒精量不超过 15 g，男性不超过 25 g（15 g 酒精相当于 350 mL 啤酒、150 mL 葡萄酒或 45 mL 蒸馏酒）。每周不超过 2 次。③应警惕酒精可能诱发的低血糖，避免空腹饮酒。

（6）膳食纤维：豆类、富含纤维的谷物类（每份食物≥ 5 g 纤维）、水果、蔬菜和全谷物食物均为膳食纤维的良好来源。提高膳食纤维摄入对健康有益。建议糖尿病患者达到膳食纤维每日推荐摄入量，即（10～14）g/1000 kcal。

（7）钠：①食盐摄入量限制在每天 6 g 以内，每日钠摄入量不超过 2000 mg，合并高血压患者更应严格限制摄入量。②同时应限制摄入含钠高的调味品或食物（如味精、酱油、调味酱、腌制品、盐浸等），以及加工食品等。

（8）微量营养素：糖尿病患者容易缺乏 B 族维生素、维生素 C、维生素 D，以及铬、锌、硒、镁、铁、锰等多种微量营养素，可根据营养评估结果适量补充。长期服用二甲双胍者应预防维生素 B_{12} 缺乏。不建议长期大量补充维生素 E、维生素 C 及胡萝卜素等具有抗氧化作用的制剂，其长期安全性仍待验证。

（9）膳食模式：不同的膳食干预模式要求在专业人员的指导下，结合患者的代谢目标和个人喜好（如风俗、文化、宗教、健康理念、经济状况等），设计个体化的饮食治疗方案。合理膳食模式指以谷类食物为主，高膳食纤维摄入、低盐低糖低脂肪摄入的多样化膳食模式。合理膳食可以降低 2 型糖尿病风险 20%。6 项大型队列研究和 21 项随机对照试验的荟萃分析表明，每天摄入 48～80 g 全谷物，2 型糖尿病发病风险降低 26%。此外，荟萃分析多个国家研究的 43 万人群，发现高畜肉摄入增加 2 型糖尿病发生风险 20%，因此，建议控制畜肉摄入量。同时监测血脂、肾功能以及营养状况的变化。

3. 营养教育与管理

营养教育与管理有助于改善糖耐量，降低患者发展为糖尿病的风险，并有助于减少糖尿病患者慢性并发症的发生。应对糖尿病患者设立教育与管理的个体化目标与计划。

四、2 型糖尿病运动治疗

运动锻炼在 2 型糖尿病患者的综合管理中占重要地位。规律运动有助于控制血糖，减少心血管危险因素，减轻体重，提升幸福感，而且对糖尿病高危人群一级预防效果显著。流行病学研究结果显示：规律运动 8 周以上可将 2 型糖尿病患者 HbA1c 降低 0.66%；坚持规律运动 12～14 年的糖尿病患者病死率显著降低。

2 型糖尿病患者运动时应遵循以下原则：①运动治疗应在医师指导下进行。运动前要进行必要的评估，特别是心肺功能和运动功能的医学评估（如运动负荷试验等）。②成年 2 型糖尿病患者每周至少 150 分钟（如每周运动 5 天，每次 30 分钟）中等强度（50%～70% 最大心率，运动时有点用力，心跳和呼吸加快但不急促）的有氧运动。研究发现即使进行一次短时的体育运动（如 10 分钟），累计 30 min/d，也是有益的。③中等强度的体育运动包括快走、打太极拳、骑车，以及打乒乓球、羽毛球和高尔夫球。较大强度运动包括跳快节奏舞蹈、做有氧健身操、慢跑、游泳、骑车上坡、踢足球、打篮球等。④如无禁忌证，每周最好进行 2～3 次抗阻运动（两次锻炼间隔≥ 48 小时），锻炼肌肉力量和耐力。锻炼部位应包括上肢、下肢、躯干等主要肌肉群，训练强度为中等。联合进行抗阻运动和有氧运动可获得更大程度的代谢改善。⑤运动项目要与患者的年龄、病情及身体承受能力相适应，并定期评估，适时调整运动计划。记录运动日记，有助于提升运动依从性。运动前后要加强血糖监测，运动量大或激烈运动时应建议患者临时调整饮食及药物治疗方案，以免发生低血糖。⑥养成健康的生活习惯。培养活跃的生活方式，如增加日常身体活动，减少静坐时间，将有益的体育运动融入日常生活中。⑦空腹血糖＞ 16.7 mmol/L、反复低血糖或血糖波动较大、有 DKA 等急性代谢并发症及合并急性感染、增生性视网膜病变、严重肾病、严重心脑血管疾病（不稳定性心绞痛、严重心律失常、一过性脑缺血发作）等情况下禁忌运动，病情控制稳定后方可逐步恢复运动。

五、2 型糖尿病心理治疗

流行病学调查表明，在 2 型糖尿病患者及其家庭成员中普遍存在着多种社会心理问题，这些心理问题与血糖的控制不良存在明显的关系。心理行为干预能有效地辅助糖代谢的控制，尤其能减少血糖波动，有益于血糖的长期控制，降低或延迟并发症的发生。

1. 2 型糖尿病患者的常见社会心理问题

（1）一般心理行为问题：面对 2 型糖尿病的诊断，患者及其家属也会经历一个从否认到接受的过程，即经历悲伤、应对压力与困难以及适应的过程。由于糖尿病治疗给患者带来了生活方式及饮食行为的改变，患者会表现出各种不适应的行为反应，如对整体的自我价值感发生变化，出现恐惧、低自尊、人际敏感、回避社交、自我评价低等。患者及其家庭成员对于被诊断为糖尿病的情绪反应是否消失，家庭的凝聚力是否还存在，被诊断的年龄，家庭关系，对应激性事件的应对及应对策略的使用，家庭成员的知识、技巧与资源等是影响上述行为表现的重要因素。

（2）焦虑与抑郁：焦虑与抑郁集躯体、认知、情感等症状于一体，焦虑常见于疾病早期，随着病程的延长，抑郁的发生率增加，但常被忽略。2 型糖尿病的诊断对于患者来说是一个重大的应激事件，且该病所要求的日常管理和照顾给患者及其家属带来的巨大压力，易导致患者抑郁与焦虑的出现。糖尿病患者的抑郁、焦虑发生率是非糖尿病人群的 2～3 倍。抑郁与糖尿病发生的性别、年龄及病程有关。女性患者抑郁的发生率较男性患者更高。此外，各个年龄阶段的患者均可伴有抑郁和焦虑，随着病程的增加，共患抑郁的可能性也明显增加。2 型糖尿病患者血糖控制不良与抑郁有明显的关系，与无抑郁症状的患者相比，伴有抑郁症状的患者的 HbA1c 水平明显升高。

（3）进食障碍：进食障碍有两种形式，一种是神经症性厌食，以过度限制热量摄入，伴有过度躯体运动为临床特征；另一种是神经症性贪食，以过度进食，进食后常以刺激咽喉呕吐来达到减轻体重的目的。有研究显示，神经症性厌食在 2 型糖尿病患者中的发生率并不比一般人群高，但如果伴有神经症性厌食，其死亡率明显增加。进食障碍明显影响糖尿病的治疗，可引起 2 型糖尿病患者的急、慢性并发症；伴有进食障碍的患者的胰岛素遗漏注射或胰岛素用量不足的现象明显增加，从而导致血糖波动增大、控制不良，表现为持续性高血糖、反复发作的低血糖等，可引起胃轻瘫相关症状，加速和加重糖尿病慢性并发症特别是视网膜病变的发生。

（4）认知障碍：2 型糖尿病可导致患者的认知功能损害，表现为智力、记忆力、注意力等认知功能受损。认知功能的损害与2型糖尿病的发病年龄、血糖波动，尤其与有无低血糖发作史有着密切的关系。

（5）行为和品行障碍：对于 2 型糖尿病患者来说，行为与品行障碍的最大影响可能表现在对糖尿病管理的依从性上，伴有品行障碍的个体对糖尿病管理的依从性差，从而影响血糖的控制。

（6）不依从糖尿病管理：涉及多个方面，如胰岛素注射、血糖监测、饮食及生活方式的调整等。

2. 社会心理问题的对策

（1）加强患者及其家属的糖尿病教育：包括糖尿病知识、糖尿病的自我管理（饮食、治疗、血糖监测、心理调整、运动等）；家庭功能的改善，以提高患者及其家庭成员对糖尿病管理的依从性。

（2）提高糖尿病工作者的认识：应注意识别和关注 2 型糖尿病伴发社会心理问题的高危人群，尤其是病程较长、遭遇自我管理困难的患者及长时间的血糖控制不良者等。

（3）采用适当的药物治疗：当患者的抑郁、焦虑水平达到一定的程度，且经过心理行为干预不能缓解时可考虑采用抗抑郁、抗焦虑药物治疗。建议使用选择性 5-羟色胺再摄取抑制剂类抗抑郁、抗焦虑药物，因为这类药物不直接影响糖代谢；应避免使用去甲肾上腺素能抗抑郁药，因为其可通过影响去甲肾上腺素及相关激素而影响血糖的控制，使血糖控制变得复杂。

（4）专业的心理行为干预：糖尿病工作者有必要接触和掌握常用的心理干预方法，如将心理支持、沟通技术等用于临床工作中，或及时推荐患者去看心理医师；心理学家参与患者管理，针对不同的问题采用不同的干预方法如一般行为干预、家庭支持、认知行为治疗等。

六、2 型糖尿病口服药物治疗

高血糖的药物治疗多基于纠正导致人类血糖升高的两个主要病理生理改变——胰岛素抵抗和胰岛素分泌受损。根据作用效果的不同，口服降糖药可分为以促进胰岛素分泌为主要作用的药物（磺脲类、格列奈类、DPP-4 抑制剂）和通过其他机制降低血糖的药物（双胍类、TZDs、α-糖苷酶抑制剂、SGLT2 抑制剂）。磺脲类和格列奈类直接刺激胰岛 β 细胞分泌胰岛素；DPP-4 抑制剂通过减少体内 GLP-1 的分解、增加 GLP-1 浓度从而促进胰岛 β 细胞分泌胰岛素；双胍类的主要药理作用是减少肝脏葡萄糖的输出；TZDs 的主要药理作用为改善胰岛素抵抗；α-糖苷酶抑制剂的主要药理作用为延缓碳水化合物在肠道内的消化吸收。SGLT2 抑制剂的主要药理作用为通过减少肾小管对葡萄糖的重吸收来增加肾脏葡萄糖的排出。糖尿病的医学营养治疗和运动治疗是控制 2 型糖尿病高血糖的基本措施。在饮食和运动不能使血糖控制达标时应及时采用药物治疗。2 型糖尿病是一种进展性疾病。在 2 型糖尿病的自然病程中，对外源性的血糖控制手段的依赖会逐渐增大。临床上常需要口服药物间及口服药与注射降糖药间（胰岛素、GLP-1 受体激动剂）的联合治疗。

1. 二甲双胍

目前临床上使用的双胍类药物主要是盐酸二甲双胍。双胍类药物的主要药理作用是通过减少肝脏葡萄糖的输出和改善外周胰岛素抵抗而降低血糖。许多国家和国际组织制定的糖尿病诊治指南中均推荐二甲双胍作为 2 型糖尿病患者控制高血糖的一线用药和药物联合中的基本用药。对临床试验的系统评价显示，二甲双胍的降糖疗效（去除安慰剂效应后）为 HbA1c 下降 1.0%～1.5%，并可减轻体重。在我国 2 型糖尿病人群中开展的临床研究显示，二甲双胍可使 HbA1c 下降 0.7%～1.0%。在 500～2000 mg/d 剂量范围，二甲双胍疗效呈现剂量依赖效应，在低剂量二甲双胍治疗的基础上联合 DPP-4 抑制剂的疗效与将二甲双胍的剂量继续增加所获得的血糖改善程度和不良事件发生的比例相似。UKPDS 结果证明，二甲双胍还可减少肥胖的 2 型糖尿病患者心血管事件和死亡发生率。在我国伴冠心病的 2 型糖尿病患者中开展的针对二甲双胍与磺脲类药物对再发心血管事件影响的临床随机分组对照试验结果显示，二甲双胍的治疗与主要心血管事件的显著下降相关。单独使用二甲双胍不导致低血糖，但二甲双胍与胰岛素或胰岛素促泌剂联合使用时可增加低血糖发生的风险。二甲双胍的主要不良反应为胃肠道反应。从小剂量开始并逐渐加量是减少其不良反应的有效方法。双胍类药物禁用于肾功能不全、肝功能不全、严重感染、缺氧或接受大手术的患者。正在服用二甲双胍者当 eGFR 在 45～59 mL/（min · 1.73m^2）时不需停用，可以适当减量继续使用。造影检查如使用碘化对比剂时，应暂时停用二甲双胍。二甲双胍与乳酸酸中毒发生风险间的关系尚不确定。应注意长期使用二甲双胍者有维生素 B_{12} 缺乏的可能性。

2. 磺脲类药物

磺脲类药物属于胰岛素促泌剂，主要药理作用是通过刺激胰岛 β 细胞分泌胰岛素，增加体内的胰岛素水平而降低血糖。磺脲类药物可使 HbA1c 降低 1.0%～1.5%（去除安慰剂效应后）。前瞻性、随机分组的临床研究结果显示，磺脲类药物的使用与糖尿病微血管病变和大血管病变发生的风险下降相关。目前在我国上市的磺脲类药物主要为格列本脲、格列美脲、格列齐特、格列吡嗪和格列喹酮。磺脲类药物如果使用不当可导致低血糖，特别是对于老年患者和肝、肾功能不全者；磺脲类药物还可导致体重增加。有肾功能轻度不全的患者，宜选择格列喹酮。消渴丸是含有格列本脲和多种中药成分的固定剂量复方制剂。消渴丸的降糖效果与格列本脲相当。与格列本脲相比，消渴丸低血糖发生的风险低，改善糖尿病相关中医症候的效果更显著。

3. TZDs

TZDs主要通过增加靶细胞对胰岛素作用的敏感性而降低血糖。目前在我国上市的TZDs主要有罗格列酮和吡格列酮。在我国2型糖尿病患者中开展的临床研究结果显示TZDs可使HbA1c下降0.7%～1.0%（去除安慰剂效应后）。TZDs单独使用时不导致低血糖，但与胰岛素或胰岛素促泌剂联合使用时可增加低血糖发生的风险。体重增加和水肿是TZDs的常见不良反应，这些不良反应在与胰岛素联合使用时表现更加明显。TZDs的使用与骨折和心力衰竭风险增加相关。有心力衰竭（纽约心脏学会心功能分级Ⅱ级以上）、活动性肝病或转氨酶升高超过正常上限2.5倍、严重骨质疏松以及骨折病史的患者应禁用本类药物。

4. 格列奈类药物

格列奈类药物为非磺脲类胰岛素促泌剂，我国上市的有瑞格列奈、那格列奈和米格列奈。此类药物主要通过刺激胰岛素的早时相分泌而降低餐后血糖，可将HbA1c降低0.5%～1.5%。此类药物需在餐前即刻服用，可单独使用或与其他降糖药联合应用（与磺脲类降糖药联合应用需慎重）。在我国新诊断的2型糖尿病人群中，瑞格列奈与二甲双胍联合治疗较单用瑞格列奈可更显著地降低HbA1c，但低血糖发生的风险显著增加。格列奈类药物的常见不良反应是低血糖和体重增加，但低血糖发生的风险和程度较磺脲类药物轻。格列奈类药物可以在肾功能不全的患者中使用。

5. α-糖苷酶抑制剂

α-糖苷酶抑制剂通过抑制碳水化合物在小肠上部的吸收而降低餐后血糖。适用于以碳水化合物为主要食物成分和餐后血糖升高的患者。国内上市的α-糖苷酶抑制剂有阿卡波糖、伏格列波糖和米格列醇。在我国2型糖尿病人群开展的临床研究结果显示：①在初诊的糖尿病患者中每天服用300 mg阿卡波糖的降糖疗效与每天服用1500 mg二甲双胍的疗效相当；②在初诊的糖尿病患者中阿卡波糖的降糖疗效与DPP-4抑制剂（维格列汀）相当；③在二甲双胍治疗的基础上阿卡波糖的降糖疗效与DPP-4抑制剂（沙格列汀）相当。α-糖苷酶抑制剂可与双胍类、磺脲类、TZDs或胰岛素联合使用。在中国冠心病伴IGT的人群中的研究显示阿卡波糖能减少IGT向糖尿病转变的风险。α-糖苷酶抑制剂的常见不良反应为胃肠道反应如腹胀、排气等。从小剂量开始，逐渐加量可减少不良反应。单独服用本类药物通常不会发生低血糖。用α-糖苷酶抑制剂的患者如果出现低血糖，治疗时需使用葡萄糖或蜂蜜，食用蔗糖或淀粉类食物纠正低血糖的效果差。

6. DPP-4抑制剂

DPP-4抑制剂通过抑制DPP-4而减少GLP-1在体内的失活，使内源性GLP-1的水平升高。GLP-1以葡萄糖浓度依赖的方式增强胰岛素分泌，抑制胰高血糖素分泌。目前在国内上市的DPP-4抑制剂为西格列汀、沙格列汀、维格列汀、利格列汀和阿格列汀。在我国2型糖尿病患者中的临床研究结果显示DPP-4抑制剂的降糖疗效（去除安慰剂效应后）为可降低HbA1c 0.4%～0.9%。单独使用DPP-4抑制剂不增加低血糖发生的风险，DPP-4抑制剂对体重的作用为中性或轻度增加。西格列汀、沙格列汀、阿格列汀不增加心血管病变发生的风险。从2型糖尿病患者使用沙格列汀的心血管结果评估研究中观察到在具有心血管疾病高风险的患者中，沙格列汀的治疗与因心力衰竭而住院的风险增加相关。在对肾功能不全的患者使用西格列汀、沙格列汀、阿格列汀和维格列汀时，应注意按照药物说明书来减少药物剂量。在对肝、肾功能不全的患者使用利格列汀时不需要调整剂量。我国的研究显示在二甲双胍联用西格列汀的基础上加格列美脲、格列奇特缓释片、瑞格列奈或阿卡波糖后可以进一步降低HbA1c。

7. SGLT2 抑制剂

SGLT2 抑制剂通过抑制肾脏肾小管中负责从尿液中重吸收葡萄糖的 SGLT2 降低肾糖阈，促进尿葡萄糖排泄，从而达到降低血液循环中葡萄糖水平的作用。SGLT2 抑制剂降低 HbA1c 幅度为 0.5%～1.0%；减轻体重 1.5～3.5 kg，降低收缩压 3～5 mmHg。我国的研究与国际研究一致。SGLT2 抑制剂与其他口服降糖药物比较，其降糖疗效与二甲双胍相当。在具有心血管高危风险的 2 型糖尿病患者中应用 SGLT2 抑制剂恩格列净或卡格列净的临床研究结果显示，该药物可使主要心血管不良事件和肾脏事件复合终点发生发展的风险显著下降，心力衰竭住院率显著下降。SGLT2 抑制剂单独使用时不增加低血糖发生的风险，联合胰岛素或磺脲类药物时，可增加低血糖发生的风险。SGLT2 抑制剂在中度肾功能不全的患者中可以减量使用，在重度肾功能不全患者中因降糖效果显著下降不建议使用。SGLT2 抑制剂的常见不良反应为生殖泌尿道感染，罕见的不良反应包括酮症酸中毒（主要发生在 1 型糖尿病患者）。可能的不良反应包括急性肾损伤（罕见）、骨折（罕见）和足趾截肢（见于卡格列净）。目前在我国被批准临床使用的 SGLT2 抑制剂为达格列净、恩格列净和卡格列净。

七、2 型糖尿病胰岛素治疗

1. 概述

胰岛素治疗是控制高血糖的重要手段。1 型糖尿病患者需依赖胰岛素维持生命，也必须使用胰岛素控制高血糖，并降低糖尿病并发症的发生风险。2 型糖尿病患者虽不需要胰岛素来维持生命，但当口服降糖药效果不佳或存在口服药使用禁忌时，仍需使用胰岛素，以控制高血糖，并减少糖尿病并发症的发生危险。在某些时候，尤其是病程较长时，胰岛素治疗可能是最主要的甚至是必需的控制血糖措施。医务人员和患者必须认识到，与口服药相比，胰岛素治疗涉及更多环节，如药物选择、治疗方案、注射装置、注射技术、SMBG、根据血糖监测结果所采取的行动等。与口服药治疗相比，胰岛素治疗需要医务人员与患者间更多的合作，并且需要患者掌握更多的自我管理技能。开始胰岛素治疗后应继续指导患者坚持饮食控制和运动，并加强对患者的教育和指导，鼓励和指导患者进行 SMBG 并掌握根据血糖监测结果来适当调节胰岛素剂量的技能，以控制高血糖并预防低血糖的发生。开始胰岛素治疗的患者均应通过接受有针对性的教育来掌握胰岛素治疗相关的自我管理技能，了解低血糖发生的危险因素、症状以及掌握自救措施。根据来源和化学结构的不同，胰岛素可分为动物胰岛素、人胰岛素和胰岛素类似物。根据作用特点的差异，胰岛素又可分为超短效胰岛素类似物、常规（短效）胰岛素、中效胰岛素（NPH）、长效胰岛素、长效胰岛素类似物、预混胰岛素和预混胰岛素类似物。胰岛素类似物与人胰岛素控制血糖的效能相似，但在减少低血糖发生风险方面胰岛素类似物优于人胰岛素。

2. 胰岛素的起始治疗

（1）新发病 2 型糖尿病患者如有明显的高血糖症状、发生酮症或酮症酸中毒，可首选胰岛素治疗。待血糖得到良好控制和症状得到显著缓解后再根据病情确定后续的治疗方案。

（2）新诊断糖尿病患者分型困难，与 1 型糖尿病难以鉴别时，可首选胰岛素治疗。待血糖得到良好控制、症状得到显著缓解、确定分型后再根据分型和具体病情制订后续的治疗方案。

（3）2 型糖尿病患者在生活方式和口服降糖药治疗的基础上，若血糖仍未达到控制目标，即可开始口服降糖药和起始胰岛素的联合治疗。

（4）在糖尿病病程中（包括新诊断的2型糖尿病），出现无明显诱因的体重显著下降时，应该尽早使用胰岛素治疗。

（5）根据患者具体情况，可选用基础胰岛素或预混胰岛素起始胰岛素治疗。

1）胰岛素的起始治疗中基础胰岛素的使用：①基础胰岛素包括中效人胰岛素和长效胰岛素类似物。当仅使用基础胰岛素治疗时，保留原有各种口服降糖药物，不必停用胰岛素促泌剂。②使用方法：继续口服降糖药，联合中效人胰岛素或长效胰岛素类似物睡前注射。起始剂量为0.1～0.3 U/（kg・d）。根据患者空腹血糖水平调整胰岛素用量，通常每3～5天调整1次，根据血糖水平每次调整1～4 U直至空腹血糖达标。③如3个月后空腹血糖控制理想但HbA1c不达标，应考虑调整胰岛素治疗方案。

2）预混胰岛素的使用：①预混胰岛素包括预混人胰岛素和预混胰岛素类似物。根据患者的血糖水平，可选择每日1～2次的注射方案。当HbA1c比较高时，使用每日2次注射方案。②每日1次预混胰岛素：起始的胰岛素剂量一般为0.2 U/（kg・d），晚餐前注射。根据患者空腹血糖水平调整胰岛素用量，通常每3～5天调整1次，根据血糖水平每次调整1～4 U直至空腹血糖达标。③每日2次预混胰岛素：起始的胰岛素剂量一般为0.2～0.4 U/（kg・d），按1 ：1的比例分配到早餐前和晚餐前。根据空腹血糖和晚餐前血糖分别调整早餐前和晚餐前的胰岛素用量，每3～5天调整1次，根据血糖水平每次调整的剂量为1～4 U，直到血糖达标。④1型糖尿病在蜜月期阶段，可短期使用预混胰岛素每日2～3次注射。预混胰岛素不宜用于1型糖尿病的长期血糖控制。

3. 胰岛素的多次治疗

（1）多次皮下注射胰岛素：在胰岛素起始治疗的基础上，经过充分的剂量调整，如患者的血糖水平仍未达标或出现反复低血糖，需进一步优化治疗方案。可以采用餐时+基础胰岛素（2～4次/日）或每日2～3次预混胰岛素进行胰岛素强化治疗，使用方法如下。①餐时+基础胰岛素：根据睡前和餐前血糖的水平分别调整睡前和餐前胰岛素用量，每3～5天调整1次，根据血糖水平每次调整的剂量为1～4 U，直至血糖达标。开始使用餐时+基础胰岛素方案时，可在基础胰岛素的基础上采用仅在一餐前（如主餐）加用餐时胰岛素的方案。之后根据血糖的控制情况决定是否在其他餐前加用餐时胰岛素。②每日2～3次预混胰岛素（预混人胰岛素每日2次，预混胰岛素类似物每日2～3次）：根据睡前和三餐前血糖水平进行胰岛素剂量调整，每3～5天调整1次，直到血糖达标。研究证明在2型糖尿病患者采用餐时+基础胰岛素（4次/日）与每日3次预混胰岛素类似物进行治疗时，降低HbA1c的效能、低血糖发生率、胰岛素总剂量和对体重的影响在两组间无明显差别。

（2）持续皮下胰岛素输注（CSII）：是胰岛素强化治疗的一种形式，需要使用胰岛素泵来实施治疗。经CSII输入的胰岛素在体内的药代动力学特征更接近生理性胰岛素分泌模式。与多次皮下注射胰岛素的强化胰岛素治疗方法相比，CSII治疗与低血糖发生的风险减少相关。在胰岛素泵中只能使用短效胰岛素或速效胰岛素类似物。CSII的主要适用人群有：1型糖尿病患者、计划受孕和已孕的糖尿病妇女或需要胰岛素治疗的GDM患者、需要胰岛素强化治疗的2型糖尿病患者。

（3）短期胰岛素强化治疗方案：对于HbA1c ≥ 9.0%或空腹血糖≥ 11.1 mmol/L伴明显高血糖症状的新诊断2型糖尿病患者可实施短期胰岛素强化治疗，治疗时间在2周至3个月为宜，治疗目标为空腹血糖4.4～7.0 mmol/L，非空腹血糖< 10.0 mmol/L，可暂时不以HbA1c达标作为治疗目标。胰岛素强化治疗时应同时对患者进行医学营养及运动治疗，并加强对糖尿病患者的教育。胰岛素强化治疗方案包括基础-餐时胰岛素治疗方案（多次皮下注射胰岛素或CSII）和预混胰岛素每天注射2次或3次的

方案，具体使用方法如下。①多次皮下注射胰岛素：基础+餐时胰岛素每日 1～3 次注射。血糖监测方案为每周至少 3 天，每天 3～4 点进行血糖监测。根据睡前和三餐前血糖水平分别调整睡前和三餐前的胰岛素用量，每 3～5 天调整 1 次，根据血糖水平每次调整的剂量为 1～4 U，直到血糖达标。②每日 2～3 次预混胰岛素（预混人胰岛素每日 2 次，预混胰岛素类似物每日 2～3 次）：血糖监测方案为每周至少 3 天，每天 3～4 点进行血糖监测。根据睡前和餐前血糖水平进行胰岛素剂量调整，每 3～5 天调整 1 次，根据血糖水平每次调整的剂量为 1～4 U，直到血糖达标。③ CSII：血糖监测方案为每周至少 3 天，每天 5～7 点进行血糖监测。根据血糖水平调整剂量直至血糖达标。对于短期胰岛素强化治疗未能诱导缓解的患者，是否继续使用胰岛素治疗或改用其他药物治疗，应由糖尿病专科医师根据患者的具体情况来确定。对治疗达标且临床缓解者，可定期（如 3 个月）随访监测；当血糖再次升高，即空腹血糖≥ 7.0 mmol/L 或餐后 2 小时血糖≥ 10.0 mmol/L 的患者重新起始药物治疗。

4. 胰岛素注射装置和注射技术

患者可根据个人需要和经济状况选择胰岛素注射装置。胰岛素注射装置的合理选择和正确的胰岛素注射技术是保证胰岛素治疗效果的重要环节。接受胰岛素治疗的患者应接受与胰岛素注射相关的教育，以掌握正确的胰岛素注射技术。胰岛素注射技术相关的教育内容包括：胰岛素治疗方案、注射装置的选择及管理、注射部位的选择、护理及自我检查、正确的注射技术（包括注射部位的轮换、注射角度及捏皮的合理运用）、注射相关并发症及其预防、选择长度合适的针头、针头使用后的安全处置。

八、2 型糖尿病手术治疗

肥胖是 2 型糖尿病的常见伴发症。肥胖与 2 型糖尿病发病以及心血管病变发生的风险增加显著相关。尽管肥胖伴 2 型糖尿病的非手术减重疗法（如控制饮食、运动、药物治疗）能在短期内改善血糖和其他代谢指标，但在有些患者中，这些措施对长期减重及维持血糖良好控制的效果并不理想。此外，有些降糖药物（如磺脲类、格列奈类、TZDs 和胰岛素）会增加体重。临床证据显示，减重手术治疗可明显改善肥胖伴 2 型糖尿病患者的血糖控制，甚至可使一些糖尿病患者的糖尿病“缓解”。来自国内的报道显示，手术 1 年后糖尿病缓解率可达 73.5%。有多项临床证据表明，与强化生活方式干预和降糖药物治疗相比，手术能更有效地减轻体重和改善血糖，同时可使血脂、血压等代谢指标得到全面控制，因此减重手术已更名为代谢手术。代谢手术尚能显著降低糖尿病大血管及微血管并发症的发生风险，明显改善肥胖相关疾病。此外，非糖尿病肥胖患者在接受手术治疗后发生糖尿病的风险也显著下降。2009 年 ADA 在 2 型糖尿病治疗指南中正式将代谢手术列为治疗肥胖伴 2 型糖尿病的措施之一。2011 年，国际糖尿病联盟也发表立场声明，正式承认代谢手术可作为治疗伴有肥胖的 2 型糖尿病的方法。2011 年，CDS 和中华医学会外科学分会也就代谢手术治疗 2 型糖尿病达成共识，认可代谢手术是治疗伴有肥胖 2 型糖尿病的手段之一，并鼓励内外科合作共同管理接受代谢手术的 2 型糖尿病患者。2016 年，国际糖尿病组织发布联合声明，代谢手术首次被纳入 2 型糖尿病的临床治疗路径。

1. 代谢手术的适应证

年龄在 18～60 岁，一般状况较好，手术风险较低，经生活方式干预和各种药物治疗难以控制的 2 型糖尿病（HbA1c ＞ 7.0%）或伴发疾病并符合以下条件的 2 型糖尿病患者，可考虑代谢手术治疗。

（1）可选适应证：BMI ≥ 32.5 kg/m^2，有或无合并症的 2 型糖尿病，可行代谢手术。

（2）慎选适应证：27.5 kg/m^2 ≤ BMI < 32.5 kg/m^2 且有 2 型糖尿病，尤其存在其他心血管风险因素时，可慎重选择代谢手术。

（3）暂不推荐：25.0 kg/m^2 ≤ BMI < 27.5 kg/m^2，如果合并 2 型糖尿病，并有中心型肥胖（腰围男性≥ 90 cm，女性≥ 85 cm），且至少有额外的下述 2 条代谢综合征组分：高 TG、低 HDL-C、高血压。手术应在患者知情同意情况下，严格按研究方案进行。这些手术的性质应被视为纯粹的临床研究，且事先应有医学伦理委员会批准；目前证据不足，暂不推荐为临床常规治疗方法。

2. 代谢手术的禁忌证

① 胰岛 β 细胞功能已明显衰竭的 2 型糖尿病患者；② 滥用药物、酒精成瘾者，难以控制的精神疾病患者，以及对代谢手术的风险、益处、预期后果缺乏理解能力的患者；③ 外科手术禁忌者；④ BMI < 25 kg/m^2；⑤ GDM 及其他特殊类型的糖尿病。

3. 代谢手术的疗效判定

术后仅用生活方式治疗可使 HbA1c ≤ 6.5%，空腹血糖≤ 5.6 mmol/L，可视为 2 型糖尿病已缓解。

4. 代谢手术的术式与选择

推荐通过腹腔镜手术，手术方式主要有 4 种。①袖状胃切除术：需要切除约 80% 的胃，留下“袖管”样的长管状胃通道，限制食物摄取，去除胃部抗肠促胰素物质，2 年内减重 60%～70%，2 型糖尿病的缓解率为 70%；手术不改变人体消化道结构，不产生营养物质缺乏，手术操作相对简单，术后并发症较少，并发症及再次手术率是所有代谢手术中最低的；目前认为，此手术是中重度肥胖伴 2 型糖尿病的首选术式；袖状胃切除术后，还可根据效果转化为 2 期胃旁路术。②胃旁路术：这一手术旷置了远端胃大部、十二指肠和部分空肠，既限制胃容量又减少营养吸收，使肠-胰岛轴功能恢复正常。随访 5 年，2 型糖尿病缓解率 83%；操作较为复杂，创伤大，并发症发生率高，术后需要营养物质监测与补充；用于 2 型糖尿病病程相对较长需要减重更多的患者。③可调节胃束带术：属限制性手术，将环形束带固定于胃体上部形成近端胃小囊，并将出口直径限制在 12 mm，在束带近胃壁侧装有环形水囊，并与置于腹部皮下的注水装置相连；术后通过注水或放水调节出口内径；早期饮食教育至关重要，防止胃小囊扩张；术后 2 年 2 型糖尿病缓解率 60%；此种术式再手术率和复发率较高，目前临床上已很少使用。④胆胰旁路术：虽然减重效果好，2 型糖尿病缓解率可达 95%，但手术操作极为复杂，并发症和死亡率均较高，容易出现维生素、微量元素营养物质，特别是蛋白质缺乏，术后必须严格监控营养代谢紊乱状况，并予以补充；对于 BMI ≥ 50 kg/m^2 的严重肥胖伴 2 型糖尿病患者可以考虑选择此种术式；目前临床上较少使用。

5. 代谢手术的风险

手术治疗肥胖症伴 2 型糖尿病有一定的短期和长期风险，特别是在我国人群中的有效性和安全性尚有待评估。多项荟萃分析显示，胃旁路术后 30 天死亡率为 0.3%～0.5%，90 天死亡率为 0.35%。可调节胃束带术的死亡率为 0.1%。深静脉血栓形成和肺栓塞是手术引起死亡的重要原因。术后并发症还包括出血、吻合口瘘、消化道梗阻、溃疡等。远期并发症包括营养缺乏、胆石症、内疝形成等。建议卫生行政主管部门设立该类手术的资格准入制度，以保证手术的有效性和安全性。我国应进行手术治疗与药物治疗的随机对照研究，特别是以并发症为终点的前瞻性研究。多达 50% 的代谢手术最初糖尿病缓解，而之后报告复发，这种暂时缓解的分界点尚不明确。

6. 代谢手术的管理

代谢手术的综合管理应由内分泌科和外科医师合作完成。

（1）术前筛选及评估：由具有内分泌专业知识的内科医师对内科治疗效果不佳的糖尿病患者进行筛选，并对具有代谢手术适应证的患者进行术前评估。术前准备评估六要素。①明确诊断与评估：肥胖病因、体重与 BMI、减重病史、肥胖相关合并症、主观减重意愿、排除手术风险大的人群、内分泌试验检测。②常规实验室检查：糖代谢（空腹血糖、餐后 2 小时血糖、HbA1c、C 肽）、血脂、肝肾功能、尿常规、血常规、促凝血试验、营养评估（铁、维生素 B_{12}、叶酸、维生素 D_3 等）。③心肺功能评估：睡眠呼吸暂停监测、肺功能监测、24 小时动态心电图和动态血压测定、超声心动图、胸片等。④消化系统评估：检测幽门螺杆菌、肝胆 B 超检查有无胆石症、上消化道内镜检查排除肿瘤等。⑤神经及精神系统评估：食欲与行为、精神疾患（抑郁症等）。⑥术前努力减重，积极控制血糖，戒烟，手术前后备孕指导（针对育龄女性）、手术费用知情指导等。

（2）代谢手术治疗：2 型糖尿病患者的手术治疗因患者的特殊情况、治疗过程及围手术期处理可能涉及多个不同的临床学科参与，所以建议手术应在二级及二级以上的综合性医疗单位开展。术者应为中级及中级以上职称、长期在普外科执业的胃肠外科医师，并在了解各种术式的治疗原理和操作准则，经系统指导、培训后方可施行手术。

（3）术后管理：①限制总热量，采用渐进式的阶段饮食，清流质约 1 周，流质约 1 个月，接着进食软质、固体食物。进食速度放慢，每餐进食约 30 分钟；少食多餐，细嚼慢咽，以防止胃出口梗阻、呕吐；循序渐进，达到每日建议的总热量。②术后饮食禁忌。避免食用浓缩的甜食，包括饮料、点心，防止出现倾倒综合征；避免食用油炸和不易消化的食物；避免在进餐时喝汤和喝水，可在两餐之间或餐后 45 分钟再摄入汤水；避免在 3 个月内摄取冰水、咖啡、茶类、酒精等刺激物。③保证蛋白质的摄入，每天至少 60～120 g 蛋白质，尤其应摄入优质蛋白质，如鱼、鸡、猪、羊、牛等肉类，豆腐、豆花、牛奶（低脂或脱脂）、鸡蛋等。④补足水分，每日饮水 1500～2000 mL。⑤补充维生素和微量营养素，推荐每日补充维生素 D 3000 U、钙 1200～1500 mg、铁元素 150～200 mg、叶酸 400 μg、维生素 B_{12} 1000 mg，以及其他微量元素。⑥术后坚持运动，提高减重疗效，改善健康相关的生活质量。每天至少运动 30 分钟。

（4）术后随访：术后需要熟悉本领域的代谢手术医师、内科医师及营养师团队对患者进行终身随访。术后最初 2 年至少每 6 个月随访 1 次，以后至少每年随访 1 次。饮食指导是保证手术治疗效果、避免术后远期并发症、改善患者术后各种不适的至关重要的一环，其目的是形成新的饮食习惯来促进并维持减重的改善，同时又能补充必需的营养，避免患者不适和减少手术不良反应发生的风险。

九、2 型糖尿病基因治疗

近年来，运用基因治疗 2 型糖尿病逐渐兴起。合成 GLP-1 受体类似物或激动剂，通过病毒载体载送，可弥补半衰期短的缺陷。动物实验结果表明，基因治疗可在肥胖糖尿病大鼠血浆内检测到 GLP-1，但是此方法还不成熟，仍需继续研究。

转基因改善胰岛素敏感度。糖尿病中富含磷蛋白通过与磷脂酶 D1 的 D4 结构域相互作用，引起胰岛素抵抗。Cassese 等用携带人 D4cDNA 的重组腺病毒载体（Ad-D4）处理过表达 PED 的转基因小鼠，使得转基因小鼠胰岛素敏感度提高并分泌胰岛素。同时，给予 Ad-D4 也在高脂膳食处理的肥胖 C57Bl/6 小鼠中提高了胰岛素敏感度。表明干扰 PED-PLD1 相互作用可提高胰岛素敏感度。GLUT4 能促进葡萄糖载体介导的胰岛素依赖性糖摄取。Atkinson 等构建表达人 *GLUT4* 基因的转基因小鼠，相比于对照组小鼠，转基因小鼠显示高脂肪膳食喂养后保持高胰岛素敏感度，表明适度增加 GLUT4 表达可以治疗胰岛素抵抗。脂联素（Adiponectin）及其受体在调控小鼠葡萄糖和脂类代谢中起重要作用，肥胖、2 型糖尿病和心血管疾病与脂联素信号下调高度相关。Liu 等构建过表达人脂联素受体 1（AdipoR1）基因（*pAdipoR1*）的转基因小鼠，阻止了饮食诱导的体重增加和胰岛素抵抗。Baf60c（又称 Smarcd3）是一种在快缩肌肉中丰富的转录辅因子，通过 mTOR 相互作用蛋白质的 DEP 结构域介导 Akt 激活，促进氧化肌纤维到糖酵解肌纤维的转换。而从氧化到糖酵解的转换与 2 型糖尿病中骨骼肌胰岛素抵抗有关。Meng 等构建了 Baf60c 转基因小鼠，使其免于饮食诱导的胰岛素抵抗和葡萄糖耐受不良，结果表明骨骼肌中氧化 - 糖酵解代谢转换对糖尿病有益，*Baf60c* 基因可改善胰岛素敏感度。

十、2 型糖尿病三级预防

1. 2 型糖尿病防治中的三级预防目标

一级预防目标是控制 2 型糖尿病的危险因素，预防 2 型糖尿病的发生；二级预防目标是早发现、早诊断和早治疗 2 型糖尿病患者，在已诊断的患者中预防糖尿病并发症的发生；三级预防的目标是延缓已发生的糖尿病并发症的进展、降低致残率和死亡率，并改善患者的生活质量。

2. 一级预防的策略

2 型糖尿病的一级预防指在一般人群中开展健康教育，提高人群对糖尿病防治的知晓度和参与度，倡导合理膳食、控制体重、适量运动、限盐、控烟、限酒、心理平衡的健康生活方式，提高社区人群的糖尿病防治意识。多项随机对照研究显示，IGT 人群接受适当的生活方式干预可延迟或预防 2 型糖尿病的发生。中国大庆研究的生活方式干预组推荐患者增加蔬菜摄入量、减少酒精和单糖的摄入量，鼓励超重或肥胖患者（BMI $>$ 25 kg/m^2）减轻体重，增加日常活动量，每天进行至少 20 分钟的中等强度活动；生活方式干预 6 年，可使以后 14 年的 2 型糖尿病累计发生风险下降 43%。芬兰糖尿病预防研究（DPS）的生活方式干预组推荐个体化饮食和运动指导，每天至少进行 30 分钟有氧运动和阻力锻炼，目标是体重减少 5%，脂肪摄入量＜总热量的 30%；该研究平均随访 7 年，可使 2 型糖尿病发生风险下降 43%。美国预防糖尿病计划（DPP）研究的生活方式干预组推荐患者摄入脂肪热量＜ 25% 的低脂饮食，如果体重减轻未达到标准，则进行热量限制；生活方式干预组中 50% 的患者体重减轻了 7%，74% 的患者可以坚持每周至少 150 分钟中等强度的运动；生活方式干预 3 年可使 IGT 进展为 2 型糖尿病的风险下降 58%。随访累计达 10 年后，生活方式干预组体重虽然有所回升，但其预防 2 型糖尿病的益处仍然存在。此外，在其他国家的 IGT 患者中开展的生活方式干预研究也同样证实了生活方式干预预防 2 型糖尿病发生的有效性。笔者建议，糖尿病前期患者应通过饮食控制和运动来降低糖尿病的发生风险，并定期随访及给予社会心理支持，以确保患者的生活方式改变能够长期坚持下来；定期检查血糖；同时密切关注其他心血管危险因素（如吸烟、高血压、血脂异常等），并给予适当的干预措施。具体目标为：①使超重或肥胖者 BMI 达到或接近 24 kg/m^2，或体重至少下降 7%；②每日饮食总热量至少减少 400～500 kcal（1 kcal=4.184 kJ）；③饱和脂肪酸摄入占总脂肪酸摄入的 30% 以下；④中等强度体力活动至少保持在 150min/w。

3. 二级预防的策略

2 型糖尿病防治中的二级预防指在高危人群中开展疾病筛查、健康干预等，指导其进行自我管理。

成年人中糖尿病高危人群的定义是指在成年人（＞ 18 岁）中，具有下列任何一个及以上的糖尿病危险因素者：①年龄≥ 40 岁；②有糖尿病前期（IGT、IFG 或两者同时存在）史；③超重（BMI ≥ 24 kg/m^2）

或肥胖（BMI ≥ 28 kg/m^2）和（或）中心型肥胖（男性腰围≥ 90 cm，女性腰围≥ 85 cm）；④静坐生活方式；⑤一级亲属中有 2 型糖尿病家族史；⑥有妊娠糖尿病史的妇女；⑦高血压，或正在接受降压治疗；⑧血脂异常，或正在接受调脂治疗；⑨动脉粥样硬化性心血管疾病（ASCVD）患者；⑩有一过性类固醇糖尿病病史者；⑪多囊卵巢综合征（PCOS）患者或伴有与胰岛素抵抗相关的临床状态（如黑棘皮征等）；⑫长期接受抗精神病药物和（或）抗抑郁药物和他汀类药物治疗的患者。在上述各项中，糖尿病前期人群及中心型肥胖是 2 型糖尿病最重要的高危人群，其中 IGT 人群每年有 6% ～ 10% 的个体进展为 2 型糖尿病。

儿童和青少年中糖尿病高危人群的定义是指在儿童和青少年（≤ 18 岁）中，超重（BMI ＞相应年龄、性别的第 85 百分位）或肥胖（BMI ＞相应年龄、性别的第 95 百分位）且合并下列任何一个危险因素者：①一级或二级亲属中有 2 型糖尿病家族史；②存在与胰岛素抵抗相关的临床状态（如黑棘皮征、高血压、血脂异常、PCOS、出生体重小于胎龄者）；③母亲妊娠期有糖尿病病史或被诊断为 GDM。

高危人群的糖尿病筛查：高危人群的发现可以通过居民健康档案、基本公共卫生服务和机会性筛查（如在健康体检中或在进行其他疾病的诊疗时）等渠道。糖尿病筛查有助于早期发现糖尿病，提高糖尿病及其并发症的防治水平。因此，应针对高危人群进行糖尿病筛查。糖尿病筛查的年龄和频率：对于成年人的糖尿病高危人群，宜及早开始进行糖尿病筛查；对于儿童和青少年的糖尿病高危人群，宜从 10 岁开始，但青春期提前的个体则推荐从青春期开始。首次筛查结果正常者，宜每 3 年至少重复筛查一次。糖尿病筛查的方法：对于具有至少一项危险因素的高危人群应进一步进行空腹血糖或任意点血糖筛查。其中空腹血糖筛查是简单易行的方法，宜作为常规的筛查方法，但有漏诊的可能性。如果空腹血糖≥ 6.1 mmol/L 或任意点血糖≥ 7.8 mmol/L，建议行 OGTT（空腹血糖和糖负荷后 2 h 血糖）。也推荐采用中国糖尿病风险评分表，对 20 ～ 74 岁普通人群进行糖尿病风险评估。该评分表的制定源自 2007 年至 2008 年全国 14 省（区、市）的糖尿病流行病学调查数据，评分值的范围为 0 ～ 51 分，总分≥ 25 分者应进行 OGTT。

药物干预预防：在糖尿病前期人群中进行药物干预的临床试验显示，降糖药物二甲双胍、α-糖苷酶抑制剂、噻唑烷二酮类药物（TZDs）、GLP-1 受体激动剂以及减肥药奥利司他等药物治疗可以降低糖尿病前期人群发生糖尿病的风险。其中，二甲双胍和阿卡波糖在糖尿病前期人群中长期应用的安全性证据较为充分，而其他药物长期应用时则需要全面考虑花费、不良反应、耐受性等因素。然而，由于目前尚无充分的证据表明药物干预具有长期疗效和卫生经济学益处，故国内外相关指南尚未广泛推荐药物干预作为预防糖尿病的主要手段。对于糖尿病前期个体，只有在强化生活方式干预 6 个月效果不佳，且合并有其他危险因素者，方可考虑药物干预，但必须充分评估效益/风险比和效益/费用比，并且做好充分的医患沟通和随访。需要指出的是，目前已经完成的药物预防糖尿病的临床研究并未采用生活方式干预失败的患者作为研究对象，因此对生活方式干预无效的糖尿病前期患者是否对药物干预敏感尚无临床证据。

血糖控制：糖尿病控制与并发症试验（DCCT）、英国前瞻性糖尿病研究（UKPDS）等严格控制血糖的临床研究结果提示，在处于糖尿病早期阶段的患者中，严格控制血糖可以显著降低糖尿病微血管病变的发生风险。随后的长期随访结果显示，早期严格血糖控制与长期随访中糖尿病微血管病变、心肌梗死及死亡的发生风险下降相关。这表明，对新诊断的 2 型糖尿病患者，早期进行严格血糖控制可以降低糖尿病微血管和大血管病变的发生。笔者建议，对于新诊断、年轻、无并发症或合并症的 2 型糖尿病患者，建议及早采用严格的血糖控制，以降低糖尿病并发症的发生风险。

血压控制、血脂控制及阿司匹林的使用：UKPDS研究显示，在新诊断的2型糖尿病患者中，强化血压控制不仅可以显著降低糖尿病大血管病变的发生风险，还可显著降低微血管病变的发生风险。高血压最佳治疗试验（HOT）以及其他抗高血压治疗临床试验的糖尿病亚组分析也显示，强化血压控制可以降低无明显血管并发症的糖尿病患者发生心血管病变的风险。英国心脏保护研究–糖尿病亚组分析（HPS–DM）、阿托伐他汀糖尿病协作研究（CARDS）等大型临床研究显示，在没有明显血管并发症的糖尿病患者中，采用他汀类药物降低低密度脂蛋白胆固醇（LDL–C）的策略可以降低心血管事件的发生风险。多个临床试验进行系统评价的结果显示，在具有心血管疾病高危因素的2型糖尿病患者中，阿司匹林对心血管疾病具有一定的保护作用。笔者建议，对于没有明显糖尿病血管并发症但具有心血管危险因素的2型糖尿病患者，应采取降糖、降压、调脂（主要是降低LDL–C）及应用阿司匹林治疗，以预防心血管疾病和糖尿病微血管病变的发生。

4. 三级预防的策略

继续血糖、血压、血脂控制。强化血糖控制可以降低已经发生的早期糖尿病微血管病变（如非增殖期视网膜病变、微量白蛋白尿等）进一步发展的风险。但在糖尿病病程较长、年龄较大且具有多个心血管危险因素或已经发生过心血管疾病的人群中，强化血糖控制对降低心血管事件和死亡发生风险的效应较弱。相反，控制糖尿病心血管风险行动（ACCORD）研究还显示，在上述人群中，强化血糖控制与全因死亡风险增加存在相关性。已有充分的临床研究证据表明，在已经发生过心血管疾病的2型糖尿病患者中，应采用降压、调脂或阿司匹林联合治疗，以降低2型糖尿病患者再次发生心血管事件和死亡的风险。笔者建议，对于糖尿病病程较长、老年、已经发生过心血管疾病的2型糖尿病患者，继续采取降糖、降压、调脂（主要是降低LDL–C）、应用阿司匹林治疗等综合管理措施，以降低心血管疾病及微血管并发症反复发生和死亡的风险，但应遵循分层管理的原则。

对已出现严重糖尿病慢性并发症者，应推荐其至相关专科治疗。

十一、2型糖尿病理疗

1. 理疗仪

张秋等运用温热理疗床改善了2型糖尿病患者神疲乏力、咽干口燥、夜尿频多等单项症状，同时又明显降低了患者餐后血糖值。其治疗原理可能与以下因素有关：①仰卧位时，仪器的内部理疗头沿着脊柱的生理曲度运行，挤压两侧棘肌，在刺激胰岛素分泌的同时使胰岛素受体对胰岛素的敏感性增强。此外，通过改善循环促使组织代谢，增加对糖的利用，使血糖降低。②理疗仪的玉石球部通电加热后能释放对人体有益的远红外线，通过控制器输出交变电磁场，产生温热作用和热灸作用。温热作用通过改善脊柱周围血液循环，缓解糖尿病患者血液循环受阻的病理现象。

2. 自身局部理疗

毕芝会等指导2型糖尿病患者进行下肢及足部的护理：2型糖尿病患者下肢周围神经病变是导致2型糖尿病足最主要的原因，可通过按摩、热敷及适当的脚部运动，改善及促进下肢的血液循环，每天嘱咐患者按时用40～45 ℃的温水泡脚，早晚各1次，每次20～30分钟。尤其要注意对脚趾间皮肤进行清洁，保持其干燥，并对脚趾进行多次按摩，直到下肢有发热的感觉为止。这可明显缓解患者由于感觉神经病变导致的双下肢疼痛和麻木症状。

参考文献

[1] 王鹤霏，刘东军 . 转基因技术：糖尿病的动物模型构建及治疗 [J] . 生物技术通报，2015，31（10）：89-98.

[2] MEHTA R R，EDWARDS A M，RAJPATHAK S，et al. Effects of conformance to type 2 diabetes guidelines on health care resource utilization，clinical outcomes，and cost：a retrospective claims analysis [J] . J Cli Transl Endocrinol，2020，19：100215.

[3] SHOKRI Y，VARIJI A，NOSRATI M，et al. Importance of paraoxonase 1（PON1）as an antioxidant and antiatherogenic enzyme in the cardiovascular complications of type 2 diabetes：genotypic and phenotypic evaluation [J] . Diabetes Res Clin Pract，2020，161：108067.

[4] DEROSA G，D'ANGELO A，MAFFIOLI P. Change of some oxidative stress parameters after supplementation with whey protein isolate in patients with type 2 diabetes [J] . Nutrition，2020，73：110700.

[5] 庄苹，曹霞，杨锦 . 西格列汀在单用二甲双胍效果不佳的 2 型糖尿病患者中的治疗效果观察 [J] . 当代医学，2020，26（5）：39-41.

[6] 燕喜禄 . 恩格列净联合胰岛素强化治疗对肥胖 2 型糖尿病患者的疗效及安全性分析 [J] . 心理月刊，2020，15（3）：198.

[7] 陈玲 . 腹型肥胖与 2 型糖尿病糖代谢的关联性研究 [J] . 吉林医学，2020，41（2）：271-273.

[8] 李建新 . 探究格列美脲联合利格列汀治疗 2 型糖尿病合并肥胖的临床效果 [J] . 中国实用医药，2020，15（4）：120-122.

[9] 楚清锋 . 二甲双胍与阿卡波糖应用于 2 型糖尿病单用胰岛素控制不佳患者的效果与安全性对比分析 [J] . 首都食品与医药，2020，27（3）：74.

[10] 席晓宇，谢雯雯，刘琰，等 . 罗格列酮钠和二甲双胍治疗 2 型糖尿病的药物经济学评价 [J] . 中国药房，2020，31（2）：212-216.

[11] 李小芳，吴春丽，赵茜，等 .11β-HSD2 基因多态性与多种疾病的研究进展 [J] . 广东化工，2020，47（2）：105，114.

[12] 刘春红，赵惠芬，胡蓉芳 .2 型糖尿病患者自我管理行为与健康信念及家庭功能的相关性 [J] . 解放军医学杂志，2018，43（11）：989-990.

[13] 夏世萍，梅登琼 . 糖尿病教育护理师对糖尿病患者治疗效果的影响 [J] . 世界最新医学信息文摘，2018，18（A5）：331-332.

[14] 中华医学会糖尿病学分会 . 中国 2 型糖尿病防治指南（2017 年版）[J] . 中国实用内科杂志，2018，38（4）：292-344.

[15] 范婷婷，李新华 .2 型糖尿病中医诊疗研究进展 [J] . 湖南中医杂志，2018，34（8）：217-220.

第十一章　成人隐匿性自身免疫性糖尿病治疗

一、成人隐匿性自身免疫性糖尿病健康教育

（一）基本原则

同第 283 页“1. 基本原则”。

（二）教育和管理的目标

同第 283 页“2. 教育和管理的目标”。

（三）糖尿病基础知识及相关知识教育

让患者了解该病的发病特点及小剂量胰岛素注射治疗的必要性，治疗目的在于尽可能保留残存 β 细胞功能和减少酮症酸中毒发生。讲解酮症酸中毒发生的诱因、临床表现及预防措施。

（1）饮食指导：制定合理的膳食搭配，合理的饮食疗法可减轻胰岛 β 细胞负担，有利于控制血糖。

（2）制订运动计划：选择各种有氧运动，如快走、慢跑、打球、广播操、跳绳、室内器械运动等，规律的运动锻炼有利于提高糖尿病患者的胰岛素敏感性，控制血糖，改善脂肪代谢，减少和延缓糖尿病并发症的发生和发展。

（3）药物知识的宣教：进行胰岛素相关知识教育及示范胰岛素注射的方法，指导安全合理用药，不随意减药停药，提高成人隐匿性自身免疫性糖尿病患者用药的依从性。

（4）血糖监测：强调血糖仪的操作对控制血糖的重要性，如出现低血糖，注意低血糖的发生原因、临床表现，并立即处理，平时注意预防。

（5）心理护理：成人隐匿性自身免疫性糖尿病患者大多缺乏相关疾病知识，对胰岛素治疗过程及预后产生怀疑等。因此，需要多与患者交谈，耐心做好心理疏导。让患者了解成人隐匿性自身免疫性糖尿病虽不能根治，但只要接受规范胰岛素治疗、定期监测，使各项指标控制达标，就可与健康人一样正常生活。

（6）自我管理教育：指导患者记生活日记。生活日记实质上是“实际行动的修正”，是自我控制最基本的方法，就是把饮食、运动情况具体记录下来，并逐渐修正的做法。促进家庭成员的参与，让家庭成员与患者沟通，并给予经济及情感上的支持。

二、成人隐匿性自身免疫性糖尿病的中医认识与治疗

成人隐匿性自身免疫性糖尿病是 1 型糖尿病的一种亚型，也是以慢性高血糖为特征的一种内分泌

代谢疾病，应属于中医“消渴”的范畴。

“消渴”这一症状在我国现存最早的医书《五十二病方》中就有相关记载。《黄帝内经》对战国以前的许许多多的医学著作进行总结，它的问世，开创了中医学独特的理论体系，同时首次提出了“消渴”的病名。《素问・奇病论》记载：“有病口甘者，病名为何？何以得之?”岐伯曰：“此五气之溢也，名曰脾瘅。夫五味入口藏于胃，脾为之行其精气，津液在脾，故令人口甘……转为消渴。”《灵枢・五变》指出：“刚则怒，怒则气上逆，胸中蓄积……血脉不行，转而为热，热则消肌肤，故为消瘦。”除此之外，《黄帝内经》中还曾以“肺消”“膈消”“肾热病”“漏风”“风消”“消中”“食亦”等多个名称来描述糖尿病，强调其病理机制的变化。“消”按《素问・阴阳别论》的解释是：“二阳结，谓之消。”《素问・气厥论》：“心移寒于肺，肺消，肺消者饮一溲二，死不治。”《外台秘要・消中消渴肾消》说：“每发即小便至甜。”消有三个含义：一指“消水谷”而出现多饮多食；二指“消津液”而致津亏，阴不胜阳，火热内生；三指“消肌肤”而致身体消瘦。唐代医家王焘提出消渴有广义与狭义之分，现代医学的糖尿病症状特征与狭义消渴最为相近。后人大都沿用“消渴”这一病名指代糖尿病。直至 1991 年全国首届中医糖尿病学术交流会上正式把消渴定为糖尿病的中医病名。

成人隐匿性自身免疫性糖尿病的病因病机为外感六淫、毒邪内陷；情志内伤，化火伤阴；肆食肥甘、蕴湿化热；禀赋不足、五脏柔弱；药石伤身、胰脏缺如等。成人隐匿性自身免疫性糖尿病分为非胰岛素依赖期和胰岛素依赖期两个阶段，显而易见成人隐匿性自身免疫性糖尿病的治疗重点是非胰岛素依赖期。成人隐匿性自身免疫性糖尿病的主要病理损害是胰岛素抵抗和胰岛 β 细胞的损伤。郭乃刚等研究证明胰岛 β 细胞功能与血糖呈负相关，其功能越差，血糖就越高，同时血液的高凝状态和微循环障碍也就越严重，脾失健运是血瘀发生的始动和关键因素，血瘀的病理产物形成后又会导致糖尿病的进一步加重和胰岛功能的进一步减退，提示应从脾虚、血瘀论治成人隐匿性自身免疫性糖尿病。徐彼讳等认为成人隐匿性自身免疫性糖尿病的中医病机多为毒瘀互结，应从虚、毒、瘀三方面辨治。朱立群、刘英华等研究提示益气养阴活血可改善成人隐匿性自身免疫性糖尿病患者胰岛 β 细胞功能。王浩等发现黄己汤（黄芪、防己、山药、葛根、麦冬、枸杞子、黄连）有对抗 STZ 导致的胰岛 β 细胞损伤的作用，且其对胰岛 β 细胞的保护作用与其浓度呈正相关，即剂量依赖性。白淑英等通过对照观察中药复方（女贞子、枸杞子、黄芪、人参、黄连、石韦）对正常大鼠和 STZ 糖尿病大鼠胰岛 β 细胞形态功能的影响，证实该复方有修复和改善 β 细胞功能的作用。陈群力等用益气养阴活血复方治疗糖尿病大鼠肢端坏疽的试验中，观察结果显示：坏疽症状减轻，空腹血糖、甘油三酯及总胆固醇降低均有统计学意义。进一步得出了该复方具有延缓胰岛 β 细胞的损害、改善胰岛 β 细胞功能的作用的结论，进而可用于治疗成人隐匿性自身免疫性糖尿病。

三、成人隐匿性自身免疫性糖尿病营养治疗

1. 医学营养治疗的目标与原则

同第 262 页“1. 医学营养治疗的目标与原则”。

2. 能量

①糖尿病前期或糖尿病患者应当接受个体化能量平衡计划，目标是既要达到或维持理想体重，又要满足不同情况下营养需求。②超重或肥胖的糖尿病患者，应减轻体重，不推荐成人隐匿性自身免疫性糖尿病患者长期接受极低能量（＜ 800 kcal/d）的营养治疗。

3. 碳水化合物

同第 263 页“5. 碳水化合物”。

4. 蛋白质

同第 262 页“3. 蛋白质”。

5. 脂肪

同第 263 页“4. 脂肪”。

6. 无机盐及微量元素

同第 264 页“6. 无机盐及微量元素”。

7. 妊娠期的医学营养治疗

同第 264 页“8. 妊娠期的医学营养治疗”。

四、成人隐匿性自身免疫性糖尿病运动治疗

运动锻炼在成人隐匿性自身免疫性糖尿病患者的综合管理中占重要地位。规律运动有助于控制血糖，减少心血管危险因素，减轻体重，提升幸福感，而且对糖尿病高危人群一级预防效果显著。

运动治疗的具体方案参考第 265 页“四、1 型糖尿病运动治疗”。

五、成人隐匿性自身免疫性糖尿病心理治疗

流行病学调查表明，在成人隐匿性自身免疫性糖尿病患者及其家庭成员中普遍存在着多种社会心理问题，这些心理问题与血糖的控制不良存在着明显的关系。心理行为干预能有效地辅助糖代谢的控制，尤其能减少血糖波动，有益于血糖的长期控制，降低或延迟并发症的发生。

心理治疗的具体方案参考第 266 页“五、1 型糖尿病心理治疗”。

六、成人隐匿性自身免疫性糖尿病口服药物治疗

成人隐匿性自身免疫性糖尿病是一类具有遗传易感基因、胰岛自身抗体阳性、早期临床表现类似 2 型糖尿病、初诊后 6 个月内无须依赖胰岛素治疗的 1 型糖尿病。治疗成人隐匿性自身免疫性糖尿病口服药物如下。

1. 二甲双胍

二甲双胍通过多种机制降糖，较重要的作用是改善外周组织对胰岛素的敏感性。Beales 等的研究发现，双胍类药物不影响 β 细胞的破坏，LADA 患者早期可考虑使用。有研究观察到胰岛素治疗基础上联合二甲双胍使用能使 LADA 患者得到更好的血糖控制，并且不会损害胰岛功能，同时可改善血脂，减少胰岛素用量。

2. TZDs

TZDs 具有改善胰岛素抵抗、抗炎和免疫调节作用，尚可保存内源性胰岛素分泌功能。Bealea 等用曲格列酮干预 NOD 鼠可阻止其糖尿病的发生，罗格列酮亦有类似效果。国内周智广教授在此领域研究深入，发现此类制剂可以有效地预防胰岛细胞功能的进行性衰竭。而且，相当一部分 LADA 患者存在

胰岛素抵抗，故早期联合使用胰岛素和格列酮类药物具有重要的临床价值。

3. DPP－4 抑制剂

西格列汀是第一个批准用于治疗糖尿病的二肽基肽酶 4（DPP－4）抑制剂，作为一种新型降血糖药物，其作用机制主要是通过抑制 DPP－4 和肠肽类激素胰高血糖素样肽（GLP）－1 的分解作用，进而提高患者体内的 GLP－1 水平。研究认为，LADA 的发病机制以 T 细胞介导的胰岛 β 细胞破坏为主，同时自然杀伤细胞、巨噬细胞、各类促炎因子等也参与其中，而 DPP－4 受体广泛表达于体内多种炎性免疫细胞，西格列汀可以通过清除底物趋化因子 N 末端的脯氨酸或丙氨酸多肽，降低促炎因子水平，提升抗炎因子水平，发挥抑制炎性因子作用，对胰岛 β 细胞具有保护作用，可抑制胰岛 β 细胞凋亡，促进胰岛 β 细胞新生，延缓胰岛功能衰竭，降低患者血糖水平，减少并发症的发生。西格列汀除了调节体内多种免疫细胞的功能、调节体内促炎－抗炎系统平衡的作用、改善成人隐匿性自身免疫性糖尿病患者体内慢性炎性损伤状态外，还可以通过酶活性的改变从而调节血糖稳态。

4. 免疫抑制剂

欧阳玲莉等曾试用中药雷公藤多苷干预 LADA 患者，发现雷公藤多苷有调节细胞免疫和保护胰岛功能的作用。

5. 避免使用磺脲类药物

磺脲类药物属于胰岛素促泌剂，主要药理作用是通过刺激胰岛 β 细胞分泌胰岛素，增加体内的胰岛素水平而降低血糖。因其促胰岛素分泌作用，持续刺激胰岛自身抗原的释放，激活针对 β 细胞的免疫反应而可能加速 β 细胞破坏。Kobayaehi 等的小样本研究发现，与胰岛素治疗组相比，磺脲类药物处理组 LADA 患者的胰岛 β 细胞功能的衰减更快。因此，对临床确诊为 LADA 的患者应避免使用磺脲类药物。

七、成人隐匿性自身免疫性糖尿病胰岛素治疗

以胰岛 β 细胞休息疗法治疗成人隐匿性自身免疫性糖尿病，主要选择胰岛素，多数学者主张每日或间断小剂量胰岛素注射。Kohayashi 等对成人隐匿性自身免疫性糖尿病患者进行小剂量胰岛素治疗发现，80% 的患者 ICA 转阴伴 C 肽值不同程度地提高，证实胰岛素确实可以防止成人隐匿性自身免疫性糖尿病患者的 β 细胞进一步损害。近年来，更多学者主张对新诊断的 2 型糖尿病及早进行胰岛素强化治疗，其理由是，胰岛素治疗不仅可以快速解除糖毒性，使 β 细胞得到休息促进残存 β 细胞修复。因此，在无法明确是成人隐匿性自身免疫性糖尿病还是 2 型糖尿病时，均可以行胰岛素补充治疗。然而，就成人隐匿性自身免疫性糖尿病患者而言，还要考虑外源性注入的胰岛素是否会加速胰岛 β 细胞的自身免疫损伤过程，如诱导胰岛素自身抗体的产生。

文献资料显示，在所有糖尿病患者中成人隐匿性自身免疫性糖尿病占据 10%～15%，成人隐匿性自身免疫性糖尿病是因为 T 淋巴细胞免疫功能异常引发自身免疫性疾病，作为 1 型糖尿病亚型，成人隐匿性自身免疫性糖尿病能够对机体胰岛 β 细胞功能产生影响，导致胰岛素分泌不足，引发免疫系统功能障碍，并且会累及患者的神经、心、血管及肾脏等器官与系统，如果患者没有获得及时有效的治疗，会对其生命安全产生威胁。胰岛素强化治疗指的是每天分时段进行皮下胰岛素注射，使患者血糖水平获得有效控制，该方法是最近几年来治疗糖尿病的重要措施，因为成人隐匿性自身免疫性糖尿病患者早期没有完全失去胰岛 β 细胞功能，存在逆转可能，及早应用胰岛素强化治疗能够显著调节其胰

岛β细胞功能，加快胰岛素分泌，缓解胰岛β细胞负担。根据已有研究，两组成人隐匿性自身免疫性糖尿病老年患者接受不同治疗措施之后的空腹血糖、餐后2小时血糖以及糖化血红蛋白水平对比差异明显，两组成人隐匿性自身免疫性糖尿病老年患者接受不同治疗措施之后的餐后2小时胰岛素、餐后2小时C肽以及稳态模型胰岛素分泌指数对比差异明显。说明胰岛素强化治疗成人隐匿性自身免疫性糖尿病效果也较理想，与2型糖尿病治疗效果相差不大，同时可有效改善胰岛素抵抗，实现胰岛素β细胞功能的保护。

八、成人隐匿性自身免疫性糖尿病其他治疗

1. 基因治疗

转基因治疗自身免疫性糖尿病：Prdm1基因编码B淋巴细胞诱导的成熟蛋白1（BLIMP－1）。Lin等建立了T细胞过表达BLIMP－1的转基因NOD小鼠，使淋巴细胞的增生和激活被抑制、调控T细胞的功能增强、胰岛炎和糖尿病症状减弱。表明BLIMP－1通过影响淋巴细胞和Treg细胞功能，调控自身免疫T细胞特异性，为治疗自身免疫性糖尿病提供可能。MHC Ⅱ类分子多态性，尤其位于β链57位是多种自身免疫性疾病的敏感性或抗性位点。MHC Ⅱ类分子I－A（b）以β56－67调控的方式，促进自体反应$CD4^+$T细胞分化为抑制疾病的自体调控T细胞，促成了糖尿病抗性。信号传导蛋白和转录激活物（STAT）蛋白家族在细胞因子信号和免疫调控中扮演重要作用。Jin等构建过表达*Stat5b*基因的NOD小鼠，相比于同窝对照组小鼠，*Stat5b*转基因NOD小鼠自发糖尿病的发病率显著降低、$CD4^+$和$CD8^+$T细胞增生能力升高、多种细胞因子（IL－2、IL－10、IFN－γ、TNF－α和抗细胞凋亡基因*Bcl-xl*）表达上调，表明*Stat5b*过表达使NOD小鼠免于糖尿病。

2. 理疗

成人隐匿性自身免疫性糖尿病患者感觉神经出现病变的主要症状为下肢感觉异常，理疗的具体方案见第281页“十四、1型糖尿病理疗”。

参考文献

［1］柯蒋风，赵催春，陈明云，等．成人隐匿性自身免疫性糖尿病伴蛋白尿的临床特征及蛋白尿与动脉粥样硬化的关系［J］．世界临床药物，2018，39（8）：530－534.

［2］黄文辉，薛鸿林，杨妙清，等．西格列汀联合一日多次胰岛素治疗成人隐匿性、免疫性糖尿病的疗效和安全性［J］．药学服务与研究，2017，17（2）：105－108.

［3］姜天，章秋．成人隐匿性自身免疫性糖尿病误行代谢手术致营养不良剖析［J］．临床误诊误治，2016，29（12）：64－66.

［4］祁范范，雷营，杨昱，等．成人隐匿性自身免疫糖尿病的临床特点分析［J］．中国临床医生杂志，2016，44（10）：36－38.

［5］陈志坚，宋启宾，李俊．胰岛素强化治疗高龄隐匿性自身免疫性糖尿病的疗效及对胰岛β细胞功能的影响［J］．临床医学工程，2016，23（8）：1067－1068.

［6］陈红利，邓昂．二肽基肽酶－4抑制剂对成人隐匿性自身免疫性糖尿病早期患者的治疗价值及药学评估与监护［J］．临床药物治疗杂志，2016，14（4）：43－46.

［7］李德斌．成人隐匿性自身免疫性糖尿病13例［J］．罕少疾病杂志，2015（6）：57－58.

［8］黄启亚，杨彩娴，李绍清，等．成人隐匿性自身免疫性糖尿病患者的胰岛β细胞功能［J］．实用医学杂志，2015，31（16）：2701－2703．

［9］金月萍，苏晓飞．成人隐匿性自身免疫性糖尿病诊治的相关研究进展［J］．中国糖尿病杂志，2015，23（6）：570－573．

［10］任卫东，贾淑琴．成人隐匿性自身免疫性糖尿病的诊断和治疗［J］．河北北方学院学报（医学版），2006，23（2）：79－81．

第十二章　儿童糖尿病治疗

儿童糖尿病治疗的目的是在保证正常生长发育基础上使血糖尽可能接近正常。越来越多的证据表明，“5驾马车”共同实施才是有效的方式。针对1型糖尿病儿童及青少年而言，要根据其年龄、病程、生活方式、患者或者家庭情况、代谢控制目标等选取适合患者的个体化管理模式，灵活运用糖尿病知识，结合实践不断优化及调整，最终获得个体化的、高生活质量的糖尿病综合管理方案。

一、儿童糖尿病教育

儿童糖尿病绝大多数为1型糖尿病，需要长期使用胰岛素治疗。作为一种慢性终身性疾病，大部分治疗要在家庭中完成。由于儿童是一个特殊的群体，在血糖控制方面很大程度上依赖于家长的积极配合，只有在住院期间通过系统且专业的健康教育，把糖尿病相关防治知识传授给患儿、直接照顾患儿的监护人乃至学校老师，给予适时提醒、有效监控，才能有效配合治疗，保证患儿生长发育不受影响，理想控制血糖，减少和延缓并发症发生。因此，健康教育在儿童糖尿病治疗及护理中占有至关重要的位置。健康教育就是针对影响患儿病情的各个因素，进行指导和教育，促使患儿提早出院、改善病情。儿童糖尿病健康教育涉及各个方面，教育形式多种多样。健康教育的具体内容如下。

1. 自我监测

健康教育者首先要与患儿及其家长沟通，告知他们此病的相关知识，使其正确认识该疾病。注意监测血糖的变化，避免低血糖和高血糖的发生。年长儿童有一定的自理能力，只需父母的监督和督导；年龄较小的儿童比较依赖家长，应逐步培养患儿的独立性，消除对家长的依赖，以便取得良好的自我监测。应告知患儿及其家长自我管理的重要性及血糖控制理想的范围，定期体格检查。良好的血糖控制是减少糖尿病并发症的关键。血糖监测主要是监测三餐前和临睡前血糖。血糖仪检测末梢血糖值的具体方法：用75%的酒精消毒穿刺部位，第一滴血弃去，然后将血液一次性吸到试纸测试区，用无菌棉签按压采血部位直至不出血为止，等待显示结果读取数据。指导患儿家长做好患儿的血糖监测并记录结果，以利于监测病情和医师调整治疗方案。

2. 用药指导

（1）口服降糖药物指导：医护人员应认真向患儿及其家长讲解药物用法、作用、不良反应及用药时需要注意的问题。儿童口服降糖药常用二甲双胍，主要用于2型糖尿病，其常见不良反应有恶心、呕吐、食欲降低、口苦等消化道症状，可从小剂量开始，餐中或餐后服用以减轻不适症状。口服本品期间，定期检查肾功能，可以减少乳酸酸中毒的发生，不能随意更改药物剂量。

（2）胰岛素治疗指导：皮下注射胰岛素在儿童糖尿病治疗过程中占有极其重要的位置，正确合理的胰岛素治疗能很好地控制血糖，减少并发症的发生。胰岛素注射前，需要向家长介绍胰岛素的种类、储存方法、作用、不良反应及注射方法等。嘱家长及患儿一定要在餐前测血糖，餐后按时按量注射胰岛素，根据胰岛素种类准时进餐。《中国糖尿病药物注射技术指南》提出了基本的关于胰岛素治疗的教育主题，其中包括胰岛素治疗方案的选择、胰岛素注射装置的选择及管理、正确的胰岛素注射技术（包括注射部位的选择及轮换、注射角度的选择及注射时是否捏皮）、胰岛素注射相关并发症及其预防、针头使用后的安全处置。患儿及其家长居家自行注射胰岛素产生的医疗废弃物的处理也应是胰岛素教育的基本主题。注射胰岛素的时间一般为餐前 10～30 分钟，注射部位多选择上臂外侧、腹部、大腿外侧及臂部。注射部位必须每次更换，同一部位注射至少间隔 1 cm，以保证胰岛素的充分吸收，防止发生皮下脂肪组织萎缩或增生。注射胰岛素后应严密观察患儿的反应，有无饥饿感、大汗、心慌、手抖、头晕、全身乏力等症状，若出现低血糖表现，可选择进食牛奶、糖块等，并继续监测血糖，观察病情变化。

二、儿童糖尿病的中医认识与治疗

中医对儿童生理特点的认识：脏腑娇嫩、形气未充；生机蓬勃，发育迅速。病理特点：发病容易、传变迅速；脏气清灵、易趋康复。“少阳”学说：含义有二，其一是说阳气微少、功能羸弱，这与“稚阳”意义相近；其二是少阳主春、生发活泼，表现出旺盛的生机，与小儿生机蓬勃有如旭日东升、草木方萌的生理特点相吻合。稚阴稚阳学说：展现了小儿脏腑娇嫩、形气未充的一面。小儿五脏功能的生理特点：①脾常不足。脾为后天之本，主运化水谷精微，为气血生化之源，小儿生长发育迅速，对精微需求较多，但小儿又脾胃薄弱，饮食稍增，则易引致运化功能失常，故谓“脾常不足”。②肾常虚。肾为先天之本，肾中之元阴元阳为生命之根，其余四脏之阴阳均有赖于肾阴之滋润及肾阳之温养，但小儿肾气未盛，气血未充，肾气当随着年龄的增长而逐渐充盛，这就是“肾常虚”之意。③肺常不足。

儿童糖尿病的发病特点分为胖瘦两种，瘦“糖宝”以 1 型糖尿病多见，治宜补虚。胖“糖宝” 2 型糖尿病越来越多，可参照成人治疗。对于儿童 1 型糖尿病的急性期（酮症酸中毒），若外邪直中，可见起病急、进食减少、恶心呕吐、关节或肌肉疼痛、皮肤黏膜干燥、呼吸深长，甚至昏迷等症状。儿童 1 型糖尿病的亚急性期，可见肺脾气虚、脾肾阳虚、肺肾阴虚等证。肺脾气虚：咳不止，气短乏力，痰多清稀，进食减少，腹胀便溏，舌淡苔白，脉虚弱。脾肾阳虚：畏寒怕冷，四肢不温，完谷不化，精神不振，舌淡而胖，或有齿痕，脉象沉细。肺肾阴虚：咳嗽、痰少、干咳无痰、口燥咽干、形体消瘦、潮热、颧红、盗汗、咽痛音哑、舌红少苔、脉细数。儿童 2 型糖尿病则按郁、热、虚辨证治疗。在治疗中坚持中医调整、全程干预。儿童糖尿病诊治中应当注意儿童脏腑娇嫩，宜用药轻灵；体质不同，要辨证施治。（1）脾胃壅滞证，证见腹型肥胖，脘腹胀满、嗳气、矢气频频，大便量多等，舌胖大，苔白厚，脉滑。治以行气导滞，厚朴三物汤加减。（2）肝郁气滞证，证见形体中等或偏瘦，口干渴，情绪抑郁喜太息，胁肋胀满，大便干结，舌淡红，苔薄白，脉弦。治以疏肝解郁，四逆散加减。（3）湿热蕴脾证，证见口干渴，或口中甜腻，脘腹胀满，身重困倦，小便短黄，舌红苔厚腻或微黄欠润，脉滑数。治以清热化湿，半夏泻心汤加减。（4）脾虚痰湿证，证见形体肥胖，腹部大，倦怠，纳呆便溏，口淡无味或黏腻，舌淡有齿痕，苔薄白或腻，脉濡缓。治以健脾化痰，六君子汤加减。（5）气阴两虚证，证见形体偏瘦，倦怠乏力，口干渴，夜间甚，五心烦热，自汗盗汗，气短懒言，心悸失眠。治以益气养阴，玉液汤加减。

三、儿童糖尿病营养治疗

对饮食进行控制是控制高血糖最主要的方法，尤其是对于2型糖尿病。2型糖尿病主要好发于肥胖儿，需制订合理的食谱，既有利于糖尿病的控制，又不影响患儿的成长，食谱需不断更新。严格控制饮食、限制糖的摄入量是控制血糖的关键。饮食治疗的原则是控制总热量的摄入，建立良好的饮食结构，均衡营养，保持理想的体重，控制好血糖，以达到延缓并发症发生、发展的目的。无论是否使用胰岛素治疗，只有坚持定时定量，规律饮食，才能满足儿童生长发育需要。每日所需总热量的多少需要根据患儿年龄、体重及活动情况计算。全天总热量（千卡）=［1000+年龄 ×（80～100）］，三大营养素分配：蛋白质15%～20%，脂肪20%～30%，碳水化合物50%。早、中、晚餐热卡分别占1/5、2/5、2/5。根据糖尿病患儿每日需要的总热量、三大营养素的分配和食物的转换关系，计算出所需的食物种类和量。食物种类分为四组共八大类，分别是蛋白质组（豆类、奶类、肉蛋类）、油脂组（坚果类、油脂类）、谷薯组（谷薯类）、蔬果组（蔬菜类和水果类）。根据八大类食物的热量等值交换份表，自由选择食物进行营养治疗，但每天膳食中选用的食物品种应在五大类以上，具体食物应达到18～25种。

以患儿自身性别、年龄等为标准，把标准体重计算出来，体重偏轻的消瘦型患儿，可适当增加每日热量供给；而针对体重偏重的肥胖型患儿，每日则需以低热量的饮食为基本原则。10岁以上患儿，热量每日供给不可超出292.8～334.8 kJ；10岁以下患儿，热量每日供给不可超出418.5 kJ；针对营养不良及并发了消耗性病症患儿，可适当增加饮食量；患儿营养治疗与干预方案当中，糖类占据总热量不可超出50%。因患儿处于发育时期，在营养治疗与干预方案当中，需确保患儿发育生长所必需的氨基酸每日摄入量充足，可以奶、蛋、肉、鱼等优质的蛋白为主。同时，蛋白质的含量占据食物的总热量比例需控制在15%～20%；脂肪占据食物的总热量不可超出30%～35%，脂肪摄入应当是不含有包含的脂肪酸类植物油，严禁摄入反式脂肪酸、肥肉、动物脂肪、高胆固醇等富含脂肪酸类的食物；针对肾脏功能受损患儿，需限制食物当中蛋白质摄入量，尤其豆制品类植物蛋白；每日患儿需注意摄入一些铝、镁、钙、维生素、膳食纤维等这些微量元素，以便于提高机体免疫力，延缓患儿肠道对于葡萄糖的吸收作用，有效改善患儿的糖耐量，控制好血糖及血脂指标。

四、儿童糖尿病运动治疗

运动治疗是糖尿病综合治疗的重要内容。糖尿病患儿进行规律、适当的运动有利于降低血糖、纠正血糖紊乱。运动方式的选择以有氧运动为主，常见的运动形式有快走、慢跑、游泳、爬楼梯、骑自行车、适当的球类活动等；年长儿童进行规律、适当的阻抗运动（如俯卧撑、哑铃、杠铃等）也对血糖控制起到一定的作用。可根据糖尿病患儿的年龄、病情制定相应的符合个人情况的运动方案。患儿至少每天早、晚餐后1小时进行运动，每次运动时间一般应在30分钟以内，以运动后微微出汗、不感到疲劳为度。若选择步行的锻炼方式，步速应掌控在每分钟90～120步，不可过快，以防产生胸闷、心悸、头晕等低血糖表现；在饭前空腹状态及刚注射胰岛素后禁止一切运动锻炼。由于患儿对糖尿病病情的防治知识并不了解，家长要在旁监督，以防意外发生。肥胖作为引起糖尿病的一个重要因素，长期适量运动可以消耗体内脂肪，减轻体重，增加肌肉量，降低血压，改善血糖控制情况，减少并发症，所以肥胖的患儿更应积极参加适当的运动。

五、儿童糖尿病心理治疗

由于糖尿病患儿长期受病痛折磨，还需要和同龄儿童一样承受学习与生活的压力。患儿及其家长过大的压力和心理负担对于疾病的控制会产生不利的影响。因此，需要对其进行心理疏导，以减轻或消除其悲观、恐惧心理，正视疾病，树立起战胜疾病的信心，以阳光健康的心态面对生活。系统性地评估患儿及其家长的心理状态，根据评估的结果，有针对性地制定心理干预的措施。对患儿及其家长采用谈话聊天的方式，倾听家长的倾诉，并表示理解和支持，以达到对患儿及其家长进行心理疏导的目的。介绍治疗成功的病例，鼓励其树立信心，并对治疗依从性高、配合程度好的患儿进行表扬鼓励。

六、儿童糖尿病口服药物治疗

当生活方式干预不能很好控制血糖时，需用起始药物治疗，可以单用二甲双胍或胰岛素，也可两者联合使用，根据血糖控制情况，采用基础胰岛素或餐时胰岛素治疗。二甲双胍剂量从 500 mg/d 开始，每周增加 500 mg，3～4 周增加到每次 1000 mg，每天 2 次。如果出现严重高血糖、酮症/酮症酸中毒则采用胰岛素治疗。目前还没有足够的研究证明其他的口服降糖药可以用于儿童。

七、儿童糖尿病胰岛素治疗

胰岛素适用于儿童各个类型糖尿病，尽可能模拟正常生理模式的胰岛素治疗仍然是其主要的治疗方法。

（一）胰岛素制剂

根据胰岛素的起效时间及作用时长将其分为超速效、速效、短效、中效、长效及超长效。因为不同的制剂有不同的药代动力学特点，为不同年龄段患儿的不同需求提供了更多的治疗方案选择，增加了治疗的灵活性，可以提高患儿的生存质量。不同胰岛素制剂的特点分述如下。

1. 短效胰岛素、中效胰岛素锌混悬液、中效鱼精蛋白锌胰岛素

在糖尿病控制及并发症研究中，强化治疗方案使用短效胰岛素、动物胰岛素、中效胰岛素，结果发现可以改善血糖控制且延缓糖尿病相关并发症的发生，但是发生低血糖尤其是严重低血糖的风险增加了 3 倍，而且会使患者的体重增加，分析原因可能是注射胰岛素后皮下胰岛素释放缺乏负反馈，也可能是人胰岛素制剂作用曲线与进餐时间及基础胰岛素分泌情况不匹配。

2. 速效胰岛素类似物

起效时间快，能够缩短注射和进餐之间的时间。据文献报道，与短效胰岛素相比，其可明显降低餐后 2 小时血糖，目前为止在降低低血糖发生率及改善糖化血红蛋白方面的益处尚存在争议。

3. 超速效胰岛素

超速效胰岛素在儿童中的研究显示，餐时注射超速效胰岛素对血糖的控制优于速效胰岛素，餐后 1 小时的血糖波动较小，二者在低血糖的发生率上差异无统计学意义。

4. 长效胰岛素

其无分泌高峰，可降低中效胰岛素注射所致夜间低血糖的发生率，但一直未发现对 HbA1c 的显著

改善。据文献报道，地特胰岛素平均作用时间为21.5小时，部分患者可能需要每日2次基础胰岛素注射。我们比较了地特胰岛素与中效胰岛素在儿童中的使用，发现地特胰岛素发生低血糖的频率较低。甘精胰岛素U300是U100剂型的改良版，其半衰期达19小时，最长作用可达36小时，有更持久的、更平坦的药代动力学特点，有文献报道成人1型糖尿病患者使用甘精胰岛素U300可以减少日间血糖波动及低血糖的发生率，但其每日用药剂量大于U100剂型，在儿童中的疗效尚在研究中。德谷胰岛素是另一超长效胰岛素，作用时间可长达40小时，是目前已知的作用时间最长的胰岛素，其降糖的变异系数低于地特胰岛素4倍，24小时内降糖曲线更加平坦，有关儿童1型糖尿病的研究证实其可以达到与甘精胰岛素、地特胰岛素相同的血糖控制，降低酮症的发生率，但对低血糖风险的影响尚无统一结论。

（二）胰岛素治疗方案

胰岛素治疗方案包括每日2次常规胰岛素治疗方案、餐时-基础方案（每日多次注射、胰岛素泵治疗）。前者注射次数少，但要求生活规律；后者操作及调量简单，但是注射次数多。有研究报道，越来越多国家推行首选每日多次注射或胰岛素泵治疗。但是，横断面研究发现胰岛素注射次数、胰岛素治疗方案与HbA1c水平无关，而且有研究显示每日多次注射、胰岛素泵治疗可使胰岛素用量和体重指数（BMI）增加。我们的研究发现，使用每日多次注射或胰岛素泵方案的患者短期内可以获得比常规方案更好的血糖控制，但并不能长期维持，分析其原因是患儿及其家长在长期的病程下未能坚持强化的综合管理模式，故而单纯的强化治疗次数并不能获得长期疗效。此外，根据我们的临床经验发现，即使使用最传统的2针方案，只要可以做到严格地控制饮食、加强运动、积极血糖监测，也可获得良好的血糖控制。实时动态胰岛素泵系统及闭环胰岛素泵随着科技的不断发展，越来越多的高科技应用于糖尿病患者，如实时动态胰岛素泵系统及闭环胰岛素泵系统，其通过将动态血糖监测与胰岛素泵联合，旨在模拟人工胰腺实现智能管理，可以降低HbA1c，改善血糖的波动，提高了患者的治疗满意度。此外，当传感器记录的血糖值低于预设阈值并且患者没有处理时，系统会自动关闭泵以防低血糖发生，这已成功应用于儿童和青少年，因为胰岛素泵系统可以暂停胰岛素输送，当测量的葡萄糖水平预计会降低时，可以降低胰岛素输送，从而降低低血糖的风险和持续时间。但需要注意的是，新的技术需要投入大量的教育资源，要求家庭照顾者有较高的学习、管理能力。而每个家庭和患儿也有自己的选择偏好，在充分尊重的基础上综合考虑使用胰岛素泵。不仅如此，不同的患者选择的胰岛素输注模式也有不同。因此，个体化的针对性指导非常重要。

参考文献

[1] 辛颖．儿童糖尿病教育［J］．临床儿科杂志，2011，29（12）：1105-1108.
[2] 钱伟，沈水仙．儿童糖尿病的健康教育［J］．上海护理，2001，1（2）：29-30.
[3] 刘戈力．儿童糖尿病饮食和运动指导［J］．中国实用儿科杂志，2010，25（11）：842-846.
[4] 夏美莲，苑连美，宋雁．儿童糖尿病饮食指导［J］．中国食物与营养，2007（3）：59-60.
[5] 阎冰梅．浅谈新时期儿童糖尿病的心理特征及其护理［J］．中国保健营养，2013（7）：1836.
[6] 辛颖．儿童糖尿病的药物治疗［J］．实用药物与临床，2005（2）：10-12.

第十三章　妊娠糖尿病治疗

一、妊娠糖尿病教育

妊娠糖尿病是指妊娠期出现的糖尿病或糖耐量异常。它威胁着母亲与胎儿、新生儿的生命与健康。据统计，妊娠糖尿病的患病率占孕妇的 0.15%～12.3%，是怀孕期间一个主要的合并症，属高危妊娠。对妊娠糖尿病患者实施健康教育是提高其对糖尿病相关知识的认知水平，掌握科学合理的自我管理、自我监护的方法，这对稳定血糖、减轻并发症、降低围产儿死亡率至关重要。

（一）妊娠糖尿病的教育形式

妊娠糖尿病健康教育的实施以护士根据患者对该病的知识水平和认知能力，采取一对一以讲解为主的教育方式，体现教育的个体化，并辅之以科普读物、健康教育手册。根据患者的理解能力和其学习后掌握情况，护士分多次讲解内容，并要求患者每次复述所学内容，以加强记忆与理解。

（二）妊娠糖尿病的教育内容

1. 基础知识教育

妊娠糖尿病的基础知识教育包括：什么是妊娠糖尿病；妊娠糖尿病的病因，影响病情的因素；妊娠糖尿病对母儿的影响；妊娠糖尿病的临床表现，急性和慢性并发症；低血糖反应的临床表现、应急处理及预防。

2. 心理治疗教育

心理治疗对糖尿病控制非常重要。乐观稳定的情绪有利于维持患者内环境的稳定，而焦虑的情绪会引起一些应激激素的分泌，从而拮抗胰岛素，导致血糖升高，使病情加重。一旦被确诊为妊娠糖尿病，患者的反应以及重视程度各异。少数孕妇及其家人缺乏理解，治疗期间不遵医嘱控制饮食，或多进食，担心控制饮食会影响胎儿发育，故一有饥饿感就进食，使血糖波动较大。如仅有轻微症状或无症状时，部分孕妇忽视其严重后果而不限制饮食，有的孕妇错误地认为可以仅依赖胰岛素治疗而不控制饮食。因此，掌握患者的这些心理情绪变化，护士应密切护患关系，增进感情交流，给患者以说服、劝告、鼓励和支持，稳定情绪，并耐心听取其提出的问题，并给予解释、指导，使患者保持乐观情绪，积极主动配合治疗。

3. 饮食治疗教育

妊娠糖尿病的饮食控制既要控制血糖，避免因血糖过高致胎儿发育异常，又要考虑胎儿自身的营养需要，因此与非孕期糖尿病饮食控制不同，孕妇的饮食控制理想方案是既不引起饥饿性酮症发生，又能严格限制碳水化合物摄入而不造成高血糖，应根据体重、家庭经济状况、饮食习惯等综合因素设计每个人的食谱，指导、教会孕妇按照食谱配餐。主食应实行少量定时多餐，可避免餐前低血糖酮症和餐后高血糖。理想的血糖标准为空腹血糖在 60～100 mg/dL，餐后 2 小时血糖在 60～120 mg/dL。并要限用含糖多的薯类、水果，鼓励多吃蔬菜及豆制品，补充维生素、钙及铁等。

4. 药物治疗教育

妊娠期间用胰岛素控制血糖，禁用口服降糖药。告知患者不能随意用降糖药，应严格遵守医嘱。对不能到医院注射胰岛素的患者（出院留家治疗），要教会患者或其家属皮肤消毒、注射胰岛素的方法。

5. 孕期自我监护教育

除常规的产前检查外，还要定期检查血糖、尿糖、尿酮体。指导孕妇学会自查尿糖，并记录结果。教会孕妇自数胎动，听胎心音、计胎心率，一旦胎动减少或胎心音发生变化应立即去医院就诊，及时处理。由于糖尿病时白细胞有多种功能缺陷，易发生外阴、阴道念珠菌感染，导致外阴、阴道瘙痒，要加强对患病孕妇的卫生教育，保持外阴清洁，勤换内衣裤。一般在孕 34～36 周住院待产，有血管病变或血糖控制不佳的应在 32 周左右住院。

6. 分娩期与产褥期教育

妊娠糖尿病患者越接近足月，其胎儿死亡率越高，但若过早终止妊娠，胎儿未成熟也可造成新生儿死亡，因而尽量在 36～38 周终止妊娠较为安全。但如果孕妇血糖控制差并有高血压或妊娠高血压疾病，或提示胎盘功能不良，胎儿处境危险时，均应立即终止妊娠。妊娠糖尿病不是剖宫产的指征，但在有巨大胎儿、胎盘功能不良、糖尿病病情较重时应考虑剖宫产。上述情况要及时告知患者及其家属，促其在知情基础上配合治疗方案的执行。

二、妊娠糖尿病的中医认识与治疗

中医将妊娠糖尿病归为“消渴”范畴。《黄帝内经·灵枢·五变》篇说：“五脏皆柔弱者，善病消瘅。”先天禀赋不足，五脏柔弱，是为消渴发病内因。《黄帝内经·素问·奇病论》言：“此肥美之所发也，此人必数食甘美而多肥也，肥者令人内热，甘者令人内湿，故其气上溢，转为消渴。”《临证指南医案·三消》又云：“心境愁郁，内火自燃，乃消症大病。”可见嗜食肥甘厚味、情志失调等易致消渴发病。因此，素体禀赋不足，精血聚下以养胎，母体阴液亏虚，孕后多食滋补厚腻之品，燥热炽盛，津液干涸，或怒或思或愁，情志失常，肝郁化火，脾不布津，阴液亏虚，而发为妊娠糖尿病。

相关研究对妊娠糖尿病孕妇采用证素辨证方法，发现妊娠糖尿病的病性证素主要为气虚、阴虚，主要证型为肾气虚、气阴两虚和肾阴虚。姚石安认为妊娠糖尿病病机是虚实夹杂，且以虚损为主。

中医治疗妊娠糖尿病的方式多种多样，可以通过食疗、传统功法以及中药等方式有效安全地控制血糖，降低母亲与胎儿相关并发症的发生。中医学认为饮食有节，不同颜色、味道的食物选择与搭配都是维持健康的重要因素，尤其是对于妊娠糖尿病的患者，合理膳食显得尤为重要。《黄帝内经·素问·五常政大论》说“谷肉果菜，食养尽之，无使过之，伤其正也”，以及《黄帝内经·灵枢·五味》有言“谷气有五味，其入五脏……五味各走其所喜，谷味酸，先走肝，谷味苦，先走心，谷味甘，先走脾，谷味辛，先走肺，谷味咸，先走肾……黄色宜甘，青色宜酸，黑色宜咸，赤色宜苦，白色宜辛。凡此五者，各有所宜。”因此，临床中结合孕妇自身体质特点，制订出个体化的食疗方案，最终达到控制血糖、平稳病情、有益母体及胎儿健康的目的。中医饮食干预有利于提高妊娠糖尿病孕妇利用葡萄糖的有效率，还可以改善妊娠期指标，减少剖宫产及母婴不良结局的发生。而传统功法不仅可以减轻体质量，还可以调畅气血脏腑功能，培元真气，疏通经络，从而增强体质，改善新陈代谢。现代研究发现八段锦、五禽戏等可以调节呼吸、循环、免疫、神经、心理功能，并对糖尿病患者的空腹血糖、糖化血红蛋白、氧化应激方面均有改善，而对于妊娠糖尿病患者，不仅可以改善血糖，更主要的可以调理母体和胎儿气血阴阳，达到脏腑调和、阴平阳秘的状态。中医“治未病”思想在妊娠糖尿病防治中起重要作用，主要从辨证中药调理、饮食调节、精神调摄、体育锻炼等方面实施中医预防保健和干预，既可以做到未病先防，也可以既病防变。中药在控制血糖、改善代谢方面已有确切疗效。中药治疗糖尿病的确切疗效已经得到现代药理的证实与广泛认可。中医通过辨证施治疾病，正所谓“正气存内，邪不可干”。中药干预妊娠糖尿病的临床研究尚处在萌芽阶段，目前多以单中心的临床观察为主。中药黄芪可以有效提高妊娠糖尿病患者的机体抗氧化损伤能力、提高脂联素水平、改善机体免疫功能，在妊娠糖尿病并发症的防治中发挥相应作用。七味白术散治疗脾虚型妊娠糖尿病可以安全有效降低餐后血糖、糖化血红蛋白，改善血脂代谢异常，减轻胰岛素抵抗。四君子汤辅助治疗妊娠糖尿病可显著改善及加速其胰岛细胞功能恢复，改善血糖水平，对妊娠结局起着积极作用。黄芪颗粒联合门冬胰岛素有助于改善母婴的妊娠结局指标。黄芪四君子汤干预妊娠糖尿病临床观察发现，黄芪四君子汤可以有效改善妊娠糖尿病患者的血糖、血脂及炎症反应，降低血清 CRP 水平，提高 Mg^{2+} 及脂联素水平，同时无明显不良反应，改善肾脏功能；辅以饮食及运动疗法还可改善气阴两虚型患者的妊娠结局。妊娠糖尿病患者在服用益气养阴组方后能够有效控制血糖，减少应用胰岛素后低血糖的发生，并改善胰岛素抵抗程度，降低妊娠不良结局发生率。对于阴虚型的妊娠糖尿病，玉泉散可以有效改善妊娠糖尿病的血糖，减少母婴并发症的发生，参芪麦味地黄汤也可以降低妊娠糖尿病血糖。麦芪降糖丸联合胰岛素可以有效改善妊娠糖尿病患者的血糖水平，并降低夜间低血糖、新生儿窒息、低体质量儿、早产、子痫前期的发病率。另外，临床上采用经验方联合胰岛素治疗妊娠糖尿病也均获得较好疗效，有效改善母婴不良并发症。

辨证论治可分为阴虚内热证、气阴两虚证、肝郁化火证、脾虚湿盛证。①阴虚内热证，证见妊娠口咽干燥，多饮多尿，易饥多食，大便干结，手足心热，舌红有裂，苔薄黄，脉细数。治法：清热养阴生津。方药：人参麦冬散加减。人参片、麦冬、茯苓、黄芩片、天花粉、生地黄、炙甘草等。②气阴两虚证，证见妊娠倦怠懒言，神疲乏力，口干多饮，形体消瘦，汗多，心悸，舌淡红，苔少或薄白，脉沉细无力。治法：益气养阴。方药：四君子汤合生脉散加减。党参片、茯苓、白术、生甘草、麦冬、生地黄、五味子、生黄芪等。③肝郁化火证，证见妊娠口干口苦，两胁胀痛，常欲太息，烦闷不安，或烦躁易怒，头晕目眩，舌红，苔薄黄，脉弦数。治法：疏肝清热。方药：丹栀逍遥丸加减。牡丹皮、栀子、黄芩片、白术、北柴胡、茯苓、生甘草等。④脾虚湿盛证，证见妊娠口干多饮，胃脘胀满，恶心呕吐，食欲下降，倦怠乏力，时有头晕，舌淡胖，苔白，脉沉滑无力。治法：健脾利湿。方药：参苓白术散加减。党参片、白术、茯苓、山药、扁豆、藿香、葛根、甘草片、陈皮等。

三、妊娠糖尿病营养治疗

妊娠糖尿病的营养治疗原则为控制血糖和血脂使其接近正常水平，避免出现高血糖、低血糖和酮症，以免给母儿带来不利影响。各种营养素供给量应满足母体和胎儿生长发育的需要，严格监测，孕妇体重不能增长过快。

（一）营养素治疗

1. 合理控制能量

妊娠 1～3 个月能量供给与妊娠前相同。妊娠 4 个月后，能量供给适当增加，每天增加 0.84 MJ（200 kcal），以满足胎儿生长的需要。按孕前每千克理想体重每天供给 0.13～0.16 MJ（30～38 kcal），并根据孕妇体重增长情况进行调整。整个妊娠期正常体重增加为 10～12.5 kg，其中包括胎儿、胎盘、羊水、子宫、乳房、血液和脂肪贮备等。不同妊娠期，体重增加不同，并不是直线增加，妊娠早期（1～3个月）体重变化不大，妊娠中期（4～6个月）逐渐增加，至妊娠晚期（7～9个月）体重增加迅速，每周增加 0.35～0.45 kg，1 个月增重不超过 2 kg。如果体重增加过快，应适当减少能量的供给量，如果体重增加不足，在可控制血糖的条件下，适当增加能量供给量。一般每天供给量为 7.5～8.4 MJ（1800～2200 kcal），肥胖者在此期间不宜减体重。

2. 碳水化合物

碳水化合物占总热量的 50%～55%，在妊娠晚期每天不低于 250 g。胎儿组织中脂肪氧化酶活性很低，葡萄糖几乎成为提供胎儿能量的唯一来源，孕妇摄入碳水化合物过少，加上胰岛素的不足，脂肪分解过快，易产生过多的酮体，后者不利于胎儿大脑和神经系统的发育。但碳水化合物过高不利于血糖控制。

3. 蛋白质

糖尿病患者糖原异生作用加强，蛋白质消耗增加，常呈负氮平衡，为满足孕妇和胎儿生长发育的需要，应保证蛋白质的供应量，在妊娠早、中、晚期需分别增加 5 g、15 g、20 g 蛋白质。按妊娠前每千克理想体重供给蛋白质 1.5～2.0 g，多选用大豆、鱼、禽、瘦肉等食物，优质蛋白质至少占 33%。蛋白质提供能量占总能量 15%～20%，总能量偏低饮食蛋白质比例应适当提高。

4. 脂肪

糖尿病饮食应适当降低脂肪供给量。脂肪占总能量 25%～30%。限制动物脂肪和饱和脂肪酸摄入，富含饱和脂肪酸的食物有牛、羊、猪油、奶油等动物性脂肪，鸡、鱼油除外。增加不饱和脂肪酸，植物油（如豆油、花生油、芝麻油、菜籽油等）含不饱和脂肪酸（椰子油除外），至少占总脂肪 33%，糖：蛋白：脂肪比例为 1：1：1。

5. 膳食纤维

食物纤维有降低空腹血糖和改善糖耐量的作用，果胶纤维水溶液有一定黏滞度，与血糖降低呈正相关，可使抑胃多肽分泌减少。建议每 4.18 MJ（1000 kcal）能量补充 12～28 g 食物纤维，或每天供给 40 g 左右。可溶性食物纤维，如半纤维素、果胶等有降低血糖、血脂及改善葡萄糖耐量的功效，可多用。含可溶性食物纤维较多的食物有魔芋、整粒豆、燕麦麸、香蕉、杏等。玉米和大麦可溶性食物纤维含量高于稻米。

6. 维生素

维生素是维持机体正常生理功能及细胞内特异代谢反应所必需的一类微量、低分子有机化合物，每天推荐维生素饮食供应量：维生素 A 孕早期 800 μgRE、孕中晚期 900 μgRE，维生素 D 10 g，维生素 B_1 1.5 mg，维生素 B_2 1.7 mg，维生素 PP 18 mg，维生素 B_6 2.0 mg，叶酸 600 μg，维生素 B_{12} 2.6 μg，维生素 C 130 mg。

7. 微量元素

微量元素是人体需要量甚微但不可缺少的营养素，每天推荐微量元素饮食供应量：①钙，妊娠早期800 mg、妊娠晚期1200 mg；②铁，妊娠中期至末期30 mg；③锌，妊娠早期11.5 mg、妊娠中晚期16.5 mg；④碘，妊娠期200 μg。

（二）营养治疗的实施

1. 食物选择

主食选用大米、燕麦、荞麦、红薯、杂粮等含纤维素多的食物；蛋白质主要选择鱼、禽、蛋、奶等，优质蛋白应占1/3以上；除限制胆固醇外，可适当摄取脂肪，油类选择植物油；每日通过足够蔬菜补充维生素和矿物质，水果在血糖控制达标的前提下，在两餐之间供给。

2. 烹调方法

各餐中主副食应注意多样化并且要求加工烹调科学、合理，保持色、香、味、形，烹调方法宜采用蒸、煮、焖、氽、炖、拌等，少用油煎、油炸。

3. 合理安排餐次

餐次对妊娠糖尿病更为重要。除早餐、午餐、晚餐外，还应加餐，每天在总能量不变的基础上，可进食4～5餐或更多，以便使血糖尽量保持稳定，既防止高血糖，又防止低血糖，或由于血糖下降幅度过大而出现的低血糖性酮体。

4. 产后及时调整摄入量

产后胎盘排出，全身的内分泌激素逐渐恢复到非孕时水平，胰岛素需要量相应减少，若不及时调整摄入量，易发生血糖大幅度波动。由于孕期不宜减肥，产后应注意节食减肥，避免发展为终身糖尿病。

四、妊娠糖尿病运动治疗

长期规律的运动可以改善妊娠糖尿病的空腹血糖和餐后血糖。2011年美国糖尿病学会建议妊娠糖尿病患者若无禁忌证，每日应进行至少30分钟的有氧运动，如每日早晚餐后30～60分钟慢走，或正餐后30～60分钟后做孕妇体操（尤其早餐后1小时是血糖最高的时候），以运动后有微汗，轻松愉快，食欲睡眠良好，虽稍感疲乏、肌肉酸痛，但休息后可消失，次日体力充沛为适宜。运动要循序渐进，量力而行，一旦出现宫缩则停止运动。应避免过于剧烈的运动，控制体质量增长在每周0.4～0.5 kg，肥胖者应小于0.4 kg，以免对母儿造成不良影响。先兆流产或者合并其他严重并发症者不宜采取运动疗法。妊娠期运动治疗对于单纯用饮食治疗不能把血糖控制在理想范围的患者有较好的作用。适当的运动可以改善妊娠糖尿病及2型糖尿病孕妇葡萄糖耐受及减少对胰岛素的需求。糖尿病孕妇锻炼过程中最常见的并发症是低血糖反应（如脉搏异常加速、出汗、手颤、视物模糊、头痛、意识模糊、手和舌发麻等）。因此，孕妇如有以下情况不宜进行运动疗法：心脏病、双胎妊娠、宫颈功能不全、视网膜病变、前置胎盘、慢性高血压、妊娠高血压疾病、先兆早产或流产。

五、妊娠糖尿病心理治疗

孕妇入院后，护理人员应及时地为孕妇进行医院环境介绍，给孕妇提供舒适的病室，让孕妇能够尽快地适应住院生活；为孕妇进行妊娠糖尿病发病因素讲解，发病机制和并发症讲解，以及向其普及相关预防知识，增加孕妇对妊娠糖尿病的了解；根据孕妇的心理状态来进行安慰和疏导，满足孕妇的身心需求，让孕妇能够保持舒畅的心态，配合治疗，积极地接受护理，同时转移孕妇的注意力，缓解其压力。

六、妊娠糖尿病口服药物治疗

多项二甲双胍与胰岛素孕期应用的头对头研究证实了二甲双胍孕期应用的疗效及安全性，国内外针对二甲双胍的多个荟萃分析提示，使用二甲双胍在控制餐后血糖、减少孕妇体重增加以及新生儿严重低血糖的发生方面都有益处。但由于我国尚无二甲双胍孕期应用的适应证，且口服降糖药物用于孕期糖尿病仍缺乏长期安全性的数据，孕期不推荐使用口服降糖药。生活方式干预+二甲双胍即可控制血糖的育龄期 2 型糖尿病患者及胰岛素抵抗严重应用二甲双胍诱导排卵的多囊卵巢综合征患者，可在服用二甲双胍的基础上怀孕，怀孕后停用二甲双胍。如孕期有特殊原因需要继续服用二甲双胍的患者，应在充分告之孕期使用二甲双胍利弊的前提下，在胰岛素基础上加用二甲双胍。

七、妊娠糖尿病胰岛素治疗

（一）胰岛素选择

可应用于孕期的胰岛素类型包括所有的人胰岛素（短效、中效胰岛素及预混的人胰岛素）。胰岛素类似物有门冬胰岛素和赖脯胰岛素。

（二）孕期胰岛素应用方案

对于空腹及餐后血糖均升高者，推荐三餐前短效/速效胰岛素+睡前中效胰岛素。由于孕期胎盘胰岛素抵抗导致的餐后血糖升高更为显著，预混胰岛素应用存在局限性，不作为常规推荐。

参考文献

[1] 李守洲. 妊娠糖尿病的营养治疗 [J]. 现代医药卫生，2006（12）：1862-1863.
[2] 王玲娟，郜国香，徐惠军，等. 妊娠糖尿病的运动治疗 [J]. 现代康复，2000，4（8）：1259.
[3] 徐晶，林岩鹤，杜雨婷，等. 探讨心理护理联合运动治疗对妊娠糖尿病孕妇妊娠结局的影响 [J]. 糖尿病新世界，2018，21（5）：143-144.
[4] 常梦林，王晓华. 口服降糖药物治疗妊娠糖尿病的疗效研究 [J]. 实用妇科内分泌杂志（电子版），2019，6（5）：19，26.
[5] 黄敏之，李佩霞，杜伟佳. 饮食控制对妊娠糖尿病的治疗效果观察 [J]. 当代医学，2013（14）：95-96.
[6] 王立强，周静鑫，苗桂珍，等. 妊娠糖尿病中西医临床治疗的思考 [J]. 中国实验方剂学杂志，2019，25（23）：229-234.

第十四章　老年糖尿病治疗

一、老年糖尿病教育

这是糖尿病治疗中十分重要的一部分，应该由专业的医务人员进行，应让患者了解糖尿病的基础知识和治疗控制要求，掌握饮食治疗的具体措施和体育锻炼的具体要求，学会正确使用便携式血糖计，了解使用降糖药物的注意事项，必要时学会胰岛素注射技术，了解低血糖反应的表现及应急处理，预防各种感染，提高治疗依从性。

二、老年糖尿病的中医认识与治疗

脾为后天之本，肾为先天之本。老年糖尿病患者脾虚则脾失健运，气血津液生化不足，因而肾之精气乏源。肾精不足，日久则肾阳虚衰，故不能温煦脾阳。张锡纯《医学衷中参西录》中指出："消渴一证，古有上、中、下之分，其证皆起于中焦而极于上、下。"说明消渴的发病可由中焦脾胃功能受损导致，而"脾瘅"的发生也与中焦脾胃的运化功能障碍密切相关。长期过食肥甘厚味，劳伤中土，脾虚不运而不散精，物不归正化而为痰、为湿、为浊，最终发为脾瘅。因此说脾虚不运、脾不散津是脾瘅的主要病因病机。而肾虚是老年病的基本病理基础，老年糖尿病亦然。《外台秘要》中"消渴者，原其发动，此则肾虚所致"就指出消渴的发病与肾虚有关。老年人肾气渐衰或其他脏腑久病均可影响至肾，再加外界不良因素刺激，最终而至肾虚。肾主水，藏精，为水液代谢之根本，因此消渴燥热阴虚可以肾为本。

老年糖尿病中医治疗可分为饮食运动防治、调节情志、中药调理三方面。《素问·腹中论》"数言热中、消中，不可服高粱、芳草、石药""至于好酒腻肉，湿面油汁，烧炙煨炒，辛辣甜滑，皆在所忌"。表明嗜食肥甘厚腻，辛辣醇酒，是糖尿病发生的原因之一。故有《古今医统》中提出"凡消渴人，初觉烦躁口渴，便当清心寡欲，薄滋味，减思虑，则治可瘳"这一观点。老年糖尿病者可根据各种食物的性味归经，食用多种药茶，如花粉茶有清热生津的作用，山药饮、麦冬茶可益胃生津，玉竹乌梅茶可养阴清胃等，建立健康饮食观念及饮食金字塔。《诸病源候论》中提出消渴者"先行一百二十步，多者千步，然后食"，《外台秘要》中提出"食毕即行走，稍畅而坐"，均是主张饭后散步的方式可降低血糖。其他方式如按摩足三里、气海穴和涌泉穴，练习五禽戏、八段锦等功法均可对糖尿病起到防治的作用。情志失调可导致肝失疏泄，从而影响脾胃的运化及肾的封藏，进而水道郁结，津液输布障碍，最终发为消渴，正如叶天士《临证指南医案·三消》云："心境愁郁，内火自燃，乃消症大病。"现代医学认为胰岛素的分泌受到下丘脑-垂体-胃肠轴的控制，长期情绪补偿可导致下丘脑-垂体-胃肠轴紊乱，诱发或加重胰岛素抵抗，这为中医七情导致消渴提供了科学依据。"恬淡虚无，真气从之""精神内守，病安从来"，心态平和，顺应自然，怡情内守，从而达到养身防病的目的。

中药辨治又可分为从脾论治、从肾论治。从脾论治可依据施今墨先生所言："血糖者饮食所化之精微也，若脾运失健，血中之糖就不能输布脏腑营养四肢，积蓄过多则随小便漏泄至体外矣。糖尿病者，气虚之证的出现，系因脾失健运、精气不升，生化无源之故耳……因此，治疗糖尿病，除滋阴清热外，健脾补气实为关键一环。"仝小林创新脾瘅理论，确立开郁清热法为脾瘅阶段的基本治则，创立了开郁清胃、清利湿热、通腑泻浊、辛开苦降等治疗方法，并将大柴胡汤、小陷胸汤、葛根芩连汤等方剂在治疗糖尿病前期上加以运用。此外，临证之时许多医家运用补肾法来治疗本病均取得了很好的疗效。例如，陆文正教授认为老年病以亏为本，治疗上必须抓住阴阳双亏、肾失固摄这个枢纽，临床应用陆氏自拟方加味桑螵蛸散，疗效上尤为显著。

三、老年糖尿病营养治疗

营养治疗方案的制订应依据患者的活动量、饮食习惯、营养摄入情况结合临床资料（如身高、体重、体表面积、血脂水平、糖化血红蛋白、电解质、肝肾功能、有无合并疾病及糖尿病相关并发症等）确定。营养治疗方案应既具有个体特异性又符合老年糖尿病的营养需求，最重要的是必须让患者及其家属参与营养治疗方案的制订与抉择。老年糖尿病患者每天总热卡按每公斤体重 30 kcal 计算，但对于肥胖者要低一些（约 25 kcal），以利于减轻体重。达到理想体重后，糖耐量也会有显著改善。合理的营养比例分配如下。

（一）碳水化合物

在总热量不变的前提下，主张摄入高碳水化合物食物，一般占总热量的 60%～65%。意义在于高碳水化合物饮食可提高胰岛素敏感性。通常认为，影响血糖升高的主要因素在于总热能的摄入。推荐食物：粗加工谷类，如黑米、大麦等。谷类食物具有保护心血管、降低心血管发病率的作用，其他如硬质小麦、玉米、荞麦等。

（二）蛋白质

老年人体内蛋白质分解大于合成，身体内的蛋白质逐渐被消耗，为了弥补这种消耗，老年人蛋白质摄入量应不低于一般成年人。目前美国糖尿病学会推荐的成人糖尿病患者蛋白质摄入量占总热卡的 10%～20%（老年糖尿病者按每公斤体重 1.0～1.5 g），并推荐以植物蛋白为主，因植物蛋白含纤维多，有利于降低胆固醇。糖尿病肾病患者，如肾功能正常，要考虑补充尿中丢失蛋白，蛋白质的量适当增加。

（三）脂肪

应控制老年糖尿病患者的膳食脂肪量，饱和脂肪与多价不饱和脂肪分别提供的能量不超过 10%，剩余 10%～15% 的能量由单价不饱和脂肪提供，同时每天饮食中胆固醇摄入不超过 0.3 g，当血清低密度脂蛋白升高时，饱和脂肪提供能量不能超过 7%，胆固醇摄入少于 0.2 g。

（四）膳食纤维

老年糖尿病患者膳食纤维以不少于 35 g/d 为宜。因可溶性纤维的效果优于不溶性膳食纤维，并有利于血脂的降低，故提倡膳食纤维中多选用部分粗杂粮、绿色蔬菜、藻类、魔芋制品等。

（五）矿物质

老年糖尿病患者饮食以偏淡为好。一般食盐不超过 6 g/d，若合并肾病水肿，不超过 2 g/d。钙、镁离子对维持心肌离子的平衡有重要作用，主张多使用奶制品及海产品等含钙、镁离子的食物，必要的时候可服用钙制剂；充足补钙还可防止老年骨质疏松，预防骨折。

（六）维生素与微量元素

糖尿病患者 B 族维生素消耗增多，维生素 B 主要来源于粗粮、干豆类、蛋和绿叶蔬菜。糖尿病患者在严格控制饮食时常难以获得足够的维生素 B，应补充适量维生素 B 制剂，以减少周围神经损害，改善神经症状。水果是维生素 C 的重要来源，糖尿病患者可在两餐之间适量进食。老年糖尿病患者应增加铬的摄入量。铬能够改善糖耐量，降低血清胆固醇和血脂。含铬较高的食物有酵母、牛肉、肝和蘑菇等。同时要注意多吃一些含锌和钙的食物。

四、老年糖尿病运动治疗

（一）运动时机

尽量在餐后 1～2 小时参加运动，尤其早餐后是运动的最佳时间。这一段时间食物消化吸收较快，特别是糖的吸收最快，因而血糖值增高。如果在这一时间开始锻炼，随着运动消耗能量，糖的分解代谢增强，便可使餐后增高的血糖降下来，防止餐后高血糖。

（二）项目选择

老年糖尿病患者可以选择步行、慢跑、游泳、爬楼梯、骑自行车、打太极拳、打球、跳舞及一些轻中度家务劳动，如拖地板、擦窗等。其中步行是最常见的运动方式，既简便易行又有效，步行运动强度小，尤其适合体质较差的老年糖尿病患者。举重、跳高、跳远和短距离赛跑等剧烈运动，不适合老年糖尿病患者。

（三）强度与频率

糖尿病患者的运动强度要有一定的限制，如运动强度过低，能量代谢以利用脂肪为主，对糖代谢的影响较小；如运动强度过大，开始时血糖急剧上升，加重病情，随即血糖过度下降，又可引起低血糖反应。美国糖尿病学会的糖尿病运动手册中指出，运动强度要达到 60% 最大摄氧量，即中等强度。临床上多以心率作为衡量运动强度的指标。60% 最大摄氧量时心率应为 170－年龄。如你的年龄是 65 岁，那么你运动时的心率应该是 170－65＝105，也就是说，当你慢跑或步行时，心率每分钟 105 次左右，就已经达到了你的运动强度。对于基础心率低的患者，不能强行要求其达到某一标准，可以根据自我感觉来推测。每周坚持一种锻炼至少 3 次，每次运动的时间 20～30 分钟，一般不超过 1 小时，以避免对关节和肌肉造成损伤。运动间隙不宜过长，否则已获得改善的胰岛素敏感性会随之消失，运动效果及累积作用则减弱。

（四）合并其他疾病

1. 冠心病

老年患者应听从医师的嘱咐，适当活动。运动量宜从轻量级开始，如轮替活动肢体，屈膝，摆动双臂，活动颈、肩关节，起坐，然后下床，躺在椅子上，自己进餐，洗漱，如厕，逐渐增加活动量。步行是最方便的运动方式，多访友，做消遣活动。尽量避免奔跑、纵跃，因为有时会因此引起体位性低血压等不良反应。

2. 脑血管病

选择一些强度较小的运动锻炼，如步行、慢跑等。对于卧床的脑梗死患者应给予被动运动训练和主动运动训练。被动运动包括：上肢由肩关节、肘关节、腕关节至手指关节，每个部位做屈曲、内收、外展、内伸展运动，下肢髋关节做伸展、内收、外展、内旋、内展运动，屈曲踝关节，活动指关节。每个部位做 10 次，每日 2 次。主动运动包括：患者用健侧上肢带动患侧上肢上举至头顶，使肩关节充分前伸，而后再将双上肢放置腹部，如此反复进行。下肢健足插入患足之下向健侧移动，每个动作 10～20 次，每日 2～5 次。

3. 痴呆

应由家属在医师的指导下每天定时帮助患者进行运动。自身活动困难者（如长期卧床的患者）主要以被动活动为主，包括肌肉按摩、关节活动等。

4. 视网膜病变

尚处于背景性视网膜病变的患者，其运动选择与无合并症的糖尿病患者相似，而增生性视网膜病变的患者应避免剧烈运动，可以选择游泳或者手部运动适度锻炼。

（五）注意事项

老年糖尿病患者外出时，应携带糖尿病保健卡，卡上应有本人的姓名、年龄、家庭住址、电话号码和所患疾病名称，以便发生意外时别人能帮助处理。外出活动时应告诉家人活动的时间和地点。

1. 夏天运动要注意饮水

高血糖易引起渗透性利尿，导致水分丢失，加之夏天出汗较多，所以补充水分显得格外重要；同时运动量要适当减少，避免心肺功能出现不良反应。

2. 冬天运动要注意保暖

糖尿病患者常合并神经病变，对寒冷刺激不敏感，这时全面保暖，可以避免冻伤和手脚缺血性病变加重。运动装要宽松，特别是鞋袜，不要磨破脚。

3. 预防运动中低血糖

宜在餐后运动，不宜在清晨空腹运动，因为清晨通常是人体一天中血糖最低的时间，空腹锻炼容易出现低血糖反应；不要在胰岛素或口服降糖药物作用最强的时候运动；注射胰岛素的部位尽量不参与剧烈活动，如注射过胰岛素的大腿肌肉就不宜进行踏步机的锻炼等；携带易于吸收的碳水化合物，如葡萄糖凝胶、葡萄糖片、软饮料或葡萄干，以备出现低血糖症状时食用；患者应了解低血糖知识，当出现头昏、心慌、出冷汗等症状时应警惕低血糖反应，出现以上症状时应按低血糖症处理。

4. 下列情况应避免剧烈运动

已出现并发症（如糖尿病临床肾病期），运动会增加蛋白尿，加重肾病的进展。糖尿病视网膜病变较重时，运动量过大可能会加重眼底病变，极易发生玻璃体出血，导致视网膜脱离，使视力突然显著下降，甚至失明。严重高血压和冠心病时，过度运动易诱发心绞痛和脑出血。此外，糖尿病周围神经病变者足部感觉迟钝，可能会因运动而受伤，而患者却不易觉察；下肢若有血液循环障碍时，运动可能引起疼痛。糖尿病病情控制不良者，若病情尚不稳定，血糖波动较大，过高或过低时，都不宜做运动。高血糖时运动会使血糖上升，甚至造成酮症酸中毒；血糖过低时，因运动而使血糖消耗加速，使低血糖更加严重。

五、老年糖尿病心理治疗

老年糖尿病是一个终身性的疾病，给患者带来生理痛苦的同时带来了很多心理上的折磨。一方面是患者对老年糖尿病的知识缺乏了解，导致了对老年糖尿病的偏见；另一方面是在长期的反复治疗中，给患者的心理带来了很大的负担。因此，有必要对患者进行心理治疗，帮助他们正确地认识糖尿病，提高患者的生活质量。

在患者入院后由责任护士或当班护士通过详细、耐心地询问、交谈、观察、护理体检、查阅病历，认真填写患者的评估表，收集患者对疾病及治疗的需求，评估患者目前的身心状态、知识水平、经济状况，根据患者的具体情况制订合理的心理护理计划。

沟通过程中医护人员态度要积极热情，用通俗易懂的语言，使患者正确看待糖尿病，不要过度紧张，制订合适的饮食计划、运动处方，增强患者自我心理调节的信心和能力。长期住院的患者往往心理变化较大，特别是有并发症的情况下易产生悲观，甚至轻生念头。因此，对其护理时要耐心，操作熟练，护理人员可经常在其床前用温和的语言交流，并给予很随意的关心动作，如盖被、按摩、搀扶等，使患者能感到亲切，体会大家的爱，从而调整情绪，增强生活的信心。每周组织患者集体学习糖尿病知识，并进行交流，使其有“团体的情感支持”“正性体验的感染”“负性认知的克服”，让患者的心理压力释放出来，自责、紧张、焦虑情绪得到有效的缓解。

六、老年糖尿病口服药物治疗

在老年糖尿病药物治疗中，应尽量避免低血糖的发生，因为严重低血糖可能会引发急性心脑血管事件，甚至危及生命，而老年糖尿病患者特别是高龄老年糖尿病患者又是发生低血糖的高危人群，因此对于老年糖尿病血糖的控制目标总的原则是年龄越大，脏器功能越差，则对低血糖的感知和耐受性越差，后果越严重，越应尽量避免低血糖反应。中华医学会糖尿病学分会制定的《中国糖尿病防治指南》规定，对低血糖耐受性差的老年患者，血糖控制的目标应较一般人放宽，即空腹血糖< 7.8 mmol/L，餐后 2 小时血糖< 11.1 mmol/L。掌握了这一原则之后，还应根据每个患者的具体情况具体分析，制订个体化的最佳血糖控制方案。针对老年糖尿病的临床特点，而且老年人肝肾功能多有不全，因此在选择药物时应首选那些作用比较温和、不良反应小、低血糖发生率低的药物。

（一）磺脲类药物

这类药物可抑制胰岛β细胞膜上的ATP敏感的钾通道，使之去极化从而刺激胰岛素分泌，缺点是易引起低血糖。新一代磺脲类降糖药格列美脲每日服用1次，低血糖发生率相对较低，是一种较好的选择。对于促进胰岛素分泌的药物还可以选用瑞格列奈、那格列奈等，此类药物低血糖发生率低且持续时间不长，但应特别注意服药时间与进餐时间协调，保证降糖高峰和餐后血糖高峰一致。

（二）α－糖苷酶抑制剂

此类药物通过抑制小肠壁的α－糖苷酶，减少糖的吸收，适用于餐后血糖升高的患者，不良反应轻微，仅有腹部不适、胃肠胀气等，但应避免在有肠道症状、腹腔积液或疝气的老年患者中使用。

（三）双胍类

目前FDA批准的唯一双胍类药物是二甲双胍，它可以减少肝糖原释放，增加肌肉对葡萄糖的利用，单独使用不会发生低血糖，但会引起乳酸酸中毒，在高龄老人、肾功能不全的患者中要慎用。

（四）噻唑烷二酮

这类药物可以增加胰岛素敏感性，降低甘油三酯水平，增加HDL水平，但可加重水钠潴留，故心力衰竭患者应避免使用。

七、老年糖尿病胰岛素治疗

对胰岛素的使用，要充分考虑到患者胰岛素治疗的获益、使用的便利性和可能出现的问题，以及患者的视力、双手精细配合操作的能力、出现低血糖时的自我应对能力等因素。对空腹血糖升高、口服降糖药物控制血糖效果不佳或出现并发症者需要用胰岛素治疗。应尽可能选用人胰岛素或胰岛素类似物，应严密监测血糖，根据患者的实际情况来选择适合的胰岛素治疗方案，尽量避免低血糖发生。近年来，使用较多的是速效胰岛素类似物，其可模拟人进餐时胰岛素的分泌，使用灵活，较少引起低血糖，适用于老年患者；中效胰岛素于睡前注射可较好控制黎明前高血糖；长效胰岛素类似物作用持久，无降糖高峰，夜间低血糖发生率低，是老年患者理想的基础胰岛素分泌的替代物。

参考文献

［1］刘建萍，张卫，汪玉如．老年糖尿病饮食治疗［J］．中国临床保健杂志，2007，10（1）：5－7.

［2］唐凤姣，莫双姣．老年糖尿病的饮食护理［J］．桂林医学院学报，1993，（2）：58－59.

［3］杨欣，朱德发．老年糖尿病运动治疗［J］．中国临床保健杂志，2007，10（1）：11－12.

［4］皮惠金．护理干预对老年糖尿病患者的心理影响［J］．当代医学，2010，16（13）：5－6.

［5］刘虹霞．老年糖尿病药物的治疗进展［J］．糖尿病新世界，2014（15）：12－13.

［6］黄飞，崔博乐，闫小光，等．老年2型糖尿病患者中医证候规律研究［J］．陕西中医，2014，35（10）：1294－1296.

第十五章　糖尿病的中医治疗

第一节　治则治法

一、治则

（一）治未病

1. 未病先防

未病先防是指在疾病未发生之时，通过各种方法提高抵抗病邪的能力，从而预防疾病发生。

糖尿病的前期阶段是葡萄糖调节受损（IGR），是指血浆葡萄糖测定值介于正常和糖尿病之间的状态，包括空腹血糖调节受损（IFG）和葡萄糖耐量异常（IGT）。研究表明，糖耐量减低人群在之后的5～10年，近1/3的患者发展为2型糖尿病，且随着时间的延长，2型糖尿病的发生率也随之升高，可同时伴有高血压、高血脂及心血管系统受损。未病先防即采取生活调摄（如调摄精神、节制饮食、适当运动等）及中药治疗等措施，防止葡萄糖调节受损尤其是糖耐量减低进展为糖尿病。

（1）生活调摄：调摄精神可增强人体正气，针对糖尿病前期的患者应进行健康教育，使其正确对待疾病、保持积极乐观的心态、树立治疗疾病的信心。节制饮食是糖尿病前期治疗的重要部分，饮食应合理搭配，应低盐、低脂、低糖，宜清淡饮食、少食多餐，建议选择富含膳食纤维、优质蛋白的食物，避免油炸、辛辣刺激食物。适当运动是防治糖尿病的重要措施，可以增强患者体质、减轻体重，从而改善胰岛β细胞的功能，以期逆转糖耐量减低阶段。

（2）中药治疗：糖尿病即中医所说的消渴，前期病因主要有禀赋不足、嗜食甘美、喜卧少动，病机主要为气虚、阴虚，可单独发病，常两者相兼为患。病性以阴虚为本，痰浊、瘀血为标。病变脏腑主要在肺脾肾，尤其是脾肾。中医治疗糖尿病前期病变常从健脾、补肾、益气养阴着手，同时兼顾祛湿化痰、活血化瘀。

2. 既病防变

既病防变是指在疾病发生以后，应早期诊断、早期治疗，以防止疾病的发展与传变。

糖尿病患者因长期碳水化合物、脂肪及蛋白质代谢紊乱，可引起多系统损害，导致心、脑、肾、神经系统以及血管等组织器官出现并发症。美国第61届糖尿病学会年会提出，治疗糖尿病不应单纯控制血糖，必须结合其他治疗，以改善患者症状，防止和阻断并发症的发生和发展。积极预防糖尿病并发症的发生，或者针对糖尿病并发症做到早期诊治防止其进一步发展，均属于中医“既病防变”范畴。糖尿病早期并发症起病隐匿，糖尿病诊断时即应筛查，做到早期诊断、早期治疗。下面着重介绍早期糖尿病肾病、早期糖尿病心脏病、早期糖尿病脑血管病、早期糖尿病神经病变的中医治疗。

早期糖尿病肾病临床症状不明显，常表现为倦怠乏力、腰膝酸软、五心烦热，一般进行尿微量白蛋白筛查可早期发现，病机以气阴两虚、肾虚为主，治宜益气养阴、活血化痰通络。早期糖尿病心脏病常表现为心悸气短、自汗乏力，或胸闷憋气，或心胸作痛，或心烦失眠、唇舌紫暗，或舌有瘀斑、舌下青筋暴露、苔薄白或薄黄、脉细无力或脉涩不利，此为消渴气阴两虚、心脉瘀阻所致，治宜益气养阴、活血通脉。早期糖尿病脑血管病临床表现为头晕肢麻，或记忆力减退，或失眠，或性格改变，属肝肾阴虚、髓海不足所致，治宜补益肝肾、填精益髓；随着病情发展可出现面色无泽、自汗盗汗、气短乏力、五心烦热、疲劳后头晕加重、失眠多梦，或口眼歪斜，或言语不利，或半身不遂、舌质淡紫或瘀斑、脉弦细或细涩，此乃气阴两虚、瘀血阻络，治宜益气养阴、活血通络。早期糖尿病神经病变可表现为气血阴阳诸不足，治疗可按中医气虚、血虚、阴虚、阳虚、血瘀进行系统辨证，中西医并重，内服配合外洗，综合论治。随着病情进展、病机演变，以上疾病的中医诊治可参考本书各个相应疾病的中医诊疗方案。

（二）扶正祛邪

扶正，即扶助正气，抵御病邪；祛邪，即驱除邪气，邪去正复。二者的目的都是治愈疾病。《素问·刺法论》云："正气存内，邪不可干。"《素问·评热病论》云："邪之所凑，其气必虚。"疾病过程实乃机体正气与邪气矛盾双方相互斗争的过程，正胜于邪则病退，邪胜于正则病进。因此，治疗疾病要扶助正气、祛除病邪，使疾病向好转或痊愈方向转化。《内经》云："五脏皆柔弱者，善病消瘅。"消渴的发生主要为阴虚燥热，以阴虚为本、燥热为标，病久阴损及阳可致气阴两虚或阴阳两虚，病位可涉及五脏，尤以肺、胃、肾为主，治疗要扶助五脏正气，兼以活血化瘀。名医张锡纯言"消渴之证，多由于元气不升"，认为气虚下陷、气不生津而致消渴。因此，益气扶正以助邪气外出是治疗糖尿病的重要法则，张锡纯喜用升补气分之黄芪治疗糖尿病，且其升举正气的学术思想贯穿消渴治疗的始终。现代药理研究亦表明黄芪具有降低血糖、改善心肌供血、减少尿蛋白的作用。

（三）治病求本

《素问·阴阳应象大论》云："治病必求于本。"《素问·至真要大论》云："谨察阴阳之所在而调之，以平为期。"刘完素在《素问病机气宜保命集》中指出："察病机之要理，施品味之性用，然后明病之本焉。故治病不求其本，无以去深藏之大患。"治病求本是治疗疾病的重要原则，即针对疾病的病机治疗。

对糖尿病来说，瘀血贯穿始终为病机之本，既是致病因素，又是病理产物，更是糖尿病及其并发症出现和加重的原因。因此，活血化瘀是防治糖尿病并发症的关键，应贯穿本病治疗的全程，即糖尿病治疗中的"治病求本"。现代研究发现糖尿病与微循环障碍、血液流变学异常、血液凝固性异常（涉及内皮细胞功能紊乱、血小板活化、凝血与纤溶平衡失调）密切相关，此可能为糖尿病血瘀证形成的病理生理基础。活血化瘀作为糖尿病治疗的重要治法之一，可根据患者病情病机不同，采取行气活血法以治疗气滞血瘀证；温阳化瘀法以治疗阳虚寒凝血瘀证；泻热逐瘀法以治疗热结血瘀证；益气活血法以治疗气虚血瘀证。

（四）辨清虚实，调整阴阳、气血、脏腑

辨清疾病的虚实，虚则补之、实则泻之；调整阴阳，"谨察阴阳之所在而调之，以平为期"，恢复

阴阳的相对平衡，促进阴平阳秘；调整气血关系，“有余泻之，不足补之”，使气血关系调和；协调五脏关系，使各脏腑功能恢复正常；以上均为中医治疗糖尿病的重要治则。糖尿病病机为阴虚燥热，以阴虚为本、燥热为标，病久阴损及阳可致气阴两虚或阴阳两虚，病位可涉及五脏。临床辨治糖尿病，应首先辨清疾病的虚实属性及虚实主次，在“虚则补之、实则泻之”的治疗原则指导下，结合调整阴阳、气血、脏腑治则，采取相应的中医治法治之。

1. 虚则补之

（1）养阴：阴虚是指机体精、血、津液等物质亏耗，阴不制阳，导致阳气相对偏盛，机体虚性亢奋的病理状态。糖尿病的病机总以阴虚为本、燥热为标，两者常互为因果，阴越虚则燥热越盛，燥热越盛则阴越虚。因此，在补水养阴的同时，常兼以清火，“大养其阴，大清其火，乃治本之图”。临床根据患者症状表现，辨清肺、脾、肾、肝、胃等脏腑阴虚的不同，分别采用补肺阴、滋脾阴、益肾阴、调肝阴、补胃阴等治法治之，也可单独应用，常多脏并调，兼以清退虚热。

（2）温阳：阳虚是指机体阳气虚损、机能减退或衰弱、热量不足的病理状态。温阳法常用于糖尿病后期阴损及阳而致阴阳两虚证的治疗。但随着对糖尿病认识的不断深入，研究者逐渐认识到糖尿病亦有因素体阳虚，初起即同时兼有气虚或阳虚者，此时的上燥渴、下尿频之证乃火衰不能蒸腾水气所致。2 型糖尿病常合并肥胖症，脾肾阳虚、痰湿内蕴亦为常见证型之一。因此，温阳法亦为糖尿病治疗的重要治法。临床可辨证选用固肾阳、温脾阳治法，可单独应用或两者并用。

（3）补气：气虚是指元气亏损、功能失调、脏腑功能衰退的病理状态。气虚导致脏腑功能减退是糖尿病发病的重要病机，如张仲景《金匮要略·消渴小便不利淋病脉证并治第十三》指出：“寸口脉浮而迟，浮即为虚，迟即为劳，虚则卫气不足，劳则营气竭。趺阳脉浮而数，浮即为气，数即为消谷而大坚，气盛则溲数，溲数即坚，坚数相搏，即为消渴。”肺脾肾三脏与人体气的生成密切相关，肺脾肾三脏亏虚是糖尿病发生发展的主要病理环节。因此，临床针对患者肺脾肾亏虚情况，分别辨证选用补脾气、补肺气、益肾气治法。

（4）补肾：《金匮要略·消渴小便不利淋病脉证并治第十三》。“男子消渴，小便反多，以饮一斗，小便一斗，肾气丸主之。”一般认为，该条文阐述了肾气不足在消渴发病中的重要作用。条文突出“男子”，一般认为男子以肾为先天，男子更容易有失精、伤肾一类病变，特指房劳伤肾，并以肾气丸为主治疗。足见张仲景认为房劳虚损为消渴的重要病机之一。“肾者主水”，水性趋下，需借助肾气运行全身，即所谓肾气“蒸腾气化”之力。因此肾气失司，水液直驱膀胱，可导致水液从小便而泄，不能濡养全身，全身津液不足，饮水后不解。肾为先天之本，主藏精而寓元阴元阳。肾阴亏损则虚火内生，上燔心肺则口干多饮，中灼脾胃则消谷善饥，下焦不摄则多尿。

2. 实则泻之

（1）清热：“火热”是糖尿病发病的重要病机。对糖尿病“火热”病机的认识源于《内经》，如《素问·阴阳别论》云“二阳结谓之消”，《素问·刺热论》云：“肾热病者，先腰痛胻酸，苦渴数饮身热”；《灵枢·师传》云“胃中热，则消谷，令人悬心善饥”；《素问·奇病论》云“肥者令人内热，甘者令人中满，故其气上溢转为消渴”等。后世医家亦认为“火热”是糖尿病发病的病机之一，清·程钟龄《医学心悟·三消》明确指出：“三消之症，皆燥热结聚。”因此，采用药性寒凉的清热药物治疗糖尿病，是糖尿病的重要治法。临床可根据胃热、心火、热毒、湿热的不同，辨证选用清胃热、清心火、清热解毒、清热化湿等治法。

（2）理气：肝郁气滞、郁久化火伤阴是糖尿病的重要病因病机之一，正如《灵枢·本藏》云“肝脆则善病消瘅”；《灵枢·五变》说“怒则气上逆，胸中蓄积，血气逆留……转而为热，热则消肌肤，故为消瘅”；《三消论》云：“此乃五志过极，皆从火化，热盛伤阴，致令消渴。”肝主疏泄，调畅气机，体阴而用阳，其在糖尿病的发病中起重要作用。肝郁气滞常可诱发糖尿病或使糖尿病患者病情加重，而糖尿病合并焦虑抑郁症者占21.8%～60.0%，二者可形成恶性循环。因此，疏肝理气解郁在糖尿病的早期、中期、晚期均可应用。

（五）三因制宜

由于糖尿病发病存在地域、环境、季节、年龄、性别之异，因此在处方用药治疗的过程中就不能孤立地就病证而说病证、就病证而处方用药，还必须注重“天人合一”和把握整体与个体的特点，时时强化因时、因地、因人制宜的“三因制宜”理念，充分体现中医治病的整体观念和辨证论治在实际应用上的原则性和灵活性。因时、因地制宜，强调了自然环境对人体的影响，因人制宜，则强调个体化辨证与生理病理特性。只有胸有全人、胸有自然、胸有人与自然的有机统一，才能全面地认识病证、抓牢病机、把握造势、心中全了、治法全明，善于因时、因地、因人制宜，才能取得较好的治疗效果。如在临床中发现糖尿病患者在冬季血糖偏高，在夏季血糖易控制，考虑血糖控制与自然天气温度相关。因此，在运用降糖药时就应根据时令季节来调整用药剂量，南方气温偏高，用药宜远温近凉，北方寒冷，用药宜近温远寒；如为稚阴稚阳之体，用药宜轻灵微剂，中青年体壮多实，用药宜重剂祛邪，老年人多体虚气弱或阴精亏少，用药宜益养固肾，女子多阴血不足或血脉瘀滞，治当注意养血活血，尤其是妊娠期用药，则当遵守法度，轻至益养，注重安胎。

综上所述，治疗糖尿病常用的防治原则有治未病、扶正祛邪、治病求本、辨清虚实与调整阴阳、脏腑、气血及三因制宜。在上述治则指导下，针对糖尿病的发生发展过程及糖尿病病机演变特点，辨证采取相应治法治疗。

二、治法

糖尿病属中医“消渴”范畴，历代医家多认为，糖尿病病机以阴虚燥热为主，常以清热润燥、养阴生津法治疗。随着时代的变迁和中医药对糖尿病认识的深入，许多医家突破了滋阴清热法治疗糖尿病的认识，提出了糖尿病中医治法的新观点。除养阴清热法外，还有益气养阴法、活血化瘀法、辛开苦降法、滋阴解毒法、清热解毒法、苦酸制甜法、健运脾胃法、疏肝理气法、温阳补肾法、祛湿化痰法为主的糖尿病中医治法，药理研究证明，这些治法在减轻胰岛素抵抗、修复胰岛功能、改善糖脂代谢等方面具有重要作用。

（一）养阴清热法

古代医家已认识到阴虚燥热是“消渴”的重要病机，并将以肺脏燥热为主者称为上消，以胃火炽盛为主者称为中消，以肾阴亏虚、虚火内盛为主者称为下消，《临证指南医案》云：“三消一证，虽有上、中、下之分，其实不越阴亏阳亢，津涸热淫而已。”治疗上，《医学心悟·三消》云：“治上消者，宜润其肺，兼清其胃”“治中消者，宜清其胃，兼滋其肾”“治下消者，宜滋其肾，兼补其肺。”治法总则为养阴清热。

养阴清热法是自古以来治疗糖尿病的重要治法。临床研究显示，养阴清热法可有效降低血糖、血脂，增强外周组织对胰岛素的敏感性，减轻胰岛素抵抗，机制可能与降低血清炎症因子 C－反应蛋白、肿瘤坏死因子－α、白细胞介素－6 水平进而减轻胰岛 β 细胞炎症有关。中药黄连、生地黄养阴清热对治疗糖尿病疗效颇佳。动物实验研究显示，黄连有效成分——小檗碱可以改善葡萄糖耐量，减轻体重，增加胰岛素受体和低密度脂蛋白受体表达，降低总胆固醇、低密度脂蛋白、甘油三酯水平，作用机制可能与激活骨骼肌、脂肪、肝脏的腺苷酸活化蛋白激酶（AMPK）信号通路有关；生地黄有效成分——梓醇可以降低血糖、血脂，改善胰岛素抵抗和糖耐量，减少肝糖原异生和增加肝糖原合成，作用机制可能与激活肝脏 AMPK/还原型烟酰胺腺嘌呤二核苷酸磷酸氧化酶 4（NOX4）/PI3K/Akt 信号通路，改善肝脏 NOX4 介导的氧化应激和激活 AMPK 和 PI3K/Akt 有关。临床可辨证选用黄连、生地黄养阴清热治疗糖尿病。

（二）益气养阴法

糖尿病“病由热生”，病程日久耗气伤阴，常致气阴两虚，气阴两虚是糖尿病最常见的病机之一。吕仁和教授将糖尿病分为脾瘅期（糖尿病前期）、消渴期（糖尿病期）、消瘅期（糖尿病并发症期）三期辨治，气阴两虚是三期的基本证型，贯穿糖尿病的全过程。林兰教授的糖尿病“三型辨证”理论体系认为，糖尿病是从阴虚热盛→气阴两虚→阴阳两虚发展演变的，气阴两虚为三型的基本证型，属病情转机的关键证型。仝小林教授提出 2 型糖尿病郁→热→虚→损的病机演变特点，糖尿病前期及早期郁热结滞、热火炽盛，病机多以实证为主，病程进展至中后期，热极伤阴，逐渐出现阴虚燥热，甚则阴损及气，导致气阴两虚。赵进喜教授认为，热伤气阴是贯穿糖尿病始终的基本病机。祝谌予教授认为，糖尿病不仅有阴虚燥热病机，而且随着病程进展常出现气阴两虚，气阴两虚、血脉瘀滞是糖尿病及其并发症的基本病机，贯穿糖尿病的始终。

临床及基础研究显示，益气养阴法治疗 2 型糖尿病可以较好地降低血糖、血脂及相关炎症因子，改善胰岛素抵抗，提高胰岛素敏感性，修复胰岛 β 细胞功能。临床实践发现，1 型糖尿病初期和 2 型糖尿病中期胰岛 β 细胞功能紊乱期，病机常以气阴两虚为主，且气阴两虚是糖尿病病情的关键证型，若未积极治疗或治疗不当，可导致疾病进展为阴阳两虚型，出现多种糖尿病慢性并发症或原并发症加重。同时，气阴两虚常致血脉涩滞、痰瘀互结，加重糖尿病病情，促进糖尿病并发症的发生发展，临证益气养阴同时需兼顾活血化瘀、祛湿化痰。

（三）活血化瘀法

血瘀是糖尿病的重要病理机制，活血化瘀法是糖尿病及其并发症的重要治法。《灵枢·五变》提出糖尿病血瘀证，即“皮肤薄而目坚固以深者，长冲直肠，其心刚，刚则多怒，怒则气上逆，胸中蓄积，气血逆流，髋皮充饥，血脉不行，转而为热，热则消肌肤，故为消瘅”。唐容川《血证论》指出“血瘀致消”，即“瘀血在里，则口渴。所以然者，血与气本不相离，内有瘀血，故气不得通，不能载水津上行，是以发渴，名曰血渴，瘀血去则不渴矣”。祝谌予教授明确提出糖尿病血瘀证，开创了活血化瘀法治疗糖尿病的先河。祝教授认为，气阴两虚是导致血瘀证的主要原因，气阴两虚、血脉瘀滞是糖尿病的基本病机，贯穿糖尿病的始终。临证自拟降糖药方（黄芪、生地黄、苍术、玄参、丹参、葛根）益气养阴、活血化瘀，作为糖尿病基本方，加减治疗糖尿病及其并发症。

随着对糖尿病血瘀证研究的深入，目前多数医家认为血瘀证贯穿糖尿病的始终，瘀血既是糖尿病发病过程中的病理产物，又是糖尿病及其并发症发生发展的重要病理机制，活血化瘀方剂可以实现对结缔组织生长因子、大动脉转化生长因子、血小板衍生生长因子、血管内皮生长因子，以及胶原蛋白Ⅰ等的良好控制，在抑制糖尿病的发展方面有着积极的作用和意义。临床应用活血化瘀法需灵活辨证，气虚血瘀者则益气活血，气滞血瘀者则行气活血，阴虚血瘀者则养阴活血，瘀热互结者则泄热逐瘀，痰凝血瘀者则祛痰化瘀，阳虚血瘀者则温阳活血。

（四）辛开苦降法

辛开苦降法亦称辛开苦泄法，是在中医四气五味药性理论指导下，配伍运用辛温和苦寒两种不同性味的药物治疗疾病的一种方法。脾胃疾病常虚实并见，标本同病，其病机多以脾胃升降失常、寒热错杂为特点，将辛热祛寒药与苦寒清热药配伍组方，药之辛性既可消痰化瘀，又能温脾健胃，兼能提升中气；苦寒药，苦主降泄，能消痞健胃，寒能清胃中之郁火；辛苦两药可相互制约，防药物之偏性，协调阴阳，共奏调理中焦之功效。脾失健运、气机升降失调，是糖尿病发病的重要病理机制之一，辛开苦降法通过寒温并用，升清降浊，斡旋气机，解郁化滞，是调理脾胃治疗糖尿病及其并发症的重要治法。临床应用辛开苦降法治疗糖尿病，需抓住中焦寒热错杂、气机升降失调的病机特点，根据寒热错杂、升降失调、阴阳失衡矛盾的主次和痰湿化热、郁火和病邪壅闭的轻重，来确定辛开与苦降药味多少和药量轻重。脾胃失调，病久往往产生多种病理产物如痰浊、水饮、瘀血，临床需相应配伍祛湿、化痰、利水、活血化瘀之品，以增强疗效。

现代人生活节奏快，生活不规律，加之来自家庭和社会的各种压力，常易情志不畅，导致脾胃功能失调。脾虚失运，脾胃气机升降失调，寒热错杂，是导致糖尿病的重要病机，临证可运用半夏泻心汤治之。半夏泻心汤组方寒热并用以调脾胃阴阳，辛开苦降以复脾升胃降，补泻兼施以调脾胃虚实，切合糖尿病以脾失健运、气机升降失调、脾虚胃热为特点的病机。临床实践发现，半夏泻心汤证以心下痞，但满而不痛，或呕吐，口干不欲饮，肠鸣下利，尿黄，舌苔薄黄而腻，脉弦滑无力为特点，患者可伴有面色黄暗，咽喉异物感。临床研究显示，半夏泻心汤治疗2型糖尿病可以有效降低血糖、减轻体重、改善临床症状，其降血糖的作用可能与促进血清胰高血糖素样肽-1分泌有关。实验研究显示，半夏泻心汤能够调节胃肠内分泌激素、改善肠道菌群；抑制大鼠胰岛素瘤细胞凋亡和保护胰岛β细胞，作用机制可能与活化磷脂酰肌醇-3-激酶（PI3K/Akt）通路有关。

（五）滋阴解毒法

有学者在糖尿病传统阴虚燥热病机认识基础上，结合现代医学对糖尿病的研究，提出了2型糖尿病肝肾阴虚、糖毒内蕴的核心病机。在高血糖状态下，机体会产生多饮、多尿、多食、体重下降的“三多一少”症状，日久损坏形体，损伤脏腑功能，称之为“糖毒”。血糖为水谷精微所化，因禀赋异常，素体肝肾不足，脾胃运化失职，导致水谷精微不能运化转输，过剩堆积，蕴结日久化而为毒，血糖越高，糖毒越盛。糖毒属阳，其性炎热，易耗气伤津。糖毒形成后，逐渐耗伤肝肾阴液，阴虚燥热发为消渴；糖毒缠绵，易夹痰夹瘀，导致糖毒弥漫三焦，变证丛生，发为糖尿病慢性并发症；若糖毒盛极一时，邪盛正虚，可导致糖尿病急性并发症发生。糖毒是糖尿病发生的病理基础和推动糖尿病不断进展的核心因素，贯穿糖尿病的始终。滋阴解毒法是治疗2型糖尿病的重要治法，凡血糖升高者均可采用滋补肝肾、清热解毒法，根据糖毒程度调整滋阴与清热解毒药比例。临证以李东垣《兰室秘藏》当归六黄汤加杜仲滋阴解毒治疗糖尿病，可有效降低血糖及改善患者临床症状。

滋阴解毒法是针对糖尿病肝肾阴虚、糖毒内蕴病机的重要治法。滋阴解毒法实质与养阴清热法是一致的，是对养阴清热法的继承和发展。滋阴解毒法基于慢性高血糖是 2 型糖尿病的主要特点和导致糖尿病并发症的核心因素，将糖尿病高血糖对机体的损害称为糖毒，并认为后者具有热毒伤津耗气的特点。用糖毒可以较为全面地解释糖尿病及其并发症的发生发展，亦便于理解和把握滋阴解毒法的应用。用药上，滋阴解毒法同养阴清热法基本相同，选用甘寒、苦寒、咸寒等药物治疗，可适当搭配甘温、辛温药物，防止苦寒败胃。

（六）清热解毒法

历代医家认识到，糖尿病“病由热生”，即糖尿病是体质因素加后天饮食不节、情志不畅、劳倦过度、药石不当、外感邪毒导致火热内盛，耗伤气阴而成，而火热炽盛，或蕴结日久，可热极成毒。现代研究发现，糖尿病胰岛素抵抗和胰岛 β 细胞功能衰退与糖毒性、脂毒性、炎症及免疫因素等相关。因此，糖尿病与“热毒致病”的关系密切，热毒是影响糖尿病病情进展的重要因素。陆付耳教授认为，“毒”在糖尿病发病过程中的核心机制是“热毒消灼，上灼肺津，中劫胃液，下耗肾水”，“毒源”有三：过食肥甘致胃肠积热为毒；七情不畅、怫郁结滞而为毒；外感六淫入里化热为毒。宋福印教授认为，毒在糖尿病及其并发症中起重要作用，“病由毒生，变由毒起”。赵进喜教授认为，热毒是影响糖尿病及其并发症发生发展的重要因素，热毒蕴结，耗气伤阴，脏腑功能失调，由实转虚，虚实夹杂，热毒日久入络，损伤脏腑，变证丛生。

研究显示，清热解毒法可减轻糖尿病及其并发症炎症反应和胰岛素抵抗，保护胰岛 β 细胞功能，改善患者症状和延缓病程。糖尿病初期明显高血糖症状及糖尿病酮症酸中毒的主要病机为火热旺盛、热极成毒，热毒是糖尿病发生发展的重要因素。清热解毒法与滋阴解毒法尽管侧重点不同，但均已认识到高血糖所致的“热毒”或“糖毒”是糖尿病病情进展的核心因素。糖尿病初期以热毒炽盛为主者，主要采用清热解毒法，随着病情进展，热毒逐渐耗伤肝肾阴液者，则采用滋阴解毒法，并需根据病情调整滋阴药与清热解毒药的药味多少和药量轻重。

（七）苦酸制甜法

仝小林教授提出了 2 型糖尿病郁→热→虚→损的病机演变特点。苦酸制甜法适用于肥胖 2 型糖尿病前期、早期、中期，以郁热为主或兼虚的病机阶段，或 2 型糖尿病血糖难以控制者。苦酸制甜法是在中药四气五味理论指导下，配伍运用苦味和酸味药物治疗糖尿病的一种方法。苦味是甜味的对立，酸味是甜味的中和，苦酸是甜的天然搭配。苦寒可以清泻胃热、坚阴养气；酸味可以收敛气阴。糖尿病郁热阶段以清泻为主，虚损阶段注意酸收剂的使用，临证注意糖尿病病程阶段不同而适当调整苦寒和酸收药物的比例，并酌加辛甘药物生姜、大枣，生姜之辛温可佐制苦寒败胃，又可辛开苦降，开畅中焦；大枣甘温，酸甘相配可以化生津液。

现代药理研究发现，苦酸中药具有调节糖脂代谢作用，故对于血糖难以控制者可在辨证基础上选用苦酸中药降糖。研究发现，苦酸制甜法可以抑制高糖诱导的胰岛 β 细胞损伤，保护胰岛 β 细胞功能，作用机制可能与提高胰腺十二指肠同源异型盒、葡萄糖激酶 mRNA 的表达，进而减少糖毒性有关。仝小林教授结合临床实践，提出 2 型糖尿病郁→热→虚→损的病机演变规律，指出苦酸制甜法是糖尿病郁、热、虚阶段的重要治法，补充和完善了糖尿病中医理论体系。尽管苦酸制甜法治疗糖尿病在改善糖脂代谢方面具有一定作用，但应用苦酸制甜法需灵活变通，长期大量使用时应注意辛味及甘味的佐制，避免苦酸太过而损伤脾胃。

（八）健运脾胃法

《素问·经脉别论》云“饮入于胃，游溢精气，上输于脾，脾气散精，上归于肺，通调水道，下输膀胱，水精四布，五经并行，合于四时五脏阴阳，揆度以为常也”，脾胃为后天之本，脾胃健运，水谷精微化生转输营养全身。《灵枢·藏气法时论》云“脾之运化输布功能失职，精液不能通达周身，因而变生消渴证”，饮食不节或情志不调，损伤脾胃，脾虚运化失职，水谷无以化为精微，反滞而成痰湿，痰湿内阻，气机不运，精微不布而成消渴。清代名医张锡纯指出，糖尿病“其证起于中焦，是诚有理，因中焦膵（胰腺）病，而累及于脾也。盖膵为脾之副脏……迨至膵病累及于脾，致脾气不能散精达肺则津液少，不能通调水道则小便无节，是以渴而多饮多溲也”。目前医家认为，胰腺的生理功能属于中医学“脾主运化”“游溢精气”范畴，脾主运化与现代医学的内分泌代谢密切相关。程益春教授明确提出“脾虚致消，理脾愈消”理论，确立了益气健脾法治疗糖尿病的地位。临证根据脾虚与其他脏腑病变情况，建立了健脾润肺、健脾清胃、健脾补肾、健脾养心、健脾调肝、健脾活血、健脾化湿、健脾解毒之“健脾八法”。因此，脾气亏虚、脾失健运是糖尿病的重要病理基础，健运脾胃是糖尿病的重要治法。

禀赋不足、饮食不节、情志失调等导致脾气亏虚、脾失健运、湿浊内阻，是糖尿病的重要病机，临证善用藿朴夏苓汤加减运脾化湿治疗糖尿病。现代研究显示，脾失健运、脾不散精、湿浊内阻，是导致胰岛素抵抗和胰岛素分泌不足的重要病理机制，健运脾胃能提高胰岛素敏感性，改善胰岛素抵抗，增加胰岛β细胞的数目。此外，健运脾胃法与辛开苦降法常配合应用，脾失健运，常伴脾胃气机失调，脾虚胃热，此时宜辛开苦降甘温并用，并可根据疾病寒热虚实侧重而调整用药比例。

（九）疏肝理气法

肝失疏泄是导致和加重糖尿病病情的重要因素，从肝论治是糖尿病的重要治法。《灵枢·五变》指出：“怒则气上逆……血脉不行，转而为热，热则消肌肤，故为消瘅。”《素灵微蕴·消渴解》指出：“消渴之病，则独责肝木，而不责肺金。”肝失疏泄导致糖尿病的病理机制：肝主疏泄，调畅全身气机，情志不遂，肝气郁滞，气机不利，郁久化火，消灼津液，化而为消渴；肝主疏泄，气机条达，则脾气健运、散精于全身，肝郁气滞，气机升降失调，三焦气化失常，气郁水阻，湿痰内生，血脉瘀阻，或肝木横克脾土，脾失健运，水谷精微不能化生转输全身，或肝损及肾，肝肾不足，发为糖尿病。同时，精神刺激、情志不畅又是糖尿病加重的诱因。从肝论治糖尿病主要是通过调肝以使人体气机畅达，脾升胃降，肾藏肺降，升降有序，气血津液输布正常，则病症自消。同时应配合心理治疗，舒畅情志，促进病情恢复。邹如政提出，治肝要以疏为要，清不离疏，补亦不离疏，达到气机条达、体阴用阳、五脏安和的目的。

临床实践中发现，情志不畅、肝失疏泄是糖尿病发生发展的重要因素。临床辨证施治需兼顾疏肝理气方药，并对患者进行心理疏导，使其正确认识糖尿病的慢性病程，树立战胜疾病的信心，其对于提高患者治疗依从性、积极配合控制血糖及防止并发症具有至关重要作用。临证应用疏肝理气法，需根据兼证适当兼顾，如肝郁化热者，宜疏肝清热；肝郁脾虚者，宜疏肝健脾；肝郁血瘀者，宜疏肝活血；肝火犯胃者，宜泻肝清胃。

（十）温阳补肾法

阳虚致消、温阳补肾法是糖尿病的重要治法。《灵枢·本藏》指出："肾脆则善病消瘅易伤。"《金匮要略》指出："男子消渴，小便反多，以饮一斗，小便一斗，肾气丸主之。"《景岳全书·三消干渴》指出："有阳不化气，则水精不布，水不得火，则有降无升，所以直入膀胱，而饮一溲二；以致泉源不滋，天壤枯涸者，是皆真阳不足，火亏于下之消症也。"肾为先天之本，元阴元阳之脏，肾主水，藏精。五脏六腑之津皆赖肾精之濡养，五脏六腑之气皆赖肾气之温煦。先天不足，禀赋柔弱，肾阳亏虚，五脏失于肾阳温养而柔弱，津液转输布散失常，发为糖尿病。程益春教授认为，1 型糖尿病多见于儿童和青少年，现代医学认为其主要病理机制为胰岛 β 细胞功能不全，中医认为其病理基础为先天禀赋不足，五脏柔弱，尤其是先天肾脏虚弱。治疗上，主张 1 型糖尿病从肾论治，以温补肾阳或滋补真阴为治疗大法，临床善用金匮肾气丸、六味地黄丸、左归丸、右归丸等加减治疗，取得良好疗效。

肾阳亏虚是糖尿病久治不愈或糖尿病晚期常见的病机，温阳补肾法是此期的重要治法。糖尿病发病初期若未重视或积极治疗，阴虚燥热日久，阴损及阳，可致脾肾亏虚或肾阳衰微。脾肾亏虚，脾不制水，肾不主水，三焦气化失司，津液生化输布异常，水液停聚，酿湿成痰，痰湿阻滞气机，血行不畅而致瘀血为患，脾肾亏虚，痰瘀阻滞，此证常见于糖尿病晚期，胰岛 β 细胞功能明显受损而出现多种并发症。临证常温补脾肾，兼顾祛痰化瘀治疗。脾肾亏虚、痰瘀互结是糖尿病肾病的主要病理机制，临证常温肾健脾，化痰祛瘀治疗，取得较好疗效。

（十一）祛湿化痰法

痰湿内阻是加重糖尿病病情和促使糖尿病并发症发生的重要因素，祛湿化痰是糖尿病的重要治法。"痰湿致消"在《黄帝内经》中早有明确记载，《素问·奇病论》云："有病口甘者……名曰脾瘅，此肥美之所发也。此人必数食甘美而多肥也，肥者令人内热，甘者令人中满，故其气上溢，转为消渴。治之以兰，除陈气也。"过食肥甘既可导致胃肠积热，热极成毒，耗气伤阴发为消渴，又可损伤脾胃，脾失健运，水谷精微不归正化，反而酿湿成痰，发为消渴。

现代研究发现，痰湿与肥胖、胰岛素抵抗、高脂血症密切相关，痰湿体质可能是 2 型糖尿病发病的内在基础。中医认为胰岛素抵抗与脾虚、肝郁、肾虚、痰湿、瘀血相关，脾虚痰湿内生是胰岛素抵抗的主要病理机制，健脾祛湿化痰药能增加胰岛 β 细胞数目，提高胰岛素敏感性，改善胰岛素抵抗。研究发现，痰湿可发生于 2 型糖尿病整个病程中，且随着慢性血管病变的出现，兼痰湿证者亦增多，糖尿病气阴两虚证者常易相兼痰湿证，导致多种糖尿病并发症发生。另一研究显示，2 型糖尿病痰湿体质的患者发生动脉粥样硬化的风险是非痰湿体质患者的 2.38 倍，提示痰湿体质不仅与糖尿病胰岛素抵抗相关，而且可以促使糖尿病大血管并发症的发生。临床实践中发现，痰湿内阻是糖尿病发生发展的重要病理基础，且常伴肝脾肾等脏腑功能失调。因此，临床应用祛湿化痰法时需注意是否兼有脏腑功能异常，辨证应用祛湿化痰法，如脾虚失运而致痰湿内生者，配伍益气健脾之品；肾失气化，津液代谢异常而致痰湿阻滞者，配伍温补肾阳之品；肝失疏泄，气机不畅，津液代谢障碍而致痰湿不化者，配伍疏肝理气之品；痰湿与瘀血往往互相影响，导致痰瘀互结，酌情兼顾活血化瘀之品。

随着中医药防治糖尿病研究的深入，糖尿病中医治法也在不断丰富和完善。上述提及的 11 种中医治法为目前检索到治疗糖尿病的重要治法，在降低血糖、改善胰岛素抵抗和保护胰岛β细胞功能等方面均具有一定作用。临床糖尿病病机往往复杂多样，常多脏腑功能失调，诸多病邪兼夹，因而需根据患者具体情况而相应兼顾多种治法，如气阴两虚，常致血瘀，临床则可益气养阴与活血化瘀法同用；脾气亏虚，导致痰湿内生者，则可益气健脾与祛湿化痰法同用；脾肾亏虚，津液转输布散失常，导致痰湿阻滞者，则可温肾健脾与祛湿化痰法同用等。

第二节　辨证论治

一、脏腑辨证

脏腑辨证，是在认识脏的生理功能和病理变化的基础上，将四诊收集到的临床资料进行综合、分析和归纳，进而推断疾病的脏腑部位及性质、确定脏腑证候的一种辨证方法。《内经》奠定了脏腑辨证的理论基础，如《灵枢·本神》曰："必审五脏之病形，以知其气之虚实，谨而调之也。"东汉张仲景《金匮要略》中开始以脏腑病机立论进行辨证，华佗的《中藏经》则有专篇论述五脏六腑虚实寒热、生死顺逆脉症，脏腑辨证已初具系统性。唐代的孙思邈，金元时期的张元素、李东垣，明清时期的张景岳、李中梓、叶天士等医家均对脏腑辨证有较大的充实和发展。脏腑辨证是中医诊察、识别疾病证候的基本方法，亦是临床各科进行诊断的重要基础，在中医学辨证体系中占有突出地位。脏腑辨证的内容较为系统完整，病位明确具体，便于中医辨证思维的应用与拓展，也有利于对其他辨证方法的阐明与发挥。因此它是临床各科辨证的基础，亦是中医临床辨证论治的核心部分。脏腑辨证广泛应用于糖尿病的辨证论治中。

糖尿病的病变主要脏腑在肺、胃、肾。三脏之中，可有偏重，并互相影响。燥热在肺，肺燥津伤，则口渴多饮；热郁于胃，消灼胃液，则多食善饥；虚火在肾，肾精亏虚，肾失封藏，则尿多而渴。肺燥阴虚，津液失于输布，则胃失濡养，肾失滋润；胃热偏盛，上可灼伤肺津，下可耗损肾阴；而肾阴不足，阴虚火旺，亦可上灼肺胃，终致肺燥、胃热、肾虚同时存在，多饮、多食、多尿的"三多"之症亦相互并见。糖尿病迁延日久，阴损及阳，可见气阴两伤或阴阳两虚，甚则表现为肾阳虚衰之候。具体脏腑辨证论治如下。

（一）肺胃热盛

症状：口渴引饮，小便频数，饮一溲一，口干舌燥，消谷善饥，形体消瘦，大便秘结，舌红苔黄，脉滑或洪数。

分析：本证多见于糖尿病高血糖，或并发急性酮症酸中毒患者。多因恣食辛辣，醇酒厚味，或情志郁结，郁久化火，酿生内热，热灼肺津。热势弥漫，肺无以敷布而口渴引饮、口干舌燥；肺失治节，水液直趋膀胱而饮一溲一；阳明燥热而大便秘结。《金匮要略》指出："渴欲饮水，口干舌燥者，白虎加人参汤主之。"《金匮要略心典》批注"此肺胃热盛伤津，故以白虎清热，人参生津止渴，盖即所谓上消膈消之证"。

治法：清泻肺胃，生津止渴。

方药：白虎加人参汤或消渴方加减。

（二）肺热津伤

症状：多饮多尿，多食，烦热，口干舌燥，舌质红，苔薄黄，脉数。

分析：燥热伤肺伤津，津液不布，则口干多饮；肺为水之上源，输布津液，热灼三焦，气化失职，津液不能敷布而直趋下行则多尿；肺胃热盛，则多食、烦热。

治法：清热润肺，生津止渴。

方药：消渴方加减。

（三）胃火炽盛

症状：渴喜冷饮，易饥多食，口舌生疮，口有秽臭，牙龈肿痛，心烦失眠，溲赤便秘，舌红苔黄腻，脉滑数。

分析：本证系因饮食不节，过食辛热之品，或外感六淫，久郁化火，蕴热与胃火相并。胃火炽盛而易饥多食；热灼阴伤而渴喜冷饮；胃火上炎而牙龈肿痛、口舌生疮；胃中热毒秽气上逆，则口有臭味；心火亢盛扰乱心神，神不守舍而心烦失眠。《医学体用》云："无论六淫之火，五志之阳，以及辛热炙煿之气，郁集于阳明，聚久不散，郁而化火，火结于胃，消铄其津液，名曰中消。故中消者，因火热之势日盛，火上升则消谷，已食如饥，食得下则被烁。"阐述了中消的病因和发病机制。

治法：清泻胃火，宁心安神。

方药：玉女煎加味。

（四）肾阴亏虚

症状：尿频量多，浑浊如脂膏，腰膝酸软，乏力，头晕耳鸣，口干唇燥，皮肤干燥，瘙痒。舌红苔少，脉细数。

分析：肾阴亏虚，失于固摄，则尿频量多，浑浊如脂膏；阴虚失养，则腰膝酸软，头晕耳鸣，乏力；阴津损耗，则口干唇燥，皮肤干燥。

治法：滋阴固肾。

方药：六味地黄丸加减。

（五）心火亢盛

症状：烦热渴饮，焦虑失眠，口舌生疮，心悸怔忡，小便短赤，大便秘结，舌红苔黄腻，脉滑数。

分析：本证多见于糖尿病初发患者，以及因糖尿病产生焦虑、抑郁、恐惧、悲观、紧张状态等患者。因思虑过度，耗伤心阴；心阴不足，心火亢盛；或因肾水不足，水不上承，水火不济，心火独亢而烦热急躁；热耗心阴，神失所舍则心烦失眠；心失所养而心悸怔忡；心火上炎则口舌生疮；热伤阴津则渴欲冷饮；心移热于小肠而小便短赤；热耗津液，则大便秘结；舌脉为热盛之候。

治法：清心泻火，滋养心肾。

方药：泻心汤合黄连阿胶汤加减。

（六）肝火上炎

症状：急躁易怒，头晕目眩，面红目赤，口渴多饮，溲黄便秘，苔薄黄，脉弦滑数。

分析：本证因情志怫郁，或郁怒伤肝而致肝郁化火，肝阴被灼。肝肾乙癸同源，肝赖肾水之涵养，肾水不足，水不涵木，或肝阴自亏，阴不制阳，肝阳偏亢则急躁易怒、面红目赤；肝火上扰清窍而头晕目眩；水不上承则口渴多饮；阴虚内热，则溲黄便秘；舌红苔黄、脉弦数均为肝火上炎之候。本证常见于糖尿病并发高血压者。

治法：滋阴潜阳。

方药：天麻钩藤饮合知柏地黄丸加减。

（七）心肺两虚

症状：神疲乏力，自汗气短，心悸失眠，怔忡健忘，五心烦热，咽干舌燥，舌红苔薄，脉细数。

分析：本证多见于糖尿病并发交感神经兴奋、心脏神经病变患者。系由阴虚热盛型演变而来，由于壮火食气，热盛伤阴，而致心肺气阴两虚。心主神明，心阴不足，神失所舍而心悸失眠、怔忡健忘；心阴亏虚心火偏旺则五心烦热；肺主一身之气，肺气虚，腠理不固则汗出气短、神疲乏力；心肺阴虚而咽干舌燥。

治法：益气养阴，宁心敛肺。

方药：生脉饮加味。

（八）心脾两虚

症状：心悸健忘，少寐多梦，面色萎黄，少食倦怠，形体消瘦，腹胀便溏，气短神怯，舌质淡，苔白腻，脉濡细。

分析：本证多因思虑过度，劳伤心脾，或饮食不节，损伤脾胃，脾失运化而致心脾两虚。心气阴不足，心失所养而心悸健忘、少寐多梦、气短神怯；脾为后天之本，水谷生化之源，主四肢，其华在面，脾运不健，水谷精微不能濡养周身四肢而少食倦怠、形体消瘦、腹胀便溏；脾气不足不能上荣于面，则面色萎黄；舌脉均为虚象。

治法：补益心脾。

方药：归脾汤加味。

（九）心肾两虚

症状：心烦失眠，心悸健忘，头晕耳鸣，腰膝酸软，形体消瘦，遗精盗汗，咽干潮热，夜尿频数，舌红少苔或花剥苔，脉细数。

分析：本证系因久病耗伤气阴，或得之劳役、色欲之火消耗真阴，导致心肾阴亏。《素问》云“阴虚者阳必凑之，故少气时热而汗出”；《证治汇补》指出“盗汗者，睡则出汗，醒则渐收，因阴气空虚，睡则卫气乘虚陷入阴中，表无护卫，荣中之火，独旺于外，蒸热而汗，醒则气周于表而汗止。”心肾阴亏，真阴不足，精不化气，故形体消瘦；精虚髓减，髓不充于脑，则健忘、头晕、耳鸣；髓不充于肾则腰膝酸软；心肾阴虚，水亏火动，心肾不交，则心烦失眠、心悸健忘；热扰精室而遗精；阴虚无以敛阳，虚火上浮则潮热；肾虚开阖失司而夜尿频。

治法：养心益肾。

方药：补心丹或交泰丸加减。

（十）心肝两虚

症状：头晕目眩，心悸怔忡，心胸作痛，失眠健忘，心烦易怒，舌红苔薄，脉弦数。

分析：心主血，肝藏血，内伤劳倦，耗伤心气心血，心属火，肝属木，心血不足，子盗母气，肝失所藏，或化源不足，则又导致血不养心，心失所养，神不守舍则心悸怔忡、失眠健忘；肝血虚，虚阳上扰则头晕目眩、心烦易怒；舌脉均为心肝不足之象。

治法：平肝潜阳，养心安神。

方药：当归补血汤合一贯煎加减。

（十一）肺气阴两虚

症状：干咳无痰，气短语怯，神疲乏力，面色苍白无华，自汗盗汗，口干咽燥，潮热颧红，舌嫩红少苔，脉细数无力。

分析：本证多见于糖尿病并发肺结核或慢性支气管炎等患者。多因久病耗伤气阴，为全身虚弱的表现。肺主气，司呼吸，肺气虚，肺失肃降而干咳无痰、气短语怯；肺气不足则神疲乏力、面色苍白无华；气虚卫外不固则自汗；阴虚营阴外泄而盗汗；肺阴虚，虚火上炎而颧红潮热；阴虚津不上承而口干咽燥；舌脉均为气阴两虚之候。

治法：补肺气，养肺阴。

方药：沙参麦冬汤合生脉饮加减。

（十二）肾阴阳两虚

症状：畏寒倦卧，手足心热，口干咽燥，但喜热饮，眩晕耳鸣，腰膝酸软，小便清长或淋漓不尽，男子阳痿遗精，女子不孕或带下清稀，舌淡苔白，脉沉细。

分析：本证多见于糖尿病合并性功能障碍，低T3、T4综合征，神经源性膀胱患者。病机为禀赋不充，或年高肾亏，或久病及肾，或劳伤过度致肾精亏耗；肾阳虚则脏腑失于温煦，而畏寒倦卧；肾主气化而藏精，肾气不足，气化无权，肾失封藏而阴精外泄；气化固摄无权而小便清长或淋漓不尽；肾阳虚亏，精关失固而男子阳痿遗精、女子不孕或带下清稀；肾精不能充养而耳鸣失聪；腰为肾之府，膝为肾之路，肾虚则腰膝酸软；气不化津，津不上承而口干咽燥、手足心热；阳虚喜温则渴喜热饮。

治法：滋阴温阳。

方药：右归饮加味。

（十三）脾胃阳虚

症状：胃脘冷痛，泛吐清水，胸闷纳呆，面色萎黄，面目水肿，神疲倦怠，四肢清冷，大便泄泻，舌淡体胖，苔白滑，脉沉细无力。

分析：本证多见于糖尿病肾病、肾功能不全、胃肠功能紊乱、胃轻瘫、代谢功能低下等患者。多因素体阳气不足，脾失温煦，或过食生冷，损伤脾胃，或久病失养，或投药过于寒凉而导致中焦脾胃虚寒，运化无权，水湿内停。脾胃升降失司，而泛吐清水、脘闷纳呆；湿浊中阻，气机不畅而胃脘冷痛；脾胃阳虚，水谷不化，生化乏源，精微不布而面色萎黄、神疲倦怠；脾虚阳气不能温煦四末而肢冷。

治法：温补脾胃。

方药：大、小建中汤加减。

（十四）心肾阳虚

症状：心悸气短，胸闷憋气，心胸作痛，头晕目眩，面色皖白，倦怠乏力，舌体胖，舌质淡，苔薄白，脉沉细或结代。

分析：本证多见于糖尿病心肌病、心功能不全、糖尿病肾病、肾功能不全患者。多因消渴日久耗伤胸阳之气，或年老久病阳虚，或禀赋不足而致心阳虚衰，阴寒内盛，或痰浊阻遏胸阳而致胸阳不振，清阳闭塞，瘀血阻滞心脉，则胸闷憋气、心胸作痛、痛有定处；痰饮内停，水气上逆，则头晕目眩、心悸气短，动则尤甚。

治法：温阳通痹。

方药：枳实薤白桂枝汤加减。

（十五）心阳虚衰

症状：形寒肢冷，心悸怔忡，胸闷气短，身倦欲寐，唇甲青紫，小便短少，全身水肿，舌质淡胖或紫暗，苔白滑，脉沉细无力。

分析：本证多见于糖尿病性心脏病、心力衰竭患者。多由消渴久病不愈，或劳倦内伤而致命门火衰，心肾阳虚。肾阳虚亏，肢体失于温煦而阴寒内盛，血行瘀滞，水湿内停；心肾阳虚，鼓动无力，胸阳不振而心悸怔忡、胸闷气短；水湿泛溢而周身水肿、小便短少；阳虚不能通达四肢则形寒肢冷；阳虚寒凝，血脉瘀滞而唇甲青紫；舌脉均为阳虚之象。

治法：温肾阳，通心阳。

方药：真武汤合保元汤加减。

（十六）脾肾阳虚

症状：形寒肢冷，面色皖白，神疲乏力，腰膝酸软，脘腹胀满，食纳不香，小便频数，余沥不尽，面目水肿，五更泄泻，舌淡体胖，脉沉细。

分析：本证多见于糖尿病肾病、肾功能不全、糖尿病性功能减退、代谢功能低下（低 T3、T4 综合征）患者。多因禀赋不足，或年高肾阳虚亏，或久病肾阴不足而耗伤肾阳，或劳伤过度致肾阳肾精亏耗；肾阳虚衰，命门之火式微，而见形寒肢冷、面色皖白、腰膝酸软、阳痿遗精、宫寒不孕；肾气开阖失司则小便频数、余沥不尽；命门火衰无以温煦脾土，脾肾阳虚，健运失司则五更泄泻；水湿泛溢而面目水肿。

治法：温补脾肾。

方药：四神丸合四君子汤加减。

二、气血津液辨证

气血津液辨证是根据气血津液的生理功能和病理特点，从而分析、判断疾病中有无气、血、津液的亏损或运行、代谢障碍存在的一种辨证方法。气血津液辨证既是八纲辨证在气、血、津液层面的深化和具体化，也是对病因辨证的不可缺少的补充。病因辨证的重点是探讨六淫外邪致病的规律，确定疾病的原发病因如六淫、疫疠、七情内伤、饮食劳逸等，而气血津液辨证重点在诊察患者体内生命物质的盈亏及其功能状态。同时，气血津液与脏腑是不可分离的。在生理上，气血津液是脏腑功能活动的物质基础，而其生成与运行又有赖于脏腑功能活动的正常；在病理上，脏腑的病理变化必然会导致气血津液的紊乱与亏虚，而气血津液的亏虚或运行、代谢障碍，必然会影响脏腑的功能活动。所以，气血津液的病变是不能离开脏腑功能的失调而存在的。掌握气血津液病变的一般规律，可以为辨别脏腑病变的病理性质奠定基础。气血津液病变一般分为两个方面：一是气、血、津液量的亏虚或不足，如气虚、血虚、津液亏虚；二是气、血、津液的运行或代谢发生障碍，表现为气滞、气逆、血瘀、津液内停等。另外，气、血、津液三者之间有着密切的关系，因此在疾病过程中，气血津液的病变之间可形成因果、兼并等病理关系，从而增加了病情的复杂性。

气血津液辨证是糖尿病治疗中常用的辨证论治方法。金元时期刘完素《三消论》提出消渴“补肾水阴寒之虚，而泻心火阳热之实，除肠胃燥热之甚，济一身津液之衰，使道路散而不结，津液生而不枯，气血利而不涩”。强调糖尿病治疗以气血津液为要。人体的气血津液，既是脏腑功能活动的物质基础，又是脏腑功能活动的产物。因此，以气血津液辨证论治糖尿病，将复杂多变的临床症状以气血津液失调紊乱、虚损、瘀滞辨证，兼顾常见的并发症，体现了中医整体观的特点，同时突出了辨证论治的优势，以简驭繁，提纲挈领，这样就能尽可能地提高疗效，降低糖尿病引起的致残性和致死性，以及预防并发症。

（一）从气论治

中国古代哲学家认为，世界上一切事物都是由气构成的，万物由气化生。气有两种不同形态存在于宇宙中：一种是弥散而剧烈运动的状态，由于细小、弥散、不停运动，难以直接察知，故称“无形”之气；另一种是凝聚状态，细小而散在的气，集中而凝聚在一起，就成为看得见摸得着的实体，故称“形质”。习惯上，把弥散状态下的气称为“气”，把有形质的实体称为“形”。气构成宇宙万物，世界上的一切运动变化，都是气的运动变化的具体表现。气也是维持人体生命活动的基本物质，是人体脏腑、经络等组织器官生理活动的产物，是组织器官进行生理活动的物质基础，是不断运动着的极细微物质。气的活动力很强，因具有推动温煦作用而属阳，机体内的新陈代谢，脏腑、经络等组织器官进行生理活动依赖于气的推动和温煦。人必须从自然界摄取清气才能维持生命。人的生命活动，实质上就是人体气的运动和变化。《素问·六节脏象论》说：“天食人以五气，地食人以五味。五气入鼻，藏于心肺，上使五色修明，音声能彰；五味入口，藏于肠胃，味有所藏，以养五气，气和而生津液相成，神乃自生。”自然界供给人以清气，由鼻吸入；土地供给人以味（营养物质），经口摄入肠胃。气与味是维持人体生命活动不可缺失的物质。在人的生命活动中，气化是最基本的运动。如人食入水谷，在肠胃中消化后，其精微被吸收，糟粕被排出；精微物质又被进一步转化为津液、营血、卫气等运行于全身。在气的升降出入运动的作用下将体内的血、津液、水谷精微等布散至全身。人体的任何运动都是由气推动，没有气的推动就没有生命的存在。总之，人要不停地摄取自然界的气才能生存，人体内的一切运动与变化，都是在气的作用下发生的。所以，气是维持生命活动的基础。

糖尿病的发病与脏腑功能失调，体内糖、脂肪、蛋白质等物质代谢紊乱直接相关。当气机失调，出现气的运行阻滞，或运行逆乱，或升降失调、出入不利则可引起脏腑功能紊乱，变生多种疾病，是糖尿病发生的主要病机之一。脾肾气虚，运化固摄失常，蕴久化热，肺气虚则卫气不固，外邪乘袭，郁久耗伤气阴，则可出现口干喜饮、消谷善饥、烦热多尿等糖尿病阴虚内热之症。七情内伤，肝气郁结，气郁化火伤阴，则肺胃热盛，发为消渴。消渴日久，脏腑愈亏，则可出现气滞、气逆、气陷、气脱等症状，引起一系列糖尿病并发症的病理变化，使病情错综复杂。可见气机失调是糖尿病及其并发症发病的重要原因。糖尿病发病可分为三种病理状态：气郁、气虚、气脱。

1. 气郁证

临床表现为局部或全身胀满、痞闷，甚或胀痛、窜痛，部位不固定，症状时轻时重，常随情绪变化而加重或减轻，或因太息、嗳气、矢气而减轻，脉弦。

本证常见于糖尿病前期。《丹溪心法·六郁》指出："气血冲和，万病不生，一有怫郁，诸病生焉。"朱丹溪首倡六郁，认为六郁以气郁为先，其他各郁均以气郁为核心发展而来，并指出气郁而湿滞，湿滞而化热，热郁而成痰，痰滞则血郁，血郁而食不化，变生湿郁、热郁、痰郁、血郁、食郁诸证。强调气郁既为诸郁之始，又为他郁之因，如气郁日久，火不外发，则内遏为火郁；气为血之帅，气行则血行，气郁则为血郁；气郁湿阻，停于内成湿郁；气不布津、聚而为痰而成痰郁；气郁不达，脾土壅滞，饮食不运成食郁。仝小林教授认为糖尿病早期患者，多因过食肥甘，饮食不节，使脾胃运化不及，产生食滞，形成食郁，且肥甘之物积滞日久多易生痰、生湿；日久气机壅滞，肝木疏泄失常，形成气郁，气郁日久并可化热，引起脉络郁滞，形成血郁。所以气郁为糖尿病发病的关键。气机运行出现障碍而致气行不畅，发生胀、满、痞、闷，气机阻滞不通则痛，故可表现为胀痛、窜痛。太息、嗳气、矢气可使气机暂时得以通畅，故胀、痛等症可缓解；而情志不舒常可导致或加重气机郁滞，故症状之轻重随情绪波动而改变。弦脉乃气机不利、肝气不舒之象。发生气滞的脏腑、经络部位不同，诱发糖尿病多种并发症，其证候表现尚有各自的特点，如食积胃脘而致胃气郁滞多见于糖尿病胃轻瘫；四肢关节疼痛多为经络之气不畅，常见于糖尿病周围神经病变或周围血管病变。

临床治疗上应把握"郁"这一核心病机，结合临床实际情况判断病性虚实。在开郁原则的指导下，采用辛开苦降、消食导滞、疏肝理气、健脾化痰、益气养阴等不同治则治法，积极而有效地干预糖尿病。

2. 气虚证

临床表现为神疲乏力，少气懒言，声低息弱，或面白少华，头晕，自汗，活动后诸症加重，舌淡嫩，脉虚。

本证常见于糖尿病病程5～15年，年龄50～60岁，有诸多较轻的并发症的患者。糖尿病日久使元气耗损太过，加之年老脏腑功能减退而元气自衰。元气亏虚，人体脏腑组织的功能活动与气的盛衰关系密切，脏腑功能活动减退，形神失养，故神疲乏力、少气懒言、声低息弱；气虚则推动无力，清阳不升，不能温养头目，故面白少华、头晕；气虚卫外不固，腠理疏松，故自汗；《素问·举痛论》云"劳则气耗"，故活动或劳累后诸症加重；气虚推动血行乏力，血不上荣于舌，故舌淡嫩；运血无力，故脉虚。

治法为健脾益气，方选四君子汤。四君子汤出自《太平惠民和剂局方》，是补气的代表方。方中人参为君，甘温益气，健脾养胃；臣以苦温之白术，健脾燥湿，加强益气助运之力；佐以甘淡茯苓，健脾渗湿，苓术相配，则健脾祛湿之功益著。使以炙甘草，益气和中，调和诸药。四药配伍，共奏益气健脾之功。睡眠不佳者加炒酸枣仁；血糖较高者加黄连；糖尿病肾病者加酒大黄、水蛭粉；血脂高者加红曲；糖尿病周围神经病变者，合黄芪桂枝五物汤加减；气虚日久，元气不足者合生脉饮，加红参、五味子、麦冬；损及阴阳，阴阳两虚者加山萸肉、肉桂。

3. 气脱证

临床表现为呼吸微弱或不规则，神情淡漠或昏愦，大汗不止，面色苍白，口开目合，手撒身软，二便失禁，舌淡，脉微欲绝。

本证常见于糖尿病后期或糖尿病脑血管病、心血管病。病程日久，元气衰竭，欲外脱，则心、肺、肝、脾、肾五脏之气皆欲衰竭。肺主气、司呼吸，肺气衰竭，则呼吸微弱或不规则；心主血脉、藏神，其华在面，在液为汗，心气衰竭，则神情淡漠或昏愦，脉微欲绝，面色苍白，大汗不止；脾主肌肉、四肢，开窍于口，肝藏血主筋，开窍于目，肾藏精，开窍于二阴，脾、肝、肾脏气衰竭，故口开目合，手撒身软，二便失禁。

治法急予回阳固脱，方选参附汤加味。方中人参大补元气，复脉固脱；附子温补元阳，两药合用大补大温，配五味子酸收敛阴，共达回阳救逆、益气固脱之效。“参附为回阳救急之要剂，阴脱于里，阳亡于外者，独参犹恐不及，故必合之气雄性烈之附子，方能有济”。四肢厥逆，面红目赤，脉洪大无根为阳脱阴竭，急予扶阳救阴，加山萸肉、熟地黄、甘草；元阳失守加肉桂、童便，重用附子；汗出不止加黄芪、煅龙骨、煅牡蛎以益气敛汗；神昏加菖蒲、远志以开窍化痰。

（二）从痰论治

痰与饮是相对而言，二者同为水液代谢障碍而形成的病理产物，以稠浊为痰，清稀为饮。《景岳全书》说：“饮清澈而痰稠浊。”痰又有“有形之痰”和“无形之痰”之分。“有形之痰”一般指肺部渗出的痰和呼吸道分泌的痰，也称外痰，为狭义之痰；“无形之痰”是指体液在机体停滞积聚，逐渐蕴结而成，故称内痰或广义之痰。“百病皆由痰作祟”“痰为百病之母”是说痰常随气机升降流行，内留脏腑，外达筋骨皮肉而形成多种疾病。当痰阻于肺，肺失宣降则出现咳喘咳痰之呼吸道疾病；痰阻于心，心血不畅，胸闷心悸之胸痹，见于糖尿病性冠心病；痰迷心窍则神昏谵语，见于糖尿病合并酮症酸中毒或合并脑血管病变；痰火扰心则发癫狂，见于糖尿病交感神经兴奋症；痰停于胃，胃失和降则恶心、呕吐，胃脘痞满，见于糖尿病胃轻瘫等胃肠功能紊乱；痰在经络筋骨，可致瘰疬痰核，肢体麻木，或半身不遂，或阴疽流注等；痰浊上犯于头则眩晕昏冒；痰气凝结咽喉，则可出现咽中梗阻、吞之不下、吐之不出的梅核气。

由于痰饮所致病症繁多，故有“百病皆由痰作祟”之说。痰饮病症随痰饮停聚的部位不同而临床表现不同，因“肥人多痰湿”，无形痰饮多见于肥胖之人，所以肥胖者被称为“痰湿之体”。痰湿之体指“内痰”集聚，涵盖了肥胖型糖尿病。肥胖者存在高胰岛素血症、胰岛素抵抗。胰岛素抵抗是2型糖尿病主要发病因素，可见痰饮可诱发2型糖尿病。由于水液输布失常，痰湿痹阻心脉可引起胸闷心悸，见于糖尿病性心脏病；痰湿痹阻脑络，蒙闭清窍引发糖尿病脑血管病；“肾为痰之本”，当肾阳虚衰，痰浊阻络可引起水肿、关格等糖尿病肾病。可见痰是导致糖尿病及其并发症发生的重要病理基础。

中医学对痰病认识很早，《诗经·风》即有“陟彼阿丘，言采其虻”之句。经研究“虻”就是常用化痰之药贝母。在长沙马王堆出土的汉代帛书《五十二病方》中，有半夏、杏仁、服零（茯苓）、白付子（白附子）、皂荚、虻（贝母）等十几味化痰药。《黄帝内经》中不但有痰病的描述，而且有治疗单方。《素问·奇病论》说：“口甘……此肥美之所发也，此人必数食甘美而多肥也，肥者令人内热，甘者令人中满……治之以兰，除陈气也。”以一味芳香气轻之兰草方，治疗因痰热扰胸，胃肠秽浊之“口甘”症。《灵枢·邪客》：“目不瞑不卧出者……饮以半夏汤一剂，阴阳已通，其卧立至。”以半夏汤治疗脾胃失调，痰浊中阻之“目不瞑”（失眠症）。东汉张仲景的《金匮要略》首创“痰饮”病名。以后的《诸病源候论》《备急千金要方》《圣济总录》《济生方》等皆有“痰饮”专篇。后世医家对痰病理论多有发挥，如金元时期的医家张子和将痰分为“风痰”“热痰”“湿痰”“食痰”，并提出“痰迷心窍”之说。明代李梴指出“气痰”乃七情郁结而致，提出“百病兼痰”之说等。治痰之药和治痰之方则不可胜数。

痰的病症与糖尿病的相关并发症有密切联系，中医认为无形之痰是导致糖尿病和糖尿病兼病的病因和病理基础。

临床表现：咳喘咳痰，喉中痰鸣，呕吐痰涎；痰核，瘿瘤，瘰疬，乳癖；眩晕，胸闷脘痞，肢体麻木，半身不遂，舌强言謇；神识不清或昏仆，癫，狂，痫，痴呆，梅核气；形体肥胖，白带量多；苔腻，脉滑。

痰湿致病的特点：痰湿流注经络，则使经络阻滞，气血运行不畅，出现肢体麻木、屈伸不利，甚则半身不遂。痰湿停滞，易阻滞气机，使脏腑气机失常。痰湿本为水液代谢失常的病理产物，但形成之后，便作为一种致病因素作用于机体，进一步影响肺、脾、肾的功能，导致水液代谢失常。痰浊内扰，蒙蔽清阳，清阳不升，可见头晕目眩、精神不振。总之，痰湿在不同的部位表现出不同的症状，变幻多端。其临床表现，可归纳为咳、喘、悸、眩、呕、满、肿、痛八大症。消渴患者多因嗜食肥甘，或劳逸失度，或情志失调，或由于失治误治，影响肺、脾、肾等脏的司调水液功能，出现水液代谢障碍，水湿停蓄，蕴结而成痰湿之证。

治以燥湿化痰，理气和中，方选二陈汤。二陈汤为治痰首剂，方中半夏辛温性燥，善燥湿化痰，且又和胃降逆，为君药。橘红为臣，既可理气行滞，又能燥湿化痰。君臣相配，寓意有二：一是等量合用，不仅相辅相成，增强燥湿化痰之力，而且体现治痰先理气、气顺则痰消之意；二是半夏、橘红皆以陈久者良，而无过燥之弊，故方名“二陈”。此为本方燥湿化痰的基本结构。佐以茯苓健脾渗湿，渗湿以助化痰之力，健脾以杜生痰之源。鉴于橘红、茯苓是针对痰凝气滞和生痰之源而设，故二药为祛痰剂中理气化痰、健脾渗湿的常用组合。煎加生姜，既能制半夏之毒，又能协助半夏化痰降逆、和胃止呕；复用少许乌梅，收敛肺气，与半夏、橘红相伍，散中兼收，防其燥散伤正之虞，均为佐药。以甘草为佐使，健脾和中，调和诸药。脘腹满闷加广木香、枳壳；恶心口黏加砂仁、荷叶。

（三）从瘀血论治

瘀血是指离经之血积存于体内，或血液运行不畅，阻滞于经脉脏腑内。瘀血既是疾病过程中形成的病理产物，又是某些疾病的致病因素，包括凝血、着血、留血、恶血、血痹等。《灵枢·禁服》说：“陷下者，脉血结于中，中有着血。”《素问·调经论》说：“孙络外溢，则经有留血。”《灵枢·贼风》说：“若有所堕坠，恶血在内而不去。”既有症状的描述，又有病因病机的阐发。汉代张仲景首创“瘀血”病名，其所著的《金匮要略》中列有“惊悸吐衄下血胸满瘀血病脉证并治”专篇：“病人胸满，唇痿，舌青，口燥，但欲漱水，不欲咽，无寒热，脉微大来迟，腹不满，其人言我满，为有瘀血。”对于瘀血的治疗，在《妇人产后病脉证并治》有：“产后腹痛，法当以枳实芍药散，假令不愈者，此为腹中有干血著脐下，宜下瘀血汤主之。”后世医家对瘀血理论多有发挥，最有代表性的医家为清代王清任，丰富和发展了补气活血和祛瘀活血等治则。《医林改错》：“立通窍活血汤，治头面四肢、周身血管血瘀之症；立血府逐瘀汤，治胸中血府血瘀之症；立膈下逐瘀汤，治肚腹血瘀之症。”清代医家唐容川著《血证论》，立专篇论述瘀血：“总以去瘀为要……世谓血块为瘀，清血非瘀；黑色为瘀，鲜血非瘀，此论不确……然既是离经之血，虽清血、鲜血，亦是瘀血。”并详论了瘀血在不同部位的证候及治法方药，为后世开展活血化瘀的理论和临床研究奠定了基础。

瘀血是糖尿病最常见的兼挟之证，见于糖尿病的多种血管病变。糖尿病多以阴虚为本，阴虚则生内热，热邪灼津成痰，痰瘀互阻为患。糖尿病以气阴两虚证居多，极易因阴虚致瘀，气虚致瘀；后期阴阳两虚，可因阳虚寒凝致血脉瘀阻。随其瘀阻的部位不同，而有不同的临床表现。瘀阻心脉合并冠心病可出现烦躁不安，胸闷憋气，心悸气短，甚则心痛彻背，背痛彻心；痰瘀阻于脉络，血不荣筋而出现半身不遂，口眼㖞斜，可见于合并脑血管病变；瘀阻经脉血不归经，见于合并视网膜病变眼底出血；瘀血阻滞，经脉失养，不通则痛，见于合并周围神经病变等。可见，瘀血是导致糖尿病合并血管神经病变的主要原因和病理基础。

临床可见疼痛、肿块、出血、瘀血色脉征等方面的表现。其疼痛特点为刺痛、痛处拒按、固定不移、常在夜间痛甚；肿块的性状是在体表者包块青紫，腹内者可见或可触及硬而推之不移的肿块；出血的特征是出血反复不止，色紫暗或夹血块，女子或见经闭或崩漏；瘀血色脉征主要有面色黧黑或唇甲青紫，舌质紫暗或有瘀点、瘀斑，或舌下络脉曲张，或腹部青筋显露，或皮下紫斑，或皮肤出现丝状红缕，或肌肤甲错，脉细涩。

本证由于消渴日久，耗阴伤气，阴虚必耗血，阴血同源，阴血不足，血脉不充，血行不畅而血脉瘀滞；气为血之帅，气虚不能帅血，血行不畅，血脉瘀阻；阴虚之极，而致阳虚，阳虚生内寒，寒凝血瘀，血行不畅等均导致血瘀。血脉瘀阻，血不养筋，筋脉失养而肢体麻木，中风不语，半身不遂；血脉瘀阻、不通则痛，而致胸痹心痛；寒凝血瘀，阳虚不能温煦四肢，则手足发紫发冷；血虚不能养肝明目，肝脉瘀阻则眼花目暗，唇舌紫暗；舌下青筋显露等均为血瘀之候。多见于糖尿病并发心血管病变、脑血管病变、视网膜病变及周围神经病变等。

治法：活血化瘀，方药选用桃红四物汤加减。桃红四物汤为化瘀要方之一，方中以强劲的破血之品桃仁、红花为主，力主活血化瘀；以甘温之熟地黄、当归滋阴补肝、养血调经；芍药养血和营，以增补血之力；川芎活血行气、调畅气血，以助活血之功。全方配伍得当，使瘀血祛、新血生、气机畅，化瘀生新。瘀阻经络加地龙、全蝎；瘀阻血脉加水蛭。

（四）从浊毒论治

“浊”最早含义是浊气、浊阴，一指饮食精华的浓浊部分，二指呼出的浊气和排出的矢气等。《灵枢·血络论》曰“阳气蓄积，久留而不泻者，其血黑以浊”，提出了“血浊”的概念。《金匮要略》说“清邪居上，浊邪居下”，是指浊邪。《杂病源流犀烛》曰“浊病之原，大抵由精败而腐者居半”，提出了浊病及其病因。现代医家大多认为，浊与湿同类，有内外之分，外者指自然界的秽浊之气，内者指人体异生之病理产物。湿轻而浊重，积湿而成浊，湿易祛而浊难除。“毒”在中医学中含义有六。一指疠气疫毒，《素问·刺法论》说：“五疫之至，皆相染易……不相染者……避其毒气。”吴又可提出能引起疫病流行的“戾气”，又名“毒气”“疫毒”等。二指邪之甚者，《金匮要略心典》说：“毒，邪气蕴结不解之谓。”《古书医言》亦载：“邪气者，毒也。”三指病证，如疔毒、丹毒等。四指治法，如拔毒、解毒等。五指药物或药物的毒性，偏性和峻烈之性，如《素问·脏气法时论》说：“毒药攻邪，五谷为养，五果为助。”六指一些特殊的致病因素，如漆毒、水毒、沥青毒等。

古人对浊、毒二者都有论述，但很少把“浊毒”作为一个整体进行研究，浊毒不是单纯的浊，亦不是单纯的毒，浊毒是一体的，既有浊的性质，又有毒的特质。浊毒既是一种对人体脏腑经络、气血阴阳均能造成严重损害的致病因素，也是指多种病因导致脏腑功能紊乱、气血运行失常，机体内产生的代谢产物不能及时正常排出，蕴积体内而化生的病理产物。因此浊毒既是一种致病因素，也是一种病理产物。“浊”性黏滞、重浊，易结滞脉络、阻塞气机，导致疾病缠绵难愈；“毒”性暴戾、顽固、多发、内损、染易，易耗气伤阴，损伤脏腑功能，其致病表现为凶险怪异、繁杂难治。王永炎院士指出：“主要是邪气亢盛，败坏形体即转化为毒。毒是脏腑功能和气血运行失常使体内的生理或病理产物不能及时排出，蕴积体内过多而成。”浊与毒因性质相近，同气相求，而极易相生互助为虐，合为一体，如油入面，故以“浊毒”并称。浊毒之病理特性兼“浊”“毒”两者之长，胶固难解，其致病更加广泛、凶险、怪异、繁杂、缠绵难愈、变证多端，甚至转为重症坏病。

吴深涛认为糖尿病胰岛素抵抗及其长期而持续性高血糖毒性的实质就是患者体内由浊致毒的生变过程。多因壅滞之气瘀留血分而化生血浊，进而酿致毒性为害。浊毒虽为实邪，但在本病发生发展过程中常成为一定阶段的病变之本。浊毒是糖尿病特别是胰岛素抵抗的起变要素并贯穿糖尿病病变之始终。糖尿病早期阶段的病机多为饮食、情志等因素引发机体气机代谢失常，水谷不化精微，反生壅滞之气，内瘀血分而生成病理产物——血浊，而浊邪胶着黏滞之性又决定了其蕴于阴血之中则极易酿致毒性，即由浊致毒。由于两者常相生相助为虐而变生他疾，因此浊毒又是变生多种变证的核心所在。有时甚至在糖尿病部分病程中，浊毒作为病变之本而主导着病机的变化，并影响着糖尿病病理变化的规律性。初为血浊内瘀，继则酿生毒性，而浊毒内蕴过程对于机体是一种慢性的、渐进性的损害，并致使机体处于慢性中毒状态，如同从胰岛素抵抗至糖毒、脂毒性的产生过程。因此从病程而论，糖尿病早期阶段的病机多单纯以血浊内瘀或瘀生浊热之邪而耗气血伤阴津。但因浊邪本为害清之邪气，加之其黏滞之性与毒相类，黏滞于血分必渐瘀败腐化而酿毒性。此后的阶段多浊毒内蕴，且两者常相生相助为虐，如浊毒内蕴血分，不仅可再伤脾气而生瘀浊（胰岛细胞损害）；亦使肾不固藏，精微泄漏（尿糖甚至尿蛋白增多）；或致肝失疏泄、藏血不利而瘀血（肝糖原合成减少，分解增加）；亦能消肌肤（胰岛素受体缺陷）等。临床表现可分为隐匿阶段：以壅滞之气化生血浊为主要病理变化，此阶段往往临床症状不显，或仅现尿浊多沫，或尿液黏稠，或可能伴有口黏干苦多饮等症状；显现阶段：此阶段病理变化为浊毒内蕴或化热，多伴伤阴而临床开始显现包括“三多一少”在内的各种症状。常见的浊毒之症状主要表现为口干苦黏腻，乏力和头身困重无力，大便不爽或干燥，双腿胫前皮肤现褐色斑，舌暗红，苔黄腻或燥，或肥胖或单腹腰肥，血糖多居高不下或脂代谢紊乱，或伴皮肤及外阴瘙痒，或伴疔疮肿痛，或伴潮热；变异阶段：高血糖的毒性作用是引发多种并发症的重要因素，随浊毒所伤不同脏腑经络而变证多端。

临床表现为口干多饮、视朦、肢麻肢痛、腹胀、身体困重、小便滴沥不尽且黏稠、便秘、舌淡暗苔腻、脉濡。

本证常伴有血同型半胱氨酸和（或）尿酸升高。浊瘀胶着壅滞，亦因毒而其性烈善变，多直中脏腑，如浊毒蕴热上可灼肺津，中可劫胃液，下可耗肾水；毒邪性烈善变，易化热耗伤阴精，津液亏虚则见口干多饮；下伤肾水，肾失藏精，肾主水功能失司，血中之水谷精微不能运化输布，反生为滞浊之物内瘀或随溺外泄，故见小便滴沥不尽、黏稠。毒借浊质，浊挟毒性，胶着壅滞。浊毒日久不清，毒与瘀痰湿互结，耗伤脾胃，脾胃运化失司，清阳不升，故见身体困重；脾胃气机失调，故见腹胀；浊毒黏滞于血分必渐瘀败腐化而成瘀血，瘀滞经络，不通则痛，则见肢麻肢痛。

治以化浊解毒为主，药用黄连、黄芪、苍术、玄参、蚕砂、丹参、生地黄等。黄连能解毒，辅以生黄芪健脾升清解毒，断滞浊之源；玄参凉血养阴，解毒散结；苍术配伍蚕砂可化浊扬清，丹参合生地黄化瘀护阴等，全方协同可达热清、浊化、毒解、气血以行之功。

三、三消辨证

三消辨证分治，是从宋元时代开始的消渴分型辨治的规范。张仲景《金匮要略》开白虎加人参汤、肾气丸等消渴辨治方药之先河；隋·巢元方《诸病源候论》将消渴归为八候，初见分型论治的模式；唐·王焘《外台秘要》引《古今录验》中“消渴、消中、肾消”创了三消分型论治之模式，并分列数方有针对性地治疗。宋代《太平圣惠方》进一步具体立定三消辨治之法，以饮水多而小便少者为消渴；吃食多而饮水少，小便少而黄赤者为消中；饮水随饮便下，小便味甘而白浊，腰腿消瘦者为消肾。刘完素之三消论初具上、中、下三消之分型。刘氏认为“消渴之疾，三焦受病也，有上消、中消、肾消”，并明确指出三消“病之所遇各异，其归燥热一也”。“三消”在《丹溪心法·消渴》就有病位及症状描述：“上消者，肺也，多饮水而少食，大小便如常；中消者，胃也，渴多饮水而小便赤黄；下消者，肾也，小便浊淋如膏之状，面黑而瘦。”在《医学心悟·三消》中明确提出“三消”的治疗原则：“治上消者，宜润其肺，兼清其胃”“治中消者，宜清其胃，兼滋其肾”“治下消者，宜滋其肾，兼补其肺”。《景岳全书·杂证谟》谓：“上消者，渴证也，大渴引饮，随饮随渴，以上焦之津液枯涸，古云其病在肺，而不知心脾阳明之火皆能熏炙而然，故又谓膈消也。中消者，中焦病也，多食善饥，不为肌肉，而日加消瘦，其病在脾胃，又谓之消中也。下消者，下焦病也，小便赤黄，为淋为浊，如膏如脂，面黑耳焦，日渐消瘦，其病在肾，故又名肾消也。”明·王肯堂《证治准绳·消瘅》提出三消分类：“渴而多饮为上消，消谷善饥为中消，渴而便数有膏为下消”。三消分型辨治的模式逐渐发展、固定下来，这些论治方法在如今临床辨证用药中仍有指导意义。

（一）上消——肺热津伤

症状：烦渴多饮，口干舌燥，尿频量多，舌边尖红，苔薄黄，脉洪数。

治法：清热润肺，生津止渴。

方药：消渴方。

方中重用天花粉以生津清热，佐黄连清热降火，生地黄、藕汁等养阴增液，尚可酌加葛根、麦冬以加强生津止渴的作用。若烦渴不止，小便频数，而脉数乏力者，为肺热津亏，气阴两伤，可选用玉泉丸或二冬汤。玉泉丸中，以人参、黄芪、茯苓益气，天花粉、葛根、麦冬、乌梅、甘草等清热生津止渴。二冬汤中，重用人参益气生津，天冬、麦冬、天花粉、黄芩、知母清热生津止渴。二方同中有异，前者益气作用较强，而后者清热作用较强，可根据临床需要加以选用。

（二）中消——胃热炽盛

症状：多食易饥，口渴，尿多，形体消瘦，大便干燥，苔黄，脉滑实有力。

治法：清胃泻火，养阴增液。

方药：玉女煎。

方中以生石膏、知母清肺胃之热，生地黄、麦冬滋肺胃之阴，川牛膝活血化瘀，引热下行。可加黄连、栀子以清热泻火。大便秘结不行，可用增液承气汤以润燥通腑、“增水行舟”，待大便通后，再转上方治疗。本证亦可选用白虎加人参汤。方中以生石膏、知母清肺胃、除烦热，人参益气扶正，甘草、粳米益胃护津，共奏益气养胃、清热生津之效。

对于病程较久，以及过用寒凉而致脾胃气虚者，表现为口渴引饮，能食与便溏并见，或饮食减少，精神不振，四肢乏力，舌淡，苔白而干，脉弱者，治宜健脾益气、生津止渴，可用七味白术散。方中用四君子汤健脾益气，木香、藿香醒脾行气散津，葛根升清生津止渴。《医宗金鉴》等书将本方列为治消渴的常用方之一。

（三）下消——肾阴亏虚

症状：尿频量多，浑浊如脂膏，或尿甜，腰膝酸软，乏力，头晕耳鸣，口干唇燥，皮肤干燥、瘙痒，舌红苔少，脉细数。

治法：滋阴补肾，润燥止渴。

方药：六味地黄丸。

方中以熟地黄滋肾填精为主药；山萸肉固肾益精，山药滋补脾阴、固摄精微，该二药在治疗时用量可稍大；茯苓健脾渗湿，泽泻、丹皮清泻肝肾火热，共奏滋阴补肾、补而不腻之效。

阴虚火旺而烦躁，五心烦热，盗汗，失眠者，可加知母、黄柏滋阴泻火。尿量多而浑浊者，加益智仁、桑螵蛸、五味子等益肾缩泉。气阴两虚而伴困倦，气短乏力，舌质淡红者，可加党参、黄芪、黄精补益正气。

本证进一步发展，可见阴阳两虚证。

症状：小便频数，浑浊如膏，甚至饮一溲一，面容憔悴，耳轮干枯，腰膝酸软，四肢欠温，畏寒肢冷，阳痿或月经不调，舌苔淡白而干，脉沉细无力。

治法：温阳滋阴，补肾固摄。

方药：金匮肾气丸。

方中以六味地黄丸滋阴补肾，并用附子、肉桂以温补肾阳。本方以温阳药和滋阴药并用，正如《景岳全书·新方八略》所说："善补阳者，必于阴中求阳，则阳得阴助，而生化无穷；善补阴者，必于阳中求阴，则阴得阳升，而泉源不竭。"而《医贯·消渴论》更对本方在消渴中的应用做了较详细的阐述："盖因命门火衰，不能蒸腐水谷，水谷之气，不能熏蒸上润乎肺，如釜底无薪，锅盖干燥，故渴。至于肺亦无所禀，不能四布水津，并行五经，其所饮之水，未经火化，直入膀胱，正谓饮一升溲一升，饮一斗溲一斗，试尝其味，甘而不咸可知矣。故用附子、肉桂之辛热，壮其少火，灶底加薪，枯笼蒸溽，稿禾得雨，生意维新。"

第三节　单验方

一、半夏泻心汤

方剂来源：《伤寒论》。

药物组成：半夏、黄芩、干姜、人参、甘草、黄连、大枣。

功效主治：和胃降逆，散结消痞。主寒热中阻，胃气不和，心下痞满不痛，或干呕，或呕吐，肠鸣下利，舌苔薄黄而腻，脉弦数者。

方解：方中半夏为君，散结消痞止呕，干姜为臣，温中散寒止呕；黄连、黄芩泻热开痞；人参、大枣益气补脾为佐；甘草补脾和中、调和诸药为使。全方共奏寒热平调、辛开苦降、补泻同施的功用。

1. 药理研究：现代药理研究表明半夏泻心汤具有抑制炎症反应、抗溃疡、降低血糖、双向调节胃肠运动、抗缺氧的作用，此处简述调节胃肠及降低血糖的作用研究。

（1）对胃肠功能的影响：半夏泻心汤及其拆方可改善胃肠功能、促进胃肠动力的恢复、促进胃肠道的修复、改善胃肠道不适感，其作用机制可能与对生长抑素（SS）、胃动素（MOT）、胃泌素（GAS）、P 物质（SP）等胃肠激素的调节作用有关。

（2）对血糖的影响：半夏泻心汤能改善大鼠的胰岛素抵抗、促进胃肠吸收功能、降低外周血血糖。其机制可能与增加骨骼肌细胞膜上的 GLUT4 的表达，降低 GSK-3 的表达，降低血管活性肽（VIP）、SS 水平和升高 MOT、SP 水平，改善胃肠动力有关。有实验研究表明半夏泻心汤含药血清对 H_2O_2 氧化应激环境下的 RIN-m5F 细胞具有保护作用，可促进 RIN-m5F 细胞胰岛素的分泌，可能与 PI3K/AKT 通路的激活进而引起下游因子表达的调节有关。也有研究发现，半夏泻心汤可有效改善 2 型糖尿病模型大鼠血糖、血脂代谢紊乱，调节肿瘤坏死因子-α（TNF-α）、白细胞介素-6（IL-6）、脂联素（ADPN）水平，改善胰岛素抵抗（IR）。

2. 临床研究：半夏泻心汤的现代临床应用较为广泛，可应用于多种常见疾病，关于治疗糖尿病及其相关疾病的研究呈现如下：半夏泻心汤临床可用于治疗 2 型糖尿病、糖尿病性腹泻、糖尿病胃轻瘫、胃肠激素的调节等。

（1）降糖：有研究比较半夏泻心汤联合传统常规药物与单纯常规药物组对于脾虚胃热型 2 型糖尿病的疗效，2 个月后结果显示治疗组较对照组的症状（主要是乏力、口干、心下痞满、腹胀、纳呆、便溏）及血糖水平均有显著改善。另有研究报道，运用半夏泻心汤治疗 1 例 2 型糖尿病伴明显消瘦患者，2 个月后体重增加较多，血糖明显下降，糖化血红蛋白接近正常范围。

（2）治疗糖尿病性腹泻：糖尿病性腹泻是糖尿病自主性神经性病变之一，其发病率占糖尿病并发症的 15%～20%，病因复杂，机制不明，且缺乏特效的预防措施，仅能采取相应的对症处理措施。有文献表明，应用半夏泻心汤联合治疗该病的治愈率和显效率均较高。

（3）治疗糖尿病胃轻瘫：糖尿病胃轻瘫是糖尿病常见的并发症，其发病率为 1%～5%，主要表现为胃运动低下及胃排空延迟，其发病机制复杂。有研究表明，单独或联合应用半夏泻心汤可以促进胃蠕动功能恢复，加快胃排空。另有一项随机对照试验表明在常规治疗的基础上联合应用半夏泻心汤可明显改善糖尿病胃轻瘫的症状（如早饱、腹胀、恶心、呕吐等），并降低胃泌素的含量，同时升高生长抑素的含量。另有一研究表明半夏泻心汤可促进胃排空、降低糖化血红蛋白的含量。

（4）调节胃肠激素：胃肠道激素对胃肠功能起着极其重要的作用，而胃肠激素的紊乱与胰岛素抵抗相互影响，互为因果。有研究显示，从正常糖耐量到糖耐量受损、2 型糖尿病、糖尿病胃轻瘫，各阶段的血糖水平逐渐升高，胰岛素分泌从糖耐量受损后逐渐下降，胰岛素抵抗存在于糖耐量受损后的各个阶段且以 2 型糖尿病阶段最高，胰岛 β 细胞功能逐渐降低，胰岛 δ 细胞逐渐衰竭，并可出现胃肠激素分泌紊乱。另外，胃肠激素的紊乱可导致胃肠道吸收、运化能力减弱，对降糖药物及食物的摄入吸收减少，导致高血糖或低血糖的发生，加重胰岛细胞凋亡。因此，调节胃肠激素的平衡对于 2 型糖尿病的治疗有着重要意义。有研究表明，半夏泻心汤对胃肠激素的分泌具有调节平衡作用，可恢复胃动力，加快胃排空，降低 P 物质、胃泌素的含量，升高胃动素、生长抑素的含量。

（5）治疗肥胖：肥胖是2型糖尿病发生发展的危险因素之一，积极治疗肥胖对于防治2型糖尿病具有重要意义。有研究采用随机、对照、开放研究比较辛开苦降法（以半夏泻心汤为基本方）和传统滋阴清热法（以玉女煎为基本方）在肥胖2型糖尿病临床治疗中的减肥降糖作用，12周后结果证实辛开苦降法治疗肥胖2型糖尿病安全有效，其改善血糖、血脂、减轻体重的疗效优于滋阴清热法。

二、白虎加人参汤

方剂来源：《伤寒论》。

药物组成：知母、石膏、炙甘草、粳米、人参。

功效主治：益气养胃、清热生津。主治伤寒、温病、暑病气分热盛，津气两伤，身热而渴，汗出恶寒，脉虚大无力，火热迫肺，上消多饮者。

方解：《金匮要略·消渴小便不利淋病脉证并治第十三》提到："趺阳脉浮而数，浮即为气，数即消谷而大坚；气盛则溲数，溲数即坚，坚数相搏，即为消渴。"后世医家总结糖尿病的病机乃阴虚为本、燥热为标，肺胃阴虚，胃热炽盛，以清热生津、益气养阴为治疗大法。而白虎加人参汤是清热与益气生津并用的方剂，具有益气养胃、清热生津之功，主治阳明气分热盛证，兼气津皆伤，恰符合糖尿病"趺阳脉浮而数"胃热气盛的发病机制。方中白虎汤是清热生津、除烦止渴之剂，以清透、滋养、护中并用为配伍要点，可使热清烦除，津生渴止，邪热顿挫；人参甘温益气生津，并扶正以助祛邪，针对气津两伤。白虎加人参汤组方严谨、配伍得当、方简效宏，是清热与益气生津并用的方剂。

药理研究：Miura T等研究发现白虎加人参汤结合运动疗法可使KK－Ay小鼠血糖显著降低，而仅使用运动疗法的对照组血糖无显著变化，提示降糖机制可能是通过增加对胰岛素的敏感性。江月斐研究发现高剂量（12 mL/kg）、低剂量（6 mL/kg）白虎加人参汤加减方均能降低四氧嘧啶糖尿病大鼠的血糖，其降糖效果与降糖灵无明显区别（$P > 0.05$）。黄景新研究发现，白虎加人参汤加减方能显著降低四氧嘧啶糖尿病大鼠的血糖，但对空腹C肽及葡萄糖刺激后2小时C肽的分泌值无影响，与降糖灵相比无明显差异；但高剂量（12 mL/kg）、低剂量（6 mL/kg）组的大鼠空腹C肽/血糖比值明显高于降糖灵治疗组，且似与剂量相关。王伟明等研究发现白虎加人参汤与生理盐水组相比较，能显著降低四氧嘧啶糖尿病大鼠的血糖，升高血液C肽和胰岛素水平。洪迅等研究发现高剂量（32 g/kg）、低剂量（16 g/kg）加味白虎加人参汤可显著降低四氧嘧啶糖尿病大鼠的高血糖，比降糖舒组降糖作用稍强，三组血糖值下降率分别为50.7%、42.7%、38.2%。丁选胜等研究发现，白虎加人参汤全方及部分配伍组及其活性部位具有显著降低链脲佐菌素（STZ）糖尿病模型大鼠的血糖，升高血清胰岛素含量的作用。赵保胜等研究发现，白虎加人参汤可降低四氧嘧啶糖尿病大鼠的血糖、糖化血红蛋白、红细胞内山梨醇与丙二醛（MDA）含量，增加其血清超氧化物歧化酶（SOD）活性，其降糖机制可能与其防止氧自由基损害机体、保护胰岛β细胞等有关。随后，该课题组进一步研究发现白虎加人参汤能明显降低STZ致糖尿病大鼠的血糖，改善糖耐量，增加胰岛素敏感性，但对胰岛素含量影响不明显，其降糖机制可能与增加大鼠对胰岛素的敏感性有关。赖洁梅等研究发现白虎加人参汤可降低糖尿病大鼠的空腹血糖、空腹胰岛素，显著升高ISI，可通过升高骨骼肌葡萄糖转运蛋白4（GLUT4）、肝细胞膜胰岛素受体mRNA及其蛋白表达水平，保护2型糖尿病大鼠的胰岛功能。Morimoto Y等研究发现，白虎加人参汤可以改善KKAy遗传性糖尿病小鼠的烦渴多饮症状。Aburada T等研究发现，白虎加人参汤通过增加肾脏水通道蛋白（AQP）2和皮肤AQP3表达，来减轻利尿、口渴和皮肤瘙痒症状。

临床研究：赵进喜教授在三阴三阳体质分类基础上，结合糖尿病“内热伤阴耗气”基本病机与发病特点，明确提出了针对糖尿病的三阴三阳辨证治疗方法。其认为阳明病白虎加人参汤证，症见烦热，口渴引饮，尿多，乏力体倦，大便偏干，舌质偏红，苔黄干，脉象滑数或浮滑，治宜清热泻火、益气生津。熊曼琪教授认为在血糖控制不佳时或糖尿病初期，患者常出现烦渴引饮、口舌干燥、饮而不解渴、消谷善饥、舌质偏红、舌苔黄干等症，其中以口渴引饮为辨证要点，此为胃热炽盛而伤津耗气所致，治宜用益气养胃、清热生津的白虎加人参汤。方中石膏、知母为主药，具有清泻实热、滋阴生津之功，临证应用时常以太子参或西洋参代人参，以怀山药代粳米，并常加天花粉、葛根、生地黄、玄参等药，以合玉泉散养阴清热、生津止渴之意。全小林教授临证治疗 2 型糖尿病时，常以经方应用于其不同的阶段，并将演变过程归纳为郁、热、虚、损四个阶段，认为“壮火食气，气食少火”是贯穿其发生和发展的病机中。在虚的阶段，既有火热未清，又有阴伤气耗等虚象，故以白虎加人参汤为主，清热益气生津，临床中常用石膏 30～60 g，知母 30～60 g，党参或太子参 30 g。王新文等用白虎加人参汤治疗初发 2 型糖尿病患者，所有患者均在控制饮食、体育锻炼及药物治疗的基础上应用白虎加人参汤，结果表明，空腹血糖、餐后 2 小时血糖、空腹胰岛素、胰岛素敏感指数、甘油三酯、总胆固醇、体重指数均有所改善，与治疗前比较差异有统计学意义。彭少林等治疗气阴两虚、燥热偏盛型初发 2 型糖尿病患者，对照组给予二甲双胍片，治疗组加用白虎加人参汤加减方，结果表明该方能改善患者的临床症状，明显降低空腹血糖、餐后 2 小时血糖及糖化血红蛋白水平，改善中医症候积分、脂代谢、胰岛素抵抗，增加胰岛素敏感性，临床疗效显著。姚丹等治疗 2 型糖尿病患者，对照组采用二甲双胍片联合格列喹酮片治疗，实验组加服白虎加人参汤，结果表明，实验组在血糖血脂改善和临床症状改善方面均优于对照组，总有效率为 91.67%，高于对照组的 77.78%。冯海霞治疗气阴两虚型糖尿病患者，对照组给予二甲双胍，治疗组加用白虎加人参汤加减方，结果表明，加用本方可以明显改善气阴两虚型糖尿病患者的临床症状，有效降低空腹及餐后血糖，调节甘油三酯、总胆固醇、LDL-C，并改善胰岛素敏感性，延缓糖尿病并发症的发病时间，提高了患者的生活质量，而且用药安全。曹瑛等治疗 2 型糖尿病患者，对照组给予格列齐特，治疗组加用白虎加人参汤，结果表明，加用本方可明显改善 2 型糖尿病患者临床症状，空腹血糖、餐后 2 小时血糖、胰岛素敏感指数、餐后血胰岛素、胰岛素抵抗指数（HOMA-IR）均有明显改善，并对肝肾功能无明显影响。

三、葛根芩连汤

方剂来源：《伤寒论》。

药物组成：葛根、黄连、甘草、黄芩。

功效主治：解表清里。主治外感表证未解，热邪入里，身热，下利臭秽，肛门有灼热感，心下痞，胸脘烦热，喘而汗出，口干而渴，苔黄，脉数。

方解：方中葛根辛甘而凉，入脾胃经，既能解表退热，又能升脾胃清阳之气而治下利，为君药；黄连、黄芩清热燥湿，厚肠止利，为臣药；甘草甘缓和中，调和诸药，为佐使药。诸药合用，在外解表退热，在内清利湿热，表里双解。

药理研究：陈瑞春等研究结果显示，葛根芩连汤能显著降低四氧嘧啶诱导的糖尿病模型小鼠的血糖值，具有减弱四氧嘧啶对胰岛 β 细胞的损伤或改善受损 β 细胞的功能，能够降低甘油三酯和升高 HDL-C 的含量，防止糖尿病并发症的进一步发生，并对正常动物的血脂无显著性影响，且葛根芩连汤具有一定的抗氧化作用，能够清除自由基，尤其是方中的黄芩抗氧化作用最强。赵瑛发现葛根芩连汤有效部位群改善胰岛素抵抗、治疗糖尿病的作用可能是通过增加肝细胞膜胰岛素受体（InSR）的数量，改善胰岛素抵抗受体水平缺陷，增强胰岛素的敏感性来实现的。李冰涛通过多种方法研究葛根芩连汤治疗 2 型糖尿病的作用机制，基于代谢组学研究发现，本方通过对亮氨酸、异亮氨酸及缬氨酸代谢途径影响治疗 2 型糖尿病，亮氨酸可能是生物标志物，PPARγ 可能是作用靶点；基于转录组学的研究发现，本方通过调节糖脂代谢干预胰岛素作用的 IRS2/PI3K 信号通路来改善肝胰岛素抵抗，从而治疗 2 型糖尿病，PPARα 是重要的调控节点；基于分子对接技术研究发现，黄酮类和生物碱类成分可能是本方中治疗 2 型糖尿病的有效成分。

临床研究：郭婷婷治疗 2 型糖尿病患者，中药组采用葛根芩连汤治疗，西药组采用二甲双胍缓释片治疗。治疗半年后开展随访，中药组治疗总有效率为 97.78%，高于西药组的 85.93%（$P < 0.05$），空腹血糖、餐后 2 小时血糖指标、糖化血红蛋白等血糖指标均低于西药组，C－反应蛋白、白细胞介素－6、肿瘤坏死因子－α 等炎症因子水平均低于西药组（$P < 0.05$）。杨利宁等将对照组给予二甲双胍，观察组加用葛根芩连汤饮片治疗，结果显示，两组空腹血糖、餐后 2 小时血糖、糖化血红蛋白、胰岛素抵抗指数水平及 hs－CRP、IL－1、TNF－α 水平与治疗前比较均显著降低，且联合组低于西药组，差异具有统计学意义。可见葛根芩连汤饮片汤剂联合二甲双胍治疗 2 型糖尿病可降低患者胰岛素抵抗，减轻微炎症状态，改善糖代谢，安全性良好。熊芹俊等将对照组给予盐酸二甲双胍片治疗，研究组加用葛根芩连汤，结果显示，研究组的治疗总有效率显著高于对照组，两组患者的糖化血红蛋白、空腹血糖及餐后 2 小时血糖水平均明显降低，且研究组明显低于对照组，两组患者的低密度脂蛋白、总胆固醇及甘油三酯水平均明显降低，且研究组明显低于对照组，以上差异均具有统计学意义。

四、玉液汤

方剂来源：《医学衷中参西录》。

药物组成：山药、黄芪、知母、葛根、五味子、天花粉、鸡内金。

功效主治：益气生津，固肾止渴。主治消渴，症见口渴引饮，饮水不解，小便频数量多，或小便浑浊，困倦气短，脉虚细无力等。

方解：本方所治乃脾气不升、真阴不足、脾肾两虚所致（以脾虚为主）。脾主升清，散精于肺，肺主治节，上以布津润口，下以通调水道，注入膀胱。今脾不升清，津不上承于口，故口渴引饮，饮水不解；肾阴不足，肾失封藏，膀胱不约，故小便频数量多；脾肾两虚，故困倦气短，脉虚细无力。治宜益气生津，辅以固肾止渴。方中山药、黄芪用量较重为君，取其补脾固肾、益气生津之功，一则使脾气升，散精达肺，输布津液以止渴，二则使肾气固，封藏精微以缩尿。知母、天花粉滋阴清热，润燥止渴为臣药。佐以葛根助黄芪升发脾胃清阳，输布津液而止渴；鸡内金助脾健运，运化水谷精微，“化饮食中糖质为津液也”（《医学衷中参西录》）；五味子助山药补肾固精，收敛阴津以缩尿，使精微不至于下趋。

药理研究：现代药理学研究证实，方中各药单独作用就有较好的降糖效果，还可改善胰岛素抵抗、调节脂代谢、改善血液高凝状态、抗炎、调节免疫功能、抗氧化及抑制蛋白非酶糖基化，具有防治 2 型糖尿病并发症的作用。程玥等使用玉液汤治疗 2 型糖尿病肾病大鼠，通过生化检测分析客观指标发现，治疗后大鼠的血糖、肌酐和尿素氮水平较模型组均有不同程度的降低，而且对肾小球滤过作用的提高具有较大的改善作用。付雪艳等使用玉液汤对胰岛素抵抗大鼠进行治疗，治疗后检测大鼠血中细胞因子的变化情况，结果发现其 TNF-α、细胞因子瘦素等的表达较模型组均有明显的改善，TNF-α 具有抑制胰岛素的表达和降糖作用，因此在该试验中玉液汤可能是通过降低 TNF-α 和细胞因子瘦素的表达，从而改善胰岛素的功能达到降糖的目的。

临床研究：贾鸥运用玉液汤加减治疗糖尿病患者 20 例，结果显示，临床控制（临床症状消失，血糖、尿糖化验正常）5 例，基本好转（临床症状基本消失，血糖、尿糖化验基本正常）12 例，部分缓解（临床症状部分消失，血糖、尿糖均有改善，但时高时低）2 例，无效（症状及血糖、尿糖无明显改善）1 例，总有效率 95%。邓海清用玉液汤治疗 63 例糖尿病患者，其中有效 61 例，无效 2 例，总有效率为 96.8%。喻怀斌用玉液汤合优降糖治疗糖尿病 30 例，其中显效 12 例，有效 16 例，无效 2 例，总有效率为 93.33%。李仁明用玉液汤治疗 58 例糖尿病患者，其中有效 55 例，无效 3 例，总有效率为 94.8%。有力地说明了本方可缓解临床症状，降低血糖和尿糖。

五、玉女煎

方剂来源：《景岳全书》。

药物组成：石膏、熟地黄、知母、麦冬、牛膝。

功效主治：清胃热，滋肾阴。主治胃热阴虚证。头痛，牙痛，齿松牙衄，烦热干渴，舌红苔黄而干。亦治消渴、消谷善饥等。

方解：方中石膏辛甘大寒，清胃火，故为君药。熟地黄甘而微温，以滋肾水之不足，故为臣药。君臣相伍，清火壮水，虚实兼顾。知母苦寒质润、滋清兼备，一助石膏清胃热而止烦渴，二助熟地黄滋养肾阴；麦冬微苦甘寒，助熟地黄滋肾而润胃燥，且可清心除烦，二者共为佐药。牛膝导热引血下行，且补肝肾，为佐使药，以降上炎之火，止上溢之血。

药理研究：张状年研究发现，玉女煎对正常小鼠血糖无明显影响，对由四氧嘧啶所致的糖尿病小鼠有明显的治疗和预防作用，并显著对抗肾上腺素引起的小鼠血糖升高。此外，该药给小鼠灌胃，其最大耐受量为 275 g/kg，相当于成年人日用量的 112 倍，显示该药临床用药较安全。于顺新等观察加味玉女煎对四氧嘧啶糖尿病小鼠的作用，发现大剂量给药组有明显的降糖、降血脂、改善微循环状态作用。何才姑等的研究证明，自噬参与了 2 型糖尿病的病理生理过程，玉女煎可降低胰岛及肾脏自噬基因 LC3 的表达，可能为其作用机制。

临床研究：应亚利等运用玉女煎联合西药治疗 2 型糖尿病阴虚热盛证患者，对照组给予常规治疗，观察组加用玉女煎，对比其症候积分变化、临床疗效、血糖水平（空腹血糖、餐后 2 小时血糖、糖化血红蛋白）及不良反应发生情况（腹泻、头晕、头痛、皮疹）。结果显示，观察组治疗后的症候积分低于对照组，总有效率为 93.75%，高于对照组 79.17%，空腹血糖、餐后 2 小时血糖、糖化血红蛋白低于对照组，差异均有统计学意义。陈红梅等运用玉女煎加味方治疗 2 型糖尿病胃热炽盛证患者，治疗组用玉女煎加味方治疗，对照组给予口服二甲双胍缓释片治疗，8 周后结果显示，治疗组总有效率为 86.6%，对照组为 74.3%，两组比较有极显著性差异。张先华运用玉女煎加味治疗 2 型糖尿病患者，两组均给予糖尿病常规治疗，治疗组加用玉女煎，结果显示，两组空腹血糖均较治疗前显著降低，且治疗组血糖较对照组降低更为明显（$P < 0.05$），治疗组总有效率为 97.1%，显著高于对照组 69.4%。

六、生脉散

方剂来源：《医学启源》。

药物组成：人参、麦冬、五味子。

功效主治：益气生津，敛阴止汗。主治温热、暑热耗气伤阴证，症见汗多神疲，体倦乏力，气短懒言，咽干口渴，舌干红少苔，脉虚数；以及久咳伤肺、气阴两虚证，症见干咳少痰，短气自汗，口干舌燥，脉虚数。

方解：方中人参甘温，益元气，补肺气，生津液，故为君药。麦冬甘寒养阴清热，润肺生津，故为臣药。人参、麦冬合用，则益气养阴之功益彰。五味子酸温，敛肺止汗，生津止渴，为佐药。三药合用，一补一润一敛，益气养阴，生津止渴，敛阴止汗，使气复津生，汗止阴存，气充脉复，故名“生脉”。《医方集解》说：“人有将死脉绝者，服此能复生之，其功甚大。”至于久咳肺伤、气阴两虚证，取其益气养阴，敛肺止咳，令气阴两复，肺润津生，诸症可平。

药理研究：胰岛素抵抗和胰岛β细胞损伤是糖尿病的主要发病机制，炎症反应是胰岛β细胞功能减退、胰岛素抵抗反应升高的重要原因，NF-κB是炎症反应中的关键调控因子，炎症反应通过NF-κB/IκB信号通路导致胰岛素抵抗和胰岛β细胞功能减退及动脉粥样硬化。吴小慧等通过腹腔注射链脲佐菌素联合喂养高脂饲料建立大鼠2型糖尿病模型，发现生脉散可通过抑制胰岛β细胞NF-κB/IκB的表达，降低空腹血糖、空腹胰岛素水平与胰岛素抵抗，提高胰岛素敏感指数，降低血清血管内皮生长因子（VEGF）水平，改善血管壁结构，对2型糖尿病大鼠起到治疗作用。邢晓伟等采用同样的造模方法建立模型，发现生脉散可降低模型大鼠空腹血糖、空腹胰岛素水平，提升胰岛素敏感指数，降低炎症因子TNF-α和IL-6含量，并且骨骼肌组织中胰岛素受体底物-1（IRS-1）、磷脂酰肌醇-3-羟激酶p85亚基（PI3K p85）和葡萄糖转运蛋白4（GLUT4）表达升高，提示生脉散可通过减轻炎症反应，激活PI3K/Akt信号通路，提高GLUT4蛋白表达以提高骨骼肌及脂肪对葡萄糖的吸收利用，发挥降糖作用，这与刘鑫馗等的研究结果一致。GLUT4蛋白的表达受过氧化物酶体增殖物激活受体（PPARs）的调控，郑博丹等使用胰岛素诱导HepG2细胞胰岛素抵抗模型，观察发现生脉散可增强细胞对葡萄糖的摄取能力、升高胞内糖原的含量、降低上清液中葡萄糖的含量，并能提高PPARγ蛋白表达，提示生脉散对HepG2细胞胰岛素抵抗的减弱作用可能是通过增强转录因子PPARγ蛋白表达实现的。TIAN等以db/db小鼠研究生脉散对糖尿病性心脏病的作用，发现生脉散可通过沉默信息调节因子-2相关酶1（Sirt1）/腺苷酸活化蛋白激酶（AMPK）/过氧化物酶体增殖物受体共激活因子-1α（PGC-1α）信号通路改善线粒体脂质代谢紊乱和形态损伤，减轻糖尿病引起的心肌肥厚和舒张功能障碍。ZHAO等发现生脉散通过TGF-β1/ Smads轴，改善心肌细胞外基质的合成和降解功能障碍，从而改善糖尿病小鼠的心肌功能障碍和心肌纤维化。现代药理学研究发现，生脉散及生脉散加减方对心血管疾病、中枢神经系统疾病、内分泌系统疾病、消化系统疾病、免疫系统疾病和造血系统疾病均有治疗作用。

临床研究：王景学等在原有治疗基础上分别应用生脉散和二甲双胍治疗胰岛素抵抗患者，治疗4周后两组空腹血糖、空腹胰岛素及胰岛素敏感指数较治疗前均显著降低，生脉散组效果优于二甲双胍组（$P < 0.01$）。梁友利等治疗气阴两虚型2型糖尿病患者，两组均给予盐酸二甲双胍片治疗，治疗组加服生脉散加减。结果两组治疗后空腹血糖、餐后2小时血糖均比治疗前下降，治疗组上述指标改善更为明显（$P < 0.05$）。邓养运用生脉散加味治疗气阴两虚型糖尿病，总有效率达97.94%，治疗后空腹

血糖、中医症候积分均较治疗前明显下降，差异有统计学意义，并且治疗期间未出现低血糖等相关不良反应，表明该方降糖安全有效。

七、一贯煎

方剂来源：《续名医类案》。

药物组成：北沙参、麦冬、当归、生地黄、枸杞子、川楝子。

功效主治：滋阴疏肝。主治肝肾阴虚，肝气郁滞证，表现为胸脘胁痛，吞酸吐苦，咽干口燥，舌红少津，脉细弱或虚弦；亦治疝气瘕聚。

方解：肝藏血，主疏泄，体阴而用阳，喜条达而恶抑郁。肝肾阴血亏虚，肝体失养，则疏泄失常，肝气郁滞，进而横逆犯胃，故胸脘胁痛、吞酸吐苦；肝气久郁，经气不利则生疝气、瘕聚等症；阴虚津液不能上承，故咽干口燥、舌红少津；阴血亏虚，血脉不充，故脉细弱或虚弦。肝肾阴血亏虚而肝气不舒，治宜滋阴养血、柔肝舒郁。方中重用生地黄滋阴养血、补益肝肾为君，内寓滋水涵木之意。当归、枸杞养血滋阴柔肝；北沙参、麦冬滋养肺胃，养阴生津，意在佐金平木，扶土制木，四药共为臣药。佐以少量川楝子，疏肝泄热，理气止痛，复其条达之性。该药性虽苦寒，但与大量甘寒滋阴养血药相配伍，则无苦燥伤阴之弊。诸药合用，使肝体得养，肝气得舒，则诸症可解。

药理研究：王晓敏研究发现，一贯煎能有效降低 2 型糖尿病大鼠血糖水平，其机制可能与降低 IL-6、提高 PI3K 水平有关。谢斌等的动物实验发现，一贯煎可通过降低 NF-κB、TNF-α、FFA 水平，升高 IRS-2 水平，调节 NF-κB 信号通路而发挥治疗 2 型糖尿病作用。

临床研究：程时杰等研究发现，2 型糖尿病患者给予一贯煎治疗后自我效能评分显著提升，胰岛素抵抗指数（IRI）减小，敏感指数（ISI）增大；且自我效能评分与 IRI 呈负相关，与 ISI 呈正相关，可见一贯煎能提高 2 型糖尿病患者的自我效能，减少应激激素的释放，降低胰岛素抵抗，有助于糖尿病控制各项指标达标，减少并发症，延缓糖尿病的恶性进展，达到对糖尿病良好控制的目的。彭世敏运用一贯煎加减治疗 2 型糖尿病患者，以临床症状改善为标准，痊愈者占 88.0%，明显减轻者占 12.0%，总有效率为 100%，疗效显著。

八、参芪地黄汤

方剂来源：《杂病犀烛》。

药物组成：人参、黄芪、茯苓、熟地黄、山药、牡丹皮、山萸肉、生姜、大枣。

功效主治：益气养阴，滋肾健脾。主治脾肾不足，气阴两虚，头晕目眩，腰膝酸软，低热倦怠，手足心热，短气易汗，舌偏红少苔，脉沉细或细数无力。

方解：人参具有大补元气、补脾调中的作用，与黄芪合用，可增强补气之功；茯苓健脾渗湿，并助山药之健运，兼助人参、黄芪补气之功；山药补肺健脾，亦能固精；熟地黄滋阴补肾，填精益髓，山萸肉平补肝肾，并能涩精；配伍牡丹皮清热凉血，并制山萸肉之温涩；诸药合用，以补益为本，补中兼泻，以防邪气留恋。

药理研究：陈霞波取链脲霉素诱导 SD 大鼠糖尿病肾病模型 72 只，分为模型对照组、益气养阴方组、滋补肝肾方组、补气养血方组、温肾健脾方组和阳性对照组，每组 12 只；另取 12 只大鼠为正常对照组。其中益气养阴方组采用参芪地黄汤加减。连续经口灌胃给药8周后，益气养阴方、滋补肝肾方、补气养血方、温肾健脾方均能显著降低Ang-1 mRNA的表达；益气养阴方组大鼠的肾脏Ang-2和Tie2 mRNA表达显著降低；给予补气养血方和温肾健脾方后，大鼠的肾脏Ang-2 mRNA表达显著降低。得出结论：四种中药复方均能有效降低Ang-1、Ang-2和VEGF mRNA的表达；参芪地黄汤还可降低Tie2 mRNA的表达，表明四种复方可通过抑制血管重建作用而治疗大鼠糖尿病肾病，其中参芪地黄汤效果较佳。

临床研究：李天虹等采用加味参芪地黄汤治疗2型糖尿病患者，在合理控制饮食、适当运动及西药常规治疗基础上，治疗组加用加味参芪地黄汤，结果显示总有效率为86.4%，明显高于对照组的68.2%（$P < 0.05$）。张赟采用参芪地黄汤加减治疗气阴两虚兼血瘀型糖尿病患者，对照组给予西医常规治疗，观察组加用参芪地黄汤加减，结果显示，观察组治疗后空腹血糖、糖化血红蛋白及BUN、Scr较对照组明显降低，中医症候积分明显降低，差异均具有统计学意义。张明明等运用参芪地黄汤治疗老年2型糖尿病患者，1组接受常规基础治疗，2组接受参芪地黄汤温服，总有效率依次为75.4%和93.1%，2组相对1组高，且症候积分比1组低，差异均具有统计学意义。梅海云等运用参芪地黄汤联合二甲双胍治疗超重或肥胖的2型糖尿病患者，两组均接受饮食及运动基础治疗，对照组口服二甲双胍，观察组加用参芪地黄汤，治疗后两组空腹血糖、餐后2小时血糖、空腹胰岛素、糖化血红蛋白、胰岛素抵抗指数、体重指数、总胆固醇、低密度脂蛋白、甘油三酯、高密度脂蛋白均有明显改善，且空腹血糖、餐后2小时血糖、空腹胰岛素、糖化血红蛋白、胰岛素抵抗指数、体重指数水平对比差异具有统计学意义，两组中医证候评分差异有统计学意义。可见参芪地黄汤联合二甲双胍可显著降低超重或肥胖2型糖尿病患者体重指数，提高胰岛素敏感性，降低血糖和血脂水平。

九、大柴胡汤

方剂来源：《伤寒论》。

药物组成：柴胡、黄芩、芍药、半夏、生姜、枳实、大黄、大枣。

功效主治：和解少阳，内泻热结。主治少阳阳明合病。往来寒热，胸胁苦满，呕不止，郁郁微烦，心下痞硬，或心下满痛，大便不解，或协热下利，舌苔黄，脉弦数有力。

方解：方中重用柴胡为君，配合臣药黄芩和解清热，以祛少阳之邪；轻用大黄配枳实泻阳明热结，行气除痞，亦为臣药；芍药柔肝缓急止痛，与大黄配伍以治腹中实痛，与枳实相配以和血理气，除心下满痛；半夏主和胃降逆，配合生姜重用，可治呕逆不止，共为佐药；大枣与生姜配伍，以布行津液、调和营卫，并调和诸药，为使药。纵观全方，既不违背少阳禁下的原则，又能和解少阳，内泻阳明热结，使少阳与阳明之邪双解，可谓一举两得。

药理研究：药理学研究表明大柴胡汤可明显减轻胰岛素抵抗。柳红芳在加味大柴胡颗粒对2型糖尿病胰岛素抵抗影响的临床和实验研究中，选用2型糖尿病胰岛素抵抗的动物模型OLETF大鼠和低胰岛素浓度的糖尿病动物模型STZ糖尿病大鼠，从而导致胰岛素抵抗的受体前水平和受体水平观察与肝胃功能及胰岛素抵抗有关的一些客观指标。结果发现加味大柴胡颗粒对肝胃郁热型2型糖尿病胰岛素抵抗具有很好的治疗作用，其作用机制是多靶点多环节的，表现在能改善与肝胃功能有关的导致胰岛素抵抗受体前水平和受体水平的指标上。崔艳荣观察2型糖尿病大鼠模型血清中氧化应激反应因子ROS、MDA、SOD及胰腺组织中PDX-1、MafA mRNA在大柴胡汤干预治疗前后的变化，证实氧化应激

介导的胰岛 β 细胞损伤是 2 型糖尿病发病早期的重要分子机制，"开郁清热"治法及其代表方大柴胡汤治疗 2 型糖尿病的主要作用机制是抑制氧化应激反应而达到保护胰岛 β 细胞的目的。陶玉菡等采用高脂复合链脲佐菌素（STZ）造成类似于临床 2 型糖尿病动物模型，观察大柴胡颗粒剂对该模型的干预作用。结果显示，二甲双胍组、大柴胡颗粒 3 种剂量组对高脂复合链尿佐菌素所致糖尿病大鼠血糖、糖化血红蛋白、肌糖原及血脂含量均有降低作用，对胰岛素、肝糖原含量有升高作用。杨维波等研究表明，大柴胡汤能降低 2 型糖尿病模型大鼠血清空腹血糖、甘油三酯、总胆固醇、游离脂肪酸，改善胰岛素抵抗，其机制可能与激活 PI3K/AKT 信号通路，增加葡萄糖的运转有关。

临床研究：施进宝等在大柴胡汤治疗糖尿病前期肝胃郁热证的临床观察的研究中，将治疗组给予大柴胡汤进行治疗，而对照组给予二甲双胍进行治疗，结果表明大柴胡汤可有效控制糖尿病及减少并发症的产生，且前期的治疗效果优于二甲双胍。张晓晖在大柴胡汤治疗 2 型糖尿病的临床观察的研究中，对照组患者采用常规西药治疗方法，治疗组患者在其基础上给予大柴胡汤治疗，对比两组患者治疗效果。结果治疗组患者治疗后餐后血糖与空腹血糖均低于对照组患者（$P < 0.05$）；治疗组患者治疗后体重指数、血清总胆固醇、甘油三酯均低于对照组患者（$P < 0.05$），表明采用大柴胡汤对 2 型糖尿病患者进行治疗，具有缓解患者症状，改善患者血糖、血脂等指标的效果。李楠杨在用大柴胡汤对糖尿病前期患者进行治疗的效果分析研究中，观察组在二甲双胍基础上给予大柴胡汤进行治疗，比较治疗前后的空腹及餐后 2 小时的血糖水平及中医证候积分，结果表明观察组的血糖控制率明显高于对照组，可见用大柴胡汤可有效控制糖尿病前期患者的病情发展，预防病情发展为糖尿病。

第四节　中成药

一、芪蛭降糖胶囊

组成：黄芪、地黄、黄精、水蛭。

功效：益气养阴，活血化瘀。主治气阴两虚血瘀引起的口渴、多饮、多尿、易饥、体瘦乏力、自汗盗汗、面色晦暗，肢体麻木；2 型糖尿病。

用法：口服，每次 5 粒，每日 3 次，疗程 3 个月。

注意事项：有凝血机制障碍、出血倾向者慎用，孕妇禁用。

方解：芪蛭降糖胶囊是中国中医科学院广安门医院首席研究员、中国中西医结合学会内分泌专业委员会主任委员林兰主任医师根据自己多年的临床经验和研究，发明的纯中药制剂。早在 1995 年便成为广安门医院的内部制剂，应用多年，患者反映良好。该方主要由黄芪、生地、黄精、水蛭等药组成，具有益气养阴、活血化瘀之功效，为标本同治、攻补兼施之剂。方中黄芪补气升阳，黄精补气滋肾润燥，生地养阴生津，三者相得益彰，均为气阴双补之品；辅以水蛭味辛咸善入血分活血化瘀，水蛭得黄芪，破瘀活血，攻而不伤正气；黄芪得水蛭，益气活血、祛瘀生新，补而不滞。

药理研究：张晓天等建立链尿佐菌素大鼠模型研究发现，与模型组相比较，芪蛭降糖胶囊低、中、高剂量组及参芪降糖颗粒阳性对照组大鼠空腹血糖、空腹胰岛素、胰岛素抵抗指数显著降低，总胆固醇、甘油三酯和低密度脂蛋白水平显著降低，血清高密度脂蛋白水平显著升高，肝脏组织中胰岛素受体底物 1（IRS－1）、磷脂酰肌醇－3 激酶（PI3K）和葡萄糖转运体 4（GLUT4）基因的 mRNA 表达水平显著上调，血清肿瘤坏死因子-α（TNF-α）水平显著降低，血清脂联素（ADPN）水平显著升高。得出结论：芪蛭降糖胶囊具有改善糖尿病大鼠胰岛素抵抗的作用，其作用机制与改善糖脂代谢、影响胰岛素信号传导通路有关。刘博等研究发现芪蛭降糖胶囊可以促进糖尿病皮肤溃疡的愈合，其机制可能与调节血清中血管内皮生长因子（VEGF）和磷酸化的 c-Jun 氨基末端激酶（p-JNK）蛋白的表达有关，并且能够降低糖尿病动物的血糖和糖化血清蛋白（GSP）水平，提升血清中胰岛素含量和胰岛 β 细胞的数量，提高肝组织中胰岛素受体（InsR）、磷脂酰肌醇-3 激酶（PI3K）、葡萄糖转运体 2（GLUT2）蛋白表达，降低 p-JNK 蛋白的表达。

此外，关于本方治疗糖尿病肾病和视网膜病变也有较多研究，分列如下。

糖尿病肾病（DN）：郭兆安等研究发现，芪蛭降糖胶囊通过抑制血浆血管紧张素Ⅱ（Ang Ⅱ）的分泌，减轻血管内皮损伤，下调肾组织转化生长因子（TGF-β1）在肾组织的表达，减轻肾小球硬化和肾间质纤维化，改善肾组织病理损害，从而对糖尿病肾病起到治疗作用。武帅等研究发现，芪蛭降糖胶囊可能通过干预骨形成蛋白-7（BMP-7）及转化生长因子（TGF-β1）/Smads 信号转导通路抑制了 TGF-β1 信号的细胞内转导，而对 DN 肾间质纤维化起到治疗作用。李悦等研究发现，芪蛭降糖胶囊能明显减少糖尿病肾病大鼠尿视黄醇结合蛋白（RBP）、尿 N-乙酰-β-D-氨基葡萄糖苷酶（NAG），改善肾功能；能减轻肾组织及其血管病理损害，减轻肾小球基底膜增厚和系膜增生，保护内皮细胞之间窗孔形态，减轻足细胞足突融合；能减少肾组织中单核细胞趋化蛋白-1（MCP-1）的表达和下调肾小动脉 CD31 的表达；能下调 MCP-1 mRNA 在肾组织中的表达，下调肾小动脉 α-平滑肌肌动蛋白（α-SMA）的表达。得出结论：芪蛭降糖胶囊可以改善肾组织和血管结构病理损害，而此作用可能部分是由下调 MCP-1、MCP-1 mRNA 在肾组织的表达阻断炎性反应而实现的。

糖尿病视网膜病变（DR）：张超研究芪蛭降糖胶囊对糖尿病性视网膜病变的疗效及治疗机制，通过视网膜免疫组化染色发现，芪蛭降糖胶囊药物作用组 VEGF 和 ANG-2 表达量与糖尿病模型组相比显著降低；大鼠脂代谢水平较糖尿病模型组大鼠有明显改善；可使糖尿病模型大鼠血清 PGI2 蛋白表达量升高、VEGF 及血管性血友病因子（vWF）蛋白表达量降低。体外氧化损伤的 HUVEC 模型研究发现，可明显改善过氧化氢对脐静脉内皮细胞（HUVEC）的氧化损伤；降低细胞内活性氧（ROS）浓度；升高细胞上清液中一氧化氮（NO）、一氧化氮合酶（NOS）、超氧化物歧化酶（SOD）和 VEGF 蛋白表达量；上调细胞内前列环素 2（Bcl-2）及内皮型一氧化氮合酶（eNOS）mRNA 表达量；同时下调内皮素-1（ET-1）及 NOX-4 mRNA 表达量。从而证实，芪蛭降糖胶囊可通过改善 2 型糖尿病患者脂代谢水平及视网膜血管内皮状况并且抑制视网膜新生血管形成，达到防治糖尿病视网膜病变的作用。

临床疗效：闫峰等运用芪蛭降糖胶囊治疗气阴两虚兼血瘀证的 2 型糖尿病患者，对照组给予常规西医治疗，实验组加用芪蛭降糖胶囊治疗。结果在临床疗效评分方面，实验组治疗有效人数及有效率均显著高于对照组；在中医症候方面，实验组中医症候积分显著低于对照组，治疗有效人数及有效率均显著高于对照组；在血糖含量方面，治疗前，实验组和对照组在空腹血糖及餐后 2 小时血糖含量方面无明显差异，治疗后，实验组和对照组空腹血糖及餐后 2 小时血糖含量显著低于对照组。可见芪蛭降糖胶囊可明显改善糖尿病患者的临床症状，控制血糖水平。

段俞伽等探讨芪蛭降糖胶囊联合西格列汀治疗 2 型糖尿病的临床效果。观察患者临床疗效，同时比较治疗前后两组患者症候积分、空腹血糖、糖化血红蛋白、甘油三酯、高密度脂蛋白胆固醇、载脂蛋白（Apo）-C Ⅲ/Apo-C Ⅱ 比值及胰岛功能相关参数。治疗后，对照组和治疗组临床有效率分别为 81.0% 和 93.7%，两组患者症候积分均显著降低，且治疗组患者上述症候积分明显低于对照组；两组血浆 FPG、HbA1c 水平及血清 TG/HDL-C、Apo-C Ⅲ/Apo-C Ⅱ比值均显著下降，且治疗组患者这些指标水平明显低于对照组；两组患者血浆空腹胰岛素、C 肽、胰高血糖素浓度和胰岛素抵抗指数（HOMA-IR）值较治疗前均显著下降，胰岛 β 细胞功能指数（HOMA-β）值均显著升高，且治疗组患者上述胰岛功能相关参数水平明显好于对照组。证明芪蛭降糖胶囊联合西格列汀治疗 2 型糖尿病能有效减轻患者症状，平稳控制血糖，调节血脂，改善胰岛功能，降低胰岛素抵抗。

郑晓东等观察芪蛭降糖胶囊对糖尿病肾病的临床疗效。将患者分为西药对照组和芪蛭降糖胶囊药物组（简称药物组），对照组给予常规降糖药和贝那普利治疗，药物组在对照组的基础上给予口服芪蛭降糖胶囊。观察两组患者餐后 2 小时血糖（2hPG）、糖化血红蛋白（HbA1c）、尿微量白蛋白（mAlb）、血清肌酐浓度（SCr）、尿素氮（BUN）、尿白蛋白肌酐比值（UACR）、肾小球滤过率（eGFR）表达水平。治疗后，两组患者血糖及糖化血红蛋白均较治疗前降低，而药物组血糖控制明显优于对照组，且糖化血红蛋白明显低于对照组。两组患者 SCr、BUN、mAlb、UACR 均较治疗前明显下降，eGFR 较治疗前明显上升；药物组 SCr、mAlb、eGFR、UACR 改善优于对照组。证明芪蛭降糖胶囊可保护糖尿病肾病患者的肾功能，且对血糖控制具有明显效果。华琼等分析芪蛭降糖胶囊治疗糖尿病肾病Ⅲ期的临床效果。将患者分为西药组和中药组，均给予常规治疗，西药组加用缬沙坦治疗，中药组加用芪蛭降糖胶囊治疗。观察两组尿微量白蛋白水平，评定临床疗效，并比较两组治疗前后的肾功能指标变化情况。结果显示，中药组患者的临床总有效率明显高于西药组，肾功能改善情况明显优于西药组。表明给予糖尿病肾病Ⅲ期患者芪蛭降糖胶囊，能有效改善患者的肾功能，提高患者的临床治疗效果，推荐临床应用。

程若东观察芪蛭降糖胶囊治疗糖尿病周围神经病变（DPN）的有效性和安全性。将 DPN 患者分为治疗组和对照组，治疗组给予芪蛭降糖胶囊口服，对照组则给予甲钴胺胶囊口服，观察两组患者治疗前后中医症候积分、DPN 评分、神经传导速度、血糖水平及肝肾功能等的变化。治疗 12 周后，芪蛭降糖胶囊治疗组总有效率为 89.7%，甲钴胺胶囊对照组总有效率为 72.2%，治疗组总有效率优于对照组。该结果显示，芪蛭降糖胶囊能有效改善 DPN 患者的临床症状，降低 DPN 患者的 DPN 评分，同时改善 DPN 患者的神经传导速度。治疗前后 DPN 患者的空腹、餐后血糖水平无明显波动，说明芪蛭降糖胶囊能稳定患者血糖。芪蛭降糖胶囊治疗 DPN 安全有效，值得临床推广应用。

莫爵飞等评价芪蛭降糖胶囊治疗 2 型糖尿病一期、二期下肢动脉粥样硬化闭塞症的临床疗效。将患者分为治疗组和对照组，治疗组给予常规治疗加芪蛭降糖胶囊口服，对照组给予常规治疗，共观察 12 周。结果显示，治疗组总有效率为 93.27%，对照组则为 85.71%；与对照组相比，治疗组的症候积分异常显著改善，优于对照组；在缓解患者下肢发凉怕冷、酸胀和皮肤紫暗方面，在控制空腹和餐后 2 小时血糖方面，8～12 周时治疗组表现均优于对照组，且治疗 12 周后，HbA1c 控制情况优于对照组；下肢多普勒超声检查结果也有明显改善。证明芪蛭降糖胶囊对 2 型糖尿病一期、二期下肢动脉粥样硬化闭塞症有显著的治疗作用。

二、参芪降糖颗粒

组成：人参（茎叶）皂苷、五味子、黄芪、生山药、地黄、覆盆子、麦冬、茯苓、天花粉、泽泻、枸杞子。

功效：益气养阴，滋脾补肾。

主治：消渴症，用于2型糖尿病。

用法：口服。每次1 g，每日3次，1个月为1个疗程；效果不显著或治疗前症状较重者，每次用量可达3 g，每日3次。

注意事项：有实热证者禁用，待实热证退后可以用。

方解：人参补气健脾益肺、生津止渴，五味子益气生津、敛肺滋肾，黄芪利水消肿、活血益气，生地黄清热养阴，山药补气固肾，茯苓利水渗湿、益脾和胃，覆盆子益肾固精，枸杞子补肾益精，麦冬解内热消渴，天花粉生津止渴、降火润燥，泽泻利水渗湿清热。诸药合用，有补脾益肾、清热养阴之功效。

药理研究：现代药理学认为，人参皂苷是人参的活性成分，具有抗氧化、抗纤维化、抗血小板聚集、调节免疫的作用。黄芪具有扩张血管、降低血压、降低血液黏稠度、减少血栓形成、调节血糖等作用，并能增强机体免疫力、消除蛋白尿。而天花粉具有双向调节血糖的作用。诸药联合，具有增加组织血液灌注量、改善微循环、清除氧自由基、降低血液黏度、抗血小板聚集、减少血栓形成等作用。可改善肾功能损伤、减少尿蛋白排泄、减少脂质过氧化，从而改善糖尿病肾病患者的临床症状，改善肾功能。张晶等通过网络药理学研究作用机制，认为参芪降糖颗粒可能通过作用于神经内分泌失调、胰岛素抵抗、氧化应激、炎症等相关的靶点及通路，起到治疗2型糖尿病的作用。张奇峰研究发现，参芪降糖颗粒可显著降低糖尿病大鼠的血糖、血脂及MDA水平，增加GSH的含量，提高SOD、CAT、GSH-Px和GST活力，且高剂量效果最佳。可见参芪降糖颗粒可以改善糖尿病大鼠糖脂代谢紊乱，具有较好的抗氧化作用。

临床疗效：周金芳对参芪降糖颗粒、胰岛素联合治疗用于2型糖尿病的改善效果进行研究，对照组选择胰岛素注射液进行治疗，观察组加用参芪降糖颗粒，结果显示，观察组治疗总有效率（96.00%）明显高于对照组（84.00%）；观察组空腹血糖、餐后2小时血糖、糖化血红蛋白均明显低于对照组；观察组不良反应发生率（4.00%）明显低于对照组（18.00%）。任启伟在治疗2型糖尿病的研究中，对照组单独采用沙格列汀治疗，观察组加用参芪降糖颗粒治疗，两组治疗后超敏C-反应蛋白（hs-CRP）、白细胞介素-6（IL-6）、肿瘤坏死因子-α（TNF-α）、空腹血糖、餐后2小时血糖、糖化血红蛋白水平均有所降低，且观察组低于对照组；观察组低血糖发生率为0，对照组为2.17%。可见参芪降糖颗粒在控制血糖上安全有效。张蕾等治疗气阴两虚型2型糖尿病，对照组给予二甲双胍和格列美脲治疗，观察组加用参芪降糖颗粒。治疗后，两组空腹血糖、餐后2小时血糖及糖化血红蛋白水平均较治疗前降低，且观察组3项血糖指标水平均低于对照组。两组总胆固醇、甘油三酯、低密度脂蛋白胆固醇含量均较治疗前降低，高密度脂蛋白胆固醇含量均较治疗前提高，且观察组甘油三酯、总胆固醇、低密度脂蛋白胆固醇含量低于对照组，高密度脂蛋白胆固醇含量高于对照组。两组中医症候积分均较治疗前降低，且观察组中医症候积分低于对照组。总有效率对照组为75.00%，观察组为90.00%。可见参芪降糖颗粒能有效改善症状、控制血糖和血脂。

何涛等观察利拉鲁肽联合参芪降糖颗粒对胰岛素控制不佳的2型糖尿病伴亚临床大血管病变患者血糖及血管重塑的影响。对照组给予利拉鲁肽皮下注射，观察组加用参芪降糖颗粒口服，治疗期间观察组低血糖发生率明显低于对照组，糖化血红蛋白达标率明显高于对照组。治疗后两组空腹血糖、空腹血清C肽、胰岛素抵抗指数、颈动脉血管内膜中层厚度（IMT）、斑块积分和不稳定斑块检出率均明显降低，胰岛β细胞功能指数（HOMA-β）明显升高，且观察组变化的程度明显大于对照组。对照组治疗后重构发生率和负性重构率升高，观察组治疗后负性重构率明显低于对照组。治疗后两组颈动脉收缩期峰值血流速度（PSV）、舒张末期流速（EDV）和脉动指数（PI）均明显升高，血管阻力指数（VRI）明显降低，且观察组 PSV、EDV 明显高于对照组，而 VRI 明显低于对照组。证明利拉鲁肽联合参芪降糖颗粒可以有效降低血糖及颈动脉 IMT，缩小和稳定斑块，改善血管重构和血流参数，对胰岛素控制不佳的 2 型糖尿病伴亚临床大血管病变有较好的治疗效果。

裘静英等运用参芪降糖颗粒联合阿托伐他汀治疗 2 型糖尿病合并代谢综合征患者，对照组患者给予阿托伐他汀钙片，观察组加用参芪降糖颗粒。治疗后，两组患者的空腹血糖、餐后 2 小时血糖、糖化血红蛋白、空腹胰岛素、胰岛素分泌指数、胰岛素抵抗指数、血清一氧化氮、血管内皮生长因子的数据均出现改善，观察组患者改善的程度大于对照组患者，观察组患者的治疗效果优于对照组患者。可见使用参芪降糖颗粒联合阿托伐他汀治疗 2 型糖尿病合并代谢综合征患者，可以改善胰岛 β 细胞与血管内皮细胞功能，降低胰岛素抵抗，提升治疗效果，安全性良好。

三、津力达颗粒

组成：人参、黄精、苍术（麸炒）、苦参、麦冬、地黄、何首乌（制）、山茱萸、茯苓、佩兰、黄连、知母、淫羊藿（炙）、丹参、葛根、荔枝核、地骨皮。

功效：益气养阴，健脾运津。用于 2 型糖尿病气阴两虚证，症见：口渴多饮，消谷易饥，尿多，形体渐瘦，倦怠乏力，自汗盗汗，五心烦热，便秘等。

用法：开水冲服，每次 1 袋，每日 3 次。8 周为 1 疗程，或遵医嘱。

注意事项：孕妇慎用；定期复查血糖；忌食肥甘厚味、油腻食物。

方解：人参益气健脾，脾旺则津液运化得力，为全方君药；黄连、苍术、苦参滋阴清热，黄精补脾益气共为臣药，以助人参健脾运化之力；更佐以芳香化湿、养阴化瘀之佩兰、茯苓、麦冬、知母、丹参养阴畅脉；葛根、荔枝核引药上行，畅达脾气为使药；同时配伍淫羊藿、何首乌、山茱萸补肝肾之阴，固护下焦。全方具有益脾气、养脾阴、畅脾气、温脾阳、泻脾热、通脉络的配伍特点，诸药协同作用共同发挥脉络通、脾津运、津自生、力自达的功效。《中华糖尿病杂志》2018 年第 1 期发表中华医学会糖尿病学分会指南编写委员会修订的《中国 2 型糖尿病防治指南（2017 年版）》，中药津力达颗粒被新版指南列为推荐用药。

药理研究：唐艳阁等研究发现津力达颗粒能够在不降低小鼠体重的前提下下调餐后血糖值，降低血清内甘油三酯浓度，不损伤小鼠肝肾，且对肌细胞有一定保护作用，还能下调炎症通路的活化作用。表明津力达颗粒能够抑制小鼠糖尿病的发生、发展。

宋玉萍研究发现在高糖高脂饮食加腹腔一次性注射小剂量链脲佐菌素（STZ）制备的 2 型糖尿病大鼠模型骨骼肌中乙酰化酶 3（SIRT3）表达减少；津力达颗粒对糖尿病大鼠骨骼肌组织具有一定的保护作用，且能改善糖尿病大鼠的氧化应激水平；能使糖尿病大鼠骨骼肌组织 SIRT3 表达增加。在体外，通过表达 SIRT3 能改善 L6 骨骼肌细胞及 L6 胰岛素抵抗细胞的胰岛素抵抗，骨骼肌细胞葡萄糖消耗增加，活性氧（ROS）产生减少；敲除 SIRT3 时，骨骼肌细胞葡萄糖消耗减少，ROS 产生增加。刘安宁等探讨津力达颗粒对 2 型糖尿病大鼠骨骼肌氧化应激水平及丙二醛 SIRT3 表达的影响，模型组谷肱甘肽（GSH）、超氧化物歧化酶（SOD）及 SIRT3 活性显著降低，而丙二醛（MDA）及 ROS 含量升高；经津力达颗粒治疗后，GSH、SOD 活性及 SIRT3 升高，MDA 及 ROS 含量降低，从而可以降低模型组血糖及空腹胰岛素水平，其中高剂量的效果要优于低、中剂量。表明津力达颗粒可通过抗氧化应激和上调SIRT3降低血糖水平及胰岛素抵抗，且其效果呈剂量依赖性。刘超等探讨津力达颗粒对骨骼肌线粒体生物发生和胰岛素敏感性的影响。津力达颗粒干预组大鼠体重及血脂水平明显下降，腹腔注射葡萄糖耐量试验（IPGTT）各时点血糖显著下降，葡萄糖输注率（GIR）显著升高，并且上调了线粒体生物发生指标过氧化物酶体增殖物激活受体γ共激活因子α（PGC1α）、线粒体融合蛋白2（MFN2）、核呼吸因子1（NRF-1）和胰岛素信号通路磷脂酰肌醇3激酶（PI3K）、磷酸化蛋白激酶B（P-AKT）、葡萄糖转运蛋白4（GLUT4）等蛋白表达水平，并且下调了骨骼肌组织中Toll样受体2（TLR2）蛋白的表达，证明津力达颗粒可能通过促进骨骼肌线粒体生物发生而改善胰岛素敏感性。

董靖等观察中药津力达颗粒预处理对高糖诱导的小鼠胰岛微血管内皮细胞（MS-1）及人脐静脉内皮细胞（HUVEC）增生及凋亡的影响。与正常对照组比较，高糖组MS-1及HUVEC增生水平（OD值）下降，TAI和EAI升高。与高糖组比较，津力达组MS-1及HUVEC增生水平随药物浓度增加而升高，至津力达浓度800μg/mL时与正常对照组差异无统计学意义。津力达组MS-1和HUVEC的TAI及EAI则随药物浓度增加而降低，但尚不能恢复至正常对照组水平。表明津力达颗粒可升高MS-1及HUVEC增生水平，降低MS-1及HUVEC的TAI和EAI，从而可能对胰岛功能及血管内皮功能具有一定保护作用。

临床疗效：傅艳芬等运用津力达颗粒联合利拉鲁肽及二甲双胍治疗2型糖尿病患者，对照组给予利拉鲁肽、二甲双胍治疗，研究组加用津力达颗粒，结果显示研究组总有效率为93.81%，显著高于对照组的76.04%；治疗后，两组患者一氧化氮、内皮依赖性血管舒张功能（EDV）水平均较治疗前明显升高，空腹血糖、餐后2小时血糖、糖化血红蛋白、内皮素-1（ET-1）水平均较治疗前明显降低，且研究组均明显优于对照组；两组患者治疗期间的不良反应发生率相当（6.25%*vs*.4.12%）。可见津力达颗粒联合利拉鲁肽及二甲双胍治疗2型糖尿病患者安全有效。吴美娟运用津力达颗粒联合二甲双胍治疗气阴两虚型2型糖尿病患者，对照组服用二甲双胍治疗，研究组加用津力达颗粒治疗。结果显示，研究组治疗有效率为87.50%，明显高于对照组的69.64%；研究组胰岛β细胞功能明显高于对照组，胰岛素抵抗指数明显低于对照组；研究组空腹血糖、餐后2小时血糖及糖化血红蛋白水平均明显低于对照组；研究组不良反应发生率是5.36%，明显低于对照组的33.93%。肖伟观察格列齐特联合津力达颗粒对2型糖尿病老年患者血糖控制及生活质量的影响，对照组采用格列齐特治疗，观察组联合津力达颗粒治疗，两组治疗后空腹胰岛素、糖化血红蛋白、餐后2小时血糖、空腹血糖水平均降低，各项生活质量评分（包括总体健康、精神健康、情感智能、社会功能、活力、躯体疼痛、生理职能、生理功能八项）均提高，且观察组优于对照组。表明津力达颗粒可有效改善2型糖尿病老年患者血糖水平及生活质量。

王思明等观察津力达颗粒联合生活方式干预治疗糖耐量异常（IGT）的临床疗效。对照组给予单纯生活方式干预；治疗组加用津力达颗粒。2组治疗后糖化血红蛋白、空腹血糖、餐后2小时血糖及胰岛素抵抗指数均较本组治疗前下降，且治疗组胰岛素抵抗指数低于对照组。治疗组TC、TG及LDL-C均较本组治疗前降低，且低于对照组治疗后。可见津力达颗粒可降低IGT患者血糖、血脂，改善胰岛素抵抗，同时保护血管，进而预防并发症发生。钱婀娜等观察津力达颗粒对仅存在空腹血糖受损患者的胰岛功能的影响及疗效，对照组仅采用生活方式干预治疗，治疗组加用津力达颗粒，治疗后与对照组比较，治疗组患者空腹血糖明显降低，胰岛细胞功能明显提高，胰岛素抵抗指数明显降低。表明津力达颗粒能有效改善空腹血糖受损患者血糖水平，减缓胰岛细胞功能的衰退，降低胰岛素抵抗。陈婧等观察津力达颗粒对肥胖的2型糖尿病患者血压及体脂的影响，对照组采用常规治疗，观察组在对照组基础上加用津力达颗粒治疗，治疗后两组血糖、血压及体脂含量均较治疗前降低，且观察组血糖、血压降低更显著。

杨丽等探讨津力达颗粒对冠心病合并2型糖尿病患者血管内皮功能的影响，对照组采用常规西药治疗，同时根据患者血糖情况采用口服降糖药或胰岛素治疗。观察组在上述治疗基础上加用津力达颗粒。结果两组患者治疗后的空腹血糖、内皮素-1（ET-1）水平均低于治疗前，血管内皮生长因子（VEGF）、一氧化氮水平均高于治疗前；观察组患者治疗后的空腹血糖、ET-1水平均低于对照组，VEGF、NO水平均高于对照组。

曹桂等观察津力达颗粒联合硫辛酸对2型糖尿病性周围神经病变（DPN）的临床疗效，对照组给予硫辛酸治疗，观察组加用津力达颗粒。治疗后，观察组的有效率显著高于对照组；两组患者的多轮临床评分系统（TCSS）评分降低、神经传导速度增加，且观察组较对照组差异更显著；治疗后观察组空腹血糖、餐后2小时血糖及糖化血红蛋白水平均较对照组有所下降。该结果表明，津力达颗粒联合硫辛酸治疗DPN，既可改善患者临床症状，又可加快神经传导速度，疗效显著。

四、天麦消渴片

组成：五味子、麦冬、天花粉、吡考啉酸铬。

功效：滋阴，清热，生津。用于消渴气阴两虚、阴虚内热证。症见口渴多饮，消谷善饥，形体消瘦，气短乏力，自汗盗汗及五心烦热。

用法：口服。第一周每次2片，每日2次，以后每次1～2片，每日2次。

注意事项：①小儿和重型糖尿病患者应在医生指导下使用；②药品性状发生改变时禁止服用；③请将此药品放在儿童不能接触的地方；④如正在服用其他药品，使用本品前请咨询医师或药师。

方解：天花粉能够清除内热、止渴、减轻身热烦躁、补虚安中；麦冬既可滋肺阴、润肺燥、清肺热，又可养胃阴、清胃热、生津止渴，还可清心除烦、宁心安神；五味子收敛固涩、益气生津、补肾宁心；吡考啉酸铬主要由三价铬组成，能够对人体糖分和脂质的代谢产生影响，帮助降低血糖、改善胰岛素的敏感性。

药理研究：张茜等探讨天麦消渴片对糖尿病大鼠体重、血糖、血脂和胰岛素等相关代谢指标的影响，并且利用miRNA表达谱芯片和实时定量RT-PCR探讨天麦消渴片降血糖的机制。发现天麦消渴片不仅能有效降低糖尿病大鼠FBG，改善胰岛素的敏感性，还能调节脂代谢。作用机制可能是通过上调胰腺miR-375和miR-30d水平，刺激胰岛β细胞增生，抑制胰岛α细胞增生，增加胰岛素基因表达；上调胰腺let-7b、let-7e、miR-142-5p和miR-375，抑制细胞因子及受体相互作用通路和MAPK通路的功能，从而改善糖尿病大鼠血糖和胰岛素抵抗状态。

刘红等研究发现，天麦消渴片可以降低糖尿病大鼠升高的糖化血红蛋白，降低血糖水平和血清胰岛素水平，提示天麦消渴片不是通过刺激内源性胰岛素分泌而产生降糖作用，而是通过增加靶组织对胰岛素的敏感性，提高了胰岛素的生物学效应，使胰岛素在外周组织的利用率增加，发挥降血糖作用，从而降低了糖尿病大鼠血清总胆固醇和甘油三酯含量，改善糖尿病大鼠的血脂状况。实验4周结束时各组大鼠的体重无明显差异，说明短期服用天麦消渴片对大鼠的体重没有影响，但减少了糖尿病大鼠的饮水量和进食量，减轻了糖尿病大鼠的症状。总之，天麦消渴片是通过增加对胰岛素的敏感性，提高胰岛素的利用率而发挥降血糖作用的。

临床疗效：楼大钧等观察天麦消渴片联合二甲双胍对新诊断2型糖尿病患者胰岛素抵抗、胰岛β细胞功能的影响。对照组给予二甲双胍片口服，观察组加用天麦消渴片。治疗后，两组患者糖化血红蛋白、空腹血糖、餐后2小时血糖、总胆固醇、甘油三酯、低密度脂蛋白胆固醇和胰岛素抵抗指数均低于治疗前，HOMA-β、高密度脂蛋白胆固醇均高于治疗前，且观察组治疗后胰岛素抵抗指数降低幅度大于对照组，HOMA-β升高幅度大于对照组。表明天麦消渴片联合二甲双胍治疗新诊断2型糖尿病具有较好的糖化血红蛋白达标率，能改善胰岛素抵抗。陈双双同样观察新发2型糖尿病患者，将患者分为两组，均给予饮食、运动及二甲双胍等治疗，在此基础上，天麦消渴片组口服天麦消渴片、吡格列酮组口服吡格列酮。治疗后，天麦消渴片组腰臀比（WHR）及空腹血糖、餐后2小时血糖、糖化血红蛋白、空腹胰岛素、胰岛素抵抗指数水平均较治疗前降低，HOMA-β较治疗前升高；吡格列酮组治疗后空腹血糖、餐后2小时血糖、糖化血红蛋白、空腹C肽（FCP）、胰岛素抵抗指数水平均较治疗前降低，而天麦消渴片组治疗后空腹血糖、糖化血红蛋白、胰岛素抵抗指数均低于吡格列酮组，两组治疗后均未见明显不良反应。表明天麦消渴片可改善初发2型糖尿病患者胰岛素敏感性，降低血糖、WHR和糖化血红蛋白水平，且用药安全。余婉蓉等采用天麦消渴片联合二甲双胍治疗新诊断2型糖尿病患者，对照组单用二甲双胍治疗，实验组加用天麦消渴片。结果显示，实验组治疗中医症状疗效总有效率为96.67%，显著高于对照组的66.67%，且实验组患者的糖化血红蛋白、空腹血糖和餐后2小时血糖显著低于对照组。表明在对新诊断2型糖尿病患者进行治疗的过程中，应用天麦消渴片的治疗效果极佳，能够有效平稳患者血糖值，减轻患者症状。

崔建蕾观察天麦消渴片联合胰岛素对2型糖尿病患者血糖控制效果及血清炎性因子的影响，对照组给予胰岛素治疗，观察组加用天麦消渴片治疗，对比分析患者血糖控制效果、血清炎性因子及胰岛功能变化。结果显示，观察组血糖控制总有效率（95.65%）、HOMA-β（79.89 ± 5.73）高于对照组，血清TNF-α（1.72 ± 0.17 μg/L）、hs-CRP（6.03 ± 1.05 μg/L）、IL-6（24.92 ± 2.97 ng/L）、HOMA-IR（2.05 ± 0.44）低于对照组。证明天麦消渴片联合胰岛素能够有效控制2型糖尿病患者血糖水平、抑制血清炎性因子表达，对2型糖尿病治疗具有显著疗效。

五、六味地黄丸

组成：熟地黄、山萸肉、山药、丹皮、茯苓、泽泻。

功效：滋阴补肾。用于肾阴亏损，头晕耳鸣，腰膝酸软，骨蒸潮热，盗汗遗精，消渴。

用法：口服。大蜜丸每次1丸，每日2次。

注意事项：①忌不易消化食物；②感冒发热患者不宜服用；③有高血压、心脏病、肝病、糖尿病、肾病等慢性病严重者应在医师指导下服用；④儿童、孕妇、哺乳期妇女应在医师指导下服用；⑤本品性状发生改变时禁止使用；⑥儿童必须在成人监护下使用；⑦请将本品放在儿童不能接触的地方；⑧如在使用其他药品，使用本品前请咨询医师或药师。

方解：六味地黄丸首见于宋代钱乙的《小儿药证直诀·卷下诸方》。方中重用熟地黄，滋阴补肾，填精益髓，为君药。山萸肉补养肝肾，并能涩精；山药补益脾阴，亦能固精，共为臣药。三药相配，滋养肝脾肾，称为“三补”。但熟地黄的用量是山萸肉与山药两味之和，故以补肾阴为主，补其不足以治本。配伍泽泻利湿泄浊，并防熟地黄之滋腻恋邪；牡丹皮清泻相火，并制山萸肉之温涩；茯苓淡渗脾湿，并助山药之健运。三药为“三泻”，渗湿浊，清虚热，平其偏胜以治标，均为佐药。六味合用，三补三泻，其中补药用量重于“泻药”，是以补为主；肝脾肾三阴并补，以补肾阴为主，这是本方的配伍特点。

药理研究：六味地黄丸滋阴补肾，具有良好的降低血糖的作用，方中各药均有降糖的功效，疗效明确，亦可用于改善胰岛素抵抗。张佳琪等在整合药理学平台基础上对六味地黄丸治疗糖尿病的作用物质及其分子机制进行研究发现，多种成分的靶点如 PRKCB、GAA、GCK 等与糖尿病均有所相关，推测其可能通过调节丙氨酸、谷氨酸等氨基酸代谢、能量代谢及糖脂代谢等多种代谢紊乱治疗糖尿病。吕璐等通过探讨六味地黄丸对自发性 2 型糖尿病模型大鼠胰岛素表达水平的影响，结果表明六味地黄丸有助于控制血糖、降低胰岛素表达，可能具有促进胰岛素对脏器作用，增加脏器对胰岛素的敏感性，从而减轻试验小鼠高胰岛素血症样症状。杜华等研究结果也提示六味地黄丸能够改善 OLEFT 大鼠肝脏胰岛素抵抗。于洋等通过对六味地黄丸对糖尿病大鼠血管功能的影响及抗氧化应激机制探讨，认为六味地黄丸可显著改善 2 型糖尿病大鼠的血管内皮舒张功能障碍，通过调节 MDA/PRMT1/NO 的表达，抑制氧化应激损伤而保护血管内皮。

六味地黄丸广泛应用于糖尿病及其并发症中，尤其在糖尿病肾病治疗的应用中尤为广泛。贾评评等探讨六味地黄丸对糖尿病肾病大鼠肾脏组织 RhoA/ROCK1 表达的影响时发现，与空白组及模型组相比较，六味地黄丸治疗组糖尿病肾病大鼠 RhoA/ROK1 表达水平、24 小时尿蛋白定量显著下降，ALB、体重升高，肥大指数降低，表明六味地黄丸可能通过影响糖尿病肾病大鼠肾脏组织 RhoA、ROCK1 的表达，以降低尿蛋白，减轻肾脏病理损害。赵陆斌对 DN 大鼠进行六味地黄丸联合治疗，得出药物对糖尿病肾病大鼠肾损害保护作用与细胞 MCP-1、NF-κB 表达一致，认为六味地黄丸保护肾脏的机制或许与其抑制炎症反应有关。李志杰观察六味地黄丸对糖尿病肾病大鼠肾组织 TGF-β1-Smad 通路的影响，结果显示，与模型组相比，六味地黄丸组大鼠体重、肾系数增加，血尿素氮、血肌酐、24 小时尿蛋白量降低；HE 染色发现模型组肾小球体积缩小，结节样硬化，系膜基质增生，肾小管上皮细胞空泡样变，可见蛋白管型，间质纤维组织增生，六味地黄丸组病变有所改善。Western blot 检测发现与正常组相比，模型组大鼠肾组织 TβR-Ⅰ、P-Smad2、P-Smad3、α-SMA 表达增加，六味地黄丸组大鼠肾组织 TβR-Ⅰ、P-Smad2、P-Smad3、α-SMA 表达较模型组降低。得出结论：六味地黄丸可以延缓糖尿病肾病进展，保护肾脏功能。其机制可能与抑制 TGF-β1-Smad 信号通路相关。

临床疗效：刘红艳等将 2 型糖尿病患者分为观察组和对照组，对照组仅给予二甲双胍片治疗，观察组加用六味地黄丸治疗，结果显示，观察组治疗总有效率为 95.71%，明显高于对照组的 77.14%。吴玉兰探讨六味地黄丸在 2 型糖尿病患者中运用对患者免疫功能、IL-6、TNF-α 水平及临床预后的影响，将患者分为对照组和观察组，对照组采用常规治疗，观察组加用六味地黄丸。治疗后观察组患者外周血 T 细胞 $CD3^+$、$CD4^+$、$CD4^+/CD8^+$比值均较治疗前升高，CRP、IL-6、TNF-α 降低，血糖、胰岛素抵抗指数、糖化血红蛋白低于治疗前和对照组，空腹胰岛素则高于治疗前和对照组。证明了六味地黄丸有助于改善糖尿病患者免疫功能，抑制炎症反应，改善血糖的控制。莫惠斌探讨对气阴两虚型 2 型糖尿病患者选择六味地黄丸施治后获得的临床效果。将患者分组，对照组选择二甲双胍治疗，观察组加用六味地黄丸治疗。结果显示，观察组总有效率为 97.22%，明显高于对照组的 63.89%，ISI 水平及血糖水平明显低于对照组，表明六味地黄丸联合二甲双胍可有效保证综合疗效及生活质量双重提高。

霍瑞芝运用六味地黄丸联合甲钴胺治疗糖尿病性周围神经病变患者，结果联合组总有效率为 88%，明显高于甲钴胺对照组的 60%，且在治疗后神经传导速度的提高上也有明显优势。表明该疗法能够有效发挥作用，改善患者临床症状。陈启新则探析了联合应用银杏叶片和六味地黄丸对糖尿病患者早期视网膜病变的预防效果，结果表明可以有效预防病情发生，延缓进展，有助于改善患者的临床结局。吴阳妃同样观察六味地黄丸联合银杏叶片防治2型糖尿病早期视网膜病变的临床效果，对照组给予常规西医治疗，观察组在对照组治疗的基础上给予六味地黄丸联合银杏叶片治疗。评估两组患者糖尿病视网膜病变情况及血糖、血压、糖化血红蛋白指标变化情况，记录治疗期间及治疗后两组不良反应的发生情况。结果显示，观察组患者糖尿病视网膜病变新增率及进展率均低于对照组，缓解率高于对照组，两组患者血糖、血压及糖化血红蛋白治疗前后不具有显著差异，不良反应发生率差异也无统计学意义。得出结论：六味地黄丸联合银杏叶片可以有效控制2型糖尿病早期视网膜病变新增率、进展率，提高缓解率，药物安全性高。

王华玉治疗肾阴亏虚型糖尿病肾病，对照组患者接受常规治疗，观察组患者加用六味地黄丸治疗，结果显示观察组患者治疗总有效率高于对照组，即六味地黄丸治疗肾阴亏虚型糖尿病能有效改善患者肾功能，治疗效果显著。闫旭治疗糖尿病肾病患者，对照组患者采取单纯胰岛素治疗控制血糖，观察组患者则加用六味地黄丸治疗，结果两组患者的总胆固醇、甘油三酯、糖化血红蛋白、空腹血糖、餐后2小时血糖、低密度脂蛋白胆固醇、血压、Um Alb/Cr指标均发生了变化，并且两组比较差异有统计学意义。

陈建鸿等选取糖尿病性骨质疏松患者60例，随机分为A组与B组（各30例）；另选取同期收治的糖尿病未合并骨质疏松患者30例作为C组。A组给予六味地黄丸治疗，B组给予六味地黄丸联合西格列汀治疗，C组予西格列汀治疗。结果治疗后，B组骨密度明显高于A组，低于C组；B组骨钙素、胰高血糖素样肽-1水平均高于A组和C组，C-反应蛋白、空腹血糖、糖化血红蛋白、低密度脂蛋白胆固醇水平均低于A组和C组。得出结论：西格列汀联合六味地黄丸治疗糖尿病性骨质疏松能改善糖脂代谢水平，控制血糖水平，降低骨折发生率，提高临床疗效。熊翼等观察六味地黄丸对2型糖尿病合并冠心病血糖控制及心血管事件的影响，在糖尿病合并冠心病常规治疗的基础上，对照组给予胰岛素注射治疗，观察组合并六味地黄丸治疗，根据患者个人情况辨证加减。结果显示治疗后，观察组空腹血糖、餐后2小时血糖及心血管事件发生率均显著低于对照组。余环星对糖尿病合并失眠进行六味地黄丸加减干预治疗，结果显示，与对照组（阿普唑仑）相比，治疗组远期疗效显著，不但能增加睡眠时间，提高睡眠质量，还能更平稳地控制血糖，降低不良反应发生率。檀雪松等以六味地黄丸联合中药穴位敷贴治疗2型糖尿病便秘；刘涛以六味地黄丸加减治疗糖尿病合并高脂血症，均获得良好疗效。

第五节　单味药

一、黄连

（一）概述

黄连是毛茛科植物黄连、三角叶黄连或云连的干燥根茎。性苦，味寒，归心、脾、胃、肝、胆、大肠经。有清热燥湿、泻火解毒之功效。主治湿热痞满，呕吐吞酸，泻痢，黄疸，高热神昏，心火亢盛，心烦不寐，心悸不宁，血热吐衄，目赤，牙痛，消渴，痈肿疔疮；外治湿疹，湿疮，耳道流脓。《神农本草经》："主热气，目痛，眦伤泣出，明目，肠澼，腹痛下利，妇人阴中肿痛。"《珍珠囊》："其用有六：泻心火，一也；去中焦湿热，二也；诸疮必用，三也；去风湿，四也；治赤眼暴发，五也；止中部见血，六也。"《本草正义》："黄连大苦大寒，苦燥湿，寒胜热，能泄降一切有余之湿火，而心、脾、肝、肾之热，胆、胃、大小肠之火，无不治之。上以清风火之目病，中以平肝胃之呕吐，下以通腹痛之滞下，皆燥湿清热之效也。又苦先入心，清涤血热，故血家诸病，如吐衄溲血，便血淋浊，痔漏崩带等证，及痈疡斑疹丹毒，并皆仰给于此。"

（二）化学成分

黄连中含有多种有效成分，包括多种生物碱，主要为黄连素（小檗碱），还含有黄连碱、甲基黄连碱、巴马亭、药根碱、非洲防己碱、表小檗碱、木兰花碱等，其他非生物碱成分还包括木脂素、黄酮、酚酸等。

（三）药理研究

1. 抗氧化作用

黄连的主要成分黄连素具有直接清除活性氧（ROS）的能力。黄连素可以抑制 NADPH 氧化酶激活，细胞内的 NADPH 氧化酶活化后可利用 NADPH 作为电子供体，使分子氧通过单电子还原生成超氧阴离子，黄连素通过抑制 NADPH 氧化酶中催化亚基 gp91phox 的表达，从而降低超氧阴离子及下游产物等 ROS 的生成。黄连素的抗氧化能力远远不仅于此，还可以提高抗氧化酶如超氧化物歧化酶（SOD）及还原型谷胱甘肽（GSH）水平等，有助于增强机体的抗氧化防御系统。黄连内所含有的抗氧化成分亦不仅局限于黄连素，还包括其他生物碱、黄连多糖等多种成分。有研究发现，不同的炮制方法制成的黄连抗氧化能力不同，水提取物和醇提取物的抗氧化强弱亦不等，因此黄连中含有的抗氧化成分可能非单一成分，其在黄连炮制品中的分布及在水和醇中溶解状况不同，从而影响了黄连炮制品的抗氧化作用。

2. 清除自由基作用

自由基是体内的代谢产物，正常状态下机体产生的自由基能够得到及时的清除，使其浓度维持在较低水平，如果自由基产生过多或清除过慢，则过量的自由基会损伤脂质、核酸、蛋白质等，导致细胞结构破坏和功能异常。刘国安等采用丙二醛（MDA）测定、DNA 电泳技术、蛋白质凝胶电泳等方法，检测了黄连素对自由基引起的脂质过氧化、DNA 断裂、蛋白质氧化降解的保护作用，结果显示，黄连素可增强机体清除自由基的能力，随着黄连素浓度的升高，对脂质过氧化、DNA 断裂、蛋白质氧化降解的保护作用逐渐增强，在浓度为 80 μmol/L时，几乎完全保护了DNA链的断裂。黄嘌呤氧化酶（XOD）是一种催化尿酸生成的酶，它以分子氧为电子受体，通过级联反应生成羟自由基、过氧化氢、超氧阴离子等 ROS。杨澄等的研究证实黄连炮制品可清除次黄嘌呤-黄嘌呤氧化酶系统所产生的超氧阴离子和芬顿（Fenton）反应生成的过氧化氢，抑制羟自由基诱导的小鼠肝脏匀浆脂质过氧化作用，且具有良好的量效关系。另一项研究也发现了黄连素可以降低 2 型糖尿病大鼠血清、肾脏中 XOD 活性，黄连素治疗的糖尿病大鼠肾脏组织在光镜下损伤程度较轻，仅见内皮细胞数目稍增，而未出现基膜增厚、肾小球毛细血管及肾小管损伤等。袁王俊等利用 DPPH（1，1-二苯基-2-苦肼基）、FRAP（铁离子还原法）和 ABTS［2，2'-联氮-（3-乙基苯并噻唑啉-6-磺酸）二氨盐］三种抗氧化活性分析方法对黄连植物不同部位的有机溶剂提取部分的抗氧化作用比较，发现黄连不同部位均可清除DPPH、ABTS自由基，并且随浓度升高抗氧化作用增大，还发现不同部位的抗氧化能力不同，黄连须根部的提取物清除自由基的作用最强。黄连中除了含有生物碱以外，还可以提取出多个多糖成分，经研究发现黄连多糖同样具有清除活性氧自由基的作用。有研究发现，黄连中九种多糖成分对羟自由基、超氧阴离子等自由基的生成具有抑制作用，且对DPPH自由基具有较强的清除能力。

3. 减少脂质过氧化物、增强抗氧化酶活性

生物膜是细胞的重要结构，参与细胞内外物质运输、信息传递等过程。脂质过氧化为ROS氧化生物膜的过程，即ROS与膜磷脂、酶和膜受体相关的多不饱和脂肪酸的侧链及核酸等大分子物质发生氧化反应，形成MDA和4-羟基壬烯酸（HNE）等脂质过氧化产物。脂质过氧化可以使细胞膜的流动性和通透性发生改变，造成膜结构的破坏，导致机体广泛性损害，为糖尿病慢性血管并发症的重要损伤机制。目前，研究多采用MDA等中间产物作为脂质过氧化损伤的指标。细胞内存在抗氧化酶通过酶促反应对抗氧化应激损伤，如超氧化物歧化酶（SOD）、过氧化氢酶（CAT）、谷胱甘肽过氧化酶（GPx）等。大量研究发现黄连素可以减少脂质过氧化作用、增强抗氧化酶活性。赵洪涛等发现糖尿病大鼠血清中MDA明显升高、SOD活性下降，黄连素可对抗高血糖诱导的脂质过氧化损伤，显著升高SOD、降低MDA含量，提示黄连素可保护糖尿病大鼠的抗氧化酶活性、清除自由基、抑制脂质过氧化反应。Zhou等将高碳水化合物和高脂饮食喂养的STZ诱导的糖尿病大鼠分为7组，包括正常对照组，糖尿病组，黄连素高、中、低剂量组及非诺贝特治疗组，罗格列酮治疗组，观察用药16周后各组血清胰岛素水平、胰岛素在胰腺组织中的表达情况、胰腺匀浆MAD含量及SOD活性之间的差异，并用透射电镜观察HE染色的胰岛病理改变。研究发现糖尿病大鼠胰岛β细胞内线粒体空泡形成、水肿，内质网膨胀，胰腺内的胰岛面积、胰岛素分泌颗粒减少。而经150 mg/kg、300 mg/kg体重黄连素治疗组大鼠的胰腺组织病理学改变较轻，上述氧化应激指标、胰岛素分泌功能与正常对照组接近，较糖尿病大鼠明显改善。提示黄连素可能通过降低胰腺组织的脂质过氧化、提高SOD活性等抗氧化作用，从而起到保护胰岛β细胞结构和功能、促进胰岛素分泌等作用。因此，黄连素可能具有改善糖尿病胰腺氧化应激损伤、逆转胰岛β细胞功能衰竭等重要作用。该作者进一步研究还发现糖尿病大鼠肝脏组织中亦存在相似的损伤机制，黄连素可升高肝组织中GSH-Px、过氧化氢酶、SOD、GSH等抗氧化酶的活性，同时降低MDA水平，并推测上述作用可能与上调肝脏中周期蛋白依赖性激酶（CDK9）和周期蛋白T1（CycT1）的mRNA及蛋白质表达有关。在Bhutada等的研究中，STZ诱导30天的糖尿病大鼠出现了严重的学习、记忆功能下降等大脑认知功能损伤，而经黄连素治疗30天后，糖尿病大鼠的认知功能显著改善，大脑皮质和海马的胆碱酯酶活性降低，并伴随着血清MDA水平下降、GSH升高。上述研究结果提示黄连素具有改善脂质过氧化损伤、增强抗氧化酶活性等的作用，提高机体抗氧化能力，防止组织器官的氧化应激损伤，对于防治糖尿病及其慢性血管并发症有重要的意义。

4. 抗氧化作用与糖尿病其他病理机制联系

（1）抑制多元醇通路：多元醇通路是细胞内葡萄糖的旁路代谢途径，参与该通路的限速酶包括醛糖还原酶（AR）与山梨醇脱氢酶（SDH）。在持续高糖刺激下，细胞内多元醇通路被激活，葡萄糖以还原型辅酶Ⅱ（NADPH）为辅酶，在AR的催化下，还原为山梨醇，山梨醇经SDH作用转化为果糖。山梨醇和果糖蓄积可导致组织细胞的损害；同时，NADPH的消耗，使还原型谷胱甘肽（GSH）生成减少，自由基清除减慢，亦可引起氧化应激损伤。刘慰华等的研究发现，经口服黄连素灌胃治疗的糖尿病肾损伤大鼠，肾脏肥大指数、空腹血糖、血清肌酐、24小时尿蛋白均得到显著改善，黄连素可增强血清

超氧化物歧化酶（SOD）活性、降低脂质过氧化代谢产物 MDA 含量，并且能降低肾脏组织中 AR 活性及其 mRNA、蛋白质的表达。研究提示黄连素可通过增强机体抗氧化能力，减轻氧化应激反应，减少糖尿病大鼠肾脏 AR 活性与基因表达及转录。因此，黄连素可能通过抗氧化作用起到抑制多元醇病理通路激活的作用。同样，刘慧等也观察了黄连素对糖尿病大鼠多元醇旁路的抑制作用，发现黄连素治疗组较糖尿病组大鼠左心室心肌组织 AR 活性明显降低，伴有 MDA 含量降低、SOD 活性升高，心肌细胞凋亡率明显减少。该研究结果提示黄连素可能存在抗氧化及抑制多元醇旁路激活的作用，从而减轻糖尿病大鼠的心肌损伤。上述研究结果均提示黄连提取物可能通过抗氧化作用，抑制糖尿病多元醇旁路激活。多元醇旁路激活为糖尿病眼底病变、神经病变、心肌病变等多个慢性并发症的共同病理机制，而黄连提取物可能通过抗氧化起到防治上述并发症的作用。

（2）血管内皮保护作用：糖尿病慢性并发症主要与大血管、微血管病变有关，而在黄连通过抗氧化作用产生的血管内皮保护作用方面研究较少。张家富等的研究发现运用黄连素总生物碱灌胃治疗 8 周后，与糖尿病模型组大鼠相比，黄连素治疗组大鼠血清 MDA 水平显著降低、SOD 升高，并伴血清一氧化氮（NO）、内皮素（ET）-1、细胞间黏附分子（ICAM）-1 等血管内皮功能相关指标的改善，经 HE 染色观察到黄连素治疗的糖尿病大鼠主动脉损伤程度明显减轻，提示黄连总生物碱可能通过改善糖尿病血管内皮氧化应激而起到保护内皮功能的作用。

（3）减少终末糖基化产物生成：持续的高血糖可引起蛋白非酶糖基化，并形成终末糖基化产物（AGEs），在糖尿病慢性并发症中起到重要作用，尤其是促进糖尿病肾病的进展。有研究发现，高脂饮食和 STZ 诱导的糖尿病大鼠经黄连素治疗后，其糖脂代谢及氧化应激指标均有明显改善，同时黄连素还可以减少肾脏的 AEGs 产生，降低血清肌酐及尿素氮水平、尿蛋白排泄率，减轻肾小球组织学损伤。研究提示黄连素具有肾脏保护作用，可能与减少肾脏氧化应激损伤及终末糖基化产物产生进而上调肾脏 nephrin 和 podocin 蛋白的表达有关。

（4）改善内质网应激：内质网应激是细胞内未折叠蛋白或错折叠蛋白蓄积，导致内质网功能异常、内环境紊乱、细胞凋亡、组织损伤等一系列反应的过程，近年来新的研究发现糖尿病引起的组织损伤与内质网应激有关，内质网应激可以与氧化应激相互影响，共同促进疾病的进展。杨小玉等观察了黄连解毒汤和黄连单煎剂对胰岛素抵抗大鼠的氧化应激和内质网应激的影响，发现黄连解毒汤和黄连单煎剂均可减少胰岛素抵抗大鼠血清和肝脏中 MDA 水平，增加抗氧化酶 SOD、GPx 的活性，减轻氧化应激反应，同时改善反映内质网应激中 JNK 通路的关键指标，增强胰岛素的敏感性，但该研究中未比较黄连解毒汤与黄连单味药的抗氧化作用差异。

5. 黄连素在糖尿病治疗中的降糖、调脂机制

在黄连有效成分抗糖尿病及并发症机制的研究中，对黄连素调脂、降糖作用的研究较为深入和广泛。其分子机制包括促进胰岛素分泌、抑制肝糖原异生、改善胰岛素抵抗和脂代谢紊乱等，对抗氧化机制的研究具有一定参考意义。黄连素抗糖尿病的具体机制虽然存在一些争议，较为公认的是黄连素可以通过激活 AMP 依赖的蛋白激酶途径，改变 GLUT4 活性以调节胰岛素敏感细胞的葡萄糖转运过程。黄连素还可以通过调节丝裂酶原激活蛋白激酶（MAPK）途径和葡萄糖转运蛋白 4（GLUT4）相关基因的表达，并且同时影响多条途径（如 JNK、PPARα 途径）以减少机体葡萄糖吸收、改善脂代谢异常。有研究还认为黄连素的降糖作用可能部分由于其促进了 GLUT1 转运葡萄糖的活力。新的研究发现黄连素可以增加糖尿病大鼠血清及肠道胰高糖素样肽-1（GLP-1）水平、血清胰岛素及胰岛 β 细胞的数量。因此，黄连素可能通过多个途径调节机体的血糖稳态和脂肪代谢，对防治糖尿病及慢性并发症具有重

要意义，在这些途径中是否还存在与氧化应激的联系，尚待进一步研究。

6. 黄连多糖的降糖机制研究

黄连中的非生物碱类的水溶性成分具有改善糖尿病及其并发症的作用，而多糖为其主要的水溶性成分之一。给予模型大鼠黄连多糖后，模型大鼠精神状态明显好转，体重下降趋势有所减弱，高血糖水平能被各剂量组的黄连多糖显著抑制；同时，通过 IPGTT 实验证实，黄连多糖可以提高糖尿病大鼠对葡萄糖的耐受能力；此外，黄连多糖可以增加模型大鼠的血清胰岛素水平，提高胰岛素敏感指数。黄连多糖也可以使游离脂肪酸（NEFA/FFA）、甘油三酯和总胆固醇水平均明显下降，说明其具有调节糖尿病大鼠血脂代谢紊乱的作用。给予模型大鼠黄连多糖 4 周后，其肝脏组织中 GSH 含量增加，GSH-Px 活力增强；同时，可以显著提升糖尿病大鼠肝脏中 SOD 和 CAT 活性，减少 MDA 含量。以上研究结果证实，黄连多糖可提高模型大鼠抗氧化物酶的活性和降低脂质过氧化物的含量，从而增强清除自由基的能力和降低 ROS 的产生，起到抗氧化应激、防止氧化损伤的作用，这可能是其抗糖尿病及改善胰岛素抵抗作用的原因。为了进一步探讨黄连多糖的抗糖尿病及改善胰岛素抵抗的机制，采用 RT-PCR 法测定 JNK 和 Glut4 在 mRNA 水平上的表达，采用 Western blot 法测定 JNK、Phospho-IRS1（Ser307）、IRS1、PI3Kp85、PI3K 和 Glut4 在蛋白水平上的表达。结果表明，同模型组相比，黄连多糖可以在 mRNA 水平上抑制 JNK 的表达，提高 Glut4 的表达。在蛋白水平上黄连多糖可抑制模型大鼠 Phospho-IRS1（Ser307）的表达，提高 PI3Kp85 和 Glut4 的表达，对 IRS1 和 PI3K 的表达无显著性影响。大量研究表明，氧化应激与糖尿病和胰岛素抵抗的产生密切相关，氧化应激可以使 JNK 产生增加，从而使 IRS1（Ser307）磷酸化，最终产生胰岛素抵抗。本部分实验进一步证实了黄连多糖可以通过抗氧化应激作用，使模型大鼠中 JNK 表达减少，从而抑制 IRS1（Ser307）磷酸化作用，使 PI3Kp85 表达增加，进而影响整条 PI3K 通路，使 Glut4 表达增加，最终起到抗糖尿病和改善胰岛素抵抗的作用。

姜爽实验研究发现，黄连多糖的抗糖尿病及改善胰岛素抵抗作用与其抗氧化应激作用有关，通过抑制 JNK 在模型大鼠体内的表达，使 IRS1（Ser307）磷酸化减少，进而促进 InsR 与 IRS1 结合，激活 PI3K 通路，增加 Glut4 的表达，最终起到抗糖尿病及改善胰岛素抵抗的作用。周东月发现黄连多糖组大鼠体重显著增加，而肾质量体重比明显减小；同时，黄连多糖组大鼠尿素氮、肌酐水平及 24 小时尿蛋白显著降低，且肾组织病理形态明显减轻；黄连多糖还可以提高肾组织 SOD、CAT、GSH-Px 活性，降低肾组织丙二醇含量及血清 IL-6、hs-CRP 和 TNF-α 含量。表明黄连多糖具有减轻糖尿病大鼠肾损伤的作用，该作用与抑制氧化应激及炎症反应有关。脂肪细胞分化失常可引起脂肪的过多堆积，继而导致脂肪细胞内分泌功能失调而引起胰岛素抵抗和 2 型糖尿病的发生。李铁钢研究发现，黄连中五种生物碱能直接或间接地激活 PPARs 和 *LXRalpha* 基因，使蛋白质表达增加，尤其以生物碱 1 和生物碱 3 效果明显，这可能是黄连中生物碱提高机体脂肪组织对胰岛素的敏感性、改善胰岛素抵抗、增加葡萄糖的摄取和利用率、促进脂肪细胞分化成熟、减轻 2 型糖尿病及其并发症的重要机制之一。

（四）黄连治疗糖尿病的临床剂量及用药经验

仝小林等对黄连在治疗糖尿病中应用剂量的问题进行了长期探索与实践，有如下心得。

1. 临床剂量

（1）糖尿病的不同阶段黄连用量不同：糖尿病的发展过程大致可分为郁、热、虚、损 4 个阶段，郁、热阶段以实证为主，火热偏盛，黄连用量宜大；虚、损阶段以虚证为主，或虚实夹杂，火热不甚，黄连用量不宜偏大。

早、中期火热内盛用量宜大。糖尿病早、中期多处于郁热阶段，虚证不甚，表现为肝热、胃热、肠热、湿热、痰热、毒火等一派火热内盛之象，故治疗应以清泻火热为主。黄连有清火泻热功效，同时兼具降糖功用，对于早、中期肝胃郁热、胃肠实热、痰热互结、三焦火毒等火热炽盛者尤为合宜，且剂量宜大，一般为 30～45 g。对于血糖极高，甚至出现糖尿病酮症者，亟须清泻火毒，直折火势，此时黄连用量可达 60～120 g，方能迅速消解火势，缓解危急。

后期火热不甚用量宜小。随着病情进展，火热之势渐消，虚象渐显，表现以气虚、津亏、阴虚等虚证为主，甚则病至晚期，可见一派阳虚内寒之象。因此，糖尿病后期，火热不甚者，黄连剂量不宜偏大，一般为 15 g 左右，而阳虚征象明显者，黄连可不用，或配伍辛热之品，如干姜、吴茱萸、肉桂等，去其苦寒之性而取其降糖之用。另外，血糖控制达标后，痰热、火毒等病理基础基本已清除，故以小剂量长期缓慢调理。此时一般改汤剂为丸、散剂，黄连平均每日用量为 3～6 g，意在长期维持治疗，非取其迅速降糖之功。

有学者对 1321 例门诊有效降糖病例处方中黄连剂量进行统计，结果显示，黄连降糖的常用剂量范围为 15～45 g，并对黄连剂量与空腹血糖水平进行相关性分析。结果显示，黄连剂量与空腹血糖之间存在显著正相关，其剂量随空腹血糖水平升高而增大。因此，需要什么样的剂量应根据糖尿病的病程、病证及血糖水平决定，早期、中期及血糖偏高者，剂量需大；病至晚期或血糖平稳者，剂量可小。

（2）糖尿病并发症黄连用量不同：黄连除用于降糖外，亦常用于治疗胃肠功能紊乱、失眠等糖尿病并发症。如治疗糖尿病胃轻瘫呕吐的苏叶黄连汤、半夏泻心汤；治疗糖尿病腹泻的生姜泻心汤、甘草泻心汤；治疗反酸、胃脘嘈杂的左金丸、反左金丸；治疗失眠的交泰丸、黄连阿胶汤；治疗糖尿病汗证的当归六黄汤等，均是以黄连为主或含黄连的治疗糖尿病杂病常用方。在这些处方中，主要取黄连调理肠胃、微除热气、交通水火等功效，非取其清泻火热、直折火势之功，故用量一般较小。如治疗胃肠功能紊乱，半夏泻心汤方中黄连与半夏、干姜、黄芩等配伍以辛开苦降，斡旋气机；苏叶黄连汤中黄连与紫苏叶配伍以降逆顺气；左金丸、反左金丸中黄连与吴茱萸配伍以和胃制酸，从而达到调理胃肠的目的，其用量一般为 3～6 g。若取其微除热气，治疗糖尿病汗证，黄连用量一般为 9～12 g；用于交通心肾，治疗糖尿病合并失眠，黄连用量一般为 3～9 g。因此，黄连治疗糖尿病的临床剂量主要取决于黄连所主治病证，用于降糖，剂量需大，治疗杂病，小剂量足矣。

2. 应用经验

（1）脏腑热、经络寒，仍可重用黄连：临床中，不少糖尿病周围神经病变患者表现出口干、口苦、血糖偏高而肢体发凉、怕冷、麻木疼痛等寒热并存的矛盾，这种情况实际属于脏腑热、经络寒，即肝热、胃热等脏腑内热与寒凝经脉、络脉瘀阻并存。部分医师虑于清热之品有加重寒证之嫌，临床较少应用甚至不用黄连等清热泻火之药，降糖与并发症治疗常常难以兼顾。我们发现，黄连等苦寒清热药与（制）川乌、（制）草乌等温经通络药同用并不矛盾，两类药物各司其职，清热与温通互不干扰。若存在脏腑内热，仍可用黄连。

（2）短程大剂量及长期应用黄连的技术问题：黄连性味苦寒，大剂量或长期应用有“苦寒败胃”之虞，且其口感甚苦，不少患者难以坚持服用。这些也是影响黄连在糖尿病临床治疗中广泛应用的主要原因。但可通过配伍、服法、煎煮等方法解决黄连的临床用药矛盾。

巧妙配伍，去性取用。方药配伍是中医的特色，经过适当配伍，黄连可能导致的不良反应将大大减少。常配伍一些辛温的药物，如干姜、生姜、吴茱萸、肉桂等。“苦寒伤胃”主要指败伤脾胃阳气，阳气一伤，中焦冰伏，气机不得运转，从而变生种种病证。配伍辛温之品，一方面，以辛温佐制苦寒，是谓去其性而取其用；另一方面，辛温与苦寒并用，是辛开苦降之意，对于开畅气机、燮理中焦尤为合宜。因姜擅走胃经，故临床尤其常用干姜或生姜与黄连配伍。黄连与干姜的常用比例为 6 ∶ 1，黄连与生姜的常用比例为 4 ∶ 1，脾胃虚弱的患者可增加生姜或干姜的用量，使黄连与姜比例达到 2 ∶ 1 甚则 1 ∶ 1。另外，通过在处方中配伍臣药知母、黄芩一类清热之品，能够协同增强黄连清热泻火之功，黄连用量可相对减少。总之，恰当的配伍是解决黄连短程大剂量及长期应用过程中苦寒伤胃问题的关键所在。

服法讲究，少量多次。服药方法也是保证大剂量黄连用药安全的关键。一次服用大剂量黄连，尤其是黄连用量超过 60 g，用于快速降糖时，一般采取一剂药分 4～6 次饭后少量频服，这样，平均单次服用黄连的剂量相对较小，甚至接近常规用量，从而避免了因一次性服用大剂量黄连可能造成的急性毒性反应。同时少量频服，也保证了一定的血药峰浓度，对于维持药效也有重要作用。对于部分脾胃相对虚弱的患者，少量频服法还可减轻药物对脾胃的刺激，在一定程度上解决了其临床用药的矛盾。

浓缩煎煮，饭后服用。一般建议患者将黄连汤药浓缩煎煮至 60～100 mL，每次服用 30～50 mL，并尽量饭后服用。有助于减轻汤液的苦感，同时对胃黏膜也有一定保护作用。

周源将仝小林使用黄连治疗糖尿病的要点概述如下：①糖尿病发病过程中的内热病机是黄连运用糖尿病的中医理论基础，内热伤津耗气，当釜底抽薪，清热以养耗损之阴。②黄连素更适用于以胰岛素抵抗为主要表现的肥胖 2 型糖尿病患者中，尤其适用于 2 型糖尿病的早、前期。但是黄连不能等同于黄连素，可参考此运用。③黄连具有明确的降糖作用，但是运用时不能照搬药理。以中医理论为导，中药药理为参的用法最能使黄连疗效达到最好，一则，相同中药配伍尤其是同时具有降糖疗效的中药相配伍可以达到降糖的协同作用；二则，配伍应用能很好地限制黄连的偏性，使得黄连的降糖作用应用更广泛，经配伍使用后黄连能在血糖难控因素的治疗上发挥作用，在改善症状、治疗并发症方面也是可广泛使用的。④黄连素的降糖疗效存在量效关系，目前研究与剂量成正比，但是黄连素运用的最大剂量仍不明确，且黄连的运用不同于黄连素的运用，由于煎取、胃肠吸收等多方面的影响，黄连降糖的量效关系存在诸多不确定性，加之黄连苦寒药性对胃肠功能的影响也未见明显的量的关系的研究，使得黄连运用的剂量存在诸多争议，需做更多的进一步深入的研究。⑤黄连的大苦大寒之性使得黄连在糖尿病中广泛运用受到限制，尤其是大剂量运用受到了限制，包括口感、对胃肠道的刺激方面，但是从仝小林教授的运用经验总结中可以看出，黄连在中医基础理论的配伍下是能很好地限制黄连偏性的。

二、黄芪

（一）概述

本品为豆科植物蒙古黄芪或膜荚黄芪的干燥根。性微温，味甘。归肺、脾经。可补气升阳，固表止汗，利水消肿，生津养血，行滞通痹，托毒排脓，敛疮生肌。用于气虚乏力，食少便溏，中气下陷，久泻脱肛，便血崩漏，表虚自汗，气虚水肿，内热消渴，血虚萎黄，半身不遂，痹痛麻木，痈疽难溃，久溃不敛。《神农本草经》：“主痈疽，久败疮，排脓止痛，大风癞疾，五痔，鼠瘘，补虚，小儿百病。”《本草纲目》：“元素曰：黄芪甘温纯阳，其用有五：补诸虚不足，一也；益元气，二也；壮脾胃，三也；去肌热，四也；排脓止痛，活血生血，内托阴疽，为疮家圣药，五也。”《本草备要》：“生血，生肌，排脓内托，疮痈圣药。痘疹不起，阳虚无热者宜之。”

（二）化学成分

黄芪药材中主要含有皂苷、黄酮和多糖等化学成分，其中皂苷主要为环菠萝蜜烷型三萜皂苷，极少数为齐墩果烷型三萜皂苷。研究发现黄芪皂苷Ⅳ、黄芪皂苷Ⅰ、黄芪皂苷Ⅱ、异黄芪皂苷Ⅱ和异黄芪皂苷Ⅰ占黄芪总皂苷量的80%以上，黄芪地上部分皂苷含量高于主根。黄芪中黄酮类成分包括异黄酮类、异黄烷类、紫檀烷类和查耳酮类等，其中异黄酮类为主要成分。

（三）药理研究

近年来，黄芪中的多糖成分也由于其广泛生物活性和低毒性而受到越来越多的关注。研究证明，黄芪可用于治疗1型糖尿病、2型糖尿病和糖尿病并发症。

1. *治疗1型糖尿病*

（1）免疫调节：1型糖尿病发病的根本原因是T细胞介导的选择性破坏胰岛β细胞，导致胰岛素分泌绝对减少。研究发现将黄芪多糖（APS）给药非肥胖糖尿病大鼠，可以通过矫正不平衡的Th1/Th2预防1型糖尿病。李如江等发现APS可以显著下调血糖水平，并呈时间、剂量依赖性；还可以上调血清胰岛素浓度、增加胰岛β细胞质量、降低胰岛β细胞凋亡率，其机制是通过上调过氧化物酶体增殖物激活受体γ（*PPARγ*）基因在脾脏表达，活化GATA3，诱导T细胞分化为Th2细胞，从而下调Th1/Th2。同时，APS可以下调胰腺组织中的辅助性T淋巴细胞亚群分泌的细胞因子IL-1β、IL-2、IL-4、IL-6、IL-12、TNF-α及INF-γ等的表达。

（2）保护胰岛β细胞：大量研究已证实1型糖尿病和2型糖尿病都存在胰岛β细胞的凋亡，而在1型糖尿病中，胰岛β细胞凋亡的增加是糖尿病患者胰岛素分泌减少的重要原因。死亡受体通路是调控细胞凋亡的主要信号转导通路，其中死亡受体通路中的Fas/Fas-L系统可引起胰岛β细胞凋亡，参与糖尿病的发病过程。研究表明APS可以下调胰岛β细胞中Caspase-3和Fas的表达，阻止胰岛β细胞受损，抑制胰岛β细胞凋亡，从而部分促进胰岛素的分泌。APS干预后的NOD小鼠胰岛β细胞的细胞核、核膜内质网和细胞膜等超微结构均得到了保护，核固缩、核膜破坏消失、内质网扩张、分泌颗粒减少及空泡样变等异常变化均得到显著改善。研究还发现APS可以上调1型糖尿病大鼠肌肉中的半乳糖凝集素-1（galectin-1）的表达，导致$CD8^+$凋亡，从而抑制了$CD8^+$诱导β细胞凋亡的作用。适宜剂量的APS还可以通过促进胰岛β细胞增生，抑制其凋亡，进而改善胰岛β细胞的功能，但大剂量的APS对胰岛β细胞存在细胞毒性作用，在糖尿病防治工作中需要注意。

（3）持续低血糖保护：糖尿病患者在服用降血糖药物或接受治疗后会出现持续低血糖的不良反应，而1型糖尿病患者由于其胰高血糖素对低血糖反应的普遍缺陷，更有持续低血糖的风险。下丘脑旁室核（PVN）和孤束核（NTS）是两种主要的中枢葡萄糖感受神经元，对低血糖自主反应起重要作用。实验表明黄芪可以在低血糖过程中增加PVN前自主肾上腺皮质释放激素神经元活性，增加肾上腺素的释放，升高血糖。黄芪对正常SD大鼠的血糖或肾上腺素并没有影响，但是可以诱导*c-FOS*原癌基因在PVN和NTS的改变，增加促肾上腺皮质释放激素神经元活性。黄芪预处理后对低血糖的调控是一种有潜力的1型糖尿病治疗方式。

此外，胰岛移植也是治疗1型糖尿病的有效方法。实验表明在培养基中加入黄芪皂苷可以降低胰岛冻存损失，并且在糖尿病小鼠体内静脉注射黄芪皂苷可以提高胰岛功能和延长胰岛移植存活率，这可能与其抗氧化、改善抗凋亡基因表达和免疫调节相关。

2. 治疗 2 型糖尿病

胰岛素抵抗和胰岛 β 细胞功能衰竭是 2 型糖尿病的主要特征。黄芪活性成分可有效防治 2 型糖尿病，其作用机制主要包括改善胰岛素抵抗、增加胰岛素敏感性、抗炎、抗氧化等。

（1）改善胰岛素抵抗，增加胰岛素敏感性：胰岛素抵抗（IR）是胰岛 β 细胞分泌的正常量的胰岛素不足以产生对脂肪细胞、肌肉细胞和肝细胞正常的胰岛素响应的状况。改善胰岛素抵抗、增加胰岛素敏感性是治疗 2 型糖尿病的重要途径。具体则有以下几个途径。

1）提高胰岛素受体水平：胰岛素受体是由 2 个 α 亚基和 2 个 β 亚基通过二硫键连接的四聚体。胰岛素与受体结合后可激活酪氨酸蛋白激酶发生自我磷酸化和胰岛素受体底物（IRS）磷酸化，进而激活下游效应物。胰岛素受体的数目和亲和力下降、结构功能异常、酪氨酸蛋白激酶活性降低都能导致胰岛素抵抗。

蛋白酪氨酸磷酸酶 1B（PTP1B）是胰岛素作用的胞内信号转导途径中重要的负调节因子。PTP1B 使磷酸化的胰岛素受体和 IRS 发生去磷酸化，减弱随后的信号转导，最终导致 IR，因此 PTP1B 是治疗 2 型糖尿病的潜在靶标。内质网应激（ERS）激活的信号通路可以导致胰岛素受体及 IRS 功能障碍。研究表明 APS 可以降低 PTP1B 在 2 型糖尿病中骨骼肌的表达和活性，增加胰岛素引起的胰岛素受体的 β 亚基和 IRS-1 在肌肉中酪氨酸磷酸化水平，改善胰岛素敏感性和降低血糖。PTP1B 可以被活化的活化转录因子 6（ATF6）激活，实验证明 APS 可以显著降低 KKAY 鼠肝脏中 X-盒结合蛋白 1（XBP1）的转录，抑制 ATF6 活化，减少 PTP1B 的表达，从而增强 ERS 适应能力，也可以通过减少内质网应激相关蛋白（CHOP）的表达，降低 IR 和减少 ERS。动物研究表明，APS 可以提高糖尿病大鼠肾组织中胰岛素受体、IRS-1、PI3K 水平，改善胰岛素信号转导。

2）加强葡萄糖转运，增加糖原合成：胰岛素受体后缺陷是 IR 的主要发病机制之一，表现在肌肉、脂肪对葡萄糖摄取、利用减少及抑制肝葡萄糖输出的作用减弱。葡萄糖转运蛋白 4（GLUT4）是介导外周组织对葡萄糖摄取和利用的限速步骤。在骨骼肌中主要存在两种增加葡萄糖转运的机制：一是在胰岛素信号通路中，通过活化 PI3K/Akt 磷酸化引起 GLUT4 转运体向质膜移位；二是磷酸腺苷激活的蛋白激酶（AMPK）信号通路。实验证明 APS 通过活化 AMPK，抑制 ATP 消耗，加速 ATP 产生；刺激 GLUT4 从微泡向质膜的移位，增加葡萄糖摄取，同时提高糖原合成酶的活性，从而增加胰岛素敏感性。在 2 型糖尿病中，APS 能够恢复受损的 PKB/Akt 的磷酸化水平，增加 GLUT4 向骨骼肌质膜转移水平，提高胰岛素敏感性。糖原合成激酶 3（GSK3）是 PKB/Akt 下游通路中肝脏胰岛素的负调控因子，高活性的 GSK3 可以引发 IPF1/PDX1 蛋白水平的减少和胰岛 β 细胞功能障碍。APS 可以减少 GSK3β 的蛋白表达，增加机体胰岛素敏感性。黄芪皂苷Ⅳ可以显著降低血糖、甘油三酯水平，抑制糖尿病大鼠肝糖原磷酸化酶和 6-磷酸葡萄糖酶的蛋白表达和活性，减少肝糖原被分解为葡萄糖。

3）调节血脂和脂肪细胞因子：脂代谢紊乱是 2 型糖尿病常见的病理生理改变。2 型糖尿病患者由于 IR 导致脂代谢紊乱，进而在加重 IR 的同时引起胰岛 β 细胞的凋亡。脂肪组织作为人体最大的内分泌器官之一，分泌的调节因子主要包括瘦素、脂联素（APN）、抵抗素等。APN 主要由分化成熟的脂肪细胞分泌，有受体 Adipo R1 和 Adipo R2 两种，主要在肝脏、骨骼肌等胰岛素作用的靶器官上表达；抵抗素具有调节葡萄糖转运、影响胰岛素敏感性、抗动脉粥样硬化等多种生物效应。实验证明长期服用黄芪皂苷Ⅱ和异黄芪皂苷Ⅰ可以显著增加血清中 APN 总量，选择性地增加高分子量低聚物复合物，激活 AMPK，从而减轻高糖、糖耐受和 IR。研究表明黄芪有效部分可影响糖尿病模型大鼠血糖、血清胰岛素和 APN 水平，上调肝脏、骨骼肌组织中 Adipo R1、AMPK mRNA 的表达水平，其中以黄芪黄酮效果最显著。APN 水平的升高可激活 AMPK，下调葡萄糖-6-磷酸酶，减少肝脏葡萄糖的输出，缓解肝脏 IR。体内研究显示 APS 高、中剂量治疗组的脂肪抵抗素基因的表达显著降低，同时可以升高血浆 APN 水平，降低血浆 FFA，改善 IR。黄芪皂苷Ⅳ可以剂量依赖性地抑制 TNF-α 引起的脂解作用，可以抑制 EPK1/2 磷酸化，同时可以减弱 TNF-α 引起的在脂肪合成中起关键作用的酶类，包括脂蛋白脂肪酶、脂肪酸合成酶（FAS）和甘油-3-磷酸酰基转移酶（GPAT），改善 3T3-L1 脂肪细胞的胰岛素抵抗，增加胰岛素敏感性。

（2）抗炎、抗氧化：慢性炎症在糖尿病及其并发症的发生发展中起重要作用，可引起不同的病理刺激和组织损坏。许多研究已经提示降血糖药物的抗炎活性也许是其抗糖尿病的机制之一。炎症因子（如 TNF-α、IL-1β、IL-6、NO）在炎症状态下由巨噬细胞和（或）炎症组织释放，活化 IKK/JNK 信号通路，同时抑制 IRS/PI3K 通路和胰腺中 PDX1/Maf A 的产生从而导致 IR 和胰岛素分泌不足。ROS 的产生可导致 2 型糖尿病胰岛 β 细胞功能障碍，因此平衡 ROS 的产生是治疗糖尿病的潜在途径。中药药方 SR10（包括黄芪、党参、地骨皮）长期给药后可以上调抗氧化物酶、过氧化氢酶和超氧化物歧化酶的活性和表达，改善胰岛 β 细胞功能，降低血糖水平。研究证明黄芪可介导 MKP-1 信号通路降低 p38 和 ERK1/2 活性，抑制依赖性 NF-κB 的转录发生，减少 LPS 预处理的 Raw264.7 细胞内 IL-6、诱导型一氧化氮合酶（I NOS）和环氧合酶 2（COX-2）的表达。

3. *治疗糖尿病并发症*

（1）糖尿病肾病（DN）：糖尿病临床最常见的严重并发症之一，早期病理特征主要表现在蛋白尿、肾小球肥大、肾小球及肾小管基底膜增厚、肾小球滤过率降低及肾纤维化等。APS 可以降低大鼠血糖、血脂和微量白蛋白尿水平，在肾皮质核质、NF-κB 表达降低，IκB 表达升高，肾脏与体重比重降低，肾功能得到改善。黄芪多糖冲剂能降低血糖、血液黏稠度和凝固性，增加血管纤溶酶活性，改善血液循环，同时促进肝细胞合成白蛋白，升高血浆胶体渗透压，减少尿蛋白，减轻肾病水肿等症状。肾小球足细胞的损伤会导致肾小球硬化和肾功能进行性丧失，在糖尿病肾病中主要表现为肾小球足细胞数量减少、从基底膜上脱落、代偿性肥大等。黄芪皂苷Ⅳ和 APS 能够通过上调 α3β1 整联蛋白，抑制整联蛋白相关激酶的活化和过表达从而缓解高糖引起的足细胞黏附。结缔组织生长因子（CTGF）是一种重要的促纤维化因子，主要分布在肾小球系膜细胞、近端小管上皮细胞等多种肾脏固有细胞中，介导细胞增生可促进细胞外基质的合成。黄芪可以降低肾组织 CTGF 蛋白及其 mRNA 的过度表达，治疗糖尿病肾病。在肾组织中，细胞因子信号抑制因子-1（SOCS-1）的过表达可以抑制 TGF-β1、IL-6、MCP-1 等众多细胞因子的信号转导，从而抑制炎症反应，保护肾组织。在糖尿病肾炎并发症中，黄芪可上调 SOCS-1 的表达水平，间接抑制 TGF-β1、IL-6 的表达，还可通过上调 LDL 受体表达和降低高水平的精氨酸加压素 V2 受体和血管升压素（AVP）依赖的水通道蛋白 2 的表达，减轻糖尿病肾病的炎症反应，具有一定的肾脏保护作用。

（2）糖尿病性心肌病：糖尿病性心肌病变（DCM）是糖尿病患者在糖、脂类代谢紊乱基础上的慢性心肌病变，主要病理特征表现在心肌、血管内皮等组织的代谢紊乱，心肌细胞肥大、增厚，间质纤维化等。最近研究发现，在糖尿病性心肌病变中，糖尿病仓鼠与正常组相比，PPAR-α 和脂肪酸转运蛋白-1（FATP-1）的表达明显升高。APS 处理后可显著降低血糖、糖基化血清蛋白、心肌酶和血脂水平，心肌细胞中 PPAR-α，*FATP-1* 基因的表达也显著降低，而 *GLUT4* 基因的表达却有所提高，异常心肌超微结构也得到改善。研究证明 APS 还可以通过增强 AMPK 活性，增加心肌组织中解偶联蛋白-2（UCP-2）的数量，减少游离脂肪酸的酯化，减轻蓄积脂质的细胞毒性作用。糜蛋白酶-血管紧张素

Ⅱ酶系统在糖尿病性心肌病变中起重要作用。糜蛋白酶是一种丝氨酸蛋白酶，可以裂解血管紧张素Ⅰ（Ang Ⅰ）得到血管紧张素Ⅱ（Ang Ⅱ）。APS可以减弱血清中糖脂代谢紊乱和心肌活性，显著减少心肌胶原Ⅰ/心肌胶原Ⅲ的比例，减少心肌胶原沉淀和间质性纤维化；同时显著抑制糜蛋白酶、心脏基质金属蛋白酶-2（MMP-2）活性和p-EPK1/2蛋白的表达，降低心脏Ang Ⅱ水平。

（3）糖尿病血管并发症：黄芪对糖尿病血管并发症的保护主要体现在降血糖、血脂、血压等方面。血管内皮细胞功能障碍在糖尿病血管并发症和动脉粥样硬化的发生发展中起重要作用。在IR状态下，血管内皮细胞结构和功能受损主要是由于内皮源性一氧化氮生成减少、氧化应激增强和慢性炎症状态的影响。APS可通过改善肝脏ERS来减轻内质网损伤，保护血管；减轻内皮缩血管肽对血管的损伤作用，提高NO含量及超氧化物歧化酶（SOD）活性，保护内皮细胞。糖尿病患者常伴有外周血内皮祖细胞（EPCs）数量的减少，导致其增生、迁移和成血管能力降低，因此增加EPCs的数量和改善其功能是防治糖尿病血管并发症的有效途径。APS可以通过激活PI3K/Akt/eNOS信号通路促进EPCs的增生，增加EPCs向内皮细胞的分化，从而在治疗糖尿病血管并发症中发挥重要作用。

（4）糖尿病足溃疡：是糖尿病较严重的并发症之一。成纤维细胞（Fb）是创面愈合过程中的主体细胞，在创面修复中起着关键作用。研究表明APS不仅可以促进糖尿病患者创缘成纤维细胞的增生，还可以降低细胞间黏附分子-1（ICAM-1）、血管内皮细胞黏附分子-1（VCAM-1）的表达，减少白细胞与内皮细胞的黏附。在DFUs发生时，其局部IL-1β水平会明显升高。APS可以降低IL-1β，抑制IL-1β诱导的MMP-2、MMP-9的活性及蛋白表达，能在一定程度上提高溃疡的治愈率，降低截肢率和死亡率。但是实验发现APS在一定浓度下（10～160 μg/m L）可以促进DFUs愈合，过高浓度（≥ 640 μg/m L）则可能导致溃疡迁延不愈。与衰老相关的中性β-半乳糖苷酶（SA-β-Gal）染色阳性率可作为衰老研究的生物学标志物。APS可以增加糖尿病足溃疡Fb数量，促进细胞增生，且呈时间、剂量依赖性；降低溃疡处SA-β-Gal活性，改善细胞老化，延缓细胞衰老。

（5）糖尿病视网膜病变（DR）：是主要的致盲性眼病，以视网膜的微血管病变为特点。APS具有明显的抗氧化和自由基清除活性，治疗后实验组与对照组对比，MDA含量/SOD活力显著降低，糖尿病视网膜病变患者的氧化应激水平明显降低，从而缓解了高糖环境对细胞膜完整性的破坏和微血管的损伤。视网膜Muller细胞代谢和功能的改变会导致视网膜神经层的病变。Kir2.1内向整流钾通道是在大鼠视网膜的Muller细胞中特异性表达的通道蛋白，在维持细胞静息电位和复极过程中起重要作用。APS可抑制Muller细胞上的Kir2.1通道的蛋白表达下降，缩短细胞外钾离子进入细胞内的时间，影响细胞的再极化过程，提高Muller细胞的生物功能，降低糖尿病视网膜病变的发病率。

三、人参

（一）概述

本品为五加科植物人参的干燥根和根茎。味甘、微苦，性微温。归脾、肺、心、肾经。可大补元气，复脉固脱，补脾益肺，生津养血，安神益智。用于体虚欲脱，肢冷脉微，脾虚食少，肺虚喘咳，津伤口渴，内热消渴，气血亏虚，久病虚羸，惊悸失眠，阳痿宫冷。《神农本草经》："主补五脏，安精神，定魂魄，止惊悸，除邪气，明目，开心，益智。"《本草纲目》："治男妇一切虚证，发热自汗，眩晕头痛，反胃吐食，痎疟，滑泻久痢，小便频数淋沥，劳倦内伤，中风中暑，痿痹，吐血、嗽血、下血、血淋、血崩，胎前产后诸病。”

（二）化学成分

人参含有人参皂苷、人参多糖、氨基酸、蛋白质类、糖类、维生素类、有机酸类、微量元素类、黄酮类及多肽类等活性成分。其中，人参皂苷是由糖和苷元相连而成的糖苷类化合物，人参皂苷属三萜类皂苷，是人参的主要有效物质，占 3%～6%。

（三）药理研究

1. 人参多糖治疗糖尿病的应用

20 世纪 80 年代，日本学者 Konno 最早报道了人参多糖的结构及对正常的四氧嘧啶诱导的糖尿病小鼠的降血糖作用，其中 DPG-3-2 可以促进小鼠的胰岛素分泌，而对正常的小鼠无影响。人参作为重要的中草药在亚洲应用已经有上千年的历史，在 Chen F 的研究中，人参皂苷 Rg1 和 Rb1 通过抑制 NO 的产生来抑制胰岛 β 细胞凋亡的相关基因的表达。Oshima 等亦报道从西洋参水提取物中分离得到的三种西洋参多糖对正常及四氧嘧啶诱导的糖尿病小鼠具有降血糖作用。

在国内，王本祥课题组较早地开展了关于人参糖肽（GGP）降血糖作用的研究。研究表明，给予正常小鼠人参糖肽（50 mg/kg、100 mg/kg、200 mg/kg）和（或）按 30 mg/kg 和 60 mg/kg 剂量给予正常家兔人参糖肽，能明显降低正常动物的血糖和肝糖原，并且有剂量依赖关系。人参糖肽降血糖作用可持续 16 小时，并且人参糖肽对实验性高血糖动物也有明显的降血糖活性。此外，李才等报道，人参糖肽可明显提高糖尿病大鼠尾腱胶原的溶解性，提示人参糖肽能减轻胶原交联的程度。Kim 等亦观察了人参糖肽临床的降血糖作用结果令人满意。

Xie 等报道，从西洋参果实中分离得到的多糖组分可以降低 ob/ob 遗传性小鼠的空腹血糖水平，改善糖耐量，而对糖尿病小鼠的体重没有影响。韩国学者 Kim 等报道，从红参和双叉乳杆菌发酵后的红参中获得的多糖类成分可以显著抑制餐后血糖的上升，而且减少高脂小鼠的甘油三酯水平。

2. 人参皂苷治疗糖尿病的应用

迄今为止，人参降血糖作用主要集中在对人参皂苷的研究上。大部分学者在研究人参及主要部位抗糖尿病实验过程中，都会结合人参皂苷分析做一讨论。研究认为，人参皂苷结构的不同，对糖尿病的治疗作用亦不同。

氧化应激损伤是糖尿病及其并发症产生的重要诱因。在糖尿病的发生发展过程中，氧化应激产生的活性氧和自由基可对机体正常的代谢造成一定的损伤，其中肾及眼睛损伤尤为严重。韩国学者 Cho 等报道，观察人参皂苷 Re（5 mg/kg、10 mg/kg 或 20 mg/kg）对 STZ 诱导的糖尿病大鼠的降血糖作用，给药 2 周后，治疗组与正常对照组空腹血糖水平变化不显著，亦对糖化血红蛋白的含量无影响。人参皂苷 Re（10 mg/kg 和 20 mg/kg）可以显著降低血清中甘油三酯和总胆固醇含量，而 5 mg/kg 剂量无效果。与对照组相比，经 Re 治疗后，治疗组糖尿病大鼠肾脏及眼睛的 GSH 水平增加，MDA 含量减少。研究表明，人参皂苷 Re 能通过增强 SOD 的作用来对抗糖尿病发展过程中形成的自由基而对肾脏和眼睛损伤发挥保护作用，研究者推断人参皂苷 Re 可能会减少糖尿病引起的微血管病变。

此外，Cho 等运用高通量蛋白质组学研究人参皂苷 Re 对 STZ 诱导的糖尿病大鼠的降血糖作用。有学者利用 SELDI-TOFMS 技术检测了动物 432 种蛋白，与对照组相比，给药 2 周后，大鼠的血浆中 293 种蛋白发生变化。糖尿病大鼠与治疗组大鼠相比，通过蛋白质库分析，其中绝大多数 C-反应蛋白的含量发生改变，与对照组相比，人参皂苷 Re 能够改善糖尿病发生发展过程产生的炎症反应，从而改善糖尿病并发症，在一定程度上缓解并发症的产生。

我国学者尚文斌等对 Rb1 的降血糖作用做了较为系统的研究。研究表明，人参皂苷 Rb1 可以通过激活 PPARγ2 和 *C/EBPα* 基因的表达而促进 3T3－L1 脂肪细胞分化。同时，人参皂苷 Rb1 能够促进 C2C12 骨骼肌细胞和 3T3－L1 脂肪细胞对葡萄糖的利用。

骨骼肌组织作为重要的外周组织，能够促进葡萄糖的代谢，维持机体能量平衡，是参与葡萄糖代谢的重要器官之一。韩国学者 Lee 等进行了 C2C12 骨骼肌细胞的葡萄糖摄取实验，探讨人参皂苷 Re 的降血糖机制。结果表明，人参皂苷 Re 促进 C2C12 细胞对糖的利用，且呈剂量依赖性。Western blot 检测分析显示，人参皂苷 Re 主要作用于 AMPK 信号转导途径。而人参皂苷 Re 是通过增加氧化自由基的生成激活 AMPK 活性，进而增加骨骼肌细胞摄取葡萄糖。

Kim 等利用 L6 型骨骼肌细胞深入探讨二醇型人参皂苷 Rg3 对外周组织葡萄糖利用的降血糖机制。结果表明，人参皂苷 Rg3 能明显促 L6 细胞对葡萄糖摄取，这与 Lee 等进行的实验结果较为一致（Rg3 和 Re 都是二醇型人参皂苷）。这种作用主要通过提高 IRS－1 蛋白的水平来实现。然而，Rg3 给药组并非不影响 Akt 蛋白的水平表达。Kim 等研究认为人参皂苷 Rg3 通过活化 Akt 蛋白的表达，提高 GLUT4 mRNA 的水平增加骨骼肌对葡萄糖的利用。

李伟等对人参二醇组和人参皂苷 CK 进行了抗糖尿病研究，研究结果显示，人参二醇组及人参皂苷 CK 均具有较好的降血糖作用，并进一步探讨了抗糖尿病作用的机制可能是通过激活肝脏 AMPK，进而抑制糖异生关键酶 PEPCK 及 G6Pase 的表达，发挥降血糖作用。

糖尿病发生过程中，胰岛 β 细胞会出现不同程度的凋亡，从而导致胰岛素分泌不足。Kim 等研究小组发现，人参皂苷 Rg3 能够明显保护棕榈酸诱导的 MIN6N8 型小鼠的胰岛 β 细胞凋亡。这主要通过调控 P44/42MAPK 的活性来实现上述作用。同时，研究者亦发现，人参皂苷 Rg3 对长时间游离脂肪酸（FFA）诱导产生的凋亡也有明显的保护作用。这一研究表明，人参皂苷对 2 型糖尿病游离脂肪酸损伤起保护作用。

糖尿病发生发展后，肾病综合征是主要的并发症，预防和治疗 2 型糖尿病及其并发症至关重要。韩国学者 Kang 等观察 20（S）－ginsenoside Rg3 对 STZ 诱导的糖尿病小鼠肾脏损伤的保护作用，分三个给药组（5 mg/kg、10 mg/kg、20 mg/kg），结果表明，Rg3（20 mg/kg）灌胃给药 15 天后，大鼠的饮水量减少。Rg3 能够明显降低糖尿病大鼠血清中葡萄糖糖基化蛋白及硫代巴比土酸的反应物的含量。糖尿病大鼠的肾损伤状况得到明显改善，Rg3 呈剂量依赖性来改善糖尿病大鼠的肾脏功能，推测由于 20（S）－ginsenoside Rg3 抑制了 NMDA［N－甲基－D－天（门）冬氨酸］受体介导的亚硝化应激。

研究表明，肥胖，尤其是腹部脂肪堆积是 2 型糖尿病的重要诱因之一。许多人参皂苷具有抗肥胖作用，从另一个角度证明了人参“久服轻身延年”和预防糖尿病的作用。研究表明，人参皂苷 Rh2、Rb1、Rb2、Rg3 在细胞水平和动物实验中具有显著的抗肥胖作用。

四、麦冬

（一）概述

本品为百合科植物麦冬的干燥块根。味甘、微苦，性微寒。归心、肺、胃经。可养阴生津，润肺清心。用于肺燥干咳，阴虚痨嗽，喉痹咽痛，津伤口渴，内热消渴，心烦失眠，肠燥便秘。《名医别录》：“主疗虚劳客热，口干燥渴……保神，定肺气，安五脏。”《本草汇言》：“清心润肺之药。主心气不足，惊悸怔忡，健忘恍惚，精神失守；或肺热肺燥，咳声连发，肺痿叶焦，短气虚喘，火伏肺中，咯血咳血；或虚劳客热，津液干少；或脾胃燥涸，虚秘便难。”《本草拾遗》：“去心热，止烦渴。”

（二）化学成分

麦冬含有甾体皂苷类、高异黄酮类、多糖类等成分。甾体皂苷和高异黄酮具有多种生物活性，是麦冬的主要活性部位。其他成分还含有有机酸、糖苷、环二肽等。

（三）药理研究

李晶等研究证实，麦冬提取物能显著降低 2 型糖尿病的血糖、减少口服葡萄糖耐量试验的曲线下面积；能显著提高大鼠对外源胰岛素的敏感性及肝糖原含量、骨骼肌糖原含量；能显著降低肾指数及尿蛋白排泄率；并抑制胰腺的组织病理损伤。

吴万征等研究表明，麦冬寡糖能显著减轻自发性 2 型糖尿病 db/db 小鼠的体重，降低空腹血糖值，减少口服葡萄糖耐量试验的曲线下面积并降低 GSP 含量；麦冬寡糖也能抑制 24 小时尿蛋白量、24 小时尿白蛋白量、尿素氮和肌酐含量的增加，显著降低血清总胆固醇、甘油三酯、低密度脂蛋白胆固醇和高密度脂蛋白胆固醇含量。综上所述，麦冬寡糖对自发性 2 型糖尿病 db/db 小鼠表现的肥胖、高血糖症、血脂异常、肾损伤均有较好的改善作用。

沙建平等观察麦冬对糖尿病大鼠胰岛细胞的保护作用。结果显示，与正常组相比较，模型组大鼠血糖升高，血清 C 肽含量降低，胰岛萎缩，胰岛内 β 细胞减少，NF-κB 表达增加。与模型组相比较，麦冬组大鼠 C 肽含量升高，胰岛内 β 细胞增加，NF-κB 表达减少。结果表明麦冬可能是通过抑制细胞凋亡及胰岛中 NF-κB 的表达保护 β 细胞，促进 C 肽分泌。

高昌琨等进行动物实验，麦冬总皂苷（100 mg/kg、200 mg/kg、400 mg/kg）灌胃，测定正常小鼠及由四氧嘧啶、肾上腺素、葡萄糖所致高血糖小鼠的血糖水平。结果表明，麦冬总皂苷对四氧嘧啶、肾上腺素及葡萄糖引起的小鼠高血糖均有抑制作用。

五、石斛

（一）概述

本品为兰科植物金钗石斛、鼓槌石斛，或流苏石斛的栽培品及其同属植物近似种的新鲜或干燥茎。味甘，性微寒。归胃、肾经。可益胃生津，滋阴清热。用于热病津伤，口干烦渴，胃阴不足，食少干呕，病后虚热不退，阴虚火旺，骨蒸劳热，目暗不明，筋骨痿软。《神农本草经》：“主伤中，除痹，下气，补五脏虚劳羸瘦，强阴，久服厚肠胃。”《本草纲目拾遗》：“清胃，除虚热，生津，已劳损。”《本草再新》：“清胃火，除心中烦渴，疗肾经虚热。”

（二）化学成分

近年来，国内外学者从石斛属植物中分离鉴定出约 100 种化合物，包括多糖类、生物碱类、菲类、联苄类、芴酮类、倍半萜类、香豆素类、甾醇类、氨基酸类和微量元素等，其中生物碱类最多。

（三）药理研究

石斛养阴生津止渴、清肺胃虚热，是传统中医治疗消渴的要药。临床上常将石斛与其他中药配伍用于糖尿病的治疗，如石斛合剂（由石斛、黄芪、枸杞子、五味子组成）能降低血糖、调节血脂及改善糖尿病患者的中医临床症状，还能明显降低患者胰岛素抵抗指数、增加胰岛素敏感性。也有临床研究报道显示，单用铁皮石斛能有效降低2型糖尿病患者的空腹血糖、糖化血红蛋白，并能改善患者“三多一少”症状。

国内外学者已采用多种经典的糖尿病模型，分别对6种不同石斛（金钗石斛、铁皮石斛、鼓槌石斛、迭鞘石斛、细茎石斛及霍山石斛）的不同提取物（水提物、醇提物、多糖及生物碱）/部位的降糖作用进行了研究。涉及的动物模型有：模拟1型糖尿病动物模型。四氧嘧啶致糖尿病小鼠模型、链脲佐菌素（STZ）致糖尿病小鼠模型、STZ致糖尿病大鼠模型。模拟2型糖尿病动物模型。长期高糖高脂致糖尿病小鼠模型、高糖高脂复合STZ致糖尿病大鼠模型、高脂复合STZ致糖尿病小鼠模型。其他。肾上腺素性高血糖小鼠模型。在上述7种主要糖尿病/高血糖动物模型中，不同石斛的提取物/部位能降低模型动物空腹血糖、糖化血红蛋白及糖化血清蛋白，调节血脂紊乱，改善糖尿病伴随的“三多一少”症状，提高抗氧化能力，修复胰岛损伤，改善胰岛素抵抗等。除直接的降糖作用外，还对糖尿病肾病、糖尿病视网膜病变等糖尿病并发症具有改善作用。

在降糖作用明确的基础上，研究人员对石斛的降糖机制进行了探索，其降糖机制主要包括：①改善胰岛功能，金钗石斛、霍山石斛、铁皮石斛3种石斛均能减轻四氧嘧啶所致糖尿病小鼠的胰岛损伤；铁皮石斛水提液可减轻STZ致糖尿病大鼠的胰岛损伤。②提高机体胰岛素敏感性，多种石斛均有改善胰岛素抵抗作用。铁皮石斛能够增加胰岛素敏感性、调节糖脂代谢、改善胰岛素抵抗。束花石斛能降低高脂复合STZ诱导的糖尿病大鼠胰岛素抵抗指数。金钗石斛水煎剂可上调糖尿病大鼠肾脏过氧化物酶增殖物激活受体γ（PPARγ）的蛋白表达，增强胰岛素敏感性；其生物碱可通过上调肝组织IRS-2、IGF-1 mRNA的表达，改善胰岛素抵抗。③调节糖代谢，包括抑制肠道葡萄糖的吸收、促进肝糖原合成及抑制其分解、促进糖酵解及抑制肝糖原异生等环节。研究者研究发现铁皮石斛水提物和醇提物，以及齿瓣石斛 D.devonianum Paxt. 中的石斛酚、黄酮醇苷类化合物，美花石斛 D.loddigesii Rolfe 的多酚类化合物均具有明显的α-葡萄糖苷酶抑制作用，部分效价甚至强于阳性对照阿卡波糖。另外，铁皮石斛多糖可通过调节PI3K/Akt介导的糖原合成和葡萄糖代谢降低血糖。一方面，其可通过调节肝和肌肉组织糖原合成酶激酶-3β、糖原合成酶和葡萄糖转运蛋白4的表达，促进糖原合成；另一方面，通过调节糖尿病模型小鼠肝脏葡萄糖代谢相关酶，包括丙酮酸激酶、己糖激酶、磷酸烯醇式丙酮酸羧激酶（PEPCK）的水平，促进葡萄糖代谢。金钗石斛总生物碱可增加过氧化物酶增殖物激活受体共激活因子（*PGC1alpha*）基因和蛋白表达，增加糖代谢相关基因 *Glut2* 和 *FoxO1* 的表达。以下做具体阐述。

1. 通过基因调控胰岛细胞数量对抗高血糖作用

（1）调节胰岛细胞分泌激素功能：吴昊姝等观察石斛对正常小鼠血糖及链脲佐菌素性糖尿病（STZ DM）大鼠血清胰岛素水平的影响程度不明显，却可使STZ DM大鼠的血清胰岛素水平升高，血糖值降低，胰高血糖素水平降低。结果显示，给药大鼠胰岛α细胞数量减少，胰岛β细胞数量增多。它还可使肾上腺素性高血糖小鼠肝糖原含量增高，血糖降低。并观察到石斛对STZ DM大鼠及肾上腺素性高血糖小鼠有明显的降血糖作用。其降血糖的胰内机制可能是抑制胰岛α细胞分泌胰高血糖素，从而促进胰岛β细胞分泌胰岛素；胰外机制是促进肝糖原合成和抑制肝糖原分解。黄琦等将大鼠随机分为空白组、二甲双胍组、模型组、石斛生物总碱（DNLA）正常给药组（DNLA 80 mg/kg）及DNLA低、中、高剂量组（20 mg/kg、40 mg/kg、80 mg/kg），经链脲佐菌素诱导正常大鼠成DM大鼠模型。DNLA灌胃给药4周后与空白组相比较，模型组空腹血糖、游离脂肪酸、空腹胰岛素、胰岛素抵抗指数明显升高，胰腺组织中的胰岛体积缩小，且数量明显下降，同时肝脏组织发生脂肪变性；正常给药组的FBG无明显变化；与模型组相比较，DNLA中、高剂量组空腹血糖、游离脂肪酸、空腹胰岛素、胰岛素抵抗指数显著降低，表明DNLA中、高剂量对胰岛β细胞有不同程度的保护作用，并对肝脏脂肪变性有减轻作用；与空白组相比较，模型组肝脏组织中IRS-2，骨骼肌及脂肪组织中IGF-1 mRNA、GLUT4 mRNA表达明显减少，骨骼肌组织中GLUT4及胰腺组织中INS蛋白表达也明显减少；与模型组相比较，二甲双胍组，DNLA中、高剂量组的肝脏组织中IRS-2、脂肪及骨骼肌组织中GLUT4 mRNA、IGF-1 mRNA表达明显增加，骨骼肌组织中GLUT4及胰腺组织中的INS蛋白表达亦明显增加，表明DNLA能够明显降低糖尿病大鼠的血糖而不影响正常大鼠血糖，并能明显减轻胰岛素抵抗，保护胰岛β细胞。同时DNLA能够减轻糖尿病大鼠肝脏脂肪变性，其作用机制可能与其降低血清FFA水平及减轻胰岛素抵抗有关。何苗等研究霍山石斛能明显增加小鼠的肝脏、脾脏指数，能提高血清及肝组织中SOD和CAT酶的活性，并能有效降低MDA的含量，而对于GSH-PX酶无明显作用。其还能减少糖尿病大鼠的饮食、饮水及排泄量，从而有效改善糖尿病大鼠的“三多一少”的病症；且可降低糖尿病大鼠的血糖水平及血清甘油三酯、游离脂肪酸及胆固醇含量，调节胰岛素水平；可改善细胞形态，修复胰岛β细胞，增加胰岛β细胞数量，以刺激胰岛素分泌，更有效地调节血糖水平，对肾脏亦起到显著的保护作用。

（2）保护胰腺组织：常惠礼用高脂高糖-链脲佐菌素制成糖尿病（STZ-T2DM）模型，与正常对照组相比，模型组的大鼠胰岛组织Aktser473磷酸化减弱，JNK蛋白磷酸化程度显著增加。与模型组相比，铁皮石斛TP、TE、TF增加Aktser473磷酸化水平，并显著降低大鼠胰岛组织JNK Thr183/Tyr185磷酸化。表明铁皮石斛的有效部位具有增加AKTser473磷酸化水平、抑制2型糖尿病大鼠胰岛组织JNK Thr183/Tyr185磷酸化水平的作用。黄琦等将大鼠随机分为空白组、模型组、二甲双胍（100 mg/kg）组及总生物碱低、中、高剂量组（40 mg/kg、80 mg/kg、160 mg/kg）。四氧嘧啶（175 mg/kg）制备高血糖大鼠模型，用药72小时后取血测各组大鼠空腹血糖，同时观察胰腺组织形态学变化。注射四氧嘧啶3天后，大鼠胰岛萎缩、数量减少，岛内细胞数减少，血糖较空白组明显增高；与模型组相比较，DNLA（40 mg/kg、80 mg/kg、160 mg/kg）及二甲双胍（100 mg/kg）组胰岛数量较大、较多，且岛内细胞数较多，能明显降低大鼠血糖水平，表明DNLA能降低四氧嘧啶所致糖尿病大鼠血糖水平，其作用机制与DNLA对胰岛的保护作用有关。

（3）减少胰岛素抵抗（IR）：宓文佳等用高糖、高脂加链脲佐菌素制成2型糖尿病小鼠模型，灌胃给铁皮石斛根不同溶剂的提取物（EA、EB和EW），连续给药10周。结果显示，铁皮石斛根提取物能改善2型糖尿病模型小鼠血糖，其中提取物EB的降糖作用明显且平稳，并且能有效改善小鼠的体征、口服糖耐量和生活质量。研究发现提取物EB的降糖机制可能与其能提高受体对胰岛素的敏感性、改善胰岛素抵抗有关。黄琦等经高脂、高糖加链脲佐菌素诱导正常大鼠成糖尿病大鼠模型。糖尿病大鼠随机分为模型组，DNLA 20 mg/kg、40 mg/kg、80 mg/kg组和二甲双胍组。另取基础饲料喂养SD大鼠设为正常对照组。给药连续4周后，与正常对照组相比较，模型组的大鼠空腹血糖、游离脂肪酸、甘油三酯、空腹胰岛素、胰岛素抵抗指数均明显升高，且肝脏组织发生脂肪变性。二甲双胍组，DNLA 40 mg/kg、80 mg/kg组大鼠的空腹血糖、胰岛素抵抗指数、空腹胰岛素低于模型组，DNLA 80 mg/kg组空腹血糖、胰岛素抵抗指数、空腹胰岛素水平与二甲双胍组相比无显著差异。DNLA 40、80 mg/kg 组 FFA 低于模型组，二甲双胍组与模型组相比 TG 无显著差异。DNLA 20 mg/kg、40 mg/kg、80 mg/kg 组和二甲双胍组的 TG 水平与模型组相比无显著差异。DNLA 40 mg/kg、80 mg/kg 组大鼠肝脏脂肪变性程度减轻。表明 DNLA 可降低糖尿病大鼠血糖，并减轻肝脏脂肪变性，其作用机制可能与改善胰岛素抵抗有关。

（4）降低过高血糖：蔡伟等研究提示不同灌胃剂量金钗石斛水提物（0.25 g/kg、0.5 g/kg、0.75 g/kg）对于正常小鼠和经链脲霉素造模糖尿病模型小鼠的体重均没有显著影响。不同剂量的金钗石斛水提物均可对链脲霉素高血糖小鼠有明显的降糖作用，而不同组之间血糖值变化的差别无统计学意义。高剂量组对于正常小鼠血糖值没有影响，表明金钗石斛水提物对链脲霉素高血糖小鼠有明确的降糖作用，而对正常小鼠没有影响。

2. 改善糖耐量

罗傲霜等研究不同剂量迭鞘石斛多糖，高剂量（300 mg/kg）、中剂量（100 mg/kg）和低剂量（30 mg/kg）分别给经四氧嘧啶造成高血糖动物模型灌胃给药，并设立阳性对照组和阴性对照组，测血糖水平。迭鞘石斛多糖能够增强四氧嘧啶高血糖大鼠的糖耐量，显著降低四氧嘧啶高血糖小鼠的空腹血糖，对于正常大鼠糖耐量和正常小鼠空腹血糖没有明显影响，表明迭鞘石斛多糖具有明显的降低血糖作用。陈爱君等用铁皮石斛膏（生药）3 g/kg 剂量给经四氧嘧啶造成糖尿病小鼠模型灌药，结果显示经四氧嘧啶所致的 DM 模型小鼠的血糖值降低，并且能明显改善该模型小鼠的糖耐量和减少其血糖曲线下面积；（生药）6 g/kg 剂量对于正常小鼠的糖耐量也有一定改善作用，表明铁皮石斛膏有一定的改善糖耐量和降低血糖的作用。

3. 调节基因表达

蔡春容等将大鼠随机分为空白组，二甲双胍组（100 mg/kg），模型组，DNLA 低、高剂量组（20 mg/kg、40 mg/kg）。DNLA 灌胃经高脂高糖链脲佐菌素诱导糖尿病大鼠模型给药 4 周，结果显示 DNLA 能够促进高脂饮食合并 STZ 诱导出的糖尿病大鼠模型的胰岛素分泌，能直接保护胰岛 β 细胞功能，其作用机制可能与其降低半胱天冬氨酸蛋白酶 3 的表达水平、改善胰高血糖素样肽 -1 的水平及抗炎作用等有关。

六、葛根

（一）概述

本品为豆科植物野葛的干燥根。味甘、辛，性凉。归脾、胃、肺经。可解肌退热，生津止渴，透疹，升阳止泻，通经活络，解酒毒。用于外感发热头痛，项背强痛，口渴，消渴，麻疹不透，热痢，泄泻，眩晕头痛，中风偏瘫，胸痹心痛，酒毒伤中。《名医别录》："主伤寒头痛，寒热，瘴气恶毒，烦躁满闷，虚劳喘急，两脚疼冷。"《珍珠囊》："去心中懊侬，伤寒头痛，烦躁。"《本草纲目》："下气，调中。治伤寒温毒发斑，呕逆。"

（二）化学成分

葛根的主要成分有异黄酮类、三萜类、皂苷类和多糖类等，其主要药理活性成分为葛根异黄酮类，包括葛根素、3'-甲氧基葛根素、3'-羟基葛根素、大豆素、二羟基异黄酮、大豆苷、3'-甲氧基大豆素等，还富含淀粉及多种功能性成分，如人体必需氨基酸、人体必需的矿物质和微量元素。

（三）药理研究

1. 改善胰岛素抵抗

胰岛素抵抗被认为是2型糖尿病发病的主要原因之一。葛根能够明显降低糖尿病大鼠空腹血糖与血脂，提高胰岛素敏感度，从而改善胰岛素抵抗。通过临床实验研究、动物实验、细胞水平研究发现，葛根素均可以在一定程度上阻止胰岛素抵抗的发生，并提高机体胰岛素的敏感性，其作用机制可能与蛋白激酶B、糖原合成酶激酶3等靶点有关。葛根总黄酮具有改善胰岛素敏感性及降低血糖的作用，其具体作用可能是通过逆转胰岛β细胞损伤来产生的。

2. 抗炎、抗氧化作用

慢性炎症在糖尿病的发生中起着重要的作用，降糖药物的抗炎活性被认为是治疗糖尿病的有效机制之一。而氧化应激可能造成胰岛素抵抗、损伤胰岛β细胞、加速动脉粥样硬化的机制亦被认为是糖尿病发生的重要原因。葛根素能够降低血液中的TNF-α水平，可以避免炎症反应的进一步加剧。葛根的提取物能够较为明显改善糖尿病大鼠的氧化应激各项指标。同时通过抗氧化应激保护心肌、肾脏，避免糖尿病并发症的发生。

3. 葛根对糖尿病并发症的作用机制

（1）糖尿病心肌病变：当糖尿病发生时，由于心肌细胞能量代谢紊乱，功能发生改变，凋亡增加，同时一些细胞因子、炎性因子发生异常表达，最终导致心肌血管内皮组织代谢紊乱、心肌纤维化、心肌细胞肥大等一系列症状。研究发现，葛根素能够改善链脲佐菌素诱导的糖尿病大鼠心功能，其作用不仅与葛根素的降血糖作用有关，亦与抑制心肌细胞TSP-1表达的水平、降低血TNF-α水平、影响心肌组织中的MMP-2和MMP-9蛋白、调节心肌细胞内钙离子水平、减轻心肌线粒体氧化应激损伤等作用机制与靶点密切相关。

（2）糖尿病视网膜病变：糖尿病可以引起眼组织、神经及血管微循环改变，造成眼的营养和视功能的损坏，是糖尿病最常见和最严重的微血管并发症之一。临床研究发现，葛根素对糖尿病引起的视网膜病变有着肯定的治疗作用。实验研究发现，葛根素可抑制大鼠视网膜AGEs形成，以及RAGE、VEGF的表达，抑制NF-κB的活化从而起到保护糖尿病大鼠视网膜的作用。同时，葛根素对视网膜的氧化应激损伤具有保护作用，其机制可能与P38MAPK信号途径有关。

（3）糖尿病肾病：是糖尿病患者血流动力异常、代谢紊乱等原因引起的严重微血管并发症，临床研究发现，葛根素注射液能够改善糖尿病肾病患者的血液流变性，使尿液中白蛋白排泄减少，从而发挥对肾的保护作用，实验研究发现，葛根素能够通过调节肾小球血管内皮生长因子的表达对肾脏起到保护作用，并可显著升高早期糖尿病大鼠肾组织BMP-7蛋白及mRNA表达，改善早期糖尿病大鼠肾功能病变，延缓糖尿病肾病发展。

七、玉竹

（一）概述

本品为百合科植物玉竹的干燥根茎。味甘，性微寒。归肺、胃经。可养阴润燥，生津止渴。用于肺胃阴伤，燥热咳嗽，咽干口渴，内热消渴。《神农本草经》："主中风暴热，不能动摇，跌筋结肉，诸不足。"《日华子本草》："除烦闷，止渴，润心肺，补五劳七伤，虚损。"《本草正义》："治肺胃燥热，津液枯涸，口渴嗌干等症，而胃火炽盛，燥渴消谷，多食易饥者，尤有捷效。”

（二）化学成分

玉竹中主要含有甾体皂苷类、高异黄酮类、多糖类及挥发油类等化合物，挥发油类包括酸类化合物、烯酸类化合物、烯类、醇类、醛类等。

（三）药理研究

王世伟等研究发现，玉竹多糖可以显著降低STZ诱导的2型糖尿病大鼠空腹血糖（FBG）、甘油三酯、总胆固醇、低密度脂蛋白胆固醇、丙二醛水平，显著提高模型大鼠空腹胰岛素、C肽（C-P）、糖化血红蛋白水平及超氧化物歧化酶活性，玉竹多糖可显著降低p-JNK蛋白及p65NF-κB蛋白的表达。得出结论：玉竹多糖可显著降低2型糖尿病模型大鼠血糖水平，其作用机制可能与抑制p-JNK及p65NF-κB蛋白的表达、降低机体氧化应激水平及炎症反应、增加胰岛素分泌有关。

张立新等研究发现，与糖尿病模型组相比，玉竹提取物8 g/kg和4 g/kg剂量组小鼠血糖明显降低、胰岛炎程度明显缓解、脾细胞上清液中IFN-γ水平和IFN-γ/IL-4比值明显降低，而2 g/kg剂量组小鼠上述指标变化不明显；各组小鼠脾细胞上清液中IL-4水平差异无统计学意义。故认为玉竹提取物能明显降低STZ诱导的1型糖尿病小鼠的血糖，其降糖机制可能与抑制1型糖尿病小鼠Th1细胞的极化程度、减轻细胞免疫功能对胰岛β细胞的破坏有关。

金艳书研究发现，玉竹提取物A经腹腔注射能明显降低1型糖尿病小鼠血糖，其机制与恢复$CD4^+$和$CD8^+$T淋巴细胞亚群平衡、调节发病过程中细胞因子水平有关。

朱若男研究发现，玉竹二氢高异黄酮提取物对链脲佐菌素诱导的糖尿病模型大鼠肾脏具有保护作用，可降低血清肌酐、尿素氮和尿蛋白排泄率，肾皮质中蛋白质非酶糖基化终末产物含量，以及肾组织中转化生长因子-β1的表达，且肾小球肥大、基底膜增厚、系膜区增宽和系膜基质增生等病变均有不同程度改善。

王晓彤等进行3项动物实验，使用玉竹及其多糖干预后，大鼠胰岛细胞排列较为紧密，坏死细胞减少，餐后2小时血糖除了玉竹中剂量组外均明显降低，餐后0小时血糖、甘油三酯水平均降低，坐骨神经NGF mRNA相对表达量增高。故认为玉竹及其多糖通过改善胰脏功能，提高降糖降脂作用，其防治糖尿病局部神经病变的机制可能与上调坐骨神经NGF mRNA表达水平有关。

刘燊等研究发现，玉竹提取物实验组空腹血糖水平、甘油三酯水平均比对照组有明显降低，胰岛素水平则有明显升高，血清淋巴细胞中血清白细胞介素4（IL-4）、白细胞介素10（IL-10）实验组较模型组高，细胞因子干扰素γ（IFN-γ）实验组较模型组低。证明玉竹多糖经腹腔注射能明显降低1型糖尿病小鼠血糖，对血脂也有一定的调控作用；而玉竹多糖可能是通过调节链脲佐菌素（STZ）小鼠的细胞因子水平达到这一目的的。

朱欣佚等进行的动物实验发现，玉竹多糖可减缓糖尿病大鼠体重的负增长，降低空腹血糖、甘油三酯、血清和肝脏中MDA，升高高密度脂蛋白、SOD，与模型组相比差异显著，且作用效应与PoPs浓度存在剂量依从关系。但玉竹多糖对胰岛素、胆固醇、谷胱甘肽过氧化物酶（GSH-Px）无明显影响。证明玉竹多糖具有降血糖、调血脂和抗脂质过氧化的作用，可明显改善糖尿病大鼠的糖脂代谢紊乱。

师海波等也进行3项动物实验，发现玉竹乙醇提取物和三氯甲烷分离部位可降低糖尿病大鼠血中糖化血红蛋白水平和尿白蛋白（UAL）排泄率，抑制质肾皮质蛋白质非酶糖基化终末产物（AGEs）的形成，同时改善肾脏病理改变；正丁醇分离部位降低 UAL 排泄率。得出结论：玉竹乙醇提取物和三氯甲烷分离部位对糖尿病大鼠肾脏保护作用机制可能与抑制 AGEs 形成有关。

八、山药

（一）概述

本品为薯蓣科植物薯蓣的干燥根茎。味甘，性平。归脾、肺、肾经。可补脾养胃，生津益肺，补肾涩精。用于脾虚食少，久泻不止，肺虚喘咳，肾虚遗精，带下，尿频，虚热消渴。麸炒山药补脾健胃，用于脾虚食少，泄泻便溏，白带过多。《神农本草经》："主伤中，补虚羸，除寒热邪气，补中益气力，长肌肉。"《本草纲目》："益肾气，健脾胃，止泄痢，化痰涎，润皮毛。"《本草正》："山药能健脾补虚，滋精固肾，治诸虚百损，疗五劳七伤。"

（二）化学成分

山药的主要有效成分薯蓣皂苷（dioscin）是一种多糖，含量约 1%，其他成分有蛋白质、糖、淀粉、酚性成分（儿茶酚胺、多巴胺、山药碱、山药素）、维生素、无机元素等。

（三）药理研究

薯蓣皂苷的降糖机制归纳起来主要有 7 个环节：①促进胰岛素分泌；②拮抗升糖激素；③促进外周组织和靶器官对糖的利用；④促进糖原合成或抑制糖原分解；⑤增加胰岛素受体或提高其亲和力，提高对胰岛素的敏感性；⑥防止脂质过氧化；⑦改善微循环。

胰岛 β 细胞周围分布着以血管活性肠肽（VIP）为递质的神经，分泌的 VIP 进一步参与胰岛素的分泌，增强胰岛 β 细胞的胰岛素分泌功能，增强机体对胰岛素的敏感性。VIP 与结肠黏膜 P 物质（SP）可能作为肠道黏膜相关淋巴组织免疫细胞间的免疫突触递质，在肠道神经–内分泌–免疫的正常结构和功能的维持中发挥作用，有利于调节肠道黏膜对体内外环境的适应性。健康对照者及糖尿病肠病患者血浆 SP 及 VIP 浓度有差别，糖尿病肠病发作期患者血浆两种物质浓度升高，而缓解期又很快下降，远低于正常对照人群两种物质在血液中的浓度，表明 SP 及 VIP 可能在糖尿病肠病患者的便秘、腹泻症状中起一定作用。血浆 SP 浓度增加可促使胃肠蠕动，致患者胃肠蠕动增加，大便次数增多；血浆 SP 浓度减少，可使胃肠蠕动减慢，致患者大便次数减少，VIP 浓度减少还可能使肠液分泌减少，引起便秘。反之，分泌量过高则会引起肠液分泌增多，引起腹泻。糖尿病患者在使用胰岛素的基础上，加用山药，可调节糖尿病肠病患者血液 SP、VIP 浓度，使之趋于正常水平，有利于糖尿病肠病患者肠道正常功能的维持。推测山药改善胃肠功能的机制与山药所含药效成分薯蓣素、黏液质、胆碱、尿囊素、精氨酸等有关。同时山药与胰岛素合用还能调节、增强周围组织细胞对葡萄糖的摄取与利用，改善胰岛素抵抗，降低血糖。山药可调节糖尿病肠病患者血液 SP、VIP 浓度，使之趋于正常水平，有利于糖尿病肠病患者肠道正常结构和功能的维持；同时山药与胰岛素合用还能通过神经–激素–免疫网络调节增强周围组织细胞对葡萄糖的摄取与利用，改善外周组织胰岛素抵抗，降低血糖。

有研究证明，山药提取物对禁食大鼠和兔有降血糖作用，能控制四氧嘧啶引起的高血糖，提示山药多糖对四氧嘧啶所致的大鼠胰岛 β 细胞损伤有保护作用。山药的主要成分皂苷具有抗炎、降低胆固醇、降血糖和免疫调节等多方面的生物活性和药理作用，推测山药多糖对四氧嘧啶所致大鼠高血糖的抑制作用与其抗炎作用有关。山药多糖可明显降低糖尿病大鼠血糖，提高大鼠糖耐量，同时C肽值也相应升高。由此证明，山药多糖对糖尿病的治疗作用可能与增加胰岛素分泌、改善受损的胰岛β细胞功能有关。

据文献报道，在糖尿病的发展过程中伴随肝组织的氧化损伤，且实验表明，长期高血糖确实能引起大鼠肝脏功能减退，表现在与肝功能密切相关的谷丙转氨酶、谷草转氨酶和乳酸脱氢酶活性升高，超氧化物歧化酶活性降低和丙二醛含量生成增多。有动物和临床研究表明，大量的脂肪在肌肉、肝脏和胰岛β细胞等组织的积聚是2型糖尿病发病的重要原因之一（高脂毒性学说），因而认为脂代谢紊乱有可能是糖尿病及其并发症的原发性病理生理变化。《本草新编》指出：山药有凉血、凉骨、益肾、生髓之功，因此通治三消。由于山药含有不饱和的必需脂肪酸——亚油酸、亚麻酸等，且其具有抗脂肪肝作用，从而抑制了中性脂肪在肝脏内的合成，促进了中性脂肪移向血流，进而保证了肝脏这一维持血中葡萄糖恒定的重要器官生理功能，以期达到降低血糖之目的。

何凤玲对山药中降糖活性成分进行提取纯化，得到三个部位：山药多糖、山药黄酮、山药皂苷。以α-葡萄糖苷酶、HepG2细胞、糖尿病小鼠为模型，研究比较这三个部位的降糖活性和抗氧化的作用。研究结果如下：①山药活性部位的分离与纯化采用大孔树酯（D101）吸附、洗脱将山药进行活性分段，结果表明山药浸膏经过大孔树酯吸附洗脱，分段后总活力并没有大幅减少，且能有效去除山药浸膏中的多糖成分，也使各类成分得到初步的富集，作为进一步纯化的原料，得到山药皂苷、山药黄酮、山药多糖的粗提物。②山药活性部位降糖效果初步研究以α-糖苷酶、HepG2细胞和糖尿病小鼠为模型研究降糖活性。结果表明同等剂量下，山药皂苷类、黄酮类物质对α-葡萄糖苷酶的抑制活性高于多糖类，并存在剂量依赖关系。在HepG2细胞对葡萄糖消耗实验中，山药皂苷类与多糖类、黄酮类相比更能显著促进Hepg2对葡萄糖的消耗，并具有剂量依赖性。糖尿病小鼠实验结果显示山药原粉、皂苷和黄酮能显著减少糖尿病小鼠的饮水量、降低血糖水平和恢复小鼠体重，其中原粉最明显。推测在山药的降血糖作用中三种成分存在协同效应。③山药活性部位抗氧化活性初步研究利用糖尿病小鼠模型研究在同等剂量下各成分抗氧化活性，结果表明，山药黄酮能有效提高糖尿病小鼠体内SOD活性、降低MDA含量。山药多糖、山药皂苷也具有一定的抗氧化活性。山药原粉无论是抑制AR活性，还是在抗氧化作用中，都优于单个成分的作用。

九、黄芩

（一）概述

本品为唇形科植物黄芩的干燥根。味苦，性寒。归肺、胆、脾、大肠、小肠经。可清热燥湿，泻火解毒，止血，安胎。用于湿温、暑湿，胸闷呕恶，湿热痞满，泄痢，黄疸，肺热咳嗽，高热烦渴，血热吐衄，痈肿疮毒，胎动不安。《神农本草经》："主诸热黄疸，肠澼泄痢，逐水，下血闭，恶疮，疽蚀，火疡。"《滇南本草》："上行泻肺火，下行泻膀胱火，男子五淋，女子暴崩，调经清热，胎中有火热不安，清胎热，除六经实火实热。"《本草正》："枯者清上焦之火，消痰利气，定喘嗽，止失血，退往来寒热，风热湿热，头痛，解瘟疫，清咽，疗肺痿肺痈、乳痈发背，尤祛肌表之热，故治斑疹、鼠瘘、疮疡、赤眼；实者凉下焦之热，能除赤痢，热蓄膀胱，五淋涩痛，大肠闭结，便血，漏血。"

（二）化学成分

黄芩包含黄酮类化合物，挥发油（苯二酸类化合物、β-广藿香烯等），多糖，多种二萜苷类及铁、锌、铜、锰、铅、镉等微量元素，同时还包含了多种氨基酸、淀粉、苯甲酸、黄芩酶等化学成分。

（三）药理研究

黄芩素是黄芩苷的苷元，是黄芩的主要活性成分之一，是发挥药理活性的基础。近年来的研究表明，体内产生的活性氧自由基增加、肥胖及伴发的高血脂和高血压等与糖尿病及其并发症的发生有密切关系，而过氧化自由基离子的攻击是诱发糖尿病的主要原因。黄芩素抗糖尿病及其并发症的作用机制主要包括：清除自由基，抗脂质过氧化，纠正蛋白质和脂肪代谢紊乱；抑制蛋白激酶 C 活性；抗炎，增强免疫功能；改善微循环等。

1. 清除自由基和抗氧化作用

自由基是体内新陈代谢的产物，在正常情况下，它的产生和消除是趋于平衡的。但在工作压力过大、肥胖、运动不足、空气和水污染、食品添加剂、农药、重金属、辐射等影响下会造成体内自由基的产生和大量积累，加剧自由基对人体生物膜脂质的攻击，从而产生大量的过氧化脂质及其次级代谢产物。这些具有高活性及高反应性的活性氧和脂质过氧化物，与蛋白质、氨基酸、DNA 等形成复合物，使蛋白质变性、机体内信号传导受阻进而引发糖尿病。中药黄酮类化合物因其 2，3 双键和 4 位羰基及 3 或 5 位羟基的结构，具有清除超氧阴离子、羟自由基、单线态氧、过氧自由基及烷氧自由基等活性氧的功能。黄芩素通过酚羟基与自由基反应生成较稳定的半醌式自由基，在过氧化氢酶的存在下，能快速诱导过氧化氢代谢系统，从而终止自由基链式反应，清除自由基。高中洪等的研究显示，黄芩素可通过形成铁螯合物，预防氢过氧化物酶、超氧化物阴离子等氧自由基引起的成纤维细胞的损伤，抑制大鼠脑皮质线粒体脂质过氧化，使细胞免受 H_2O_2 诱导的损伤，其抑制效果明显优于黄芩的其他黄酮类化合物。电子自旋共振检测结果显示，黄芩素（10 mmol/L）可有效抑制抗坏血酸-$Fe2^+$、水溶性偶氮引发剂 2，2-' 偶氮二（2-脒基丙烷）盐酸盐（AAPH）及还原型辅酶Ⅱ（NADPH）三种不同损伤体系诱导的鼠大脑皮质线粒体脂质过氧化作用，其作用机制是通过减少缺氧状态下线粒体能量消耗，减少琥珀酸氧化的限制和保护线粒体膜的完整性。苏亚伦等从甘肃黄芩的丙酮提取物中分离出黄芩素和甘黄芩苷元，这两种成分具有较强的抗氧化活性，明显高于常用的食品抗氧化剂丁基羟基茴香醚（BHT）的抗氧化活性。

蛋白非酶糖基化反应在糖尿病慢性并发症的发病中起着重要作用。血糖升高是蛋白质发生过度糖基化反应的一个重要启动因素，而与氧自由基相关的氧化过程可促进糖基化反应。不仅如此，氧化损伤包括葡萄糖自身氧化产生的自由基代谢应激及组织损伤产生的自由基及其引发的脂质过氧化损伤，其在 DN 等微血管病变的发生发展中起重要作用。脂质过氧化物对机体有多方面损害，尤其在促发糖尿病微血管病变中有重要作用。丙二醛（MDA）是氧自由基脂质过氧化的最终产物，超氧化物歧化酶（SOD）和过氧化氢酶（CAT）是体内清除氧自由基抗氧化酶系统的成员之一。在未出现肾脏组织学改变以前的糖尿病早期，肾脏脂质过氧化物水平已明显增高，SOD 和 CAT 活性已明显降低。黄芩素具有很强的抗氧化和抑制脂加氧酶（LO）的作用，可提高糖尿病肾病大鼠肾脏 SOD 和 CAT 活性，减少肾脏 MDA 形成，从而显著减轻糖尿病肾病大鼠肾脏自由基代谢紊乱。

有学者通过动物实验研究发现，黄芩治疗组肾脏 SOD 和 CAT 活性较对照组明显增高，肾脏和尿脂质过氧化物 MDA 水平较对照组明显降低。黄芩治疗组尿白蛋白排泄量显著减少，系膜基质增生和肾脏体积增大明显减轻，与贝那普利治疗组相比无显著差异，表明黄芩可通过减轻肾脏自由基代谢紊乱、抑制肾小球高滤过等机制来改善糖尿病大鼠的肾脏病变状况。

2. 改善血液循环

（1）改善肾脏微循环：糖尿病肾病的发生发展是由于糖尿病的高血糖使基膜中蛋白质发生糖基化，引起基膜蛋白沉淀，造成毛细血管基底膜增厚。基膜中纤维联结蛋白质糖化，使正常的胶原纤维之间的联结减少，造成肾小球滤过膜的孔径增大。红细胞膜蛋白质糖基化，造成其携氧能力下降，变形能力降低，进一步导致肾脏微血管内缺氧及内皮损伤，并引发微血管病变。在 1 型糖尿病伴微量蛋白尿及显性肾病的患者中，血浆内皮细胞黏附分子-1（SLAM-1）和细胞间黏附分子-1（ICAM-1）浓度升高。Kimura 等检测了黄芩的 9 种黄酮类化合物对白细胞介素-1（IL-1）和肿瘤坏死因子在体外培养的人脐静脉内皮细胞诱导的黏附分子的表达影响，发现黄芩素可以抑制 IL-1 和 TNF 诱导的 ELAM-1 和 ICAM-1 的表达。

（2）抗凝和抗血栓形成作用：糖尿病患者都存在着不同程度的心血管障碍，既是血栓形成过程中的重要现象，又是导致糖尿病并发症发生及病情加剧的重要因素之一，所以防止血栓形成对于预防和控制糖尿病并发症有重要的意义。在动物模型中，用标准抗血栓药阿司匹林和肝素作为对照，黄芩素（1.0 mg）可抑制胶原诱导的大鼠血小板聚集作用，抑制凝血酶诱导的纤维蛋白原转化为纤维蛋白，对花生四烯酸诱导的血小板聚集也有抑制作用，并防止由内毒素诱导的弥散性血管内凝血（DIC）及大鼠血小板和纤维蛋白原的减少。其机制可能与黄芩素对 IL-1β 和 TNF-α 在血管内皮细胞诱导 PAI-1 生成的抑制有关。凝血酶和凝血酶受体激活肽可诱导组织型纤维蛋白溶酶原激活剂（t-PA）和纤维蛋白溶酶原激活抑制剂-1（PAI-1）的产生，并提高细胞间游离钙的浓度。黄芩素能抑制凝血酶及凝血酶受体紧张肽诱导的血纤维蛋白溶酶原激动剂抑制因子-1（PAI-1）的生成，其机制也许是降低了 Ca^{2+}的升高，提示黄芩素可能成为一个治疗动脉硬化和抗血栓形成的药物，对糖尿病微血管病变和大血管病变有一定的防治作用。

（3）双重调节血管平滑肌：最新研究表明，黄芩素在低浓度（0.3～10.0 μmol/L）时易引起血管收缩，高浓度（30.0～300.0 μmol/L）时易引起舒张。其可能的机制是低浓度抑制内皮细胞一氧化氮（NO）的合成和释放，对离体大鼠肠系膜动脉起收缩作用，并抑制内皮依赖性的舒张；高浓度抑制蛋白激酶 C（PKC）介导的收缩机制，引起舒张作用。同时，通过研究黄芩素对培养兔血管平滑肌细胞增生反应的影响，发现黄芩素可特异性抑制血管平滑肌内皮细胞质的磷脂酶 A2 代谢，从而抑制血管内皮平滑肌细胞的增生、移行和分化，且其对血小板源性生长因子刺激的增生反应抑制作用强于血清刺激的增生，也许是预防动脉粥样硬化和再狭窄病理改变的较好药物。

3. 降低血压

肽类激素血管紧张素Ⅱ（Ang Ⅱ）是一种强力血管收缩剂，能够导致全身和肾小球局部高血压，从而促进肾脏疾病的发展。研究表明，Ang Ⅱ的增压作用是通过 LO 来实现的。黄芩素是 12-LO 的特异性抑制剂，有拮抗 AngII 引起的血压升高作用，减轻肾小球高压、高灌注、高滤过，延缓肾脏病的发展；但不影响血压正常大鼠的血压，只对高血压大鼠的血压有降低作用。另外，黄芩素对高糖条件下的平滑肌细胞增生的抑制作用，可阻止因高糖引起的血管内腔减小导致的高血压。因此，黄芩素有望成为糖尿病辅助药物用来治疗因糖尿病引起的血压升高。

4. 降低血脂水平

糖尿病患者常有脂代谢紊乱，脂代谢紊乱则是肾脏损害的一个加重因素。在实验性糖尿病模型中，可发现大量脂质在肾小球沉积，并与肾小球损害程度相一致，提示脂代谢紊乱是糖尿病肾病损伤的一个独立因素。黄芩素（100 mg/kg）灌胃使实验性高血脂大鼠血清高密度脂蛋白胆固醇（HDL-ch）含量由（44.9 ± 2.8）mg 升高至（50.9 ± 2.1）mg，显著降低大鼠肝组织胆固醇、甘油三酯和血清游离脂肪酸浓度，对大鼠脂肪组织的脂解也有抑制作用，黄芩素显著抑制肾上腺素的脂解作用，可见黄芩素对脂质代谢的影响是多方面的。

5. 抑制蛋白激酶 C（PKC）的激活

糖尿病肾病是糖尿病较常见而严重的慢性并发症之一。近年来研究表明，二乙酰甘油（DAG）-PKC 通路的活化在糖尿病肾病的发生发展中起着十分重要的作用，即糖尿病或高糖时，由葡萄糖代谢所引起的 3-磷酸甘油醛生成增多，导致 DAG 从头合成增加，DAG 为 PKC 内源性激活剂，促使 PKC 移位到细胞膜而被激活。PKC 激活在高糖导致的肾小球系膜细胞及肾小管上皮细胞过度合成细胞外基质（ECM）及转化生长因子 β（TGF-β）中起着举足轻重的作用。实验结果表明，黄芩素具有剂量依赖性以抑制 PKC 活性的作用，当黄芩素浓度为 200 μmol/L 时，可降低近端小管细胞膜 PKC 活性达 68%，通过抑制 PKC 的活性使高糖环境下近端肾小管细胞胶原蛋白、纤连蛋白、*TGF-β1* 基因及蛋白表达抑制，能使上述基因水平分别下降 55%、51%、46%，并显著阻止 TGF-β1 蛋白表达抑制的 51%。提示黄芩素可能对延缓糖尿病肾病的进展有一定的作用，在干预糖尿病肾病过程中的作用正受到广泛关注。

6. 调节细胞因子，保护胰岛 β 细胞不受自身免疫的损伤

细胞因子是由活化的免疫细胞及其相关细胞产生的调节细胞生长及功能的高活性、多功能、低分子量多肽，炎症细胞因子可快速激活 12-LOX，催化 12-HETE 的生成，参与炎症的形成。与正常鼠相比，链脲霉素诱导的糖尿病鼠 12-LOX 的表达上调了 2 倍，12-HETE 的生成也增加 2 倍，给予 12-LOX 缺乏的鼠链脲佐菌素不会形成糖尿病。炎症和细胞因子诱导的胰岛 β 细胞毒性是自身免疫性糖尿病形成的主要原因，黄芩素可部分逆转细胞因子诱导的胰岛 β 细胞死亡和胰岛素分泌的抑制，其作用机制是通过抑制 12-LOX 来保护胰岛 β 细胞不受自体免疫的损伤。另外，12-LOX 作用于肾脏的炎症形成和肾细胞的死亡而参与糖尿病肾病的病理过程，80 mg/（kg · d）和 160 mg/（kg · d）的黄芩素可阻止正常培养的肾内皮细胞由于暴露于高糖中引起的细胞死亡，表明黄芩素通过特异地抑制 12-LOX 而发挥治疗糖尿病肾病的作用。

十、天花粉

（一）概述

本品为葫芦科植物栝楼或双边栝楼的干燥根。味甘、微苦，性微寒。归肺、胃经。可清热泻火，生津止渴，消肿排脓。用于热病烦渴，肺热燥咳，内热消渴，疮疡肿毒。《神农本草经》："主消渴，身热，烦满，大热，补虚安中，续绝伤。"《日华子本草》："通小肠，排脓，消肿毒，生肌长肉，消扑损瘀血。治热狂时疾，乳痈发背，痔瘘疮疖。"《本经逢原》："栝楼根，降膈上热痰，润心中烦渴，除时疾狂热，祛酒瘅湿黄，治疮疡，解毒排脓。"

（二）化学成分

天花粉发挥其药理活性的主要成分包括天花粉蛋白、天花粉凝集素、天花粉多糖、瓜氨酸，此外还包括皂苷类和黄酮类成分等。

（三）药理研究

李琼等研究发现，乙酸乙酯部位和凝集素粗品具有较强的降糖作用，其中以凝集素部位为佳。凝集素为天花粉降糖的主要有效部位。另一项研究也表明，天花粉的有效成分中具有明显降糖活性的主要是凝集素类化合物。天花粉凝集素（TKL）是一种半乳糖特异性的植物凝血素，不仅具有凝集血细胞、精细胞的作用，还参与生物体内的一些重要生理和病理过程。TKL 灌胃 3 周后，糖尿病大鼠“三多一少”症状明显改善，与模型组对比，高剂量组能明显降低大鼠空腹血糖及血清中 GSP、MDA 含量，提高大鼠血清中 SOD 和 GSH 含量；低、中剂量组可改善大鼠 FBG、GSP、MDA 和 SOD 中部分指标含量。TKL 显示出明显改善糖耐量减退的作用。

夏瑢等研究天花粉对 2 型糖尿病 SD 大鼠免疫异常的干预。糖尿病易发感染的机制，被认为主要与机体的感染防御能力降低、糖尿病慢性血管神经病变，以及高血糖等因素相关，其中免疫功能的异常是糖尿病易发感染的关键；以往研究证明，2 型糖尿病病程中存在着不同程度的免疫功能缺陷，如 CD 表型 T 淋巴细胞数量的减少、PMN 粒细胞趋化、吞噬与杀菌功能的减弱等。在美国糖尿病学会公布的糖尿病临床指南中，指出免疫调节剂的使用可以非特异性地增强糖尿病的免疫功能，有利于糖尿病感染的预防。因此，对于糖尿病免疫异常及其免疫调节剂的研究具有重要的意义。2 型糖尿病大鼠模型呈现 $CD4^+$T 细胞、$CD19^+$B 细胞、$CD11a^+$表达水平显著低下；中药治疗后 FPG、Ho-ma-IR 显著低于模型组，Homa-IS 则显著高于模型组；中药组 $CD4^+$的表达显著低于模型组，$CD56^+$、$CD14^+$的表达显著高于模型组。结论：2 型糖尿病大鼠模型存在着特异、非特异免疫细胞功能低下；天花粉通过调节淋巴细胞亚群比例分布及降糖、改善胰岛素抵抗和胰岛 β 细胞分泌功能，且对 2 型糖尿病大鼠具有免疫调节作用。

李晓芳研究发现，天花粉能够提高糖尿病小鼠机体 SOD 活性，降低 MDA 水平，具有抑制脂质过氧化、清除超氧阴离子自由基，从而减小高血糖状态下自由基对生物膜的损害作用，对预防糖尿病的血管并发症具有重要意义。实验结果还表明天花粉具有一定的恢复糖尿病小鼠肾脏功能的作用，对于糖尿病并发症具有改善效果。

第六节　非药物疗法

一、针灸

（一）作用机制

近年来的研究表明，针灸治疗糖尿病有以下作用机制。

1. 增强胰岛功能

（1）调节胰岛素浓度：有临床试验指出，与安慰剂组相比，经皮电刺激双侧足三里及三阴交穴，患者的血糖、血浆胰岛素水平、内稳态模型评估（HOMA）指数明显降低。电针相关穴位可以降低糖尿病大鼠的血糖及尿糖，这可能与电针调节血清胰岛素浓度相关。

（2）增强胰岛素敏感性：电针可通过增强胰岛素敏感性以恢复糖耐量受损状态，并改善空腹高血糖。电针可提高胰岛素对血糖的敏感性，这个作用可以被切除双侧的坐骨神经及股神经阻断，提示其机制可能与机体传入神经有关。反复电针刺激可以改善饮食导致的胰岛素抵抗，可能是通过激活骨骼肌上腺苷酸活化蛋白激酶（AMPK）信号通路起作用。用 15 Hz 电针双侧足三里，胰岛素活性增强的主要部位位于对胰岛素敏感的靶器官及骨骼肌，此外，电针还可以通过增强胆碱能神经活动及增加一氧化氮合成酶活性的作用来改善胰岛素抵抗。

（3）改善胰岛素信号通路：去乙酰化酶 1（SIRT1）可调节糖和脂质的代谢，近来提示和胰岛素敏感性相关。过氧化物酶体增殖物激活受体 γ 辅助激活因子 -1α（PGC-1α）是 SIRT1 的主要基底之一，靶向在 SIRT1/PGC-1α 和线粒体的疗法可能是抑制胰岛素抵抗的一个新途径。电针可改善糖尿病鼠的胰岛素抵抗和肥胖，至少一部分机制是通过刺激 SIRT1/PGC-1α 来改善胰岛素信号通路。电针可增强糖尿病大鼠的外源性胰岛素降血糖作用，机制与激活胆碱能神经改善胰岛素信号相关，而不是游离脂肪酸浓度的改变。

（4）抑制胰岛 β 细胞调亡：有研究分别给予糖尿病鼠激光照射穴位、罗格列酮灌胃及 0.9% 氯化钠溶液灌胃，最后对三组胰岛凋亡率进行测定，激光照射组和罗格列酮组大鼠的胰岛凋亡率均显著低于对照组，且激光照射组凋亡率低于罗格列酮组。这提示用半导体激光照射穴位可抑制糖尿病鼠胰岛 β 细胞调亡。

2. 降血糖

电针耳穴和体穴可立即降低空腹血糖，电针刺激腹部的特定穴位在糖尿病模型鼠上可产生持续的降糖作用，与非特定穴位相比，降糖作用更好，这表明了在针刺降糖作用中穴位的特异性。

针刺可以有效地降低血糖基线水平，电针下肢穴位促使血糖下降及乳酸代谢增高，使得乳酸/葡萄糖比降低，这提示细胞无氧葡萄糖代谢增加。此外，有研究指出低强度电磁波刺激穴位可引起机体自主活动的增加并降低血糖水平。

神经机制也是电针降低血糖的重要机制。电针足三里的降糖作用可以被阿托品阻滞，提示降糖机制可能与胆碱能神经调节有关。电针刺激中脘穴可诱导糖尿病大鼠的内源性脑内啡呔的产生，从而降低血糖。17 位多囊卵巢综合征患者接受了 5 周的电针治疗，糖化血红蛋白和脂质组织雄激素有下降，其作用至少一部分是通过调节迷走神经的活动和脂肪组织交感神经的活动来实现的。

此外，有研究指出电针的降糖作用可能与细胞黏附分子有关。

3. 降低体重，减少食物摄入及调节脂质代谢

（1）降低体重：肥胖相关的慢性炎性反应与胰岛素敏感性下降相关，因此肥胖是胰岛素抵抗及 2 型糖尿病等疾病的主要危险因素。对于肥胖患者，针刺可以减轻体重及糖化血红蛋白水平。穴位埋线由于加强和持久的穴位刺激，可以帮助女性控制体重，进而减少女性肥胖相关的糖尿病风险。慢性电刺激足三里通过多种机制降低体重并改善血糖，其中包括胃肠动力和通过自主通道的激素。动物实验发现，电针足三里和曲池可以明显降低肥胖小鼠的体重，与减肥药组（奥利司他）相比，电针可减轻体重，其作用机制可能与胰岛素抵抗改善相关，这与脂肪细胞直径减小，神经肽 Y/刺鼠色蛋白相关蛋白及蛋白酪氨酸磷酸酶 1B 表达水平下降相关。也有研究指出，电针减肥机制中下丘脑的肝激酶 B1（LKB1）-AMPK-乙酰辅酶 A 羧化酶（ACC）信号起了重要作用。

瘦素功能异常与肥胖及相关疾病关系密切，如2型糖尿病、代谢综合征、心脑血管疾病等。一篇系统综述中指出，在临床试验中，与空白对照组和口服减食欲药物组对比，针灸可以改善肥胖者血清瘦素水平。动物实验也证实了电针可以提高大鼠的瘦素水平，并减少食物摄入及减轻体重。

（2）减少食物摄入：针刺可以降低食欲，减少食物摄入。神经肽Y可以增加食欲，对于糖尿病模型鼠，针刺可抑制神经肽Y在下丘脑的弓状核及室旁核的表达，表明针刺对于抑制饮食过多的糖尿病是有效的。持续性电针刺激足三里穴可以降低食物摄入，机制可能包括降低胃排空速度，增加小肠蠕动，并可提高空腹血浆胰高血糖素样肽（GLP-1）及肽YY水平。

（3）调节脂质代谢：电针可以降低肥胖女性的血清总胆固醇、甘油三酯及低密度脂蛋白。电针可以降低肥胖者肝甘油三酯及胆固醇水平，伴随血清谷丙转氨酶及谷草转氨酶的下降，同时恢复由于高脂饮食阻碍的AMPK及ACC的磷酸化作用，提示电针可以减少高脂饮食导致的肝脏脂质堆积，这个作用可能是通过AMPK信号通路来调节的。HE染色示电针小鼠的解偶联蛋白1（UCP1）数量增多，提示电针可以通过调节UCP1的表达使白色脂肪组织转变为棕色脂肪组织，这也是体重减轻的机制之一。电针丰隆穴可以降低高胆固醇小鼠的胆固醇水平并调节其肝脏不同基因的表达。

（4）调节相关激素水平：针刺可调节体内其他与血糖相关激素水平以改善血糖。有临床试验报道，使用微波共振疗法可加速碳水化合物代谢，并改善周围循环，其机制可能是降低与血糖相关的激素水平，如糖皮质激素、肾上腺素等。褪黑激素在糖尿病中起保护作用，其机制为通过调节葡萄糖代谢以调节胰岛素的分泌及瘦素的产生。经皮刺激糖尿病大鼠的耳迷走神经可触发褪黑激素的潮汐分泌，刺激1周后产生降糖作用，连续刺激5周可维持血糖及糖化血红蛋白的正常水平。胰高血糖素可提高血糖水平，针刺胃脘下俞可以阻止胰高血糖素的释放，但仅针刺足三里穴却未观测到相关的变化，如果同时针刺胃脘下俞穴及足三里穴，则血糖及胰高血糖素的下降更为明显，提示足三里穴在其中可能起了协同的作用。

（5）与降糖药物协同作用：针灸与降糖药物罗格列酮、二甲双胍、格列美脲都有协同增效的作用。在糖尿病鼠组中，罗格列酮的降糖作用在电针的作用下增强了，表明电针可加强胰岛素增敏剂的降糖作用。此外，针刺可有效抑制罗格列酮导致的体重增加，机制可能是通过提高中枢神经系统瘦素受体、信号转导及转录激活因子和降低PPARγ的表达。

针刺联合二甲双胍比单用二甲双胍更加有效，提示针刺可提高胰岛素敏感度，其机制可能通过降低体重和炎性反应，改善脂质代谢，或者至少部分是由于通过促分裂原泛化蛋白激酶表达来刺激4型葡萄糖载体的激活。电针胃脘下俞穴联合口服格列美脲可以加强降低血糖作用，其作用机制可能与调节胰腺和骨骼肌的GLP-1受体相关。

（二）取经选穴

有学者对近十年发表于国内期刊中有关针灸治疗糖尿病的临床文献进行研究，对其中所选用相关穴位，从腧穴的归经、穴位属性、解剖分布等角度分析，挖掘其中的选穴规律，比较得出最常运用的穴位、经络。

1. 糖尿病最常用穴位

（1）足三里穴：足三里穴为足阳明胃经的合穴，针之可以健胃消食、益气健脾。足三里穴早就被用于治疗消渴，如分别载于《灵枢·五邪》《针灸甲乙经》的“邪在脾胃则热中善饥……皆调于三里”和“食不充饥灸三里”等。现代有研究表明，足三里能用于治疗糖尿病可能与针刺足三里穴能明显促进胰岛素分泌的胃肠道激素分泌有关。有学者通过观察针刺大鼠足三里穴后，发现大脑皮质、中脑导水管周围灰质区域和海马区域都出现了良性表达，认为针刺可以较好地调节中枢的良性表达。相关研究表明，用免疫组化法测定针刺诱导糖尿病大鼠足三里穴后，发现可刺激于实验糖尿病大鼠中分泌明显增多且可刺激其进食的中枢神经肽，其在齿状回、下丘脑弓状核及室旁核中均有良性的表达改变，故认为针刺对中枢异常表达有纠正作用，可缓解糖尿病的多食症状。

（2）三阴交穴：三阴交穴是足三阴经于小腿内侧交会点，具有益气健脾、滋补肝肾及活血化瘀的作用，故通过针刺或推拿可调节人体的血液循环、能量代谢，甚至可改善血糖状态。近代侯安乐通过研究证明，针刺三阴交穴不但可促进血糖水平恢复正常，在一定程度上也影响着机体的免疫功能。

（3）膀胱经背俞穴：《类经》曰“十二俞皆通于脏气”，说明背俞穴与其所属脏腑有十分紧密的关系，是脏腑经气输注于背腰部的特定腧穴。资料统计中膀胱经被选用作主穴最多，是因为脾俞、肾俞、肺俞、胃俞频繁被选用；针灸处方选背俞穴以胃经、脾经、肾经、肺经上的穴位为主反映了上、中、下三消肺燥、胃热、肾虚的病机，同时常配用小肠经、心经和心包经的穴位，此是与中药辨证施治少涉心系的不同之处。有分析近年文献中使用背俞穴治疗糖尿病情况的文章认为，生活在新环境的人们一直用动态的、发展的眼光理解分析着糖尿病的病机病理，现已突破传统理解的阴虚燥热，针灸选穴原则的演变便是有力证据。有学者研究穴位解剖发现，背俞穴基本位于交感神经链的体表投影区中，有学者认为用针刺的方法可兴奋运动、中枢神经，以此促进胰岛β细胞的修复，推动胰岛素的合成和分泌，使局部微循环亦得到有效改善。石锦萍等通过动物实验研究有类似发现，有学者认为胃脘下俞穴是胰腺在机体体表的功能感应点，通过神经反射可在病理生理反应上相互调节制约，用针刺的方法可修复胰岛β细胞形态，促进胰岛素合成、分泌从而降低血糖水平。不少最新研究成果一致认为，背俞穴是各脏腑器官在背部体表的反应点，两者生理病理上均有一定联系并相互影响，前者最能反映后者的盛衰虚实，阴阳平衡时则可维护和巩固，盛衰失衡时则可促使脏腑功能恢复至生理平衡。

（4）肘膝关节以下的穴位：《灵枢·五变》：“五脏皆柔弱者，善病消瘅。”揭示糖尿病源自全身，而五脏虚弱是形成的关键。现代医学亦认为糖尿病是一组由于遗传、环境等多种因素影响，导致胰岛素分泌缺陷和（或）其生物效应降低、胰岛素抵抗引起的以高血糖为特征的慢性、全身性代谢性疾病或综合征而非单一疾病。因此针灸治疗糖尿病的处方选穴也应该有必要以整体观念为根本，从整体调节着手。井穴、荥穴、输穴、经穴、合穴、络穴、原穴、下合穴和八脉交会穴多位于肘膝关节以下，均有固定的位置和特殊作用，或是调节各脏腑原气疏通经气，或是联络沟通全身各经脉而使之形成如环无端的经络系统，统称为特定穴；其中前五穴统称五输穴，常用于治疗各个脏腑疾病；络穴联系沟通表里两经，原穴则是脏腑原气流经和驻留之处，下合穴是六腑之疾首取之穴；临床可单用或合用这些穴位来调节脏腑、合和气血，以图阴平阳秘的最佳状态。本研究结果发现四肢部穴位被选用最频繁，可能与糖尿病的主要发病机制及目前针灸治疗糖尿病主要侧重于并发症治疗（如手足麻木、大便不调或视物模糊）有关。

2. 选穴规律

（1）穴位配伍多样：通过研究文献针灸取穴处方发现，穴位配伍方法多样，包括辨证取穴、远近配穴、同名经配穴、表里经配穴、本经配穴、前后配穴和左右配穴，同时亦有经验配穴，这可能与影响糖尿病发生发展的因素众多、疾病症状复杂和病及脏腑轻重不同、多脏腑受累有关，因此五脏六腑的俞穴均在的膀胱经成为最频繁使用的经络。

（2）选穴注重补益：消渴日久，气血津液亏虚，以致筋骨失养，麻木不仁，关节不利，肌肉瘦削，肢体痿弱不用，此乃一派虚衰之象。中医治疗重益气养阴、活血通络。数据分析亦表明，最常用的穴位，均具调节脏腑、益气扶正之功。如足三里为足阳明胃经合穴，能补益后天之本。使用最频繁的膀胱经循行自上而下，五脏六腑穴均在其中，贯穿人体阳位背上，且所选穴位绝大部分是脏腑背俞穴，诸穴均可调节脏腑、疏通经络血脉，如肾俞可滋肾补气，脾俞可健脾益气、化浊祛湿。"肝主筋，肝伤则四肢不为人用，而筋骨拘挛。肾藏精，精血相生；精虚则不能灌溉诸末，血虚则不能营养筋骨"（《临证指南医案·痿·邹滋九按》），故取足少阴肾经原穴太溪以补肝肾强筋骨；关元为任脉穴，强壮、保健要穴，东垣针法云："若元气愈不足，治在腹上诸腑之募穴。"肾藏精，为先天之本，司二阴，主全身水液蒸腾；脾胃为后天之本，胃主受纳、脾主运化水谷精微和水湿，气血化生之源。所选穴位最常用恰为益气健脾的强壮要穴（足三里）和滋阴补肾的肾俞，两穴同用可调补先后天之本和五脏六腑，据此可认为先天不足和后天失养或调护失当是当前对糖尿病病机的主要认识。

（3）重调肺脾肾，轻疏肝清心：在医学模式已发生根本改变的社会中，快节奏的生活和超负荷的工作使人长期处于压抑状态，饮食、生活方式和情志已成为现代人致病的主要因素。反观在糖尿病多种致病因素中，主要的也不外乎饮食不节、情志失调和素体阴虚。肝主疏泄，喜调达，恶抑郁。若饮食不节，酒浆无常，过食肥甘厚腻，脾失健运，痰湿壅滞，郁遏肝气，横逆犯胃，胃火内盛，临床多见多食易饥、身体臃肿肥胖、头身困重、烦躁易怒等；反复精神刺激恼怒或焦躁、抑郁易耗肝阴动肝气，肝血不足，肝气逆乱，疏泄失常，郁久化火，耗伤肺胃之阴，故易表现为多饮、多食、失眠、情绪低落、烦躁易怒等；若素体阴虚，房事劳倦，随心纵欲，肾阴亏耗，水不涵木，肝肾两虚，临床主要表现多尿浑浊、头昏目眩、腰酸膝软、多梦、口舌干燥、视物模糊等。从文献归纳各经脉穴位与脏腑关系分析，绝大部分重在调补肺脾肾，而不够重视心肝的调治，如在前十五个常用穴位中，心经无入选穴位，肝经仅太冲穴，这可能与对糖尿病的病机病理传统认识有关。在消渴的防治中，脾虚多次作为病机出现，将"见肝之病，知肝传脾，当先实脾"之说换而言之，"见脾之病，知木克土，当应抑木扶土"，并用于现代针灸治疗糖尿病中，或许能取得更理想的疗效。

（4）针灸方法多样，倾向综合疗法：现代针灸临床方法众多，其中单独使用针刺法最频繁，通过文献分析发现，在针灸治疗糖尿病中毫针普通针刺亦是使用最频繁的，少数配合动留针或特殊穴位，其他还有部分使用电针、穴位贴敷、穴位注射、火罐、刺络放血、温针灸、艾灸，但绝大多数是在饮食控制、运动调节、西药治疗基础上或配合中药综合治疗。在各种疗法中，灸法被选用较少，估计是由于糖尿病的病机特点是阴虚热淫，温灸反助其阳、易伤阴血，使虚热更盛的缘故。

3. 指南推荐

2007年发布的糖尿病中医防治指南建议，对糖尿病患者进行针法治疗时要严格消毒，一般慎用灸法，以免引起烧灼伤。针法调节血糖的常用处方有以下几种。①上消（肺热津伤）处方：肺俞、脾俞、胰俞、尺泽、曲池、廉泉、承浆、足三里、三阴交；配穴为烦渴、口干加金津、玉液。②中消（胃热炽盛）处方：脾俞、胃俞、胰俞、足三里、三阴交、内庭、中脘、阴陵泉、曲池、合谷；配穴为大便秘结加天枢、支沟。③下消（肾阴亏虚）处方：肾俞、关元、三阴交、太溪；配穴为视物模糊加太冲、光明。④阴阳两虚处方：气海、关元、肾俞、命门、三阴交、太溪、复溜。

耳针、耳穴贴压以内分泌、肾上腺等穴位为主。耳针疗法取穴胰、内分泌、肾上腺、缘中、三焦、肾、神门、心、肝，配穴偏上消者加肺、渴点；偏中消者加脾、胃；偏下消者加膀胱。

二、穴位贴敷

穴位贴敷就是治疗 2 型糖尿病的有效的中医外治疗法。穴位贴敷疗法是将中药或草药制成各种剂贴敷在穴位上，通过对穴位的刺激作用和穴位对中草药的敏感性，以及中草药的药理作用来治疗疾病的穴位刺激疗法，是药物和穴位双重作用下治疗疾病的一种方法。此外，药物可以经过皮肤吸收从而发挥其药理作用，使药物直达病所。穴位贴敷在临床上应用较为广泛，并取得了较好的疗效。

（一）穴位贴敷疗法配合内服剂药

穴位贴敷治疗 2 型糖尿病的临床疗效好，其在方药的选择上从中医辨证这一角度考虑，2 型糖尿病多为气血两虚、肝肾不足、痰湿内蕴等证型从而导致气血、肝肾、阴阳失调。广西中医药大学东葛卫生服务中心管理 2 型糖尿病采用综合手段，在现有药物、饮食、运动、监测、健康教育等模式下，结合穴位贴敷疗法，选用药物多归肝、肾、胃经，选用腧穴多选背俞穴及升阳补气之穴。王燕等研究芪黄胶囊联合穴位贴敷治疗糖尿病的临床疗效，将 60 例糖尿病患者随机分成芪黄胶囊治疗组、穴位贴敷组、芪黄胶囊联合穴位贴敷治疗组，研究发现糖尿病应用芪黄胶囊联合穴位贴敷治疗能有效缓解疾病临床症状，降低血糖水平，改善血脂水平，临床效果良好。在艾华的临床试验中，对照组患者给予盐酸二甲双胍片内服，研究组患者则在此基础上加用中药穴位敷贴联合凉血散瘀汤治疗。结果表明，研究组有效率为 90.4%，显著优于对照组的 73.1%，研究组患者经治疗后的胰岛 β 细胞功能指标、空腹胰岛素、胰岛素抵抗指数水平显著降低，胰岛素分泌指数、胰岛素敏感指数水平均显著增高。陈显超等治疗 2 型糖尿病患者，对照组给予西药治疗，治疗组在对照组基础上加用腹部穴位敷贴配合葛根芩连汤治疗。治疗组总有效率为 93.62%，高于对照组的 70.21%，表明了应用穴位敷贴联合中药可显著提高治疗效果。

吴青等采用补阳还五汤化裁方联合穴位贴敷治疗糖尿病周围神经病变，治疗组有效率为 90%，对照组为 60%，认为中药联合穴位敷贴能显著改善患者神经传导速度，提高临床疗效。庞莹治疗糖尿病下肢血管病变，研究组采用通阳益气化痰逐瘀法及吴茱萸穴位贴敷联合治疗，研究组空腹血糖、餐后 2 小时血糖、糖化血红蛋白、下肢动脉彩超积分指标水平均得到显著改善，优于参照组。沈伟治疗糖尿病肾病患者，对照组采用西医常规方法治疗，治疗组在此基础上加用健脾益肾泄浊方和穴位贴敷。结果表明，治疗组临床疗效和症候积分显著优于对照组，治疗组患者治疗后血清肌酐、血尿素氮均显著优于对照组，血栓弹力图指标 R 优于对照组。刘艺芬等治疗糖尿病便秘患者，治疗组采用六味地黄丸加减联合穴位贴敷治疗，对照组采用伊托必利片治疗，治疗后治疗组的血糖及便秘情况显著好转。

（二）穴位贴敷配合针灸治疗

余倩颖等观察了补血方穴位敷贴联合温针灸治疗糖尿病，对照组患者给予常规治疗，治疗组患者在对照组治疗基础上给予当归补血方配合温针灸。比较两组患者临床疗效，腓总神经传导速度、正中神经传导速度、空腹血糖、餐后血糖、总胆固醇及甘油三酯，研究结果表明治疗组有效率为 88.89%，对照组为 66.67%。苏广等研究甲钴胺注射联合穴位贴敷治疗糖尿病，治疗研究发现甲钴胺穴位注射联合穴位贴敷治疗糖尿病安全有效，优于甲钴胺单纯穴位注射。

邓向林等研究了穴位贴敷联用针灸治疗糖尿病导致的周围神经病变，结果表明，患者临床症状、体征、神经传导速度均有显著改善。说明针灸和穴位贴敷合用，存在一定的增效关系。王剑波等观察电针配合穴位贴敷治疗糖尿病便秘，将患者分为治疗组和对照组，治疗组采用电针配合穴位贴敷进行治疗，对照组口服枸橼酸莫沙必利片治疗，两组治疗后进行CSS、PAC-QOL及中医证候评分总有效率比较，认为电针配合穴位贴敷是一种治疗阴虚血瘀型糖尿病便秘的有效方法。宋颖等采用针灸配合穴位贴敷治疗糖尿病周围神经病变，通过针刺关元、肾俞、脾俞等穴位，起到健脾补肾、益气固本的作用，从而有利于肢体的运动和糖尿病的恢复。岳彩贵根据糖尿病足病的中医病因病机，在临床上采用针灸、穴位贴敷和注射治疗糖尿病足病，只要合理选择中医的穴位，并与其他疗法联合应用，就能充分发挥中医在糖尿病治疗中的优势。

（三）穴位贴敷联合其他疗法

胡赛玲观察了耳穴埋豆联合穴位贴敷治疗糖尿病，采用耳穴埋豆联合吴茱萸涌泉穴贴敷治疗，发现该疗法可以有效降低患者血糖和糖化血红蛋白，优于单纯的西医治疗。

高成娥观察了耳穴压豆联合穴位贴敷改善糖尿病患者失眠的影响，在常规西医药物治疗的基础上，加用耳穴压豆联合穴位贴敷，可以改善糖尿病患者睡眠质量，值得进一步推广应用。戴清华等观察了中药泡脚联合穴位贴敷治疗糖尿病足病，在西医常规糖尿病治疗的基础上，加用中药泡脚和涌泉穴穴位贴敷，治疗后患者足部行为得分显著提高。宋双双观察了穴位贴敷配合穴位按摩对糖尿病便秘的影响，发现穴位贴敷联合按摩治疗糖尿病便秘疗效较好。张钰敏等观察了刺络放血联合穴位贴敷治疗糖尿病周围神经病变，治疗组在对照组治疗基础上加用刺络放血和中药穴位贴敷，结果表明，治疗组总有效率显著优于对照组，治疗组神经传导速度改善也优于对照组。李军等研究中药熏洗合并穴位贴敷预防糖尿病周围神经病变的作用，将患者分为治疗组和对照组，治疗组在对照组的基础上加用中药熏洗合并穴位贴敷，结果表明，治疗组糖尿病周围神经病变积分改善显著优于对照组。

总之，中草药经皮肤腧穴直接被吸收进入体内，通过药物作用直接刺激了穴位，经透皮吸收后，局部药物浓度高于其他部位，经过经脉、气血输布于四肢九窍、五脏六腑，到达病所，从而发挥治疗的药理作用。通过中草药对皮肤腧穴的有效刺激，以改善和增强患者机体免疫力，发挥经络系统整体调节、调和阴阳、疏通经络、扶正祛邪的作用，从而达到防病治病的目的。

三、饮食疗法

（一）饮食疗法概述

《素问·奇病论》云："此五气之溢也，名曰脾瘅。夫五味入口，藏胃，脾为之行其精气，津液在脾，故令人口干也；此肥美之所发也。此人必数食甘美而多肥也，肥者，令人内热；甘者，令人中满，故其气上溢，转为消渴。"现代医学研究发现，生活水平的提高，饮食结构的改变，热量摄入得过多，能量消耗得过少，与糖尿病的发生显著相关。《内经》云："饮食自备，肠胃乃伤。"当人们过食肥甘厚味，脾胃功能负担重，则脾的功能失调，不能散精周身，津液不能输布于肺，肺燥则口渴饮水多。脾不能输布津液于胃，郁而化热，阴液灼伤，消杀水谷，则多食而善饥。脾主散精功能失调，不能化为水谷精微，脏腑不能得到滋养。从现代医学来讲则随之胰岛功能分泌胰岛素功能紊乱，发展成糖尿病。

饮食疗法的形成与我国的中医理论有着不可分割的联系。中医思想认为任何食物本身都存在着特定的阴阳五行属性，对于人来说只有按照自身阴阳五行的缺失来进行对应性的饮食才能达到平衡状态，这也是饮食疗法的核心目的。

（二）遵循原则

糖尿病饮食疗法通过低糖、无糖的饮食，使患者的血糖降低或保持在一个相对稳定状态，其在日常应用过程中主要遵循如下几个原则。

1. 稳定糖类及油脂类食品的摄入量

对于糖尿病患者来说，其日常饮食中糖类、油脂类物质的摄入是要被控制的。其自身血糖含量已高于正常标准，如果再大量摄入糖类物质，不但会给治疗工作带来更大的难度，也会对其自身的生命安全造成威胁。此外，就正常人来说，摄入过多的油脂类物质，既会造成胆固醇的升高，也会增加心脑血管的发病率；而对于糖尿病患者来说，其自身心脑血管疾病的发病率已经高于常人，如果再大量摄入油脂类物质，那么后期治疗就将变得难上加难。而随着饮食疗法的应用，糖尿病患者的日常饮食都变得更加健康，各种糖类、油脂类物质的摄入量也被控制在了合理范围之内。目前，虽然不能彻底治愈该项疾病，但合理的饮食控制已经为患者的生命提供了保障，如果能够配合适当的体育锻炼，那么保持自身血糖在一个稳定的状态将不再是梦想。

糖尿病患者应该多吃一些五谷杂粮、豆类制品及苦瓜、南瓜、洋葱等具有平稳血糖功效的食物，像燕麦片、荞麦面等杂粮中，富含大量的B族维生素衍生物及多种微量膳食元素，这些物质都是平稳血糖的“良药”。例如，各类糖果、蜜饯、面包、饼干及动物的内脏等食物中，含有大量的糖分和脂肪，普通人过量食用尚会增加患糖尿病的风险，对糖尿病患者来说更应远离。酒精及各种酒类制品更是不能触碰的。

2. 注重化学微量元素的补充

正常人体液呈弱碱性，而糖尿病患者因胰脏内pH的改变导致胰岛β细胞易引起胰岛素的数量减少，而胰岛α细胞易引起胰高血糖素的数量增加，并通过长期的积累造成了体内酸性环境的形成，进而造成糖尿病的发病。因此对患者来说为了中和体内酸性物质，应该多食用一些富含碱性微量元素的食物，如富含大量硒元素的海带，而硒元素不仅自身呈弱碱性，也对血糖的降低具有一定的促进作用。

3. 保持大便通畅

为了帮助糖尿病患者每天保持通畅的排便，在患者的日常饮食中，应注重富含纤维素食物所占的比重。粗谷物和一些含糖量极低的水果基本上成了患者每天的必备食物。通过合理的饮食安排，糖尿病患者的血糖值被良好地控制，大量纤维素的摄入也加速了患者的胃肠蠕动速度，促使他们每天都能进行正常的规律排便。

（三）具体推荐饮食

1. 主食类

（1）麦麸面团：麦麸和粗制面粉各半（根据食量确定一餐总量），鸡蛋1个，瘦肉茸50 g，蔬菜100 g剁碎，加适量油、盐调味；做成饼团或糊膏当主食吃。

（2）豆米饭：大米100 g，赤豆30 g，南瓜、海带各适量，加水共煮同吃。

（3）豆面松包：黄豆面200 g，玉米面200 g，白面100 g，鲜酵母适量；将三“粉”混合，加入酵母和适量的水揉成面团，待“醒发”后揉搓分团，用旺火蒸熟。

（4）麦麸饼：麦麸为主料，瘦猪肉、葱花各适量，同拌匀加水做饼，文火烘熟食用。

2. 糕点类

（1）荞麦饼：荞麦 300 g，糯米粉 150 g，葛根 50 g，橘皮 5 g，砂仁 3 g，乌梅 5 g。荞麦、葛根打成细粉备用；将橘皮、砂仁、乌梅用水 500 g 煎煮 20 分钟，滤取浓缩汁；将荞麦粉、葛根粉、糯米粉同浓缩汁和成面团，做成小饼，放入锅中蒸熟，可代主食。

（2）小米饼子：小米面粉 500 g，黄豆面粉 100 g，蚕蛹 50 g；蚕蛹烘干，研成粉，与小米面粉、黄豆面粉一起加水适量，做成饼子，上屉蒸熟，即成。其具有和中、健脾、益肾、除烦热、止消渴、和胃安眠之功效。

（3）莲子茯苓糕：莲子、茯苓、麦冬各 250 g；将原料分别洗净、晾干、研末，加水调匀，上笼蒸熟，每取适量作点心食用。

（4）豆渣饼：豆腐渣掺玉米面或高粱面，再加花椒大料面及少量食盐，和面擀成饼子，蒸熟食用。

3. 药粥类

（1）猪胰黄芪大米粥：猪胰 1 具洗净，加大米 50 g 和黄芪 30 g，煮成粥，水煎服，每日 1 剂，连服 10 剂。

（2）山药薏米粥：山药 25 g，薏苡仁 25 g，研细末，煮粥食用。此粥适用于腹泻、食欲不振的糖尿病患者，或兼水肿者。

（3）猪胰煮小米山药粥：猪胰 1 具洗净，小米 75 g，山药 100 g，共煮粥当早餐。

（4）黄芪燕麦粥：黄芪 15 g（研末），燕麦 50 g，共煮粥常服。黄芪益气补虚，燕麦健脾补肾、养胃、降脂，该粥尤适用于糖尿病合并脂肪肝、冠心病、高血压患者及虚汗、盗汗的糖尿病患者。

（5）山药薏米枸杞粥：糯米或粳米 50 g，山药 50 g，薰米仁 25 g，莲子 25 g，枸杞子 12 g。将上述原料各自清洗后加水 500 mL，文火煮至米烂粥稠分次食用。此粥有健脾固肾、益气养阴之功，尤适于糖尿病善后调理，以巩固疗效，预防复发，可经常食用之。

（6）糯米桑白米花饮：糯米、米花各 30 g，桑白皮 15 g；将三物加水煮烂后服食，每日 1 次。该饮品有补中益气、养阴止渴之功，适用于治疗糖尿病之烦渴。

4. 菜肴类

（1）苦瓜炒瘦猪肉：用新鲜苦瓜 250 g（白色的更佳），瘦猪肉 100 g，共炒熟吃，每天 1 次，2 个月为 1 个疗程。有较好的降血糖作用。

（2）苦瓜炒鳝丝：苦瓜 1 只（约 150 g），黄鳝 1 条（约 150 g）。将苦瓜洗净去除瓜瓤，切丝，置素油锅急火快炒片刻，加入先前炒好的鳝丝，加佐料即成，可浇上少量芝麻酱食用。

（3）凉拌苦瓜：苦瓜 150 g；苦瓜洗净，切成小片，加盐少许拌匀，5 分钟后，用清水洗过，随个人口味酌加盐、味精、醋、辣椒油或香油，拌匀即成。苦瓜清热生津，降血糖，糖尿病患者宜常食；脾胃虚寒者慎用。

（4）枸杞子炒苦瓜：枸杞子 30 g 洗净泡软，苦瓜 200 g 洗净去籽切丝，油、盐、葱适量；先将油用炒锅烧热，放入葱花及盐再放枸杞子、苦瓜入锅，炒熟后放味精少许，做菜食用。

（5）仙茅鸡：乌骨鸡 1 只（约 1000 g），去毛及内脏，取仙茅 45 g 布包纳入鸡腹内缝合，文火炖熟，放调料少许，分次食用。

（6）猪胰炖山药：猪胰 1 具，山药 200 g，加水适量共炖，加盐调味，每日服 1/4。

（7）生炒鳝片：黄鳝片 200 g，胡葱 100 g，蒜头 1 瓣，料酒、葱、姜、酱油、麻油、精盐、味精适量；黄鳝片加盐稍控后，用沸水冲淋，加料酒、姜汁、酱油腌渍 20 分钟；油锅爆香蒜蓉、姜片，放入鳝片，炒透，加水少许焖熟，调味，淋上麻油，撒上葱花。

（8）洋葱炒鳝丝：洋葱 1 只约 150 g，黄鳝 1 条约 200 g；将活黄鳝宰杀，剔骨，去除内脏洗净，切丝状；置素油锅爆炒，加入精盐、酱油、味精少许略炒片刻起锅；洋葱切片置素油锅猛火急炒，加入先前烧好的鳝丝拌炒片刻即成。黄鳝性温、味甘咸，有补五脏、疗虚损之功。营养学家研究发现黄鳝有显著降血糖与调节血糖浓度的黄鳝素 A 和黄鳝素 B。洋葱有温中、下气、消谷之功，有研究发现其有降低血糖水平，并有降低胆固醇及防止血小板聚集的作用。这道味美可口的佳肴对防止糖尿病微血管病变有一定效果。

5. 茶饮类

（1）山药黄芪茶：山药 100 g，黄芪 50 g，共煎水当茶饮。

（2）红根内金茶：鲜菠菜根 100 g，鸡内金 15 g，煎水服，每日 2～3 次。

（3）玉米须茶：玉米须 50 g 煎汤代茶饮，可减轻消渴症状。

（4）人参茶：每日 3～5 g 人参煎水或泡水代茶饮。可缓解因津液耗损而出现的口渴。部分 2 型糖尿病肥胖者食用后血糖降低，尿糖减少。

（5）天麻橘皮饮：天麻 10 g，鲜橘皮 20 g，煎水代茶。适用于糖尿病合并高血压患者。

（6）山楂茶：山楂 15 g，荷叶 10 g，研成粗末，煎水代茶，每日 1 剂。

（7）参杞茶：红参片 3 g，枸杞子 10 g，放入有盖杯中，用沸水冲泡，加盖闷 15 分钟，代茶饮；至水淡无味，再将红参片、枸杞子嚼食。人参益气生津，枸杞子滋阴补肾，有降血糖作用，适用于糖尿病气虚为主、燥热不甚者。

（8）桑椹汁：鲜桑椹适量；洗净、捣烂取汁，每次 15 mL，每日 3 次；直接生食桑椹亦可。桑椹具有滋阴养血、补益肝肾功能，适用于肾阴虚型糖尿病。

四、运动疗法

运动疗法是糖尿病治疗方法的一种，按有无外力参与和肌肉收缩可分为主动运动、被动运动、助力运动。目前，关于助力运动和被动运动对糖尿病患者血糖影响方面的研究较少。氧气供应充分时进行的运动叫作有氧运动。常见的运动如步行、慢跑、游泳、骑自行车、各种舞蹈、太极剑等均为有氧运动。给予多种形式的、长期的、有规律的有氧运动是糖尿病运动疗法中的一种常见方法。肢体在克服外界阻力的情况下完成的主动运动叫作抗阻运动。直到近几年，抵抗阻力运动才逐渐被人们认识。对抗运动、克服弹性体运动、阻力运动和力量器材训练（如健身球、弹力带、哑铃等）均为抗阻运动，它能恢复和发展肌肉组织，有研究发现，有效运动项目的共性是全身大肌群或多肌群参与。

（一）作用机制

在运动过程中肌肉收缩消耗能量，在大部分情况下，运动初期消耗内源性糖原，随运动时间延长，通过增强糖异生作用来保证脑和肌肉对葡萄糖的需求。若运动仍继续进行，则由游离脂肪酸为肌肉收缩提供能量。这个复杂的过程依赖于机体内的激素、神经系统和心血管系统之间的密切配合与调节。运动时胰高血糖素、生长激素和皮质醇均升高，而皮质醇的升高会加速胰高血糖素分解脂肪内游离脂肪酸的速度。除此之外，因肌肉细胞膜上的受体与胰岛素相结合，增强了葡萄糖的弥散和转运能力。因运动参与肌肉活动因子的释放，不仅增强了胰岛素对外周组织的敏感性，而且增强了胰岛素的作用。长期有氧运动还通过激活脂肪细胞和骨骼肌内脂蛋白酶的活性，降低低密度脂蛋白、提高高密度脂蛋白的含量。因此，长期运动既可增加各种酶的活性又可改善肌细胞氧化代谢能力。

（二）不同运动方式对糖尿病患者的影响

1. 步行

步行是世界上最好的运动。王正珍的研究表明，糖尿病前期患者在经过 12 周有氧运动后，高血糖、胰岛素抵抗状态都得到明显改善。赵璨的研究发现，坚持长期的持杖健步走能减轻绝经后葡萄糖调节受损（IGR）妇女的体重和脂肪含量。另一项研究还发现，登山杖行走除可有效降低 2 型糖尿病和 IGR 人群的血糖、糖化血红蛋白水平外，也能调节血脂指标，还能改善机体有氧耐力和心肺调节能力。

2. 游泳

有研究发现，游泳对改善胰岛素抵抗有非常好的疗效。相关学者以糖尿病前期小鼠为研究对象，研究游泳对胰岛素的影响，发现胰岛素分泌和胰岛细胞形态学指标在游泳运动的干预下得以逆转，使 IGR 胰岛素抵抗得到改善，并能改善机体糖脂代谢情况。有学者比较游泳和步行改善血糖的作用时，发现在改善脂肪分布，调节血脂、血糖及胰岛素水平方面游泳均优于步行。另有学者发现，在改善胰岛素敏感性、血糖调节能力方面短时间较高强度的游泳训练更有优势。

3. 抗阻训练

抗阻运动能改善糖脂代谢、增加肌肉力量、预防骨质疏松，还能改善心血管功能。罗曦娟对 IGR 受试者给予抗阻运动干预 12 周后，记录统计相关指标的变化。分析数据发现，IGR 人群口服葡萄糖耐量试验后空腹血糖和餐后 2 小时血糖均下降，但对肥胖相关因子无显著的作用。汪亚群干预治疗受试者 3 个月后，测量记录空腹血糖、餐后 2 小时血糖、糖化血红蛋白、血脂等相关指标，发现抗阻运动和有氧运动虽对体重指数和低密度脂蛋白影响不明显，但均能降低 IGR 人群的空腹血糖、糖化血红蛋白水平。抗阻运动对降低餐后 2 小时的血糖效果显著。

有证据显示，IGR 人群经过长期有效的运动后，胰岛功能可转为正常。对于 2 型糖尿病患者，运动治疗是一种安全有效的方法，既能促进糖代谢降低血糖，又能预防血管的硬化。有研究表明，有氧运动疗法已应用于临床。通过长期的有氧运动和抗阻运动达到降低患者血糖、血脂，减少体内脂肪的堆积，改善血管内皮功能、胰岛素抵抗，抗氧化应激，减少炎症的目标。

第七节　纯中药降血糖

一、理论依据

（一）古代典籍记载

糖尿病属于中医“消渴”的范畴。中医对消渴的认识历史悠久，源远流长。消渴之名首见于《内经》，认为五脏虚弱、过食肥甘、情志失调是引起消渴的原因，而内热是其主要病机；辨证论治始自《金匮要略》，立专篇讨论，并最早提出治疗方药如肾气丸、五苓散；证候分类始于《诸病源候论》，不仅立专篇讨论，还论述了并发症；体系形成和发展于唐宋，成熟于明清。历代医家对消渴的辨治论述宏富，并根据不同的病机、证候分别谓之“消渴”“脾瘅”“消瘅”“肺消”“鬲消”“消中”“肾消”等。

（二）现代药理研究

现代大量药理研究为纯中药治疗糖尿病提供了药理学依据，详见本章第三节、第五节“药理研究”部分。

二、中药治疗糖尿病的优势

（1）降糖平稳：如初诊 2 型糖尿病患者空腹血糖小于 11.1 mmol/L，餐后 2 小时血糖低于 16.7 mmol/L 时，使用纯中药降糖，1 个月之内，80% 左右的患者配合饮食和运动疗法，血糖可以良好控制。

（2）改善症状：消除或减轻临床症状是中医药的主要优势之一。如新诊断的糖尿病葡萄糖毒症“三多一少”、视物模糊或飞蚊症或迎风流泪、疲乏无力、水肿、心慌心悸或失眠、多汗或四肢麻木等，中医药辨证论治很快可以消除。

（3）减少西药用量：已诊断的糖尿病患者配合中医药治疗一段时间后，可一定程度地减少西药的用量而提高疗效。

（4）改善理化指标：纯中药可以改善理化检查异常指标，如尿蛋白阳性、低蛋白血症、心电图 ST 段或 ST-T 段压低或 T 波低平等。中医药治疗后，均可改善或消失。

（5）延缓或逆转并发症：早期糖尿病肾病、早期糖尿病心脏病和糖尿病视网膜病变等，中医药治疗均可逆转或延缓。

（6）便于长期服用：很多治疗糖尿病的中成药疗效稳定，毒不良反应小，保存时间长，不易变质，便于携带和长期服用。

三、单纯中药降糖的模式

（一）辨病结合辨证

“有病始有证，而证必附于病，若舍病谈证，则皮之不存，毛将焉附?”病为纲，证为目，病规定证，证从属于病。

首先辨病。诊断糖尿病后，还要辨别具体分类，如 1 型糖尿病、2 型糖尿病、妊娠糖尿病、特殊类型糖尿病，以及是否存在各种急、慢性并发症。糖尿病的主要临床表现是多饮、多食、多尿和不明原因的消瘦，有些是因口渴、烦躁、神昏等病就诊，有些因肺痨、眩晕、胸痹心痛、水肿、中风、眼病、疮痈等病症确诊，也有一些患者无任何症状，仅是体检时发现本病。在中医上属于“消渴”范畴。

次辨证名。以中医基础理论为指导，四诊合参来采集症状体征，再利用中医辨证思维，如八纲辨证、脏腑辨证、六经辨证等，确定病因、病位、病性、病机，要抓主证，识兼证，主证反映病机本质，而兼证附属于主证存在。

（二）宏观症状结合微观理化指标辨证

中医强调辨证论治，但并不意味着否定“对症治疗”。对症治疗有3种常见形式，一是“急则治其标”，即在整体病证的基础上，出现危及生命或影响治疗的症状时，要先解决其急症；二是对兼证、次要症状的治疗，即据主证选方用药后，根据患者的兼证加减用药，解决患者痛苦；三是在无证可辨时，借助现代医学检查所发现的异常指标，加减选用单味药，这就是所谓的“微观辨证”。在疾病早期很多患者并无不适症状，只是在体检时发现某些指标异常（如血糖、血脂异常，高尿酸等），如只运用传统的宏观辨证则会出现“无证可辨”（指有病而无证）；抑或某些疾病的发展过程中有微观的变化而未能形之于外象的所谓的隐性的证（如胆囊结石、甲状腺结节等），这样只通过望闻问切四诊可能会造成部分疾病的漏诊或误诊。“宏观辨证”与“微观辨证”二者有机结合，取长补短，发挥其能够微观地认识机体结构、代谢和功能的优势，完整、准确地阐明疾病的内在病理变化，为辨证论治提供正确的方案。

糖尿病的症状可见口干、乏力、多尿、肢体麻木、失眠、便秘、水肿等，参考指标如血糖、糖化血红蛋白、血脂、血压、尿酸、尿蛋白等。此处列举一些常见的对症/证治疗及对指标治疗。

1. 对症/证治疗

（1）乏力/消瘦

治法：益气养阴，补脾益肾。

常用药：黄芪、人参、白术、熟地黄、山药、杜仲、牛膝。

常用方：参芪地黄汤、补中益气汤、生脉散、参苓白术散、右归丸、肾气丸。

（2）口干

治法：生津止渴，清热养阴，

常用药：生地黄、麦冬、乌梅、玄参、知母。

常用方：白虎加人参汤、瓜蒌牡蛎散、乌梅丸、一贯煎。

（3）多尿

治法：补益脾肾。

常用药：熟地黄、山萸肉、五味子、金樱子、山药、菟丝子。

常用方：肾气丸、六味地黄丸。

（4）肥胖

治法：消积化滞，健脾化痰。

常用药：大黄、泽泻、山楂、决明子、绞股蓝、红曲。

常用方：保和丸、参苓白术散、导痰汤。

（5）瘙痒症

治法：清热燥湿，养血祛风。

常用药：苦参、白蒺藜、地肤子、白鲜皮。

常用方：消风散。

（6）心悸/胸闷

治法：益气活血。

常用药：丹参、太子参、黄芪、当归、川芎、炙甘草。
常用方：丹参饮、桃红四物汤、生脉散、炙甘草汤。
（7）视物模糊
治法：益气养阴明目。
常用药：黄芪、石斛、葛根、菊花、枸杞子、决明子。
常用方：杞菊地黄丸。
（8）水肿
治法：淡渗利水，补益脾肾。
常用药：茯苓、猪苓、泽泻、冬瓜皮、车前子、女贞子、杜仲、牛膝。
常用方：五苓散、实脾饮、真武汤。
（9）尿浊
治法：健脾补肾，活血化瘀。
常用药：黄芪、三七、人参、当归、山药、山茱萸、丹参、川芎。
常用方：参芪地黄汤。
（10）多汗
治法：益气养阴固表。
常用药：黄芪、牡蛎、生地黄、石斛、浮小麦。
常用方：玉屏风散、当归六黄汤。
（11）失眠
治法：养心安神。
常用药：牡蛎、酸枣仁、茯神、远志、珍珠母。
常用方：酸枣仁汤、黄连阿胶汤、归脾汤。
（12）便秘
治法：润肠通便。
常用药：厚朴、枳实、火麻仁、肉苁蓉、生地黄。
常用方：麻子仁丸、六磨汤、增液汤。
（13）肢体麻木
治法：益气养阴，活血化瘀。
常用药：桂枝、桑枝、牛膝、木瓜、鸡血藤。
常用方：参芪地黄汤、黄芪桂枝五物汤。
（14）下肢疼痛
治法：温经散寒，通络止痛或益气活血，化瘀止痛。
常用药：当归、芍药、川芎、细辛、桂枝、川乌。
常用方：当归四逆汤、补阳还五汤、血府逐瘀汤。
（15）脂肪肝
治法：疏肝健脾，化痰除湿。
常用药：柴胡、枳实、黄连、大黄、丹参、山楂、党参。
常用方：香砂六君子汤、大柴胡汤、二陈汤、温胆汤。

（16）多囊卵巢综合征

治法：健脾化痰，补肾活血。

常用药：当归、菟丝子、香附、川芎、白芍、熟地黄、茯苓、枸杞子、丹参。

常用方：桂枝茯苓丸、苍附导痰汤。

2. 对指标治疗

（1）空腹血糖偏高

常用药：黄芪、人参、黄连、当归、生地黄、连翘、野菊花、桑枝、茯苓。

常用方：参芪地黄汤、大柴胡汤、肾气丸。

（2）餐后血糖偏高

常用药：麻黄、葛根、菊花、淡豆豉、知母、牛蒡子、桑叶、决明子、谷精草、茯苓。

常用方：玉女煎。

（3）糖化血红蛋白偏高

常用药：当归、山药、丹参、虎杖。

常用方：干姜黄芩黄连人参汤。

（4）尿糖偏高

常用药：山药、山萸肉、金樱子、桑螵蛸、芡实、白术、苍术、鸡内金、黄芪。

（5）高血压

常用药：天麻、钩藤、罗布麻叶、桑寄生、地骨皮。

常用方：天麻钩藤饮、镇肝熄风汤、知柏地黄汤、补阳还五汤。

（6）高甘油三酯

常用药：荷叶、绞股蓝、何首乌、红曲、山楂。

常用方：二陈汤、温胆汤、血府逐瘀汤。

（7）高尿酸血症

常用药：土茯苓、车前子、金钱草、虎杖、萆薢、穿山龙。

（8）肝功能异常

常用药：田基黄、垂盆草、山豆根、虎杖、五味子、泽泻、姜黄、决明子、丹参、桃仁。

（9）代谢综合征

常用药：黄芪、太子参、大黄、荷叶、枸杞子。

常用方：大柴胡汤、六君子汤、参芪地黄汤。

（10）蛋白尿

常用药：黄芪、三七、人参、当归、山药、山茱萸、丹参、川芎。

（11）心肌缺血

常用药：丹参、太子参、黄芪、当归、川芎。

常用方：丹参饮、桃红四物汤、生脉散。

（12）眼黄斑水肿

常用药：茯苓、泽泻、黄芪、当归、川芎、猪苓、生地黄、白术、丹参、车前子。

（13）眼底出血

常用药：三七、侧柏叶、蒲黄、茜草。

症状和指标结合，一可明确诊断，症状代表患者的病情，针对患者的临床症状，有针对性地做相关检查，明确诊断；二可指导遣方用药，选择既能解决指标又能解决症状的方药，如糖尿病胃肠湿热证，选择黄连类方，既能降血糖又能调胃肠湿热。

（三）明确疾病所处阶段和主证

糖尿病和糖尿病肾病都有分期辨证论治，如糖尿病分早、中、晚期，早期有肺热津伤证和胃热炽盛证，中期多为脾气虚或肾阴虚证，晚期则多见阴阳两虚证，根据不同分期、不同辨证选择不同治法和处方。

辨证是要根据疾病本质抓主要证型，一是据证立法，二是依法选方。例如，当患者存在胰岛素抵抗、高血压、高血脂、肥胖，可以认为主证是瘀热证，处方用桃核承气汤、大柴胡汤等；当患者确诊糖尿病肾病，存在水肿、大量蛋白尿、肾功能受损，主证为浊毒内蕴证，处方用大黄附子汤、抵当汤等。

（四）根据主病主证筛选主方

如上所述，据证立法，依法选方。

（五）根据兼病/并病、兼证/兼症加减方药

主病、主证应当放在第一位，但兼病/并病、兼证/兼症也很重要。虽然属于“次要矛盾”，但可从侧面补充主要矛盾的不足，更全面、更深入、更精确地反映病证的本质。以林兰教授三型辨证为例，将糖尿病的四大基本证候（热盛、阴虚、气虚、阳虚）和两大兼证（痰湿、血瘀）结合，形成三型辨证，即阴虚热盛、气阴两虚、阴阳两虚。基本证候就是主要矛盾，兼证是次要矛盾。病证结合，也要做到主次矛盾的有机结合。

根据兼病/并病、兼证/兼症，可以进行个体化治疗。同是糖尿病，有的患者并发神经病变，表现为胃轻瘫或肢体麻凉痛，可以选用黄芪；有的患者处于早期热盛阶段，或者中年肥胖，既往有脂肪肝，可以选用黄连；有的患者处于中后期肾阳虚阶段，或者年龄较大，可以选用肉桂。这就是“同病异治”，因人而异。

（六）根据循证医学和现代药理研究成果优化处方

如黄连有效成分为小檗碱，研究证实小檗碱在2型糖尿病合并血脂异常患者中能同时改善糖代谢及脂代谢紊乱、胰岛素抵抗、中心性肥胖和高血压，那就可以用来优化处方。例如，糖尿病患者腹胀、痞满，大便溏结不调，辨为半夏泻心汤证，可以加重黄连用量；患者体型肥胖，合并高脂血症、高血压，有胃肠湿热证，可以加用黄连。

四、展望

根据当前糖尿病中医治疗的形势，未来纯中药在降糖和并发症防治方面前景美好。单病例对照、文献对照、历史对照等更适用于纯中药个体化治疗，应用统计评价方法越来越广泛，循证证据越来越多。“症-病-证”结合的认识疾病方法，为总纲性疗效评价指标的选择奠定了基础。国际社会越来越

重视中医药在本领域的应用，很多中医研究被SCI源期刊接受，很多中医循证证据也被西医相关指南、标准、规范采用。

五、医案举例

患者 ××，男，43 岁，2018 年 12 月 1 日前来就诊。

现病史：1 年前自测空腹血糖 7.0 mmol/L，行胰岛功能诊断为“糖耐量受损”，嘱其控制饮食、运动调节，未口服药物；为求中医治疗，前来就诊。

既往史：高脂血症、高尿酸血症 3 年。

刻下症：怕热汗多，偶有心慌，偶有皮肤瘙痒，纳眠可，大便成形，日 3 次，小便调。

舌脉：舌暗红，苔薄黄，脉沉细。

体格检查：身高 163 cm，体重 70 kg，BMI 26.35 kg/m^2，血压 130/90 mmHg。

辅助检查：空腹血糖 6.56 mmol/L，血尿酸 504 μmol/L，甘油三酯 3.74 mmol/L，总胆固醇 3.11 mmol/L，低密度脂蛋白胆固醇 1.93 mmol/L，高密度脂蛋白胆固醇 0.64 mmol/L；平素自测空腹血糖＞ 7 mmol/L，餐后 2 小时血糖＞ 9 mmol/L。

西医诊断：2 型糖尿病、高脂血症、高尿酸血症。

中医诊断：消渴、肝胃郁热。

治法：开郁清热。

处方：大柴胡汤合桃仁承气汤加减。柴胡 24 g，炒枳壳 10 g，黄芩 15 g，法半夏 9 g，赤芍 15 g，桃仁 10 g，红花 6 g，葛根 30 g，焦山楂 60 g，丹参 20 g，虎杖 20 g，干姜 6 g，大枣 20 g，半枝莲 30 g，水蛭粉 6 g，炙甘草 15 g；水煎服，每日 1 剂，分两次服。

2 周后复诊。患者怕热多汗好转，无心慌，偶下肢瘙痒，纳眠可，大便成形，臭秽，不易排出，小便调；舌暗红苔黄，脉弦；自测空腹血糖 5.87 mmol/L，餐后 2 小时血糖 6.8 mmol/L。

处方：葛根芩连汤加减。葛根 30 g，黄连 6 g，黄芩 20 g，马齿苋 30 g，蒲公英 30 g，虎杖 20 g，路路通 10 g，野菊花 30 g，赤芍 15 g，地骨皮 30 g，石韦 10 g，金钱草 30 g；水煎服，每日 1 剂，分两次服。

2019 年 2 月 23 日复诊。患者服药后怕热汗多较前缓解，偶下肢瘙痒，大便成形，无臭秽，质干，纳眠可，小便调；舌红苔薄黄，脉弦滑；自测空腹血糖 5.8～6.5 mmol/L，餐后 2 小时血糖 7.0～8.5 mmol/L，体重 64.5 kg。

处方：半夏泻心汤加减。苏子 30 g，黄连 10 g，黄芩 10 g，川椒 6 g，马齿苋 30 g，苍术 20 g，生薏苡仁 30 g，蒲公英 15 g，败酱草 30 g，茵陈 30 g，厚朴 15 g，诃子肉 15 g；水煎服，每日 1 剂，分两次服。

2019 年 3 月 26 日复诊。患者未诉明显不适，纳眠可，二便调；舌红苔薄黄，脉弦滑；体重 63 kg，自测空腹血糖 5.6 ～ 6.6 mmol/L，餐后 2 小时血糖 7.5 mmol/L 左右。

处方：芪蛭降糖胶囊口服。

2019 年 6 月 29 日复诊。患者未诉明显不适，纳眠可，二便调；舌暗红苔薄白边有齿痕，脉弦；体重 60 kg，自测空腹血糖 5.6～6.3 mmol/L，餐后 2 小时血糖 7.5 mmol/L 左右。

处方：继续芪蛭降糖胶囊口服。

参考文献

[1] 倪炎炎 . 倪青主任医师糖尿病病证结合诊疗经验探析 [D]. 北京：北京中医药大学，2016.

[2] 薛博瑜 . 中医内科学 [M]. 北京：人民卫生出版社，2016.

[3] 陈家旭 . 中医诊断学 [M]. 北京：人民卫生出版社，2015.

[4] 高思华 . 中医基础理论 [M]. 北京：人民卫生出版社，2012.

[5] 林兰 . 现代中医糖尿病学 [M]. 北京：人民卫生出版社，2007.

[6] 李鸣镝 . 林兰五十年临证经验传承精粹 [M]. 北京：人民卫生出版社，2018.

[7] 赖祥林 . 糖尿病优选方术 [M]. 广州：广东科技出版社，2007.

[8] 谭勇，王耕耘 . 糖尿病实效经典 [M]. 北京：人民军医出版社，2007.

[9] 魏军平 . 林兰教授糖尿病三型辨证学术思想渊源与临床经验整理研究 [D]. 北京：中国中医科学院，2012.

[10] 中华中医药学会糖尿病学分会 . 糖尿病中医诊疗标准 [J]. 世界中西医结合杂志，2011，6 (6)：540-547.

[11] 赵伟，李双蕾，唐爱华，等 . 糖尿病浊毒内蕴辨证研究 [J]. 四川中医，2010，28 (5)：25-27.

[12] 连建共，廖辉陵 . 气血津液辨证论治糖尿病 150 例 [J]. 中国中医药现代远程教育，2010，8 (7)：168-169.

[13] 李松林 . 糖尿病证候的南北方比较及其辨证研究 [D]. 成都：成都中医药大学，2009.

[14] 王颖辉 . 从肝脾肾辨证论治 2 型糖尿病及其临床研究 [D]. 北京：北京中医药大学，2007.

[15] 吴深涛 . 糖尿病中医病机新识 [J]. 中国中医基础医学杂志，2005，11 (11)：808-811.

[16] 吴勉华，王新月 . 中医内科学 [M]. 北京：中国中医药出版社，2012：383-385.

[17] 史丽伟，倪青，冯玲 . 糖尿病中医治法研究概况 [J]. 环球中医药，2019，12 (5)：701-707.

[18] 庞国明，孙扶 . 庞国明论提高糖尿病临床疗效的思路与方法（下）[J]. 光明中医，2017，32 (7)：948-950.

[19] 倪青 . 糖尿病中医诊疗手册 [M]. 北京：科学技术文献出版社，2018：163-166.

[20] 史兆瑞，王军 . 糖尿病大血管纤维化探析及活血化瘀中药干预机制 [J]. 辽宁中医杂志，2020，47 (5)：84-86.

[21] 杨维波，韩福祥 . 半夏泻心汤对 2 型糖尿病模型大鼠的降糖作用与机制 [J]. 中医药临床杂志，2019，31 (5)：906-910.

[22] 李冰涛 . 葛根芩连汤治疗 2 型糖尿病的配伍规律及作用机制研究 [D]. 长沙：湖南中医药大学，2015.

[23] 张利宁，杨璐，魏志成 . 葛根芩连汤饮片治疗 2 型糖尿病的临床疗效评价 [J]. 当代医学，2019，25 (32)：10-12.

[24] 郭婷婷 . 葛根芩连汤治疗 2 型糖尿病的临床观察 [J]. 糖尿病新世界，2019，22 (18)：65-66.

[25] 熊芹俊 . 葛根芩连汤治疗 2 型糖尿病的临床效果 [J]. 临床医学研究与实践，2019，4 (26)：148-149.

[26] 丁大飞，郑曙琴 . 葛根芩连汤治疗 2 型糖尿病 Meta 分析 [J]. 河南中医，2019，39 (7)：1009-1015.

[27] 郭建勋 . 健脾补肾降浊方治疗早期糖尿病肾病脾肾气虚证的临床研究 [D]. 晋中：山西中医药大学，2019.

[28] 刘科，邓小敏，梁绍满 . 邓小敏运用三仁汤治疗肥胖 2 型糖尿病经验 [J]. 湖南中医杂志，2017，33 (5)：24-26.

[29] 许慧英 . 白虎加人参汤联合降糖西药治疗 2 型糖尿病临床疗效的系统评价 [D]. 大连：大连医科大学，2016.

[30] 郭春芳，马秀艳 . 益气滋阴活血方治疗糖尿病患者疗效观察 [J]. 亚太传统医药，2015，11 (7)：121-122.

[31] 李东峰 . 王志刚主任医师从“三焦辨证”论治 2 型糖尿病肾病经验 [J]. 中医研究，2014，27 (9)：

50－51.

［32］王斌，吴贤顺，吴深涛．从浊毒论治糖尿病的研究进展［J］．陕西中医，2012，33（9）：1258－1259.

［33］毛宇湘．浊毒论［J］．环球中医药，2012，5（7）：520－522.

［34］储全根．加味桃核承气汤及其不同提取物对糖尿病大鼠心肌和主动脉病变的影响［D］．广州：广州中医药大学，2005.

［35］朴峰仪．参芪地黄汤合桃红四物汤加减治疗 2 型糖尿病临床观察［D］．沈阳：辽宁中医药大学，2018.

［36］郭英．参芪地黄汤治疗糖尿病肾病临床疗效的系统评价［D］．北京：北京中医药大学，2018.

［37］宋小雪，黄金凤，田明，等．大柴胡汤的药理及临床应用［J］．中医药学报，2019，47（4）：112－116.

［38］崔艳荣．大柴胡汤对 2 型糖尿病模型大鼠氧化应激致胰岛 β 细胞损伤的影响［D］．兰州：甘肃中医药大学，2019.

［39］李伟令，宋堃，张晓晶．大柴胡汤在 2 型糖尿病中的应用［J］．河南中医，2013，33（3）：336－337.

［40］邓咏诗．大柴胡汤治疗非消化系统疾病的文献复习［J］．临床合理用药杂志，2016，9（20）：94－95.

［41］陶玉菡，许惠琴，张志芬，等．大柴胡颗粒对糖尿病大鼠模型的干预作用［J］．中国老年学杂志，2015（7）：1895－1898.

［42］杨维波，焦建洪，董淑华．大柴胡汤对 2 型糖尿病模型大鼠血糖的影响［J］．中医药临床杂志，2019，31（11）：2119－2123.

［43］李天虹，寇正杰，张苏，等．加味参芪地黄汤治疗气阴两虚型 2 型糖尿病 66 例［J］．陕西中医，2010，31（8）：1019－1021.

［44］张明明，张世杰．分析参芪地黄汤治疗老年 2 型糖尿病的临床效果及特点［J］．智慧健康，2018，4（8）：81－82.

［45］张赟．参芪地黄汤加减治疗气阴两虚兼血瘀型糖尿病的临床疗效［J］．临床合理用药杂志，2018（6）：69－70.

［46］梅海云，张妮娅，时良玺．参芪地黄汤联合二甲双胍治疗超重或肥胖 2 型糖尿病患者的临床观察［J］．糖尿病新世界，2019，22（24）：77－78.

［47］郑双铭．加味玉女煎联合盐酸二甲双胍片治疗 2 型糖尿病（阴虚热盛证）的临床疗效研究［D］．长春：长春中医药大学，2018.

［48］孙天奇．加味玉液汤治疗糖尿病肾病Ⅲ期的临床病例观察［D］．大连：大连医科大学，2017.

［49］陈红梅，扈腾腾，陈凯．玉女煎加味方治疗胃热炽盛型 2 型糖尿病 60 例临床疗效观察［J］．中医临床研究，2014（15）：50－51，54.

［50］张先华．玉女煎加味治疗 2 型糖尿病 36 例［J］．陕西中医，2012，33（9）：1183－1184.

［51］邓荞．生脉散加味治疗气阴两虚型糖尿病 97 例［J］．光明中医，2014（5）：977－978.

［52］杨赛男．六味地黄汤对 2 型糖尿病胰岛素抵抗大鼠保护作用的研究［D］．长沙：湖南中医药大学，2014.

［53］尹英杰．六味地黄丸（汤）异病同治规律的理论与临床研究［D］．北京：北京中医药大学，2003.

［54］许柳，张树峰．六味地黄丸的药理作用及临床应用研究［J］．河北医学，2013，19（4）：616－619.

［55］卢楠．六味地黄丸药理作用及临床应用效果分析［J］．中国中医药现代远程教育，2016，14（5）：82－83.

［56］闫旭．关于六味地黄丸治疗糖尿病肾病 25 例的临床研究［J］．继续医学教育，2017，31（12）：156－157.

［57］杨伟飞．生脉散合桃红四物汤加减治疗糖尿病周围神经病变的临床观察［D］．济南：山东中医药大学，2015.

［58］梁友利．生脉散加减治疗气阴两虚型 2 型糖尿病的疗效观察［J］．中国医药指南，2012，10（29）：

292-293.

[59] 李婷婷. 生脉散加味对单纯型糖尿病视网膜病变影响的临床研究 [D]. 晋中：山西中医药大学，2018.

[60] 曹占鸿，潘建衡，李娜，等. 生脉散现代药理作用及作用机制的研究进展 [J]. 中国实验方剂学杂志，2019，25（22）：212-218.

[61] 郑彬丽. 生脉散抑制高糖环境下心肌细胞凋亡的分子机制研究 [D]. 北京：中国人民解放军医学院，2014.

[62] 陈惠，孙朦朦，安然，等. 生脉散治疗糖尿病研究进展 [J]. 辽宁中医杂志，2013，40（10）：2170-2172.

[63] 谢斌，左爱仁，施翠芬，等. 一贯煎对 2 型糖尿病大鼠核转录因子-κB 信号通路的影响 [J]. 广州中医药大学学报，2013，30（1）：47-50，130.

[64] 王晓敏，周志愉，施翠芬，等. 一贯煎对 2 型糖尿病大鼠血糖、IL-6 及 PI3K 的影响 [J]. 时珍国医国药，2013，24（1）：封 3-封 4.

[65] 彭世敏. 一贯煎加减治疗 2 型糖尿病 25 例 [J]. 实用中医药杂志，2007，23（12）：757.

[66] 程时杰，姚丹，周洪武. 一贯煎对 2 型糖尿病患者自我效能及胰岛素抵抗的影响研究 [J]. 中国农村卫生事业管理，2017（8）：994-995.

[67] 张状年，刘华东，徐玉田. 玉女煎治疗小鼠实验性糖尿病的药理研究 [J]. 中国中医药信息杂志，2000，7（5）：36-37.

[68] 于顺新. 加减玉女煎对四氧嘧啶型糖尿病小鼠作用的初步实验观察 [J]. 卫生职业教育，2007，25（17）：104-105.

[69] 何才姑，钱长晖，黄玉梅，等. 玉女煎对 GK 大鼠胰腺及肾脏自噬基因 *LC3* 表达的影响 [J]. 福建中医药大学学报，2014，24（1）：11-14.

[70] 应亚利，黄强. 玉女煎联合西药治疗 2 型糖尿病阴虚热盛证的临床效果 [J]. 中华全科医学，2019（11）：1945-1947.

[71] 韩文转. 玉女煎加味治疗胃热阴虚型糖尿病牙周炎的临床研究 [D]. 晋中：山西中医药大学，2015.

[72] 龚云翔. 玉女煎现代临床应用的文献研究 [D]. 北京：北京中医药大学，2010.

[73] 韩非. 玉液汤的配伍规律与实验研究 [D]. 济南：山东中医药大学，2003.

[74] 武子贵. 玉液汤对 2 型糖尿病肾病大鼠足细胞及相关蛋白表达影响的实验研究 [D]. 武汉：湖北中医药大学，2019.

[75] 刘晨光. 中药加味生脉散对葡萄糖耐量减低患者的临床干预研究 [D]. 济南：山东中医药大学，2013.

[76] 杜立娟. 半夏泻心汤对 RIN-m5F 胰岛细胞凋亡的影响及其机制研究 [D]. 北京：中国中医科学院，2017.

[77] 许慧英. 白虎加人参汤联合降糖西药治疗 2 型糖尿病临床疗效的系统评价 [D]. 大连：大连医科大学，2016.

[78] 陈霞波，寿旗扬，龚文波，等. 四种中药复方对糖尿病肾病大鼠肾脏组织中 Ang-1.Ang-2.Tie-2 和 VEGF mRNA 表达影响 [J]. 中国中西医结合肾病杂志，2014（11）：954-956.

[79] 张晓天，陈禹，于春江，等. 芪蛭降糖胶囊对糖尿病大鼠胰岛素抵抗的作用及其机制 [J]. 吉林大学学报（医学版），2014（4）：805-811.

[80] 刘博，于春江，孟祥宝，等. 芪蛭降糖胶囊对 2 型糖尿病大鼠肝组织中 InsR，PI3K，GLUT2，p-JNK 蛋白表达的影响 [J]. 中国中药杂志，2016，41（11）：1978-1982.

[81] 郭兆安，孟凡辰，于春江. 芪蛭降糖胶囊对糖尿病肾病大鼠肾脏结构和功能的影响 [J]. 中国医药科学，2015（1）：31-36.

[82] 武帅，郭兆安，于春江，等. 芪蛭降糖胶囊对糖尿病肾病大鼠肾组织 BMP-7 及 TGF-β_1/smads 信号传导通路的影响 [J]. 中国中西医结合肾病杂志，2014（4）：297-301.

[83] 李悦，于春江，郭兆安，等．芪蛭降糖胶囊对糖尿病肾病大鼠肾实质小动脉内膜/中膜厚度比与炎性因子的影响［J］．中国中西医结合肾病杂志，2013，14（10）：858-863，后插 2.

[84] 张超．芪蛭降糖胶囊改善 2 型糖尿病大鼠视网膜病变的作用及机制研究［D］．长春：吉林大学，2015.

[85] 段俞伽，杨志霞，张鹏，等．芪蛭降糖胶囊联合西格列汀治疗 2 型糖尿病的临床研究［J］．现代药物与临床，2019，34（5）：1478-1482.

[86] 郑晓东，冯燕，韩磊．芪蛭降糖胶囊对糖尿病肾病的疗效分析［J］．中华中医药学刊，2018，36（4）：994-996.

[87] 闫峰，范秀丽．芪蛭降糖胶囊对 2 型糖尿病患者治疗的研究［J］．糖尿病新世界，2016，19：45-46.

[88] 华琼，刘蕊，于国俊，等．芪蛭降糖胶囊治疗糖尿病肾病Ⅲ期的临床分析［J］．中国实用医药，2016，11（9）：173-174.

[89] 莫爵飞，闫秀峰，倪青．芪蛭降糖胶囊治疗 2 型糖尿病早期下肢动脉硬化闭塞症 104 例［J］．环球中医药，2013，6（2）：105-110.

[90] 程若东．益气活血通络法治疗糖尿病周围神经病变临床研究［D］．北京：北京中医药大学，2016.

[91] 张晶，李冰冰，黄敏仪，等．基于网络药理学的参芪降糖颗粒治疗 2 型糖尿病机制探讨［J］．中草药，2020，51（19）：4873-4883.

[92] 狄灵，厉英倩，张薇．参芪降糖颗粒对实验性糖尿病大鼠胰岛 β 细胞、C 肽及血浆胰岛素释放的影响［J］．第四军医大学学报，2003（19）：1774-1776.

[93] 张奇峰．参芪降糖颗粒对糖尿病大鼠氧化应激反应的影响［J］．中医药临床杂志，2016，28（2）：251-253.

[94] 康学，许保海．参芪降糖颗粒对高糖环境下施万细胞氧化应激的调节作用［J］．环球中医药，2017，10（11）：1194-1197.

[95] 张冬远．参芪降糖颗粒治疗糖尿病肾病的临床研究［J］．现代诊断与治疗，2016，27（16）：2985-2986.

[96] 周金芳．参芪降糖颗粒联合胰岛素治疗 2 型糖尿病效果评价［J］．临床医药文献电子杂志，2019，6（15）：83，85.

[97] 任启伟．沙格列汀联合参芪降糖颗粒治疗 2 型糖尿病 46 例临床观察［J］．中国民族民间医药，2019，28（2）：105-106，120.

[98] 张蕾，王雷雷，黎明东，等．参芪降糖颗粒辅助治疗气阴两虚型 2 型糖尿病临床研究［J］．新中医，2019，51（4）：166-168.

[99] 何涛，易桂文，徐玲文．利拉鲁肽联合参芪降糖颗粒对胰岛素控制不佳的 2 型糖尿病伴亚临床大血管病变患者血糖及血管重塑的影响［J］．现代中西医结合杂志，2019，28（16）：1736-1740.

[100] 裘静英，董志春，王璟．参芪降糖颗粒联合阿托伐他汀对 2 型糖尿病合并代谢综合征胰岛 β 细胞功能、胰岛素抵抗和血管内皮细胞功能的影响［J］．中华中医药学刊，2019，37（7）：1725-1728.

[101] 王秋华，贾雨林，马雪慧．参芪降糖颗粒联合盐酸二甲双胍治疗 2 型糖尿病疗效分析［J］．糖尿病新世界，2018，21（2）：51-52.

[102] 吴迪，李敏，张伟，等．参芪降糖颗粒对糖尿病患者脑功能减退的影响［J］．中医药导报，2015，21（16）：25-28.

[103] 宋玉萍．津力达颗粒对糖尿病大鼠骨骼肌的保护作用及其机制研究［D］．上海：第二军医大学，2013.

[104] 刘安宁，张高生，黄晶，等．津力达颗粒对 2 型糖尿病大鼠骨骼肌氧化应激水平以及 SIRT3 表达的影响［J］．临床和实验医学杂志，2017，16（4）：323-325.

[105] 唐艳阁，王敬，杨家祥. 津力达颗粒对糖负荷小鼠血糖及相关因子的调节作用 [J]. 中国医科大学学报，2019，48 (2)：159-163.

[106] 刘超，朱亚军，刘颐轩，等. 津力达颗粒对骨骼肌线粒体生物发生和胰岛素敏感性的影响 [J]. 北京中医药，2019，38 (1)：30-34.

[107] 董靖，乐岭，向光大，等. 津力达颗粒预处理对高糖诱导小鼠胰岛微血管内皮细胞和人脐静脉内皮细胞增殖及凋亡的影响 [J]. 微循环学杂志，2017，27 (4)：6-11.

[108] 傅艳芬，张淑丽，谭立明. 津力达颗粒联合利拉鲁肽及二甲双胍治疗 2 型糖尿病临床观察 [J]. 中国药业，2019，28 (8)：53-55.

[109] 肖伟. 格列齐特联合津力达颗粒对 2 型糖尿病老年患者血糖控制及生活质量的影响 [J]. 实用糖尿病杂志，2019，15 (2)：29-30.

[110] 杨丽，程奎，胡淑芳. 津力达颗粒对冠心病合并 2 型糖尿病患者血管内皮功能的影响 [J]. 中国当代医药，2019，26 (11)：58-60.

[111] 吴美娟. 津力达颗粒联合二甲双胍治疗气阴两虚型 2 型糖尿病的效果观察 [J]. 中国民康医学，2019，31 (6)：96-98.

[112] 王思明，姜群群. 津力达颗粒联合生活方式干预治疗糖耐量异常临床观察 [J]. 河北中医，2018，40 (6)：864-867.

[113] 钱婀娜. 津力达颗粒对空腹血糖受损患者胰岛功能改善的作用 [A] //中国工程院医药卫生学部，中华中医药学会，世界中医药学会联合会，等. 第十四届国际络病学大会论文集 [C]. 2018：3.

[114] 陈婧，吴东红. 津力达颗粒对肥胖 2 型糖尿病患者血压及体脂的影响 [J]. 北京中医药，2018 (1)：88-89.

[115] 曹桂，彭静静，赵淑杰. 津力达颗粒联合硫辛酸治疗 2 型糖尿病性周围神经病变的疗效 [J]. 临床与病理杂志，2018 (6)：1234-1238.

[116] 张茜，肖新华，黎明，等. 天麦消渴片通过 miRNA 改善糖尿病大鼠血糖的机制 [J] 中国实验动物学报，2015，01：1-6.

[117] 刘红，牛凯，王树松，等. 天麦消渴片对糖尿病大鼠降血糖作用机理的研究 [J]. 河北中医，2007 (7)：653-655.

[118] 楼大钧，朱麒钱，叶飞，等. 天麦消渴片对新诊断 2 型糖尿病患者胰岛素抵抗和 β 细胞功能改善作用的研究 [J]. 中国中医药科技，2016 (4)：397-399.

[119] 陈双双，王楚媛，孔令芳，等. 天麦消渴片治疗 2 型糖尿病的临床效果及安全性观察 [J]. 山东医药，2016 (12)：38-40.

[120] 崔建蕾. 天麦消渴片联合胰岛素对 2 型糖尿病患者血糖控制效果和血清炎性因子的影响分析 [J]. 首都食品与医药，2018 (24)：66-67.

[121] 余婉蓉. 天麦消渴片联合二甲双胍治疗新诊断 2 型糖尿病患者的临床观察及中医症状疗效分析 [J]. 世界最新医学信息文摘 (电子版)，2019 (13)：124，127.

[122] 李志杰，张悦，陆海英，等. 六味地黄丸对糖尿病肾病大鼠肾组织 TGF-β1-smad 通路的影响 [J]. 时珍国医国药，2017 (8)：1811-1814.

[123] 吴玉兰. 六味地黄丸加减对 2 型糖尿病患者免疫功能、白细胞介素-6、肿瘤坏死因子-α 及临床预后的影响 [J]. 中国卫生检验杂志，2018 (23)：2888-2890.

[124] 莫惠斌. 六味地黄丸治疗气阴两虚型 2 型糖尿病临床观察 [J]. 光明中医，2018 (7)：985-987.

[125] 王华玉. 六味地黄丸治疗肾阴亏虚型糖尿病肾病的效果研究 [J]. 河南医学研究，2017 (19)：3543.

[126] 吴阳妃．六味地黄丸联合银杏叶片防治 2 型糖尿病早期视网膜病变 [J]．国际眼科杂志，2017 (6)：1127-1129.

[127] 陈蔚文．中药学 [M]．北京：人民卫生出版社，2012.

[128] 张倩，梁晓春．黄连抗氧化作用与糖尿病的研究进展 [J]．中国中药杂志，2015 (12)：2285-2288.

[129] 姜爽．黄连多糖的提取、分离及抗大鼠 2 型糖尿病作用的实验研究 [D]．长春：吉林大学，2013.

[130] 周东月，王春璐，任艳平，等．黄连多糖通过抑制氧化应激和炎症反应减轻糖尿病大鼠肾损伤的实验研究 [J]．中国比较医学杂志，2019 (3)：37-42.

[131] 李铁钢．黄连、白芷中有害物质研究及黄连中生物碱抗Ⅱ型糖尿病机理探究 [D]．成都：成都中医药大学，2010.

[132] 仝小林，刘文科，徐国良，等．黄连治疗糖尿病的临床剂量及用药经验 [J]．中医杂志，2011 (18)：1604-1605.

[133] 周源．黄连降糖作用在糖尿病治疗中的应用与思考 [D]．北京：北京中医药大学，2011.

[134] 段炼，李会军，闻晓东，等．黄芪治疗糖尿病研究进展 [J]．中国新药杂志，2013 (7)：776-781，792.

[135] 王世伦，金键．人参主要化学成分及皂苷提取方法研究进展 [J]．人参研究，2019 (3)：54-57.

[136] 王丽杰，王春艳，张冬燕，等．人参治疗糖尿病及作用机制研究进展 [J]．中国热带医学，2013，13 (7)：906-909.

[137] 彭婉，马骁，王建，等．麦冬化学成分及药理作用研究进展 [J]．中草药，2018 (2)：477-488.

[138] 李晶，苏薇薇，王永刚，等．麦冬提取物对实验性 2 型糖尿病大鼠的保护作用 [J]．中山大学学报 (自然科学版)，2017 (3)：119-124.

[139] 吴万征，苏薇薇，王永刚，等．麦冬寡糖对自发性 2 型糖尿病 db/db 小鼠降血糖的作用 [J]．中山大学学报 (自然科学版)，2017 (6)：128-133.

[140] 沙建平，马红英，陈晓文，等．麦冬对糖尿病大鼠胰岛 β 细胞的保护作用 [J]．成都中医药大学学报，2014 (3)：23-24，40.

[141] 高昌琨，高建，徐先祥．麦冬总皂苷对实验性高血糖小鼠的降糖作用 [J]．中国实验方剂学杂志，2007 (5)：33-34.

[142] 颜美秋，杨志远，施秋秋，等．石斛在糖尿病等代谢性疾病中的作用及机制研究进展 [J]．中草药，2019 (10)：2491-2497.

[143] 杨洁，施红．石斛单味剂治疗糖尿病的研究进展 [J]．中国中医药现代远程教育，2016 (17)：148-150.

[144] 陈光耀，方锦颖，郑思思，等．中药葛根对糖尿病的相关研究进展 [J]．时珍国医国药，2017 (11)：2716-2718.

[145] 李成，刘晓龙，张璐，等．石斛化学成分及药理作用研究进展 [J]．生物化工，2019 (1)：149-152.

[146] 孙华，李春燕，薛金涛．葛根的化学成分及药理作用研究进展 [J]．新乡医学院学报，2019 (11)：1097-1101.

[147] 李妙然，秦灵灵，魏颖，等．玉竹化学成分与药理作用研究进展 [J]．中华中医药学刊，2015 (8)：1939-1943.

[148] 王世伟，徐宁．玉竹多糖对糖尿病大鼠降糖作用及机制研究 [J]．辽宁中医杂志，2017 (8)：1739-1741.

[149] 张立新，庞维，付京晶，等．玉竹对 STZ 诱导的 1 型糖尿病小鼠的降糖作用 [J]．中药药理与临床，2012 (2)：107-110.

［150］金艳书，戴晋．玉竹提取物 A 对 1 型糖尿病小鼠的免疫干预作用［J］．中国临床康复，2006（7）：73－75.

［151］朱若男．玉竹治疗糖尿病肾病物质基础研究［D］．长春：长春中医药大学，2011.

［152］王晓彤，林海雄，郭爱琳，等．玉竹及其多糖对 2 型糖尿病大鼠血糖血脂及坐骨神经 NGF mRNA 表达的影响［J］．中华中医药学刊，2017（5）：1177－1180，1351.

［153］刘粲，胡彦君．玉竹提取物玉竹多糖对 1 型糖尿病小鼠的作用研究［J］．广州医药，2009（6）：49－53.

［154］朱欣佚，谢建军，王长松．玉竹多糖对糖尿病模型大鼠糖脂代谢和脂质过氧化作用的影响［J］．江苏中医药，2008（10）：114－116.

［155］师海波，苗艳波，王力平，等．玉竹乙醇提取物和分离部位对糖尿病大鼠肾脏的保护作用［J］．中草药，2007（12）：1846－1849.

［156］贺琴，谭华炳．山药的药理作用和防治 2 型糖尿病临床应用研究进展［J］．浙江中医药大学学报，2010（1）：131－132.

［157］何凤玲．山药中活性成分的提取及降糖活性研究［D］．重庆：西南大学，2011.

［158］吉晓丽．黄芩的化学成分与药理作用研究进展［J］．中医临床研究，2017（9）：128－129.

［159］陈丽，刘晓城．黄芩对糖尿病大鼠肾脏病变的影响［J］．中国糖尿病杂志，2003（6）：52－55.

［160］李玉萍，刘建涛，熊向源，等．黄芩素的制备及抗糖尿病研究概况［J］．安徽农业科学，2009（32）：15648－15651，15654.

［161］丁建营，刘春娟，郭建军，等．天花粉化学成分的药理活性及其提取与检测方法研究进展［J］．中国药房，2018（13）：1859－1864.

［162］李琼，叶小利，陈新，等．天花粉降糖作用有效部位的研究［J］．长春中医药大学学报，2012（1）：9－11.

［163］李琼，张鹏，郭晨，等．天花粉凝集素对糖尿病大鼠血糖及氧化应激的影响［J］．食品工业科技，2015（10）：356－359.

［164］夏瑢，陈华群，邵国民．超微粉化瓜蒌根对 2 型糖尿病 SD 大鼠免疫异常的干预研究［J］．中华中医药学刊，2011（2）：267－270.

［165］李晓芳．天花粉降糖活性成分的研究［D］．重庆：西南大学，2011.

［166］陈超，王宏才，翟煦，等．针灸治疗糖尿病机制的研究进展［J］．针刺研究，2018（9）：601－605.

［167］谢瑞仁．针灸治疗消渴的选穴规律文献研究［D］．广州：广州中医药大学，2014.

［168］仝小林，刘喜明，魏军平，等．糖尿病中医防治指南［J］．中国中医药现代远程教育，2011（4）：148－151.

［169］杨瑞春，林燕燕，潘素兰，等．穴位贴敷疗法治疗 2 型糖尿病的临床研究进展［J］．大众科技，2019（2）：70－72.

［170］官文芳．饮食疗法在糖尿病的临床应用［J］．饮食科学，2017（10）：38.

［171］唐大寒．糖尿病药膳食疗［J］．糖尿病新世界，2013（3）：58－59.

［172］李海平，付新青，周春红，等．运动疗法在临床治疗糖尿病过程中的作用及研究进展［J］．当代护士（下旬刊），2019（7）：6－8.

［173］王卫华，陈世波．倪青采用层次辨证法辨证治疗糖尿病经验［J］．北京中医药，2018（9）：836－838.

［174］倪青，董彦敏．林兰治疗糖尿病中药组方经验［J］．中医杂志，2000（7）：399－400.

［175］张月颖，李云楚，倪青．代谢综合征的诊断与中西医治疗［J］．中国临床医生杂志，2018（11）：

1271-1274.

[176] 胡元春，接传红，吴正正，等. 中药治疗糖尿病黄斑水肿临床用药特征探讨 [J]. 北京中医药大学学报，2018 (5)：434-440.

[177] 倪青. 纯中药到底能不能治糖尿病 [N]. 中国中医药报，2017-10-19 (004).

[178] 倪青，倪炎炎. 糖尿病及微血管病变遣方用药体会 [J]. 北京中医药，2017 (6)：490-493，499.

[179] 张敏，杨亚男. 倪青教授"四因治立、病证结合"治疗糖尿病肾病经验 [J]. 环球中医药，2019 (9)：1394-1398.

第十六章　糖尿病急症与急性并发症

第一节　糖尿病合并酮症酸中毒

一、糖尿病酮症酸中毒的概念与流行病学概况

糖尿病酮症酸中毒（DKA）属于糖尿病急性并发症，在糖尿病的几种急性并发症中最为常见，依据酸中毒的程度，分为轻、中、重三度。轻度仅有酮症而无酸中毒（糖尿病酮症），症状表现相对较轻，甚至无症状，有些患者初次确诊时即被查出酮症；中度除酮症外，还有轻中度酸中毒（糖尿病酮症酸中毒），病情较重；重度是指酸中毒伴有意识障碍（糖尿病酮症酸中毒昏迷），或虽无意识障碍，但二氧化碳结合力低于10 mmol/L，病情危急，抢救不及时可有生命危险。在1922年胰岛素问世之前，糖尿病患者约有半数死于酮症酸中毒，而酮症酸中毒患者的死亡率几乎是100%。自胰岛素应用以来，加之医疗技术的改进，其死亡率明显降低，目前DKA患者死亡率已被降低到1%～5%，但DKA仍属于急症，需迅速做出诊断并谨慎处理。

二、糖尿病酮症酸中毒的病因与发病机制

DKA的发生与糖尿病类型有关，1型糖尿病有发生DKA的倾向，2型糖尿病可能被某些因素诱发，常见的诱因有：①急性感染，其中以呼吸道最为常见，如肺炎、肺结核等；泌尿系感染，如急性肾盂肾炎、膀胱炎等；此外还有胆囊炎、阑尾炎、腹膜炎、憩室炎、盆腔炎等。若感染灶不明显，需仔细寻找潜在的感染灶，如筛窦炎、牙龈炎或脓肿、肛周或直肠旁脓肿等。②胰岛素不适当减量或突然中断治疗。③饮食不当，如高糖、酗酒、饮食不足或过量等。④胃肠疾病，如呕吐、腹泻等。⑤脑卒中、心肌梗死、心力衰竭、创伤、手术、麻醉、妊娠、分娩、精神刺激、应用某些药物如糖皮质激素等。有时DKA的发生可无明显诱因。有研究表明，医源性DKA也不容忽视，对无糖尿病病史患者静脉滴注葡萄糖应慎重。另有研究表明，在DKA的病因中，感染史、治疗不当为独立危险因素，而年龄和糖尿病健康教育经历为保护因素，换句话说，患者对疾病的认识越多，发生DKA的概率越小，随患者年龄的增长，发病概率也会降低，但老年人酮症酸中毒的死亡率也会上升。而DKA的发生与糖尿病病程无明显关系。

DKA发病的基础是胰岛素缺乏。当胰岛素缺乏时，胰高血糖素等升糖激素会伴随升高，包括儿茶酚胺、糖皮质激素、生长激素等。此时葡萄糖对胰高血糖素分泌的抑制能力丧失，胰高血糖素对刺激的反应增强，导致肝肾葡萄糖生成增多和外周组织利用障碍，进而加剧高血糖，形成恶性循环。胰岛素缺乏也使肝脏酮体生成旺盛，出现酮症或酮症酸中毒，在综合因素作用下还会导致机体严重失水、电解质平衡紊乱，甚至出现循环衰竭、肾衰竭，中枢神经功能障碍。

三、糖尿病酮症酸中毒的中医认识

DKA 的中医病因病机比较复杂，但有共通之处，结合诸家言论，DKA 的发生发展基于消渴阴虚燥热的基本病机，与外邪侵袭、饮食不节、劳逸失衡、情志过极因素相关，疾病一般有一个进展过程，沿此主线发生发展，但不除外病邪直入某阶段者。

（一）上中二焦肺胃病变

先天禀赋，素体阴虚，阴虚内热，肺胃热盛；或饮食不节，过食甘美辛辣，损伤脾胃，运化失司，湿热内蕴，化火伤阴，胃火炽盛，肺津更燥；或外感燥热邪毒，耗伤肺津；或劳逸失衡，耗气伤津；或情志不遂，气郁化火，木火刑金，灼伤肺津。上述情况均可出现肺胃热盛的现象。肺胃热盛，可见烦渴引饮，尤喜冷饮；肺津不足，难以滋肾，肾阴干涸，开阖失司，水津直下，随饮随消，故饮难解渴；胃火炽盛，腐熟过度，循经上炎，可见口中味浊，甚或恶呕；津能载气，津液耗伤，气随津伤，故可见倦怠乏力，食欲减退。正如《辨证录》所高度概括："胃消之病，大约成于膏粱之人者多居多，燔煞烹炙之物，肥甘醇厚之味，过于食饕，酿成湿热，津液干涸，不得不求济于外水，水入于胃，不能游溢精气，上输于肺，肺又因胃火之炽，不能通调水道，于是内外之水建瓴而下，饮一溲二。"

（二）中焦脾胃病变

中焦病变多从上中焦病变发展变化而来，肺胃津液更加损耗，部分肺胃热盛症状仍然可见或程度加深。病因大致同前，尤以中焦脾胃为重，饮食不节最为常见。饮食不节，损伤脾胃，运化失司，痰浊内生，蕴而化热，热久化毒，终致浊毒中阻。浊毒阻滞气机，清阳不升，脾不升清，可见头晕气短、倦怠乏力、胸闷脘胀；浊毒不降，胃失和降，辄有恶心呕吐、口气臭秽。中焦失健，枢机不利，精不上输，肺津更枯，无可敷布，见于皮肤则失濡，褶皱干瘪，见于大肠则津枯，大便秘结。中焦地位特殊，联系上下二焦，浊毒内聚，进而化火，火较热甚，火毒挟痰热上行可内陷心包，出现昏沉嗜睡，甚至神志昏迷。火毒下行会灼伤真阴，损伤肾水，水火失济，亦可出现心神不安，且真阴一旦耗伤，病情容易恶化。

（三）下焦肝肾病变

病情经过前两个阶段的发展，阴伤液劫，肾水干涸，肝木失养，肝肾同病，真阴亏耗。肝主筋，筋脉失养，可见手足蠕动，甚则瘛疭抽搐。肝开窍于目，肾开窍于耳，肝肾阴精亏虚，清窍失养，可见耳鸣眼花。阴虚内热持续不减，热邪耗阴，阴虚而热更炽，热炽而阴更虚，恶性循环，热极阴脱，阴阳互根互用，阴脱则阳无所附，随即出现阴阳离绝之危候。阴绝于内，津枯于外，故见皮肤干瘪皱褶；津能载气，津脱气散，气不生神，加之肾失摄纳，气不归元，故见精神恍惚、呼吸低微。气能摄津，气失固摄，津液外泄，大汗淋漓，阳随汗亡，故四肢厥冷、脉微欲绝。

综观 DKA 中医病机，不难发现其发展规律，病邪由浅及深，病情由轻渐重，这与现代医学理论也是相通的。上中二焦病变，以肺胃热盛为主要病机，症候表现多见口渴喜饮，轻度厌食、恶心、口中味浊，乏力易倦等，一般属于轻、中度 DKA（仅有酮症或见轻度酸中毒）。邪及中焦脾胃，往往上述症候仍存，且有加剧之势，恶心、呕吐较剧烈、倦怠乏力明显。鉴于中焦枢纽的重要地位，联系上下二焦，可能会出现病邪传变，逆传上焦心包或下传肝肾，均有可能出现不同程度的神志改变。因此，此阶段也是DKA治疗的关键阶段，施治得当病情可实现逆转，失治误治，病情可急转直下。此阶段一般见于中、重度DKA（中度酸中毒或酸中毒昏迷）。待到病邪直至下焦肝肾，涉及真阴真阳，病情危重，症候可见神志不清、肢体抽动、汗出淋漓、四肢厥冷等，出现于重度DKA（酸中毒昏迷），甚至发生循环衰竭者。

四、糖尿病酮症酸中毒的诊断

（一）临床表现

1. 常见症状

糖尿病原有的烦渴多饮、多尿、乏力症状加重，或有患者可首次出现上述症状。

2. 消化道症状

食欲不振、恶心、呕吐，或有腹痛。

3. 酸中毒症状

呼吸加深加速，呼气中带有丙酮，如烂苹果味，两颊潮红，舌红呈樱桃红色。

4. 神经精神症状

轻重不一，可有头晕、头痛、倦怠嗜睡、神志淡漠、性情烦躁、肌张力下降、生理反射迟钝，甚至出现昏迷，严重者可并发脑水肿。

5. 脱水症状

脱水量较小时，可出现尿量减少、皮肤黏膜干燥、弹性减低、眼球下陷、舌红而干等症状；若脱水量较大时，可出现循环衰竭，表现为血压下降、脉搏细数、四肢厥冷，严重者可发生急性肾衰竭。

6. 其他

发热、胸痛等，症状不典型，须引起注意。

（二）实验室检查

1. 尿液检查

尿糖和尿酮体通常呈阳性或强阳性，但严重肾功能受损者，尿糖和尿酮体减少甚至呈阴性。另外，尿酮检测需注意，由于试剂原因，病情发展到较严重，尿中以β-羟丁酸为主时容易漏诊。部分患者可出现蛋白尿、管型尿。

2. 血液检查

血糖升高＞13.9 mmol/L（250 mg/dL），一般在15.65～27.76 mmol/L（300～500 mg/dL），若高于33.3 mmol/L，多伴有高渗性昏迷状态或肾功能障碍。血酮体增高，＞4.8 mmol/L（50 mg/dL）有诊断意义。留尿困难、尿酮阴性而血酮较高时可采用定量法测量血β-羟丁酸含量。血二氧化碳结合力和血pH降低，＜7.35，碳酸氢根降低，阴离子间隙增大，剩余碱负值（＞-2.3 mmol/L）。血尿素氮和肌酐可呈轻、中度升高，血清淀粉酶、谷丙转氨酶和谷草转氨酶可呈一过性增高。血脂升高，疾病早期，游离脂肪酸（FFA）常显著升高，约4倍于正常高限，甘油三酯和胆固醇亦明显升高，高密度脂蛋白降低，有时血清可呈乳糜状。电解质中，血钠、钾、氯可因呕吐、腹泻等原因降低，但胰岛素缺乏，钾向细胞内转移减少，同时细胞外氢离子浓度增加、细胞内糖原和蛋白质裂解增加等原因，进一步促进钾向细胞外运动，血清钾浓度往往正常或偏高，血清磷和镁可伴有下降。血常规常可显示白细胞升高，并以中性粒细胞为多见，机制尚不明确，因此 DKA 发生时不能以白细胞计数及体温判断是否存在感染现象。

3. 其他检查

胸部 X 线检查有助于确定诱因或伴发疾病，心电图检查可发现无痛性心肌梗死等病变，并有助于检测血钾水平。

五、糖尿病酮症酸中毒的西医治疗

DKA 的治疗原则为尽快补液以恢复血容量、纠正失水状态，降低血糖，纠正电解质及酸碱平衡失调，同时积极寻找和消除诱因，防治并发症，降低病死率。对单有酮症者，需适当补充液体和胰岛素治疗，直到酮体消失。DKA 应按以下方法积极治疗。①补液：能纠正失水、恢复血容量和肾灌注，有助于降低血糖和清除酮体。治疗中补液速度应先快后慢，第 1 小时输入生理盐水，速度为 15～20 mL/（kg・h）（一般成人为 1.0～1.5 L）。随后补液速度取决于脱水程度、电解质水平、尿量等。要在第 1 个 24 小时内补足预估的液体丢失量，补液治疗是否奏效，要看血流动力学（如血压）、出入量、实验室指标及临床表现。对有心、肾功能不全者，在补液过程中要监测血浆渗透压，并经常对患者心脏、肾脏、神经系统状况进行评估以防止补液过多。当 DKA 患者血糖≤ 13.9 mmol/L 时，需补充 5% 葡萄糖并继续胰岛素治疗，直至血清酮体、血糖均得到控制。②胰岛素：小剂量胰岛素连续静脉滴注方案得到广泛认可，2017 版中国 2 型糖尿病防治指南推荐胰岛素静脉滴注 0.1 U/（kg・h）。但对于重症患者，可采用首剂静脉注射胰岛素 0.1 U/kg，随后以 0.1 U/（kg・h）速度持续输注。若第 1 小时内血糖下降不足 10%，或有条件监测血清酮体时，血清酮体下降速度＜ 0.5 mmol/（L・h），且脱水已基本纠正，则增加胰岛素剂量 1 U/h。当 DKA 患者血糖降至 13.9 mmol/L 时，应减少胰岛素输入量至 0.05～0.10 U/（kg・h），并开始给予 5% 葡萄糖液，此后需要根据血糖来调整胰岛素给药速度和葡萄糖浓度，并需持续进行胰岛素输注直至 DKA 缓解。缓解标准参考如下：血糖＜ 11.1 mmol/L，血清酮体＜ 0.3 mmol/L，血清 HCO_3^- ≥ 15 mmol/L，血 pH 值＞ 7.3，阴离子间隙≤ 12 mmol/L。不可完全依靠监测尿酮值来确定 DKA 的缓解，因尿酮在 DKA 缓解时仍可持续存在。③纠正电解质紊乱：在开始胰岛素及补液治疗后，若患者的尿量正常，血钾低于 5.2 mmol/L 即应静脉补钾，一般在每升输入溶液中加氯化钾 1.5～3.0 g，以保证血钾在正常水平。治疗前已有低钾血症，尿量≥ 40 ml/h 时，在补液和胰岛素治疗同时必须补钾。严重低钾血症可危及生命，若发现血钾＜ 3.3 mmol/L，应优先进行补钾治疗，当血钾升至 3.5 mmol/L 时，再开始胰岛素治疗，以免发生心律失常、心脏骤停和呼吸肌麻痹。④纠正酸中毒：DKA 患者在注射胰岛素治疗后会抑制脂肪分解，进而纠正酸中毒，一般认为无须额外补碱。但严重的代谢性酸中毒可能会引起心肌受损、脑血管扩张、严重的胃肠道并发症及昏迷等严重并发症。本指南推荐仅对 pH 值＜ 7.0 的患者考虑适当补碱治疗。每 2 小时测定 1 次血 pH 值，直至其维持在 7.0 以上。治疗中加强复查，防止过量。⑤去除诱因和治疗并发症，如休克、感染、心力衰竭、心律失常、脑水肿和肾衰竭等。治疗监测：治疗过程应准确记录液体出入量、血糖及血清酮体。

六、糖尿病酮症酸中毒的中医治疗

（一）辨证分型治疗

肺胃热盛证 症状：烦渴引饮，渴喜冷饮，饮难解渴，随饮随消，肢体倦怠，乏力纳差，口中味浊等。舌暗红，苔白腻或黄腻，脉细数或滑数。治法：清泄肺胃，生津止渴。方选白虎汤合玉女煎加减：生石膏先煎，知母，生地黄，麦冬，川牛膝，太子参，粳米，甘草。正如柯韵伯所言："然火炎土燥，终非苦寒之品所能治。"消渴本底，气阴不足，阴虚热盛，非白虎不为功；热灼津液，阴液已亏，又要考虑顾护津液。经云："甘寒入脾，以甘泻之。"白虎加人参汤为泄胃火、生津液之方剂，方中石膏清肺胃而除烦热，知母润燥生津，粳米补脾胃、益肺肾，太子参代人参意在助正气而养气阴，甘草调和诸药且使大寒之剂无损脾胃。《类证治裁》认为："胃热干渴，水亏火炎者，玉女煎。"由此可见，上述二方，一重泄肺，一重清胃，诚可谓双管齐下，与病机高度契合，但临证时不必拘泥于此二方，《丹溪心法》消渴方、《医学衷中参西录》玉液汤均可使用。

浊毒阻滞证 症状：口焦唇燥，大渴引饮，皮肤干褶，精神萎靡，昏沉欲睡，脘腹胀满，食欲不振，恶心、呕吐，时有腹痛，大便秘结，口气臭秽等。舌干红，苔垢而燥，脉沉细或滑数。治法：清热导滞，解毒化浊。方选增液承气汤合黄连温胆汤加减：玄参，生地黄，麦冬，生大黄后下，芒硝分冲，黄连，茯苓，半夏，陈皮，枳实，竹茹，生姜。烦渴甚者，仍可加用生石膏、知母；出现腹痛有瘀血征象者，加用桃仁、赤芍、木香等理气活血之品；若湿象明显重于热象，治宜芳香化浊，加用藿香、佩兰、石菖蒲等芳香辟秽、开窍醒脾之类。若热重于湿，则可选用黄连解毒汤合增液汤加减。黄连解毒汤能清热泻火，治邪热炽盛，充斥于三焦。但苦寒之品易于化燥伤阴，且本症阴液已伤，故黄芩、黄连、黄柏、栀子通常只选 2～3 味，且用量控制在 6～10 g，达清热救阴之效即可。增液汤甘寒养阴，若不伴痰湿之症，用量宜大。

浊毒闭窍证 症状：口干微渴，呼吸深大，食欲不振，恶心呕吐，口气臭秽，重在甚至发生障碍，或烦躁不安，或淡漠嗜睡，甚或昏迷不醒。舌暗红或绛红，苔黄腻而燥，或灰黑，脉细数。治法：清营解毒，开窍醒神。方选菖蒲郁金汤合安宫牛黄丸加减：人工体外培养牛黄，水牛角，郁金，黄芩，玄参，黄连，山栀，生石膏，石菖蒲，甘草。紫雪丹亦可酌情选用。现阶段正是疾病转归关键阶段，眼看热毒渐入营血，劫伤阴液，化源告竭，风动痉厥之变在即，故急予开窍醒神"三宝"之品既病防变。若热极生风，当加用柔肝、息风止痉药物如白芍、羚羊角、钩藤等。叶天士在《温热论》中写道"温邪上受，首先犯肺，逆传心包"的传变规律，其实该规律不仅适用于温病，亦适用于内科杂症。热邪由中上焦肺胃传来，此时火热炽盛，已相当于渐入营血。在叶天士卫气营血理论指导下，"入营犹可透热转气"，故药中可加入金银花、连翘、竹叶；"入血恐耗血、动血，直须凉血、散血"。此种情况下则加生地黄、丹皮、赤芍等。

阴虚风动证 症状：疲倦乏力，昏昏欲睡，耳鸣眼花，手足蠕动，甚或瘛疭、抽搐。舌红绛少苔，脉虚细数。治法：育阴潜阳，柔肝息风。方选复脉汤、大定风珠加减：生地黄，白芍，麦冬，五味子，炙甘草，生牡蛎，龟板，鳖甲，阿胶烊化，鸡子黄。方中三甲，育阴潜阳，生地黄、白芍清热养血柔肝，白芍、甘草、五味子酸甘化阴，麦冬生地黄滋阴润燥，阿胶、鸡子黄乃血肉有情之品以大补真阴、平息内风，诸药合用，共奏育阴潜阳、柔肝息风之功。吴鞠通云："邪热深入，或在少阴，或在厥阴，均宜复脉"，正是本证病入下焦肝肾选方的有力证据。此外，《医学衷中参西录》镇肝熄风汤亦可供选择使用。

脱阴亡阳证 症状：患者高热，汗多而黏，渴喜冷饮，口唇焦干，皮肤干瘪；或见面色苍白，冷汗淋漓，神志昏蒙，呼吸低微，气短不续，四肢厥冷，目合口开，撒手遗尿，舌淡暗无津，脉微细欲绝。治法：益气养阴，回阳救逆。方选生脉散合参附汤加减：人参，制附子，麦冬，五味子。吴鞠通在《温病条辨》中指出："汗多，脉散大，喘而欲脱者，生脉散主之"。《医宗金鉴》云："补后天之气无如人参，补先天之气无如附子，此参附汤之所由立也。"人参具有"回阳气于垂绝，却虚邪于俄顷"之能，附子更可"引补气药行十二经，以追复散失之元阳"。方中以人参为君，大补元气以固脱，辅以附子，壮元阳以救逆；麦冬甘寒濡润，养阴生津，与五味子同用可滋肾敛汗。全方共达益气养阴、回阳救逆之效。

（二）中西结合的创新尝试

虽说胰岛素在 DKA 的治疗中几乎起着不可替代的作用，也被人们广泛认可，但中医从没有放弃对 DKA 的治疗，不断进行大胆创新尝试，21 世纪以来更是做了一系列的临床观察研究，结果也在一定程度上说明了中医的优势。在治疗 DKA 时审时度势，中西结合，才是科学严谨的正确方法。

病情较轻浅时，可口服中西药物治疗：依据病情严重程度分类，轻度 DKA 不伴有酸中毒，仅为糖尿病酮症，此时并非胰岛素的绝对适用证，这为中医药发挥作用提供了舞台，其优势也可明显发挥在缺医少药的地区。经临床观察研究表明，中药辨证施治对轻度 DKA 有效。以下所列举临床观察均基于以下条件展开：①符合 WHO 1999 年糖尿病诊断标准；②尿酮体阳性；③排除饥饿性酮症，即空腹或随机血糖≥ 8.0 mmol/L；④血生化检查：二氧化碳结合力在正常范围，即排除了酸中毒的可能。烟台市牟平区中医院李春英观察发现，以尿酮体消失、血糖下降≥ 2 mmol/L 以上为显效标准，以尿酮体（+）号减少、血糖下降≥ 2 mmol/L 以上为有效标准，以尿酮体阳性程度无变化或（+）号增多、血糖下降或不降为无效标准。对 154 例辨为气阴两虚证患者进行糖尿病教育、饮食指导、口服磺脲类和（或）双胍类降糖药，对于感染严重者给予抗炎治疗，口服参味降糖丹（主要药物组成为太子参、麦冬、五味子、黄芪、山药、苍术、玄参、丹参、葛根、黄精、杜仲、地骨皮）。2 周后，总有效率为 96.8%。以同样方法选择治疗对象和确定治疗效果，对 106 例 2 型糖尿病酮症患者常规进行糖尿病教育，已用口服降糖药或注射胰岛素的患者继续应用，或做适当调整，合并感染者给予抗生素治疗。中药给予天王补心丹加减（生地黄、五味子、当归、天冬、麦冬、柏子仁、酸枣仁、太子参、玄参、丹参、茯苓、远志、黄芪、葛根、桑枝等）。2周后总有效率为96.2%。王志同等通过观察得出，自拟方"三黄汤"（黄连 6 g、黄芩 6 g、黄柏 6 g、金银花 20 g、败酱草 20 g、鱼腥草 20 g、西洋参 10 g、天花粉 15 g、生地黄 20 g、丹参 20 g）辨证加减，对肺胃热盛、热毒内蕴型加生石膏 30 g、知母 12 g；阴虚热盛型加玄参 15 g、白芍 15 g、栀子 12 g；气阴两虚兼血瘀型加黄芪 20 g、桃仁 9 g、红花 12 g；脾虚痰浊内蕴型加黄芪 20 g、苍术 12 g、白术 12 g、大黄炭 9 g，此法对单纯糖尿病酮症疗效满意。

中、重度 DKA 出现酸中毒时胰岛素联合中药制剂可有效提高治疗效率：大量临床对照观察实验表明，中药在糖尿病酮症酸中毒中的应用对缩短住院时间、提高疗效有显著作用，中药配合较单纯小剂量胰岛素治疗优势明显，具体体现在总有效率高，血糖控制、尿酮体消失及酸中毒纠正时间短，治疗后生化（C-反应蛋白、血肌酐、尿素氮）指标改善较好。

以下临床观察均采用对照法，对照组采用小剂量胰岛素、补液、纠正电解质紊乱和酸中毒、积极消除诱因治疗，观察组在此基础上加用各种不同剂型、不同组成成分的中药进行治疗。观察组用中药五味消毒饮加减（金银花 10 g，连翘 10 g，蒲公英 15 g，紫花地丁 15 g，黄连 10 g，葛根 15

g，白花蛇舌草 20 g，生大黄 10 g），每日 1 剂口服，结果实验组总有效率为 95.0%，对照组总有效率为 86.7%。观察组给予黄芪注射液 50 mL 加入 0.9% 氯化钠注射液 250 mL 静脉滴注，每日 1 次，结果证实观察组在控制血糖、降尿酮、纠正酸中毒的时间及住院天数方面均短于对照组，现代研究表明，黄芪中有效成分可促进胰岛 β 细胞分泌功能，提高血清胰岛素水平，抑制胰岛素拮抗激素（如胰高血糖素）等的分泌，促进周围组织及靶器官对糖的利用。在观察组配合中药基本方（麦冬 10 g，太子参 20 g，五味子 10 g，黄芪 24 g，山药 20 g，玄参 12 g，丹参 20 g，葛根 20 g，黄精 20 g，杜仲 10 g，地骨皮 20 g），伴恶心呕吐者加陈皮、瓜蒌；燥热亢盛者加黄连、黄芩；血瘀加当归、赤芍。1 周后，观察组总有效率为 94.13%，对照组总有效率为 62.12%。对观察组加用中药，基本方为麦冬 15 g，太子参 15 g，五味子 10 g，黄芪 20 g，山药 15 g，玄参 10 g，丹参 15 g，葛根 10 g，黄精 15 g，杜仲 12 g，地骨皮 20 g。胃火炽盛者加生石膏 10 g，知母 20 g；痰火旺盛者加黄连 5 g，制半夏 10 g；血瘀者加当归 10 g，赤芍 10 g，每日 1 剂，水煎取汁，早晚分服，结果显示观察组疗效明显优于对照组，各项指标改善时间明显短于对照组。给予观察组加用中药基础方：人参 15 g，麦冬 20 g，五味子 10 g，葛根 20 g，丹参 15 g，玄参 10 g。阴虚阳亢、热扰神明者加菖蒲 15 g，生牡蛎 30 g（先煎），生龙骨 30 g（先煎）；胃阴亏虚者加知母 20 g，黄连 10 g。每日 1剂，水煎取汁 800 mL，分 4 次服，疗效及各项指标改善均优于对照组。对观察组施以中药：天花粉 10 g，生石膏 30 g，葛根 20 g，黄连 9 g，紫苏叶 10 g，石菖蒲 12 g，藿香 10 g，黄芩 10 g。恶心呕吐者加竹茹 10 g，代赭石 30 g；腹泻者加苍术 10 g，白术 10 g；发热者加水牛角 30 g，牡丹皮 10 g。早、晚各 1 剂温服，昏迷患者留置胃管注药。有结果表明，观察组较对照组总有效率高；血糖控制、尿酮体消失及酸中毒纠正时间短。将银柴胡、胡黄连、秦艽、生鳖甲、地骨皮、青蒿、知母、香薷、厚朴、滑石、荷梗、生甘草各 10 g，水煎后施以观察组口服，每日 1 剂，早晚分服。待患者热退、微汗出、酮体转阴后再在上方加苍术 10 g、白茅根 25 g。治疗 3 天，统计结果，观察组总有效率为 97.37%，对照组总有效率仅为 78.95%，且治疗时间也短于对照组。最新研究将参麦注射液 20 mL 加入 0.9% 氯化钠注射液 100 mL 静脉滴注，20～30 滴/分设为观察组，得出结论：各项指标，包括血肌酐、尿素氮等改善均优于对照组。

第二节　糖尿病合并高渗昏迷

糖尿病高渗性昏迷（NKHC），是糖尿病严重急性并发症之一，临床以高血糖、无酮症、严重脱水、高血浆渗透压，伴有不同程度的神经系统损害。中医没有相应的病名与对应，临床必须在明确诊断的基础上，运用中西医结合辨证论治，方可转危为安。

一、糖尿病合并高渗昏迷的概念与流行病学概述

糖尿病高渗性昏迷又称高渗性非酮症性糖尿病昏迷，是糖尿病的急性并发症之一，以高血糖、高渗透压、严重失水、较轻或无酮症，伴不同程度的神经精神系统表现、低血压、脑血管意外、肾功能不全等为主要特征。多见于老年 2 型糖尿病患者，但也有婴儿发生高血糖高渗性昏迷的报道，约 2/3 的患者发病前并没有糖尿病病史，或不知有糖尿病，此种患者大多属于轻型 2 型糖尿病，而无糖尿病

史者常以高渗性昏迷为糖尿病的首发症状。但是由于血液浓缩，黏稠度增高，极易并发动静脉血栓形成，尤以并发脑血管意外和冠心病伴心肌梗死、心律失常，故本症死亡率很高，为40%～60%，近年由于提高了对本症的警惕和认识，死亡率虽有下降，但仍高达15%～20%。卢钦安等对53例糖尿病高渗性昏迷患者研究其预后与有效渗透压的关系，得出结论：血浆有效渗透压增高及持续性高渗状态是糖尿病高渗性昏迷患者致死的危险因素。

二、糖尿病合并高渗昏迷的病因与发病机制

凡是能加重或干扰糖代谢及引起机体失水或血液高渗的因素均可诱发糖尿病高渗性昏迷，常见的如感染、利尿剂、糖皮质激素、苯妥英钠、血透、腹透、吐泻、合并甲亢、胰腺炎、各种应激（如手术、外伤、脑血管意外）、进食过多含糖饮料及输注高渗葡萄糖液等。

由于患者本身胰岛素绝对或相对分泌不足和拮抗胰岛素分泌增加，再加上上述诱因，造成了极度高血糖和（或）高血钠，而高血糖导致渗透性利尿，且渗透性利尿和细胞外渗透压过高会导致细胞损伤和大量水分及电解质（如钾、钠）的丢失，且失水大于失盐。与此同时，老年人机体代偿功能不足（抗利尿激素释放减少），肾小管对水的重吸收降低，其口渴中枢对体内缺水的感知减退，水分得不到及时的补充，造成血液浓缩，促使血糖、血钠及血渗透压进一步升高，引起恶性循环，结果导致患者严重脱水，发生率可达10%～5%，并出现不同程度的意识障碍。糖尿病高渗性昏迷患者中枢抑制程度往往与高血糖和血清高渗透压成正比。另外，糖尿病高渗性昏迷患者之所以“血糖很高但却无明显酮症酸中毒”，是由于患者体内尚有一定量的内源性胰岛素，可以抑制脂肪分解，而脂肪是酮体的生成底物，故无酮体的大量产生，却还不足以对抗各种诱因导致的血糖升高。老年患者多已有脑动脉硬化，存在不同程度的血管狭窄，高渗透压持续时间越长，越容易导致血流速度减慢，使得栓塞发生的概率越高，在既往单发或多发脑梗死的基础上，造成可逆的或持续的脑供血障碍，同时也越容易损伤脑细胞，如果不及时纠正，或误诊为脑血管病而使用了高渗葡萄糖，加重病情，最后将造成不可逆的脑细胞死亡。

糖尿病高渗性昏迷若失治、误治，可引起脑水肿、脑梗死等严重并发症，多是因为血糖下降过快，脑细胞脱水而引起的。王宏敏在临床中发现有3例2型糖尿病并发高渗性昏迷因偶然因素血糖迅速下降，病情加重，原因并非脑水肿。正常情况下，脑脊液的葡萄糖约为血糖的2/3，常常与血糖平行增减，如血糖升高，脑脊液糖也代偿性升高，一般糖尿病患者无明显的神经系统症状。如血糖升高但脑脊液中葡萄糖却不平行增加，说明其代偿机制已经被破坏，从而出现相应的症状。另外，王宏敏考虑到，胰岛素可使血管收缩剂引起的血小板和血管平滑肌细胞（VSMCs）内通过PI_3介导的钙离子的释放减少，使VSMCs合成NO相应增加，并通过NO作用增加cGMP的浓度，从而引起血管扩张，所以认为此3例糖尿病合并高渗性昏迷患者的病情恶化是血糖下降过快但脑脊液中的葡萄糖下降速度相对较慢，导致血糖与脑脊液葡萄糖不平衡而造成的。调整脑脊液脱水剂，应在腰穿和眼底检查情况下，分清病情加重的真正原因，若为脑水肿，则按脑水肿处理；若为血糖与脑脊液糖不平衡，则应动态监测血糖及用安全的降糖速度，方能提高抢救成功率，减少严重并发症的发生。

三、糖尿病合并高渗昏迷的中医认识

中医学认为糖尿病高渗性昏迷主要由外感、饮食、过劳和情志等引起，病位以肺、脾胃、心、肝为主。

（一）感受外邪，肺燥津枯

消渴日久，脏腑损伤，气阴耗竭，卫气防御外邪的功能减弱，则易感受外邪，耗伤肺津。燥火伤肺，肺失治节，气化不利不能化液生津，故饮水虽多而津液尚少，水液直下，见小便频数；肺津枯竭，不能通调水道、敷布水谷精微，肌肤失养，从而出现口干咽燥、烦渴引饮、皮肤干瘪等一派肺津枯竭的严重脱水症状。

（二）饮食不节，脾胃失运

嗜食肥甘厚味及嗜酒，损伤脾胃是糖尿病发生的主要原因之一。脾虚湿盛的肥胖糖尿病患者，复因饮食不节，脾胃损伤愈重，脾运不健，湿浊中阻。过嗜醇酒则湿热内蕴，脾湿泛溢而口甜，胃热上蒸而出现口臭；胃失和降则恶心呕吐、脘痞纳呆，湿蕴化热而伤津，则见烦渴思饮，湿浊上蒙清窍而嗜睡、头晕如蒙。

（三）过劳津亏，痰火扰心

糖尿病日久或漏治误治失治，耗液伤津，邪火炽盛，热灼成痰，痰热内蕴而痰壅气粗；邪热内陷，闭阻心络，心神被蒙，则出现神识昏蒙、谵语，甚则昏迷；心包代心受邪，肝风内动则见手足抽搐；心阳痹阻而四肢厥冷。

（四）情志过极肝风内动

糖尿病患者本身脏腑虚弱，一旦出现情志过激，忧思恼怒，则耗竭肾阴，肝失柔养，肝风内动，故可见手足蠕动，强劲抽搐；风阳上扰清窍，而见头晕；邪热内盛，扰乱神明而神志昏迷，邪热内闭则口噤不开，大便秘结。出现典型的高渗性昏迷神经系统症状。

四、糖尿病合并高渗昏迷的诊断

（一）症状

本病起病隐匿而缓慢，一般比酮症酸中毒要慢，常被各种诱发疾病所掩蔽，以致易被漏诊或误诊。早期往往呈糖尿病原有症状，如烦渴、多饮、多尿、乏力等逐渐加重，伴食欲不振、恶心呕吐、腹痛等；逐渐出现表情淡漠、反应迟钝、进行性嗜睡等前驱症状；于1～2周后渐渐进入昏迷状态。患者常以神经系统症状为突出表现，可以出现嗜睡、幻觉、烦躁、定向障碍、癫痫样发作、精神失常、昏迷等。有的患者可发生偏瘫、失语、肢体抽搐，而被误诊为脑血管意外。

（二）体征

本病为严重失水症，可出现如皮肤干燥无弹性，舌唇非常干燥，眼球松软，眼窝凹陷，呼吸浅快（无烂苹果样酮味），心率增快，低血压或休克，四肢厥冷、末稍发绀，高热，有时体温可上升至 40 ℃以上，以及轻度偏瘫、偏盲、失语、眼球震颤或癫痫样发作、巴宾斯基征阳性等神经系统体征。一般认为，当血浆渗透压达 325 mmol/L 时，患者即有嗜睡，达 365 mmol/L 时可发生昏迷。

（三）实验室检查

血糖极度升高，常大于 33.3 mmol/L，甚至高达 66.7 mmol/L；血钠常大于 145 mmol/L，有时可达 180 mmol/L，但也可正常，甚而偏低；血渗透压：常见于 350 mmol/L，有时可达 450 mmol/L 以上；血钾大多数正常，一般大于 4.5 mmol/L，个别有偏低；血氯稍有增高；血 pH 值及二氧化碳结合力轻度下降或正常，约半数呈轻度酸中毒；血清 HCO_3^-稍有偏低或正常；血酮体一般正常或轻度升高，当伴有酮症酸中毒时则较高；血尿素氮常中度升高，可达 28.56～32.13 mmol/L；肌酐也可升高，达 440～530.4 mmol/L，这种氮质血症多属肾前性（失水循环衰竭），但也可为急性肾功能不全所致。氮质血症的严重程度与失水及休克成正比；尿常规：病情较重者可出现蛋白尿、红细胞及管型尿、尿糖强阳性、尿酮体阴性或弱阳性、尿量于早期明显增多，晚期少尿甚至无尿。

（四）主要诊断依据

由于糖尿病高渗性昏迷的危重性，考虑到血浆渗透压和血糖显著升高是糖尿病高渗性昏迷的两大主要特征，故在临床中如见以下临床表现及检查结果时，应高度怀疑糖尿病高渗性昏迷，并积极治疗，与此同时再进行其他方面的检查。具体诊断依据是：①中老年人，临床上伴发明显的脱水和意识障碍；②血浆渗透压大于或等于 330 mmol/L（正常人血浆渗透压在 280～300 mmol/L）；③血糖大于或等于 33.3 mmol/L（600 mg/dL）；④尿糖（++++）、尿酮体阴性或可疑阳性。

五、糖尿病合并高渗昏迷的西医治疗

由于严重失水，患者血液呈高凝状态，迅速补液、扩容、纠正高渗状态是抢救成功的关键，以尽早平稳降低血糖、血浆渗透压。及早治疗诱因和并发症为抢救本症的关键之一，严重并发症给治疗带来的困难，可能是致死的重要原因，必须引起重视。糖尿病高渗性昏迷最常见的并发症是感染，应根据感染部位，选择相应抗生素；有休克、脑水肿、肺水肿、心力衰竭时，应分别给予对症处理。

（一）补液

严重失水、高渗状态为本症的特点，故静脉补液的目的主要在于补充血容量和纠正高渗状态，其原则与糖尿病酮症酸中毒相似，但补液量比酮症酸中毒多。在高度怀疑糖尿病高渗性昏迷之后，实验室检查结果尚未回报之前，需静脉输入生理盐水。对高渗脱水的患者，生理盐水为低渗液。当患者实验室检查结果回报后，根据结果，进行进一步的补液治疗。①当血糖大于 33.3 mmol/L，血钠大于 150 mmol/L，血渗透压大于 330 mmol/L 时，血压正常，应给予低渗液，如 0.45%氯化钠，直至渗透压降至 325 mmol/L 以下；对血压低而血钠高的患者，先输低渗液，速度不宜过快，同时给予输血。②休克患者应给予等渗液，即等渗盐水，尽快扩张微循环，补充血容量，纠正血压。③当血浆渗透压小于 330 mmol/L 时，改用等渗液；当血糖降至小于 13.9 mmol/L 时，应改用 5%葡萄糖液或 5%葡萄糖盐水。

另外，补液速度不宜过快，速度及每日总量常因患者自身因素，如心血管及脑血管条件、血压、脉率、尿量及年龄等限制而不能达到预计使用量，致治疗时间延长，增加各种并发症的发生概率，如脑水肿、肺水肿。补液量可按患者体重的 10%～15%估计，应在 2～3 天逐渐补足，切不可过急，一般第一天补给失水量的一半。根据一般临床经验，可于开始 2 小时内快速补液 1000～2000 mL，之后每 2～4 小时补充 1 L，或 4 小时内补入总失水量的 1/3，12 小时内补入 1/2，第一天补液总量一般为

3000～5000 mL。当充分补液后收缩压仍小于 80 mmHg 时，宜输血浆或全血 200～400 mL。若充分补液 4～6 小时后患者仍无尿，可试用呋塞米 40～80 mg 以观察是否有肾功能障碍。补液过程中应密切观察患者心肺功能和尿量，心脏病患者，尤其是老年患者，应做中心静脉压监护。

对于能吞咽的或已插鼻饲管的患者，从胃肠道大量补液是比较安全的。尚玉真等采用静脉补液与胃肠道补液同时进行，可迅速补充丢失的液体，消除高渗状态，恢复血容量，维持血压，收效甚佳。董砚虑、宋玲认为，采用胃肠道内补液，可减少静脉补液量，避免静脉补液不当引起的危险，达到了纠正高渗、脱水及代谢紊乱等的目的。练红杏等认为，此病多发生于老年人，大量静脉补液易引起心力衰竭、肺水肿；生理盐水补充过量，血钠升高，将加重高渗状态，并可以引起高氯性酸中毒；而如果静脉大量补充低渗溶液，存在溶血、脑水肿的危险。故其在临床试验观察中，对 30 例患者应用胃肠道补液，具体方法为：开始时给予温开水（合并上消化道出血者给予冰盐水），血钠下降 145 mmol/h，给予稀释氯化钠溶液（生理盐水：开水为 1 ： 2～2 ： 1）、粥水、肉汤，同时给予稀释氯化钾溶液。此 30 例患者的糖尿病高渗状态均被纠正，未出现脑水肿、肺水肿及溶血表现。谢英才等亦同意胃肠道补液法，认为随着血容量的补充、微循环的改善、血压的回升、神志的恢复和血糖的下降，补液量和鼻饲量需逐渐减少。

（二）透析治疗

血液透析治疗，可排出机体中一部分多余的 Na^+，在快速大量补充液体的同时避免补入过量钠、氯，降低尿素氮，迅速缓解血清的高渗状态，从而缩短病程，使患者尽早恢复清醒，最终可以降低病残率和病死率及减少并发症的发生。

（三）胰岛素的应用

本症对胰岛素比较敏感，应用胰岛素量不宜大，比酮症酸中毒用量要少，否则血糖下降太快易引起脑水肿，导致死亡。病情严重者（血糖大于 33.30 mmol/L），首次冲击量静脉推注，成人 8～12 单位，儿童 0.25 单位/kg，可采用小剂量胰岛素静脉点滴，可将胰岛素加入生理盐水中，一般可按血糖每增高 5.55 mmol/L（100 mg/dL）给普通胰岛素 8 单位，每小时 2～6 单位等速静脉滴注。第一天剂量多为 50～70 单位。治疗中每 2～3 小时测血糖、尿糖、血钾、钠、氯。当血糖降至 13.9 mmol/L 或血浆渗透压降至 320 mmol/L 时，开始补糖，胰岛素改为每 2～6 克糖给 1 单位且为皮下注射，使血糖保持在 11.1 mmol/L（200 mg/dL）左右，尿糖保持在“+”以下直至患者能进食，改为常规胰岛素治疗。一般认为，2 型糖尿病高渗性昏迷患者病情恢复后如无其他慢性合并症往往不再依赖胰岛素。

（四）补钾

在用胰岛素治疗后，血钾常常降低，故血钾小于 4.0 mmol/L 或血钾为 4.0～5.0 mmol/L 时而有尿的患者，应补液并及时补钾，最好尿量大于 50 mL/h，开始补钾。对无尿或高血钾者应暂缓补钾，以后根据具体情况而定。补钾速度为每小时 15～20 mmol/L（相当于氯化钾 1.0～1.5 g），24 小时总量一般不超过 200 mmol/L（相当于氯化钾 15 g）。补钾过程中应密切关注尿量，并进行心电监护。

（五）其他治疗

积极消除诱因和治疗并发症是极其重要的。对合并感染者需选较有效的抗生素治疗，并加强对昏迷患者的护理，伴心脏病或高龄者，应测中心静脉压。乏氧者吸氧，昏迷者应插入胃管，尤其胃扩张和呕吐者。而且，通常情况下糖尿病高渗性昏迷的患者是不需要补碱的，一旦患者有酸中毒现象（pH ＜ 7.1）或 HCO_3^- ＜ 5 mmol/L，应给患者注射用水稀释 100 mL 的 5% 碳酸氢钠溶液，使酸碱平衡。

六、糖尿病合并高渗昏迷的中医治疗

（一）辨证分型治疗

肺燥津枯型 主症：口干咽燥，烦渴引饮，渴欲冷饮，皮肤干瘪无弹性，小便频数、量多，大便秘结，舌红少津苔薄黄，脉细数。治法：清肺润燥，生津止渴。方药：白虎汤合消渴方加减。生石膏 20 g、知母 10 g、生地黄 15 g、麦冬、天花粉、黄芩各 10 g、甘草 6 g、藕汁 50 mL。方解：生石膏辛甘大寒，清上焦肺火；知母苦寒润燥，清下焦虚火；黄芩苦寒直折，助生石膏清泻肺火；生地黄、麦冬、天花粉、藕汁甘寒濡润、养阴生津；甘草益肾护阴。加减：气虚汗多者可加人参；大便秘结者可入增液承气汤。

痰浊中阻型 主症：倦怠嗜睡，恶心呕吐，脘痞纳呆，口甜或口臭，烦渴欲饮，四肢重着，头晕如蒙，舌红苔黄腻，脉滑数。治法：芳香化浊，和胃降逆。方药：温胆汤合藿香正气散加减。半夏 10 g，陈皮 6 g，茯苓 12 g，枳实、竹茹、藿香、川厚朴各 10 g，甘草 6 g。方解：半夏燥湿和胃，降逆止呕；藿香芳香化浊，辟秽醒脾；川厚朴、枳实、陈皮燥湿理气；竹茹清胃热，降逆止呕。加减：便秘者可合增液承气汤。

热极津亏，闭阻清窍型 主症：高热昏蒙，烦躁谵语，或昏睡不语，便干溲赤，口唇干裂，皮肤干燥，或痉挛抽搐。舌红绛苔黄燥，脉弦细数。治法：滋阴清热，开窍醒神。方药：羚角钩藤汤加减。羚羊角粉 1 g（冲服），大黄 6 g，钩藤、桑叶、菊花、莲子心、丹皮、赤芍、连翘各 9 g，生地黄、麦冬各 12 g，玄参 15 g，金银花、天花粉各 30 g。方解：羚羊角粉、桑叶、菊花清热熄风止痉；莲子心、赤芍、丹皮清心凉血；金银花、连翘清热解毒，透热达外；玄参、麦冬、生地黄、天花粉、大黄滋阴生津、泄热通腑。诸药合用，共奏滋阴清热、开窍醒神之功。

热入心包型 主症：神识昏蒙，或有谵语，甚则昏迷，咽部异物感如痰壅，呼吸气粗，或见手足抽搐，四肢厥冷，舌绛少苔或苔黄燥，脉细数。治法：清热凉营，豁痰开窍。方药：清营汤加味。生地黄 15 g，玄参、麦冬、金银花各 10 g，竹叶心 6 g，连翘 10 g，丹参 15 g，川黄连 6 g，菖蒲 10 g，水牛角 30 g（先煎）。方解：水牛角（代替犀角）、生地黄清心凉营，泻火解毒；黄连清泻心火；麦冬甘寒养阴润肺；菖蒲芳香开窍；银花、连翘、竹叶宣泄肺热；丹参清心和营。加减：热入心包、昏迷不醒者加服安宫牛黄丸或紫雪丹、至宝丹，灌服或者鼻饲，以加强清心火、开窍醒神的作用；痰浊蒙蔽清窍，见嗜睡者加用苏合香丸。

阴虚风动型 主症：手足蠕动，强痉抽搐，头晕目眩，或口噤不开，躁动不安，或神志昏迷，大便秘结，舌红绛苔黄或无，脉弦数或细。治法：滋阴清热，平肝熄风止痉。方药：羚羊钩藤汤合黄连阿胶汤加减。钩藤 10 g，生地黄 15 g，白芍 10 g，黄连 6 g，鸡子黄 1 枚，甘草 6 g，阿胶 10 g，山羊角 30 g（先煎）。方解：山羊角（代替羚羊角）、钩藤凉肝熄风；白芍、生地黄、甘草酸甘化阴，养阴柔肝；黄连清热解毒；阿胶、鸡子黄为血肉有情之品，补肾阴。加减：躁动不安加生龙蛎熄风潜阳，镇静；口噤不开、肢体强痉可加用至宝丹清凉开窍。

阴脱阳亡型 主症：面色苍白，目闭口开，大汗不止，手撒肢冷，甚至二便自遗，脉微欲绝。治法：益气养阴，回阳固脱。方药：生脉饮合参附汤加减。人参 10 g、制附片 6 g、五味子 10 g、生龙牡

3 0g（先煎），麦冬 10 g、山茱萸 10g。或四逆加人参汤加味。人参 15g，山萸肉、附子、干姜、麦冬、五味子各 9g，白芍 30g，炙甘草 6g。方解：人参峻补元气以固脱；附子回阳救逆；五味子、山茱萸、麦冬酸甘化阴，合生龙牡共同收敛浮越于外之阳气。加减：四肢厥逆者加干姜、甘草；大汗不止者加黄芪，助人参补气固脱之力；若阳渐复苏，则可见四肢虽冷而面赤，虚烦不安，是真阴耗竭、虚阳浮越于外的表现，可选用地黄饮子峻补真阴，温肾扶阳。

（二）中药制剂——醒脑静注射液

醒脑静注射液的主要成分是麝香、冰片、栀子和郁金等，由中医学传统名方“安宫牛黄丸”加入聚山梨酯 80、注射用氯化钠等辅料经科学方法提取精制而成，具有醒脑开窍、清热解毒、行气活血等功效。李锦开、于维萍等对醒脑静进行研究，结果表明醒脑静具有镇静、抗惊厥、镇痛、解热、抗炎、增强免疫功能和保护脑组织等功能，能明显缩短昏迷事件，促进脑复苏，降低病死率及并发症。主要机制为：①中枢神经系统能起到双向调节的作用，即既可以兴奋呼吸中枢，保护脑功能，又可以解除患者的烦躁不安、谵妄等精神症状，以利于呼吸衰竭的纠正；②清除氧自由基，抗氧化作用；③影响对介导炎症反应的细胞因子。付洛安等研究发现，醒脑静可缩短脑创伤后昏迷的时间，具有改善创伤性脑水肿、降低颅内压的作用，保护组织细胞，改善脑功能，并调节具有局部强力收缩血管作用的精氨酸加压素及血管紧张素 E 的代谢，缓解损伤区的供血和供氧，增强神经细胞活性。张冬梅对糖尿病高渗性昏迷患者进行单纯西医抢救和西医抢救结合醒脑静注射液两种方式对比治疗，结果显示，加用醒脑静注射液的治疗方法显著提高了治愈率和总有效率。

第三节　糖尿病合并乳酸中毒

在糖尿病基础上发生的乳酸性酸中毒被称为糖尿病乳酸性酸中毒，它是糖尿病的三大急性并发症之一，具有发病率低、发病急、变化快、易昏迷、易休克、预后差、死亡率高等特点。

一、糖尿病合并乳酸中毒的概念与流行病学概况

乳酸性酸中毒是高阴离子间隙性酸中毒，属于代谢性酸中毒，体内无氧酵解的糖代谢产物乳酸堆积，导致高乳酸血症，当进一步出现血 pH 降低，即是乳酸性酸中毒（LA）。血浆乳酸浓度取决于糖酵解及乳酸被利用速度，如果组织缺氧使乳酸生成过多，或者肝脏对乳酸利用减少及出现清除障碍，则血乳酸浓度升高。正常人休息状态下静脉血乳酸含量 0.5～1.6 mmol/L。当血乳酸浓度＞ 2 mmol/L 时，可产生乳酸性酸中毒。若血乳酸浓度升高，但动脉血 pH 值仍在正常范围，称为高乳酸血症；若血乳酸浓度升高，动脉血 pH 值失代偿而低于 7.35，称为乳酸性酸中毒。乳酸性酸中毒可发生于糖尿病患者，约占乳酸性酸中毒总数的 50%。临床中糖尿病乳酸性酸中毒比较少见，但是由于患者临床症状和体征的不典型而易被误诊和漏诊，故死亡率高达 50% 以上。糖尿病乳酸性酸中毒，是危急重症，多发生于老年患者。

有文献报道，当血乳酸在 1.4～4.4 mmol/L 时，病死率为 20%，血乳酸在 4.5～8.9 mmol/L 时，病死率增至 74%，血乳酸达到 9.0～13.0 mmol/L 时，病死率达 90%，血乳酸＞ 13 mmol/L 时，病死率高达 98%，血乳酸水平＞ 25 mmol/L 时，则罕有存活者。

二、糖尿病合并乳酸中毒的病因与发病机制

糖尿病合并乳酸中毒的主要病因有以下几方面。①糖代谢障碍：糖尿病患者因饮食不当、药物不适宜等，出现血糖升高、水代谢障碍、丙酮酸氧化障碍及乳酸代谢缺陷，可导致血乳酸升高。首先，高血糖使体液排出增多，导致体内出现不同程度的脱水，造成机体微循环功能障碍，组织缺氧，糖酵解过程增强，因而导致乳酸产生增加；其次，脱水造成肾滤过减少，导致乳酸排泄减少，也是体内乳酸增加的原因。②其他糖尿病急性并发症：感染、酮症酸中毒和高渗性非酮症糖尿病昏迷等急性并发症，可造成乳酸堆积，引发乳酸性酸中毒。③糖尿病慢性并发症，如脑血管意外、心肌梗死、糖尿病肾病，可以使组织器官血液灌注不良或发生低氧血症。同时，糖化血红蛋白升高，血红蛋白携氧能力下降，造成局部组织缺氧，从而导致乳酸生成增加。肝、肾功能障碍则会影响乳酸的生成、转化及排出，导致乳酸性酸中毒。④大量服用双胍类降糖药物，尤其是苯乙双胍，不仅能增加无氧糖酵解，使乳酸生成增多，还能抑制肝脏和肌肉等组织摄取乳酸，同时抑制肝糖原异生，使肝细胞内的丙酮酸不能转化为葡萄糖，从而导致丙酮酸与乳酸增多。苯乙双胍从肾脏排出，有肾功能减退者则苯乙双胍的排除会受到影响，使得其血药浓度增加，乳酸增多，形成乳酸性酸中毒。此外，高龄及合并心、肺、肝等内脏疾病的糖尿病患者使用大剂量的苯乙双胍时，有诱发乳酸性酸中毒的可能。但是，双胍类药物中的二甲双胍不同，其分子中的甲基取代了苯乙双胍分子中的苯基，因此，二甲双胍致乳酸性酸中毒的发生率明显低于苯乙双胍，并有国外文献报道称，苯乙双胍诱发乳酸性酸中毒是二甲双胍的20倍，二甲双胍引起乳酸性酸中毒的发生率为9/10万，即超大剂量服用二甲双胍也是可以在48小时内发生糖尿病乳酸性酸中毒的。另有文献报道，苯乙双胍口服≥ 75 mg/d，血乳酸升高27%～52.2%。⑤其他因素：大量饮酒可引起急性乙醇中毒，酒精在乙醇脱氢酶的作用下生成乙醛，乙醛氧化生成乙酸，乙酸进一步代谢使机体生成的乳酸明显增多；一氧化碳中毒可直接抑制呼吸链中细胞色素氧化酶的作用，使动脉氧含量降低，产生低氧血症从而造成乳酸中毒；儿茶酚胺能收缩骨骼肌及肝内血管，引起肝脏对乳酸的摄取下降，肌肉因组织缺氧而释放乳酸增加，造成血中乳酸的增高；大剂量或长期服用对乙酰氨基酚等药物，可引起暴发性肝坏死，从而使乳酸清除减少，造成乳酸性酸中毒。

三、糖尿病合并乳酸中毒的中医认识

（一）脾失健运，湿浊中阻

糖尿病日久，脾肾气虚，若饮食不节、过度饮酒、房事过度则加重脾胃损伤和肾精亏虚。长期服用双胍类药物或嗜酒者，药物或者酒精可使乳酸在体内堆积，留而不去，损伤脾胃，脾失健运，脾气不能化湿降浊，而致湿浊中阻，胃失和降而发为本病，甚至秽浊上蒙头面清窍而出现嗜睡神昏。

（二）心火肝郁，痰浊蕴结

因情志内伤，如暴怒、惊恐、大喜，使长期双胍类药物过量服用，体内乳酸堆积过多，内扰脾胃，致湿浊痰瘀，中阻不化，内蕴生热，心火内陷，肝火上炎，痰浊蕴结，共致清窍受扰，发为本病。

（三）误治失治，阴脱阳亡

糖尿病长期误治、失治，气阴两虚逐渐加重，导致阴阳两虚。阴阳俱虚，五脏六腑功能皆受损伤，气血津液运行失调，痰浊、瘀血内生。实邪内扰，气机逆乱，阴阳之气不能顺接。痰浊蒙蔽，化热伤阴，则阴精耗竭，阳无所附；阴精耗竭，阴阳离决则气虚气脱，神失所主而发生本病，表现为一系列危候。

（四）兼证证型

血瘀之症贯穿整个糖尿病病程始终，无论是否存在并发症，无论并发症属于慢性还是急性。消渴日久，气阴两虚，气虚无力推动血行，血不行则为瘀；阴虚津液枯竭，如之燥热煎灼，血液瘀滞；阴损及阳，阳虚寒凝血瘀；消渴多迁延时日难愈，久病入络则为瘀，在消渴进程中，瘀血贯穿始终。而且瘀血的存在是糖尿病进一步发展导致并发症的关键因素。故在糖尿病治疗中加入活血化瘀药物，不仅可以改善症状，也可以预防急性和慢性并发症的发生。

四、糖尿病合并乳酸中毒的诊断

糖尿病乳酸性酸中毒为糖尿病急性并发症，其死亡率之高，预后之差使临床必须对本病提高警惕，积极预防，及早发现与诊断并及早治疗。

（一）临床表现

本病起病急，故对于糖尿病患者，尤其服用双胍类药物者来讲，一旦出现以下症状，应及时救治：疲乏无力，呼吸快而深且没有酮味，面色潮红，厌食，甚至意识模糊，嗜睡，木僵，昏迷、休克等，有时伴有恶心呕吐、腹痛，测量血压、体温时出现下降。

（二）实验室检查

在出现上述症状的同时，酮体无明显增高者，应考虑本病；对休克、缺氧、肝肾功能严重损伤者，在酸中毒较重时，必须警惕乳酸性酸中毒的发生。可以通过对血乳酸、动脉血 pH、二氧化碳结合力、阴离子间隙、HCO_3^-、血丙酮酸等的测定来确诊。诊断标准可概括为：糖尿病患者出现明显酸中毒，血乳酸水平升高，血、尿酮体不升高。

（三）具体诊断标准

①有糖尿病史，或符合糖尿病诊断标准；②血乳酸≥ 5 mmol/L，可高达 35 mmol/L；③动脉血 pH ≤ 7.35；④ HCO_3^-< 10 mmol/L；⑤ CO_2 结合力降低；⑥丙酮酸增高，乳酸/丙酮酸≥ 30 ∶ 1；⑦阴离子间隙，计算公式为：$(K^++Na^+)-(HCO_3^-+Cl^-)>18$（正常为 8～16）mmol/L；⑧血酮体一般不升高。本症中血中白细胞大多增高，血中 K^+升高或正常，Cl^-及 Na^+则变化不大。对于一些不能检查血乳酸的医院或社区，可根据病史、症状、体征、动脉血 pH 值、CO_2 结合力、血尿酮体、肝肾功能等，排除酮症酸中毒、尿毒症、酒精中毒等，诊断乳酸性酸中毒。糖尿病乳酸性酸中毒，一般不伴酮症，但 10%～15% 的糖尿病酮症酸中毒患者和 5% 的高渗性糖尿病昏迷患者同时兼有乳酸性酸中毒。

五、糖尿病合并乳酸中毒的西医治疗

对于糖尿病乳酸性酸中毒的治疗，以预防为主，但是一旦出现糖尿病乳酸性酸中毒，则需立即诊治：去除诱因，纠正休克、缺氧、缺血，维持微循环，纠正酸中毒。对心肺功能良好的患者，应力争在 2 小时内使血 pH 恢复到 7.1 以上，之后再争取在 2～8 小时提高到正常。

六、糖尿病合并乳酸中毒的中医治疗

林兰教授强调指出，本病必须首选西医疗法，根据病情采取补液、补碱及胰岛素等治疗，在此基础之上，可选用中医中药治疗，中西医结合治疗可以提高疗效，降低死亡率。而在中医中药的治疗中，切不可忘记辨证论治。糖尿病乳酸性酸中毒在出现神志昏迷之前多有上焦肺燥津枯、大渴引饮之症，其后转归于下焦肝肾阴竭，最后出现阴脱阳亡、阴阳离决的危候。乳酸性酸中毒起病急，昏迷前多无明显不适，开始即见痰浊蒙蔽清窍，出现神志昏迷，此时即为病情转机的关键，若治疗失当即可内闭外脱，阴阳离决，若治疗及时得当，则可转危为安。病证结合诊疗急性并发症在临床上亦有报道，认为其主要原因是单纯西医补液、补充胰岛素和对症治疗效果仍不满意，尤其是存在难治因素时，例如高龄、肾衰竭、感染、败血症、休克、大动脉血栓栓塞等。病证结合诊疗急性并发症总的原则是：急则治其标。临床上宜急用芳香化浊、清心开窍之法，继而回阳回脱，益气生脉。根据病因病机和临床表现，可分为以下 5 型辨证论治。

痰浊中阻型 主症：倦怠乏力，腹胀纳呆，恶心呕吐，神昏，嗜睡，舌苔白腻，脉濡滑。治法：芳香化浊，和胃降逆。方药：藿香正气散合温胆汤加减。藿香 12 g，川厚朴、姜半夏各 10 g，茯苓 15 g，枳壳、竹茹、陈皮、菖蒲各 10 g。方解：藿香芳香化浊，醒脾祛湿，为主药；川厚朴燥湿宽中；姜半夏、陈皮理气和胃，燥湿化痰，且降逆；枳壳宽中理气行滞；茯苓淡渗利湿；竹茹和中止呕；菖蒲化浊开窍。加减：恶心呕吐不止者可加砂仁 6 g，旋覆花、代赭石各 10 g；便溏腹胀者可加炒白术 10 g，大腹皮 15 g。

痰浊蒙蔽型 主症：神志昏蒙，时清时愦，肢体困乏，神志不清，舌苔厚腻，脉濡滑。治法：豁痰开窍，化浊醒脾。方药：菖蒲郁金汤加减。鲜菖蒲 30 g，川郁金、炒山栀、竹叶、丹皮各 10 g，金银花 30 g，连翘 15 g，玉枢丹 2 片（化服）。方解：菖蒲芳香开窍，辟秽醒脾；川郁金芳香理气，助菖蒲开窍；炒山栀子清三焦邪火；丹皮清营分热；金银花、连翘、竹叶轻宣泄热；玉枢丹芳香辟秽，清热解毒。加减：痰热重者可加胆星、川贝母各 10 g 清热涤痰；热闭心窍者可加至宝丹以清心开窍；秽浊闭窍者可加苏合香丸，以加强芳香开窍之力。

热陷心包型 主症：神昏谵语，或昏迷不醒，呼之不应。高热灼手，抽搐时作。舌红绛少津苔黄，脉细数。治法：清心开窍。方药：清宫汤加减。玄参心、莲子心、连翘心、连心麦冬、竹叶卷心各 12 g，丹参、郁金、生地黄各 12 g，水牛角 30 g，生甘草 10 g。方解：玄参心、莲子心、连翘心、连心麦冬、竹叶卷心，中医以象比类，故可清心火；丹参、郁金活血化瘀；生地黄、水牛角养阴清热；生甘草清热解毒。加减：加服安宫牛黄丸；神昏者，加服至宝丹，每服 1 丸，每日 4～6 次，灌服或鼻饲。

瘀热交阻型 主症：神昏谵妄，唇紫喘促，壮热夜甚，舌紫暗，脉细涩。治法：清热养阴，活血通络。方药：二地活血汤加减。生地黄、地龙、赤芍、鸡血藤、桃仁各 15 g，丹参、川芎各 20 g，郁金、五味子、红花、玄参、麦冬各 10 g。方解：生地黄养阴清热；地龙、赤芍、鸡血藤、桃仁活血通络；丹参、川芎、郁金、红花、玄参理气活血化瘀；麦冬养阴清热除烦。

阴脱阳亡型 主症：面色苍白，大汗淋漓，目合口开，撒手遗尿，神识昏蒙，气短息微，四肢厥逆，舌淡苔腻，脉微欲绝。主治：益气养阴，回阳固脱。方药：参附汤合生脉散加味。人参 10 g（另煎兑入），炮附子 12 g，干姜 10 g，麦冬 15 g，五味子 10 g，炙甘草 6 g。加减：大汗不止者可加生黄芪、龙骨、牡蛎各 30 g（均先煎）；指端发绀者可加丹参、赤芍、川芎等活血之品。在临床中，如果是明显的阴脱证而无亡阳表现，可单用生脉散加味；如果有明显的亡阳证而无阴脱表现，可单用参附汤加味，而阴脱者，阳无所附，故常并见。

第四节　糖尿病低血糖

糖尿病低血糖症常表现为头晕、软弱无力、心慌、出汗、颤抖、饥饿、焦虑、紧张，甚或昏迷、抽搐等。低血糖是糖尿病治疗过程中常见的急性并发症，低血糖的发生阻碍了血糖的严格控制，严重影响了患者的身体健康。Cryer 认为，一次严重的医源性低血糖或由此诱发的心血管事件可能会抵消一生维持血糖在正常范围所带来的益处。不但如此，低血糖的发生也增加了患者的医疗开支。糖尿病治疗的最终目的不只是单纯降低血糖，更重要的是改善生存质量并延缓并发症，避免脏器的损害，因此如何避免低血糖、减少低血糖的发生及对机体的损害，是成功治疗糖尿病的关键部分。

一、糖尿病低血糖的概念与流行病学概况

低血糖症是指由糖尿病引起的以血糖浓度过低，临床上以交感神经兴奋和脑细胞缺糖为主要特点的综合征。2005 年的欧洲糖尿病研究协会年会上，国际糖尿病联盟首次颁发了全球性的 2 型糖尿病治疗指南，提出 2 型糖尿病患者的治疗目标都应为糖化红蛋白（HbA1c）$< 6.5\%$，以最大限度地减少并发症的发生。美国糖尿病控制与并发症试验（DCCT）及英国前瞻性糖尿病研究（UKPDS）表明严格控制血糖可以明显减少糖尿病大血管和微血管病变的发生，无论是对于 1 型糖尿病患者还是 2 型糖尿病患者，严格的血糖控制（HbA1c $< 7\%$）可以阻止和减慢糖尿病的远期并发症。无论是 DCCT 还是 UKPDS 都显示，没有一个相对应的 HbA1c 下限阈值，能够最大限度地减少危险并达到更好的控制特别是对于心血管疾病患者。严格控制血糖可能使低血糖的发生明显增加，特别是对于那些使用胰岛素促泌剂和胰岛素治疗的患者，DCCT 显示强化胰岛素治疗使严重低血糖增加 3 倍。有研究表明，大于 65 岁合并有心肾功能不全的患者，低血糖的发病率达 20%。因此，目前的治疗方案采取严格的血糖控制，降低糖尿病远期并发症，使低血糖发生的风险增加。

二、糖尿病低血糖的病因与发病机制

糖尿病低血糖症相关危险因素有以下几点。①口服降糖药物：低血糖是所有降糖药物最常见的不良反应，降糖药物所致低血糖占 2 型糖尿病低血糖原因的 69%，药物引起低血糖者，以磺脲类最为多见。②降糖药联合其他药物：降糖药同时联合应用某些非降糖药物也可造成低血糖如肠溶阿司匹林、β_2 受体

阻滞剂、ACEI、青霉素、单胺氧化酶抑制剂等。肠溶阿司匹林、青霉素通过竞争性与血浆蛋白结合使血浆中的游离磺脲类药物浓度升高，从而加强了磺脲类药物的作用；应用降糖药常因引起低血糖而产生心慌、手抖、出汗等反应，使用普萘洛尔等 β_2 受体阻滞剂降低交感神经兴奋性可掩盖这些反应，又由于 β_2 受体阻滞药可抑制肝糖原的分解，而使血糖更加降低，增加了发生严重低血糖事件的危险性。除上述药物外，非特异性解热镇痛药、磺胺类药、喹诺酮类抗生素、抗真菌药、钙离子阻滞剂和三环类抗抑郁药等和降糖药物联合应用能增强降糖药的作用，易促发低血糖症。镇静、安眠药物可增加低血糖的发生率，易导致“睡眠中低血糖”。③胰岛素：对苏格兰爱丁堡 215 人的回顾性调查研究发现，胰岛素治疗的 2 型糖尿病，低血糖发生率增加，有严重的低血糖和意识障碍。在 2 型糖尿病患者中，胰岛素治疗大于 10 年是一个重要的增加严重低血糖风险的预测因素。胰岛素治疗中发生低血糖的风险增加主要与试图维持接近正常的血糖水平相关，这也反映了外源性胰岛素治疗不能完全模拟生理胰岛素的特性。④年龄：老年患者低血糖症的阈值低、强度弱，易出现无症状低血糖，阻碍了他们正确判断的能力，使病情延误。老年糖尿病由于病程较长，多伴有糖尿病神经病变，高级自主神经中枢功能低下，交感神经系统活性不能很好地被低血糖兴奋，易出现无感知的低血糖症状。老年人肾上腺素、生长激素、胰升糖素、肾上腺糖皮质激素释放减少，生理功能减退，当血糖降低时，尤其是慢性降低时不能及时有效地调节血糖水平，也是发生低血糖的主要原因。另外，部分老年人由于视力、手的灵巧度和感觉受损害，使抽吸和注射胰岛素较困难，剂量的准确性也差，因此易出现低血糖。⑤其他原因：进食量少或进食时间延后，运动量大或运动时间选择错误，对治疗糖尿病药物的认知性差，用药随意性大，又缺少血糖监测。由于糖尿病自主神经病变导致糖尿病胃轻瘫，胃排空延迟，常使患者反复发生餐后低血糖。使用胰岛素的患者注射胰岛素部位局部环境变化影响胰岛素的吸收速度，注射胰岛素后进行热水浴可促进胰岛素吸收，注射胰岛素过深进入肌肉组织，胰岛素吸收加速，均可引起低血糖；酗酒可增加低血糖的发生率，酒精有抑制肝糖原分解及肝糖原异生作用，同时可增强胰岛素的降糖作用。另外，由于饮酒后兴奋，运动量增大，降低了患者对低血糖症状的敏感。同时，酒精导致肝功能不同程度的受损亦是引起低血糖的原因。

低血糖症对机体的影响以神经系统为主，尤其是交感神经和脑部。当血糖下降 2.8～3.0 mmol/L 时，胰岛素分泌受到抑制，具有升糖作用的激素（如胰升糖素、肾上腺素、生长激素、糖皮质激素等）分泌增加，出现心动过速、烦躁不安、大汗淋漓、面色苍白和血压升高等交感神经兴奋的症状。葡萄糖是脑部，尤其是大脑的主要能量来源，但脑细胞储存葡萄糖的能力十分有限，仅能维持数分钟脑部活动对能量的需求，又不能像其他组织那样利用循环中的游离脂肪酸作为能量来源，脑细胞所需要的能量几乎全部直接来自血糖。虽然脑组织在缺糖时尚能利用酮体，但酮体形成需要一定的时间，因此利用酮体不是抵御急性低血糖的有效保护措施。低血糖时，中枢神经每小时仍需要葡萄糖 6g 左右，当血糖下降至 2.5～2.8 mmol/L 时，大脑皮层受抑制，继而波及皮层下中枢包括基底节、下丘脑及自主神经中枢，最后累及延髓，表现为抽搐、昏迷、偏瘫、锥体束损害等，甚至死亡。即使后来血糖恢复正常，也常会遗留痴呆等症状。

三、糖尿病低血糖的诊断

临床上可根据低血糖的生化指标及临床表现将低血糖分为 3 种类型：①低血糖症：Whipple 三联征诊断标准：低血糖症状；发作时血糖低于 2.8mmol/L；供糖后低血糖症状迅速缓解。多数患者属于此类。②无症状低血糖：是一个生化指标，指血糖水平低于 2.8 mmol/L 的情况。如血糖降低程度不严重且下降速度较为缓慢，持续时间较长，患者可在某种程度上对低血糖产生适应，故临床上无症状及体征。③低血糖反应：指患者有与低血糖相似的临床症状及体征。此时患者的血糖可不低于2.8 mmol/L，可能发生在血糖从较高的水平迅速下降时，虽然没有降至低血糖水平，但低血糖临床症状已经发生。目前临床上只要糖尿病患者血糖低于3.9 mmol/L，无论伴或不伴低血糖症状都视为低血糖症。

四、糖尿病低血糖的西医治疗

低血糖发作时要绝对卧床休息，迅速补充葡萄糖是决定预后的关键。及时补糖将使症状完全缓解；而延误治疗则会出现不可逆的脑损害。因此，应强调在低血糖发作的当时，立即给予任何含糖较高的物质。重症者应注意勿使食物吸入肺中，引起吸入性肺炎或肺不张。对低血糖患者的处理，可按照2007年版中国2型糖尿病防治指南建议的流程处理，意识清醒者可口服15～20 g糖类食品，以葡萄糖为佳，如果没有葡萄糖也可给予其他糖类如糖水或糖果等，意识不清者静脉输注葡萄糖液或升血糖药物，以快速提升血糖浓度，供给基本能量需要，一般给予50%葡萄糖20 mL静脉推注或胰高血糖素0.5～1 mg，肌内注射。若病情不严重，尚未造成严重脑功能损害，则症状可迅速缓解，神志可立即清醒。每15分钟监测1次血糖，若血糖≤3.9 mmol/L，再给予葡萄糖15 mg，血糖在3.9 mmol/L以上，但距离下次就餐时间大于1小时，应给予含淀粉或蛋白质食物，血糖≤3.0 mmol/L，应继续给予50%葡萄糖60 mL。经上述处理血糖仍未恢复者应给予静脉注射5%或10%的葡萄糖或加用糖皮质激素。注意长效胰岛素及磺脲类药物所致的低血糖不易恢复，可能需要长时间葡萄糖输注，意识恢复后至少监测血糖24～28小时。低血糖恢复后，要了解发生低血糖的原因，调整用药，可使用动态血糖监测，同时注意低血糖症诱发的心、脑血管疾病，监测生命体征。建议患者经常自己监测血糖，以免再次发生低血糖。

五、糖尿病低血糖的中医治疗

中医治疗疾病具有较强的针对性和灵活性，适应个体化治疗的需求，在防治疗糖尿病低血糖症方面有其独特的优势，齐丽丽等收集1460名2型糖尿病住院患者，根据治疗方式的不同分为应用中药组和未用中药组，记录低血糖的发生情况。结果显示，中药组治疗的患者低血糖发生率明显低于未应用中药组的患者，结果有显著性差异，中药对治疗糖尿病有一定作用，也可明显减少低血糖的发生，从而证实了中草药治疗对糖尿病患者血糖的双向调节作用。

（一）辨证分型治疗

低血糖病起病急、变化快、危害大，西医治疗糖尿病低血糖症起效迅速、无不良反应，在临床实践中，对于糖尿病低血糖症发作期多数医师会采取西医治疗方式，以免延误时间导致机体缺糖造成脏器损害。但在糖尿病低血糖症的间歇期，中医辨证治疗具有独特的优势。发作期给予补糖治疗，采取西医治疗方式；间歇期给予中医辨证施治符合“急则治其标，缓则治其本”的治疗原则。目前，针对糖尿病低血糖症尚无统一的辨证分型标准，多数医家认为本证与气虚血少、阴阳偏胜偏衰、脏腑功能失调、筋脉失养有关。多数医家采用辨病与辨证相结合的形式，以期更加贴合临床实际，准确地反映疾病特点，现综合各家观点，列述如下。

1. 以“脱汗”论治

肝郁脾虚 主症：心情抑郁，顾虑多端，急躁易怒，乏力自汗，头晕头痛，面色苍白，四肢震颤，心悸失眠，善饥多食，舌淡，苔薄白，脉弦或弦稍数。治法：疏肝益气健脾。方药：逍遥散加减。柴胡 10 g，薄荷 4 g（后下），当归 10 g，白芍 15 g，白术 10 g，茯苓 9 g，甘草 6 g。乏力、自汗、四肢震颤加黄芪 25 g、太子参 25 g，心悸、失眠加浮小麦 15 g、酸枣仁 12 g、生牡蛎 30 g（先煎）。

心脾两虚 主症：乏力，自汗，或食后脘腹饱胀，嗳气，恶心、呕吐，头晕，面色苍白，心慌，心悸，四肢颤抖，腹胀肠鸣，排便急迫或腹泻，舌淡舌边齿痕，苔薄白或苔白腻，脉弱或细弱而数。治法：益气健脾，养心安神。方药：归脾汤加减。黄芪 25 g，太子参 2 g，白术 10 g，茯苓 15 g，甘草 6 g，当归 10 g，桂圆肉 15 g，酸枣仁 15 g。心悸、心慌、自汗加生牡蛎 30 g（先煎）、浮小麦 15 g。

湿热闭窍 主症：多汗，嗜睡，神昏，木僵，苔黄腻，脉滑。治法：清热化浊开窍。方药：菖蒲郁金汤加减。菖蒲 10 g，郁金 10 g，竹沥 10 g，山栀子 12 g，连翘 12 g，竹叶 10 g，丹皮 12 g，木通 12 g，玉枢丹 1 g，每日 2 次。

暴脱亡阳 主症：大汗淋漓，面色苍白，手足冰冷，精神疲惫或神志不清，呼吸浅弱，脉微欲绝。治法：益气固脱，回阳敛阴。方药：生脉散加味。人参 10 g（另炖），五味子 6 g，麦冬 15 g，附子 10 g。汗多加生龙骨 30 g（先煎）、生牡蛎 30 g（先煎）、麻黄根 12 g。

2. 以“厥证”论治

虽有医家将糖尿病低血糖症归中医“厥证”范畴，但并未见以厥证来辨证论治的报道。兹参考蔡永敏教授对胰岛素瘤的辨证论治对糖尿病低血糖症进行辨证治疗。胰岛素瘤患者起病较缓，主要为反复发作性低血糖症，服糖后症状很快减弱或消失。早期轻症多以自主神经尤其是交感神经兴奋为主，较重者常呈中枢神经缺糖症状。从症状与体征及疾病的发展过程来看糖尿病低血糖症与胰岛素瘤有相似之处。

气虚厥证 主症：眩晕昏仆，面色苍白，呼吸微弱，汗出肢冷，舌质淡，脉沉微。治法：补气回阳。方药：四味回阳饮加减。人参 20 g，附子、炮姜、甘草各 10 g，水煎。每日 1 剂，分 2 次服用。汗出特别多者，可加入白术 12 g，黄芪、煅龙骨（先煎）、煅牡蛎（先煎）各 30 g，以加强益气固涩止汗；纳谷不香、咳嗽痰多者，可加入法半夏、陈皮、茯苓、白术各 12 g，以健脾化痰；心悸不宁者，可加入远志 12 g，酸枣仁 30 g，以养心安神。

血虚厥证 主症：突然昏厥，面色苍白，口唇无华，四肢震颤，自汗肤冷，目陷口张，呼吸微弱，舌质淡，脉芤或细数无力。治法：补气养血。方药：先用独参汤，继用人参养营汤加减。独参汤：重用单味人参 30 g；若无人参，亦可用 3 倍党参代替，或注射人参注射液。水煎，每日 1 剂，分 2 次服用。人参养营汤：人参 15 g，黄芪 30 g，白术 12 g，茯苓 15 g，甘草 10 g，当归 12 g，白芍 20 g，熟地黄 15 g，五味子 10 g，远志、橘皮各 12 g，肉桂 6 g，生姜、大枣各 10 g。水煎，每日 1 剂，分 2 次服用。汗出过多、肢冷甚者，加附子、炮姜炭各 10 g；心悸甚者，加龙眼肉 12 g，炒枣仁 30 g；口干少津者，加沙参 30 g，玉竹、麦冬各 12 g。

3. 其他

中医古籍没有“低血糖”病名，但可见低血糖临床表现的论述。如《灵枢·决气》云：“腠理发泄，汗出溱溱，是谓津。津脱者，汗大泄。”《罗氏会约医镜》指出“汗本血液，属阴，阴亡阳随之而走，此危证也”。其病位在心、肝、脾、肾。心主血脉，肝藏血，脾为气血化生之源，心之气血不足，心失所养，心脉运行不畅，可见心悸。消渴日久，气阴两虚，卫外不固，气虚不能外护，阴虚不能内守，气阴亏虚，阴随气脱加之化源不足，阳气日衰，不能敛阴可见汗出、亡阳等症。肾主藏精，肝肾阴虚，精血亏虚，以致水不涵木，风阳内扰，筋脉失养，故可见颤动振掉。因此，在治疗上可以“心悸”“颤证”“亡阳”论治。

（二）复方治疗

刘莉等选取糖尿病低血糖患者60例，随机选择其中30例患者，在常规治疗的基础上，予以了中医辨证论治。以黄芪、白术、党参、知母、葛根、天花粉、丹参、红花为主方，在此基础上辨证加减：有便秘、口臭症状的患者，加服大黄；血糖相对高的患者，加芡实、覆盆子；食量大、易饥饿患者加服熟地黄；血压高的患者加服石决明、夜交藤；心烦口渴症状严重的患者，加服生石膏。结果表明中医辨证疗法应用于糖尿病低血糖临床治疗中，可有效控制低血糖、降低病情复发率及死亡率，无毒不良反应，可有效提升糖尿病患者治疗效果及生活质量。肖玉珍等报道以益气养阴丸（其中包含熟地黄、泽泻、山萸肉）治疗糖尿病，通过临床观察分析后得出该药对血糖和胰岛素有双向调节作用。也有报道称金匮肾气丸对血糖具有双向调节作用。

（三）单味药治疗

黄芪　该药材用途非常广泛也较常用。《神农本草经》记载：“补丈夫虚损，五劳羸瘦、止渴、腹痛泻痢，益气，利阴气。”生用黄芪，有益气固表、利水消肿、托毒生肌功效，适用于自汗、盗汗、血痹、水肿、痈疽不溃或溃久不敛等，蜜炙黄芪有补气、养血、益中之功效，适用于内伤劳倦、脾虚泄泻、气虚、血虚、气衰等症。其主要有效成分为黄芪皂苷、黄芪多糖、黄芪黄酮等。有报道称从黄芪根中分离出的一种多糖（APS-G）具有双向调节血糖的作用，可使葡萄糖负荷后的小鼠血糖水平显著下降，并能对抗肾上腺素引起的小鼠血糖升高反应，对苯乙双胍所致小鼠实验性低血糖有明显的拮抗作用。

三七　该药材为五加科植物三七的干燥根，味甘、微苦，性温。归肝、胃经。具有化瘀止血、活血定痛、补虚强壮的作用。主要用于治疗咯血、衄血、外伤出血、跌打肿痛。三七的主要有效成分为三七总皂苷、黄酮苷、氨基酸等。有报道称三七对血糖有双向调节作用，既能升高血糖浓度，又能降低血糖浓度，而对正常血糖无影响。三七升高血糖的作用机制未明，有研究表明三七总皂苷可能通过对肾上腺的功能进行调节从而达到升高血糖的作用。

参考文献

［1］陆再英，钟南山．内科学［M］．北京：人民卫生出版社，2008：770.

［2］谢超．糖尿病血管并发症的预防和早期发现［J］．英国医学杂志中文版，2006，9（6）：349-351.

［3］CARROLL M F，BURGE M R，SCHADE D S.Severe hypoglycemiain adults.Rev Endocr Metab Disord，2003，4（2）：149-157.

［4］许曼音．糖尿病学［M］．上海：上海科学技术出版社，2003：413-417.

［5］CRYER P E，DAVIS S N，SHAMOON H. Hypoglycemia in diabetes［J］. Diabetes Care，2003，26（6）：1902—1912.

［6］牛晶晶，殷欣，李俊燕，等．脑心同治理论在糖尿病患者低血糖症治疗中的应用［C］//全国中医药博士、博士后科技创新与成果转化学术会议暨全国中医“脑心同治”理论与临床应用学术交流会论文集．2011：8-10.

[7] 袁申元，杨光燃 . 低血糖症 [J] . 国外医学内分泌学分册，2005，25（1）：66-70.

[8] 陆颖理，赵江波 . 低血糖症状的病因研究 [J] . 浙江预防医学，2004，16（1）：17.

[9] SCHERNTHANER G，GRIMALDI A，DI MARIO U，et al. GUIDE study：double-blind comparison of once-daily gliclazide MR and glimepiride in type 2 diabetic patients [J] . Eur J Clin Invest，2004，34（6）：535-542.

[10] 向玉桂 . 磺脲类降糖药致严重低血糖 30 例临床分析 [J] . 检验医学与临床，2008，5（13）：830.

[11] STRANGE P，SCHWARTZ S L，GRAF R J，et al. Pharmacokinetics，pharmacodynamics，and dose-response relationship of repaglinide in type 2 diabetes [J] . Diabetes Technol Ther. 1999，1（3）：247-256.

[12] CULY C R，JARVIS B.Repaglinide：a review of its therapeutic use in type 2 diabetes mellitus [J] . Drugs，2001，61（11）：1625-1660.

[13] 朱宇 . 二甲双胍的临床选择及评价 [J] . 中国社区医师，2003，19（22）：16.

[14] 孙明谨，朱大菊，夏立丰 . 拜糖平加二甲双胍致低血糖 1 例报告 [J] . 中国医师杂志，2001，3（5）：396.

[15] 陈新谦，金有豫，汤光 . 新编药物学 [M] . 15 版 . 北京：人民卫生出版社，2003：24-25.

[16] 邵桂珍，陈兰，李秀华 . 老年糖尿病患者低血糖症 45 例回顾性分析 [J] . 公共卫生与预防医学，2006，17（2）：72.

[17] HEPBURN D A，MACLEOD K M，PELL A C，et al. Frequency and symptoms of hypoglycaemia experienced by patients with type 2 diabetes treated with insulin [J] . Diabet Med，1993，10（3）：231-237.

[18] 杨金奎 . 胰岛素强化治疗与低血糖 [J] . 药品评价，2008，5（3）：135-137.

[19] 高莹，杨建梅，高燕明，等 . 胰岛素变态反应与低血糖 [J] . 中华糖尿病杂志，2005，13（2）：145-146.

[20] SCHWARTZ N S，CLUTTER W E，SHAH S D et al. Glycemic thresholds for activation of glucose contraryregulatory systems are higher than the threshold for symptoms [J] . J Clin Invest，1987，79（3）777-781.

[21] 王稳全，李丽 . 老年糖尿病低血糖症的发病特点与预防 [J] . 中国厂矿医学，2007，20（4）：385-386.

[22] 陈月华，孙士杰，韩佳琳 . 糖尿病低血糖研究进展 [J] . 国际内分泌代谢杂志，2006，26（1）：66-67.

[23] 蒋国彦 . 实用糖尿病学 [M] . 北京：人民卫生出版社，1992：207-209.

[24] 于清华，刘庆宾，罗威 . 老年糖尿病低血糖事件对心血管事件风险影响 [J] . 世界中西医结合杂志，2010，5（10）：895-896.

[25] LANDSTEDT-HALLIN L，ADAMSON U，LINS P E.Oral glibenclamide suppresses glucagon secretion during insulin-induced hypoglycemia in patients with type 2 diabetes.J Clin Endocrinol Metab [J] . 1999，84（9）：3140-3145.

[26] SinclaIr Alan.Diabetes in old Age [M] .Wiley-Blackwell，2009.

[27] DESOUZA C，SALAZAR H，CHEONG B，et al. Association of hypoglycemia and cardiac ischemia：a study based on continuous monitring [J] . Diabetes Care，2003，26（5）：1485-1489.

[28] 吴冀川，李蓬秋，张学军，等 . 2 型糖尿病低血糖昏迷伴心肌酶升高 28 例 [J] . 临床荟萃，2008，23（3）：189-190.

[29] 李贤卓，赵蕾，卢水焕，等 . 老年糖尿病患者低血糖诱发异常心电图分析 [J] . 中国糖尿病杂志，2008，16（2）：107-109.

[30] 李恩 . 基础医学问答 [M] . 北京：人民卫生出版社，1983：273.

[31] 王惜春，钱金华 . 老年糖尿病低血糖致急性非 Q 波型心肌梗死 2 例报告 [J] . 宁夏医学杂志，2000，22（9）：547.

[32] 刘新民 . 实用内分泌学 [M] . 3 版 . 北京：人民军医出版社，2004：366.

[33] 邓倩 . 糖尿病低血糖性偏瘫临床分析 [J] . 中国实用神经疾病杂志，2008，11 (4)：74－76.

[34] 骆阳 . 糖尿病低血糖昏迷伴偏瘫 15 例分析 [J] . 中国实用医药，2007，2 (26)：61.

[35] 王凯华，袁国栋 . 老年糖尿病低血糖 11 例误诊分析 [J] . 临床误诊误治，2000，13 (3)：200.

[36] 宫淑贞 . 糖尿病低血糖昏迷发病误诊为脑血管意外 20 例临床分析 [J] . 中国现代药物应用，2009，3 (3)：57－58.

[37] 丁景莉 .35 例糖尿病低血糖症误诊分析 [J] . 天津医药，2007，35 (1)：32.

[38] 王岑立 . 糖尿病低血糖症状类似心脑血管病 58 例临床分析 [J] . 中原医刊，2007，34 (18)：25.

[39] 戴晓慧，朱月潜，王劲松 . 糖尿病低血糖诱发严重心血管事件临床分析 [J] . 南京医科大学学报 (自然科学版)，2011，31 (9)：1299－1301.

[40] 刘卫高，曹晶，石俊军，等 . 老年人低血糖反应致心律失常 105 例分析 [J] . 现代中西医结合杂志，2010，19 (31)：3416.

[41] 陈灏珠 . 实用内科学 [M] . 11 版 . 北京：人民卫生出版社，1997：861－867.

[42] ZAMMTT N N，FRIER B M.Hypoglycemia in type 2 diabetes [J] . Diabetes Care，2005，28 (12)：2948－2961.

[43] 白焕峰，韩红燕 . 健康教育对预防Ⅱ型糖尿病低血糖反应的效果 [J] . 当代护士，2008 (9)：77－78.

[44] 昌玉兰，柳绍红，罗旭敏，等 . 糖尿病低血糖反应的临床分析 [J] . 江西医学院学报，1999，39 (1)：97－98.

[45] HEPBURN D A，MACLEOD K M，PELL A C，et al. Frequency and symptoms of hypoglycaemia experienced by patients with type 2 diabetes treated with insulin [J] . DiabetMed，1993，10 (3)：231－237.

[46] 刘烈华，李延兵 . 糖尿病低血糖的危害和应对 [J] . 实用糖尿病杂志，2009，5 (6)：5－6.

[47] 蒋国彦 . 老年糖尿病的防治 [J] . 中级医刊，1997，32 (4)：20.

[48] 蓝惠珍，罗秋菊，蓝林荣 . 老年糖尿病低血糖症的护理干预 [J] . 中国现代医生，2009，47 (10)：101－102.

[49] 齐丽丽，李智滨，段俊红，等 . 中药对于 2 型糖尿病低血糖发生率干预的临床观察 [J] . 中国社区医师 (医学专业)，2012，14 (17)：207.

[50] 蔡永敏，曹金梅，徐学功，等 . 现代中西医临床内分泌病学 [M] . 北京：中国中医药出版社，2011：339.

[51] 林兰 . 中西医结合糖尿病学 [M] . 北京：中国医药科技出版社，1999：295.

[52] 张发荣 . 中西医结合糖尿病治疗学 [M] . 北京：中国中医药出版社，1998：122.

[53] 刘莉，王加伟 . 糖尿病低血糖中医治疗临床分析 [J] . 中国卫生产业，2013，24：38－39，41.

[54] 李铁强 . 糖尿病酮症酸中毒证治初探 [J] . 实用中医药杂志，2006，22 (8)：509.

[55] 苏会璇 . 糖尿病酮症酸中毒诱因调查及防治对策 [J] . 青海医药杂志，2003，33 (8)：2－4.

[56] 尹延伟，胡爱民 . 糖尿病酮症酸中毒相关危险因素分析 [J] . 临床急诊杂志，2012，13 (2)：94－96.

[57] 林兰 . 糖尿病的中西结合论治 [M] . 北京：北京科学技术出版社，1992：194－202.

[58] 王岩，马金鹏 . 程益春教授治疗糖尿病酮症及酮症酸中毒经验 [C] // 世界中医药学会联合会糖尿病 (内科) 专业委员会专家文集 (第一辑) . 北京 . 2004.

[59] 叶山东，朱禧星 . 临床糖尿病学 [M] . 2 版、合肥：安徽科学技术出版社，2009：141－143.

[60] 管慧，代频 . 糖尿病急性代谢并发症小剂量胰岛素的应用方法及技巧 [J] . 华西医学，2013，28 (8)：1196－1198.

[61] 蔡永敏，杨振华，卫振涛 . 糖尿病临床治疗学 [M] . 上海：第二军医大学出版社，2006.

［62］抗鹭娃．糖尿病酮症证治探讨［J］．四川中医，1999，17（8）：12－13.

［63］桑梅．中西结合治疗糖尿病酮症酸中毒35例［J］．中国中西医结合急救杂志，2003，10（6）：358.

［64］王林，段景文．黄芪注射液治疗糖尿病酮症酸中毒34例临床观察［J］．中国中医急症，2006，15（3）：267.

［65］王立强．中西医结合治疗糖尿病酮症酸中毒106例分析［J］．山东医药，2008，48（4）：98.

［66］陈辉根，方吉华．中西医结合治疗糖尿病酮症酸中毒临床观察［J］．中国中医急症，2010，19（5）：757－759.

［67］姬小云．生脉散合胰岛素治疗糖尿病酮症酸中毒52例［J］．中国中医急症，2011，20（8）：1340－1341.

［68］张小玲．中药辅助治疗糖尿病酮症酸中毒［J］．中国中医急症，2012，21（5）：830－831.

［69］刘贵阳，辜勇，瘳学东，等．中西医结合救治糖尿病酮症酸中毒临床观察［J］．内蒙古中医药，2012，31（13）：67.

［70］梅坚．持续静脉小剂量胰岛素疗法联合参麦注射液治疗糖尿病酮症酸中毒临床观察［J］．中国中医急症，2013，22（5）：841－842.

［71］吴发宝，陈希元．黄芪药理作用研究综述［J］．中药材，2004，27（3）：232－233.

［72］陈晓雯，王文锐．参麦注射液在老年糖尿病酮症酸中毒急救中的临床应用［J］．中国中医药科技，2007，14（3）：200－201.

［73］张合红．中西医结合治疗糖尿病酮症酸中毒合并感染22例［J］．国医论坛，2000，15（1）：39.

第十七章　糖尿病慢性并发症

第一节　糖尿病合并代谢综合征

代谢综合征（MS）是指以高血糖、肥胖、血脂异常和高血压等一系列代谢紊乱为标志性表现的临床综合征，涉及2型糖尿病、高血压、冠心病、肥胖等多个疾病。由于糖尿病患者合并MS比单纯糖尿病或单纯MS具有更多的心血管疾病风险，因此成为近期研究的热点之一。

一、糖尿病合并代谢综合征的概念与流行病学概况

Reaven在1988年首次提出代谢综合征，他发现脂质异常、高血压、高甘油三酯血症常汇集一起，并将这种情况称为X-综合征（X-Syndrome）。近年来代谢综合征的发病率逐年升高，随着研究的深入，MS的基本概念也在不断地扩大，不仅是由高血压、肥胖、脂质代谢异常和胰岛素抵抗等多种心血管危险因素聚集一起的临床综合征，还包括非酒精性脂肪肝、微量蛋白尿、高尿酸血症、血液凝固及纤维蛋白溶解异常、内皮功能异常、炎症前状态、神经内分泌异常、高瘦素血症等。糖尿病是代谢综合征的重要组成部分，许多糖尿病患者合并有代谢综合征。在已确诊的糖尿病患者中符合代谢综合征的约占49.7%，而高甘油三酯及高血压者的发生率居前，其次为肥胖及其他相关指标。据统计，一项40～70岁888例多国群体研究表明，代谢综合征单一成分的流行率分别为2型糖尿病62.9%，高甘油三酯血症53.9%，低高密度脂蛋白血症57.1%，高胆固醇血症24.6%，高尿酸血症37.2%，高血压29.3%。北京地区15个社区3641例糖尿病患者中代谢综合征所占比例是67%，男性患者代谢综合征发病率相对女性较低。而Stern等研究表明，代谢综合征引起的心血管疾病（CVD）超额发病率和死亡率正是由于其诊断组分中含有糖尿病，一旦排除糖尿病，代谢综合征引起的CVD超额风险将消失。这说明糖尿病合并代谢综合征的人群发病率不断上升，导致心血管等并发症发生率也在逐年增加。

二、糖尿病合并代谢综合征的病因与发病机制

代谢综合征的发病原因多样，主要包括肥胖、精神因素、遗传和环境因素等，发病机制复杂，与胰岛素抵抗（高胰岛素血症、空腹血糖升高和糖耐量异常）、脂联素、瘦素、过氧化物酶体增殖物激活受体（PPAR）等都有密切关系。糖尿病与代谢综合征发病有着明显的关系：超重和肥胖既是代谢综合征患者的体质特征，又是2型糖尿病发病的根本原因；胰岛素抵抗可导致高血糖，也是代谢综合征发病的核心，糖尿病患者又常具有一项或多项代谢综合征的成分。

三、糖尿病合并代谢综合征的中医认识

糖尿病合并代谢综合征属于中医“肥满”“湿阻”“消渴”“脾瘅”“腹满”“眩晕”等的论述，认为糖尿病合并代谢综合征的病因病机包括以下几点。

（一）病位在肝脾肾，病机仍以气阴两虚为本

糖尿病以气阴两虚为本，燥热为标，糖尿病合并代谢综合征可能表现出一派痰湿浊瘀的实证之象，但其根本仍是气阴两虚。由于禀赋遗传，素体肥胖，或饮食不节，嗜食肥甘厚味，导致中焦脾胃功能失常，运化失司，影响水谷精微的转输，物不归正化则为痰、为湿。肝主疏泄，调畅气机，忧思愤怒、抑郁不舒导致肝气郁结血行艰涩，水液代谢受阻，则为痰、为湿。肾虚使各脏腑功能失常，阴阳失调，开阖失度、水津不布或水液内停，最终为湿、为痰，日久又可聚血成瘀。三脏病久易伤阴耗气，气阴两虚为本，进而阴损及阳，至阴阳两虚，脏腑功能失调，体内各种代谢失衡，从而变症百出。

（二）痰湿瘀浊既是病理产物，又是致病因素，贯穿疾病始终

人体的津液在输布和排泄过程中发生障碍而致痰湿停留于体内，诸邪皆可生痰，诸虚皆可生痰，诸脏皆可生痰，痰湿既是病理产物，又是某些疾病的致病因素。《景岳全书·杂证谟·痰饮》曰：“无处不到而化为痰者，凡五脏之伤，皆能致之。”“瘀”即瘀血，是指血液停滞，不能正常循环，它既包括体内的离经之血，又包括阻滞于血脉及脏腑内的运行不畅的血液。“浊”即污浊的意思，非清即浊，痰湿瘀邪均非清气，亦非水谷精微，均是机体代谢的病理产物，对人体有害而无益，都是代谢所致的病理产物，故可统称为“浊”。痰湿瘀浊均是机体代谢障碍形成的病理产物，是代谢综合征的核心病理变化，脉闭不通、络损血溢为代谢综合征的严重结局，痰浊、瘀血则是贯穿始终的基本病理因素。而气阴两虚等本虚证亦可导致并加重痰湿浊瘀内阻的病理改变。

（三）肝失疏泄是疾病发生与发展的重要环节

情志不舒，忧思过度，导致肝气郁结，肝失疏泄，从而使气化“升降出入”的基本形式受到了影响，水液代谢和气血的运行不畅，使痰浊内生，瘀血内阻，反过来机体的痰浊瘀血形成后，会随着气机而运动，一旦机体气机运动受阻，气化功能失常，加重气机的郁滞，形成恶性循环，就会导致机体出现各种代谢功能紊乱。正如唐宗海《血证论》曰：“木之性主于疏泄，食气入胃，全赖肝木之气以疏泄之，而水谷乃化。设肝之清阳不升，则不能疏泄水谷，渗泄中满之证，在所不免。”因此，肝脏在“升降出入”过程中的正常运行，是化生精、气、血、津液的保证，在代谢中起关键作用，肝失疏泄也是痰湿浊瘀等病理产物形成的重要因素，所以肝在糖尿病合并代谢综合征中起到重要的作用。

总之，外感六淫、内伤七情、饮食劳逸不节等病因导致脾失健运，肾失蒸腾，肝郁气滞，产生痰、湿、瘀、浊。加之肥人多痰、多湿、多虚，郁久痰湿化热，热毒内生，热伤津液，气阴两伤，日久阴阳两虚。因此，临床中糖尿病合并代谢综合征辨证应定位在肝脾肾，痰、瘀、湿、浊是贯穿疾病始终的致病因素，在祛邪的同时不忘气阴两虚仍是基本病机。

四、糖尿病合并代谢综合征的诊断

目前我国对于代谢综合征的诊断标准参考 2004 年 CDS 诊断标准，具备以下 4 项组成成分中的 3 项或全部者即可确认。①超重和（或）肥胖，BMI ≥ 25.0 kg/m^2；②高血糖，空腹血糖≥ 6.1 mmol/L（110 mg/dL）和（或）餐后 2 小时血糖≥ 7.8 mmol/L（140 mg/dL），和（或）已确诊为糖尿病并治疗者；③高血压，收缩压/舒张压≥ 140/90 mmHg，和（或）已确认为高血压且治疗者；④血脂紊乱：空腹血甘油三酯≥ 1.7 mmol/L（150 mg/dL），和（或）空腹血高密度脂蛋白胆固醇< 0.9 mmol/L（35 mg/dL）（男）或< 1.0 mmol/L（39 mg/dL）（女）。

五、糖尿病合并代谢综合征的西医治疗

目前代谢综合征防治的主要目标是预防临床心血管疾病及 2 型糖尿病的发生，对已有心血管疾病者则要预防心血管事件再发。积极且持久的生活方式治疗是达到上述目标的重要措施。原则上应先启动生活方式治疗，如果不能达到目标，则应针对各个组分采取相应药物治疗。

（一）生活方式干预

保持理想的体重、适当运动、改变饮食结构以减少热量摄入、戒烟和不过量饮酒等，不仅能减轻胰岛素抵抗和高胰岛素血症，也能改善糖耐量和其他心血管疾病危险因素。

（二）药物

治疗目标如下：①体重在 1 年内减轻 7%～10%，争取达到正常 BMI 和腰围；②糖尿病患者血压< 130/80 mmHg，非糖尿病患者血压< 140/90 mmHg；③低密度脂蛋白胆固醇< 2.60 mmol/L、甘油三酯< 1.70 mmol/L、高密度脂蛋白胆固醇> 1.04 mmol/L（男）或> 1.30 mmol/L（女）；空腹血糖< 6.1 mmol/L、负荷后 2 小时血糖< 7.8 mmol/L 及糖化血红蛋白< 7.0%。

1. 糖尿病或糖调节受损

同第 306 页“六、2 型糖尿病口服药物治疗”。

2. 高血压

降压药物选择时应综合考虑降压疗效、心脑肾的保护作用、安全性和依从性及对代谢的影响等因素。糖尿病患者降压治疗的获益主要与血压控制本身有关。由于糖尿病患者易存在夜间血压升高，可在 24 小时动态血压评估的基础上指导及调整药物使用，必要时可考虑睡前服药。优选长效制剂有效平稳控制 24 小时血压（包括夜间血压与晨峰血压），以减少血压昼夜波动，预防心脑血管病事件发生。五类降压药物（ACEI、ARB、利尿剂、钙拮抗剂、β 受体阻滞剂）均可用于糖尿病患者，其中 ACEI 或 ARB 为首选药物。为达到降压目标，通常需要多种降压药物联合应用。联合用药推荐以 ACEI 或 ARB 为基础的降压药物治疗方案，可以联合钙拮抗剂、小剂量利尿剂或选择性 β 受体阻滞剂。在联合方案中更推荐单片固定复方制剂（ARB/钙拮抗剂或 ARB 或 ACEI/利尿剂）。固定复方制剂在疗效、依从性和安全性方面均优于上述药物自由联合。

（1）CCB：主要通过阻断血管平滑肌细胞上的钙离子通道发挥扩张血管、降低血压的作用，包括二氢吡啶类 CCB 和非二氢吡啶类 CCB。二氢吡啶类 CCB 可与其他 4 类药联合应用，常见不良反应包

括反射性交感神经激活导致心跳加快、面部潮红、脚踝部水肿、牙龈增生等。二氢吡啶类 CCB 没有绝对禁忌证，但心动过速与心力衰竭患者应慎用。急性冠状动脉综合征患者一般不推荐使用短效硝苯地平。临床上常用的非二氢吡啶类 CCB 也可用于降压治疗，常见不良反应包括抑制心脏收缩功能和传导功能，二度至三度房室阻滞；心力衰竭患者禁忌使用；有时也会出现牙龈增生。因此，在使用非二氢吡啶类 CCB 前应详细询问病史，进行心电图检查，并在用药 2～6 周复查。

（2）ACEI：作用机制是抑制血管紧张素转换酶，阻断肾素血管紧张素Ⅱ的生成，抑制激肽酶的降解而发挥降压作用。在欧美国家人群中进行了大量的大规模临床试验，结果显示此类药物对于高血压患者具有良好的靶器官保护和心血管终点事件预防作用。ACEI 降压作用明确，对糖脂代谢无不良影响。限盐或加用利尿剂可增加 ACEI 的降压效应。尤其适用于伴慢性心力衰竭、心肌梗死后心功能不全、心房颤动预防、糖尿病肾病、非糖尿病肾病、代谢综合征、蛋白尿或微量白蛋白尿患者。最常见不良反应为干咳，多见于用药初期，症状较轻者可坚持服药，不能耐受者可改用 ARB。其他不良反应有低血压、皮疹，偶见血管神经性水肿及味觉障碍。长期应用有可能导致血钾升高，应定期监测血钾和血肌酐水平。双侧肾动脉狭窄、高钾血症患者及妊娠妇女禁用。

（3）ARB：作用机制是阻断血管紧张素Ⅱ-1 型受体而发挥降压作用。ARB 可降低有心血管病史（冠心病、脑卒中、外周动脉病）的患者心血管并发症的发生率和高血压患者心血管事件风险，降低糖尿病或肾病患者的蛋白尿及微量白蛋白尿水平。ARB 尤其适用于伴左心室肥厚、心力衰竭、糖尿病肾病、冠心病、代谢综合征、微量白蛋白尿或蛋白尿患者及不能耐受 ACEI 的患者，并可预防心房颤动。不良反应少见，偶见腹泻，长期应用可升高血钾，应注意监测血钾及肌酐水平变化。双侧肾动脉狭窄、妊娠妇女、高钾血症者禁用。

（4）利尿剂：主要通过利钠排尿、降低容量负荷而发挥降压作用。用于控制血压的利尿剂主要是噻嗪类利尿剂，分为噻嗪型利尿剂和噻嗪样利尿剂两种，前者包括氢氯噻嗪和苄氟噻嗪等，后者包括氯噻酮和吲达帕胺等。在我国，常用的噻嗪类利尿剂主要是氢氯噻嗪和吲达帕胺。PATS 研究证实吲达帕胺治疗可明显减少脑卒中再发风险。小剂量噻嗪类利尿剂（如氢氯噻嗪 6.25～25 mg）对代谢影响很小，与其他降压药（尤其 ACEI 或 ARB）合用可显著增加后者的降压作用。此类药物尤其适用于老年高血压、单纯收缩期高血压或伴心力衰竭患者，也是难治性高血压的基础药物之一。其不良反应与剂量密切相关，故通常应采用小剂量。噻嗪类利尿剂可引起低血钾，长期应用者应定期监测血钾，并适量补钾，痛风者禁用。对高尿酸血症以及明显肾功能不全者慎用，后者如需使用利尿剂，应使用袢利尿剂，如呋塞米等。保钾利尿剂（如阿米洛利）、醛固酮受体拮抗剂（如螺内酯）等也可用于控制难治性高血压。在利钠排尿的同时不增加钾的排出，与其他具有保钾作用的降压药（如 ACEI 或 ARB）合用时需注意有发生高钾血症的危险。螺内酯长期应用有可能导致男性乳房发育等不良反应。

（5）β 受体阻滞剂：主要通过抑制过度激活的交感神经活性、抑制心肌收缩力、减慢心率发挥降压作用。高选择性 β_1 受体阻滞剂对 β_1 受体有较高选择性，因阻断 β_2 受体而产生的不良反应较少，既可降低血压，也可保护靶器官、降低心血管事件风险。β 受体阻滞剂尤其适用于伴快速性心律失常、冠心病、慢性心力衰竭、交感神经活性增高以及高动力状态的高血压患者。常见的不良反应有疲乏、肢体冷感、激动不安、胃肠不适等，还可能影响糖、脂代谢。二度或三度房室传导阻滞、哮喘患者禁用。慢性阻塞型肺病、周围血管病患者，以及糖耐量异常者和运动员慎用。糖脂代谢异常时一般不首选 β 受体阻滞剂，必要时也可慎重选用高选择性 β 受体阻滞剂。长期应用者突然停药可发生反跳现象，即原有的症状加重或出现新的表现，较常见有血压反跳性升高，伴头痛、焦虑等，称之为撤药综合征。

（6）α 受体阻滞剂：不作为高血压治疗的首选药，适用于高血压伴前列腺增生患者，也用于难治性高血压患者的治疗。开始给药应在入睡前，以预防体位性低血压发生，使用中注意测量坐、立位血压，最好使用控释制剂。体位性低血压者禁用。心力衰竭者慎用。

（7）肾素抑制剂：作用机制是直接抑制肾素，继而减少血管紧张素Ⅱ的产生，可显著降低高血压患者的血压水平。其他作用也可能有助于降低血压和保护组织，如降低血浆肾素活性，阻断肾素/肾素原受体，减少细胞内血管紧张素Ⅱ的产生。这类药物耐受性良好。最常见的不良反应为皮疹、腹泻。

3. 血脂紊乱

（1）他汀类药物：许多糖尿病患者即使在血糖控制后，仍持续存在血脂异常，这些患者常需要强化降脂治疗。他汀类药物是糖尿病血脂异常药物治疗的主流。荟萃分析发现，他汀类药物治疗后不良心血管事件发生率降低与血清胆固醇水平绝对下降呈正相关，即胆固醇每降低 1.0 mmol/L，可使每年心血管死亡、再次血运重建和缺血性脑卒中发生率下降 20%。对胆固醇水平正常或轻度增高者（总胆固醇＜ 5.181 mmol/L 或低密度脂蛋白＜ 3.11 mmol/L）亦然。

（2）依折麦布：可抑制肠道外源性胆固醇吸收，使低密度脂蛋白降低 20%。研究表明，他汀类药物联合依折麦布可进一步降低低密度脂蛋白水平及心血管死亡率。

（3）贝特类药物：为 PPARα 增强剂。在肝脏，PPARα 诱导脂蛋白脂酶活性，增加甘油三酯的脂溶性；减少 Apo CⅢ基因表达，促进脂蛋白脂酶调节的 VLDL 颗粒分解；抑制 apo B 产生；诱导 Apo AⅠ和 Apo AⅡ的合成。因此，PPARα 可减少 VLDL 分泌和产生，提高血浆高密度脂蛋白水平，中度降低低密度脂蛋白水平。贝特类药物是目前降低甘油三酯的最有效药物，常与他汀类药物联合用于混合性血脂异常（特别是低高密度脂蛋白和高甘油三酯时）。非诺贝特治疗使高甘油三酯和低高密度脂蛋白患者心血管死亡、心肌梗死、卒中、冠状动脉/颈动脉再次血运重建发生率降低 27%。目前，一些新型的贝特类药物在糖尿病伴高甘油三酯血症患者中的作用尚在研究。

（4）ω－3 脂肪酸：可使血浆甘油三酯水平降低约 30%；与贝特类药物相互作用，可降低 Apo B 分泌。同时，在糖尿病患者中，ω－3 脂肪酸具有降压和降低炎性标志物以及逆转胰岛素抵抗的作用。

（5）PSCK9 抑制剂：可特异性阻断低密度脂蛋白受体降解，增加肝细胞表面 LDL 受体的表达，促进低密度脂蛋白代谢。

4. 肥胖

2017 ADA 指南建议，对于准备减重的超重和肥胖代谢综合征患者，予饮食、体力活动和行为治疗处方，这种干预措施应该是高强度的（6 个月内≥ 16 次），以减轻体重＞ 5% 为目标。对于已实现短期减重目标的患者，应该至少每月随访 1 次以保持长期（≥ 1 年）全面体重维持，建议持续监测体重（每周或更频繁），继续减少膳食热量，参加高强度的体力活动。体重减轻≥ 5% 即可在血糖控制中获益，持续体重减轻≥ 7% 则可在改善血糖、血压、血脂的综合治疗方面获得最佳效益。

（1）饮食方式干预：改善高热量的摄入可能是肥胖与代谢综合征的共同起源，限制热量摄入达到快速的能量负平衡，可以显著减少肝糖生成，提高胰岛素的敏感性，改善代谢综合征患者 β 细胞功能。因此，限制热量摄入对于代谢综合征合并肥胖患者的综合管理至关重要。2017 ADA 指南建议每日饮食减少 500～750 kcal 的热量摄入，或限制总热量摄入，女性 1200～1500 kcal/d、男性 1500～1800 kcal/d，根据个人的基线体重进行调整。饮食方案应该个性化，因为提供相同热量但蛋白质、碳水化合物和脂肪含量不同的饮食对于减轻体重的效果是相同的，所以只要减少必要的能量摄入就会有效。为了实现体重减轻＞ 5% 的目标，短期（3 个月）处方极低热量饮食（≤ 800 kcal/d）的生活方式干预需谨慎，必须在受过专业训练的医务保健机构人员严密监测下实行，以确保安全。在专业营养师指导下采用营养代餐方法能兼顾体重减轻和营养均衡，是非常有益的。

（2）体力活动干预：运动是代谢综合征治疗中不可或缺的一部分，可通过减少脂肪成分增加机体的基础代谢率，有助于减轻体重，提高胰岛素敏感性，改善血糖控制，减少心血管危险因素。持续至少 8 周运动干预已被证明即使没有显著 BMI 的变化也可使 HbA1c 平均下降 0.66%。2017 ADA 指南建议代谢综合征或糖尿病前期的儿童和青少年每天参加至少 60 分钟或以上中等强度或更剧烈的有氧体力活动，每周至少 2 天。代谢综合征成年患者每周至少进行 150 分钟中等强度或 75 分钟高强度有氧体力活动，每周至少 3 天，每周进行至少 2 次（不连续的 2 天）阻力运动，减少静坐时间，长时间静坐应每 30 分钟间断一次。建议老年代谢综合征患者每周进行 2～3 次灵活性和平衡性锻炼，可根据个人爱好选择瑜伽和太极以增加柔韧性、肌肉力量和平衡。对于合并超重或肥胖的代谢综合征患者，建议开展高强度的体力活动（200～300 min/w）。

（3）行为方式干预：通过各种方式调整超重和肥胖代谢综合征患者的生活环境及心理状态，包括自我管理、认知重建、心理评估、减轻压力、控制进食、刺激控制等，帮助患者认识体重管理的重要性及肥胖的危害，增加体重管理的依从性。

（4）减肥药物：2017 ADA 指南建议，对于 BMI ≥ 27 kg/m^2 合并一种或多种肥胖相关并发症（如代谢综合征、高血压、血脂异常）以及 BMI ≥ 30 kg/m^2 具有减肥积极性的患者，可采用减肥药物治疗。减肥药物治疗的主要原理是帮助患者更加坚持低热量饮食、体力活动、加强生活方式的改变。目前经美国食品和药物监督管理局（FDA）批准可长期使用的减肥药物有 5 种，主要有脂肪酶抑制剂（奥利司他）、选择性 5-羟色胺 2C 受体激动剂（盐酸氯卡色林）、拟交感神经胺厌食/抗癫痫药组合（苯丁胺/托吡酯）、阿片拮抗剂/氨基酮抗抑郁药组合（纳曲酮/安非他酮）、GLP-1 受体激动剂（利拉鲁肽的 3.0 mg 制剂），而国内批准上市的减肥药物只有奥利司他。

奥利司他通过抑制肠道脂肪吸收达到减肥的目的，也在一定程度上能预防代谢综合征的发生及改善代谢综合征患者的血糖控制。随机对照试验的系统评价显示，与单纯生活方式干预相比，奥利司他联合生活方式干预的治疗方案能使超重和肥胖代谢综合征患者体重减轻 2.1 kg，对减轻体重及改善血糖控制效果更佳。

六、糖尿病合并代谢综合征的中医治疗

中医的阴阳平衡、整体观、辨证论治等理论，在治疗糖尿病合并代谢综合征方面有其独到之处。目前中医药的研究可分为辨证分型、复方、中成药、单药等，由于糖尿病合并代谢综合征的病因病机复杂，各医家仁者见仁智者见智，故对于代谢综合征的治疗方法也各具特色。

（一）辨证分型治疗

糖尿病合并代谢综合征的中医辨证分型目前尚不统一，多数医家采用辨病与辨证相结合的形式，分阶段、分期、分型论治，贴合临床实际，不仅体现了中医的治疗特色，也反映了疾病的特点，现综合各家观点，列述如下。

肝胃郁热证 症状：脘腹痞满，胸胁胀闷，面色红赤，形体偏胖，腹部胀大，心烦易怒，口干口苦，大便干，小便色黄，舌质红，苔黄，脉弦数。治法：开郁清热。方药：大柴胡汤加减。柴胡、黄

芩、半夏、枳实、白芍、大黄、生姜等。

肝胆湿热证 症状：胁肋满闷，口苦纳呆，呕恶腹胀，大便不调，小便短赤，舌红苔黄腻，脉弦滑数。治法：清肝利湿。方药：龙胆泻肝汤加减。龙胆草、黄芩、栀子、泽泻、通草、车前子、当归、生地、柴胡、生甘草等。

气滞湿阻证 症状：胸胁脘腹胀闷，肢体困重，形体肥胖、多食、易疲劳，舌苔厚腻，脉象弦或略滑。或患者无明显不适。治法：行气化湿。方药：四逆散合平胃散加减。柴胡、陈皮、赤芍、半夏、茯苓、厚朴、枳实、苍术、泽泻、荷叶、神曲等。

痰瘀互结证 症状：局部肿块刺痛，胸脘腹胀，头身困重，或四肢倦怠，舌质暗、有瘀斑，脉弦或沉涩。治法：祛痰化瘀。方药：二陈汤合桃红四物汤加减。陈皮、半夏、茯苓、桃仁、红花、川芎、当归、赤芍、生地等。

痰浊中阻证 症状：眩晕，心悸，心烦不眠，多梦，呕恶呃逆，胸脘痞闷，苔白腻，脉弦滑。治法：健脾祛痰、清气化湿。方药：温胆汤合连朴饮加减。半夏、陈皮、竹茹、枳壳、生姜、厚朴、黄连、石菖蒲、香豉、焦栀、芦根等。

脾虚湿困证 症状：腹胀痞满、肢体乏力、食少便溏、呕逆，舌苔腻或脉滑。治法：健脾利湿祛痰。方药：六君子汤加减。白术、茯苓、陈皮、半夏、炙甘草、苍术、菖蒲、郁金、胆南星、泽泻、枳实等。

气阴两（亏）虚证 症状：神疲乏力，气短，咽干口燥，多饮，自汗，大便干结，舌质淡红，少苔，脉沉细无力或细数。治法：益气养阴。方药：生脉散合防己黄芪汤加减。太子参、麦冬、五味子、黄精、山萸肉、黄芪、汉防己、白术、茯苓等。

脾肾气虚证 症状：神疲气短，乏力，腰酸，夜尿频多，或下肢水肿，尿浊如脂，阳痿，头昏耳鸣，大便溏泄，小便清长，舌淡胖，苔薄白或嫩，脉沉细或细弱无力。治法：补脾益肾。方药：四君子汤合右归丸加减。党参、白术、茯苓、黄芪、山药、山萸肉、熟地、菟丝子、枸杞、肉桂等。

肝肾不足证 症状：眩晕耳鸣，目干、畏光，迎风流泪，视物昏花，口燥咽干，腰膝酸痛、肢体麻木，失眠多梦，舌红、少苔。治法：培补肝肾。方药：杞菊地黄丸加减。枸杞、菊花、熟地、茯苓、山药、山萸肉、泽泻、丹皮等。

阴阳两虚证 症状：神疲气短，言语不利，口干不欲饮，足冷面赤，舌淡胖，苔薄嫩，脉沉细弱或细弱无力。治法：阴阳双补。方药：地黄饮子加减。生地黄、巴戟天、山茱萸、肉苁蓉、石斛、炮附子、五味子、肉桂、茯苓、麦冬、石菖蒲、远志、生姜、大枣等。

综上所述，糖尿病合并代谢综合征辨证复杂，证型多样，早期以实证为主，主要包括痰证、湿证、瘀证、浊证，中后期以虚实夹杂及虚证为主，包括气阴两虚、脾肾气虚、阴阳两虚等证型。

（二）中成药治疗

平肝降压丸 张艳等对代谢综合征患者 100 例，随机分为治疗组与对照组，分别给予平肝降压丸和硝苯地平片治疗 30 天，治疗组治疗后血压和体质量、BMI 及腰围明显降低。

复方健胰颗粒 陈晓雯等将 60 例符合代谢综合征气阴两虚兼痰瘀阻滞证患者随机分为治疗组和对照组各 30 例。治疗组加用益气养阴清热、化浊通络的复方健胰颗粒，对照组加用罗格列酮。比较两组治疗后超敏 C－反应蛋白、空腹血糖、空腹胰岛素、胰岛素抵抗指数、甘油三酯、总胆固醇、低密度脂蛋白，均较治疗前降低（$P<0.05$）。

清肝降糖片　汪艳娟等将60例符合中西医诊断标准的代谢综合征患者分为二甲双胍组及清肝降糖片组（柴胡、炒山栀、黄连、黄芩、生地、百合、知母、花粉、天麻、石决明），每组30例，发现清肝降糖片具有降糖、降脂、降压及减轻胰岛素抵抗、改善β细胞功能的功效。

昆藻调脂胶囊　李乐愚认为化痰泄浊应为代谢综合征的主要治法，将65例代谢综合征患者作为观察组，采用昆藻调脂胶囊，经治疗12周后观察组甘油三酯、总胆固醇、低密度脂蛋白胆固醇、胰岛素抵抗指数、空腹胰岛素显著降低，高密度脂蛋白胆固醇显著升高（$P < 0.01$）。

雷氏丹参片　傅晓东等通过观察代谢综合征血瘀证患者服用雷氏丹参片后的指标变化，发现其能显著降低代谢综合征患者的甘油三酯、总胆固醇水平并提高高密度脂蛋白胆固醇水平，患者的血液流变学指标、血脂及餐后血糖水平得到改善，其可能机制是增强了患者胰岛素敏感性。

六味能消胶囊　六味能消胶囊（大黄、诃子、干姜、藏木香、碱花、寒水石）合用阿卡波糖可有效降低餐后血糖，改善胰岛素敏感性，对血脂、血压、DMI指数等也有明显的改善作用，且无明显不良反应。

糖脂平颗粒　李勤等将符合标准的80例痰瘀互阻型患者随机分为治疗组和对照组，在一般生活方式干预的基础上治疗组口服糖脂平颗粒，对照组口服二甲双胍肠溶片，3个月后发现：治疗组能降低FPG、2h PG、HbA1c、FINS、TC、TG、LDL-C水平，降低收缩压，减轻体重，改善胰岛素抵抗（$P < 0.05$），在调节血脂、降低血压、改善中医证候方面优于对照组（$P < 0.05$）。

第二节　糖尿病合并血脂紊乱

糖尿病合并动脉粥样硬化性疾病是糖尿病患者致残、致死的主要原因。国外研究证实，无心血管病的新发2型糖尿病患者在8年内发生冠状动脉疾病的概率为10.4%，发生非致死或致死性心肌梗死的概率为7.1%。糖尿病患者患动脉粥样硬化性疾病的原因是糖尿病本身易诱发多种心血管病的危险因素，如高血糖、高血压、脂质异常、肥胖、胰岛素抵抗、高胰岛素血症、血液高凝、低度炎症状态、氧化应激等。总的来说，糖尿病患者合并血脂紊乱是产生大血管病变的一个重要危险因素。通过调节糖尿病患者的异常血脂，可降低冠心病事件发生的风险。无论在1型糖尿病还是2型糖尿病人群中血脂紊乱均极为常见，发病率很高。1989年美国糖尿病协会认为糖尿病发生大血管病变的三大危险因素为高血压、血脂紊乱及吸烟。因此，积极防治糖尿病患者的血脂异常症对减少心血管病变、降低死亡率具有重要意义。

一、糖尿病合并血脂紊乱的概念及流行病学概况

糖尿病高脂血症为继发性高脂血症，在世界卫生组织相关分类标准中以Ⅱa、Ⅱb、Ⅳ型多见。糖尿病患者发生心血管疾病的概率比一般人高出许多，因为糖尿病患者本身低密度脂蛋白胆固醇的颗粒较小较密、甘油三酯较高及高密度脂蛋白胆固醇较低，或伴有胰岛素抵抗的一种状态。糖尿病脂代谢紊乱主要表现为甘油三酯（TG）升高，这与极低密度脂蛋白（VLDL）升高及高密度脂蛋白降低有关。脂蛋白质的异常包括：脂蛋白体积的变化（如大的极低密度脂蛋白，小的低密度脂蛋白）、载脂蛋白的糖化及低密度脂蛋白对氧化敏感性的增加，这些脂蛋白质的异常损害了脂蛋白的正常代谢，并促进动

脉粥样硬化糖尿病患者主要的脂代谢异常，表现为血甘油三酯升高、高密度脂蛋白胆固醇水平降低和小而密的低密度脂蛋白胆固醇（sLDL-C）增多。

调查资料显示，32.4% 的患者有高甘油三酯症，20.6% 的患者高密度脂蛋白低于正常，非糖尿病高脂血症的发生率为 20%～40%，而糖尿病合并高脂血症的发生率为 60%～70%，糖尿病死于动脉粥样硬化者达 80%。

二、糖尿病合并血脂紊乱的病因与发病机制

糖尿病患者合并血脂紊乱的血脂谱特点是血清（或血浆）甘油三酯、极低密度脂蛋白及小而密的低密度脂蛋白升高；总胆固醇、低密度脂蛋白胆固醇、ApoB、ApoE、Apo C Ⅲ或乳糜微粒浓度升高；高密度脂蛋白胆固醇、Apo AⅠ水平及 Apo CⅠ/Apo-CⅢ、Apo CⅡ/Apo CⅢ比值降低。

糖尿病患者血清甘油三酯和极低密度脂蛋白升高主要是胰岛素对甘油三酯合成和分解代谢作用不平衡的结果。由于肥胖 2 型糖尿病患者胰岛素抵抗所致糖代谢障碍，导致脂肪动员增加；1 型糖尿病和病情严重的 2 型糖尿病患者胰岛素缺乏，促使胰高血糖素升高从而动员脂肪分解代谢相应增强，致使血液中游离脂肪酸（FFA）升高，FFA 通过血液循环到达肝脏，为肝脏提供合成极低密度脂蛋白的（主要为内源性甘油三酯）丰富原料。

正常人极低密度脂蛋白清除随着其合成而加快，而糖尿病患者极低密度脂蛋白的分解代谢是比较复杂的，肥胖的糖尿病患者极低密度脂蛋白的分解代谢减低；在胰岛素缺乏的糖尿病患者中，胰岛素缺乏不能激活 LDL 使其活性减低，导致极低密度脂蛋白分解代谢减少。此外，糖尿病患者血液中极低密度脂蛋白转化为低密度脂蛋白的途径被破坏，使极低密度脂蛋白及其残体可直接通过旁路途径转移，促使极低密度脂蛋白、甘油三酯浓度增加，有时乳糜微粒浓度也增加。

血液中低密度脂蛋白是胆固醇的主要载体，有 67%～80% 胆固醇以低密度脂蛋白胆固醇的形式存在，还有一定量胆固醇以高密度脂蛋白胆固醇形式存在于高密度脂蛋白中，正是由于血浆中胆固醇组成的不均一性，故在动脉粥样硬化的关系上低密度脂蛋白胆固醇比胆固醇更有意义。低密度脂蛋白的合成与分解代谢与血液中的胰岛素浓度有关，糖尿病患者由于胰岛素抵抗，产生的高胰岛素血症，可以激活肝内的 HMG-CoA 还原酶活性而合成更多的胆固醇，另外由于胰岛素缺乏，使人体组织细胞表面的低密度脂蛋白受体减少，低密度脂蛋白分解代谢减少。控制不良的糖尿病患者由于高血糖使低密底脂蛋白被糖化并易被氧化，促使低密度脂蛋白与其受体结合率下降，血浆中的低密度脂蛋白分解和代谢减少。

三、糖尿病合并血脂紊乱的中医认识

糖尿病合并血脂紊乱病位在肺、脾、肾。痰湿之体的发生与饮食、内伤、外感、体质等多重因素有关，痰与湿同气相求，共引为患。

（一）饮食因素

饮食不节，暴饮暴食，嗜食膏粱厚味，损伤脾胃导致脾的运化功能低下。《素问·痹论》有“饮食自倍，肠胃乃伤”，说明水谷精微超过机体生理所需，就会滞留体内凝聚成痰。

（二）体质因素

“肥人多痰湿”是中医学中“痰湿体质”独特的理论基础。见于《仁斋直指方·火湿分治论》“肥人气虚生寒，寒生湿，湿生痰……故肥人多痰湿。”叶天士在《临证指南医案》中指出：“凡论病，先论体质，形色，脉象，以病乃外加于身也。夫肌肤柔白属气虚，外似丰溢，里真大怯，盖阳虚之体，惟多痰多湿。”

（三）脾肾功能失调

脾失健运：脾为后天之本，气血生化之源。脾主运化水湿，脾虚受病，脾不健运，则水湿内停，聚湿生痰，故脾“有生痰之源”之称。脾湿的形成可由外感和内伤导致。

肾失温煦：肾为先天之本，主水液。肾阳为一身阳气之根本，有温煦形体、蒸化水湿之功。肾阳虚衰，温煦失职，气化无权，不能温化水液而致水湿内停，湿蕴成痰。

（四）气血功能失调

气虚蕴痰：气为机体活动的原动力，体内脏腑、经络生理、血液运行、津液输布均有赖于气的激发和推动。气虚则推动乏力，血行不畅，水液停滞，久蕴成痰。

阳虚痰盛：久病体虚耗伤阳气，阳虚火衰，功能减退，阴不制阳则阴寒内盛，水液不化，久滞酿痰。

血瘀痰滞：血瘀是脏腑功能失调的病理产物，血瘀可因气虚、气滞、寒凝使血行不畅，导致血脉瘀阻，久瘀化热，热灼津成痰。

四、糖尿病合并血脂代谢紊乱的诊断

（一）临床表现

（1）各种皮肤黄色瘤：糖尿病合并家族性高胆固醇血症患者，由于长期胆固醇升高可出现皮肤扁平和肌腱黄色素瘤。

（2）跟腱增粗：常见于家庭性高胆固醇血症患者。由于长期升高的胆固醇沉着于跟腱部位引起钙化增粗，在足部侧位 X 线片上可见跟腱影增粗至 9 mm 以上。

（3）老年环：40 岁以前出现眼部角膜环者提示长期低密度脂蛋白升高。

（4）长期富含甘油三酯蛋白水平升高可有腹痛或急性胰腺炎反复发作，肝、脾大。

（5）血清甘油三酯长期升高往往伴有肥胖。

（二）实验室检查

通过血清总胆固醇和甘油三酯这 2 项指标几乎可检出大于 90% 的血脂异常。诊断指标为血清总胆固醇浓度＞ 5.69 mmol/L（220 mg/dL），甘油三酯＞ 1.36 mmol/L（120 mg/dL）。血清游离脂肪酸浓度＞ 300 mmol/L。在久病糖尿病患者中尤为明显。

五、糖尿病合并血脂代谢紊乱的西医治疗

糖尿病患者血脂异常的处理方法包括早期评估（特别是明确引起血脂异常的继发原因），生活方式干预，控制血糖至接近正常水平，调脂治疗。

1. 生活方式干预

限制热量和减轻体质量对超重的糖尿病患者具有明确的价值。饮食对血脂谱的影响可能部分取决于基因和血脂表型。总的来说，减少饮食中饱和脂肪酸的摄入，有利于调整各种血浆脂蛋白中胆固醇的含量。用碳水化合物代替饮食中的饱和脂肪酸可能使甘油三酯增高，低密度脂蛋白降低。用单不饱和脂肪酸或多不饱和脂肪酸替代饱和脂肪酸对高密度脂蛋白的作用较不明显。ω-3 脂肪酸（鱼油）可降低甘油三酯水平，但临床试验表明，该药仅轻度增高高密度脂蛋白水平，对低密度脂蛋白的作用较小。某些蛋白质（如豆类）对高密度脂蛋白具有特殊的作用。研究发现，用蛋白质代替碳水化合物可轻度增高高密度脂蛋白和降低甘油三酯水平。少量至中量饮酒（每天 1～2 杯或 15～30 g）对血糖、胰岛素敏感性或高密度脂蛋白和甘油三酯酶有急性作用，可降低心血管疾病风险。但在某些易感人群，乙醇将引起高血糖和高甘油三酯血症，尤其在过度饮酒时。理论上，应根据每个患者的基础血脂异常情况、个体反应性、患者的偏好制订合理的饮食方案。对低密度脂蛋白增高的患者，推荐限制饱和脂肪酸（占总热量＜ 7%），胆固醇摄入＜ 200 mg/d，多不饱和脂肪酸摄入 10%，单不饱和脂肪酸摄入 20%，蛋白质摄入 20%。对重度高甘油三酯血症患者，则应启动无脂肪饮食，直至血浆甘油三酯＜ 11.3 mmol/L，然后进行维持饮食，使脂肪摄入量占总热量的 10% 以下。增加体力活动有助于减轻体质量，改善血糖控制和胰岛素敏感性（独立于体质量减轻），提高高密度脂蛋白水平（特别是基础高密度脂蛋白＞ 1.55 mmol/L 者）。高密度脂蛋白升高的幅度取决于基因（特别是 CETP 和内皮酯酶多态性）。糖尿病患者有氧运动或阻力训练均有助于血糖控制，两者联合应用疗效更好。对围绕经期后女性糖尿病患者的研究发现，饮食控制结合运动可使体质量中等程度减轻，减少腹部和内脏脂肪量，有效控制血糖。

2. 降糖治疗

对于糖尿病患者，血糖控制可降低循环中的极低密度脂蛋白，从而降低胆固醇和甘油三酯水平；通过减轻糖化、上调低密度脂蛋白受体而增加低密度脂蛋白分解代谢。因此，强化降糖治疗的心血管获益也很可能与其对脂蛋白代谢的作用（而非仅降低血糖）有关。胰岛素治疗可增高高密度脂蛋白和降低血液循环甘油三酯水平，特别是血糖控制不佳的患者。二甲双胍可降低血清甘油三酯，改善胰岛素抵抗。胰岛素增敏剂吡格列酮具有贝特类作用，可降低肝脏 Apo CⅢ产生和增高脂蛋白脂酶活性，导致血液循环中极低密度脂蛋白更迅速地被清除。过氧化物酶增殖物激活受体 γ 增强剂通过直接血管作用和降低巨噬细胞介导炎性反应，而减轻动脉粥样硬化。钠-葡萄糖共转运蛋白 2 抑制剂（恩格列净、卡格列净）治疗后甘油三酯降低，低密度脂蛋白和高密度脂蛋白轻微增高，主要心血管不良事件和心力衰竭住院率降低。但中度肾功能减退者应减量使用，不建议用于重度肾功能减退者。胰高血糖素样肽-1 受体激动剂（艾塞那肽、利拉鲁肽、利司那肽、贝那鲁肽）可减轻糖尿病患者体质量、降低肝脏极低密度脂蛋白的产生和新的脂质形成，以及降低心血管事件的发生。二肽基肽酶Ⅳ抑制剂（西格列汀、沙格列汀、维格列汀）可抑制肝脏胆固醇合成。研究证明，不管是否应用他汀类药物，DPP-4 抑制剂治疗（9.5 mg/d，12 周）均可使低密度脂蛋白降低。对于 2 型糖尿病伴心血管疾病高风险患者，沙格列汀可能增加心力衰竭住院风险。肾功能不全者应用西格列汀、沙格列汀和维格列汀时应注意调

整剂量。

3. 调脂药物治疗

参考第452页“3. 血脂紊乱”内容。

六、糖尿病合并血脂代谢紊乱的中医治疗

本病是以脾肾气虚为本，痰瘀、湿浊、水湿为标之疾，以“急则治标”“缓则治本”“标本兼顾”的原则辨证论治。重视健脾益肾，佐以涤痰祛瘀，除湿化浊开窍。

（一）辨证分型治疗

痰火闭窍证 症状：痰热素盛，形体肥硕，复感外邪，骤然扑倒，牙关紧闭，不省人事，声高气粗，面红目赤，两手紧握，痰声辘辘，抽搐，大便秘结，舌红苔黄腻，脉弦滑。治法：涤痰开窍，清热化浊。方药：涤痰汤合三化汤加减。陈皮、半夏、胆星、大黄、厚朴、茯苓、竹茹、菖蒲、枳实、人参、甘草、大枣。方解：本证为痰蒙清窍，方中大黄苦寒，泄热通便，荡涤痰浊，痰阻气滞，用厚朴、枳实、陈皮燥湿化痰，行气宽中为君药；半夏、胆星涤痰燥湿，人参、茯苓健脾益气，祛湿消痰为臣药；菖蒲、竹茹悬浊开窍为佐药；甘草、大枣和中补脾为使药。诸药合用以达通腑涤痰、宣浊开窍之效。急者用安宫牛黄丸，温开水化开，灌服，以开窍醒神。

脾虚痰湿证 症状：眩晕头昏，胸脘满闷，恶心呕吐，大便溏泄，舌苔白腻，脉濡滑。治法：化痰和中，平肝降逆。方药：半夏白术天麻汤加减。天麻、陈皮、茯苓、甘草、半夏、白术。方解：半夏、茯苓、陈皮化痰燥湿，和胃降逆为君药；白术益气健脾，燥湿和中为臣药；天麻平肝息风为佐药；甘草益气缓急为使药；诸药配伍以奏燥湿化痰、和中降逆之效。标本兼治，适用于痰湿引起的眩晕。

痰湿内阻证 症状：胸闷憋气，头晕目眩，心悸作痛，甚则引及肩背，健忘失眠，舌淡苔白腻，脉沉细或濡滑。治法：化痰通络，宽胸宣痹。方药：枳实薤白桂枝汤合温胆汤加减。半夏、茯苓、瓜蒌、枳实薤白、陈皮、百合、桂枝、竹茹、丹参。方解：瓜蒌、枳实宣痹理气；薤白、桂枝宣通心阳为君药；半夏、茯苓、竹茹、陈皮理气宽中，燥湿化痰为臣药；百合养心安神，丹参活血通络为佐使药。诸药合用共达化痰通络、宽胸宣痹之效。

寒痰闭窍证 症状：猝然昏聩，不省人事，牙关紧闭，口眼㖞斜，舌强难言，口流清涎，四肢不温，拘急挛缩，面白舌暗，半身不遂，舌淡苔白滑。治法：温通开窍，解郁化痰。方药：苏合香丸加减。犀角、苏合香、沉香、丁香、檀香、安息香、木香、麝香、荜茇、白术、香附、冰片（炼蜜为丸，温水化服）。方解：本证为痰气闭塞，方中犀角清心开窍为君药；苏合香、沉香、丁香、檀香、安息香、木香、麝香、荜茇、香附、冰片十一位“香药”芳香化浊，健脑醒神，行气解郁，温经通脉，以解脏腑气血瘀滞为臣药；白术健脾燥湿为佐使药。上药合用以达温通开窍、解郁化痰之效，用于中风寒湿闭证。

（二）中成药治疗

菩人丹胶囊 主要组成成分为苦瓜、人参、丹参等，苦瓜，《广东新语》又称菩达，具有清暑涤热、滋养强壮、降血糖等功效。研究表明，其所含的“苦瓜皂苷”“植物胰岛素”“苦瓜A素”“苦瓜B素”

等降糖作用确切。人参，味甘微苦，性温，固脱生津，大补元气，现代研究证实，人参皂苷、人参多糖有良好的降糖效果，且能调节脂质代谢。丹参，味苦微寒，重在活血化瘀。临证应用能有效降低血糖，治疗糖尿病及其并发症。研究表明其可明显降低糖尿病大鼠的总胆固醇、甘油三酯、低密度脂蛋白、空腹血糖值，升高高密度脂蛋白。

复方葛根胶囊 主要由葛根素和酵母生物提取物葡萄糖耐量因子组成，葛根素有扩张血管、降低血液黏度、改善微循环作用，此胶囊既能降糖又能改善血液高凝状态，同时有显著降低甘油三酯、总胆固醇，提高高密度脂蛋白胆固醇、高密度脂蛋白胆固醇/总胆固醇的作用。

复方调脂康胶囊 主要组成成分为山楂、泽泻、首乌、西洋参、葛根、熟大黄、茯苓、决明子。复方调脂康胶囊具有养阴益气、降脂化浊、调节血脂代谢作用，与吉非罗齐胶囊降脂疗效比较，两组均有降低甘油三酯、总胆固醇作用，提高高密度脂蛋白作用，治疗组明显优于对照组。治疗组能明显提高高密度脂蛋白值，能防止、清除动脉血管壁胆固醇的沉着，是其抗动脉粥样硬化的主要方面。

银丹心脑通胶囊 该胶囊包括三七、大蒜、山楂、冰片、银杏叶、丹参、灯盏花等中药。三七具有止血散血之功效，临床上主要用来治疗胸痹绞痛、疮痈肿痛；大蒜素有溶栓的效果，且能对抗血小板的聚集；山楂中总黄酮苷可扩张冠状动脉、降低心脏的耗氧；冰片用于治疗临床目赤肿痛、喉痹口疮；银杏叶中含有黄酮及苦内酯，具有扩张血管作用，对动脉粥样硬化性高血压具有明显效果；丹参具有促进血液循环、改善心肌缺血的效果；灯盏花有清除氧自由基、消除冠状动脉炎症、预防脂肪斑块形成的效果；银丹心脑通胶囊能改善微循环、活血化瘀、抑制血小板的聚集。银丹心脑通胶囊治疗糖尿病合并血脂紊乱临床效果显著，改善患者血糖、血脂更明显。

心安宁 由葛根、山楂、制何首乌、珍珠粉组成。方中葛根性味甘、平，含有的葛根素等成分，具有降血糖和降低血清胆固醇的作用，能扩张冠状动脉，降低血压，减慢心率，减少心肌的耗氧量，并能够延长心脏动作电位时程和有效不应期，降低心肌的兴奋性，减少心律失常发生，还具有抗凝血和抗血小板凝集作用，降低全血的黏度，抑制血栓的形成。山楂性微温，含有枸橼酸、烟酸、黄酮类等，具有强心、减慢心率、降血脂、扩血管、抑制血小板凝集、降低血液黏度、减少胆固醇及胆固醇酯在动脉壁中的沉积、抑制动脉硬化发生。何首乌味苦、甘，性微温。近年来研究结果表明，制何首乌能显著地抑制血浆中的总胆固醇、甘油三酯等含量的升高，提高血浆中高密度脂蛋白和总胆的比值，具有明显的降血脂和防治动脉硬化的作用，并能够降低血液高凝的状态。珍珠粉味甘、咸，归心、肝经，具有定惊安神、镇心凉血的作用。四药合用具有降血脂、降血糖、扩张冠状动脉、抑制血小板的聚集、降低血液黏度的作用。心安宁能明显降低糖尿病合并血脂紊乱中血糖、血脂的水平，改善心肌缺血。

消渴化瘀片 该药由鬼箭羽、知母等组成，具有益气养阴、化瘀消浊、健脾补肾之功效，临床中可有效改善糖尿病患者的烦渴多饮、多食善饥、身疲乏力、尿频尿多、手脚麻木及疼痛、腰膝酸软等临床症状，全面调节人体的内分泌功能，有效调节血脂紊乱降低血糖水平，改善血液的循环障碍，对由糖尿病引起的血管以及神经系统并发症有不同程度的治疗和预防作用，消渴化瘀片能够有效降低实验性 2 型糖尿病大鼠餐后 2 小时血糖、空腹胰岛素、餐后 2 小时胰岛素、甘油三酯、低密度脂蛋白胆固醇水平。

糖肾康胶囊 糖肾康胶囊具有益气养阴、活血化瘀的功用，可降低血管的脆性、保护肾脏的功能，提高机体免疫力。实验研究结果显示，糖肾康胶囊具有良好的调节血脂代谢紊乱的作用，可明显降低 2 型糖尿病合并血脂紊乱患者的甘油三酯、总胆固醇、低密度脂蛋白胆固醇，升高高密度脂蛋白胆固醇；糖肾康还可以有效地降低血液的黏稠度、红细胞的压积等，有利于足量的红细胞在病灶的地方快速通过，改善血液循环。糖肾康胶囊在显著调节血脂异常作用的同时，可有效地降低血糖。其作用机制可能是由于糖肾康抑制甘油三酯和脂肪酸的合成，并提高了周围组织对胰岛素的敏感性，减轻胰岛素抵抗及胰岛的负担，增强胰岛素的生物效应，使糖代谢得以改善。

芪蓝糖脂宁胶囊 该胶囊由黄芪、葛根、何首乌、黄精、绞股蓝等药物组成，具有益气养阴、化瘀降浊之功。芪蓝糖脂宁胶囊可明显降低实验大鼠血糖及血清中总胆固醇、甘油三酯、低密度脂蛋白、胆固醇的含量，升高高密度脂蛋白，改善肝脏及胰腺的病理损害。方中的黄芪甘而微温，主入肺、脾二经。有滋补强壮之功，为补气之要药，益气养阴以奏健脾胃、布津液、止消渴之效，补气化滞以收化瘀血、散结滞、化痰浊之功。绞股蓝味甘微苦，性寒，善于补元气，生津液，通血脉，有类似人参的补气益阴、滋补强壮之效。葛根辛凉升散，甘凉生津，善能鼓舞脾胃之气上行，而有良好的生津止渴之功。黄精甘平质润，具有养阴润肺、补脾益气、滋肾填精之功，既能滋阴生津以止渴，又能益气补虚以扶正，有气阴双补，缓解倦怠乏力之效。何首乌味甘能补，具有养血滋阴、补益肝肾之效，味苦能泄，补养之中又兼有润肠通便、通腑降浊之能，可增强化浊降脂之效。

消渴脂平胶囊 该胶囊由山楂、黄精、何首乌、葛根、人参、泽泻、桑叶等组成。其中人参，止渴生津，大补元气，《名医别录》“调中，止消渴”；黄精，味甘质润，功善滋阴，《本草从新》“平补气血而润”，二者合用益气养阴为君药。山楂，化食滞，《本草纲目》“化饮食，消肉积”；泽泻，利水道，《本草纲目》“气味俱薄，所以利水而泄下”；何首乌，除瘰疬，《滇南本草》“消瘰毒，治瘰疟”；葛根，清热结，《神农本草经》“主消渴”，上四味合用，共奏化瘀泄浊、消痰利水之功为臣药。桑叶为佐使之品，《本草纲目》“桑叶乃手、足阳明之药……止消渴”，一则助君臣清热止消渴，二则引诸药入阳明经。治疗后血糖、血脂情况较治疗前有明显改善，BMI 及腰臀比有明显改善。

芪归糖脂平 主要组成成分为黄芪、当归、三七、赤芍、北沙参、草决明、大黄、泽泻、山楂、丹皮、炙甘草。该方可有效降低甘油三酯。研究发现芪归糖脂平能改善微循环，具有降糖、降脂及降低血液黏度的作用。

第三节 糖尿病合并高尿酸血症

糖尿病合并高尿酸血症是糖尿病常见的并发症之一，属于代谢性疾病，与高脂血症、肥胖、胰岛素抵抗等因素密切相关。高尿酸血症是嘌呤代谢障碍所致的代谢性疾病，与糖尿病和代谢异常综合征密切相关，其主要原因是尿酸生成过多或肾脏排泄减少。

一、糖尿病合并高尿酸血症的概念及流行病学概况

大量的临床研究及流行病学研究显示，高尿酸血症与胰岛素抵抗及糖尿病关系密切。一项针对 1411 例老年人 2 型糖尿病与高尿酸血症的研究提示，高尿酸血症和 2 型糖尿病的患病率分别为 36.40% 和 33.20%，远远高于其他系统的老年常见病。土耳其学者通过 1877 例患者的横断面研究发现，血尿酸水平最高组的糖尿病患病风险是最低组的 1.89 倍。据统计，高尿酸血症人群的平均血糖水平均明显高于尿酸正常组，高尿酸血症人群的糖尿病前期和糖尿病的患病率亦高于尿酸正常组（$P < 0.05$），提

示高尿酸血症是糖代谢紊乱的一个重要致病因素。美国的一项前瞻性研究显示，尿酸每升高 59 mmol/L（约 1 mg/dL），糖尿病的死亡风险随之增加 41%。一项针对 7483 例非糖尿病患者的调查研究发现，在调整血糖、血脂、血压及改善肥胖后，高胰岛素血症与血尿酸水平和稳态模型胰岛素抵抗指数亦有所改善。

二、糖尿病合并高尿酸血症的病因及发病机制

糖尿病所导致的高血糖症、高胰岛素血症、胰岛素抵抗等，影响了肾脏对尿酸的重吸收，使肾脏尿酸排泄减少，血尿酸升高。糖尿病肾病、高血压、高胰岛素血症均可因阻碍肾小管排泌钠与尿酸引起血尿酸增高。随着病情进展，持续的高血糖造成的肾微血管病变及糖、脂肪、蛋白质代谢紊乱导致的肾糖阈下降，进一步使尿酸的清除率下降，血尿酸升高。某些药物的应用，如利尿剂、小剂量阿司匹林、吡嗪酰胺、乙胺丁醇等也可影响尿酸的排泄。高尿酸血症除了引起痛风、肾结石与肾病外，还使糖尿病患者大血管并发症及心脑血管终点事件发生率显著增高，已成为世界性的公共卫生问题。

三、糖尿病合并高尿酸血症的中医认识

糖尿病合并高尿酸血症相当于中医学消渴并发或伴发痹证、尿浊等证，其病因病机较为复杂，主要观点如下。

（一）肝肾亏虚是糖尿病合并高尿酸血症的病理基础

糖尿病合并高尿酸血症是随着糖尿病病程的迁延而逐渐发生发展的，随痛风的发生而变化。若素体先天脾肾不足，脾运不及，肾失固摄，或饮食不节、内伤劳倦、年老体衰等致精血亏虚，均可致肝肾亏虚，阴精不足。肾者主水、主司和调节全身水液代谢，肝主疏泄，疏通畅达全身气机，促进津液的运行输布。脏腑形体官窍代谢产生的浊液，下输于肾或膀胱，经肾气的蒸化作用，吸收其精微，重新参与水液代谢，浊者则化为尿液，下输膀胱排出体外。若先天禀赋不足或后天失养，或饮食劳倦导致肝肾阴虚，肾中精气蒸腾气化功能失常，而致升清降浊功能失常，关门不利，肝气疏泄调畅气机受阻，体内湿浊瘀毒不能自小便排出，则沉滞体内而发为痛风或血尿酸升高；湿浊内生，郁而化热，湿热流窜于肌肉关节，阻滞气血运行，故见关节疼痛。

（二）脾失健运是糖尿病合并高尿酸血症形成的重要机制

2 型糖尿病合并痛风者其基本病机为脾肾虚损，痰浊瘀毒内蕴。脾居中焦，主运化水液，转输精微，为水液升降输布的枢纽。消渴患者多为形体肥胖的脾虚湿热之体，加之饮食不节、嗜食肥甘厚味，或思虑劳倦等伤脾，致脏腑功能失调，升清降浊无权，致脾失健运，精微不化，气、血、津液代谢障碍，滞留不去形成高尿酸，如《济生方》言“皆因体虚，腠理空疏，受风寒湿气而成痹也。”湿热壅滞于血脉，难以泄化或兼外感邪气侵袭经络，致气血运行不畅，湿浊郁于骨节，客于肌肉筋骨之间，出现灼热红肿、痛不可触。痛风为患，与脾肾二脏清浊代谢的紊乱有关，发病源于饮食将息失宜，起于中焦脾胃，乃痰湿浊毒瘀阻使然，治疗以健脾祛湿为法。

（三）湿浊毒邪浸淫是糖尿病合并高尿酸血症发病的关键病理环节

湿浊毒邪是痛风发病的重要病理因素。《神农本草经》云“痹，湿病也”，指出湿邪为痹证发病的重要因素。《丹溪心法》云“肥人肢节痛，多是风湿与痰饮流注经络而痛……”本病患者多因嗜食辛辣醇酒、肥甘厚味，致脾失健运，水液输布障碍，湿邪内生，郁而化热，流注关节而见关节红肿热痛，如张景岳所言“自内而致者，以肥甘过度，酒醴无节，或多食乳酪湿热等物，致令热壅下焦，走注足胫，而日渐肿痛”。毒邪也是痛风发病的一个重要因素，如《诸病源候论》所载：“热毒气从脏腑出，攻于手足，手足则焮热、赤肿、疼痛也。”《金匮翼》亦云：“历节风……亦有热毒注入四肢者，不可不知。”同时湿热毒瘀之间亦相互影响，互为因果，贯穿疾病的始终。痛风发病以夜半居多，且痛风病久常有关节僵硬变形、舌质紫暗、脉涩等，皆为痰瘀胶固、瘀血而致。临床治疗应重视湿浊毒邪在发病及证候演变中的重要作用。

（四）情志失调是糖尿病合并高尿酸血症的重要致病因素

情志失调是糖尿病合并高尿酸血症发生及疾病进展的重要原因之一。《灵枢·百病始生》云“喜怒不节则伤脏，脏伤则病起于阴也。”肝主疏泄功能，保持人情志调畅。若情志不畅，则影响肝的正常功能，肝气一滞，气机不畅，血行艰涩，水液代谢亦受到阻碍，也可为痰为湿，导致肥胖等疾病的发生，又进一步加重病情。因此，应充分重视情志因素对糖尿病合并高尿酸血症发生及疾病进展的重要作用。

综上所述，糖尿病合并高尿酸血症为糖尿病迁延日久发展而成。其发病与久病不愈、饮食不节、情志失调、内伤劳倦、年老体衰等因素有关，主要病位在肾，与肺、脾、肝等脏密切相关。属本虚标实、虚实夹杂之病。本病病机以脾肾亏虚为本，湿热毒瘀互结为标，治疗以治本补虚为主，兼以祛邪。

四、糖尿病合并高尿酸血症诊断

2型糖尿病诊断标准：采用2007年卫生部（现卫健委）疾病控制司和中华医学会糖尿病分会编写的《中国糖尿病防治指南》中的糖尿病诊断标准：糖尿病症状+任意时间血浆葡萄糖水平≥ 11.1 mmol/L（200 mg/dL）或空腹血浆葡萄糖水平≥ 7.0 mmol/L（126 mg/dL）或OGTT试验中，餐后2小时血糖水平≥ 11.1 mmol/L（200 mg/dL）。高尿酸血症诊断标准：男性血尿酸＞ 420 μmol/L（7 mg/dL），女性＞ 350 μmol/L（5.9 mg/dL）。对高尿酸血症者应评估其肾功能：常规检查尿常规、尿pH、血肌酐、内生肌酐清除率、尿微量白蛋白和尿24小时尿酸，除外肾衰竭引起的继发性高尿酸血症。另外还要行肾脏超声检查，观察肾脏大小、形态，了解有无泌尿系统结石。对合并高尿酸血症的糖尿病患者还应评估其糖代谢状态：测定血胰岛素、血糖、血脂。此外，同时存在高血压、高血脂和肥胖等代谢紊乱者各种并发症的发生率及危险性更大，因而与代谢综合征相关的其他指标，如BMI、血压、血脂、血清胰岛素、尿白蛋白排泄率及心脏、颈动脉、下肢动脉血管超声也应作为评估其并发症情况的重要参考检查。

五、糖尿病合并高尿酸血症西医治疗

（一）非药物治疗

当糖尿病患者有高尿酸指标时，合理膳食成为主要的治疗手段。有临床研究显示，饮食治疗可降低血尿酸 10%～18%（70～90 μmol/L）。患者需采用低热量、低脂糖尿病饮食，并维持合理的体重；蛋白质的摄入量限制在 1 g/（kg·d）左右。饮食治疗的主要原理为通过控制嘌呤的摄入来减少机体血尿酸浓度，从而控制患者血尿酸水平。豆类、肉类为碳水化合物及脂肪类，也是含嘌呤较多的食物，纤维类含量相对较少。2 型糖尿病伴高尿酸血症的患者应减少食用此类食物来控制血尿酸水平，减轻肾功能负担，由于碳水化合物可使血糖升高，因此也需控制碳水化合物的摄入，并合理结合血糖、血脂、生化等指标。但也有相关研究说明豆类促进尿酸排泄的作用要大于增加尿酸的作用，鼓励食用。2 型糖尿病合并高尿酸血症的治疗过程中要积极控制血糖和限制摄入高嘌呤食物，其中主要包括动物内脏（尤其是脑、肝、肾），高果糖谷物糖浆的饮料（如汽水和果汁）或食物，酒（尤其是啤酒和白酒），牛、羊、猪肉和嘌呤含量高的海产品（尤其是海鱼、贝壳等软体动物），浓肉汤和甜点、盐（包括酱油和调味酱）等；建议选用含嘌呤少的食物，如各种谷类制品、蔬菜、奶制品、鸡蛋等，蔬菜属于碱性食品（含有较多钠、钾、钙、镁等元素）。应鼓励患者多饮水以促进尿酸的排泄，如心肺功能正常者，每日饮水量应在 2000 mL 以上，采用药物治疗者更甚，并避免用浓茶、咖啡、可可等饮料。饮食是否得当决定着病情的发展方向，但在临床中由于低嘌呤糖尿病饮食的选择范围受限，导致部分患者不能长期坚持，从而引起病情反复甚至发生发展，故对饮食治疗的重要性要有充分正确的认识。因此，临床工作者从治疗的开始就需要有足够的耐心与患者及其家属反复沟通，使其对疾病有充分的了解，并可在患者家属的配合下共同监督管理患者饮食，这对糖尿病及高尿酸血症的治疗与预后都有着积极的意义。

高尿酸血症患者需要戒烟、增加体力活动和控制体重（维持 BMI ＜ 24 kg/m^2），并对伴发的高血压、血脂异常、心脑血管病、肥胖等相关疾病进行积极治疗。运动前需对患者的代谢状况及并发症进行全面评估，根据患者的年龄、健康状况、兴趣和能力制订个体化的运动计划，包括运动的强度、方式、时间和频率。40 岁以上或心血管疾病的高危患者在运动前应做运动心电图检查。运动保持低强度耐力，能有效保证脂肪的消耗，运动心率（次/分）=（220－年龄）×（60%～70%）为宜或运动时感觉全身发热、出汗，但非大汗淋漓；心率和呼吸虽快，但不急促，每天的运动时间≥ 30 分钟。

（二）药物治疗

痛风是血尿酸水平过高导致尿酸结晶沉积在节结内而引发的一种疾病，沉积的结晶可引发关节内和关节周围疼痛性炎症发作，常用药物如下。

1. 秋水仙碱

秋水仙碱是治疗痛风急性发作的特效药物，其主要作用机制是通过抑制巨噬细胞吞噬尿酸钠晶体，从而对 IL-1β 的生成和释放进行抑制。临床研究发现秋水仙碱的峰值浓度在 6 ng/mL 左右时便可起到有效缓解痛风疼痛的效果，同时临床研究结果表明在峰值浓度相近的情况下，秋水仙碱的过度暴露应该是产生不良反应的主要原因。对急性痛风患者采用不同剂量的秋水仙碱进行治疗，结果显示采用低剂量和高剂量均可以有效缓解痛风患者的早期疼痛，两者疗效基本一致，但是低剂量治疗的安全性明显更高，与采用安慰剂进行痛风治疗的安全性相近。目前在痛风疾病治疗的国际指南中已经将小剂量秋水仙碱的治疗方案作为唯一的疾病治疗方案，其主要原因是小剂量秋水仙碱治疗方案能够明显改善患者对药物的耐受性，在保障治疗效果的同时能够显著降低不良反应的发生概率。《2016 年中国痛风诊疗指南》明确建议如果痛风患者对非甾体抗炎药有应用禁忌，那么应该单独采用低剂量秋水仙碱治疗。

2.IL－1R 拮抗剂

IL－1R 拮抗剂主要是依据 NALP3 炎性体学说，通过在尿酸盐结晶介导的炎症反应中发挥作用来达到缓解痛风患者症状的目的。大量的临床实践研究表明 IL－1R 拮抗剂能够有效缓解痛风患者的疼痛，降低其炎症反应程度，并且对别嘌呤醇治疗患者的痛风发作可以进行有效预防。阿那白滞素是由美国 Amgen 公司开发的 IL－1R 拮抗剂，采用阿那白滞素皮下注射方式进行治疗的研究结果显示患者的治疗有效率高达 90%。目前该药主要针对那些对非甾体抗炎药和秋水仙碱有禁忌或者反复采用激素治疗但是效果不理想的痛风患者。

3. 尿酸生成抑制药物

（1）别嘌呤醇：对于肾功能正常的患者，别嘌呤醇被认为是一线降尿酸药物，但会产生严重超敏反应综合征。据相关数据统计，在采用别嘌呤醇进行降尿酸治疗的过程中，严重超敏反应综合征发生率为 0.7‰，死亡率为 20%～25%。因此，在使用别嘌呤醇降低尿酸的过程中可以在治疗初期采用小剂量（100 mg/d），随后每隔 2～4 周适当增加剂量 100 mg/d，逐渐达到目标剂量值。据临床研究统计，对于肾功能正常的患者，采用 600～800 mg/d 的剂量进行治疗，尿酸达标率能够达到 75%～80%。

（2）非布司他：属于非嘌呤类黄嘌呤氧化酶选择性抑制剂，它可以通过抑制尿酸合成来达到降低血清尿酸浓度的目的。在采用非布司他进行降尿酸治疗时，不用考虑食物以及抗酸剂等对治疗效果的影响，但是对于存在中度及轻度肾功能障碍的患者要适当调整剂量。

4. 尿酸排泄促进药物

（1）雷西纳德（Lesinurad）：是全球首个尿酸盐重吸收转运因子抑制剂，其主要作用机制为可以对 URAT1 受体和 OAT4 活性进行有效抑制，阻断了近端肾小管对尿酸的重吸收作用。雷西纳德相比传统促尿酸排泄剂的主要优势为在治疗过程中对外侧的基底转运蛋白基本不构成影响，从而降低了药物之间的相互作用。此外，在采用雷西纳德进行促尿酸排泄的过程中如果联合别嘌呤醇或非布司他等其他药物，可以明显提高尿酸达标率，并且安全系数较高。

（2）尿酸酶：典型药物为重组黄曲霉氧化酶和聚乙二醇化重组氧化酶，这两种药物均能够快速有效地降低患者的血尿酸，对于重度高尿酸血症患者、难治性痛风患者及肿瘤溶解综合征患者均具有较好的疗效。但是尿酸酶类药物容易诱发痛风的急性发作，同时容易引起患者的耐药性以及超敏反应。

六、糖尿病合并高尿酸血症的中医治疗

（一）辨证分型治疗

辨证论治是中医学的精髓所在，可针对患者病情因时、因地、因人制宜，能适应个体化治疗的需求，临床疗效满意。糖尿病合并高尿酸血症或痛风的中医辨证分型目前尚不统一，基本病机不外乎脾肾亏虚、湿浊毒邪瘀滞；多数医家采用辨病与辨证相结合的形式，针对糖尿病合并高尿酸血症或痛风的不同临床类型分别做了分型论治，以更加科学准确地反映疾病特点，贴合临床实际。现综合各医家观点，列述如下。

肝肾阴虚证 症状：食多易饥，常多肉食，腰膝酸软，疲乏无力，头晕目眩，急躁易怒，记忆力减退，烦热多汗，双目干涩，视物模糊，大便秘结，或有关节肿痛，痛在大趾，活动不利，可有局部灼热、红肿，或有小便灼热疼痛，腰腹绞痛，舌红苔黄，脉弦细数。治法：益气养阴，兼补肝肾，佐以清热。方药：益气养阴汤（验方）送服杞菊地黄丸或石斛夜光丸；方组为黄精、生地、枸杞子、旱莲草、女贞子、枳壳、黄连、何首乌、丹皮、赤芍、茵陈、秦艽、木瓜、车前子、川牛膝等。

脾肾气虚证 症状：神疲气短，乏力，腰酸，夜尿频多，或下肢水肿，尿浊如脂，阳痿，头昏耳鸣，大便溏泄，小便清长，舌淡胖，苔薄白或嫩，脉沉细或细弱无力。治法：补脾益肾。方药：四君子汤（《太平惠民和剂局方》）合右归丸（《景岳全书》）加减；方组为党参、白术、茯苓、黄芪、山药、山萸肉、熟地、菟丝子、枸杞、肉桂；腰膝酸痛加炒杜仲、补骨脂；下肢水肿加茯苓皮、大腹皮；畏寒肢冷加桂枝、生姜。

阴阳两虚证 症状：腰腿酸痛，神疲乏力，怕冷怕热，手足心热而手足背冷，舌胖有裂，舌苔黄白，脉滑细数。治法：调补阴阳。方药：调补阴阳汤（验方）送服金匮肾气丸；方组为党参、当归、生地、金樱子、芡实、旱莲草、女贞子、黄连、狗脊、川续断、川牛膝、萆薢、秦艽、生鹿角片等。

湿热中阻证 症状：胸脘腹胀，纳饮不香，时有恶心，身倦头胀，四肢沉重，大便秘结，舌胖嫩红，苔黄腻，脉弦滑数。方药：平胃散合茵陈蒿汤加减。若湿热下注，症见便秘、腰腿沉重、小便不爽、舌胖嫩红、苔黄白厚腻、脉弦滑数者。方药：四妙散加减；方组为苍术、黄柏、川牛膝、狗脊、木瓜、萆薢、川断、茵陈、栀子、生大黄等。

气滞湿阻证 症状：胸胁脘腹胀闷，肢体困重，形体肥胖，多食，易疲劳，舌苔厚腻，脉象弦或略滑；或患者无明显不适。治法：行气化湿。方药：四逆散（《伤寒论》）合平胃散（《太平惠民和剂局方》）加减；方组为柴胡、陈皮、赤芍、半夏、茯苓、厚朴、枳实、苍术、泽泻、荷叶、神曲；胃脘灼痛加生石膏、黄连；两胁灼热、胀痛加决明子、夏枯草；便秘加生大黄；兼有瘀血加丹参、郁金。

肝胃郁热证 症状：脘腹痞满，胸胁胀闷，面色红赤，形体偏胖，腹部胀大，心烦易怒，口干口苦，大便干，小便色黄，舌质红，苔黄，脉弦数。治法：开郁清热。方药：大柴胡汤加减；方组为柴胡、黄芩、半夏、枳实、白芍、大黄、生姜；痰湿加化橘红、陈皮、茯苓；膏脂秽浊蓄积加五谷虫、红曲、生山楂；瘀血内阻加水蛭粉、桃仁。

脾虚痰浊证 症状：腹胀痞满、肢体乏力、食少便溏、呕逆，舌苔腻或脉滑。治法：健（运）脾化痰。方药：六君子汤（《医学正传》）加减；方组为人参、白术、茯苓、陈皮、半夏、炙甘草；呕吐、不思饮食加生姜、砂仁、木香；胸腹胀满加苍术、厚朴。

痰瘀互结证 症状：局部肿块刺痛，胸脘腹胀，头身困重，或四肢倦怠，舌质暗，有瘀斑，脉弦或沉涩。治法：祛痰化瘀。方药：二陈汤（《太平惠民和剂局方》）合桃红四物汤（《医宗金鉴》）加减；方组为陈皮、半夏、茯苓、桃仁、红花、川芎、当归、赤芍、生地；眩晕加天麻、白术；胸闷加瓜蒌；大便黏滞加槟榔；胸中烦热、痞满胀痛，加黄连、半夏、瓜蒌。

气阴两虚证 症状：神疲乏力，气短，咽干口燥，多饮，自汗，大便干结，舌质淡红，少苔，脉沉细无力或细数。治法：益气养阴。方药：生脉散（《内外伤辨惑论》）合防己黄芪汤（《金匮要略》）加减；方组为太子参、麦冬、五味子、黄精、山萸肉、黄芪、汉防己、白术、茯苓；纳差加陈皮、焦山楂、炒神曲；胃脘胀闷加苍术、厚朴；口干多饮加天花粉、知母。若见五心烦热、腰膝酸软、头晕耳鸣、口干口渴、大便干结等可用知柏地黄汤（《症因脉治》）加减。

（二）中成药治疗

苡仁双防胶囊 由薏苡仁 30 g、炒苍术 10 g、制何首乌 20 g、土茯苓 20 g、炒泽泻 12 g、益母草 30 g、萆薢 15 g、防风 9 g、木防己 9 g、炒苦杏仁 10 g、紫苏叶 9 g、藿香梗 10 g、荷梗 15 g、炮穿山甲珠 5 g、延胡索 10 g、山慈菇 9 g 等药物组成，有健脾补肾、燥湿化痰、活血通络的功效，可纠正高尿酸血症，防治尿酸盐在关节和肾脏沉积。临床观察苡仁双防胶囊治疗糖尿病肾病合并高尿酸血症的疗效，结果显示，在常规西药治疗的基础上，加用苡仁双防胶囊能明显改善血尿素氮、肌酐、甘油三酯、总胆固醇及尿白蛋白排泄率水平，使肾功能得到改善，疗效优于单用西药对照组。

痛风定胶囊 由黄柏、秦艽、赤芍等组成，具有清热祛风除湿、活血通络止痛的作用，治疗糖尿病合并高尿酸血症疗效显著。临床观察 12 周，治疗组在加用痛风定胶囊基础上，能明显降低患者的血尿酸及血脂，且无明显不良反应发生，疗效明显优于西药对照组。痛风定胶囊不但具有降低血尿酸作用，还具有调节血脂的作用，且对肝肾功能无影响，无不良反应，可长期服用，对 2 型糖尿病合并高尿酸血症的治疗可作为首选。

清热祛浊胶囊 由桑白皮、黄连、知母、枳实、泽泻、茯苓、大黄、红花、川牛膝、山药等组成，具有清热利湿、涤痰祛瘀之功效，可改善患者的高血糖、高血压、高血脂等多种心、脑血管疾病的危险因素，能降低血尿酸，改善胰岛素血症和肥胖，并且可以降低尿微量白蛋白水平。临床观察 3 个月，疗效优于对照组。

第四节　糖尿病视网膜病变

糖尿病视网膜病变（DR）是糖尿病常见慢性微血管并发症，是导致成人失明的主要原因之一，其临床表现以闪光感和视力减退最为常见，眼底可见微血管瘤、出血斑、硬性渗出、视网膜血管病变、黄斑病变、玻璃体及视神经病变等。

一、糖尿病视网膜病变的概念及流行病学概况

糖尿病视网膜病变是视网膜微血管系统损害，毛细血管肿胀变形，血－视网膜屏障破坏，引起视网膜渗漏，发生黄斑水肿，使视力受损，如果不加以治疗阻止，继之新生血管形成，引发玻璃体出血和视网膜脱离，最终导致失明。临床分为非增殖期和增殖期两大类，以出现视网膜新生血管为标志，没有发生新生血管的为非增殖型，出现新生血管的为增殖型。美国 Wisconsin 糖尿病视网膜病变流行病学研究（WESDR）结果提示，在 1 型糖尿病患者中，病程 5 年内糖尿病视网膜病变发生率为 13%，病程 10～15 年糖尿病视网膜病变发生率则高达 90%，其中 25% 为增殖型糖尿病视网膜病变（PDR）；在 2 型糖尿病患者中，病程 5 年内糖尿病视网膜病变发生率为 24%～40%，病程超过 10 年，其糖尿病视网膜病变发生率可达 53%～84%。

二、糖尿病视网膜病变的病因及发病机制

西医学研究表明，高血糖症、高血压、血脂紊乱等糖尿病的多种代谢异常组分，造成了包括毛细血管外周细胞、内皮细胞和血小板等在内的多种类型的细胞功能的广泛紊乱，加速毛细血管闭塞，从而引起视网膜毛细血管壁细胞功能的异常及内皮细胞功能异常。

三、糖尿病视网膜病变的中医认识

糖尿病视网膜病变相当于中医学消渴并发或伴发“暴盲”“蝇翅黑花”“视瞻昏渺”等证，其病因病机较为复杂，主要观点如下。

（一）气阴两虚、肝肾亏损是糖尿病视网膜病变的病理基础

糖尿病视网膜病变是随着糖尿病病程的迁延而逐渐发生发展的。若患者素体阴虚，加之五志化火灼伤阴液，或饮食不节化热伤阴，或内伤劳倦、年老体衰等致精血亏虚，均可致阴精亏损，燥热内生，而阴虚与燥热又互为因果，“火因水竭而益烈，水因火烈而益干”（《丹台玉案》），终发为消渴。消渴迁延不愈，阴虚燥热日久，必致气阴两虚。《素问·上古天真论》云：“肾者主水，受五脏六腑之精气而藏之。”《审视瑶函》云：“肝中升运于目，轻清之血，乃滋目经络之血也。”目为肝之窍，瞳神水轮属肾，糖尿病日久，累及肝肾，肝肾阴亏，目失濡养，加之阴虚内热，气阴耗伤，气虚帅血无力，阴虚血行滞涩，导致眼部血络瘀阻。瘀血阻络，可引起眼底发生微血管瘤、渗出、出血、水肿等。若眼内瘀滞日久不消，瘀郁生热或消渴燥热，炼液成痰，抑或脾肾阳虚，痰浊内生，致痰瘀互阻，则可形成视网膜增生性病变，终至失明。

（二）脾失健运是糖尿病视网膜病变形成的重要机制

脾失健运在糖尿病视网膜病变的发病过程中显得尤为重要。脾为后天之本，生化之源，脾运健旺，则生化不息，水谷精微输布全身脏腑，脏腑获得精气充足，精气上注于目，目得濡养而视明。若脾气虚弱，运化与输布水谷精微不足，脏腑不能获得充足精气，精气亏虚，目失濡养，致视物昏。即《兰室秘藏》中所云：“夫五脏六腑之精气，皆禀受于脾，上贯于目。脾者诸阴之首也，目者血脉之宗也，故脾虚则五脏六腑之精气皆失所司，不能归明于目矣。”其次，脾主升清，胃主降浊，升降正常，则清阳之气上升以濡养清窍，浊阴下降以免上犯清窍。若脾气亏虚，清阳不升，浊阴不降，上扰清窍，可致视衣水肿、渗出。再者，脾主统血，血养目窍，目得血而能视。脾气虚弱，统摄失职，脾不统血，血不循经溢于目络之外，而见视衣出血，甚至破入神膏，致神膏浑浊，影响视力，发为糖尿病视网膜病变。因此，脾虚失运在糖尿病视网膜病变的发生发展过程中具有重要作用。

（三）瘀阻眼络糖尿病视网膜病变的关键病理环节

消渴日久，累及阴精，津液不足，不能充血以载血循经畅行。《经书笔记》中云“血如像舟，津如像水，水津充沛，舟才能行”，因而目络阻滞致本病；或因糖尿病日久，“久病伤气”，因本阴虚而不能载气，故致气更虚，气虚无力运血，停而为瘀，瘀阻眼络，血不循经，渗漏于络外，发为本病；或糖尿病多因过食肥甘、醇酒厚味，损伤脾胃，脾失健运，水聚痰生，或体胖痰盛，痰邪阻滞，血行不畅

而致瘀而发本病；糖尿病多见阴虚燥热、本虚标实之证，然实火者也不少见，多因肝气郁结，“气有余便是火”，气火上逆或过食辛辣之品，胃火内生，循经上炎，灼烧目络，煎熬津液，血不循经，溢于脉外，又可入于目络，煎熬津液，血液黏稠行而不畅为瘀，而发本病；消渴日久，阴阳两虚或阳虚，阳虚致肌肤腠理、脉道及脏腑失于温煦，血不得温则停，故而致瘀，瘀阻眼络，而发为本病；消渴患者喜食肥甘厚味而伤脾，脾属中焦，为气机之枢纽，脾伤则气机失调，滞而不顺，脾为胃行其津液，脾伤则津液不布，聚而为痰，阻滞气机，患者易情志不遂而伤肝，肝失疏泄之职，滞而不畅，又气为血帅，气行则血行，气不行无以推动血液，而致血瘀，瘀阻眼络，血不循经，渗漏于络外，发为本病。药毒血瘀：部分西药降糖药，其性多剽悍，久服长食，药毒入络，使血瘀更为明显，瘀血不去，新血不生，加重本病。

综上所述，糖尿病视网膜病变为糖尿病迁延日久发展而成。其发病与久病不愈、饮食不节、情志失调、内伤劳倦、年老体衰等因素有关，其病位在目，涉及肝、脾、肾诸脏腑。属本虚标实、虚实夹杂之病。气郁、痰浊、瘀血是其主要病理因素；气阴两虚、瘀血阻滞是其基本病机。若病情进一步发展，可致阴损及阳，阴阳俱虚，痰瘀阻滞目络，瘀血不去，新血不生，甚至失明。

四、糖尿病视网膜病变的诊断

糖尿病视网膜病变诊断条件：①糖尿病诊断明确；②出现视物模糊、视力减退、夜间视力差、眼前有块状阴影飘浮、视野缩小；③用眼底镜直接观察眼底视网膜的改变，初步评价视网膜病变的程度；④眼底荧光造影：经过眼底荧光血管造影检查可对视网膜病变做出准确分期的诊断。糖尿病性视网膜病变共分Ⅵ期：Ⅰ期微血管瘤、视网膜动脉硬化性改变；Ⅱ期浅层及深层出血斑、硬性渗出灶；Ⅲ期棉绒状斑、视网膜静脉扩张；Ⅳ期视网膜新生血管；Ⅴ期玻璃体出血，视网膜前纤维增殖；Ⅵ期牵拉性视网膜剥离。糖尿病视网膜病变根据其严重程度分为非增殖性和增殖性。Ⅰ～Ⅲ期为非增殖性糖尿病视网膜病变；Ⅳ～Ⅵ期为增殖性糖尿病视网膜病变。

五、糖尿病视网膜病变的西医治疗

（1）良好地控制血糖、血压和血脂可预防或延缓糖尿病视网膜病变的进展。

（2）突发失明或视网膜脱离者需立即转诊眼科；伴有任何程度的黄斑水肿、重度非增殖性糖尿病视网膜病变及增殖性糖尿病视网膜病变的糖尿病患者，应转诊到对糖尿病视网膜病变诊治有丰富经验的眼科医师处。

（3）激光光凝术仍是高危增殖性糖尿病视网膜病变患者及某些严重非增殖性视网膜病变患者的主要治疗方式。

（4）玻璃体腔内注射抗血管内皮生长因子（VEGF）适用于威胁视力的糖尿病性黄斑水肿。

（5）皮质激素局部应用也可用于威胁视力的糖尿病视网膜病变和黄斑水肿。

（6）对于糖尿病性黄斑水肿，抗 VEGF 注射治疗比单纯激光治疗更具成本效益；但在增殖性糖尿病视网膜病变治疗中，抗 VEGF 治疗结果并不理想。

（7）视网膜病变不是阿司匹林治疗的禁忌证，阿司匹林对视网膜病变没有疗效，但也不会增加视网膜出血的风险。

（8）非诺贝特治疗可减缓糖尿病视网膜病变进展、减少激光治疗需求。

（9）轻中度的非增殖性糖尿病视网膜病变患者在控制代谢异常和干预危险因素的基础上，可进行内科辅助治疗和随访。这些辅助治疗的循证医学证据尚不多。目前常用的辅助治疗包括抗氧化、改善微循环类药物，如羟苯磺酸钙。活血化瘀类中成药复方丹参、芪明颗粒和血栓通胶囊等也有糖尿病视网膜病变辅助治疗的相关报道。

六、糖尿病视网膜病变的中医治疗

西医治疗糖尿病视网膜病变，首先是积极治疗原发病糖尿病，严格控制血糖，纠正糖代谢紊乱；其次是对高血压、高脂血症、高凝状态等其他危险因素的控制；最后是针对视网膜病变具体病情所采取的对症治疗。近年来，在中医整体观念指导下，中医药治疗糖尿病视网膜病变取得了较大进展。

（一）辨证分型治疗

辨证分型治疗具有较强的针对性和灵活性，是最能体现中医辨证论治理念的治疗方式，且能适应个体化治疗的需求，临床疗效满意。糖尿病视网膜病变的中医辨证分型目前尚不统一，然都未偏离本病气阴两虚、瘀阻眼络的基本病机；多数医家采用辨病与辨证相结合的形式，针对糖尿病视网膜病变的不同临床类型分别做了分型论治，以更加科学准确地反映疾病特点，贴合临床实际。现综合各医家观点，列述如下。

阴虚燥热，脉络不利　症状：口渴多饮、消谷善饥，或口干舌燥、腰膝酸软，心烦失眠；舌红苔薄黄，脉细数或涩。视力减退，视网膜病变多为单纯型Ⅰ～Ⅱ期，可见或多或少的视网膜微血管瘤，并有小点片状出血或黄白色硬性渗出。治宜养阴清热，凉血散瘀。方剂：白虎加人参汤加减。组成：地黄、玄参、五味子、麦冬、生石膏、知母、天花粉、菊花、牡丹皮、甘草。

肝肾阴虚，脉络瘀阻　症状：视物模糊，双目干涩，伴腰膝酸软、头晕耳鸣、多梦遗精、五心烦热、肢体麻木、皮肤干燥，舌红少苔、脉细数。初感眼前蚊蝇或如隔云雾视物，继则眼前红光满布，甚则一片乌黑，糖尿病视网膜病多为Ⅲ～Ⅳ期，眼底视网膜极后部有白色渗出斑聚集，或有玻璃体出血，静脉迂曲成串珠状。治宜滋养肝肾、益精和血。方用自拟五子滋水清肝饮。组成：枸杞子、茺蔚子、决明子、蒺藜子、王不留行籽、生地黄、山萸肉、怀山药、茯苓、丹皮、当归、白芍、柴胡。

气阴两虚，脉络瘀阻　症状：多饮、多食、多尿症状不明显，口干乏力，心悸气短，头晕耳鸣，腰膝酸软，肢体麻木，或双下肢微肿，大便干燥与稀溏交替出现，舌体胖嫩，舌色紫暗或有瘀斑，脉细无力或细涩。视物模糊，或视物变形，或自觉眼前黑花飘移，甚至视力严重障碍。视网膜病变多为单纯型或由单纯型向增殖型发展（Ⅱ～Ⅳ期），可见或多或少的视网膜微血管瘤，新旧杂陈的点片状和火焰状出血，黄白色的硬性渗出及白色的棉絮状斑，或黄斑水肿渗出，视网膜新生血管等。眼底病变属于DR单纯型者（Ⅱ、Ⅲ期）宜益气滋阴、化瘀通络或化瘀止血。常用生脉散合六味地黄丸加减。组成：党参、麦冬、五味子、枸杞子、菊花、熟地黄、山萸肉、山药、泽泻、丹皮、茯苓、茺蔚子、丹参、生蒲黄、三七等。眼底病变属于DR增殖型（Ⅳ期），眼底出血量多，甚至玻璃体出血者，出血期治宜滋阴凉血、化瘀止血，可用生蒲黄汤。组成：生蒲黄、旱莲草、丹参、郁金、丹皮、生地黄、荆芥炭、川芎，出血多去川芎、郁金，选加玄参、知母、地骨皮、三七，气虚加黄芪、太子参；出血静止期治宜活血化瘀，常用桃红四物汤加减。组成：桃仁、红花、熟地黄、川芎、当归、赤芍、黄芪、太子参、枸杞子、旱莲草、茯苓、白术、薏苡仁。

阴阳两虚，痰瘀互结 症状：面色苍黄晦暗，气短乏力，腰膝酸软，畏寒肢冷，颜面或下肢水肿，食欲减退，大便溏泻或溏泻与便秘交替，夜尿频数且浑浊如膏，舌淡苔白，脉沉细无力。视力严重障碍，甚至盲无所见，视网膜病变多为增殖性Ⅳ～Ⅵ期，眼底所见同阴损及阳、血瘀痰凝型。治宜阴阳双补，兼以逐瘀化痰，软坚散结。常用方以右归饮为基础去甘草，选加太子参、茯苓、菟丝子、淫羊藿、三七、当归、益母草、瓦楞子、穿山甲、海藻、昆布等。菟丝子、怀山药有实大便作用，肉苁蓉、薏苡仁有缓泻作用，可酌情选加。

（二）中成药治疗

中成药具有便于携带、使用方便等特点，用于临床治疗依从性强。近年来的许多相关研究证明，应用中成药治疗糖尿病性心脏病能取得较为满意的疗效。

复方丹参滴丸 主要由丹参、三七、冰片组成，具有活血祛瘀、消肿、凉血、止血的功效。在眼科多用于多种瘀血为患或血行不畅的病症，如糖尿病视网膜病变。复方丹参滴丸的有效成分有水溶性的丹参素和脂溶性的丹参酮，能阻断羟自由基的产生，阻止脂质过氧化，是有效的氧自由基清除剂。其中丹参素清除 O^- 的能力远远超过超氧化物歧化酶，还可防止低密度脂蛋白的氧化；丹参酮Ⅱ A 可拮抗低密度脂蛋白引起的血管内皮损伤，说明复方丹参滴丸具有明显清除氧自由基、抑制脂质过氧化的作用，而氧化应激在内皮依赖性舒张功能的损伤中扮演着主要角色，氧化应激导致大量一氧化氮灭活，最终导致内皮依赖性舒张功能的损伤，复方丹参滴丸可能正是通过其氧自由基清除功能达到保护内皮舒张功能的目的，通过改善眼底情况和内皮功能，抑制眼底微血管瘤、出血、硬性渗出等病理改变发展，并促进出血及渗出吸收作用，从而提高视力，对视网膜病变有较好的防治作用。复方丹参滴丸能激活纤溶酶原、纤溶酶系统，促进纤维蛋白及纤维蛋白原降解，有效改善视网膜微循环、血液瘀滞，清除微小梗死，疏通闭塞毛细血管，缓解组织缺血、缺氧，达到减轻糖尿病视网膜病变的目的。

复方血栓通胶囊 主要由三七、黄芪、丹参、玄参等纯中药精制而成，具有活血化瘀、益气养阴等功效，方中丹参活血化瘀利水；三七化瘀止血，具有活血不破血、止血不留瘀之效；黄芪补气养血，同时可利尿消肿；玄参益气养阴生津。诸药合用，共奏活血化瘀、益气养阴之功。复方血栓通胶囊对于早期糖尿病视网膜病变患者具有改善眼底出血渗出、抑制视网膜新生血管的作用，同时可减轻黄斑水肿。单用或联合羟苯磺酸钙或联合激光治疗，均能取得较好的疗效。对糖尿病视网膜病变不同分期的患者，在改善眼底病变、提高视力、出血吸收、减少视网膜光凝量、缩短病程方面均有较好的疗效，可有效提高患者的视力和生活质量，且在治疗过程中未观察到药物特殊的毒不良反应。

血府逐瘀胶囊或口服液 血府逐瘀方剂来源于清代名医王清任的血府逐瘀汤，经现代工艺提取有效成分精制而成，由当归、生地黄、赤芍、桃仁、枳壳、牛膝、川芎、柴胡、甘草、桔梗、红花等药物组成，该方是调理气血、治疗血瘀证的代表方，方中既有血中之气药，又有气中之血药，两者相互配合，相得益彰。方中的桃仁、红花、当归、川芎、牛膝均为活血化瘀通络之主药；当归、柴胡、牛膝可降低血脂，改善血管阻力，稳定血压，配伍牛膝有引“瘀血”下行之意，具有善行气血之效，增加了活血化瘀、通络益肾的作用。该方可以明显改善患者的血液流变学异常，消除或减轻视网膜水肿及渗出，促进玻璃体积血的吸收，使患者的视力提高。有研究将 91 例糖尿病视网膜病变患者随机分为观察组和对照组，在光凝治疗的基础上，观察组加服血府逐瘀口服液 12 周，结果显示观察组视力提高率，视网膜水肿、渗出、出血吸收总有效率，黄斑水肿吸收总有效率及视野改善程度均明显高于对照组，故认为血府逐瘀口服液能改善瘀血证候，用于糖尿病视网膜病变患者可提高激光治疗效果。

双丹明目胶囊 其处方是在古方二至丸和六味地黄丸基础上，结合发明者多年临床经验、现代研究成果加减化裁而来，由女贞子、旱莲草、山茱萸、山药、丹参、三七、丹皮、泽泻、茯苓、红土茯苓、牛膝等药物组成。方中女贞子、旱莲草滋补肝肾为君药，其中女贞子味苦寒、性凉，入肝、肾经，善补肝肾之阴；旱莲草味甘酸、性寒，入肝、肾经，不仅能滋养肝肾，且擅于凉血止血，对阴虚内热之出血有良好的防治作用。山茱萸、山药补肾养肝、健脾固精，丹参、三七养血活血、化瘀通络共为臣药，其中山茱萸味酸涩、性温，入肝、肾经，以补益肝肾之精见长；山药味甘、性微温，归肺、脾、肾经，善于补脾益气，且有补肾益阴之功，主治脾胃气虚及肾虚所致白内障；丹参味苦辛、性凉，入肝、心经，以养血活血著称；三七味甘微苦、性温，入肝、心经，善于化瘀止血，且止血而不留瘀、化瘀而不出血，为血证要药。丹皮、泽泻、茯苓、红土茯苓清肝泻火、除湿利水为佐药，其中丹皮味辛苦、性微寒，归心、肝经，以清泻肝火见长；泽泻味甘、性寒，归肾、膀胱经，以利尿见长，功能利湿清热、滋肾泻火，具有补泄兼施的双重作用，主治水湿潴留或阴虚火旺所致眼病；茯苓味甘淡、性平，归心、肺、脾、胃、肾经，擅于健脾运湿，主治脾虚湿聚之眼睑及视网膜水肿；红土茯苓味甘、性温，入肝、肾经，功能除湿利尿、消肿解毒，《本草纲目》云“治消渴，血崩，下痢”，为湖南民间习用的治糖尿病要药。牛膝味苦酸、性平，归肝、肾经，功能活血逐瘀、强筋壮骨且性善下行，可防血气上逆，为使药。诸药合用共奏益肾养肝、活血明目之功，主治肝肾阴虚、瘀血阻络所致的糖尿病视网膜病变。

糖网胶囊 由黄芪、当归、川芎、桃仁、红花、生地黄、枸杞子、沙苑子、决明子等药物组成。方中黄芪为君药，对气血亏虚者能补气以生血，对气虚不能摄血者能补气以摄血，对气虚血滞者能补气以行血，配伍当归、川芎、桃仁、红花为臣药，活血化瘀，有效改善微循环，佐以生地黄、枸杞子滋补肝肾之阴，沙苑子、决明子疏肝清热以明目，全方共奏益气养阴、活血化瘀、明目之效，标本兼治。

杞菊地黄丸 为滋补肾阴之经典主方——六味地黄丸加枸杞、菊花而成，枸杞、菊花奏滋补肾阴、益精明目之功。杞菊地黄丸可明显改善大鼠糖尿病造模成功后出现的持续高血糖状态，表明高血糖时机体存在氧化应激，该方可明显改善大鼠视网膜病变，提高抗氧化酶活性，并抑制醛糖还原酶激活。在常规治疗的基础上长期口服杞菊地黄丸治疗 2 型糖尿病背景期视网膜病变 28 例，研究表明长期服用杞菊地黄丸对 2 型糖尿病背景期视网膜病变有明显的防治效果。

芪明颗粒 中药复方芪明颗粒由水蛭、黄芪、蒲黄、决明子、葛根、枸杞子、茺蔚子、地黄组成。方中黄芪益气生血、通条血脉，为补气要药；葛根，辛、甘、凉，生津止渴、辛能透散、凉而不寒。黄芪与葛根配伍益气生津、补而不滞，主要针对糖尿病气阴两虚的基本病机，以益气生津、补而不滞为君药。地黄滋阴凉血、补益肝肾，枸杞子、决明子滋阴补肝肾、养肝明目。地黄与枸杞子、决明子均为臣药，配合君药增强益气养阴功能。水蛭、茺蔚子、蒲黄配合君药活血止血，去瘀生新、疏通眼络、利水消肿、明目。芪明颗粒可改善视网膜微循环，促进视网膜出血及渗出的吸收，预防视网膜新生血管形成，进而使视功能得到改善，延缓致盲进程。

第五节 糖尿病周围神经病变

糖尿病神经病变是糖尿病最常见、最复杂的慢性并发症之一，具有发病率高、发病隐匿、致残率及死亡率高等特点。糖尿病神经病变包括糖尿病周围神经病变和糖尿病自主神经病变（心血管、消化系统、泌尿生殖系统、汗腺等）。糖尿病周围神经病变表现为肢体麻木、蚁走感、虫爬感、触电样感觉，可呈刺痛、灼痛、钻凿痛，时有触觉过敏，肌力常有不同程度的减退。因糖尿病自主神经病变的不同病变另有论述，现仅对糖尿病周围神经病变进行论述。

一、糖尿病周围神经病变的概念及流行病学概况

糖尿病周围神经病变（DPN）是指在排除其他原因的情况下，糖尿病患者出现与周围神经功能障碍相关的症状和（或）体征，根据不同的临床表现分为 4 型，最常见的分型如下。①远端对称性多发性神经病变：是糖尿病周围神经病变最常见的类型；②局灶性单神经病变：或称为单神经病变，可累及单颅神经或脊神经；③非对称性多发局灶性神经病变：同时累及多个单神经的神经病变称为多灶性单神经病变（或非对称性多神经病变）；④多发神经根病变：最常见为腰段多发神经根病变，主要为 L_2～$_4$ 等高腰段的神经根病变引起的一系列症状。据统计，糖尿病诊断 10 年内常有明显的糖尿病神经病变的发生，其发生率与病程相关。神经功能检查发现 60%～90% 的患者，有不同程度的神经病变，其中 30%～40% 的患者无症状。2001 年国内调查发现，61.8% 的 2 型糖尿病患者并发神经病变。在吸烟、年龄超过 40 岁以及血糖控制差的糖尿病患者中神经病变的患病率更高。

二、糖尿病周围神经病变的病因及发病机制

研究表明，微血管病变导致微循环障碍引起神经内膜缺氧、神经纤维受损，多元醇通路代谢障碍，糖基化终产物（AGE）形成，肌醇代谢异常，脂质代谢障碍，自由基损伤，神经营养因素缺乏等，在这些因素作用下，周围神经的神经外膜和内膜毛细血管基底膜增厚，血管内膜玻璃样变性、纤维素样变性和脂质样变，糖基化蛋白沉积使管腔狭窄，神经滋养受损，引起大小神经纤维病变，导致神经的功能和器质性改变。

三、糖尿病周围神经病变的中医认识

糖尿病周围神经病变相当于中医学消渴并发或伴发痹证、痛证、痿证等证，其病因病机较为复杂，主要观点如下。

（一）气阴两虚是糖尿病周围神经病变的病理基础

DPN 是随着消渴病程的迁延而逐渐发生发展的。若患者素体阴虚，加之五志化火灼伤阴液，或饮食不节化热伤阴，或内伤劳倦、年老体衰、禀赋不足等致精血亏虚，均可致阴精亏损，燥热内生，而阴虚与燥热又互为因果，“火因水竭而益烈，水因火烈而益干”（《丹台玉案》），终发为消渴。消渴迁

延不愈，燥热耗伤气阴，必致气阴两虚。气虚血行不畅，气血痹阻，阴虚内热而灼伤营血，血液运行不畅，均可致血瘀；气虚行水无力、水津不运可致痰湿阻滞。痰瘀互结、经脉不通、肢体失养而发为本病。总之，糖尿病周围神经病变是在消渴日久气阴两虚的病理基础上，以虚致实，虚实夹杂为患，终致肢体失养而发生的。

（二）脾虚是糖尿病周围神经病变形成的重要机制

脾在体合肉，主四肢。脾主运化，脾气充足，水谷精微才能输布正常，生化有源，五脏六腑、四肢百骸才能得以濡养；若脾气不足，则输化失常，精化为浊，四肢肌肉遂失其水谷精微的输布与营养，表现为麻木、倦怠、乏力。消渴患者多因饮食不节，过食肥甘厚味，损伤脾胃，或因忧思、劳倦伤脾，或因治疗时过用苦寒清热之品克伐脾胃，均可致脾失健运，水津失布，聚而成痰，水谷精微不归正化易变生痰浊。痰浊内蕴，日久可化热伤阴，发为消渴或使消渴情加重；痰在肌腠，多伤及四肢末端，形成肢端麻木，感觉异常；痰浊致血行不畅而成瘀，痰瘀互结，阻于经脉，不通则痛，形成肢体疼痛；脾运化水湿功能减弱，致水液无法正常输布在体内停聚贮留而成水湿，湿邪困阻脾阳，使脾运化无权，四末失其水谷精微充养而表现为麻木、乏力。总之，脾虚在糖尿病周围神经病变的发生发展过程中具有重要作用。

（三）痰瘀阻络是糖尿病周围神经病变发病的关键病理环节

糖尿病患者阴虚燥热日久，气阴两虚，虽可致经脉失养，发为消渴痹证，但更多情况下，则是在气阴两虚的病理基础上，形成痰浊、瘀血、湿浊等病理变化，痰瘀阻络，经脉不通，肢体失养，导致糖尿病周围神经病变。

（四）情志失调是糖尿病周围神经病变的重要致病因素

情志失调是糖尿病周围神经病变发病和病情加重的重要原因之一。糖尿病日久不愈，患者多忧郁焦虑，精神紧张，使肝失疏泄加重，气郁益甚，日久可影响血液运行，而致气滞血瘀。痰浊瘀血一旦形成，即可作为新的致病因素进一步影响机体，使气血更加瘀阻，郁久化热伤津，则更加耗伤阴液。肝失疏泄、气滞血瘀是其主要病因病机，病情进一步发展更严重的是瘀血内阻，可使各脏器的功能失调，机体正气虚弱，各种代谢失衡，从而加重糖尿病周围神经病变，气滞血瘀，阻止四肢脉络，血不养筋则出现肢体麻木、疼痛拘挛、痿废失用或肢端坏死等临床表现。因此，应充分重视情志因素在糖尿病周围神经病变发病过程中的作用。

综上所述，糖尿病周围神经病变为糖尿病迁延日久发展而成。其发病与久病不愈、饮食不节、情志失调、内伤劳倦、年老体衰等因素有关，其病位在肢体脉络，涉及肝、脾、肾诸脏腑。属本虚标实、虚实夹杂之病。痰浊、瘀血是其主要病理因素；气阴两虚、痰瘀阻络是其基本病机。

四、糖尿病周围神经病变的诊断

诊断标准：①明确的糖尿病病史。②诊断糖尿病时或之后出现的神经病变。③临床症状和体征与DPN的表现相符。④有临床症状（疼痛、麻木、感觉异常等）者，5项检查（踝反射、针刺痛觉、震动觉、压力觉、温度觉）中任1项异常；无临床症状者，5项检查中任2项异常，临床诊断为糖尿病周围神经病变。⑤排除以下情况：其他病因引起的神经病变，如颈腰椎病变（神经根压迫、椎管狭窄、颈腰椎退行性变）、脑梗死、格林-巴利综合征；严重动静脉血管性病变（静脉栓塞、淋巴管炎）等；药物尤其是化疗药物引起的神经毒性作用以及肾功能不全引起的代谢毒物对神经的损伤。如根据以上检查仍不能确诊，需要进行鉴别诊断，可以做神经肌电图检查。

五、糖尿病周围神经病变的西医治疗

1. 针对病因治疗

①血糖控制：积极严格地控制高血糖并保持血糖稳定是预防和治疗糖尿病周围神经病变的最重要措施。②神经修复：常用药物有甲钴胺、神经生长因子等。③其他：神经营养因子、肌醇、神经节苷脂和亚麻酸等。

2. 针对神经病变发病机制的治疗

①抗氧化应激：通过抑制脂质过氧化，增加神经营养血管的血流量，增加神经 Na^+-K^+-ATP 酶活性，保护血管内皮功能；常用药物为硫辛酸。②改善微循环：周围神经血流减少是导致糖尿病周围神经病变发生的一个重要因素；通过扩张血管、改善血液高凝状态和微循环，提高神经细胞的血氧供应，可有效改善糖尿病周围神经病变的临床症状；常用药物为前列腺素 E1、贝前列素钠片、西洛他唑、己酮可可碱、胰激肽原酶、钙拮抗剂和活血化瘀类中药等。

3. 改善代谢紊乱

通过抑制醛糖还原酶、糖基化产物、蛋白激酶 C、氨基己糖通路、血管紧张素转化酶而发挥作用。常用药物为醛糖还原酶抑制剂，如依帕司他。

4. 疼痛管理

治疗痛性糖尿病神经病变的药物如下：①抗惊厥药，如普瑞巴林、加巴喷丁、丙戊酸钠和卡马西平等；普瑞巴林可以作为初始治疗药物，改善症状。②抗抑郁药物，如度洛西汀、阿米替林、丙米嗪和西酞普兰等；度洛西汀可以作为疼痛的初始治疗药物。③阿片类药物（曲马多和羟考酮）和辣椒素等；由于具有成瘾性和发生其他并发症的风险较高，阿片类药物曲马多不推荐作为治疗 DSPN 疼痛的一、二线药物。

5. 自主神经病变的治疗

①考虑短期使用胃复安等药物治疗糖尿病胃轻瘫。②勃起功能障碍的治疗：除了控制其他危险因素如高血压和血脂异常外，主要治疗药物为磷酸二酯酶 5 抑制剂，该药物可以作为一线治疗；经尿道前列腺素海绵体内注射、真空装置和阴茎假体可以改善患者的生活质量。

6. 预防

良好的代谢控制，包括血糖、血压、血脂管理等都是预防糖尿病神经病变发生的重要措施，尤其是血糖控制至关重要。定期进行神经病变的筛查及评估，重视足部护理，从而降低足部溃疡的发生风险。

六、糖尿病周围神经病变的中医治疗

西医治疗糖尿病周围神经病变，首先是积极治疗原发病糖尿病，严格控制血糖，纠正糖代谢紊乱；其次是控制心血管危险因素，如降压、降脂、调节饮食、运动、戒烟和避免酗酒等；最后是予神经营养与修复、抗氧化应激、改善微循环及止痛等对症治疗。近年来，在中医整体观念指导下，中医药治疗糖尿病周围神经病变取得了较大进展。

（一）辨证分型治疗

辨证分型治疗具有较强的针对性和灵活性，是最能体现中医辨证论治理念的治疗方式，且能适应个体化治疗的需求，临床疗效满意。糖尿病周围神经病变的中医辨证分型目前尚不统一，然都未偏离本病气阴两虚、痰瘀阻络的基本病机；多数医家采用辨病与辨证相结合的形式，针对糖尿病周围神经病变的不同临床类型分别做了分型论治，以更加科学准确地反映疾病特点，贴合临床实际。现综合各医家观点，列述如下。

气虚血瘀证 症状：手足麻木，如有蚁行，肢末时痛，多呈刺痛，下肢为主，入夜痛甚；气短乏力，神疲倦怠，自汗畏风，易于感冒，舌质淡暗，或有瘀点，苔薄白，脉细涩。治法：补气活血，化瘀通络。主方：补阳还五汤加减。组成：生黄芪、当归尾、川芎、赤芍、桃仁、红花、地龙。加减：气虚明显者可加重黄芪用量；气短自汗明显，加太子参、麦冬；易于感冒者加白术、防风；血虚明显者加熟地黄、阿胶；病变以上肢为主加桑枝、桂枝，以下肢为主加川牛膝、木瓜。

阴虚血瘀证 症状：肢体麻木，腿足挛急，酸胀疼痛，或肢体灼热，或小腿抽搐，夜间为甚；五心烦热，失眠多梦，皮肤干燥，腰膝酸软，头晕耳鸣；口干少饮，多有便秘，舌质嫩红或暗红，苔花剥少津，脉细数或细涩。治法：滋阴活血，柔筋缓急。主方：芍药甘草汤合四物汤加减。组成：白芍、生甘草、生地黄、当归、川芎、木瓜、怀牛膝、炒枳壳等。加减：腿足挛急、时发抽搐者，加全蝎、蜈蚣；头晕耳鸣、失眠多梦者加生龙骨、生牡蛎、柏子仁、炒酸枣仁；五心烦热者加地骨皮、胡黄连；大便秘结者加生大黄。

阳虚寒凝证 症状：肢体麻木不仁，四末冷痛，得温痛减，遇寒痛增，下肢为著，入夜更甚；神疲乏力，畏寒怕冷，倦怠懒言，舌质暗淡或有瘀点，苔白滑，脉沉紧。治法：温经散寒，通络止痛。主方：当归四逆汤加减。组成：当归、赤芍、桂枝、细辛、通草、干姜、制乳香、制没药、甘草等。加减：阴寒凝滞明显者加制川草乌（先煎），甘草宜用炙甘草；肢体持续疼痛、入夜更甚者加附子、水蛭；以下肢尤以足疼痛为甚者，可酌加川断、牛膝、鸡血藤、木瓜等；内有久寒，兼有水饮呕逆者加吴茱萸、生姜。

痰瘀阻络证 症状：麻木不止，常有定处，足如踩棉，肢体困倦，头重如裹，昏蒙不清，体多肥胖，口黏乏味，胸闷纳呆，腹胀不适，大便黏滞。舌质紫暗，舌体胖大有齿痕，苔白厚腻，脉沉滑或沉涩。治法：化痰活血，宣痹通络。主方：指迷茯苓丸合黄芪桂枝五物汤加减。组成：茯苓、姜半夏、枳壳、生黄芪、桂枝、白芍、苍术、薏苡仁、川芎、生甘草。加减：胸闷呕恶、口黏者加藿香、佩兰，枳壳易枳实；肢体麻木如蚁行较重者加独活、防风、僵蚕；疼痛部位固定不移者加白附子、白芥子。

肝肾亏虚证 症状：肢体痿软无力，肌肉萎缩，甚者痿废不用，腰膝酸软，性功能减退，骨松齿摇，头晕耳鸣，舌质淡，少苔或无苔，脉沉细无力。治法：滋补肝肾，填髓充肉。主方：壮骨丸（《丹溪心法》）加减。组成：龟板、黄柏、知母、熟地黄、白芍、锁阳、虎骨（用狗骨或牛骨代替）、怀牛膝、当归。加减：肾精不足明显加牛骨髓、菟丝子；阴虚明显加枸杞子、女贞子。

（二）中药熏洗

中药煎汤乘热熏洗患处，可以通过皮肤吸收、经络传导，达到疏通经络、疏散瘀滞、调和气血的目的。中药熏蒸能使血液循环速度加快、毛细血管壁的通透性得以改善，从而使中药直达病变部位，营养病变神经组织，达到治疗作用。

陈蔚所拟药物：中药熏洗方：桃仁、红花、桂枝、地龙、没药、乳香、花椒、川芎各 20 g。组方特点为以活血化瘀药物为主，具有活血通络、松弛肌筋、疏松腠理的作用，方中桂枝具有扩张血管、促进发汗、镇痛抗菌之效；红花等活血化瘀药具有改善血液的浓、黏、凝聚状态，抑制血小板聚集的功效。

骆洁恒自拟五藤通络汤为鸡血藤 30g，清风藤、络石藤、海风藤、钩藤各 15 g，威灵仙 12 g，丹参、红花、川芎、当归各 10 g，白芍 12 g，黄芪 20 g，加上艾叶 30 g，毛冬青 30 g，乳香 20 g，没药 20 g，桂枝 20 g 作为中药熏洗方。方中鸡血藤、清风藤、络石藤、海风藤、钩藤祛风除湿，活血通络，其中所列藤类药物具有荣养筋脉、缓急止痛、通经活络之效，治疗肢节疼痛、筋脉拘挛、屈伸不利等症状，较有特点。

赵立军的末梢神经洗剂组成：透骨草 30 g，豨莶草 20 g，老鹳草 20 g，伸筋草 20 g，艾叶 30 g，鸡血藤 20 g，乳香、没药各 15 g，红花 10 g。方中透骨草性味甘辛、温，祛风舒筋，活血止痛。伸筋草苦辛、温，功专舒筋活络；豨莶草性味辛苦、寒，功专祛风湿，利关节，性寒以防温过甚伤阴；老鹳草辛苦、平，去风湿，通经络，性平以调诸药。此方重点提出“四草”，取其辛能行散，苦而能燥，性善疏通，有较好的祛风湿、通经络作用，得以舒筋活络，消肿止痛。

李新华采用当地名老中医经验方温经通络散，由生川乌、生草乌、生胆南星、生半夏、麻黄各 12 g，桃仁、石菖蒲、川牛膝各 25 g，白芷、细辛各 10 g，大血藤、小血藤、花血藤各 20 g，通天窍、姜黄各 15 g 组成（其中 4 味为重庆渝东北地区原生草药）。组方以较多峻猛的中草药为主，外用以达到温经通络的作用。有些医家，配以虫类药物，加强搜风通络止痛之效。

胡筱娟在基础治疗上加口服甲钴胺配合通络止痛散 1 号熏洗治疗糖尿病周围神经病变，研究结果发现通络止痛散 1 号能明显改善症状，并能明显修复感觉神经的损伤和改善微血管病变。通络止痛散 1 号由肉桂、红花、延胡索各 60 g，川乌、川芎各 30 g 等药物组成，方中红花、延胡索、川芎活血通络止痛，肉桂、川乌温经散寒、通络止痛。

卜献春在基础治疗基础上加用豨莶草通络液泡足治疗糖尿病周围神经病变，患者局部血流量明显增加，血液流变学指标改善。说明足浴疗法可能是通过促进血液循环、改善神经缺血缺氧状态，而达到治疗神经病变的目的，同时临床试验显示足浴疗法对糖尿病神经病变患者肢体疼痛有较好的治疗作用，可能是通过提高患者痛阈值，减轻局部炎症刺激，而发挥消炎镇痛作用。豨莶草通络液由豨莶草 100 g，红花 20 g，没药 20 g，鸡血藤 60 g，五加皮 30 g，艾叶 60 g，苦参 20 g，忍冬藤 60 g，透骨草 30 g 组成。方中豨莶草、五加皮祛风胜湿，通痹止痛；红花活血化瘀；没药、鸡血藤助红花活血通络，祛瘀止痛；艾叶温经散寒；苦参燥湿；忍冬藤清热通络；透骨草引诸药直达病所，更好地发挥祛风通络作用。诸药合用，有祛风除湿、活血化瘀、通络止痛之效。

（三）中成药治疗

中成药具有便于携带、使用方便等特点，用于临床治疗依从性强。近年来的许多相关研究证明，应用中成药治疗糖尿病周围神经病变能取得较为满意的疗效。

糖脉康颗粒 由黄芪、生地黄、丹参、赤芍、牛膝、麦冬、黄精等药物组成，具有养阴清热、活血化瘀、益气固肾的功效。临床观察糖脉康颗粒治疗糖尿病周围神经病变的疗效，结果显示，在常规西药治疗的基础上，加用糖脉康颗粒治疗糖尿病周围神经病变，能明显改善症状，且能降低血脂和糖化血红蛋白水平，研究证实糖脉康颗粒可扩张血管、调节血管张力，降低血黏度，改善微循环及血流，消除自由基，减少神经元损伤，对神经损伤具有好的保护作用。

消渴通脉胶囊 由黄芪、水蛭、当归尾、赤白芍、川芎、鸡血藤、桃仁、红花、蜈蚣、桂枝、川牛膝、伸筋草、苏木、没药、地鳖虫、炙甘草等药物组成。方中黄芪性甘温，能益气补虚损，助活血，使气旺血行，祛瘀而不伤正，助诸药周行全身，使血行四肢，瘀通荣至，诸症得解。水蛭、当归尾、赤白芍、川芎、鸡血藤、桃仁、红花、蜈蚣，养血活血通络，通达四肢；尤其选用水蛭一药，破血逐瘀，长于透络，又专入血分，功力虽猛，但不伤正。桂枝性温芳香，通达一身之阳，温经通脉；川牛膝益肝肾、强腰膝引药下行；伸筋草、苏木舒筋通络；没药、地鳖虫活血止痛，炙甘草调和诸药。诸药合用，可达益气活血、舒筋通络之功效。消渴通脉胶囊可明显改善糖尿病周围神经病变患者的临床症状，有效降低血浆内皮素含量，增加一氧化氮含量，同时可改善血流变及神经传导速度，从而达到改善患者临床症状的目的。

通脉降糖胶囊 由黄芪、太子参、玄参、葛根、山药、苍术、冬葵果、黄连、丹参、水蛭、生地黄等药组成，主要功能为益气健脾、养阴清热、活血通络。其中水蛭、丹参可活血化瘀、疏通经络，黄芪、生地黄益气养血，以培补中焦生化之源。诸药相伍，既可培土而化痰湿，又可活血而通瘀滞，该药对气阴两虚、脉络瘀阻所致的糖尿病周围神经病变，在改善血液流变学，改善神经缺血缺氧，提高神经传导速度，改善肢体麻木疼痛、感觉减退等症状方面有较满意的疗效。同时通脉降糖胶囊还可以降低患者的血脂水平，减少高脂血症对血管的损坏，增强对血管的保护作用，进一步改善周围血液循环，起到对糖尿病神经病变的防治作用。

津力达颗粒 由人参、黄精、麦冬、葛根、苍术、佩兰、丹参、苦参等药物组成，以络病理论指导组方，创立运脾生津新治则，着重从脾论治，以益气养阴、健脾运津为主，清热化湿、活血通络为辅。其主要成分人参治脾气不足；黄精滋养固摄脾阴；麦冬、苦参养阴生精；葛根清热生津，又能助脾升清；苍术、佩兰化湿；丹参活血化瘀。治脾诸法并行，脾气健运，才能输布到全身各个脏腑组织以营养四肢。临床观察津力达颗粒对糖尿病周围神经病变患者的疗效结果显示津力达颗粒能改善患者症状以及神经传导速度，有效降低神经症状和体征评分，总有效率达 91.7%，并可通过升高一氧化氮水平，起到保护内皮功能的作用，对防治糖尿病及其心血管并发症有积极意义。

糖络通胶囊 由水蛭、白芥子、黄连、延胡索、玄参、西洋参、当归等药物组成，方中白芥子化痰散滞，祛除皮里膜外之痰；水蛭活血化瘀，长于搜逐络中瘀邪。二者共为君药，使痰化瘀散，经络通利，全身之气血津液也随之流通。再以玄参养阴，少量黄连清热，西洋参益气以治其本，再以延胡索、当归活血止痛等兼治其标。

芪归糖痛宁颗粒 由黄芪、当归、生地黄、延胡索、葛根、鸡血藤、威灵仙等组成。方中黄芪大补脾胃元气，令气旺血行、瘀去络通；当归甘以缓之，故专能补血，辛以散之，故又能行血，补中有动，行中有补，化瘀不伤血，二者同用，治本为主，共为君药。葛根升阳、生津止渴；生地黄清热凉血，养阴生津，助黄芪、当归益气活血生津，为臣药。鸡血藤活血补血，延胡索辛散活血、行气、止痛，共为佐药。威灵仙祛风通络、散瘀止痛，能通行十二经脉，有使药物直达病变所在之功，可为使药之用。诸药合用，气血同治，标本兼收，具有益气养阴、活血通络之功。用于治疗糖尿病周围神经病变所出现的四肢麻木、疼痛、感觉迟钝、酸困、肌肤甲错等证。

复荣通脉胶囊 主要由水蛭、地龙、全蝎、黄芪、当归、玄参、葛根、穿山甲、忍冬藤、川牛膝、甘草等组成。方中水蛭破血逐瘀，直通血脉，为君药；地龙、全蝎解毒通络，为臣药；黄芪、当归有补气养血活血之功，同时防止君、臣峻烈伤正；玄参、葛根、穿山甲滋阴活血，以消燥热，行凝血；何首乌养心安神，通络祛风，为佐药；川牛膝引药性下行，兼有活血化瘀之性，甘草调和诸药兼解毒，为使药。诸药合用，共奏破血通络、益气养阴、安神止痛之功。现代药理研究表明，水蛭可与血浆中游离的凝血酶结合，还可中和与纤维蛋白结合的凝血酶，从而发挥其抗凝血作用；地龙可降低血液黏稠度，改善微循环。研究表明复荣通脉胶囊治疗糖尿病周围神经病变，可明显改善临床症状，加快正中神经及腓神经感觉神经传导速度。

糖脂康胶囊 由生地黄、知母、黄芪、党参、枸杞子、桑寄生、当归、红花、川芎、水蛭、鸡血藤、木瓜、天花粉组成。方中以生地黄、川芎、红花、水蛭、鸡血藤为主药，以活血祛痰，破瘀通络；辅以黄芪、党参益气，黄芪性甘微温，能益气补虚损，以助活血之力，使气旺血行，祛瘀而不伤正；当归有补血活血，调经止痛之功；佐以天花粉、知母滋阴清热；木瓜、枸杞子、桑寄生补肝肾，强筋骨，舒筋活络。诸药合用，共奏滋阴活血、益气通络之效。临床观察糖脂康胶囊治疗糖尿病性周围神经病变的疗效及安全性，结果显示糖脂康胶囊能明显改善患者临床症状、血液流变学指标及神经传导速度状态，无明显毒不良反应，总有效率达 80.5%，疗效满意。

银丹心脑通软胶囊 银丹心脑通软胶囊由银杏叶、丹参、灯盏细辛、三七、山楂、绞股蓝、大蒜、天然冰片等中药配伍组成。方中银杏叶、灯盏细辛、丹参、三七等具有改善血液流变学异常、扩张血管、改善微循环以增加周围组织血流量、抑制血小板凝集的作用；天然冰片具有抗炎性损伤功效；绞股蓝具有较强的抗氧化作用，对缺血的周围组织具有明显的保护作用，此外还具有抗血栓功能；山楂可扩张血管，配合大蒜也可软化血管改善周围血管的血流量。临床研究显示，银丹心脑通软胶囊联合甲钴胺能够有效地改善糖尿病周围神经病变患者的症状和体征，具有提高神经传导速度、促进神经功能恢复、优化动作电位平均幅度、改善微循环、抗血小板凝集、降低血黏度、改善血流动力学的作用。

第六节 糖尿病肾病

糖尿病肾病（DN）又称糖尿病肾脏疾病（DKD），是糖尿病常见的并发症，其发病率随着糖尿病患病率增高也日益增高，2009 年至 2012 年我国 2 型糖尿病患者的糖尿病肾病患病率在社区患者中为 30%～50%，在住院患者中为 40% 左右，现已成为引起终末期肾病（ESRD）的首要病因。糖尿病肾病起病隐匿，起病初期无明显临床症状，一旦进入大量蛋白尿期，则进展至 ESRD 的速度为其他肾脏病变的 14 倍。因此，早诊断、早治疗对于糖尿病肾病预防及延缓糖尿病肾病的发生发展以及提高糖尿病患者的存活率、生活质量具有重要意义。

一、糖尿病肾病的概念及流行病学概况

糖尿病肾病的自然病程为渐进性，从无蛋白尿开始，经微量白蛋白尿、显性蛋白尿，最终发展为终末期肾病。2 型糖尿病中糖尿病肾病发生率为 20%，严重性仅次于心脑血管病。美国 1996 年资料显示，在终末期肾衰竭（ESRF）患者中，糖尿病肾病占 36.39%，居首位。在老年 2 型糖尿病患者中 50% 有糖尿病肾病，是 1 型糖尿病的 8 倍。1997 年中国糖尿病肾病患者约占全世界总 ESRF 患者

的5%，目前这个数字还在升高，一些资料表明已上升到16%。1型糖尿病患者约有40%死于糖尿病肾病尿毒症。微量白蛋白尿（MAU）发生率为18%～32%，亚洲10个国家为39.8%；中国MAU发生率高达40.0%，临床蛋白尿发生率为18.8%。有糖尿病10～20年的患者，糖尿病肾病的发生率为30%～50%。1型糖尿病的患者且病程（15.3±1.1）年可出现肾功能不全，患病20年以上50%～80%的患者可罹患，其中45%的患者在55岁之前死于尿毒症或心脏病。当患者出现临床蛋白尿的症状，约7年内有50%进入终末期肾病阶段，其中多数需要做肾透析或肾移植治疗。2型糖尿病20～40岁患者中，病程在10年以内有3%、10～20年有50%、20～25年有50%～60%出现临床糖尿病肾病，其中，糖尿病肾病的患者有66%死于尿毒症。在美国60%的2型糖尿病肾功能不全患者中有35%进行肾移植。糖尿病肾病的死亡率为非糖尿病患者的两倍。在欧美、日本等国家因糖尿病肾病行肾移植者占肾移植总人数的第二位。

二、糖尿病肾病的病因与发病机制

糖尿病肾病的病理改变为肾小球肥大、细胞外基质（ECM）积聚、基底膜增厚，导致弥漫性或结节性肾小球硬化和肾衰竭。血糖异常与糖尿病微血管并发症的发生和发展密切相关。前瞻性研究表明，微量白蛋白尿的患者平均血压水平较无蛋白尿的患者明显升高，这提示高血压在糖尿病肾病的发病机制中发挥了重要作用。但发病机制复杂，至今尚未完全阐明，涉及遗传因素、糖代谢紊乱、血流动力学改变、炎症介质、细胞因子等多种因素环节。

三、糖尿病肾病的中医认识

糖尿病肾病相当于中医学消渴并发或伴发水肿、尿浊、关格等症，其病因病机复杂，主要观点如下。

（一）先天禀赋不足、久病消渴及劳伤太过是糖尿病肾病发生的主要病因

《灵枢》《医贯》等古籍阐述了糖尿病肾病的发生与先天禀赋不足的关系，提出脏腑柔弱是导致糖尿病肾病的关键因素。先天禀赋不足、脏腑柔弱是导致糖尿病肾病的内在因素。五脏之中，肾为先天之本，主封藏，肾中精气亏虚，阴精不能滋养濡润其他脏腑，遂出现口燥作渴、精微下泄。《圣济总录》载："消渴……久则渗漏脂膏，脱耗精液，下流胞中，与水液浑浊，随小便利下膏凝。"文中所提的"久"字可以明确说明本病是因病久后才出现，所以"久病"成为糖尿病肾病出现的重要因素。正常人的饮食通过脾胃的运化转输，输注于各脏腑。如若长期饮食不节、饥饱无度、恣食肥甘厚腻，使脾胃正常运化转输功能受损，运化输布失职，则致食积化热、灼伤津液。当脾胃损伤，后天之精化生不足，脏腑失养，加之先天之精匮乏，则使肾失封藏、精微丢失，进一步引起湿从中生，导致湿浊、痰浊等病理产物的产生，而糖尿病肾病的形成也与长期情志不舒、肝气郁结有关。郁久化热，热盛化火，火热之邪上灼肺阴，中耗胃津，下消肾阴，甚者扰动肾关，肾之封藏之职受损，使精微流失于下而发为糖尿病肾病。

（二）气阴两虚、脾肾亏虚是发病之本

糖尿病肾病的发病机制按照"阴虚→气阴两虚→阴阳两虚"这一规律发展，但贯穿疾病发展全过

程的关键是气阴两虚。

脾为气血生化之源，不论是多食甘美、饮食失节还是情志刺激、暴怒伤肝等，都会使脾胃受损，脾虚失其健运，不能转输水谷精微，精浊不分，统摄无权，反而随尿液排出，则出现尿浊、尿甜。脾虚日久及肾，肾气亏虚，失于封藏，精关不固，精微下泄随小便排出而形成尿浊（蛋白尿）。蛋白尿的出现，是糖尿病肾病临床诊断的标志。消渴日久，累及阳气，肾阳虚弱，失其主水之职，不能蒸腾，气化失常，膀胱开阖不利，水道不畅，故水湿潴留而泛溢肌肤，则出现水肿等症状。水肿的出现常是糖尿病肾病病情加重的重要标志。同时，先天禀赋不足，是糖尿病肾病重要的内在因素，而肾为先天之本，先天之病，当责之于肾。在糖尿病肾病的漫长发展过程中，先天禀赋不足，后天脾胃受损，容易导致糖尿病肾病。糖尿病肾病伤津耗气日久又伤及脾肾，导致脾肾更加亏虚，阴损及阳，最终导致肾阴阳俱虚证。疾病由脾累及肾时，疾病已经很严重。《秘传证治要诀及类方》云："三消久而小便不臭，反作甜气，在溺桶中滚涌，更有浮在溺面如猪脂，此精不禁，真元竭矣。"此时阴阳气血俱虚，这也符合糖尿病肾病由轻转重，由浅入深，"五脏之伤，穷必及肾"的慢性演变过程，也符合中医"久病及肾"的病变规律。

（三）瘀血痰浊内阻为其标实

在脾肾虚损基础上伴有瘀浊内阻是导致糖尿病肾病发生发展的重要因素。糖尿病肾病日久，阴损及阳或后天之精化生不足，可导致阳虚，在此基础上，又可生成瘀血、痰浊、湿浊等病理产物，在虚实夹杂的情况下，病变过程更加复杂。

瘀血痰浊既是水液代谢障碍而产生的病理产物，又是致病因素。痰湿的产生是由于脾虚不能运化水湿，肾虚不能蒸腾气化、输布津液，津凝、水阻导致痰浊潴留，痰湿黏滞，致病缠绵难愈，遂成为糖尿病肾病不易蠲除之因。消渴日久损及阳气，阳虚寒凝则血瘀；"脾为生痰之源，肺为贮痰之器"，肺朝百脉，痰阻脉道，血行不畅而致血瘀，故曰"久病多瘀"；久病必虚，气为血之帅，气虚不能推动血液运行而为血瘀；阴虚火旺则煎熬津液，血行艰涩而为瘀。同时，痰湿与瘀血可以互为因果，相互影响，若治疗不当，痰瘀互结会越来越重，病情也会逐渐加重。

根据叶天士"经主气，络主血""初为气结在经，久则血伤入络""久病入络"之理论，认为糖尿病肾病是因消渴日久不愈，病邪伤及肾之络脉而致。吴以岭等指出肾之脉络从结构上相当于肾小球微血管，符合"络病"学说中"脉络"的概念，认为气阴两虚是糖尿病肾病的发病基础；络脉瘀阻、津凝痰聚是糖尿病肾病的病理环节；络息成积是糖尿病肾病的病理改变。

有研究认为糖尿病肾病到了中晚期，患者普遍存在浊毒内停、气血损伤的病机，肾脏的"脏真之气"严重受损，单纯补肾填精已难达治疗目的，应重视益气养血、和胃泄浊解毒治法，泄浊毒、护胃气可保肾元，通过调后天来达到补先天的目的。有学者认为糖尿病肾病的病机是气阴不足，经脉失于濡养，久则由虚致瘀，而成肾络瘀阻。病变晚期，正虚邪实贯穿始终，"虚、瘀、浊、毒"相互兼夹，弥漫三焦，以致虚实并见，寒热错杂，缠绵难愈，形成"浊毒、溺毒、瘀毒"之顽症。

吕仁和提出糖尿病肾病"微型癥瘕"病理假说，认为糖尿病肾病的发生发展，实际上是糖尿病治不得法，迁延不愈，伤阴耗气，痰、郁、热、瘀互相胶结，积聚于肾之络脉，形成微型癥瘕，即由瘕聚渐成癥积的过程。正气亏虚为肾生癥瘕之因，痰热郁瘀互结为肾生癥瘕之关键。临证时应抓住"微型癥瘕"这一共性病理环节，及早治疗，在辨证施治的基础上，强化活血化瘀、软坚散结治法，以阻止"微型癥瘕"的形成，阻止瘕聚不断发展成癥积。为糖尿病肾病的治疗提供了新的思路。

糖尿病肾病是慢性进行性损害，痰瘀贯穿其整个病程。在早期，热邪伤阴耗气，致使气阴两伤，经脉失养，且久遭熏灼，使经脉不和，络脉瘀阻，阴虚内热，炼液成痰，水液代谢失常，痰湿内停；至中期，气血逆流，肌肤充血，血脉不活，痰瘀互结，阴损及阳，阳虚水泛，后天中焦受损，脾虚湿困，运化失常，不能升清而精微下注，痰湿内停，加之血瘀阻络，痰瘀互结更损肾络；晚期时，气血阴阳俱虚，水湿内停，肾元虚损，气机逆乱，痰湿瘀血互结，浊毒内留，三焦闭塞，五脏受累，中焦失和，不能交通上下，终成关格。

长期的临床研究表明：糖尿病肾病多因消渴日久伤及脾肾，脾肾阴阳两伤，痰浊瘀血阻络而成。糖尿病肾病临床多表现为虚实夹杂，这与其病性本虚标实有关，虚则以脾肾亏虚为本，实则以痰浊、痰湿、血瘀为标，且贯穿糖尿病肾病整个发展过程。

综上所述，糖尿病肾病属糖尿病的并发症，其病因与先天禀赋不足、饮食不节、情志失调、劳倦太过等密切相关。病位在肾，涉及五脏六腑。其病机为本虚标实之证，本虚为气阴两虚、脾肾气虚、五脏气血阴阳俱虚；实为血瘀、痰浊、水湿、浊毒等。临床多虚实互见，其发展规律为：燥热伤津耗气→阴虚或气虚→气阴两虚→阴损及阳，阴阳两虚，而瘀血、水湿、痰浊等标证贯穿糖尿病肾病整个发展过程。由此，可以看到其中医病机演变特点：消渴日久，在气虚、阴虚、阳虚等本虚的基础上，血瘀、痰浊贯穿疾病始终，肾络微型癥瘕形成，虚实夹杂，伴随疾病发展，肾元虚损，气血不足，浊毒内留。

四、糖尿病肾病的诊断

糖尿病所致的肾脏损害可以累及整个肾脏，从肾小球、肾血管直至间质，导致不同的病理改变和临床表现。临床一旦出现蛋白尿，肾功能减退进展迅速，大部分患者合并有心血管疾病、糖尿病眼底病变和神经病变等。因此，糖尿病肾病的诊断必须是综合性的，离不开临床、病理、免疫病理分析以及对其他并发症的全面评估。

（一）糖尿病肾病 Mogensen 临床分期

Mogensen 对 1 型糖尿病性肾病分为 5 期，并得到了公认。同时被认为可适用于 2 型糖尿病性肾病。为糖尿病肾病的诊断和早期预测提供了依据。

1. Ⅰ期（高滤过期或肾小球功能亢进期）

肾脏体积增大、肾小球滤过率增加、肌酐清除率增加。随高血糖及其他代谢异常得到纠正，部分患者的病理生理改变可以恢复。肾脏体积增大与否可进行 CT 或 B 超检测。本期病变的肾脏体积比正常人大 20%，测定 MAG 多为阴性，此期无病理组织学损害。

2. Ⅱ期（静息期）

肾小球基底膜增厚，肾小球系膜区扩张；肾脏体积增大，肾小球高滤压仍然存在，尿白蛋白排泄率（UAE）正常；UAE $<$ 20 μg/mim 或 $<$ 30 mg/24 h，UAE $>$ 30 μg/min 易发展为临床糖尿病肾病；GFR $>$ 150 mL/min（高于正常）；血压一般在正常范围。

3. Ⅲ期（隐性期即早期糖尿病肾病）

肾小球基底膜（GBM）和系膜基质增加更为明显，UAE 持续在 20～200μg/min（相当于 30～300 mg/24 h）；肾小球滤过率开始下降，接近正常（130 mL/min）；1 型糖尿病出现微量白蛋白尿 2～5

年，血压开始轻度升高；血压> 140/90 mmHg 是一个明显的标志。通过降低血压可减少 UAE 的排泄。

4. Ⅳ期（临床糖尿病肾病期或显性糖尿病肾病期）

（1）蛋白尿：开始出现间歇性蛋白尿，病情控制欠佳或劳动后逐渐呈持续性增多。当 UAE > 200 μg/min 或持续 UAE > 0.5 g/d，表明肾小球病变进一步加重。随着尿蛋白的丢失，出现低蛋白血症，表现出典型的糖尿病肾病“三联征”即 UAE > 3.0 g/24 h、水肿、高血压。

（2）肾性高血压：此类高血压表现为高血容量、低肾素、低醛固酮。有效控制高血压可延缓向糖尿病肾终末期进度。

（3）肾小球滤过率降低：肾小球滤过率呈进行性降低，而 UAER 并不减少。

（4）肾功能与 GFR 进行性降低呈正相关：当体内肾素 – 血管紧张素 – 醛固酮系统受抑制，体液潴留，出现水肿（开始眼睑水肿，继则波及全身），严重水肿可致低蛋白血症以致浆膜腔积液。

5. Ⅴ期（肾衰竭期或终末期肾衰）

氮质血症为本期的开始，随着含氮物质在体内蓄积，GFR 进一步降低，尿蛋白增加，水肿、高血压等临床症状逐渐加重，相继出现肾性贫血、肾性骨营养不良、代谢性酸中毒以致尿毒症性脑功能障碍。最后常因尿毒症性昏迷、继发感染、心功能不全、脑血管病而死亡。

（二）临床分期及各期临床病理特征

早期：肾脏体积增大，肾小球滤过率升高，连续三次检测有微量白蛋白尿（30～300 mg/24 h）。部分患者可有高血压，但缺乏肾小球病变的临床症状及体征。病理表现为肾小球肥大、肾小管肥大、肾小球系膜基质增宽及肾小球基膜增厚，间质血管可有透明变性。

中期：尿白蛋白持续> 300 mg/24 h 和（或）尿蛋白定量> 0.5 g/24 h，GFR 正常或开始下降，大部分患者血清肌酐维持正常，大多数患者出现高血压、水肿。病理表现为肾小球肥大，系膜区明显增宽，基质增加，GBM 弥漫增厚，少细胞的 K–W（Kimmelstiel–Wilson）结节形成，球囊滴，纤维蛋白帽，毛细血管袢微血管瘤；肾小管基膜增厚，肾小管上皮可有空泡变性；间质动脉透明变性及动脉硬化。根据肾小球系膜病变特点，可将糖尿病肾病分为 2 个病理类型：①弥漫性肾小球硬化症：表现为系膜基质弥漫增多，GBM 增厚。②结节性肾小球硬化症：在弥漫性肾小球硬化症病变基础上，出现 K–W 结节。

晚期：患者出现氮质血症、水肿及高血压加重，同时合并有其他微血管病变，包括眼底病变、冠心病、脑血管病变及大血管病变等。病理检查可见肾小球废弃较多，未废弃的肾小球可表现为结节样或系膜增生样病变，小管间质病变加重，血管透明变性多见。

五、糖尿病肾病的西医治疗

（一）改变不良生活方式

合理控制体重、糖尿病饮食、戒烟及适当运动等。

（二）营养

推荐蛋白摄入量约 0.8 g/（kg · d），过高的蛋白摄入［如> 1.3 g/（kg · d）］与蛋白尿升高、肾功能下降、心血管及死亡风险增加有关，低于0.8 g/（kg·d）的蛋白摄入并不能延缓糖尿病肾病的进展，已开始透析的患者蛋白摄入量可适当增加。我国2型糖尿病伴白蛋白尿患者维生素D水平较低，补充维生素D或激活维生素D受体可降低UACR，但能否延缓糖尿病肾病进展尚有争议。蛋白质来源应以优质动物蛋白为主，必要时可补充复方α-酮酸制剂。

（三）控制血糖

有效的降糖治疗可延缓糖尿病肾病的发生和进展，推荐所有糖尿病肾病患者进行合理的降糖治疗。有研究显示，SGLT2抑制剂有降糖之外的肾脏保护作用，GLP-1受体激动剂亦可能延缓糖尿病肾病进展。部分口服降糖药物需要根据肾脏损害程度相应调整剂量。肾功能不全的患者可优选从肾脏排泄较少的降糖药，严重肾功能不全患者宜采用胰岛素治疗。

（四）控制血压

合理的降压治疗可延缓糖尿病肾病的发生和进展，推荐＞18岁的非妊娠糖尿病患者血压应控制在140/90 mmHg以下。对伴有白蛋白尿的患者，血压控制在130/80 mmHg以下可能获益更多。舒张压不宜低于70 mmHg，老年患者舒张压不宜低于60 mmHg。对糖尿病伴高血压且UACR＞300 mg/g或eGFR＜60 mL/（min·1.73 m^2）的患者，强烈推荐ACEI或ARB类药物治疗。对于这类患者，ACEI/ARB类药物不仅可以减少心血管事件，而且可以延缓肾病进展，包括终末期肾病的发生。对伴高血压且UACR 30～300 mg/g的糖尿病患者，推荐首选ACEI或ARB类药物治疗。对于这些患者，ACEI/ARB类药物可延缓蛋白尿进展和减少心血管事件，但减少终末期肾病发生的证据不足。对不伴高血压但UACR≥30 mg/g的糖尿病患者，使用ACEI或ARB类药物可延缓蛋白尿进展，但尚无证据显示ACEI/ARB可带来肾脏终点事件（如终末期肾病）获益。有研究显示使用双倍剂量的ACEI/ARB类药物，可能获益更多。治疗期间应定期随访UACR、血清肌酐、血钾水平，调整治疗方案。用药2个月内血清肌酐升高幅度＞30%常常提示肾缺血，应停用ACEI/ARB类药物。临床研究显示在血清肌酐≤265 μmol/L（3.0 mg/dL）的患者应用ACEI/ARB类药物是安全的。血清肌酐＞265 μmol/L时应用ACEI/ARB类药物是否有肾脏获益尚存争议。对不伴高血压、尿UACR和eGFR正常的糖尿病患者，ACEI/ARB不能延缓肾病进展，且可能增加心血管风险，故不推荐使用ACEI或ARB类药物进行糖尿病肾病预防。ACEI和ARB对糖尿病肾病的作用类似，考虑到高钾血症和eGFR迅速下降风险，不推荐联合使用ACEI和ARB类药物。醛固酮受体拮抗剂可降低尿蛋白、延缓eGFR下降，但其存在升高血钾风险，且是否有肾脏终点事件获益尚需进一步验证。微循环扩张剂、抗纤维化类药物、中药提取物对糖尿病肾病的长期作用有待验证。

（五）透析治疗和移植

当eGFR＜60 mL/（min·1.73 m^2）时，应评估并治疗潜在的慢性肾脏病并发症；eGFR＜30 mL/（min·1.73 m^2）时，应积极咨询肾脏专科医生，评估是否应当接受肾脏替代治疗。透析方式包括腹膜透析和血液透析，有条件的患者可行肾移植。

（六）纠正血脂异常

同前“糖尿病合并血脂紊乱”。

六、糖尿病肾病的中医治疗

（一）辨证分型治疗

结合西医糖尿病肾病早中晚分期的临床表现，医家总结了糖尿病肾病的发展趋势是气阴两虚（肺胃阴虚、肝肾阴虚、肾气不固）—阳气亏虚（脾阳不振、脾肾气虚、脾肾阳虚）—阴阳两虚（肾阳亏虚、血瘀水停、阳虚水泛、浊阴上逆），其中，痰浊瘀血可伴随疾病的整个发展过程。

中药成方常以滋补肾阴肾阳的方剂为主，如六味地黄丸、金匮肾气丸、济生肾气丸、玉液汤等方加减，兼有气阴两虚者加生脉散；若出现脾失健运、胃纳失常辨以虚实，则以参苓白术散、黄连温胆汤或旋覆代赭汤加减；在治疗水肿明显时则选方多以健脾行水的方剂，如实脾饮、五苓散、真武汤、猪苓汤等方加减；临床若持续蛋白尿，而水肿明显时则选水陆二仙丹加减，以塞因塞用；当血瘀明显时，则加用抵挡汤加减或运用虫类药以搜风剔络。

（二）临床组方特点

根据糖尿病肾病的临床表现和病因病机，用药以补益为主，益气养阴药多选用如生黄芪、人参、山药、太子参、西洋参、炒白术、麦冬、沙参、玉竹、天花粉等；滋补肝脾肾的药物则用黄精、枸杞、杜仲、牛膝、山茱萸、女贞子、旱莲草、冬虫夏草、何首乌等；温补肾阳的药物则多以熟附子、肉桂、淫羊藿为主；活血药则灵活选用，根据辨证选用活血养血如当归、丹参等；活血通络药则用虫类为主如水蛭、地龙等；活血破积药则选用三棱、莪术、鬼箭羽等；活血行气药则选用川芎、郁金、大黄等；活血利水如益母草、丹皮、赤芍等；治疗临床蛋白尿选药多用芡实、金樱子、五味子等收敛兼有补益作用的收涩药；治疗水肿则以健脾渗湿利水药，如茯苓、猪苓、薏苡仁、泽泻、泽兰、大腹皮、桑白皮等。

（三）中医名家治疗经验

林兰认为糖尿病肾病始终贯穿三大病理要素：虚、水、瘀，且三者相互交织，虚（脾虚、肾虚）为本，水（停积体内）瘀（瘀于脉络）为标，本虚标实，正邪纷争，寒热互见。将糖尿病肾病分为8型：肺胃两虚型（Ⅰ、Ⅱ期），以补肺汤和益胃汤加减；心脾两虚型（Ⅱ、Ⅲ期），以人参归脾汤加减；脾肾气虚型（Ⅲ、Ⅳ期），以六君子汤合六味地黄汤加减；肝肾阴虚型（继发肾性高血压），以杞菊地黄汤加减；脾阳不振、水湿潴留型（Ⅳ、Ⅴ期），以实脾饮加减；肾阳亏虚、水湿泛滥型（Ⅴ期），以苓桂术甘汤和真武汤加减；阳虚水泛、浊毒上逆型（尿毒症），以大黄附子汤加味；肝肾阴竭、虚风内动型（肾脑综合征），以羚角钩藤汤加减。

时振声认为糖尿病肾病以虚为本，辨证分4型：①气阴两虚型，方选参芪地黄汤加减，偏气虚者用五子衍宗丸加人参、黄芪，偏阴虚者用大补元煎加减；②脾肾气虚型，方选水陆二仙丹合芡实合剂加减，亦可用补中益气汤加减治疗；③肝肾阴虚型，方选归芍地黄汤、六味地黄汤合二至丸加减；④阴阳两虚型，方选桂附地黄汤、济生肾气汤、大补元煎加减。

程益春治疗本病把有水肿者分2型：①脾肾阳虚型，用实脾饮以健脾温肾、利水消肿；②心肾阳虚型，用苓桂术甘汤加味以温肾强心、化气利水。无水肿者也分2型：①阴虚阳亢型，用杞菊地黄汤加味以滋阴潜阳、重镇安神；②脾虚胃逆型，用四君子汤合二陈汤加味以益气健脾、和胃降逆。

黄春林总结本病的证型变化规律是以肾虚、气阴两虚为基础，归纳为6种证型：①气阴两虚证以生脉散合六味地黄汤加减；②阴虚阳亢证以杞菊地黄汤加减；③肾虚血瘀证以六味地黄汤合桃红四物汤加减；④脾肾两虚证以附桂八味汤合香砂六君子汤加减；⑤阳虚水泛证以附桂八味汤合五苓散加减；⑥肾虚关格证以大黄附子合陈夏六君子汤加减。

高彦彬等将本病分为3型：①肝肾气阴两虚型，治以滋补肝肾，益气养阴，兼以活血，药用生地黄、枸杞子、山茱萸、太子参、玄参、葛根、丹参、天花粉；②脾肾气阳两虚型，治以补益脾肾，利水消肿，兼以活血，药用党参、黄芪、猪苓、茯苓、淫羊藿、细生地黄、泽泻、泽兰、木瓜、丹参；③心肾气阳两虚型，治以益气养心，通阳利水，兼以活血，药用人参、麦冬、五味子、桂枝、猪苓、茯苓、泽泻、葶苈子、丹参。

郭连川将本病分为5型：①脾肾阳虚型，治以温阳健脾，利水消肿，益气固摄，药用制附子、炮姜、白术、茯苓、山药、芡实、五味子、黄芪、扁豆、赤小豆；②肝肾阴虚型，治以壮水制火，活血利水；③气阴两虚型，治以补气健脾，滋阴养血，佐以活血；④阴阳两虚型，治以育阴温阳，补益元气；⑤瘀血内阻型，治以益气养阴，活血补血。

孙伟等参照丹麦学者Mogensen提出糖尿病肾病3期分法：①微量蛋白尿期，此期以阴虚燥热为主，可用人参白虎汤合消渴方加减。②临床糖尿病肾病期，此期以湿瘀阴伤为主，方宜用知柏地黄丸合桃红四物汤加减。③肾功能不全氮质血症期，此期以肾虚湿热、湿毒内蕴为主要病机，方用真武汤合二陈汤加减。

刘启庭根据糖尿病肾病的病因病机将其分为3型。刘启庭认为糖尿病肾病病机特点是早期阴虚为本，涉及肝肾；后期阴损及阳，脾肾阳虚；晚期肾体受损，肾阳衰败，浊毒内停，而致气血阴阳俱虚，脏腑功能严重失调，而气虚血瘀则贯穿本病的始终。具体分型：①肝肾气阴两虚，湿瘀内阻，症见口干多饮，尿频量多，头晕腰酸，神疲乏力，口咽干燥，视物模糊，或见四肢麻木疼痛，舌质暗红，少津苔白，脉弦细数。多用芪蛭二黄汤加减（黄芪、水蛭、大黄、黄连、玉米须、黄精、山茱萸、太子参、天花粉、麦冬、地骨皮、益母草）。②脾肾阳虚，气血双亏，症见倦怠乏力，头晕失眠，面色萎黄或苍白无华，纳呆便溏或见颜面及双下肢轻度水肿，舌质暗，苔白，脉沉细。多用参芪附黄汤加减（人参、黄芪、附子、大黄、玉米须、茯苓、蚕茧、肉桂、水蛭、益母草、当归）。③阳虚水泛，浊阴上逆，气血阴阳俱虚，症见精神萎靡不振，嗜睡，面黄晦暗，胸闷纳呆，恶心呕吐，肢冷怯寒，全身水肿，尿少便溏，舌质暗淡，舌体胖嫩，苔白腻，脉沉细无力。多用济生肾气丸加猪苓、附子、蚕茧、续断、玉米须、益母草、泽兰、丹参。

吕仁和的"本虚定证型，邪实定证候"观点。吕仁和认为糖尿病临床分期的提出既要便于临床具体操作，又要与国际分期良好接轨，所以在参考丹麦学者Mogensen糖尿病肾病分期意见的基础上根据糖尿病肾病各期证候表现和不同病机特点，分为早中晚三期，并在分期的基础上提出"本虚定证型，邪实定证候"的观点。①早期本虚3型、标实6候。本虚证：阴虚型（气虚、阴虚证同见），治以益气养阴，固肾培元；阳虚型（气虚、阳虚证同见），治以温阳益气，培元固肾；阴阳俱虚型（气虚、阴虚、阳虚同见），治以滋阴助阳，固肾培元。标实证：血瘀证，治以活血化瘀，散结通络；气滞证，治以理气解郁；痰湿证，治以化痰除湿；热结证，治以清泄热结；湿热证，治以清热化湿；郁热证，治以清解郁热。②中期分为本虚3型（同早期），标实8候（早期6候加水湿证和停饮证）。水湿证，治以利水渗湿；停饮证，治以通阳化饮。③晚期分为本虚3型（同早期），标实12候（中期8候加湿浊内留证、浊毒动血证、肝风内动证、浊毒伤神证）。湿浊内留证，治以泄浊和胃化湿；浊毒动血证，治以凉血宁血；肝风内动证，治以解痉息风；浊毒伤神证，治以泄浊解毒，醒神开窍。气阴虚损多用黄精、生地黄、二至丸、增液汤、地骨皮等；阳气不足水泛多用黄芪、红参、附子、猪苓、苍术等；阴阳两虚多用党参、生地黄、虫草、红参、黄芪；痰浊郁阻多用平胃散合茵陈蒿汤加味等；湿热下注多用四妙散加味；水湿泛溢多用苓桂术甘汤；肝风内动用当归补血汤加木瓜、白芍、生甘草、钩藤等；浊毒伤血用广角地黄汤送服三七粉。

第七节　糖尿病心脏病

糖尿病合并心脏病是糖尿病过程中最严重的并发症和主要死因之一，具有发病率高、进展速度快、预后差、死亡率高等特点。1999 年美国心脏病协会（AHA）提出："糖尿病是一种心血管疾病"，与美国糖尿病学会（ADA）组成糖尿病心血管疾病防治联盟；2001 年美国国家胆固醇教育计划成人治疗指南Ⅲ（NCEP-ATP Ⅲ）指出糖尿病是冠状动脉粥样硬化性心脏病（冠心病）的等危症，需要强化抗动脉粥样硬化治疗，该观点已得到 ADA 及中华医学会糖尿病分会（CDS）的认同。

一、糖尿病合并心脏病的概念及流行病学概况

（一）糖尿病冠心病

根据世界卫生组织 2014 年的报道，冠心病（CHD）是人类的主要死因之一，每年造成 700 多万人死亡。糖尿病是冠心病的主要危险因素。2016 年全球糖尿病的患病率为 9%，预计将在 2030 年成为第七大死亡原因。糖尿病为公认的诱发心血管疾病的重要危险因素，近年来发病率呈逐年增长趋势。与非糖尿病患者相比，糖尿病患者诱发心血管疾病的发生率相对更高，使患有冠心病的风险增加 2～4 倍。研究中诊断冠心病的方法不同，糖尿病中冠心病的发生率相差很大，最高达 55%，非糖尿病人群在 2%～4%。糖尿病患者死亡率，在非糖尿病患者中较男性高 2.2 倍，较女性高 4.7 倍。2015 年科威特的一项报告显示女性糖尿病患者发生冠心病的风险更高，中国 2018 年新的横断面研究也证实女性糖尿病患者发生非致命性冠心病的风险（11.3%）较男性糖尿病患者（10.6%）高。2015 年中国的一项横断面调查显示 28.6% 的糖尿病住院患者患有冠心病。

糖尿病伴冠心病时，冠状动脉粥样硬化更为广泛、严重，左心功能障碍及心脏事件发生率高，预后更差。糖尿病伴有冠心病患者的首发症状可能就是急性心肌梗死，甚至是猝死。研究提示，糖尿病伴冠心病患者与没有冠心病的糖尿病患者心肌梗死的发生率相似。糖尿病患者 7 年间首次心肌梗死或死亡的发生率为 20%，而非糖尿病患者为 3.5%；发生再梗或心血管死亡事件在糖尿病组为 48%。糖尿病心律失常率、心力衰竭率、休克率分别为 25.33%、42.67%、15.33%，而非糖尿病组分别为 8.0%、16.0%、4.67%。目前公认糖尿病是冠心病的等危症。

（二）糖尿病心肌病

随着糖尿病病程的进展，糖尿病并发症增加，心血管并发症包括：冠心病、心房颤动、心力衰竭、心源性猝死等。根据并发的心血管疾病不同，临床表现各异，心力衰竭是常见临床表现之一。1973 年 Rubler 首次提出了糖尿病心肌病这一诊断，而后流行病学、临床及实验研究均证实了糖尿病心

肌病的存在，并认识到糖尿病是心力衰竭的常见原因。

Framingham 心脏研究显示，男性糖尿病心力衰竭的发病率是同年龄非糖尿病者的 2.4 倍，在控制高血压、血脂及冠心病等因素后，这种关系依然持续存在。其他人群中的研究也得出类似的结论。来自社区的 1 型糖尿病及 2 型糖尿病患者高达 40%～60% 存在舒张功能异常。丹麦 2014 年的调查中显示 1 型糖尿病患者心肌功能障碍的患病率为 15.5%（LVEF ＜ 45%时为 1.7%，舒张功能障碍的证据为 14.4%）。2016 年挪威的一项研究显示使用现代强化胰岛素治疗的 1 型糖尿病儿童和青少年，尽管疾病持续时间短，但仍具有舒张期心肌功能降低的超声心动图迹，而收缩功能没有受到影响。另一项与体重相匹配的非糖尿病对照组进行的横截面比较研究中利用超声心动图评估 2 型糖尿病中明确的糖尿病性心肌病发现有 11% 的 2 型糖尿病患者被诊断为显著心肌病，两组收缩功能相似，而糖尿病组舒张功能明显受损。在 1 型糖尿病中，舒张功能障碍较收缩功能障碍更为常见。北京医院一组资料提示 51 例老年糖尿病患者中有 68.6% 出现心力衰竭，而对照组仅为 31.6%。另一项研究提示年龄在 45～74 岁患者中，男性糖尿病患者心力衰竭的发生率为年龄相匹配的正常对照组的 2 倍，而女性糖尿病心力衰竭发生率是正常对照组的 5 倍，30% 以上的糖尿病患者死于心力衰竭。临床研究提示，舒张性心力衰竭患者与收缩性心力衰竭者死亡率相似。

二、糖尿病合并心脏病的病因与发病机制

（一）糖尿病冠心病

1. 高血糖症

高血糖可以通过糖基化氧化、蛋白激酶 C 激活等过程对组织造成损害。动脉硬化形成过程中单核细胞向内皮黏附与内皮下迁移是很重要的启动机制。高血糖激活细胞核因子 κB（NF-κB），增加内皮细胞、单核细胞及平滑肌细胞不同基因的表达，包括黏附分子，后者促进单核细胞向内皮的黏附，导致血管收缩、白细胞黏附、血小板激活，发生有丝分裂、血栓形成、血管炎症，最终加速动脉粥样硬化的发展。在一定条件下，高血糖症可通过葡萄糖自氧化、糖基化末端产物形成和多元醇通路激活等机制诱导产生氧化应激。另外，脂代谢紊乱和 NADPH 氧化酶及内皮型一氧化氮合酶的激活均会诱导氧化应激的产生。蛋白质及脂质在高浓度葡萄糖环境中产生 AGEs 及小分子量物质，引起过氧化物增加，调节血管细胞壁细胞的表达。氧化应激可使机体功能产生异常进而促使糖尿病心血管并发症的发生，如内皮细胞功能紊乱、动脉粥样硬化等。

2. 胰岛素分泌异常

胰岛素的蛋白质由一条 A 链、一条 B 链及一条 C 肽组成，其受体（胰岛素抵抗）是由两个 α 亚单位和两个 β 亚单位组成的异聚体，这些亚单位之间由二硫键以 β-α-α-β 的形式相连，其 α 亚单位位于细胞外，为受体与配体结合的位点，而 β 亚单位含有跨膜结构域以及细胞内结构域，其细胞内结构域拥有细胞内酪氨酸酶活性，与信号传递有关。

胰岛素抵抗是心血管疾病的危险因素。胰岛素抵抗是胰岛素促进葡萄糖摄取和利用的生物反应下降，进而刺激胰岛 β 细胞释放过多的胰岛素，从而引发高胰岛素血症的状态。腹型肥胖及胰岛素抵抗患者血脂代谢异常的特点是脂蛋白 B（Apo B）及低密度脂蛋白胆固醇升高。高密度脂蛋白胆固醇及甘油三酯水平升高为临床特点，可增加心血管疾病危险程度。胰岛素抵抗与血脂、脂蛋白代谢异常存在着

一定的正相关性，当胰岛素抵抗进展加剧时，血脂代谢异常亦加剧。同时作为胰岛素抵抗的一项代偿机制——高胰岛素血症，可以提高机体内肝脏酯酶的活性，将高密度脂蛋白胆固醇分解成小颗粒的低密度脂蛋白，从而在整体上降低高密度脂蛋白胆固醇的浓度。因此，胰岛素与脂代谢异常可共同加速冠心病的发生。胰岛素抵抗刺激内皮细胞损伤、刺激平滑肌细胞的增生、引起凝血功能异常。另一方面，研究发现，胰岛素还可增加心力衰竭患者的病死率。对心力衰竭患者的比较研究发现其一年生存率分别为：非糖尿病患者为 89%、非胰岛素治疗的糖尿病患者为 85.8%、而用胰岛素治疗的仅为 62.1%。

3. 脂代谢异常

2 型糖尿病患者脂蛋白代谢异常主要表现为高甘油三酯、高低密度脂蛋白胆固醇和低高密度脂蛋白胆固醇。在健康人群中研究发现，无论是小的或大的低密度脂蛋白均与动脉粥样硬化及心血管疾病相关。在 2 型糖尿病患者群中调查发现，低密度脂蛋白水平不比非糖尿病患者明显高，但小而密的低密度脂蛋白浓度升高。糖尿病使脂蛋白糖化与氧化，脂蛋白表面成分改变，并易沉积在血液循环中形成免疫复合物，在异常的低密度脂蛋白作用下，加速单核细胞转变为巨噬细胞和泡沫细胞，并在动脉壁沉积，形成动脉粥样硬化斑块。脂肪组织的过度释放和骨骼肌的摄取减少，使循环中的游离脂肪酸水平升高，肝脏通过增加极低密度脂蛋白的产生和胆固醇酯的合成而影响循环中自身脂肪酸的量，从而使富含甘油三酯的蛋白质产物增加，经脂蛋白酯清除减少，引起高甘油三酯血症。血高密度脂蛋白胆固醇降低和甘油三酯升高，同时伴高低密度脂蛋白胆固醇血症是冠心病的决定性危险因素，其意义大于单纯血总胆固醇及低密度脂蛋白胆固醇升高。

4. 高血压

糖尿病患者中 75% 的心血管疾病的发生与高血压有关。2 型糖尿病患者高血压的患病率明显高于非糖尿病人群。高糖血症增加肾小球滤过率，刺激近曲小管对钠的重吸收，高胰岛素血症也增加钠的回吸收。高血压会导致心、脑、肾等器官的功能或器质性损害，引发心、脑血管病变，随着病程的发展，细小动脉渐渐发生硬化，形成粥样硬化斑块和血栓。高血压伴糖尿病患者血管功能状态及肾素－血管紧张素－醛固酮系统指标变化较大，存在血管功能方面的异常。高血压加剧了糖尿病心血管的损害，对靶器官的损伤更为明显。

5. 自主神经病变

糖尿病患者心血管自主神经病变的发病率明显增高，表现为心率调节障碍及冠脉血流动力学改变等一系列异常表现。早期为心率变异性（HRV）降低，心脏的副交感神经功能减低或交感神经活性增强，导致致命性心律失常发作。糖尿病自主神经病变的发生与年龄及糖尿病的类型无关，血糖控制不良是发病的重要因素，强化治疗可能延缓自主神经病变的发生与发展。部分患者表现为体位性低血压，从仰卧位变为直立时，收缩压下降＞ 30 mmHg 或舒张压下降＞ 10 mmHg。由于心脏传入神经纤维功能障碍及痛阈的改变，心脏缺血时常无胸痛发作，即使发生心肌梗死也可无胸痛症状，因此容易造成漏诊或误诊，延误治疗，使死亡率增加。

6. 其他因素

糖尿病时血小板功能及凝血功能异常，可引起纤溶功能障碍、血小板聚集增加、冠状动脉血流储备降低等。胰岛素抵抗的增加，内皮素－1（ET－1）活性增高，氧化低密度脂蛋白胆固醇的生成增加，同时其他内皮衍生的缩血管和血管收缩物质的产生，以上多个因素都不同程度地参与了冠状动脉粥样硬化斑块的发生，并为斑块不稳定的驱动因素。内皮细胞释放的细胞因子可减少血管平滑肌细胞胶原的合成，同时增加基质蛋白酶的产生，使胶原分解，斑块纤维帽变薄，容易发生斑块破裂出血，触发血栓形成，最终导致冠脉事件发生。

（二）糖尿病性心肌病变

糖尿病心肌病的发病机制尚不清楚，可能包括高血糖及胰岛素抵抗，心肌细胞代谢异常，离子失衡，结构蛋白改变，小动脉及微动脉病变引起心肌缺血、缺氧，氧化应激及肾素-血管紧张素系统激活等多种机制的作用，继而引起心肌营养障碍及心肌间质纤维化等改变。

1. 高血糖与胰岛素抵抗

高血糖可以引起微血管内皮细胞及心肌细胞的异常，导致舒张功能异常。高血糖是糖尿病并发症发生与发展的主要决定因素。高血糖时可以引起多种生化改变，包括心肌细胞内的非酶糖分解、蛋白激酶C（PKC）激活及游离脂肪酸代谢等多种生化变化。糖尿病时胰岛素抵抗和持续的高血糖可增加二酰基甘油的合成，进而激活PKC，而高血糖状态下的高氧化应激可增强PKC的活性。PKC是糖尿病时促使正常心肌发生病变的重要媒介，且心肌损伤的程度与其活性呈正性相关。除高血糖外，2型糖尿病患者还患有高胰岛素血症及高脂血症，包括糖转运障碍，心肌对脂肪酸摄取增加及钙摄取的改变，这些改变导致血管及心肌的结构改变。由于胰岛素的相对缺乏，蛋白质的合成相对减少，细胞利用葡萄糖的能力障碍，引起脂肪的氧化增加，以提供能量供应，而脂肪在氧化过程中所产生的代谢产物抑制细胞内酶的活性，导致细胞内钙离子增加，引起心肌细胞的收缩与舒张功能障碍。

2. 代谢底物改变

正常情况下心脏能量代谢的底物包括游离脂肪酸、葡萄糖及乳酸，非应急状态下70%的能量来自游离脂肪酸，而应急时转为以葡萄糖为主，游离脂肪酸的代谢效率较葡萄糖低，产生相同的ATP时需要更多的氧气。糖尿病心肌代谢底物的改变与能量代谢改变在其发病机制中起重要作用。心脏游离脂肪酸的摄取增加超过其代谢速率，会引起心肌游离脂肪酸的堆积；脂质的代谢产物可以引起心肌细胞凋亡增加，从而引发心肌功能异常。问题是这些代谢底物改变是否与糖尿病的心肌功能异常相关。胰岛素治疗有两个重要的作用，首先是逆转了心肌细胞内的脂肪中毒，其次是糖的利用增加。最新研究发现，在糖尿病鼠模型中心肌游离脂肪酸利用增加时氧耗量增加，因而，糖尿病时心肌的效率降低。心肌效率的下降使得糖尿病心脏在心肌缺血或再灌注时容易发生血流动力学应激反应，而此时心肌氧耗与ATP的产生的匹配异常重要。对人体的研究也支持以上观点：糖尿病患者游离脂肪酸的摄取增加，血浆游离脂肪酸浓度升高，心肌氧耗增加。

3. Ca^{2+}失衡

细胞内Ca^{2+}在心肌细胞收缩中起重要作用，心肌细胞内的Ca^{2+}是通过细胞膜上的电压依赖性L型Ca^{2+}通道调节肌浆网内钙离子的释放到胞浆中，然后弥散到收缩蛋白部位，引起一系列的反应，发生心肌细胞收缩，随后通过细胞膜$Na^{+}-Ca^{2+}$交换及膜ATP酶使Ca^{2+}恢复到舒张水平。糖尿病心肌细胞Ca^{2+}外流降低，Ca^{2+}通过$Na^{+}-Ca^{2+}$交换增加，使肌浆网$Na^{+}-Ca^{2+}$交换的速度受抑制。Ca^{2+}交换受损引起糖尿病心脏功能受损。

4. 肾素-血管紧张素系统激活

肾素-血管紧张素系统（RAS）的激活在糖尿病心肌病中的作用已被充分认识。已知糖尿病者心脏的血管紧张素Ⅱ受体及mRNA的表达增加。RAS的激活可以引起糖尿病心脏氧化应激反应增加，心肌细胞及内皮细胞凋亡与坏死。当糖尿病导致RAS活化后，心肌局部存在的血管紧张素原可通过经典和旁路途径转变为 Ang Ⅱ，后者参与心脏非心肌细胞成分的重建，介导心脏成纤维细胞增生的连锁反应，显著地促进糖尿病性心肌病变合成。以往研究已证实，Ang Ⅱ作为 RAS 的主要介质，可引起心肌间质重构，参与糖尿病性心肌病变的发病过程。阻断 RAS 可以降低钙超负荷及减轻氧化应激反应，对糖尿病动物的心脏具有保护作用。在动物实验中，卡托普利治疗 4 个月可以预防糖尿病鼠收缩压及冠脉灌注压升高，以及心肌间质和周围血管纤维化的发生。依那普利可以使心肌糖化正常化，并降低左心室壁的僵硬度，这些作用部分与抗氧化作用有关。

5. 氧化应激

活性氧（ROS）在糖尿病心肌病的发生和发展中起重要作用。当 ROS 的产生与降解失衡导致增加时，ROS 会引起细胞损伤或细胞功能异常。已知 1 型糖尿病与 2 型糖尿病患者均存在 ROS 的产生增加。ROS 主要在线粒体中产生，糖尿病时来自线粒体的 ROS 增加。ROS 的产生增加影响细胞信号传递从而导致细胞死亡，并且与细胞凋亡也有关。ROS 导致心肌细胞的死亡增加可能促进心肌的异常重构，引起与糖尿病心肌病有关的特征性的形态与功能改变。除此之外，ROS 还通过其他途径引起心脏功能异常，如增强由于高血糖引起的蛋白酶 C 同工酶的激活，增加 AGEs 产生等。使用不同血糖梯度培养心肌细胞发现，细胞凋亡程度与血糖浓度成正比，高血糖通过活性氧诱导氧化应激，引起基因表达异常，改变信号传递，激活程序化的心肌细胞死亡途径，通过抗氧化剂或凋亡信号途径的特异性抑制剂抑制心肌细胞死亡，可以明显阻止糖尿病的心脏毒性。研究发现，蛋白激酶 C（PKC）-ε 在心肌中的特异性表达能抑制线粒体凋亡相关蛋白及细胞色素 C 的释放，抑制凋亡信号，减少氧化应激，PKC-ε 激动剂可改善心脏功能。

（三）糖尿病自主神经病变

糖尿病神经病变的发病机制十分复杂，具体机制尚不清楚。其中涉及血糖控制情况、糖尿病病程影响、年龄相关的神经元退变，以及其他因素如血压、血脂水平等多种因素的相互作用，而高血糖是神经病变病理过程的始动因素。研究表明高糖毒性及受损的胰岛素信号与其他危险因素的相互作用，可通过激活细胞多种信号途径而影响细胞代谢活动。此种病理变化可导致神经纤维的节段性脱髓鞘改变、沃勒变性、微血管病变等结构性病变，同时可引起背根神经节神经元凋亡，最终出现有髓鞘及无髓鞘的神经纤维的缺失。

三、糖尿病合并心脏病的中医认识

病位在心和脉，与脾、肾关系最为密切，属中医学“消渴心痛”“消渴胸痹”“消渴心络痹”范畴，有心痛、胸痹、心悸、怔忡等症状，并明确提出糖尿病心脏病中医病名为“消渴心病”。近年来，中医学对糖尿病心脏病病机的认识进入了一个新阶段，其病机理论有了诸多新进展，主要观点如下。

（一）气阴两虚是糖尿病心脏病的病理基础

糖尿病心脏病是随着糖尿病病程的迁延而逐渐发生、发展的。气阴两虚是糖尿病与糖尿病之脉积胸痹的共同病机，且两者互为因果。《灵枢·五变》载“五脏皆柔弱者，善病消瘅”，“怒则气上逆，胸中蓄积，血气逆留，髋皮充肌，血脉不行，转而为热，热则消肌肤，故为消瘅”，表明脏腑虚弱，血脉不行，善发糖尿病，而该病始发时，五脏受累，血脉不行。气阴两虚是糖尿病心脏病的始动因素：一是气虚生痰，气虚则气化不利，津液生成、输布、代谢失常，水湿停聚而成痰湿，痰湿阻滞脉络，发为糖尿病心脏病；二是阴虚化瘀，阴虚火旺，清气化浊，炼津（液）为痰，久而化瘀，瘀阻脉络；三是气阴两虚，气不行血，血行瘀滞，阴虚津少，津不生血，脉络不濡，血虚血瘀而致糖尿病心脏病。总之，糖尿病心脏病是在糖尿病日久气阴两虚的病理基础上，以虚致实，虚实夹杂为患，终致心用失常而发生的。

（二）痰瘀互结是糖尿病心脏病发生发展的关键环节

痰、瘀是糖尿病心脏病发病的关键病理因素。痰的生成乃由糖尿病日久，气虚生痰，阴虚灼津成痰，痰邪侵淫脉络，蕴久化热侵害脉络；瘀则为糖尿病日久，气阴两虚，气不行血，阴虚血少，血液凝滞，瘀血内生，瘀久不消，瘀阻脉络。《血证论》云“瘀血发渴，瘀血去则不渴”，表明血瘀可促进糖尿病的进展。另外，糖尿病日久，气阴两虚，正气亏虚，外邪入侵与痰瘀互结，内外焦灼，发生糖尿病心脏病之急性病变，其中外邪既可以是外感六淫也可以是糖毒、脂毒、烟毒、浊毒等现代所提出的病理因素。有学术观点认为，无形之痰与瘀血互相胶结于心之络脉是糖尿病心脏病早期心内微型癥积的病理基础，而因痰瘀同源、痰瘀互生互化，故痰瘀内阻贯穿糖尿病心脏病发生、发展的始终。

（三）心络痹阻是糖尿病心脏病的表现形式

中医认为，糖尿病心脏病基本病理改变为心络脉微型癥积逐渐形成心络病变，并发为胸痹，表现形式为心络痹阻。此处心络包含循经心脏的“经络”之络和“脉络”之络，经络之络是经脉支横别出的分支部分的统称，脉络之络指血脉的分支部分亦称血络。心络病变发为真心痛，如《诸病源候论》所载“心为诸脏主而藏神，其正经不可伤，伤之而痛为真心痛，朝发夕死，夕发朝死”；“若伤心之支别脉络而痛者，则乍间乍盛，休作有时也”。糖尿病心络病变之络脉微型癥积源于有形之邪与无形之邪：一是有形之邪留滞不去，积滞成块，结为癥瘕，闭阻脉络，发为胸痹，如《丹溪心法要诀》云“积者有形之邪，或食、或痰、或血，积滞成块”,《血证论·瘀血》言“瘀血在经络脏腑间，则结为癥瘕”；二是有形之邪随血妄行，阻闭脉络，气机逆乱，发为胸痹，中阻心肺，心络痹阻，则出现胸闷气短，心悸喘促、自汗、面色苍白，胸前痹痛、痛则彻背等；三是无形之邪，痰瘀互结，携毒并行，弥漫脉络，血行失度，隐匿伏邪，数行善变，发为各种心脏及全身变证。

（四）情志不畅是糖尿病心脏病的重要诱因

糖尿病患者多有情志不畅的情况，而这也是糖尿病心脏病发病和病情加重的重要原因之一。一方面，情志不畅可以作为糖尿病的成因，如刘河间在《三消论》中写道“五志过极，皆从火化，热盛伤阴，致令消渴”；另一方面，情志不畅还可导致肝失疏泄，影响水液代谢和气血的运行，使痰浊内生，瘀血内阻，反过来加重气机的郁滞，形成恶性循环，使痰瘀郁互结于心脉，引发或加重糖尿病心脏病。因此，应充分重视情志因素在糖尿病心脏病发病的过程中的作用。

综上，糖尿病心脏病以“虚”为根本病机，其中气阴两虚是发病始动因素；以“热”为核心病机，痰瘀互结是发病关键环节；以“瘀”为影响因素，表现为心络痹阻。其发病与久病不愈，饮食不节，情志失调，内伤劳倦，年老体衰等因素有关，其病位在心，涉及肝、脾、肾诸脏腑。属本虚标实，虚实夹杂之病。气郁、痰浊、瘀血是其主要病理因素；气阴两虚，心脉痹阻是其基本病机。该病的病情若进一步发展，可致心气衰微，阴阳俱虚，甚至累及他脏，出现心肾虚衰，阴绝阳脱，阴阳离绝等危象。

四、糖尿病合并心脏病的诊断

（一）糖尿病冠心病

1. 临床表现

（1）心绞痛：是冠心病的常见临床表现，为劳力时出现的一过性胸闷、胸痛，发作时间常为数分钟，休息或口含硝酸甘油可以缓解，严重时可持续 10～20 分钟。稳定型心绞痛患者的发作诱因常较为相似。糖尿病患者可表现为心力衰竭、不典型的心绞痛，甚至无临床症状，易误诊漏诊。

（2）急性冠脉综合征（ACS）：临床表现为胸痛时间延长、程度加重、不容易缓解或诱因不明确等特点，为不稳定型心绞痛，如未能得到及时正确治疗可发展为急性 ST 段抬高型心肌梗死（STEMI），心电图表现为相应导联 ST 段抬高；部分患者无心电图表现，但血肌钙蛋白 T 或肌钙蛋白 I 升高，提示存在心肌细胞坏死，为急性非 ST 段抬高型心肌梗死（NSTEMI）。以上三种情况临床统称为急性冠脉综合征。

糖尿病患者发生心肌梗死的概率明显高于非糖尿病患者，且无痛性心肌梗死多出 30% 以上。急性心肌梗死发病前常先表现为不稳定型心绞痛，时间可长达数周或数天，甚至仅数小时。除急性心肌梗死的典型症状外，可有呕吐、恶心、呼吸困难、无力等非特异性症状。心电图变化不典型时应动态观察心电图变化及血清肌钙蛋白协助诊断。心梗后心律失常、心力衰竭、肺水肿及心源性休克的发生较非糖尿病患者多。

（3）心力衰竭：糖尿病急性心肌梗死患者由于心肌坏死可致心力衰竭出现，以收缩性心力衰竭为主。无心梗病史出现的心力衰竭可能与冠心病多部位心肌缺血有关。糖尿病患者由于心肌肥厚、心肌纤维间的间质纤维化及灶性心肌坏死、心肌内微血管基底膜增厚等，心肌存在缺氧，心室的顺应性降低，表现为收缩功能和（或）舒张功能障碍，早期以舒张性心力衰竭为主。

（4）猝死：糖尿病患者心梗后死亡率增加，但糖尿病对于心源性猝死的影响仍有争议。长期对大量患者的随访研究结果支持糖尿病与心源性猝死存在正相关。糖尿病患者出现包括心室颤动和猝死在内的心律失常发生率高，可能与以下因素有关：①动脉粥样硬化；②糖尿病微血管病变引起反射；③自主神经病变影响心脏电活动不稳定。以上因素共同作用导致了糖尿病心脏结构及功能异常。

2. 辅助检查

（1）心电图：可表现为一过性或持续性 ST 段压低、T 波倒置，也可出现心电图正常。陈旧性心肌梗死患者可有异常 Q 波存在。运动诱发心肌缺血表现为运动时心电图 ST 段压低、心绞痛等，与非糖尿病患者相似。

（2）超声心动图：可根据临床需要选择静态或运动负荷试验情况下超声心动图。冠心病伴糖尿病时心肌缺血或心肌梗死时存在不同程度的收缩性和（或）舒张性心功能异常，表现为室壁节段性运动异常、左心室内径扩大、射血分数降低、左室舒张速度下降等。多巴酚丁胺负荷超声心动图表现为心肌缺血患者远期心源性死亡危险增加。

（3）放射性核素检查：用 ^{99m}Tc 或 ^{201} 铊作为示踪剂进行单光子衍射心肌断层显像（SPECT）广泛应

用于判断心肌缺血及心脏功能状态。冠脉病变表现为心肌部分区域的核素放射性减低或缺损，包括运动试验、多巴酚丁胺负荷试验、ATP或腺苷负荷试验及双嘧达莫负荷试验等多种形式。SPECT提示存在心肌缺血的糖尿病患者均较非糖尿病冠心病患者远期预后差、死亡率高。通过放射性示踪剂标记交感神经或副交感神经类似物，SPECT或正电子发射计算机断层成像（PET）技术可用于早期、定量、定位诊断心血管自主神经病变。

（4）冠状动脉CT扫描造影：冠状动脉CT扫描（CTA）可判断冠脉血管病变程度、心室结构及心肌灌注和功能评价，也可了解主动脉及降主动脉的结构及钙化，对冠脉病变的判断有重要意义。糖尿病患者存在冠脉钙化者的心源性死亡及心梗发生较非糖尿病患者高。冠脉钙化积分＞400时，48%糖尿病患者有静息性心肌缺血存在；＞1000时，静息性心肌缺血者高达71%。冠脉钙化积分越高，发生冠心病事件的相对危险度也越大。轻度冠脉钙化积分（1～100）危险度为1.9；中度积分（100～400）危险度为4.3，重度积分（400～1000）及严重钙化积分（＞1000）相对危险度分别为7.2和10.8。无症状糖尿病患者中的高危患者若积分＞400者需进一步进行负荷核素心肌灌注显像，明确冠脉病变存在与否。

（5）心脏磁共振成像（CMR）：可以观察心脏的结构、舒缩功能状态、心肌灌注情况、心肌梗死后室壁瘤的形成，对判断心脏的结构及功能具有重要价值，其准确性优于超声心动图。通过注射对比剂可以观察心肌灌注及心肌血流储备，特别是与双嘧达莫药物负荷心肌灌注检查配合，可以检测心肌缺血的存在，进一步推断冠脉病变的部位延迟扫描，检测缺血心肌细胞结构受损的心肌组织，判断梗死的范围与透壁范围，为制定治疗措施和对判断预后有重要意义。

（6）选择性冠脉造影术：冠脉造影是诊断冠心病的“金标准”。通过桡动脉或股动脉穿刺经导管直接向冠脉内注射造影剂进行冠状动脉造影，明确冠状动脉的病变部位、狭窄程度、长度、钙化程度、血管远段血流情况及侧支循环血流存在与否等信息，结合药物试验可以研究冠脉生理功能。左室造影可以判断左室大小、收缩功能及二尖瓣反流情况。合并糖尿病的冠心病冠脉造影病变表现常为多支血管受累，多处弥漫性病变，对左室顺应性影响较大，表现为较明显的室壁节段性异常，出现左室室壁瘤、心力衰竭或射血分数较低。此外，左主干病变、远端小血管病变和完全闭塞发生率高。冠脉侧支循环的形成也相对减少，病变部位血管扩大能力下降。冠脉血管除了粥样硬化斑块更大外，斑块富含酯质，纤维帽薄，容易破裂出血，纤维化和钙化病变也多见。

（7）血管内超声（IVUS）：是将特殊的超声导管送到冠脉病变部位，对冠脉血管进行持续扫描，并连续记录图像。通过分析测量血管内径、粥样硬化斑块的大小及体积、斑块的成分、病变的长度等重要参数，获得最小血管内径及最小血管面积，可以弥补冠脉造影由于体位关系对病变判断影响的不足。冠脉介入治疗中，IVUS在左主干等复杂冠脉病变的介入治疗中有重要指导价值。

（8）冠脉血流储备分数（FFR）：是在冠脉内弹丸性注射或静脉持续注射腺苷或ATP，使冠脉微血管充分扩张，将一个特殊的压力导丝送到冠脉血管病变远端，测定冠脉病变以远的压力，通过计算与主动脉的压力比，判断远端血流情况。FFR为测定的病变远端的压力与理论上无冠脉病变时血流压力的比值，正常情况下应为1，当FFR≤0.75时表示血流显著下降，应行冠脉血运重建治疗。

（9）心脏自主神经检查：心血管自主神经病变（CAN）缺乏临床特异性表现，容易被糖尿病的其他临床症状所掩盖，可行心脏自主神经检查。心血管自主反射试验包括：①静息状态下R-R间距变异系数或HRV高频（HF）；②HRV极低频域分析；③HRV低频（LF）频域分析；④深呼吸时HRV分析：平卧位每分钟深呼吸6次，记录单次深呼吸及深呼吸时心电图，计算最大与最小的R-R间期，计算深吸与深呼时每分钟心率的差，正常人< 50 岁呼吸差> 15 次/分，> 60 岁者> 10 次/分，以小于 10 次/分为异常；⑤ 30/15（立/卧位心率改变）：立位后第 30 次与第 15 次心搏 R-R 间期比值，正常人≥ 1.03，糖尿病有自主神经病变时，特别是伴有迷走神经病变者，比值≤ 1.0；⑥乏氏动作（Valsalva 动作）比值：深呼吸后掩鼻闭口做呼气动作 15 秒，放松后再做自然呼吸 10 秒，过程中记录心电图，测定在乏氏动作后最大的 R-R 间期，并与乏氏动作时最小的 R-R 间期之比值，称之为乏氏动作反应指数。正常人反应比值≥ 1.21，以≤ 1.0 为异常。该比值是反映心血管自主神经功能异常的早期指标；⑦体位性低血压：从卧位起立时，如果收缩压下降> 30 mmHg，舒张压下降> 20 mmHg，为体位性低血压。糖尿病伴有自主神经功能异常者常见。

糖尿病患者以上指标≥ 3 项异常者可以诊断为心血管自主神经病变，特异性为 100%；≥ 2 项者诊断为临界心血管自主神经病变，特异性高达 98%；其中后 4 项为必要指标，必须有≥ 2 项异常者方能诊断。

3. 诊断

①诊断标准：糖尿病病史，年龄大于 40 岁；②有明显诱因，如劳累、情绪变化；③活动后出现典型的胸闷、胸痛症状，结合发作时心电图心肌缺血改变临床即可诊断。伴有糖尿病自主神经病变时，临床表现无症状或仅为胸闷、气短、心悸或乏力等；④心肌梗死可检测到心脏标志物肌钙蛋白 T 或肌钙蛋白 I、血清酶改变；⑤核素检查、冠脉 CTA、冠脉造影、心脏自主神经检查等可进一步明确。

（二）糖尿病心肌病

1. 临床表现

年轻的糖尿病患者在发病后 8 年出现心脏舒张性功能异常，而收缩性功能异常在发病后 18 年才出现。糖尿病心肌病的主要临床表现为心力衰竭，早期为舒张性心力衰竭，随着病程的进展，后期出现收缩性心力衰竭。

舒张性心力衰竭者可出现活动后胸闷、气短、运动耐力下降。应激时可以出现急性肺水肿，表现为呼吸困难、端坐呼吸、不能平卧、低氧血症；胸腔积液较收缩性心力衰竭更常见，老年人、女性、高血压、心房颤动患者更多见。

2. 体格检查

明显心力衰竭症状时可见呼吸困难、发绀、颈静脉充盈；肺水肿时肺部呼吸音减低，双肺可闻及干湿啰音，开始以下肺部明显，随着病程进展，全肺均可以出现，也可以有哮鸣音；早期心界大小正常，后期心脏扩大，心率增快，可闻及奔马律，心尖部可闻及收缩期杂音；肝大，下肢水肿，长期肝淤血可以导致肝硬化、胆汁淤积和黄疸。心力衰竭控制不好的患者还常常出现皮肤湿冷。

3. 辅助检查

（1）心电图：常规心电图无特殊性改变。患者或多或少可有心电图改变，可以为 R 波进展不良、室内传导阻滞或左束支传导阻滞。QRS 波增宽常提示预后不良。严重的左心室纤维化还可以出现病理性 Q 波，需除外心肌梗死。常见 ST 段压低和 T 波倒置。可见各类期前收缩、非持续性室速、心房颤动、传导阻滞等多种心律失常同时存在。

（2）生化：B 型脑钠肽（BNP）和 N-末端脑钠肽（NT-proBNP）对诊断心力衰竭具有重要意义。心腔内压力增高时，心室肌的 BNP 浓度增加，检测血中的 BNP 和 NT-proBNP 的浓度是判断左心室心功能不全和容量负荷过重的一个重要指标，后者与心力衰竭的严重程度较前者优。BNP > 100 pg/mL 对心力衰竭诊断有重要价值，特别是未经治疗的心力衰竭。

（3）X 线胸片：心脏大小多正常，特别是糖尿病心肌病的早期阶段，后期可出现心脏扩大；肺部有淤血、肺水肿、胸腔积液，舒张性心力衰竭时胸腔积液较收缩性心力衰竭时更为明显。

（4）超声心动图：糖尿病心肌病的早期表现为左心室壁增厚、左心室质量指数增加、与年龄相关的射血分数下降及舒张期左心室内径增加。二维超声心动图检查心脏收缩与舒张功能正常者，多普勒或组织多普勒成像技术能够发现总体收缩和舒张功能异常，可见运动时心脏的辨识性随着糖尿病病程的进展，出现休息时局部室壁运动障碍及整体收缩功能异常。

心肌舒张功能异常是指心脏在舒张期心肌的舒张能力异常。舒张功能异常原因包括心脏被动的心肌舒张顺应性降低，或者是心肌的主动舒张能力降低。超声心动图检查可以提供左室的大小、室壁运动幅度、整体射血分数、心脏瓣膜关闭与开启情况。当左心室收缩功能异常时，左心室整体或局限性室壁运动异常，左心室容积增加，射血分数降低。负荷超声心动图能够发现潜在的心肌缺血。

（5）放射性核素心室造影及心肌灌注显像：可以测定左室容积、心室快速充盈时间、等容舒张时间、快速充盈占整个舒张充盈的相对比例，但是不能评价心充盈舒张和充盈期左室压力和容积变化；能够测定左室射血分数、室壁运动幅度，明确室壁异常。

（6）磁共振成像：磁共振可以测定左室容积、射血分数、舒张功能及心肌血流灌注情况。对于判断心肌结构及功能较有优势。磁共振心肌检测可以测定左室心肌的旋转和移位。

（7）心导管检查：可以测定心腔内的压力及容积，还可以测定左室 dp/dt。测定左室充盈时间，是诊断心脏舒张功能的“金标准”，但具有一定的创伤性。舒张时间常数是目前舒张速率的唯一可靠方法。

4. 诊断

①糖尿病伴心悸、胸闷、气短、乏力、呼吸困难、发绀、水肿；②心电图改变：房室传导阻滞及室内传导阻滞、室性早搏、心房颤动、左心室扩大，或仅 ST 改变；③胸片显示心脏扩大、严重者肺淤血；④超声心动图提示左心室扩大，室壁运动减弱、消失或僵硬，心功能下降；⑤心功能检查示收缩前期（PEP）延长，左心室射血时间（LVET）及 PEP/LVET 比值增加；⑥除外其他器质性心肌病者。

五、糖尿病合并心脏病的西医治疗

糖尿病合并心脏病的治疗无特效药物，因此早期重在预防，通过生活方式干预，严格控制高血糖等危险因素，另外，积极寻找能够改善早期微循环病变的药物。

（一）改变生活方式

做好糖尿病患者教育，合理控制饮食，特别是超重和肥胖患者，应严格控制总摄入热量，减少脂肪摄入，以低脂肪饮食为主，戒烟限酒，增加体力活动等。

（二）糖尿病的治疗

作为心血管疾病独立危险因子，糖代谢紊乱对心血管疾病发生的促进作用已得到国内外多项研究的支持。糖尿病控制与并发症试验（DCCT）的研究表明，在 1 型糖尿病中，降低心血管疾病发生的重要环节为严格控制血糖。英国前瞻性糖尿病研究（UKPDS）表明糖化血红蛋白值是一个预测缺血性心肌病的指标，冠心病的危险性随着糖化血红蛋白增加 1% 而增加 10%，每下降 1%，糖尿病血管并发症事件的风险比及病死率都下降 21%。在降糖药物方面，包括双胍类、α-糖苷酶抑制剂、胰岛素增敏剂、磺脲类药物及胰岛素等，对糖尿病性冠心病的药物选择，更倾向于双胍类和α-糖苷酶抑制剂这两类，因为它们会改善胰岛素抵抗，从而改善血管内皮功能，起到保护心脏的作用。磺脲类药物在降糖过程中未见增加心血管病死亡率。胰岛素的使用在防治动脉粥样硬化中能起积极抗炎症和抗血栓形成作用。新型的糖尿病治疗药物即二肽基肽酶抑制剂（DPP-4）不仅有较好的降糖效果，还有改善心室重构、改善心肌代谢、减少心肌梗死面积等作用。在降糖药物的选择上，应避免一些有可能增加糖尿病心脏病发病风险的药物，如噻唑烷二酮类可引起水钠潴留而增加细胞外容量，包括血容量，可能会增加引起心力衰竭的风险，因此应避免使用。对合并心血管病变的患者控制血糖过程中要特别强调防止低血糖发生，因低血糖发生易加重心脑供能不足现象，有诱发心、脑血管意外的危险。

（三）控制高血压

UKPDS研究表明，糖尿病伴高血压者，收缩压每下降10 mmHg，心血管并发症可明显减少24%～56%，心肌梗死的发生降低21%。随机临床研究证实降压治疗使收缩压＜140 mmHg和舒张压＜90 mmHg可使糖尿病患者的冠心病事件明显减少。2型糖尿病患者降压目标为：收缩压＜130 mmHg和舒张压＜80 mmHg。若有蛋白尿、肾功能减退者，收缩压＜125 mmHg和舒张压＜75 mmHg。药物的干预包括ACEI、ARB、β受体阻滞剂、利尿剂、钙通道阻滞剂。由于使用短效降压药时24小时内血压波动较大，而血压波动是导致靶器官损害的重要因素，所以，一般主张选用长效降压药。在降压药物的选择上，糖尿病患者起始或早期使用肾素-血管紧张素（RAS）抑制剂降压治疗会带来益处，ACEI类药物及ARB类药物对糖尿病心血管疾病有一定的保护作用，对无症状的糖尿病患者，能改善舒张功能障碍的超声心动图参数。作为糖尿病患者首选的降压药物，这两类药可降低心血管事件的发生率。

（四）降脂治疗

2型糖尿病有明显的血脂异常，表现为血清甘油三酯升高，高密度脂蛋白胆固醇降低，小而密的低密度脂蛋白增高等。研究发现降低血胆固醇可使心血管病死亡率降低42%，使冠心病突发事件减少55%。多项指南均建议，糖尿病是冠心病的危症，降低低密度脂蛋白胆固醇是治疗的首要目标。降脂目标为：甘油三酯＜1.7 mmol/L，高密度脂蛋白（男）＞1.2 mmol/L，高密度脂蛋白（女）＞1.4 mmol/L，低密度脂蛋白胆固醇＜2.6 mmol/L。糖尿病患者为改善血脂，推荐生活方式干预，主要包括：减轻体重（如有指征）：减少饱和脂肪、反式脂肪和胆固醇的摄入；增加n-3脂肪酸、膳食纤维、植物固醇/甾醇的摄入；增加体力活动。生活方式的改变是治疗的重要步骤，调脂治疗也可减少糖尿病合并心血管病。降脂药有他汀类和贝特类，他汀类抑制胆固醇合成，因此可降低血清总胆固醇、低密度脂蛋白、甘油三酯，升高高密度脂蛋白胆固醇；贝特类可降低血清甘油三酯、极低密度脂蛋白、低密度脂蛋白、小而密的低密度脂蛋白，升高高密度脂蛋白胆固醇。烟酸虽有全面调脂作用，但它可增加胰岛素抵抗，有升血糖的作用，一般不用于糖尿病患者。所有年龄≥40岁的糖尿病患者除生活方式治疗外，应考虑给予中等强度他汀类治疗。高危患者如合并心脏病变或有心血管事件史的临床研究，已证实更积极的大剂量他汀类治疗可显著减少事件的进一步发生。因此，推荐心血管风险增加［如低密度脂蛋白胆固醇≥100 mg/dL（2.6 mmol/L）、高血压、吸烟、蛋白尿和早发冠心病家族史］或有冠心病的患者给予大剂量他汀类治疗。对于同时伴有低密度脂蛋白胆固醇和甘油三酯升高的糖尿病患者，应选用大剂量他汀类药物，可取得中等疗效，又可避免联合应用贝特类药物的不良反应，但对于甘油三酯≥ 11.3 mmol/L 的严重高甘油三酯血脂的患者，必须严格限制饮食中脂肪的含量，并配合贝特类降脂药物治疗，以避免发生胰腺炎。

（五）抗血小板聚集和活化药物

阿司匹林在一级预防和二级预防中均对糖尿病患者有心脏保护的作用。一般推荐用量为：75～150 mg/d。

（六）糖尿病伴急性心肌梗死

可进行溶栓治疗（发病后 6 小时内的效果最佳），但其预后较非糖尿病患者的急性心肌梗死差，其原因可能与糖尿病急性心肌梗死患者冠脉病变范围较广泛有关。

（七）糖尿病合并心力衰竭

治疗与一般心力衰竭原则相同，包括扩血管、利尿、强心等。

六、糖尿病合并心脏病的中医治疗

西医治疗糖尿病合并心脏病，首先是积极治疗原发病糖尿病，严格控制血糖，纠正糖代谢紊乱；其次是对高血压、高脂血症、高凝状态及肥胖等其他心血管危险因素的控制；最后是针对心血管具体病情所采取的对症治疗。近年来，在中医整体观念指导下，中医药治疗糖尿病合并心脏病取得较大进展。

（一）辨证分型治疗

辨证分型治疗具有较强的针对性和灵活性，是最能体现中医辨证论治理念的治疗方式，适应个体化治疗的需求，临床疗效满意。糖尿病心脏病的中医辨证分型目前尚不统一，然都未偏离本病气阴两虚、心脉瘀阻的基本病机；多数医家采用辨病与辨证相结合的形式，针对糖尿病合并心脏病的不同临床类型分别做了分型论治，以更加科学准确地反映疾病特点，贴合临床实际。现综合各医家观点，列述如下。

1. 糖尿病冠心病

气滞血瘀证　症状：胸闷憋气，郁闷善叹息，头晕目眩，心烦易怒，两胁刺痛，痛引肩背，发无定时，每于情志不遂而加重，舌淡红或暗红，苔薄白或薄黄，脉弦或弦数。治法：疏肝理气，宣痹止痛。方药：血府逐瘀汤加减；方组为生地黄、当归、桃仁、红花、枳壳、赤芍、柴胡、桔梗、川芎、牛膝、甘草。

痰瘀互结证　症状：心胸疼痛，引及肩背，胸闷气短，头晕倦怠，肢体重着，舌体胖质暗淡，苔白腻，脉弦滑。治法：燥湿化痰，活血通痹。方药：温胆汤合失笑散加减；方组为半夏、茯苓、陈皮、枳壳、竹茹、生蒲黄、五灵脂、红花、赤芍、白芍、生甘草。

寒凝血瘀证　症状：心胸疼痛，甚则胸痛彻背，四肢厥逆，胸闷气短，舌紫暗，苔薄白，脉沉迟或结代。治法：通阳宣痹，化瘀止痛。方药：瓜蒌薤白半夏汤合丹参饮加减；方组为全瓜蒌、薤白、桂枝、半夏、芍药、生姜、丹参、白檀香、甘草。

阴虚血瘀证 症状：心胸作痛，痛引肩背，心悸怔忡，失眠口干，五心烦热，舌质嫩红、边有瘀点，苔少，脉细数或结、代。治法：滋阴活血，宣痹止痛。方药：一贯煎合桃红四物汤加减；方组为北沙参、麦冬、当归、生地黄、枸杞子、川楝子、桃仁、红花、川芎、白芍。

气阴两虚证 症状：胸闷胸痛不舒，心悸气短，自汗乏力，口干少津，舌暗红，脉虚细。治法：益气养阴通痹。方药：生脉散、二至丸合失笑散加减。五味子、麦冬、人参、女贞子、旱莲草、五灵脂、蒲黄。

2. 糖尿病心肌病

气虚血瘀证 症状：胸闷自汗，气短懒言，倦怠乏力，舌体胖大，舌质暗淡，苔薄白，脉细涩。治法：益气健脾，活血化瘀。方药：归脾汤加减；方组为人参、黄芪、白术、茯苓、当归、丹参、远志、枣仁、郁金、木香、大枣、甘草。

气阴两虚证 症状：心悸气短，自汗乏力，胸闷不舒，咽干思饮，舌暗红，少苔，脉虚细。治法：补心气，养心阴。方药：生脉散加减；方组为人参、麦冬、五味子、生黄芪、当归、玄参、生地黄、赤芍、郁金、丹参。

心肾阳衰证 症状：胸闷憋气，心悸怔忡，气喘不得卧，大汗淋漓，四肢厥冷，头晕目眩，甚则晕厥，尿少身肿，唇舌紫暗或有瘀斑，苔白，脉沉细。治法：温阳利水。方药：真武汤加减；方组为炮附子、炒白术、茯苓、赤芍、丹参、郁金、党参、车前子、泽泻、苏木、桂枝、干姜。

3. 糖尿病心脏自主神经病变

阴虚血瘀证 症状：心悸怔忡，五心烦热，失眠多梦，口干舌燥，耳鸣腰酸，舌质暗红，少苔，脉细或结代。治法：滋阴活血。方药：参麦味地黄汤合四物汤加减；方组为人参、生黄芪、麦冬、五味子、山萸肉、丹皮、生地黄、赤芍、白芍、当归、知母、甘草。

心脾两虚证 症状：心悸怔忡，心中空虚，失眠健忘，体倦乏力，面色萎黄，唇甲色淡，舌淡，脉虚细或细数。治法：益气补血，健脾养心。方药：归脾汤加减；方组为人参、黄芪、白术、炙甘草、茯神、远志、枣仁、龙眼肉、当归、木香。

（二）中成药治疗

糖心宁胶囊 由黄芪、天花粉、山茱萸、荔枝核、石菖蒲、黄连、葛根、人参、水蛭、山药等中药组成，针对糖尿病性冠心病气阴两虚血瘀病机而设，具有益气养阴、活血化瘀的功效。临床研究表明，糖心宁胶囊能显著降低糖尿病合并冠心病患者空腹血糖及24小时尿糖定量水平，降低纠正脂质代谢紊乱，减轻血液高黏滞状态，纠正循环障碍，明显改善患者胸闷、胸痛、气短等心肌供血不足症状和异常心电图，具有扩张冠状动脉、改善心肌缺血等作用。

糖心保胶囊 由西洋参、猪苓、藏红花、黑木耳、福寿草、麦冬、葛根、玉竹等药物组成。方中以西洋参滋阴益气扶正，麦冬养心滋阴、清热除烦为主药；猪苓利尿消肿；藏红花、黑木耳活血化瘀；玉竹、葛根佐西洋参、麦冬清热除烦；福寿草补心通心络。现代研究西洋参具有强心、心肌保护作用；麦冬具有强心作用；猪苓具有提高机体免疫力作用；藏红花、黑木耳具有抗凝及修复血管作用；玉竹、葛根对糖尿病性神经损伤，尤其是心脏传导系统损伤具有拮抗作用；西洋参、麦冬、玉竹都具有降血糖作用；福寿草具有强心、抗心律失常作用。诸药合用共奏滋阴益气、活血化瘀之功。临床观察糖心保胶囊治疗糖尿病心脏病150例，将应用肠溶阿司匹林、硝酸酯类治疗的患者90例作为对照组，结果显示糖心保胶囊治疗组临床症状和体征（心悸、胸闷、气短、憋气、呼吸困难等）的改善明显优于对照组，心功能各项指标改善明显优于对照组。

通心络胶囊 由人参、全蝎、蜈蚣、蝉蜕、土鳖虫、水蛭等药物组成。方中以人参大补元气，补气以行血、活血，以补为通；以全蝎、蜈蚣、蝉蜕、土鳖虫、水蛭等虫类药物通瘀滞之经脉。诸药合用具有补气活血、化瘀通络之功。临床观察通心络胶囊治疗糖尿病合并冠心病的疗效，结果显示，在常规西药治疗的基础上，加用通心络胶囊治疗糖尿病合并冠心病，能明显缓解心绞痛和改善心电图异常，并能明显降低糖尿病患者的血糖，疗效显著。

糖冠康胶囊 由玄参、黄芪、丹参等中药组成，具有益气养阴、活血化痰的作用。用于气阴两虚夹痰瘀型糖尿病合并冠心病，系统临床观察总有效率达 91.18%，显效率为 55.88%，提示糖冠康胶囊对糖尿病合并冠心病有较好的疗效。实验研究结果表明，糖冠康胶囊对实验性糖尿病合并冠心病大鼠有明显的降血糖、降血脂作用；能明显降低垂体后叶素所致糖尿病合并冠心病大鼠心电图 T 波峰值、对抗 ST 段的抬高，对实验性糖尿病合并冠心病大鼠心肌缺血具有明显的保护作用。

糖心康胶囊 由地黄、黄芪、山萸肉、枸杞、丹参、黄连、藿香等药组成。方中以地黄、黄芪益气滋阴为君药；山萸肉、枸杞、丹参补益肝肾、化瘀通络为臣药；黄连清热、化痰为佐药；藿香芳香行散为使。诸药相伍，共奏益气养阴、活血祛瘀、化痰通脉之功，适用于消渴并胸痹、气阴两虚、瘀痰阻络之证。现代药理研究表明：地黄有抗脂质过氧化和对抗凝血酶及内毒素 DIC 的作用；黄芪有双向调节血糖、增强心肌收缩力、扩张外周血管及抗缺氧等作用；山萸肉有抑制血小板聚集和降低血液黏滞度、增强心肌收缩力、扩张外周血管，以及降血糖的作用；黄连有降血糖、降压、抗心律失常、正性肌力及抗心肌缺血的作用；丹参有抗心肌缺血和抑制血栓形成的作用；藿香有解痉、镇痛和拮抗钙离子的作用。以上诸药的药理作用对糖尿病合并冠心病有较强的针对性，糖心康胶囊防治糖尿病合并冠心病，是其药物多靶标作用的结果。研究表明，糖心康胶囊可能通过调整糖脂代谢紊乱、抗脂质过氧化、抑制蛋白质非酶糖化、保护血管内皮细胞等途径，改善糖尿病合并冠心病患者临床症状和心功能。

开心胶囊 由西洋参、麦冬、香附、苍术、川芎、山栀、红花、蒲黄、五灵脂、山楂等药组成，实由生脉散、越鞠丸和失笑散加减成方，全方攻补兼施、标本兼治，在扶正的基础上祛邪，有益气养阴、健脾祛湿化痰、行气开郁、活血祛瘀的功效，符合糖尿病心脏病的病因病机。现代药理学研究也证实了方中药物调整心血管功能的药理作用良好。临床观察中成药开心胶囊对糖尿病心脏病患者心肌缺血和血液流变学的影响，结果表明，开心胶囊并没有直接降低血糖的作用，但它通过降低血液黏度，改善血浆黏度和红细胞压积，增加红细胞的变形能力，降低纤维蛋白原，使血液流动性增强，提高红细胞携氧能力，改善组织器官的灌流量，增加心肌的氧供，防止或减少血栓的形成，从而减轻心肌总负荷，防止糖尿病心脏病的发生发展。

心可舒片 主要由三七、丹参、葛根、木香、山楂等药组成，具有较强的活血化瘀、行气止痛的效果。临床观察心可舒片加常规西医用药治疗糖尿病合并冠心病取得了良好效果，且安全性良好。组成药物中的三七、丹参有抑制凝血机制和促进纤溶系统的功能；丹参尚有扩张冠状动脉、增强冠脉血流量作用；葛根提取物黄酮与木香、山楂同样能增加冠脉血流量，另有解痉作用。诸药合用，不仅具有增强冠脉血流量、抑制血小板聚集、降低血黏度作用，还有抗血栓、促纤溶、改善微循环的功效。另外，心可舒片的降脂作用，可减少脂质在动脉管壁内膜下及细胞内的积聚，从而作用于冠脉粥样硬化及血栓形成的重要环节，阻止糖尿病合并冠心病的发生和发展。

步长稳心颗粒 由党参、黄精、三七、琥珀、甘松组成，有益气养阴、定悸复脉、活血化瘀之功效。现代药理研究表明步长稳心颗粒组方具有扩张血管、增加血流量、改善微循环及抑制血小板聚集等药理作用。临床观察步长稳心颗粒对2型糖尿病合并冠心病心绞痛的疗效及安全性，结果显示步长稳心颗粒能明显改善患者临床症状、血液流变学指标及心脏缺血状态，无明显毒不良反应，总有效率达87.5%，疗效满意。

益气通络胶囊 由黄芪、太子参、麦冬、五味子、枸杞子、生地黄、玄参、丹参、川芎、枳壳、水蛭粉、三七粉等药物组成。方中以黄芪、太子参补益心气治本为主药；辅以麦冬、五味子、枸杞子、生地黄、玄参养阴生津、固护心阳、复振心脉；佐以川芎、丹参、水蛭、三七活血化瘀治标；再加枳壳宽中下气、条达气机。全方以补为主，以补为通，通补兼施，补而不壅塞，通而不损正气。临床观察益气通络胶囊治疗糖尿病合并冠心病心绞痛总有效率高达96.7%。现代药理研究表明，黄芪、太子参、麦冬、五味子、枸杞子、生地黄、三七均有降血糖及心脏正性肌力作用；枸杞子、丹参、三七还有降脂作用；丹参、川芎、三七均能扩张冠状动脉、改善心肌缺血；水蛭有抗凝血、抗血栓作用，并可降低血液黏稠度，改善微循环。因此，益气通络胶囊能有效地改善糖尿病合并冠心病心绞痛患者临床症状。

五参口服液 由黄芪、三七、西洋参、北沙参、南沙参、苦参、丹参、降香等药物组成。方中西洋参大补元气；黄芪补气生血，增强机体对非特异性刺激的适应能力，降低心肌耗氧量；三七活血化瘀，降低血脂，具有抗血小板集聚和溶栓的作用，能够改善微循环，降低血压，减慢心率，对各种原因引起的心律失常都有保护作用，并且能够降低心肌的耗氧量；丹参可活血化瘀、通经止痛；苦参清心泻火、涤痰化浊，经实验证实可抗心律失常；降香化瘀止血、理气止痛，使气机通畅，而心悸自宁，有纳气归肾之功，使心肾相交，是本方画龙点睛之笔，现代药理学认为降香所含黄檀素有微弱的抗凝作用，能够明显增强冠状动脉流量，减慢心率，轻度增加心跳振幅而不引起心律不齐；南、北沙参养阴生津，北沙参水浸液在低浓度时能够加强离体蟾蜍心脏的收缩，浓度高时则抑制直至心室停搏。诸药相合有益心气、养心血、通心气、复心脉之功。临床观察五参口服液联合普罗帕酮治疗糖尿病心脏病伴发心律失常的疗效，结果显示治疗组总有效率为81%，显著优于单用普罗帕酮对照组，并能够明显减轻单独应用西药的不良反应。

第八节　糖尿病合并高血压

糖尿病是一组以高血糖为特征的代谢性疾病。高血糖则是胰岛素分泌缺陷或其生物作用受损，或两者兼有引起的。糖尿病是长期存在的高血糖，导致各种组织，特别是眼、肾、心脏、血管、神经的慢性损害、功能障碍。30多年来，我国成人糖尿病患病率显著增加。1980年全国14省市30万人的流行病学资料显示，糖尿病的患病率为0.67%。1994—1995年全国19省市21万人的流行病学调查显示，25～64岁的糖尿病患病率为2.28%，糖耐量异常（IGT）患病率为2.12%。2002年中国居民营养与健康状况调查同时进行了糖尿病的流行情况调查，该调查利用空腹血糖＞5.5 mmol/L作为筛选指标，高于此水平的人做口服葡萄糖耐量试验（OGTT），结果显示在18岁以上的人群中，城市人口的糖尿病患病率为4.5%，农村为1.8%。2007—2008年，CDS组织全国14个省市开展了糖尿病流行病学调查，我国20岁及以上成年人的糖尿病患病率为9.7%。2010年中国疾病预防控制中心（CDC）和中华医学会内分泌学分会调查了中国18岁及以上人群糖尿病的患病情况，显示糖尿病患病率为9.7%。2013年我国慢性病及其危险因素监测显示，18 岁及以上人群糖尿病患病率为 10.4%。WHO 报道高血压在糖尿病患者中的患病率为 20%～40%，我国是 40%～50%，为非糖尿病者患病率的 1.5～3 倍。根据 CDS 对 2 型糖尿病慢性并发症调查组报告，在三甲医院中住院的 2 型糖尿病患者并发症患病率分别为：高血压 34.2%，脑血管病 12.6%，心血管病 17.1%，下肢血管病 5.2%，可见高血压是糖尿病患病率极高的并发症。

一、糖尿病合并高血压的概念及流行病学概况

糖尿病合并高血压是指糖尿病并发或伴发的高血压，有 4 种表现形式：①患者收缩压升高，而舒张压正常或下降，脉压差增大；②收缩压和舒张压增加；③单纯的舒张压升高；④患者卧位时血压升高，站立位时血压正常或降低，往往夜间血压高，只要一起床，甚至从凳子上站起来都会因为血压正常或降低而发生晕厥。

中国国家糖尿病与代谢紊乱研究、中国慢性非传染性疾病监测系统、中国慢性病及其危险因素调查等大样本人群数据显示，我国糖尿病患病率分别为 9.7%、11.6%、10.9%。国际糖尿病联盟新近发布的 *IDF*2017 全球糖尿病地图（第 8 版）显示，全球约 4.25 亿成年人（20～79 岁）罹患糖尿病，中国位居全球首位，患者数量达 1.144 亿。另外，我国最近期的高血压患病率的数据来自 2018 年发表的全国高血压调查的结果。调查发现，我国 18 岁及以上人群高血压的患病粗率为 27.9% 加权患病率为 23.2%。Framingham 研究结果显示，糖尿病合并高血压患者，7% 死亡风险和 9% 心血管事件归因于糖尿病，而 44% 死亡风险和 41% 心血管事件归因于高血压。与血压正常的非糖尿病患者相比，有糖尿病而血压正常者其心血管事件相对危险性增加 2 倍，而有高血压的糖尿病患者则增加 4 倍。UKPDS 发现，2 型糖尿病合并高血压的患者严格控制血糖能降低糖尿病各种临床相关并发症 12% 的发生率，而严格控制血压则能降低 24% 的发生率。

二、糖尿病合并高血压的特点

糖尿病患者高血压发病早，患病率随年龄的增加及糖尿病病程的延长而增高。糖尿病患者单纯收缩压升高更为常见，这可能与糖尿病大动脉硬化、弹性下降、降低了血管的依从性有关。50 岁以上的患者，收缩压是比舒张压更为重要的心血管危险因素。此外，由于糖尿病患者往往合并自主神经功能紊乱，造成血压调节受损，站立时体内静脉血管容量增加，易发生体位性低血压。动态血压监测更易反映出糖尿病伴自主神经功能异常患者血压昼夜节律紊乱，表现为夜间交感神经张力增高，昼夜收缩压差值缩小，24 小时平均动脉压、夜间平均动脉压升高。

糖尿病和高血压均可引起心、脑、肾及眼底等靶器官损害，两者同时存在可使大血管及微血管并发症的危险性显著增加。有研究表明，血压平均升高 14 mmHg，患脑卒中的风险增加 200%，心肌梗死风险增加 50%。

三、糖尿病合并高血压的中医认识

糖尿病合并高血压相当于中医学消渴并发或伴发眩晕、头痛等证，其病因病机较为复杂，有学者

结合高血压的病位在肝，多表现为肝阳上亢的证候特点，主张把高血压称为“肝阳眩晕”“肝阳头痛”。糖尿病兼见肝阳眩晕、头痛等，临床十分常见。

（一）阴阳失衡是糖尿病合并高血压的病机根本

糖尿病合并高血压，其发生与体质因素、饮食不节、情志失宜、高年劳倦、外感邪毒、药石所伤等密切相关，发病与肝、肾、脾胃等脏腑功能失调有关。研究发现：素体肝旺，阴虚阳亢的糖尿病患者，容易合并高血压。饮食失宜，过嗜醇酒厚味，胃肠结热，或内生湿热痰火，可以伤阴耗气；情志抑郁，五志化火，可以内生郁热，导致肝火伤阴，或引发肝阳上亢；高年肾阴不足，或劳倦耗气伤阴，水不涵木，可导致阴虚阳亢，高年久病，阴阳俱虚，更可导致虚阳浮越。而外感风热或温热、湿热邪毒，或药石燥烈伤阴，有时也可成为糖尿病合并高血压的致病因素。

（二）水不涵木、经脉涩滞并见于糖尿病合并高血压

在《黄帝内经》当中，首次见到关于“眩晕”病名的记载。张景岳也曾经提出“无虚不作眩”的观点，对于眩晕需要辨清气虚、血虚。中医学理论将导致眩晕发病的基本病机归纳为“虚”和“实”两种类型，气血亏虚、脑海不充、清窍失养的患者定为虚；风、痰、火、瘀则可定为实，而阴虚阳亢证从本质上来说，属于本病最为常见的一种证型。阴阳失衡，阴虚阳亢，素体阴虚，先天不足，肝气郁结化热化火，耗气伤阴，最终导致肾阴不足，肝阳独亢，上扰神明，最终造成眩晕的发病。中医学经典《素问》中曾经明确提出：“诸风掉眩，皆属于肝。”在导致眩晕发病的过程中，肝脏占有非常重要的地位。眩晕发病的主要部位在于肝脏，久而久之，将会累及心、肾；肝、肾阴不足，会导致经脉涩滞，血行不畅，出现头晕症状。总而言之，该病属于“本虚标实”证。阴虚阳亢型高血压的发病，是由于肝肾阴津不足，下失濡养，进而会产生腰酸膝软等症状，肝阳上亢，会有头晕、头痛等症产生，上盛下虚，使得水不涵木，阴阳平衡状态被破坏，阴不能敛阳，从而出现本虚标实证，滋补肝肾之阴，以平肝阳，是该病治疗的基本原则。

（三）糖尿病合并高血压中病机演变规律

内热伤阴耗气是贯穿糖尿病病程始终的基本病机，而高血压病位在肝，多表现为肝阳上亢、肝火上炎等。糖尿病合并高血压初病可见脾胃湿热、胃肠结热、痰火中阻、肝经郁热、肝阳上亢等实证，久病则多兼阴虚、气阴两虚，甚至可表现为阴阳俱虚，虚阳浮越。其病情严重者，肝阳暴张，风火相煽，或肝风痰浊上扰，则可能发生神昏痉厥之变。久病血瘀，络脉瘀阻，在气虚、阴虚甚至阴阳俱虚的基础上，痰湿、湿热、痰热阻滞气血，络脉瘀结，“微型癥瘕”形成，则可使胸痹心痛、中风偏瘫、水肿关格、痿痹脱疽、视瞻昏渺等多种变证发生率明显提高。

（四）情致失调是糖尿病合并高血压的致病因素

情志失调是糖尿病合并高血压发病和病情加重的重要原因之一。糖尿病日久不愈，患者多忧郁焦虑，精神紧张，而致肝失条达，肝气郁结，郁而化火，灼伤肝肾之阴，终致肝肾阴虚，水不涵木，则致肝阳上亢而眩晕；还可导致肝失疏泄，影响水液代谢和气血的运行，使痰浊内生，瘀血内阻，反过来加重气机的郁滞，形成恶性循环，血脉瘀阻，引发或加重糖尿病合并高血压。因此，应充分重视情志因素在糖尿病合并高血压发病的过程中的作用。

综上所述，糖尿病合并高血压为糖尿病迁延日久发展而成。其发病与久病不愈，饮食不节，情志失调，内伤劳倦，年老体衰等因素有关，其病位在肝肾，涉及脾、胃、脑诸脏腑。属本虚标实，虚实夹杂之病。气郁、痰浊、瘀血是其主要病理因素；气阴两虚，血脉瘀阻是其基本病机。该病病情若进一步发展，可致神昏痉厥之变；或胸痹心痛、中风偏瘫、水肿关格、痿痹脱疽、视瞻昏渺等多种变证。

四、糖尿病合并高血压的病因与发病机制

（一）高胰岛素血症与胰岛素抵抗

高胰岛素血症与胰岛素抵抗和血压的关系，国外20年前已有报道，国内近年来才引起广泛的注意。自1998年美国学者提出一种代谢异常综合征后，高胰岛素血症与胰岛素抵抗和高血压的关系研究日益加深，其中胰岛素抵抗是核心，但胰岛素抵抗是因是果，目前尚处于早期方面的探讨阶段。研究表明，胰岛素抵抗可能是高血压患者的发病机制之一，而不是血压升高所致的结果。高胰岛素血症与胰岛素抵抗引起高血压的发病机制可归纳为：①通过刺激交感神经系统，促进钠、水潴留，增加血管平滑肌张力等影响血压，还可抑制前列腺素和前列环素的合成，使外周血管阻力增加、血压升高；②高胰岛素血症促进肾小管对钠的重吸收；③胰岛素过多直接或间接通过类胰岛素生长因子刺激动脉壁平滑肌细胞增生和肥大，使小动脉管腔狭窄；④影响细胞膜内外离子转运，使细胞内 Na^+ 和 Ca^{2+} 浓度升高从而提高小动脉平滑肌细胞对血管加压物质的反应；⑤高胰岛素血症直接作用于血管壁，使其通透性增加，引起间质水肿和钠潴留，并能引起血管壁病变，使管腔狭窄。

（二）血清NO和NOS水平

NO由NOS催化左旋精氨酸和分子氧反应生成，是调节血压和血管张力的重要因子，同时有抗血管壁细胞增生和抗血栓形成的作用，在心血管系统的生理及病理过程中发挥重要作用。内皮细胞持续释放NO可以维持血压的稳定，防止动脉粥样硬化的发生，血压的升高反映了NO舒血管作用的减弱。NO及NOS还与胰岛素抵抗有关，而胰岛素抵抗又是2型糖尿病的一个主要致病因素，由于胰岛素缺乏或利用减弱影响血糖、血脂的代谢，同时能影响NO的分解代谢，并进一步损伤血管内皮细胞，造成内皮细胞功能受损。当动脉内皮细胞受损，NO合成障碍，凝血酶等内源性激动剂刺激内皮细胞大量产生内皮素，而NO合成不能相应增加及不能更有效地拮抗内皮素的缩血管效应，结果血管收缩，血管狭窄，外周阻力增加，导致高血压，而高血压又加重内皮细胞损伤，使得这一对收缩因子和舒张因子更趋于不平衡，形成恶性循环。

（三）高血糖

高血压患者糖代谢异常，有资料表明，高血糖素具有升高血压的作用，而高血糖素升高必然伴随出现糖代谢紊乱，血糖升高且独立于年龄和体质量，甚至独立于胰岛素水平等因素。高血糖可致特异性的组织损伤，广泛地引起全身微血管、大血管、肌肉、脂肪、胰腺β细胞等功能和结构的改变，引起胰岛素抵抗，从而导致一系列慢性并发症的发生与发展。

（四）钙代谢异常

近年来对高血压与钙代谢的研究发现，高血压患者体内普遍存在“三高一低”现象，即细胞内

钙离子浓度、肾脏排泄钙离子水平、甲状旁腺激素水平增高，机体钙离子浓度降低。这一现象可促使血管平滑肌细胞内钠水平增高，细胞膜的钙离子通道开放，细胞外的钙离子通过开放的钙离子通道流入细胞而导致细胞内钙离子浓度升高。同时，又促使血清甲状旁腺素的升高共同作用于外周血管，使血管收缩反应增强，外周血管阻力增加，进而促进高血压形成。国外一些有关钙代谢与高血压的流行病、基础实验及临床研究结果显示，钙代谢异常与高血压发病密切相关。饮食中钙含量的改变对体循环的血压有很大影响，临床事实证明血压病患者摄取钙量增加则血压下降，摄取钙量减少则血压升高；许多实验室研究亦证明各年龄段的钙摄取与血压呈负相关。另外，有研究发现高血压患者尿钙排量增加，糖尿病患者血糖升高，尿糖排量增加，导致尿钙流失剧增，机体钙的流失，因此糖尿病患者钙代谢异常与其高血压的关系越密切相关。

（五）甲状旁腺

在自发性高血压大鼠的血浆中有一种升高血压的因子，可以使正常大鼠的血压产生延迟性升高，这种物质被称为甲状旁腺高血压因子（PHF），PHF 的产生受低钙饮食刺激，而高钙饮食可抑制其产生。PHF 起源于甲状旁腺，早年的临床已发现甲状旁腺功能亢进（甲旁亢）的患者伴有高血压，而高血压患者个体具有高甲状旁腺素的循环水平。高血压患者或糖尿病患者血中 PTH 分泌水平增加，反映出甲状旁腺功能增强，其原因可能与 PTH 的高分泌相关。目前认为 PTH 参与血压升高的可能机制主要有以下几种：PTH 参与血管钙化过程，导致血管壁硬化钙化，最终使血管僵硬度增加；PTH 直接作用于肾上腺球状带使醛固酮分泌增加，或在肾素－血管紧张素－醛固酮系统介导下间接促进醛固酮分泌；PTH 促进血管炎性反应，加速动脉硬化过程，最终造成血压的进行性升高。

五、糖尿病合并高血压诊断

糖尿病合并高血压的诊断条件为既往有高血压病史，或在发病过程中确诊为糖尿病，以及符合以下条件：在未使用抗高血压药物的情况下，收缩压≥ 140 mmHg 和（或）舒张压≥ 90 mmHg；既往有高血压病史，目前正在使用抗高血压药物，现血压虽未达到上述水平，亦可诊断为高血压。

六、糖尿病合并高血压西医治疗

生活方式干预是控制高血压的重要手段，主要包括健康教育、合理饮食、规律运动、戒烟限盐、控制体重、限制饮酒、心理平衡等。对糖尿病患者血压升高的初始干预方案应视血压水平而定。糖尿病患者的血压水平如果超 120/80 mmHg 即应开始生活方式干预以预防高血压的发生。血压≥ 140/90 mmHg 者可考虑开始药物降压治疗。糖尿病患者血压≥ 160/100 mmHg 或高于目标 20/10 mmHg 时应立即开始降压药物治疗，并可以采取联合治疗。降压药物选择时应综合考虑降压疗效、对心脑肾的保护作用、安全性和依从性，以及对代谢的影响等因素。糖尿病患者降压治疗的获益主要与血压控制本身有关。由于糖尿病患者易存在夜间血压升高，可在 24 小时动态血压评估的基础上指导及调整药物使用，必要时可考虑睡前服药。优选长效制剂有效平稳控制 24 小时血压（包括夜间血压与晨峰血压），以减少血压昼夜波动，预防心脑血管病事件发生。五类降压药物（ACEI、ARB、利尿剂、钙拮抗剂、β 受体阻滞剂）均可用于糖尿病患者，其中 ACEI 或 ARB 为首选药物。为达到降压目标，通常需要多种降压药物联合应用。联合用药推荐以 ACEI 或 ARB 为基础的降压药物治疗方案，可以联合钙拮抗剂、小剂量利尿剂或选择性 β 受体阻滞剂。在联合方案中更推荐单片固定复方制剂（ARB/钙拮抗剂或 ARB 或 ACEI/利尿剂）。固定复方制剂在疗效、依从性和安全性方面均优于上述药物自由联合。

各类降压药物的作用机制，注意事项及不良反应等见第 450 页“2. 高血压”内容。

七、糖尿病合并高血压中医治疗

西医治疗糖尿病合并高血压，首先是积极治疗原发病糖尿病、严格控制血糖、纠正糖代谢紊乱；其次是控制体重、减少脂肪和钠盐摄入、戒烟酒、减轻精神压力和保持平衡心理等生活方式的改变；最后是控制血压等治疗。近年来，在中医整体观念指导下，中医药治疗糖尿病合并高血压取得较大进展。

（一）辨证分型治疗

辨证分型治疗具有较强的针对性和灵活性，是最能体现中医辨证论治理念的治疗方式，适应个体化治疗的需求，临床疗效满意。糖尿病合并高血压的中医辨证分型目前尚不统一，然都未偏离本病气阴两虚、血脉瘀阻的基本病机；多数医家采用辨病与辨证相结合的形式，针对糖尿病合并高血压的不同临床类型分别做了分型论治，以更加科学准确地反映疾病特点，贴合临床实际，现综合各医家观点，列述如下。

肝阳上亢证 症状：头晕目眩，头目胀痛，面红目赤，性急易怒，失眠多梦，口苦咽干，舌红，舌苔薄黄，脉弦大而长。治法：平肝潜阳。方药：天麻钩藤饮加减。组成：天麻、钩藤、石决明、栀子、黄芩、川牛膝、杜仲、益母草、桑寄生、夜交藤、茯神。加减：神昏痉厥，肢体抽动，配合羚羊钩藤汤加减；咽干口燥，倦怠乏力，配合生脉饮、玉液汤加减。

肝火上炎证 症状：头晕头痛，咽干口苦，面红目赤，心烦失眠，性急易怒，心胸烦闷，胸胁胀痛，小便黄赤，大便偏干，舌红，舌苔薄黄，脉弦数。治法：清肝泻火。方药：龙胆泻肝汤加减。组成：龙胆草、黄芩、栀子、泽泻、木通、车前子、当归、生地黄、柴胡、甘草。加减：心烦抑郁，胸胁苦满，合四逆散；咽干，口苦，大便干结，合大柴胡汤或升降散加减。

痰浊中阻证 症状：头重如蒙，头胀昏痛，视物旋转，形体肥胖，胸闷恶心，呕吐痰涎，舌苔白腻，脉弦滑。治法：燥湿化痰。方药：半夏白术天麻汤加减。组成：半夏、白术、天麻、陈皮、茯苓、炙甘草、生姜、大枣、蔓荆子。加减：头痛头胀，面红目赤，胸脘痞闷，或恶心欲吐，合温胆汤加黄连、胆南星等。

阴阳两虚，虚阳浮越证 症状：头晕头痛，颜面虚浮，或颧红如妆，神疲倦怠，或躁扰不宁，心悸失眠，咽干口燥，腰膝酸冷，汗出肢冷，或手足心热而手足背寒，大便不调，时干时稀，小便清长，夜尿频多，或尿少水肿，舌苔胖大，舌淡苔黄或舌红苔滑，脉沉细无力，或脉浮大按之不实。治法：滋阴壮阳。方药：二仙汤或合二至丸加减。组成：仙茅、淫羊藿、当归、巴戟天、黄柏、知母、女贞子、旱莲草。加减：重症阳脱，头晕目眩，神昏，躁扰不宁，四肢厥冷者，可配合参附龙牡汤（人参、附子、龙骨、牡蛎）加山萸肉等。

肝肾阴虚证 症状：眩晕久发不已，视力减退，两目干涩，少寐健忘，心烦口干，耳鸣，神疲乏力，腰酸膝软，遗精，舌红苔薄，脉弦细。治法：滋养肝肾，养阴填精。方药：左归丸加减。组成：熟地黄、山药、枸杞、山萸肉、川牛膝、鹿角胶、龟板胶、菟丝子。加减：咽干口燥，五心烦热，潮热盗汗，舌红，脉弦细数者，加炙鳖甲、知母、青蒿等滋阴清热；失眠、多梦、健忘者，加阿胶、鸡子黄、酸枣仁、柏子仁等。

瘀阻清窍证 症状：眩晕头痛，兼见健忘，失眠，心悸，精神不振，耳鸣耳聋，面唇紫暗，舌瘀点或瘀斑，脉弦涩或细涩。治法：活血化瘀，通窍活络。方药：通窍活血汤加减。组成：赤芍、川芎、桃仁、红花、老葱、鲜姜、麝香。加减：畏寒肢冷，感寒加重，加附子、桂枝温经活血；若天气变化加重，或当风而发，可重用川芎，加防风、白芷、荆芥穗、天麻等理气祛风之品。

（二）中成药治疗

滋肾降糖丸 由黄芪、党参、生地黄、熟地黄、怀牛膝、黄精、骨碎补、五味子、淫羊藿、三七、龟甲、鳖甲等药物组成。方中黄芪、党参为君药，健脾助运，以固后天之本；生地黄、熟地黄、怀牛膝、黄精、骨碎补、五味子为臣药，滋养肾阴，以滋下焦之水源，以降妄炎之火，使水升火降、中焦健运，从而达到降血糖的目的；同时，佐以淫羊藿温补肾阳，取“阴中求阳”之意。糖尿病合并高血压，多处在疾病的中后期，久病入络，阴虚阳亢，方中以三七活血通络，龟甲、鳖甲滋阴潜阳。临床观察滋肾降糖丸治疗糖尿病合并高血压的疗效，结果显示，在基础治疗及口服降糖西药格列齐特基础上，加用滋肾降糖丸治疗糖尿病合并高血压，能显著改善临床症状及血糖、糖化血红蛋白、血压等的异常。动物研究表明，滋肾降糖丸可降低血浆 vWF 水平，保护血管内皮，抑制血栓形成；扩张外周血管，改善血管内皮功能；提高脂联素水平，改善胰岛素抵抗，延缓动脉粥样硬化进程；抑制血小板聚集，降低血黏度，防止血栓形成。

糖脉康颗粒 由黄芪、生地黄、丹参、赤芍、牛膝、麦冬、黄精等药物组成，具有养阴清热，活血化瘀，益气固肾的功效。临床观察糖脉康颗粒治疗糖尿病合并高血压和高脂血症的疗效，结果显示，在常规西药治疗的基础上，加用糖脉康颗粒治疗合并高血压和高脂血症，能明显改善症状，且能降低血压和血脂水平，研究证实糖脉康颗粒可以减轻 2 型糖尿病患者的胰岛素抵抗，降低其血脂，改善血液流变学。

三芪丹颗粒 由黄芪、桑葚、丹参、三七等组成。方中黄芪与桑葚配伍有补中益气、滋阴润燥之效；丹参与三七配伍有活血化瘀之功。现代药理研究表明：益气养阴、活血化瘀法能提高患者的胰岛素敏感性，改善胰岛素抵抗状态；还能够改善糖脂代谢，减轻糖脂毒性对机体的影响，从而抗动脉粥样硬化，延缓并发症的发生。研究表明，三芪丹颗粒可益气养阴、活血化瘀，且能够有效改善 2 型糖尿病合并高血压气阴两虚、瘀血内阻证患者的临床症状；能够提高外周组织胰岛素敏感性，改善胰岛素抵抗状态，从而达到辅助西药降糖、降压效果。

平肝活血胶囊 由柴胡、僵蚕、郁金、白芍、钩藤、酸枣仁、五味子、夜交藤、合欢皮、生地黄、菊花、桃仁、川芎、水蛭等药组成。方中柴胡、僵蚕、郁金、白芍、钩藤平肝调气解郁；酸枣仁、五味子、夜交藤、合欢皮、生地黄、菊花养血滋阴安神；桃仁、川芎、水蛭活血化瘀通络。临床观察平肝活血胶囊治疗糖尿病合并高血压的疗效，结果表明，平肝活血胶囊降压作用与对照组相当，自觉症状改善、降低血糖及血脂方面疗效优于对照组。

消渴平胶囊 由人参、黄芪、山药、桑白皮、五倍子等中药组成。实验研究表明，消渴平胶囊能降低血糖、血脂，抑制血压升高，改善血黏度，降低血清丙二醛含量，提高超氧化物歧化酶活性及血清胰岛素水平。

杞菊地黄丸 主要组成为枸杞、杭菊花、山药、山茱萸、熟地黄、茯苓、丹皮、泽泻等。其中熟地黄，味甘，性微温，归肝、肾经，补血滋阴，益精填髓。现代药理研究表明，熟地黄含梓醇、地黄素、甘露醇、维生素A、糖类及氨基酸等物质，有强心、利尿、降血糖和升高外周白细胞、增强免疫功能等作用；枸杞含甜菜碱、多糖、粗脂肪、粗蛋白、核黄素及钙、磷、铁等元素，具有升高外周白细胞、增强免疫、促进造血及降血糖等作用；山药含薯蓣皂苷、胆碱、维生素、甘露聚糖等，具有滋补、脱敏、降血糖、止咳、化痰等作用；茯苓含茯苓聚糖、茯苓酸、胆碱等，具有利尿、镇静、降血糖、排电解质等作用；泽泻含有挥发油、生物碱、天门冬素、树脂等，有降压、降血糖、抗脂肪肝作用。临床试验表明，杞菊地黄丸治疗高血压合并胰岛素抵抗可降低血压并减少胰岛素抵抗。

六味地黄丸　由熟地黄、山茱萸、山药、泽泻、茯苓、牡丹皮组成。六味地黄丸出自钱乙《小儿药证直诀》，是滋补肝肾的代表方剂。方中熟地黄甘柔补血滋肾填精；山茱萸滋养肝肾而固肾气；山药健脾益胃以助运化；泽泻淡泻肾浊；茯苓渗利脾湿；牡丹皮凉泻肝火。诸药配伍共奏补益肝肾、滋阴清热之功效。药理研究表明，六味地黄丸有改善胰岛素抵抗和抑制高胰岛素血症的作用；动物实验研究表明，六味地黄丸可以降低糖尿病大鼠血糖，能减轻高血糖、高血脂、高脂蛋白血症引起的高渗透压，以及高血黏度和高血压对肾血管的损害。

第九节　糖尿病合并脑血管病

糖尿病合并脑血管病为糖尿病并发的系列脑血管疾病，其中以脑动脉粥样硬化所致缺血性脑病最为常见，具有病死率、病残率、复发率较高，病情恢复慢等特点。

一、糖尿病合并脑血管病变的概念与流行病学概况

糖尿病合并脑血管病是指糖尿病诱发的脑血管病，包括出血性脑血管病，如脑出血、蛛网膜下腔出血等，以及缺血性脑血管病，如短暂性脑缺血发作、脑梗死（包括栓塞性脑梗死、血栓形成性脑梗死、腔隙性脑梗死）等。糖尿病合并脑血管病的特点表现为：脑出血较少，主要为脑梗死，以多发性中小梗死为多见，尤其是以腔隙性脑梗死更为多见。糖尿病是脑血管病的重要独立危险因素之一，可使卒中发生率增加1.5～6倍。糖尿病合并脑血管病的发生率为16.4%～18.6%，高于非糖尿病人群，其中脑出血的患病率低于非糖尿病人群，而脑梗死的患病率为非糖尿病人群的4倍。中华医学会糖尿病学分会糖尿病慢性并发症调查组报告显示，在我国三甲医院的住院患者中，2型糖尿病并发心血管病的患病率为12.6%。

二、糖尿病合并脑血管病变的病因与发病机制

糖尿病合并脑血管病包括颅内大血管病变和微血管病变。颅内大血管病变的主要病理学改变为动脉粥样硬化；颅内微血管病变的典型病理学改变是微血管基底膜增厚、微血管瘤和微循环障碍。西医学研究表明，高血糖在易感基因基础上，出现脂代谢紊乱、脑部血管血流动力学改变、胰岛素抵抗及高胰岛素血症、血小板功能及血管活性因子（如血管紧张素Ⅱ、内皮素等因子）异常；在微血管中发生血栓和栓塞、凝血功能亢进、脑血管的破裂和出血；在大血管中引起动脉粥样硬化，造成管腔狭

窄，从而容易发生血栓，引发脑血管病。

三、糖尿病合并脑血管病变的中医认识

糖尿病合并脑血管病是在糖尿病的基础上发展而来，为糖尿病失治、误治后所生变证，相当于中医学消渴并发或伴发中风、偏枯等证，其病因病机较为复杂，主要观点如下。

（一）五脏虚损是糖尿病合并脑血管病的病理基础

脏腑功能失调是糖尿病致病之基，早在《黄帝内经·灵枢》即云“五脏皆柔弱者，善病消瘅”“心脆则善病消瘅热中，肺脆则苦病消瘅易伤，肝脆则善病消瘅易伤，脾脆则善病消瘅易伤”，即脏腑功能衰弱，精气化生不足或气机升降不利而致糖尿病。现代医家临床也多发现2型糖尿病发病与五脏虚损相关。糖尿病患者阴虚燥热日久，心肺阴津干涸，肾先天之精耗损，再加之后天失养使中焦脾胃化生乏源，虚则见精气无以化髓充脑而表现为痴呆、健忘等症。另外，其阴损及阳，心阳推动之力不足，肝疏泄气血之功失调，脏腑气化失调进一步加重，由虚入实，实则见络脉瘀阻，髓窍不利而表现为言语不清、肢体活动不利等诸变证，正如《医碥·消渴》中记载“三消久之精血亏，或目无所见，或手足偏废如中风，须滋生精血。”

（二）年老体虚肾消髓减是糖尿病合并脑血管病形成的基本条件

糖尿病与五脏相关，而尤以肾为关键，《小品方》中即言“消渴者，原其发动，此则肾虚所致”，脑血管病临床特异性表现，如认知功能下降、二便失调等，与中医脏腑理论中“肾”的功能密切相关，《黄帝内经·素问》记载“肾者，主蛰封藏之本，精之处也，其华在发，其充在骨，为阴中之少阴”又“开窍于二阴、藏精于肾”，肾为一身阴阳之根本，藏纳五脏六腑之真精，真精化髓充脑而聪智强识，填骨故骨骼强劲，行动自如，肾气足而二便摄排得当，故《医碥》记载“脑者髓之海，肾之精也，在下为肾，在上为脑，虚则皆虚，此证之为肾虚。”《素问·上古天真论篇》提到“五八则肾气衰，发堕齿槁”，故年老肾精亏虚，加之消渴日久，肾精耗损故精髓化生不足，脑窍失充，而易发为本病，即金正希先生所言“老人渐忘者，脑髓渐空也。”

（三）饮食不节痰瘀阻窍是糖尿病合并脑血管病发病的必要条件

糖尿病与肥甘味美之饮食密切相关，《素问·奇病论》记载“肥者令人内热，甘者令人中满，故其气上溢，转为消渴。”究其原因在于“五味入口，藏于胃，脾为之行其精气，津液在脾，故令人口甘也。”即过食肥甘厚味之品，使脾运化受损，中焦斡旋失司，胃中水谷精微之气难以布散周身，而循经上溢于口，同时水谷精气失于布散而易滞留为痰，故《时病论》中言“脾既困顿，焉能掌运用之权衡，则水谷之精微，悉变为痰”，痰为有形之邪，痰滞瘀生，痰瘀胶着缠绵日久，浊毒内生而脑络受损。有学者提出2型糖尿病患者脾运受损，血液失去清纯之态，血浊内生使营血液循行改变，日久化毒再损伤脑脉，故则善忘痴呆，言謇肢痿。

（四）情志失调神机失用是糖尿病合并脑血管病发病的关键病理环节

中医认为脑的功能隶属于五脏，早在《难经·三十四难》便记载“心藏神，肺藏魄，肝藏魂，脾

藏意与智，肾藏精与志”的“五脏七情”说，而五脏又与情志息息相关，因此情志失调亦会进而导致神机异常，《医学心悟·癫狂痫》中便指出情志不遂引起的“癫证”：“癫证，痴呆之状，或笑或泣，如醉如梦，言语无序，秽洁不知。此志愿太高而不遂所欲者多得之”，《景岳全书》中亦云：“痴呆证，凡平素无痰，而或以郁结，或以不遂，或以思虑，或以疑贰，或以惊恐，而渐致痴呆。”抑郁伤肝、思虑伤脾、惊恐伤肾等情志刺激可引起脏腑功能紊乱，气血津液循行不畅，郁久化火伤津而成消渴，津愈伤而火愈炽，火愈炽而阴愈亏，日久阴阳两虚，精亏髓少，加之痰瘀有形之邪闭组脑络则导致疾病发生。

四、糖尿病合并脑血管病变的诊断

糖尿病合并脑血管病诊断条件：既往有糖尿病史，或在发病过程中确诊为糖尿病，以及符合以下条件。

（一）缺血性脑血管疾病

①可有前驱的短暂脑缺血发作史。②多数在静态下急性起病，动态起病者以心源性脑梗死多见，部分病例在发病前可有短暂性脑缺血发作（TIA）。③病情多在几小时或几天内达到高峰，部分患者症状可以进行性加重或波动。④临床表现决定于梗死灶的大小和部位，主要为局灶性神经功能缺损的症状和体征，如偏瘫、偏身感觉障碍、失语、共济失调等，部分可有头痛、呕吐、昏迷等全脑症状。⑤血液检查，如血小板、凝血功能、血糖等。⑥脑的影像学检查可以直观地显示脑梗死的范围、部位、血管分布、有无出血、陈旧和新鲜梗死灶等，帮助临床判断组织缺血后是否可逆、血管状况，以及血流动力学改变，帮助选择溶栓患者、评估继发出血的危险程度。

（二）出血性脑血管疾病

①多在动态下急性起病；②突发局灶性神经功能缺损症状，可伴有血压增高、意识障碍和脑膜刺激征。③血液检查可有血糖升高等；④影像学检查，如头颅CT扫描、头颅MRI检查可见出血性病灶；⑤脑出血破入脑室或蛛网膜下腔时，腰穿可见血性脑脊液。

五、糖尿病合并脑血管病变的西医治疗

（1）用胰岛素控制高血糖，使血糖控制在9 mmol/L左右。要避免出现高渗性低血糖、脑水肿。

（2）使用抗凝药物，如小剂量阿司匹林等，可降低脑卒中发病率约30%，降低脑卒中死亡率约15%，但应注意抗凝治疗后出现的危险性。

（3）改善脑供血及微循环障碍，可用丹参、川芎嗪、金纳多、曲克芦丁、低分子右旋糖酐等。

（4）改善脑细胞代谢，常用阿米三嗪萝巴新片、甲磺酸双氢麦角毒碱片、脑通等静脉滴注。

（5）在应用脱水剂、输入高渗液或应用肾上腺皮质激素时，要防止高渗性昏迷。

（6）糖尿病急性脑梗死时，在一般治疗基础上，采用溶栓和血管扩张疗法。常用溶栓剂有链激酶、尿激酶、蝮蛇抗栓酶等。常用的脑血管扩张药有罂粟碱、川芎嗪等，注意含糖的液体中加入适量胰

岛素。

（7）糖尿病急性脑出血时，主要治疗原则：绝对卧床休息，头部戴冰帽，吸氧，降低颅内压，控制脑水肿，控制血压，止血疗法，维持水电解质、酸碱平衡，注意应用抗生素控制感染。

六、糖尿病合并脑血管病变的中医治疗

西医治疗糖尿病合并脑血管病，首先是积极治疗原发病糖尿病，严格控制血糖，纠正糖代谢紊乱；其次是控制血压、降脂、调节饮食、运动、戒烟和避免酗酒等；最后是给予降低颅内压、促进脑细胞代谢、增加组织细胞供氧、降低脑代谢及康复等对症治疗。近年来，在中医整体观念指导下，中医药治疗糖尿病合并脑血管病取得较大进展。

（一）辨证分型治疗

辨证分型治疗具有较强的针对性和灵活性，是最能体现中医辨证论治理念的治疗方式，且适应个体化治疗的需求，临床疗效满意。糖尿病合并脑血管病的中医辨证分型目前尚不统一，然都未偏离本病气阴两虚，痰瘀阻络的基本病机；多数医家采用辨病与辨证相结合的形式，针对糖尿病合并脑血管病的不同临床类型分别做了分型论治，以更加科学准确地反映疾病特点，贴合临床实际。现综合各医家观点列述如下。

1. 中经络

肝阳上亢证 症状：半身不遂，舌强语謇，口舌歪斜，眩晕头痛，面红目赤，心烦易怒，口苦咽干，便秘尿黄，舌红或绛，苔黄或燥，脉弦有力。治法：平肝潜阳。方药：天麻钩藤饮加减。组成：天麻、钩藤、石决明、栀子、黄芩、川牛膝、杜仲、桑寄生、益母草、夜交藤、茯神。加减：面红烦热加栀子、丹皮；失眠加龙齿、生牡蛎。

风痰阻络证 症状：半身不遂，口舌歪斜，舌强语謇，肢体麻木或手足拘急，头晕目眩，舌苔白腻或黄腻。治法：化痰熄风。方药：导痰汤合牵正散加减。组成：半夏、陈皮、枳实、茯苓、制天南星、白附子、僵蚕。加减：痰涎壅盛、苔黄腻、脉滑数加天竺黄、竹沥；头晕目眩加天麻、钩藤。

痰热腑实证 症状：半身不遂，舌强不语，口舌歪斜，口黏痰多，腹胀便秘，午后面红烦热，舌红，苔黄腻或灰黑，脉弦滑大。治法：清热攻下，化痰通络。方药：星蒌承气汤加减。组成：生大黄、芒硝、胆南星、全瓜蒌。加减：腹胀便秘加枳实、厚朴；偏瘫、失语加白附子、地龙、全蝎。

气虚血瘀证 症状：半身不遂，肢体软弱，偏身麻木，舌强语謇，手足肿胀，面色白，气短乏力，心悸自汗，舌质暗淡，苔薄白或白腻，脉细缓或细涩。治法：补气化瘀。方药：补阳还五汤加减。组成：生黄芪、当归尾、川芎、赤芍、桃仁、红花、地龙。加减：语言謇涩可选加石菖蒲、白附子、僵蚕等；吐痰流涎加半夏、石菖蒲、制天南星、远志。

阴虚动风证 症状：半身不遂，肢体软弱，偏身麻木，舌强语謇，心烦失眠，眩晕耳鸣，手足拘挛或蠕动，舌红或暗淡，苔少或光剥，脉细弦或数。治法：滋阴熄风。方药：大定风珠加减。组成：白芍、阿胶、生龟板、生鳖甲、生牡蛎、五味子、干地黄、鸡子黄、火麻仁、麦冬、甘草。加减：头痛、面赤加川牛膝、代赭石。

2. 中脏腑

痰热内闭证 症状：突然昏倒，昏聩不语，躁扰不宁，肢体强直，项强，痰多息促，两目直

视，鼻鼾身热，大便秘结，甚至抽搐，拘急，角弓反张，舌红，苔黄厚腻，脉滑数有力。治法：清热涤痰开窍。方药：导痰汤加减送服至宝丹或安宫牛黄丸。组成：半夏、制天南星、陈皮、枳实、茯苓、甘草。加减：抽搐强直，合镇肝熄风汤加减，或加羚羊角、珍珠母；大便干结加大黄、芒硝、瓜蒌仁。

痰湿蒙窍证 症状：神昏嗜睡，半身不遂，肢体瘫痪不收，面色晦垢，痰涎壅盛，四肢逆冷，舌质暗淡，苔白腻，脉沉滑或缓。治法：燥湿化痰，开窍通闭。方药：涤痰汤加减送服苏合香丸。组成：制天南星、半夏、枳实、陈皮、竹茹、石菖蒲、党参、甘草。加减：痰涎壅盛、苔黄腻、脉滑数加天竺黄、竹沥。

元气衰败证 症状：神昏，面色苍白，瞳神散大，手撒肢厥，二便失禁，气息短促，多汗肤凉，舌淡紫或萎缩，苔白腻，脉微。治法：温阳固脱。方药：参附汤加减。组成：人参、附子、生姜、大枣。加减：汗出不止加山萸肉、黄芪、煅龙骨、煅牡蛎。

3. 后遗症期

半身不遂：肝阳上亢，脉络瘀阻证 症状：眩晕目眩，面赤耳鸣，肢体偏废，强硬拘急，舌红，苔薄黄，脉弦有力。治法：平肝熄风，活血舒筋。方药：天麻钩藤饮加减。组成：天麻、钩藤、石决明、栀子、黄芩、川牛膝、杜仲、桑寄生、益母草、夜交藤、茯神。加减：肢体僵硬加鸡血藤、伸筋草。

气血两虚，瘀血阻络证 症状：面色萎黄，体倦神疲，患侧肢体缓纵不收，软弱无力，舌体胖，质紫暗，苔薄，脉细涩。治法：补气养血，活血通络。方药：补阳还五汤加减。组成：生黄芪、川芎、赤芍、桃仁、红花、地龙。加减：气虚甚者加党参、茯苓、白术；血虚甚者加白芍、何首乌；血瘀重者加三棱、莪术。

音喑：肾虚音喑证 症状：音喑，腰膝酸软，下肢软弱，阳痿遗精早泄，耳鸣，夜尿频多，舌质淡体胖，苔薄白，脉沉细。治法：滋阴补肾，开音利窍。方药：地黄饮子加减。组成：熟地黄、巴戟天、山萸肉、五味子、肉苁蓉、远志、附子、肉桂、茯苓、麦冬、石菖蒲。加减：兼有痰热者，去附子、肉桂加天竺黄、胆南星、川贝；兼有气虚者加党参、黄芪。

痰阻音喑证 症状：舌强语謇，肢体麻木，或见半身不遂，口角流涎，舌红，苔黄，脉弦滑。治法：祛风化痰，宣窍通络。方药：解语丹加减。组成：胆南星、远志、石菖蒲、白附子、全蝎、天麻、天竺黄、郁金。

口眼歪斜证 症状：口眼歪斜，语言謇涩不利，舌红苔薄，脉弦细。治法：化痰通络。方药：牵正散加减。组成：白附子、僵蚕、全蝎。加减：在临证中多合温胆汤、导痰汤、涤痰汤加减运用。病久气血亏虚者加黄芪、当归。

痴呆：髓海不足证 症状：头晕耳鸣，腰脊酸软，记忆模糊，神情呆滞，动作迟钝，肢体痿软，舌淡苔白，脉沉细弱，两尺无力。治法：补精益髓。方药：补天大造丸加减。组成：紫河车、熟地黄、枸杞、杜仲、白术、生地黄、怀牛膝、五味子、黄柏、茴香、当归、党参、远志。

肝肾亏损证 症状：头晕眼花，耳鸣，腰膝酸软，颧红盗汗，舌红少苔，脉弦细数。治法：滋补肝肾，安神定志。方药：左归丸或合二至丸加减。组成：熟地黄、鹿角胶、龟板胶、山药、枸杞、山萸肉、怀牛膝、菟丝子、女贞子、旱莲草。

眩晕 症状：头目眩晕，耳鸣耳聋，或兼有肢体麻木偏枯，舌红苔黄，脉弦。治法：平肝熄风，活血通络。方药：天麻钩藤饮加减。天麻、钩藤、石决明、栀子、黄芩、川牛膝、杜仲、桑寄生、益母草、夜交藤、茯神。

（二）中成药治疗

步长脑心通胶囊 由黄芪、丹参、红花、地龙、水蛭、当归、川芎、桂枝、牛膝、赤药等药物组成，具有益气活血、通络止痛的功效。组方中黄芪为主药，具有补气升阳、助血行之功效；水蛭和地龙可以明显改善患者的高凝状态，具有促纤溶和保护心肌作用，对全血高（低）切黏度、血浆黏度、还原黏度、血小板黏附率均有显著的降低作用。其中水蛭素可抑制凝血酶的促凝作用，使凝血过程减慢。从地龙成分分离出的蛋白水解酶（蚓激酶）含有纤维蛋白溶解酶和类似组织纤维蛋白溶解酶原激活物，可降低纤维蛋白原含量，抑制纤维蛋白原生成纤维蛋白，或直接水解纤维蛋白，能够跟踪溶栓，抑制内源酶性凝血功能亢进，预防纤维蛋白血栓的形成。另外，当归、川芎、赤芍、红花活血化瘀，疏通瘀阻；桂枝、牛膝温经通脉，逐瘀血，通经络；而丹参的成分具有抗动脉硬化、保护血管、改善微循环、抗血栓形成等多种功效。临床观察步长脑心通胶囊治疗2型糖尿病合并脑梗死的疗效，结果显示，在常规西药治疗的基础上加用步长脑心通胶囊治疗2型糖尿病合并脑梗死，能明显恢复神经功能，改善血液流变学、血流动力学及血脂水平。研究表明，步长脑心通胶囊能保护神经细胞，抑制神经细胞凋亡，保护血管内皮细胞，促进侧支循环建立，疏通和改善微循环，改善血液黏稠度；并能改善血管内皮细胞功能，防止血栓扩展，防止缺血半暗带不可逆的细胞损伤。

脑脉泰胶囊 由三七、红参、银杏叶、当归、红花、丹参、鸡血藤、何首乌、葛根、菊花、石决明、石菖蒲、山楂等组成。方中三七活血止瘀、红参益气通脉，二药共为君药。经现代药理证明，二药均具有抑制血小板聚集、预防血栓形成及抗动脉粥样硬化的作用，并减少脑缺血对脑组织的损伤。临床观察脑脉泰胶囊治疗2型糖尿病合并短暂性脑缺血发作的疗效，结果显示，在基础治疗上加用脑脉泰胶囊，能明显减少或控制TIA的次数，明显改善椎基底动脉血流速度和血液流变学。研究表明，脑脉泰胶囊能降低血液黏度、保护血管内皮功能，从而降低和控制脑血管疾病发生的各种危险因素。

心脑宁颗粒冲剂 由丹参、川芎、三七、银杏叶、黄芪等药物组成。方中三七、丹参、川芎、银杏叶活血化瘀；黄芪益气通络，且有利尿、减轻脑水肿的作用；银杏叶能促进脑细胞代谢，全方共奏益气活血通络之功效。临床研究在基础治疗上加服心脑宁颗粒冲剂，总有效率达90.0%，提示心脑宁颗粒冲剂具有降低血小板黏附率、降低血细胞比容及纤维蛋白原的作用，从而改善血液流变学的异常和脑血流。

脑心康胶囊 系已故江苏名老中医黄星楼治疗中风方配制而成，主要药物有水蛭、地龙、天麻、羚羊角粉、藏红花、郁金、猪大脑等。方中水蛭、地龙、藏红花破血化瘀、通经活络；天麻、羚羊角粉平肝息风；郁金化痰醒脑；猪大脑以脏补脏、营养大脑；水蛭、藏红花、地龙、羚羊角粉具有扩张血管，改善脑部及外围血液循环，增加缺血区及半暗区的血管灌注及抑制血小板凝集，有抗氧化及抗氧自由基对红细胞的溶血作用。诸药合用，可达熄风通络、镇心安神之功效。临床研究在基础治疗上使用脑心康胶囊合六味地黄软胶囊治疗糖尿病性脑梗死，总有效率达78.94%，明显改善神经功能缺损积分及血液流度学指标。

滋阴通脉胶囊 由黄芪、太子参、生地黄、当归、丹参、赤芍、红花、天花粉、玉竹、山药、枳壳、益智仁等药组成。主要功能为滋阴补肾、化瘀通络。方中黄芪、太子参、生地黄益气滋阴补肾；当归、丹参、赤芍、红花共奏活血化瘀通络之效，如此气动血活，气血同调，可提高本病之疗效；天花粉、玉竹清热生津止渴，与丹参伍用有养血活血、生津润脉之效；山药益气补阴，固肾精，配合黄芪可使脾气健旺，下元固壮，防止饮食精微的漏泄；枳壳理气以舒畅气机；枳壳、益智仁有行气健脑之功。诸药合用则气旺血和，血脉通畅，瘀去内生，气化复常，经络得通，在降低血糖的同时又能控制微血管病变的发展，从而改变糖尿病脑梗死患者的临床症状。临床观察滋阴通脉胶囊治疗糖尿病脑梗死的疗效，结果显示，滋阴通脉胶囊能明显改善偏身麻木、神疲乏力、腰膝酸软、多食易饥、盗汗症状及临床神经功能缺损程度评分，可降低血糖、调节血脂、清除自由基，又能改善脑内血液循环、抗血栓形成。

消梗死颗粒 由太子参 30 g、葛根 30 g、黄芪 30 g、黄精 30 g、炒苍术 30 g、丹参 30 g、菟丝子 30 g、枸杞子 30 g、石菖蒲 30 g、水蛭 12 g、桃仁 12 g、红花 10 g、川芎 12 g、酒制大黄 10 g 等组成，具有益气活血、通络开窍之功效。方中太子参、黄芪为主药，太子参补气益阴，补肺脾之气，黄芪性甘微温，能益气补虚损，治消渴而利阴气，利尿消肿，对脑水肿的治疗起关键作用，使气旺血行，祛瘀而不伤正，助诸药周行全身，瘀通荣至，诸症得解；黄精益气养阴；葛根生津清热、解肌，现代药理研究，其既可以降血糖，又能改善血流量，对脑动脉、冠状动脉及周围血管均有扩张作用；川芎、红花活血化瘀，能抑制血小板积聚，改善微循环，减轻脑水肿；水蛭含肝素样物质，化瘀通络，改善循环和组织缺血、缺氧；丹参、大黄活血凉血清热，防止血热妄行继续加重病情；枸杞子、苍术、菟丝子补肝肾之阴、健脾化痰，药理研究表明其有较好的降血糖作用，从而缓解神经细胞内高血糖状态；方中更有石菖蒲以增智开窍。诸药合用，既能补肝肾、滋阴清热治疗糖尿病以维持机体良好的糖代谢，又能使脑梗死所表现的口眼㖞斜、语言不利、半身不遂等症状得到较快恢复。临床观察消梗死颗粒治疗糖尿病并发脑梗死血液流变学指标、凝血功能变化，结果表明总有效率达 97.50%，明显改善血液流变学指标、凝血功能。

养血清脑颗粒 由当归、川芎、熟地黄、珍珠母、决明子等药组成。方中当归、川芎活血化瘀通络，川芎行血中元气，善行于头面；熟地黄养血滋阴补肾；珍珠母、决明子平肝熄风止痉。全方能养血滋阴、活血通络、平肝潜阳。现代药理学研究表明，当归、川芎能使血液黏稠度明显降低，有抗凝血、降低血小板聚集、抗血栓、扩张脑血管、改善脑循环的作用；决明子有降压和降低血清胆固醇的作用；珍珠母可改善记忆力和精神运动能力。研究表明，养血清脑颗粒具有改善软脑膜微循环、增加脑血流量、缓解血管痉挛的作用，从而对脑梗死有较好的疗效。

银丹心脑通软胶囊 由银杏叶、丹参、灯盏细辛、三七、山楂、绞股蓝、大蒜、天然冰片等中药配伍组成。方中银杏叶、灯盏细辛、丹参、三七等具有改善血液流变学异常，扩张血管，改善微循环以增加周围组织血流量，抑制血小板凝集的作用；天然冰片具有抗炎性损伤功效；绞股蓝具有较强的抗氧化作用，对缺血的周围组织具有明显的保护作用，此外还具有抗血栓功能；山楂可扩张血管，配合大蒜也可软化血管改善周围血管的血流量。研究表明，银丹心脑通较胶囊有抑制血小板聚集，降低血液黏稠度，改善梗死区的血液供应，扩张血管及抗血栓的作用；还具有抗钙超载及清除自由基，抗氧化，抗神经细胞凋亡，降低血黏度，减少微血栓，改善血流动力学的作用。

黄芎抗栓胶囊 主要由大黄、石菖蒲、川芎、郁金等药组成。方中大黄通腑泄浊，化瘀排毒；石菖蒲豁痰开窍，为治疗痰蒙清窍之首品；川芎味辛，秉升散之性，能上行头目，《本草纲目》谓之“为血中之气药”；郁金有行气活血，理气化痰之功。诸药合用，共奏解毒化瘀，豁痰通腑之功。

通塞脉片 由当归、牛膝、黄芪、党参、玄参、石斛、金银花、甘草组成。方中以当归、牛膝为君药养血活血；黄芪、党参为臣药补气以助活血；佐以石斛、玄参、金银花以制当归、黄芪之温燥，甘草调和诸药。全方共奏活血通络、益气养阴之功。临床观察在西医常规治疗基础上加用通塞脉片治疗 2 型糖尿病合并脑梗死，结果显示通塞脉片具有更好的调节血液流变学作用。研究表明，通塞脉片具有调节血脂、抗氧化作用，对大鼠动脉粥样硬化斑块的形成也有抑制作用。

第十节　糖尿病下肢血管病变

一、糖尿病下肢血管病变的概述与流行病学概况

下肢动脉病变是外周动脉疾病的一个组成部分，表现为下肢动脉的狭窄或闭塞。与非糖尿病患者相比，糖尿病患者更常累及股深动脉及胫前动脉等中小动脉。其主要病因是动脉粥样硬化，但动脉炎和栓塞等也可导致下肢动脉病变，因此糖尿病患者下肢动脉病变通常是指下肢动脉粥样硬化性病变（糖尿病下肢血管病变）。糖尿病下肢血管病变的患病率随年龄的增大而增加，糖尿病患者与非糖尿病患者相比，发生糖尿病下肢血管病变的危险性增加 2 倍。依据调查方法和调查对象的不同，糖尿病下肢血管病变的患病率报道不一。在我国，多次大样本的调查显示，根据踝肱指数（ABI）检查结果判断，在 50 岁以上合并至少一种心血管危险因素的糖尿病患者中，1/5 左右的患者合并糖尿病下肢血管病变。糖尿病下肢血管病变与冠状动脉疾病和脑血管疾病等动脉血栓性疾病常同时存在，故糖尿病下肢血管病变对冠状动脉疾病和脑血管疾病有提示价值。糖尿病下肢血管病变对机体的危害除了导致下肢缺血性溃疡和截肢外，更重要的是这些患者的心血管事件的风险性明显增加，死亡率更高。糖尿病下肢血管病变患者的主要死亡原因是心血管事件，在确诊 1 年后心血管事件发生率达 21.1%，与已发生心脑血管病变者再次发作风险相当。ABI 越低，预后越差，下肢多支血管受累者较单支血管受累者预后更差。

二、糖尿病下肢血管病变病因与发病机制

糖尿病下肢血管病变是全身动脉粥样硬化的局部表现，动脉粥样硬化时相继出现脂质斑点和条纹、粥样和纤维粥样斑块、复合病变 3 类。胆固醇在血管内壁的蓄积是动脉粥样硬化发生的重要步骤。在这一过程中，先形成致密的斑块，这些斑块溃破继而形成血栓，血栓使血管狭窄并阻塞血管使血流减少，引起周围组织的灌注压降低。这一病理过程是阶段性的，常为动脉远端的某些节段，如胫动脉或足动脉。动脉阻塞之后，局部的循环血流就发生改变。

糖尿病下肢血管病变的危险因素与其他动脉粥样硬化病变的危险因素是相同的，包括高龄、男性、吸烟、高血糖、高血压、血脂异常等。

（一）年龄

糖尿病下肢血管病变的发病率随年龄而增长。年龄小于 50 岁的男性发病率为 1%～2%，而年龄大于 50 岁的男性，增加到 5%。用 ABI ＜ 0.95 作为诊断标准，45～47 岁的发病率为 6.9%，但其中只有 22% 有症状。

（二）性别

大于 50 岁的女性间歇性跛行发病率仅为 2.5%，为男性的一半，而 70 岁以上男女发病率无明显差别。

（三）高血糖

大量研究显示糖化血红蛋白每增加 1%，糖尿病下肢血管患病风险增加 28%。

（四）吸烟

吸烟是动脉粥样硬化致病性危险因素之一。吸烟与不吸烟者相比，动脉粥样硬化发病率与致死率相差 2～6 倍，且与每日吸烟支数成正比。主动吸烟和动脉粥样硬化之间具有相关性，被动吸烟已被证实与心脑血管疾病相关。

（五）高血压

收缩压每增加 10 mmHg，糖尿病下肢血管病变危险增加 25%。

（六）血脂异常

约 50% 下肢血管病变的患者存在血脂异常。降脂治疗可延缓外周动脉粥样硬化的进程。

三、糖尿病下肢血管病变的诊断

（1）如果患者静息 ABI ≤ 0.90，无论患者有无下肢不适的症状，都应该诊断为糖尿病下肢血管病变。

（2）运动时出现下肢不适且静息 ABI ≥ 0.90 的患者，如踏平板车试验后 ABI 下降 15%～20%，应该诊断为糖尿病下肢血管病变。

（3）如果患者静息 ABI ＜ 0.40 或踝动脉压＜ 50 mmHg 或趾动脉压＜ 30 mmHg，应该诊断为严重肢体缺血（CLI）。

四、糖尿病下肢血管病变治疗

（一）糖尿病下肢血管病变的治疗目的

预防全身动脉粥样硬化疾病的进展，预防心血管事件，预防缺血导致的溃疡和肢端坏疽，预防截肢或降低截肢平面，改善间歇性跛行患者的功能状态。需要强调的是，由于多数有糖尿病下肢血管病变的糖尿病患者往往合并周围神经病变，这些患者常缺乏糖尿病下肢血管病变的临床症状，因此医务人员对糖尿病患者常规进行糖尿病下肢血管病变筛查至关重要。

（二）糖尿病下肢血管病变的预防

给予糖尿病患者教育可以预防糖尿病下肢血管病变的发生，对于糖尿病下肢血管病变患者，可以改善患者的下肢运动功能，改善患者的身体状况；简要的心理干预可以改善患者的步行行为，增加无痛性行走距离，提高患者的生活质量。

1. 糖尿病下肢血管病变的一级预防

筛查糖尿病性糖尿病下肢血管病变的高危因素，早期干预，即纠正不良生活方式，如戒烟、限酒、控制体重、严格控制血糖、血压、血脂。有助于防止或延缓糖尿病下肢血管病变的发生。年龄50岁以上的糖尿病患者，尤其是合并多种心血管危险因素者，都应该口服阿司匹林以预防心血管事件。对于阿司匹林过敏者或合并有溃疡者，可服用氯吡格雷。

2. 糖尿病下肢血管病变的二级预防

对于有症状的糖尿病下肢血管病变患者，在一级预防的基础上，指导患者运动康复锻炼，时间至少持续3～6个月，以及给予相应的抗血小板药物、他汀类调脂药、ACEI和血管扩张药物治疗，可以改善患者的下肢运动功能。对于间歇性跛行患者尚需使用血管扩张药物。目前所用的血管扩张药主要有脂微球包裹前列地尔、贝前列素钠、西洛他唑、盐酸沙格雷酯、萘呋胺、丁咯地尔和己酮可可碱等。

3. 糖尿病下肢血管病变的三级预防

主要针对慢性严重肢体缺血患者，即临床上表现为静息痛或缺血性溃疡，Fontaine's分期在3期以上与Rutherford's分类在Ⅱ级3类以上者。由于严重肢体缺血患者血管重建术后3年累计截肢或死亡率高达48.8%，远高于间歇性跛行患者（12.9%），因此其治疗的最终目的是减轻缺血引起的疼痛、促进溃疡愈合、避免因肢体坏死而导致的截肢、提高生活质量。

在内科保守治疗无效时，需行各种血管重建手术，包括外科手术治疗和血管腔内治疗，可大大降低截肢率，改善生活质量。外科手术治疗包括动脉内膜剥脱术、人造血管和（或）自体血管旁路术等。血管腔内治疗具有微创、高效、可同时治疗多平面病变、可重复性强等优点，是目前糖尿病下肢血管病变的首选治疗方法。特别适用于高龄、一般情况差、没有合适的可供移植的自体血管及流出道条件不好的糖尿病下肢血管病变患者。当出现不能耐受的疼痛、肢体坏死或感染播散，则考虑行截肢手术。糖尿病下肢血管病变的三级预防要求临床多学科协作，即首先由糖尿病专科医师评估患者全身状况，做到尽可能降低心血管并发症的发生；同时评估其血管条件，创造经皮血管腔内介入治疗或外科手术治疗条件，血管外科和血管腔内介入治疗医师一起讨论手术方式，做出术中和术后发生心血管事件的抢救预案，并且在手术成功后给予随访及药物调整。只有这样，才能最大限度地改善糖尿病性糖尿病下肢血管病变患者的血液循环重建，减少截肢和死亡的发生。

第十一节　糖尿病足病

一、糖尿病足病的概念及流行病学概况

糖尿病足（DF）又称糖尿病肢端坏疽、糖尿病性动脉闭塞症，是指因糖尿病血管病变和（或）神经病变和感染等因素，导致糖尿病患者足或下肢组织破坏、下肢末梢循环障碍、局部组织缺血、皮肤破溃、感染形成和深部组织破坏的一种病变，严重者可因合并感染而引起肢端坏疽，截肢率高，给患者造成终身残疾和痛苦，是糖尿病最常见、最复杂的慢性并发症之一，具有发病率、致残率及死亡率高等特点。2010年全国糖尿病截肢率调查结果显示，在各种因素导致的截肢患者中因DF而截肢的患者占28.2%，在非外界因素导致的截肢患者中占33.8%。

糖尿病足的年发病率为2%～3%，15%～20%的糖尿病足患者在一生中可能出现足溃疡，其中40%～80%的溃疡合并感染。发达国家5%的糖尿病患者有糖尿病足的问题。全球每30秒即有一例糖尿病患者失去一条腿，85%的糖尿病相关截肢继发于足溃疡。发展中国家40%～70%的下肢截肢与糖尿病有关。在我国，糖尿病足患病率占糖尿病患者的14%，老年人是糖尿病足的危险人群，糖尿病足多发生于糖尿病起病后10年。糖尿病足致残率高，需行截肢手术者占5%～10%，占所有非创伤性截肢的50%以上。截肢后30天内死亡率有10%～14%，其生存期中位数为22个月，对患者危害极大。

二、糖尿病足病的病因与发病机制

糖尿病足的发病机制是糖尿病合并下肢缺血病变、神经病变、机械损伤及局部感染。糖尿病患者体内代谢紊乱，高血糖、高脂血症、高血压、高糖蛋白等及其他致病因子，导致糖尿病周围神经损伤、动脉粥样硬化，致使血管内腔狭窄或阻塞，毛细血管内皮细胞损伤与增生，改变了血管及血液的理化特性，严重影响血液与组织之间的物质交换，使组织细胞营养物质不能吸收，代谢产物不能排除，肢端缺血缺氧，易于感染而发生糖尿病足溃疡，且创面不易愈合。运动神经、感觉神经和自主神经损伤及功能障碍，导致肌肉萎缩，肌腱、韧带失去张力平衡而产生足的变形及夏科关节，足底不正常的压力分布加上机械性损伤合并感染而发生足溃疡。

三、糖尿病足病的中医认识

糖尿病足相当于中医学中的消渴伴足部感染溃疡，早在元朝罗天益《卫生宝鉴》中有“消渴人足膝发恶疮，至死不救”的记载。中医学认为其主要病因病机为：气阴亏虚、瘀血阻络、外感湿热。其病机特点：一方面为患者正气不足，气阴两虚，或阴阳两虚；另一方面为气血运行不畅，血瘀阻络。因此，从阴虚、气虚、阳虚、血瘀方面治疗，益气滋阴，同时化瘀通络，对糖尿病足的治疗有着重要的意义。贾氏认为糖尿病足病变的发展趋势按气阴两虚、气虚血瘀、湿热壅盛的顺序递增。潘氏认为其发病之根本为脾肾两虚、气血凝滞、经络阻隔、阳虚血瘀。奚氏指出糖尿病足最多见的类型是肌腱变性坏死症型，其病机为老年肝肾渐衰，久则气阴消耗，气不化湿，阴不养筋，日久筋损腐毒为疽。魏氏认为阴虚、气虚、阳虚、血瘀为糖尿病足的中医病机。笔者在长期的临床实践中总结出气阴两虚、瘀血阻络是糖尿病足中一种常见的病变证型，由阴虚而发病，因血瘀而致疾病迁延难愈，正虚与血瘀贯穿疾病过程的始终。其中阴虚为本，血瘀为标，二者互为因果，构成本虚标实、虚实夹杂的病机特点。随着病情进一步发展至糖尿病足病，在阴虚血瘀基础上，感受湿热也成为本病发展中的重要原因之一。

（一）气阴亏虚是糖尿病足的病理基础

糖尿病日久，迁延不愈，耗气伤阴，导致气阴两虚，甚而阴损及阳，阳气不能输布温熙四末。阳气虚，血行不畅，瘀血内生；或阴虚燥热，热灼津血，血黏成瘀。瘀血阻络，肌肤失养，复因外伤毒邪侵入，败坏经络，腐烂肌肤筋骨，导致肢端红肿溃烂，甚则变黑坏死。

（二）饮食不节、劳逸失度是糖尿病足发展的重要因素

饮食不节，劳逸失度，脾胃受损，运化失司，水湿不化，湿浊内生，脾不能正常为胃布散津液，因而导致消渴，久而酿生热浊，阻于肌腠，久则发为脱疽之证。

（三）营卫失调、情志不和是糖尿病足的关键致病环节

营卫失调、情志不和可导致气血虚弱，引起经络、气血功能紊乱。经络受阻，经气运行不畅，气血功能失调，则气血不能畅行全身而发挥其正常温煦和濡养功能，致使皮肉失养而成脱疽。

四、糖尿病足病的诊断

根据疾病的不同特点，分为以缺血为主的脱疽及以感染为主的筋疽，分别论述如下。

1. 脱疽的诊断

参照 1996 年中华医学会糖尿病学分会《糖尿病足（肢端坏疽）检查方法及诊断标准（草案）》及 2011 年中华医学会《糖尿病中医防治指南》中对糖尿病足病的临床表现标准进行诊断，诊断要点如下。

（1）有明确的糖尿病史并且有肢端病变者。

（2）肢端可表现为皮肤干燥瘙痒、汗毛脱落、趾甲变形等营养不良状态；或肢端皮温低，动脉搏动减弱或消失，间歇性跛行史及静息痛等缺血表现；或肢端刺疼、灼疼、麻木、感觉迟钝或丧失等神经损伤表现。

（3）部分患者表现为肢端皮肤干裂或水疱、血疱、糜烂、各种类型坏疽（以趾端开始的干性坏疽为主）或坏死。

（4）完善相关辅助检查，满足以下任意一项者：①踝/臂血压指数小于 0.9 以下者；②超声彩色多普勒检查，提示肢端血管变细，血流量减少造成缺血或坏疽者；③血管造影证实，CTA、MRA 提示血管腔狭窄或阻塞，并有临床表现者；④电生理检查，可见周围神经传导速度减慢或肌电图、体感诱发电位异常改变者；⑤ X 线检查，可见骨质疏松脱钙、骨质破坏、骨髓炎或关节病变、手足畸形及夏科关节等改变者。

2. 筋疽

筋疽的诊断采用 1999 年上海市科学技术委员会鉴定“糖尿病足筋疽——肌腱变性坏死症的治疗控制标准”的临床表现标准进行诊断，诊断要点如下。

符合糖尿病足溃疡诊断标准并且满足如下条件。

（1）无明显缺血表现。患足无间歇性跛行史、静息痛；无苍白发绀，皮温正常或接近正常（与健侧比较温差＜ 1 ℃），甚至较健侧升高者；胫后动脉、胫前动脉、足背动脉搏动存在，或有减弱、消失者，但抬高苍白实验呈阴性。

（2）患足坏疽表现为湿性坏疽和（或）混合性坏疽特征。足掌、足背、足趾或踝部形成单腔性溃疡或多个穿通性溃疡。深部肌腱失去光泽呈苍白色、弹性减退、水肿增粗。

（3）患足明显肿胀，可表现为趾体、足背、趾掌、跟踝等处伸屈肌腱出现单个或多个局限性肿胀；或呈巨趾、巨跖状，张力较高的超常实性肿胀。肿胀后期多表现为局部炎性反应，潮红、灼热，中心部分出现皮损，渗出血性分泌物，多伴腐败性臭气。

（4）常伴有高热、恶心、呕吐等全身中毒症状。

五、糖尿病足病的西医治疗

（一）在进行足溃疡治疗之前

首先要评估溃疡性质：神经性溃疡常见于反复受压部位，如跖骨头足底面、胼胝中央，常伴有感觉缺失或异常，而局部供血良好。缺血性溃疡多见于足背外侧、足趾尖部或足跟部，局部感觉正常，但皮肤温度低、足背动脉和（或）胫后动脉搏动明显减弱或消失。对于缺血性溃疡，则要重视解决下肢缺血，轻—中度缺血的患者可以实行内科治疗；病变严重的患者可以接受介入治疗或血管外科成形手术，待足部血供改善后再进行溃疡局部处理。对于神经性溃疡，主要是制动减压（减压鞋垫、糖尿病足鞋），特别要注意患者的鞋袜是否合适。

（二）足溃疡感染的处理

糖尿病足感染必须通过临床诊断，以局部或全身的体征或炎症的症状为基础。在选择抗生素控制感染之前，应进行溃疡创面细菌培养和药敏试验，细菌培养方法可选择严格清创后的棉拭子及病理组织培养。在细菌培养和药敏试验结果未出来之前，可经验性地选择抗生素。抗生素的替换根据治疗后的临床效果判断，若临床效果明显，即使药敏试验结果对该抗生素耐药，也应该持续使用该抗生素，若临床效果不明显或无效，且药敏试验结果对该抗生素耐药，则根据药敏试验结果替换抗生素。对于未合并骨髓炎的足溃疡感染，抗生素治疗疗程 1～2 周，合并骨髓炎的感染，抗生素治疗疗程至少 4～6 周。如同时合并严重缺血，抗生素使用时间还需要适当延长 1～2 周。但是，如果及时手术去除感染的骨组织，抗生素使用可以减少到 2 周。

（三）足溃疡创面的处理

彻底的糖尿病足溃疡的清创，有利于溃疡愈合。目前研究证据表明，采用水凝胶清创较纱布敷料、外科清创或生物清创更有利于溃疡愈合。当清创到一定程度后，可选择溃疡局部负压吸引治疗（NPWT，包括真空辅助闭合及真空封闭引流），可促进肉芽生长和足溃疡的愈合。新近的研究发现改良负压吸引治疗（缓慢滴注的负压吸引治疗——NPWTi）是更有希望的一种治疗慢性创面的辅助治疗手段，已有学者推荐其作为在糖尿病足溃疡标准治疗方法基础上的一种辅助治疗方法。当溃疡创面有新鲜肉芽组织，感染基本控制，可以选择生长因子和（或）自体富血小板凝胶治疗，可加速肉芽生长和足溃疡的愈合。当溃疡肉芽生长到一定程度且周边有上皮爬行时，可选择适当的敷料和（或）脱细胞真皮基质、皮肤替代物及脱细胞生物羊膜治疗，促进溃疡愈合。

（四）物理治疗

足溃疡创面高压氧治疗，有助于改善创面的炎症和微循环状况，促进创面愈合。

（五）转诊或会诊

非糖尿病足病专业的医务人员，应掌握何种情况下糖尿病足病需要及时转诊或会诊。一旦出现以下情况，应该及时转诊给糖尿病足病专科或请血管外科、骨科、创面外科等相关专科会诊：皮肤颜色的急剧变化、局部疼痛加剧并有红肿等炎症表现、新发生的溃疡、原有的浅表溃疡恶化并累及软组织和（或）骨组织、播散性的蜂窝织炎、全身感染征象、骨髓炎等。及时转诊或多学科协作诊治有助于提高溃疡愈合率，降低截肢率和减少医疗费用。

六、糖尿病足病的中医治疗

（一）辨证分型治疗

糖尿病足的中医辨证分型目前尚不统一，但总体来讲符合气阴两虚，瘀血阻络，湿热蕴毒的病机。现今辨证分型论治糖尿病足的研究已广泛开展，治疗效果显著。综合各家观点，列述如下。

气阴两虚证 症状：形体消瘦，神疲乏力，少气懒言，手足心热或五心烦热，手足麻木，汗毛脱落，分泌物较少，清稀少脓，疮周皮色苍白，有刺痛或木痛。舌体胖大或舌体偏瘦，苔薄白，脉细数。方药：桃红四物汤。组成：熟地黄、当归、白芍、川芎、桃仁、红花。

湿热阻络证 症状：患肢皮肤红肿胀痛，疮周红肿灼热疼痛剧烈。脓性分泌物多，质稠，秽臭难闻。舌苔白腻或黄腻，脉滑数。方药：四妙勇安汤。组成：金银花、玄参、当归、甘草。

阳虚寒凝证 症状：肢体发凉，足趾麻木疼痛，喜温恶寒，遇寒加重，局部皮肤苍白或瘀紫，行走后症状加重，舌质淡，苔薄白，脉沉迟或沉细。方药：当归四逆汤。组成：当归、桂枝、芍药、甘草、细辛、通草、大枣、炙甘草。

热毒炽盛证 症状：肢端肌肤红肿溃烂，深达筋骨，筋烂肉腐，骨质暴露，变黑坏死，创面周围皮肤红肿胀大，脓性分泌物多，质稠色黄，恶臭，伴有高热，舌红绛，苔黄燥或黑苔，脉洪数。方药：仙方活命饮。组成：白芷、贝母、防风、赤芍药、当归尾、甘草节、皂角刺、穿山甲、天花粉、乳香、没药、金银花、陈皮。

瘀血阻络证 症状：肢端坏疽，多有疼痛，色暗不鲜，坏死组织色黑，界限不清，有少量脓腐，舌质暗红或绛红，苔薄黄，脉细数。方药：补阳还五汤。组成：黄芪、当归、赤芍、地龙、川芎、红花、桃仁等。

中医外治法具有操作简单、取材容易、费用低廉等优点，并有许多丰富的剂型可供选择，可据创面的情况灵活选用。

（二）中药足浴

黄平等认为糖尿病足的病机可以分析为：气阴两虚，虚火内炽，灼伤津液，造成血瘀、肢体失于濡养，复感邪毒而发病，总体来说糖尿病足的病因为虚、瘀、邪毒，在疾病发展中又夹杂风、湿、热。以荆芥连翘汤足浴配合综合疗法治疗糖尿病足 43 例，取得了较好的临床疗效。荆芥连翘汤由荆芥、防风、白芷、连翘、黄芩、黄连、黄柏、川芎、黄芪等药物组成。方中荆芥、防风、白芷祛风解表、理血解毒、祛瘀止血及消肿排脓；连翘清热解毒、消肿散结；黄芩、黄连、黄柏有清热解毒燥湿、解疮毒的功效；川芎活血化瘀；黄芪补气升阳、固表止汗、托毒排脓、利水消肿，全方共奏清热解毒、燥湿、养血、生肌收口、调和肝脾、驱邪达表之功，故风、热、毒、湿、瘀皆可除。

有研究探讨中药活血通络方（当归、赤芍、川芎、细辛、黄芪、红花、鸡血藤、桑枝、威灵仙、豨莶草、桂枝、透骨草等）足浴疗法对早期糖尿病足的疗效，试验组 60 例糖尿病足患者用活血通络方足浴治疗；对照组 30 例用温水足浴，结果两组中医证候疗效比较，试验组总有效率为 76.67%，明显高于对照组，两组密歇根神经病变筛选法评分（MNSI）比较，治疗组总有效率为 80%，对照组为 10%，差异显著，说明活血通络方足浴疗法在病因治疗的基础上进行对症治疗可明显缓解症状及体征，提高了患者生活质量。

有研究采用足愈汤（透骨草 20 g、威灵仙 20 g、伸筋草 20 g、桂枝 25 g、大黄 40 g、当归 20 g、红花 20 g、乳香 30 g、没药 30 g、黄柏 20 g、黄连 20 g）足浴治疗和护理糖尿病足患者 30 例，并与单用清创法治疗和护理的 30 例进行对照观察，结果显示中药足浴组总有效率为 96.67%，总体疗效明显优于对照组。

有研究探讨双黄足浴方（大黄 40 g、黄柏 20 g、马勃 20 g、枯矾 15 g、毛冬青 20 g、桂枝 20 g）对糖尿病足的临床疗效。将 1 级糖尿病足患者 106 例随机分为两组，观察组采用双黄足浴方浴足，对照组则采用温水浴足，结果显示，治疗组疗效有效率为 96.32%，明显高于对照组（$P < 0.05$），且未见明显不良反应发生，说明双黄足浴方对治疗糖尿病足安全、有效，值得临床推广应用。

（三）中药外敷治疗

有临床观察龙珠软膏（人工麝香、人工牛黄、珍珠、琥珀、硼砂、冰片、炉甘石等）在糖尿病足临床应用的疗效，治疗组于清创后加用龙珠软膏涂抹并包扎，对照组常规消毒换药。结果显示，治疗组患者有效率达到 92%，糖尿病足溃疡创面的愈合速度明显快于对照组，说明龙珠软膏可促进糖尿病足溃疡创面的愈合，减轻创面局部疼痛等症状。龙珠软膏含人工麝香、人工牛黄、珍珠、琥珀、硼砂、冰片、炉甘石等成分，具有清热解毒、消肿止痛、祛腐生肌、抑制细菌生长、促进创面愈合的作用。本组结果提示，清创后，局部涂抹龙珠软膏使创面保持湿润，有利于上皮细胞快速移行覆盖创面，促进创面微血管形成和结缔组织合成，能减轻患足疼痛，是一种疗效好、安全性高的外用药物。

有研究者用珍石烧伤膏（石膏、炉甘石、南寒水石、花蕊石、海螵蛸、没药、乳香、珍珠、珍珠母等）治疗糖尿病足溃疡 50 例，并设单纯应用碘伏换药对照组 30 例，结果治疗组总有效率达 88%，明显优于对照组。分析外涂珍石烧伤膏，不仅能改善局部组织供血，促进组织生成，并且能在溃疡面迅速形成一层药物薄膜，起到控制和预防感染的作用。

有研究者对糖尿病足患者在综合治疗基础上外用龟象膏（龟板、象皮粉、白芨粉、黄连粉、地龙粉、车前子、升药、煅石膏、麻油）能使治疗有效率提高达 95%，增加保肢率，使治疗时间明显缩短、治疗费用下降。自制龟象膏能对创面湿度差、血运差、肉芽生长缓慢的难治性创面起到保湿、解毒、化腐生肌、促进肉芽生长、加速创面愈合的作用。

有研究者观察活血生肌油纱条（紫草、黄芪、当归、大黄、苦参、白芷、甘草、血余炭、白蜡、麻油）治疗糖尿病足溃疡的疗效，清洁创面后用活血生肌油纱条覆盖观察疗效，结果显示总有效率为 95%，采用活血生肌油纱条换药可提高疗效，缩短病程，且无毒性不良反应。方中大黄对葡萄球菌、链球菌等有抑制作用，此外本品还能降低毛细血管的通透性，减少创面液体外渗；紫草对金黄色葡萄球菌、大肠杆菌等均有抑制作用；苦参对多种致炎因子所引起的炎症反应有明显的抑制作用，所含苦参碱对痢疾杆菌、金黄色葡萄球菌、大肠埃希菌等有明显的抑制作用；白芷有抑制细菌和真菌的作用；黄芪多糖能促进蛋白质的合成，有抗菌、抗病毒等作用，利于溃疡面的愈合。

卢文玉等在常规降糖、降脂、抗感染治疗的基础上用自拟复方蜈蚣酊剂外用治疗糖尿病足 30 例，疗效优于单纯综合治疗组。自拟复方蜈蚣酊剂组方为：蜈蚣 4 条、黄柏 12 g、红花 10 g、冰片 6 g，以上4味药，用95%乙醇1000 mL，浸泡3天即可。有效率达96.7%。方中蜈蚣具有攻毒散结的功能，外用善治疮疡、肿毒、足趾溃疡及坏疽；黄柏现代药理研究证明，其对真菌有不同程度的抑菌作用，又具收敛消炎之功能，可减轻局部充血，促进血液循环及溢血的吸收，且又善治下焦（下部）湿热，具有独特疗效；配红花具有破瘀、活血通经络、扩张血管功能，其外用对瘀血肿痛，皮肤溃烂有消肿止痛及收敛作用；冰片对金黄色葡萄球菌、大肠杆菌等有抑菌消炎作用，且能发挥其芳香走窜渗透祛腐，促进组织细胞生长和细胞的新陈代谢，具有不可取代的作用；用95%乙醇做溶媒，是取其活血渗透及引药直达病所的功效。

吴伟达等以清法治疗糖尿病足坏疽33例，内治以清热化湿解毒为主：湿热重者予三黄消炎冲剂，湿毒重证予胡黄连解毒冲剂；外治以清创祛腐为主包括清创和清创后外敷祛腐生肌的“捞底膏”或“疮疡膏”，有窦道及分泌物引流不畅者，予“一升散”或“中提毒丹”纸捻填入引流。疗效良好。糖尿病足的病变急性期表现为局部肿胀，腐烂臭秽，与中医的湿热湿毒之证相应，故在此期采取清法，33例患者，总有效率为97%，取得较好疗效。

丹黄散由丹参、大黄、沉香、没药、松香、当归等药材组成，为外用散剂。具有活血、除痹、解毒、生肌之功。临床观察在常规治疗基础上局部外敷丹黄散（治疗组，8例），有效率达100%。能刺激肉芽组织增生，减少溃疡创面分泌物，促进创面修复的疗效优于常规基础治疗加生理盐水、胰岛素、山莨菪碱、庆大霉素浸湿棉纱外敷（对照组，9例）。丹黄散具有活血化瘀、解毒生肌功效。现代药理研究证实，丹参对大肠杆菌、金黄色葡萄球菌、白色葡萄球菌、变形杆菌、乙型链球菌均有抑菌作用；大黄对多种细胞和病毒有抑制作用；沉香具有镇痛、抑菌作用，能明显抑制巨噬细胞分泌细胞因子，且其药效随时间延长和浓度增加而加强；没药可镇痛，还能促进黏膜再生；当归能抗血栓、抗血小板集聚，降低血黏度，并且能提高单核吞噬细胞系统的吞噬功能。

象皮生肌膏具有生肌长皮、活血养血之功效，象皮生肌膏发挥作用的机制在于促进表皮细胞的增生分化、抗感染、使伤口pH加快变为中性或弱碱性以利于肉芽组织生长等。临床观察在一般护理的基础上分别用象皮生肌膏治疗糖尿病足16例（B组），以抗生素+654-2针剂+胰岛素换药治疗糖尿病足12例（A组）的疗效对比，发现象皮生肌膏换药在肉芽生长速度、创面情况等方面明显优于A组。

朱晓娟等以《外科正宗》中生肌红玉膏原方治疗糖尿病足湿热毒盛证取得良好疗效。处方：当归身60 g，白蜡60 g，轻粉12 g，甘草30 g，紫草6 g，血竭12 g，麻油500 g。在基础治疗一致的基础上，治疗组28例采用生肌玉红膏外敷加常规外科每日局部清创换药，对照组28例采用常规外科清创换药。结果表明生肌红玉膏在促进肉芽组织生长，改善局部微循环，促进皮肤愈合等方面优于常规换药组，且总有效率优于对照组常规换药。

湿润烧伤膏由黄芩、黄柏、黄连等中药加工而成。具有清热解毒、活血化瘀、去腐生肌、止痛等作用。对30例糖尿病足患者进行创面清洁后，用红外线照射0.5小时，2次/日，并将湿润烧伤膏均匀涂于创面1 mm厚，4次/日。结果治愈率为80%，总有效率为93.3%，优于传统治疗方法。

（四）中药成方治疗

中成药具有现成可用、适应急需、存贮方便、能随身携带、省去了煎剂煎煮过程、消除了中药煎剂服用时特有的异味和不良刺激等优点。

复方丹参注射液 为丹参和降香组成的纯中药制剂。丹参味苦、微寒，有活血化瘀、通脉养心之功；降香辛温，可理气开窍，通经散邪。两药配伍产生协同作用对局部血液循环有很好的促进作用。临床对比西药常规治疗糖尿病足（常规组）和复方丹参注射液配伍西药综合治疗糖尿病足（丹参组）疗效，丹参组有效率达97%。发现丹参组运动神经传导速度、感觉神经传导速度显著加快，血液黏度明显下降，且均优于常规治疗组。证明复方丹参注射液在阻断糖尿病病理过程及控制病情方面疗效较好。

通心络胶囊 主要成分为人参、水蛭、全蝎、土鳖虫、赤芍等。方中以人参大补元气，补气以行血、活血，以补为通；以全蝎、蜈蚣、蝉蜕、土鳖虫、水蛭等虫类药物通瘀滞之经脉。在常规合理降糖、降压治疗的基础上，口服通心络胶囊配合自拟清热解毒、凉血散瘀的糖尿病足熏洗方外用泡足治疗，15天为1个疗程，共2个疗程。结果40例患者经治疗后，总有效率为93%，治疗前后症状积分比较差异有统计学意义。

脉络宁注射液 是由牛膝、玄参、石斛、金银花等提取制成的中药制剂，具有抑制血小板聚集和降低血黏度、减少血栓形成、扩张微血管、增加血流量、改善微循环等作用。32例DF患者在降血糖、抗感染等治疗的基础上予脉络宁注射液20～30 mL加入生理盐水250 mL中静脉滴注，1次/日；另取前列腺素E1 60～120 μg加入生理盐水250～500 mL中静脉滴注，1次/日，滴速＜40滴/分，14天为1个疗程。治疗2个疗程后，与治疗前相比，空腹血糖、餐后2小时血糖、糖化血红蛋白均有明显下降，血液流变学指标降低，下肢溃疡愈合总有效率90.63%。另对30例DF患者控制血糖在正常范围，合并感染者在应用抗生素治疗的基础上，予脉络宁注射液20 mL加入生理盐水250 mL中静脉滴注，1次/日，并1剂/日同服补阳还五汤煎剂，15天为1个疗程，结果患者均获痊愈。而给33例糖尿病足患者静脉滴注脉络宁注射液40 mL加生理盐水250 mL，参麦注射液20 mL加生理盐水250 mL，1次/日，并用中药外洗，2～3次/日，结果显效11例，有效20例，无效2例，总有效率为93.9%。

第十二节　糖尿病合并胃肠病变

糖尿病合并胃肠病是指因糖尿病所导致的一系列胃肠道症状。主要包括糖尿病性胃病和糖尿病性肠病。糖尿病患者的胃肠蠕动异常，既有排空延缓的，也有加快排空的。因此，近年来“糖尿病性胃肠病”一词有逐渐取代“糖尿病胃轻瘫”的趋势。

一、糖尿病合并胃肠病变的概念及流行病学概况

消化系统异常是糖尿病常见并发症之一，其食管、胃、肠等均有不同程度的功能紊乱和（或）病变，包括食管综合征、糖尿病胃轻瘫、糖尿病合并腹泻或大便失禁、糖尿病性便秘等。糖尿病合并胃肠病变发生者占糖尿病患者的50%左右，有报道显示胃部病变占10%左右，腹泻和便秘约占20%，因部分患者无临床表现，故临床就诊发病率比实际发病率低。研究表明本病临床症状明显者只有10%左右。Kassander于1958年首先提出“糖尿病胃轻瘫”这一概念，是主要表现为消化不良、胃肠动力低下等，但不伴有机械性梗阻的一组综合征。

二、糖尿病合并胃肠病变的病因与发病机制

糖尿病合并胃肠道疾病的发病机制尚不清楚，有研究表明其与糖尿病自主神经病变、内分泌功能

失调、胃肠微血管病变、高血糖及代谢紊乱、幽门螺杆菌易感等因素有关。糖尿病自主神经病变的发病机制可能与氧化应激、晚期糖基化终产物（AGEs）、多元醇代谢增强及蛋白激酶C的激活导致微血管病变和神经功能异常有关，最终影响胃肠道的运动功能。胃肠激素（如胃动素、胃泌素、抑胃肽、脑啡肽和生长抑素等）对胃排空都有影响。糖尿病性微血管病变造成局部缺血可致胃平滑肌细胞变性，从而影响平滑肌正常舒缩功能。研究表明，胃的运动、排空受血糖浓度的调节，糖尿病患者血糖浓度的增高与胃排空延缓之间互为因果关系。糖尿病患者更易受到感染，而且糖尿病胃轻瘫患者也会存在细菌增殖，所以一直以来糖尿病患者的幽门螺杆菌（HP）易感性被认为是糖尿病胃轻瘫的诱因之一。

三、糖尿病合并胃肠病变的中医认识

（1）糖尿病合并胃肠病是在糖尿病日久不愈，正气亏虚，气阴不足，阴损及阳，气伤累及阳虚，而致气血阴阳俱虚，五脏虚损不足的基础上发病的。此外，亦有因糖尿病治疗不当而损伤脾胃所导致的，如《医门法律·泄泻》篇中言："凡治消渴，用寒凉太过，乃致水胜火湮，犹不知反，渐成肿满不救，医之罪也。"指出糖尿病误治导致的脾胃受损。

脾胃气虚证　糖尿病缠绵不愈，脾胃受损；或复因劳倦内伤，饮食不节，损伤脾胃，而致脾胃虚弱。脾主运化，脾胃虚弱则运化无权，水谷不化，清浊不分，而见泄泻；或因脾虚湿滞，湿邪内阻中焦而发为泄泻。若脾虚运化失司，水液不布，大肠失其濡润则津亏肠燥而成便秘；若大肠传导失司，运化不利，则粪留肠内亦成便秘。

津血亏虚证　糖尿病日久，阴液不足，精津亏虚，肠失濡润，或燥热内盛，灼津耗液，而致大便干结，便下困难，而成便秘。

肝郁脾虚证　糖尿病日久不愈，患者或忧虑或情志抑郁，而致气机不畅，肝气横逆，肝木克脾。若木郁土壅，脾胃运化失常，脾虚湿滞，则发为泄泻；若肝气郁滞，土失木疏，疏泄失常，大肠传导不利，粪壅肠内而成便秘。

脾肾阳虚证　糖尿病日久，损及脾肾，脾肾阳虚，温运失职。脾阳虚则运化失常，若水湿内停，肾阳虚则固摄失常，大便失禁，而见泄泻；若阳虚寒生，气机阻滞，肠道传导不利，大便艰难则成便秘。

（2）糖尿病胃轻瘫的病因病机有虚实之分，总缘在糖尿病日久，迁延不愈，或失治、误治而导致正气耗伤，气阴两虚，阴损及阳，元气大伤；或在素体脾胃虚弱的基础上并发糖尿病，或在脾胃虚损的基础上复因外邪犯胃，饮食不节，嗜食肥甘厚味，情志不调，肝气犯胃等因素而发。

脾胃虚弱证　素体脾胃虚弱，复得糖尿病致脾胃虚损更甚或消渴后日久不愈，脾胃受损，脾主运化，胃主受纳，脾胃受损，则运化及受纳功能失司，脾不运化，胃不受纳，可见恶心、呕吐、脘腹胀满不适等症状。

肝气犯胃证　糖尿病日久不愈，患者情志不调，气机不畅，肝气横逆犯胃，木克脾土，肝郁脾虚，胃气上逆而致呕吐、恶心等不适。

胃阴不足证　糖尿病日久不愈，阴津亏虚，胃阴亏虚，胃失濡养，则受纳不及，饮食停滞中焦而见脘腹胀满；若食阻气机，胃气上逆则见呕吐。

脾肾阳虚证　糖尿病日久不愈，正气亏损，阴津耗损，胃肾阴虚，肾阴不足，阴损及阳，则肾阳虚衰，火不暖土，则脾胃日益虚，腐熟运化功能减弱，而见呕吐、痞满、恶心之象。

四、糖尿病合并胃肠病变的诊断

根据糖尿病病史，症见恶心呕吐、胃脘部痞闷不舒、早饱、嗳气泛酸、纳差、腹泻、便秘等，辅助检查提示胃肠道动力紊乱，且排除基础胃肠道疾病等后予以诊断。

1. 糖尿病胃轻瘫

（1）病史：病程较长的糖尿病病史。

（2）临床表现：①有或无典型“三多一少”的症状，伴有恶心、呕吐、嗳气、早饱、上腹部不适或疼痛、食欲不振等消化道症状；②多无典型的体征，有时表现为上腹部轻压痛、体重下降。

（3）理化检查：①胃运动功能障碍；②胃排空试验，目前核素扫描是“金标准”，提示胃排空延迟；③胃-幽门-十二指肠测压，近端胃底、胃窦压力降低，幽门长且高幅的收缩压力增加，消化间期移行性复合运动Ⅲ相减少或消失；④胃电活动记录，胃电节律失常，主要是胃电过速，其次是节律紊乱及胃电过缓；⑤须排除胃、十二指肠器质性病变及肠道、肝、胆、胰腺病变，以及代谢紊乱（尿毒症、高钙和低血钾）、甲状腺功能减低症、多发性硬化、脊髓损伤及自主神经损伤等，还有某些影响胃排空的药物。

2. 糖尿病性泄泻

（1）病史：病程较长的糖尿病病史，积极控制血糖及对症处理有效。

（2）临床表现：①大便次数增多，每日 3 次以上，便质稀溏或呈水样便，大便量增加；症状持续 1 天以上；②多无典型的体征，有时表现为腹部轻压痛。

（3）理化检查：①大便常规检查正常，大便致病菌培养阴性；②消化道钡餐检查可有小肠吸收不良征象，纤维结肠镜检查可有结肠黏膜充血、水肿。

3. 糖尿病性便秘

（1）病史：病程较长的糖尿病病史，常有饮食不节、情志内伤、劳倦过度等病史。

（2）临床表现：①大便粪质干结，排出艰难，或欲大便而艰涩不畅；排便间隔时间超过自己的习惯 1 天及以上，或两次排便时间间隔 3 天以上；常伴有腹胀、腹痛、口臭、纳差及神疲乏力、头眩心悸等症；②多无典型的体征，有时表现为腹部轻压痛。

（3）理化检查：消化道钡餐检查可有小肠吸收不良征象，肠动力检查蠕动减弱。

五、糖尿病合并胃肠病变的西医治疗

1. 食管

针对食管运动障碍需积极控制血糖，采用低脂、低糖、高纤维素饮食，对有上腹烧灼感者，可加用抗酸剂（H_2 受体抑制剂或质子泵抑制剂）；对有上腹饱胀感者，可加用胃动力药（如多潘立酮、莫沙必利或伊托必利等）；若并发有真菌感染需加用抗真菌药等。

2. 胃轻瘫

（1）胃轻瘫治疗的主要目的是消除诱因，评估功能紊乱的严重程度，纠正营养缺乏，减轻症状。应避免接触可能加重消化道动力异常的药物或食物。可延缓胃排空的药物包括抗酸剂（如氢氧化铝）、抗胆碱能药、抗 β-肾上腺素受体激动剂、钙通道阻滞剂、苯海拉明、H_2 受体-拮抗剂、C-干扰素、左旋多巴、阿片类止痛剂、质子泵抑制剂、硫糖铝、三环抗抑郁药。促进胃排空的药物有抗 β-肾上腺素受体拮抗剂、促动力药。

（2）治疗原发病：血糖水平的高低与胃排空的关系十分密切。应积极使糖尿病患者血糖控制在理想水平，这样可部分改善糖尿病胃轻瘫的胃排空延迟。高血糖可引起胃节律异常及延缓胃排空，因而控制血糖水平至关重要。

（3）饮食治疗：进食以少量多餐为好，低脂饮食能减轻患者胃轻瘫的症状；应避免进食不易消化的蔬菜，以防形成植物胃石；由于有固体食物延缓排空的胃轻瘫患者的液体排空经常存在，因此增加患者饮食中的液体含量是有益的；为减少餐后饱胀感，推荐少食多餐；停止使用烟草制品；纤维素供给、含有不可溶纤维素的食物或者是高脂肪含量的食物以及酒精都会损害胃排空功能，应减少每次食物的摄取量。

（4）药物治疗：对于轻症患者，饮食调整和小剂量止吐药或一种动力促进剂有助于缓解症状。使用胃动力药物必须定时，应在餐前半小时左右服药，使其血药浓度在进食时已达高峰。常用的药物有甲氧氯普胺、多潘立酮片、莫沙必利、伊托必利、胃动素、红霉素、替加色罗、止吐药。

① 甲氧氯普胺：具有中枢止吐作用，对于改善餐后胀满和恶心有益处；同时可提高下食管括约肌压力，改善胃窦－十二指肠的协调性。

② 红霉素：是一种胃动素激动剂，通过直接作用于胃动素受体、平滑肌及肠神经刺激胃窦收缩和促进胃排空，从而达到强有力的促进动力作用。尽管关于红霉素治疗胃轻瘫的研究主要基于病例报道和开放性标记试验（小样本），大部分研究发现红霉素可轻度改善症状，虽然试验设计可能会造成偏差，但仍然认为红霉素是安全、合理的治疗胃轻瘫的药物。

③ 替加色罗：具有一定的促动力效果。在健康人群中研究显示可促进胃排空，但缺乏临床研究，同时由于高额的费用和潜在的不良反应，目前不常规推荐使用替加色罗。

④ 止吐药：如异丙嗪和昂丹司琼可用于缓解持续性呕吐的症状。

（5）胃电刺激：已证实可用于治疗难治性胃轻瘫，但临床试验显示复杂结果，有些显示有效。但是有并发症，如胃糜烂或感染，发生率占 5%～10%。

（6）如对药物和电刺激皆不敏感，可考虑全胃肠外营养支持治疗、胃造瘘术或空肠造瘘术管饲、幽门口注射肉毒素 A 或手术，然而临床研究资料缺乏。

（7）对呕吐剧烈伴有脱水患者，应积极纠正水电解质平衡。

（8）幽门螺杆菌根除治疗：一般采用质子泵抑制剂加甲硝唑、阿莫西林和克拉霉素 3 种抗生素中的任意 2 种组成三联疗法或加用铋制剂等组成四联用药方案。

（9）手术：Watkins 等发现胃切除术能明显缓解糖尿病胃轻瘫所致的难治性呕吐且无反弹。

3. 应激性溃疡

积极去除诱因，治疗以抑酸、保护胃黏膜为主，可用抗酸类药物（H_2 受体抑制剂或质子泵抑制剂），病情严重者，应给予禁食、胃肠减压、补液等对症支持治疗；有饱胀者，加用胃动力药（如多潘立酮片）；幽门螺杆菌阳性者，须行根除治疗。

4. 糖尿病性腹泻

除积极控制血糖、营养神经、饮食治疗外，并发感染者需加用抗生素，一般选用抗革兰阴性菌和厌氧菌类药物，如青霉素、甲硝唑等。其他药物治疗包括：①蒙脱石散，有肠道黏膜保护及收敛的作用；②胰酶肠溶胶囊，促进消化；③考来烯胺及生长抑素等，改善肠道环境及肠液分泌。

5. 糖尿病性便秘

可给予高纤维素饮食配合促全胃肠动力药（如莫沙必利、伊托必利、红霉素等）以及改善大便性状类药物（聚乙二醇4000散剂等）进行治疗，效果欠佳和顽固性便秘者可结合直肠电生理反馈治疗。

六、糖尿病合并胃肠病变的中医治疗

（一）辨证分型治疗

糖尿病合并胃肠病变运用中医辨证论治，常可取得意想不到的疗效，虽然目前中医对糖尿病合并胃肠病变的辨证分型尚不统一，但都未脱离针对本病“本虚标实”的病机特点进行辨证论治。现综合各医家观点，列述如下。

1. 糖尿病胃轻瘫分型论治

脾胃虚弱证　证候：脘腹胀满不适，食后尤甚，恶心，纳呆，神倦乏力，或头身困重，舌淡胖，边有齿痕，苔薄白或润，脉濡细或细而无力。治法：健脾益气，和中降逆。方药：香砂六君子汤加减。组成：木香，砂仁，陈皮，半夏，茯苓，炙甘草，党参，白术等。

肝气犯胃证　证候：呕吐吞酸，嗳气频繁，心烦口渴，胸胁胀痛，诸症随情志的变化而加重或缓解，舌质红，苔薄腻，脉弦。治法：疏肝理气，和胃降逆。方药：半夏厚朴汤加减。组成：半夏，厚朴，茯苓，生姜，苏叶，大枣，醋香附，醋柴胡，白芍等。

胃阴亏虚证　证候：呕吐反复发作，脘腹胀满不适，饥不欲食，口干口渴，大便干，小便短赤，舌红苔少或干，脉细数。治法：滋阴益胃，降逆止哕。方药：益胃汤加减。组成：北沙参，麦冬，生地黄，玉竹，冰糖，党参，制半夏等。

脾肾阳虚证　证候：食欲不振，泛吐清涎，澄澈清冷，朝食暮吐，暮食朝吐，完谷不化，形寒肢冷，腰膝冷痛，腹胀泄泻，神疲欲寐，舌淡苔滑，脉沉细迟。治法：温补脾肾，和中降逆。方药：附子理中汤加减。组成：制附子，干姜，党参，白术，炙甘草，半夏，生姜等。

痰浊瘀滞证　证候：脘腹满闷，食后尤甚，恶心呕吐，头晕身重，困倦乏力，或咳吐痰涎，口苦而黏。舌质紫暗或淡紫，苔白腻或滑润，脉滑或沉弦。治法：除湿化痰，理气化瘀。方药：平胃散合温胆汤加减。组成：苍术，陈皮，姜半夏，茯苓，当归，厚朴，甘草，竹茹，薏苡仁，枳壳，生姜，大枣等。

2. 糖尿病性腹泻

脾胃气虚证　证候：大便溏泄，水谷不化，脘腹胀满，纳呆，恶食油腻之品，倦怠乏力，面色萎黄，舌淡苔薄白，脉濡细。治法：益气健脾，化湿止泻。方药：参苓白术散加减。组成：党参，炒白术，茯苓，白扁豆，白蔻仁，陈皮，莲子肉，炒山药，砂仁，薏苡仁，桔梗，炙甘草等。

肝郁脾虚证　证候：腹痛泄泻，泻后痛缓，矢气频作，症状随情志变化而加重或缓解，胸胁胀满不适，倦怠乏力，舌淡红或边有齿痕瘀斑，苔薄白，脉弦细。治法：疏肝理气，健脾止泻。方药：痛泻要方加减。组成：陈皮，炒白术，白芍，防风，醋香附，醋柴胡，党参，白蔻仁等。

脾肾阳虚证　证候：大便溏泄，或见五更泄，完谷不化，纳差，面色苍白，形寒肢冷，腰膝酸软乏力，舌淡胖苔白，脉沉细无力。治法：温肾健脾，渗湿止泻。方药：附子理中丸加减。组成：制附子，干姜，党参，炙黄芪，白术，茯苓，炙甘草等。

3. 糖尿病性便秘

脾胃气虚证　证候：大便并不干硬，虽有便意，但排便困难，努挣则汗出短气，便后乏力，面白神疲，倦怠懒言，舌淡苔白，脉弱。治法：健脾益气，润肠通便。方药：黄芪汤加减。组成：生黄芪，火麻仁，陈皮，炒枳实，党参，升麻，桔梗等。

津血亏虚证 证候：大便干结，排出困难，口咽干燥，五心烦热，盗汗，头晕目眩，心悸气短，健忘，腰膝酸软，口唇色淡，舌淡苔白少津，脉细或细数。治法：滋阴养血，润燥通便。方药：润肠丸合增液汤加减。组成：桃仁，当归，火麻仁，生地黄，玄参，麦冬，炒枳壳，何首乌等。

肝郁脾虚证 证候：大便秘结，欲便不得便，胸胁脘腹胀满，甚者腹痛，嗳气频作，纳呆少食，舌苔薄腻，脉弦滑。治法：疏肝健脾，顺气导滞。方药：四磨汤加减。组成：党参，炒槟榔，沉香，乌药，木香，炒枳壳等。

脾肾阳虚证 证候：大便秘结，小便清长，面色㿠白，四肢不温，喜热怕冷，腹中怕冷，腰膝酸软，舌淡苔白，脉沉迟。治法：温阳通便。方药：济川煎加减。组成：当归，牛膝，肉苁蓉，泽泻，升麻，炒枳壳，仙茅，淫羊藿，党参等。

（二）中成药治疗

根据糖尿病胃肠病变的病机，将临床常用有效方剂制成中成药进行治疗，不仅携带方便，服用简单，而且还可以节省中药资源，提高疗效。近年来的许多相关研究证明，应用中成药治疗糖尿病胃肠病变能取得较为满意的疗效。

参苓白术散 侯氏等观察参苓白术散（药物组成：人参、白术、白茯苓、甘草、山药、白术、莲子肉、桔梗、薏苡仁、缩砂仁等）治疗糖尿病性胃肠病的效果，结果显示参苓白术散治疗糖尿病性胃肠病，有效率达94.6%，并且有降低餐后血糖作用（$P < 0.05$）。结论认为参苓白术散具有胃肠动力的双向调节作用及降低餐后血糖作用，能较好地消除糖尿病性胃肠病的各种症状。

六味安消胶囊 唐氏等观察六味安消胶囊（药物组成：土木香、大黄、山柰、诃子、寒水石、碱花）治疗糖尿病伴胃肠功能紊乱的效果，与莫沙比利对照，结果显示六味安消胶囊治疗胃肠功能紊乱有效率与莫沙比利相当，两组症状缓解率无明显差异。

糖肠宁 杜氏等观察糖肠宁（药物组成：吴茱萸、补骨脂、肉豆蔻、五味子、茯苓、炙黄芪、黄连、白术、苍术、黄精、白芍、升麻、肉桂等）对2型糖尿病肠病的临床疗效和对血浆胃肠激素的影响。随机将60例患者分为治疗组（糖肠宁）和对照组（思密达），观察临床疗效及血浆胃动素（MTL）、生长抑素（SS）、P物质（SP）的变化。结果显示两组患者MTL水平均明显下降，血浆SS、SP水平明显增高，治疗组优于对照组。

糖胃舒胶囊 舒氏等观察益气和中、消食降逆、清热燥湿类中药配伍组方治疗糖尿病胃轻瘫的临床疗效。将80例糖尿病胃轻瘫患者随机分为治疗组（40例）和对照组（40例），治疗组给予糖胃舒胶囊（党参、白术、枳实、黄连、葛根等），对照组给予西药多潘立酮，所有患者均给予糖尿病基础治疗。结果显示4周后治疗组胃轻瘫的临床症状（早饱、上腹胀、嗳气、呃逆、上腹隐痛、恶心、呕吐、胃灼热、胸骨后疼痛等）与对照组相比大部分有明显差异（$P < 0.05$），胃动力指标与治疗前及对照组相比均有明显差异（$P < 0.05$）。

胃肠舒 钟氏等探讨胃肠舒（药物组成：党参、炒白术、茯苓、炙甘草、紫苏梗、乌药、枳实、丹参等）和血流干预药物对实验性糖尿病和糖尿病胃轻瘫大鼠的影响。实验分为正常组、模型组、止血敏组、蚓激酶组和胃肠舒组。结果显示30周后模型组大鼠血糖、空腹胰岛素、C-P及血脂的变化与正常组相比均有显著性差异（$P < 0.01$），胰腺观察到胰岛β细胞减少，有的甚至消失；而胃肠舒组各

项生化指标较模型组有改善，胰腺血管充血现象较模型组减轻，胰岛β细胞明显增多。胃液体排空率，胃肠舒组明显高于模型组、蚓激酶组及止血敏组（$P < 0.01$）；胃窦肌间神经丛中 nNOS 染色阳性神经含量，胃肠舒组也显著多于模型组、蚓激酶组及止血敏组（$P < 0.01$）。

消渴安糖方颗粒 金氏等观察消渴安糖方颗粒（药物组成：黄芪、党参、山茱萸、巴戟天、沙参、生地黄、牡丹皮、当归、桃仁、红花、牛膝等）对实验性糖尿病大鼠血浆促胃液素（GAS）、胃动素（MOT）水平的影响。制备实验性糖尿病大鼠模型，50 只 Wistar 大鼠随机分为正常对照（A）组、模型（B）组、参芪降糖胶囊（C）组、消渴安糖方颗粒低剂量（D）组、消渴安糖方颗粒高剂量（E）组。结果显示 C 组、D 组、E 组大鼠糖尿病症状明显改善；B 组的 GAS、MOT、胰岛素及空腹血糖水平明显高于 A 组（$P < 0.01$），C 组、D 组、E 组的 GAS、MOT、空腹血糖水平明显低于 B 组（$P < 0.05$），D 组、E 组的 GAS、MOT 与 C 组比较差异有统计学意义（$P < 0.05$）。认为实验性糖尿病大鼠普遍存在 GAS、MOT 水平的异常增高，消渴安糖方颗粒能显著降低实验性糖尿病大鼠血浆 GAS、MOT 水平。

正脾颗粒 唐氏等观察正脾颗粒（药物组成：黄芪、山药、白术、佩兰等）治疗糖尿病胃肠并发症的临床疗效。分为正脾颗粒治疗组 30 例，参芪降糖颗粒及多潘立酮片对照组 20 例。结果显示治疗组总有效率为 83.3%，对照组总有效率为 80.0%，两者有显著性差异（$P < 0.05$）；治疗后腹泻、便秘、上腹部不适及食欲减退等方面均有明显的改善，在恶心、呕吐、腹泻、便秘、上腹不适等方面治疗组显著优于对照组（$P < 0.05$）；两组患者经治疗后空腹血糖、餐后血糖水平均有明显的下降，治疗组优于对照组（$P < 0.01$）。

枳实消痞颗粒 傅氏等探讨枳实消痞颗粒（药物组成：枳实、厚朴、半夏、黄连、干姜、党参、白术、茯苓等）治疗大鼠糖尿病胃肠病变的作用机制。结果显示枳实消痞颗粒能提高糖尿病大鼠胃组织中胃泌素水平、血浆及胃组织中胃动素水平与模型组比较（$P < 0.05$）。结论认为枳实消痞颗粒能通过提高糖尿病大鼠血清胃泌素水平、胃组织和血清中胃动素水平而改善其胃肠功能。

枳术丸 刘氏等观察枳术丸（药物组成：枳实、白术）治疗 2 型糖尿病功能性便秘的临床疗效及其对糖尿病患者血清胃肠激素的影响。治疗组以枳术丸治疗，对照组以西沙必利治疗。结果显示治疗组在改善排便自觉症状以及大便的频率方面优于对照组（$P < 0.05$）。两组糖尿病性便秘患者，在降糖及促进肠动力药物综合治疗后，MTL 治疗前后变化不大，但是均可升高血浆 SP 的水平，降低血浆血管活性肽（VIP）的水平。其中治疗组 SP 水平接近健康组，高于对照组（$P < 0.05$）。

参附泻心丸 呼氏等观察参附泻心丸（药物组成：附子、黄芩、黄连、大黄、太子参、陈皮、生姜、薏苡仁等）治疗 2 型糖尿病胃轻瘫的临床疗效。将 90 例患者随机分为治疗组 48 例，对照组 42 例，在严格控制血糖的基础上分别给予参附泻心丸和胃复安、红霉素治疗。结果显示治疗组总有效率为 89.58%，对照组总有效率为 64.29%，两组比较差异有统计学意义（$P < 0.05$）；治疗后临床症状均有不同程度改善（$P < 0.05$），治疗组明显优于对照组（$P < 0.05$ 或 $P < 0.01$）；两组的胃排空时间均有不同程度改善，治疗组明显优于对照组（$P < 0.05$）。

胃动康 谢氏观察胃动康（药物组成：厚朴、枳实、槟榔、大黄、柴胡、白术、石斛等）治疗糖尿病胃轻瘫的临床疗效。治疗组口服胃动康治疗，对照组服用多潘立酮片治疗。结果显示治疗组临床疗效优于对照组，其治疗前后症状积分、症状缓解程度优于对照组，且不良反应轻微。

第十三节　糖尿病合并性功能障碍

糖尿病性功能障碍是糖尿病诸多慢性并发症中的一种，严重影响患者的生活质量，近年来，随着人们生活水平的提高和自我意识的觉醒，此并发症越来越得到人们的重视。由于两性在生理、心理上存在显著区别，分做论述。

一、男性糖尿病性功能障碍

糖尿病性功能障碍于男性可出现勃起功能障碍（ED，又称阳痿）、逆行射精、早泄、性欲减退系列表现。其中以勃起功能障碍患病率最高、关注度最高，此加以详述。

（一）糖尿病性勃起功能障碍的概念及流行病学概况

糖尿病性勃起功能障碍（DED），是男性糖尿病患者常见的慢性并发症之一，表现为有性欲及性兴奋刺激，但阴茎不能勃起，或勃起不坚，不能维持正常性生活，晨勃减少，性反应能力下降。近年来，国内外报道糖尿病性勃起功能障碍的发病率为 20%～75%，是非糖尿病患者的 1.9～4 倍。另有学者曾进行调查，在糖尿病患者的一生中，1/3～2/3 的患者将出现勃起功能障碍，与同龄人相比，要高出 2～5 倍，这种情况与糖尿病视网膜病变或糖尿病肾病的发病率相比，表明糖尿病性勃起功能障碍是糖尿病的一种更为常见的并发症。糖尿病性勃起功能障碍随年龄的增长、病程的延长及血糖升高状况发病率进一步增加，糖尿病患者的勃起功能障碍较其他人群发病早、患病率高，但很多人误以为是年龄、心理等因素所致，加之仍有大部分糖尿病患者性欲正常，与其他并发症相比，糖尿病性勃起功能障碍仍未得到患者及广大医务工作者的足够重视，目前在大多数指南中亦没有特意提出此并发症。殊不知，糖尿病性勃起功能障碍的出现会造成糖尿病患者情绪波动、心理异常、家庭生活不和谐，继而也可能影响其他并发症的预防与治疗，其潜在的危害是巨大的。

（二）糖尿病性勃起功能障碍的病因与发病机制

正常阴茎的勃起过程，除要求其解剖结构完整之外，还有赖于其支配神经、供血血管及内分泌的正常协调性活动，此外，心理状态也有较强影响。糖尿病性勃起功能障碍的病因病机复杂，至今未能完全阐释，但是基于这几方面，西医进行了一系列的研究。研究表明糖尿病性勃起功能障碍的发生与糖尿病神经病变关系最为密切，此外血管病变、内分泌调节及心理障碍也起主要作用。

1. 神经系统的改变

糖尿病患者几乎都伴有不同程度的神经病变，包括自主神经和周围神经的器质性或功能性病变，这些改变均与糖尿病性勃起功能障碍的形成存在关联。其中糖尿病自主神经病变可以导致静脉漏的形成；周围神经病变使神经传导障碍，并引起与阴茎勃起相关的神经递质浓度改变，最终引发勃起功能障碍。糖尿病代谢紊乱时山梨醇旁路代谢改变而直接损害神经系统以及使供应神经的小动脉发生硬化，继而造成神经营养供应障碍，发生神经细胞水肿、变性、脱髓鞘，从而造成感觉和运动神经损害，若病变发生在支配阴茎的神经，将会促成糖尿病性勃起功能障碍的发生。除神经本身损害外，与糖尿病性勃起功能障碍密切相关的还有神经递质。已有动物实验证实，糖尿病降低了一氧化氮合成酶（NOS）的活性，损害了左旋精氨酸-NO 通路，NO 及环磷酸鸟苷（cGMP）浓度降低是导致糖尿病性勃起功能障碍的重要原因。

2. 血管系统的改变

阴茎的勃起是动脉血流入增多、静脉血流出减少，阴茎内血量增加，海绵体内压力升高和海绵体内平滑肌舒张的过程。影响到任何一个环节都会直接或间接导致勃起功能障碍的发生。糖尿病大血管的硬化可影响阴茎的血流供应，使阴茎血流灌注不足，糖尿病患者还可发生闭塞性小血管改变，阴茎海绵体的血管造影可显示海绵体动脉分布区有明显硬化的终末血管，双光能彩色多普勒超声检测可发现糖尿病性勃起功能障碍患者阴茎海绵体动脉相对狭小，且从超声扫描图像上可发现海绵体动脉管壁增厚、僵硬，血管内膜毛糙。糖尿病微血管病变又可导致海绵体缺血、缺氧，血氧饱和度降低，引起海绵体平滑肌减少、纤维化增多，白膜弹性蛋白和胶原成分增加，从而导致海绵体平滑肌功能发生不可逆的损害及静脉闭合功能丧失。糖尿病代谢紊乱还会损伤血管内皮，使得内皮素（ET）的生成增多，ET与平滑肌细胞上特异受体结合，使 Ca^{2+} 内流增多及收缩蛋白敏感性增加，引起阴茎海绵体平滑肌持久收缩和不能充分舒张，阴茎血管内血流减少，吕智等研究发现糖尿病患者血浆内皮素浓度明显高于不患病的对照组。上述病理改变综合作用，导致勃起功能障碍。

3. 内分泌因素

糖尿病影响雄激素的合成与分泌，雄激素在维持男性性欲方面具有重要作用，因此糖尿病引起雄激素水平下降可以通过影响性欲导致勃起功能障碍。徐晓燕等通过病例对照方法得出糖尿病导致睾酮水平下降是糖尿病性勃起功能障碍产生的主要原因之一。Alexopoulou 等对 51 名 1 型糖尿病患者进行研究发现糖尿病性勃起功能障碍患者体内脱氢表雄酮、睾酮、雄烯二酮水平均较对照组低。另有实验发现，糖尿病患者中高催乳素血症发生率较一般人群高，催乳素水平较高亦可抑制睾酮水平而发生勃起功能障碍，甚至乳房发育及性欲丧失。

4. 心理因素

调查发现，51% 的糖尿病性勃起功能障碍患者伴心理障碍。因糖尿病性勃起功能障碍患者的性欲仍存在，所以非常痛苦。患者常自认为不是一个完美的男性，缺乏阳刚之气，其自尊受到伤害、自信心减弱，甚至夫妻关系紧张，患者情绪不稳定，血糖不易控制，反过来加剧并发症的发生发展。

（三）糖尿病性勃起功能障碍的中医认识

糖尿病性勃起功能障碍，属于中医消渴阳痿范畴。传统上多认为其病因与先天禀赋、劳伤久病、饮食不节、七情失调密切相关，少数人提出阳痿与季节气候相关，存在年节律特征。岳宗相等认为此病既为糖尿病所致，其病机根本仍与糖尿病一致，阴虚为本，燥热为标。其病位虽在阴器，但与肝、脾、肾等脏腑密切相关，其主要病因病机，可简略概括为肾虚、肝郁、脾虚、血瘀，近年来亦有学者提出毒损学说，值得关注。

1. 肾虚是糖尿病性勃起功能障碍的基础

肾为先天之本，元阴元阳之所，藏精，主生殖，开窍于二阴，又名作强之官，可见其在生殖活动中的重要地位。由于糖尿病以阴虚为本，加之劳伤、情志等原因，肾脏生理功能受损，主要可表现为肾气、肾阴、肾阳的不足，或交互发生，其中尤以气阴两虚最为多见，这也与糖尿病的基本病机相符合。《诸病源候论》云："肾开窍于二阴，若劳伤于肾，肾虚不荣于阴器，故痿弱也。"笔者认为这里的肾虚不是指肾阳虚，而是肾气、阴精的亏虚。《景岳全书》云："男子阳痿不起，多由命门火衰，精气虚冷。"这里记叙的情况才是肾阳不足所致勃起功能障碍的情况。另有症候学研究表明，现代勃起功能障碍的发生已不同于传统认识上的阳虚最多见，而是阴虚多于阳虚。糖尿病是一个慢性过程，阴虚生燥热，燥热可以耗伤津气，久而久之致气阴两虚就不为少见，病情进展，阴阳互损，糖尿病性勃起功能障碍也会出现命门火衰。总而言之，糖尿病性勃起功能障碍不能脱离糖尿病而单独存在。

2. 肝郁是糖尿病性勃起功能障碍的中心环节

糖尿病的主要病位虽未直接提及肝脏，但在糖尿病性勃起功能障碍中，肝脏起着中心环节的重要作用，肝脏生理功能众多，任何一项功能发生异常都会产生不同程度的影响。肝主疏泄，在体合筋，足厥阴肝经绕阴器而行。肝失疏泄，气机郁结，气行不畅，血运障碍，气血不能通达宗筋，宗筋失于濡养，进而导致性欲减退，引起勃起功能障碍。《杂病源流犀烛·前阴后阴源流》曰："又有失志之人，抑郁伤肝，肝木不能疏达，亦致阴痿不起。"肝调畅情志，疏泄功能减退，还可导致抑郁情绪，与勃起功能障碍心理因素对应。肝的疏泄功能还体现在促进脾胃升降，疏泄失常，可致肝脾不和、肝强脾弱，加剧脾虚，脾虚湿盛，肝经郁热，又可见湿热内蕴，阴窍不举。另外，肝藏血，主疏泄而调节血量。《素问·五脏生成》曰："肝受血而能视，足受血而能步，掌受血而能握，指受血而能摄。"以此推之，阴茎受血而能勃举，不受血则回缩。肝郁不舒，气血运行不畅，可致血虚、血瘀，筋脉充盈不足出现阳痿。另有乙癸同源、肝肾同源、精血同源之说，肝血亏虚可与肾精相互作用，致肝肾不足。肝郁不仅能直接影响勃起功能障碍的发生，还可间接成为加剧肾虚、脾虚、血瘀产生的原因，故称肝郁是糖尿病性勃起功能障碍的中心环节。

3. 脾虚是糖尿病性勃起功能障碍的潜在机制

糖尿病患者多因饮食不节，过食肥甘厚味，损伤脾胃，或因忧思、劳倦伤脾，或因治疗时过用苦寒清热之品克伐脾胃，致使脾气虚弱，脾失健运，痰浊内生。在糖尿病及其他并发症的病因病机认识当中，脾虚已经得到了广泛关注，认为脾虚生痰浊与糖尿病心脏病、糖尿病肾病等关系密切，但在对糖尿病性勃起功能障碍的认识中并不多见。林兰教授认为，脾虚痰湿内生亦可导致勃起功能障碍，并认为脾胃运化失司，加之轻枉投以温热补益药品，湿热内蕴亦可发生勃起功能障碍。糖尿病日久，耗伤气阴，忧思劳倦，伤脾及心。脾主四肢肌肉，脾虚气血不足以充养，也可产生肌肉痿废。另外一个不可忽视的病机是脾胃之间的关系，各种原因所致脾虚，犹可发生脾弱胃强，尤其是糖尿病患者本身就可能存在中消胃热症候。笔者认为勃起功能障碍应属于广义的痿病范畴，这样古训"治痿独取阳明"也可反观脾胃在勃起功能障碍发病中的影响。由于脾的作用在糖尿病性勃起功能障碍发生发展过程中往往不是直接可见，且常可牵累及心，故称其为潜在机制。

4. 血瘀、浊毒是糖尿病性勃起功能障碍的始动因素

糖尿病日久，会向血瘀证转换。或气阴两虚，阴阳两虚，瘀血阻络；或肝郁气滞，血行不畅，气滞血瘀；或脾虚湿盛，痰浊内停，与血行搏结；或情志不畅，损耗精血。最终均形成离经之血，称为瘀血。瘀血既是一种病理产物，同时也是糖尿病性勃起功能障碍的病因。诸多原因致使瘀血阻络，血行不畅，方导致阴器失养，用而不举，举而不坚，故可将血瘀看作部分糖尿病性勃起功能障碍的触发点，同理还有痰浊和"内毒"。吴茂林认为，由脏腑功能失调、气血运行紊乱导致机体代谢产物蕴结体内化生而成的病理产物称为"内毒"，糖尿病中的"糖毒"即归属于此类。一旦肥甘之糖超过了脏腑气血转运输布功能的承受，又不能及时代谢排出体外，日久蓄积凝滞即成"糖毒"，是导致糖尿病性勃起功能障碍的始动因素。

（四）糖尿病性勃起功能障碍的诊断

该疾病的诊断有赖于临床表现结合系列理化检查、体格检查、病史询问等进行。要点是首先明确一定是继发于糖尿病的勃起功能障碍，可通过询问病史、检查血糖等指标实现；再者要借助进一步询问及检查区分其他因素所致勃起功能障碍的患者。

首先明确糖尿病的诊断，然后对勃起功能进行评判。目前，糖尿病性勃起功能障碍诊断主要根据国际通用的勃起功能障碍调查问卷及其勃起功能指数（IIEF）标准，并根据近6个月的情况评估：总分≥22分为正常，≤2分诊断存在勃起功能障碍，其中12～21分为轻度，8～11分为中度，5～7分为重度。

1. 询问病史

采集病史应注意了解除糖尿病以外可能引起阳痿的原因，如既往有无精神创伤史、外伤史、手术史或其他慢性病史（如动脉粥样硬化、高血压、高脂血症等），以及有无烟酒嗜好，是否进行过前列腺摘除术、绝育术或其他手术，有无前列腺炎或精囊炎史，有无服用可能影响性功能的药物史等。病史中还应了解性功能（如性欲、性交的持续时间、射精功能等）变化。

2. 体格检查

体检时应注意患者的全身情况，如发育、营养、体重、血压及第二性征，生殖器官的检查应为本病体检的重点。

（1）阴毛分布：男性的阴毛分布上缘界不甚明显，正中可向上延伸至脐部。如出现阴毛分布反常或脱落等，则提示有内分泌功能紊乱的可能。

（2）阴茎：观察有无包茎、畸形，龟头、包皮有无感染，注意尿道外口有无糜烂及脓性分泌物，扪摸阴茎体内有无纤维性斑块。

（3）阴囊：检查时宜采取立位，注意有无鞘膜积液、腹股沟斜疝和皮疹等。

（4）睾丸：检查时患者取立位或平卧位。测量体积时，以平卧位较为准确，将睾丸外表的阴囊皮肤伸展开，以视睾丸的轮廓，用睾丸体积测量模型进行对比观察，确定睾丸体积的大小，正常成年人为3～5 mL。同时触摸睾丸的软、硬及弹性程度。正常睾丸左低于右，有弹性，轻压有酸痛感。睾丸萎缩时小而软，压迫时无感觉，提示性腺功能减退。

（5）直肠指诊：应注意肛门括约肌的张力，以了解球海绵体的反射是否正常。括约肌张力正常，表明球海绵体反射基本完整；若无球海绵体反射，则括约肌张力降低。检查时应同时注意会阴部鞍区的神经感觉，仔细检查前列腺的大小、质地及结节。

（五）糖尿病性勃起功能障碍的西医治疗

1. 严格控制糖尿病，纠正代谢紊乱

糖尿病性勃起功能障碍患者应采用饮食控制、合理运动、应用降糖药物、血糖监测和糖尿病自我管理教育等综合性治疗措施，将血糖控制在理想水平或良好水平。此外，糖尿病性勃起功能障碍患者应忌烟酒，加强锻炼，建立良好的生活方式，有利于性功能的改善。

2. 心理治疗

对糖尿病心理性勃起功能障碍患者应采用性心理咨询、进行性功能障碍的心理治疗。器质性勃起功能障碍患者，也应采用心理治疗与药物治疗相结合的方法，以改善阴茎的勃起功能，协调夫妻性生活。性心理治疗一般采用心理和行为治疗相结合的方法，应夫妻双方共同进行。通常分为3个阶段：

第1阶段为非生殖器官性感集中训练，只进行非生殖器官的身体接触，以消除紧张的心理状态，消除对性行为的心理压力，达到在无压力的情况下双方感情的交流。第2阶段进行生殖器官性感集中训练，即进行非交媾性生殖器官接触，消除恐惧感，唤起性反应，建立起勃起的信心。第3阶段在有勃起后，要控制勃起时间，配合 Squeeze 手法逐渐延长勃起时间，而后可进行阴道内容纳与活动，在阴茎能够充分勃起后进行正常的性交，经过3～4周训练，心理治疗其有效率可达60%～70%。性心理治疗可作为其他治疗方法（如口服药物等）的辅助疗法，此种治疗可帮助澄清与药物治疗有关的心理忧虑，帮助夫妻双方在长期无性生活后重新建立性生活。

3. 口服药物治疗

（1）5-磷酸二酯酶抑制剂：其作用机制在于有选择性地抑制能特异降解环鸟苷磷酸二酯酶以致阴茎海绵体平滑肌和阴茎小动脉平滑肌松弛，血流注入阴茎海绵窦而使阴茎勃起。

1）枸橼酸西地那非：可用于各种原因引起的勃起功能障碍（包括心理性、动脉粥样硬化、前列腺根治术后、肾移植术后和脊髓损伤等），总有效率为40%～80%，对心理性勃起功能障碍的有效率为80%，对 DMED 的有效率为40%～70%。

2）盐酸伐他那非：伐他那非的分子结构与体内的 cGMP 最为接近，也是目前起效更快的 PDE-5 抑制剂。口服后0.7～0.9小时达到血药浓度峰值，高脂肪餐时可推迟到1小时。伐他那非最快10分钟起效，绝大多数男性在25分钟内起效，药效可维持12小时。伐他那非的疗效不受食物与酒精的影响。需要性刺激作为本能反应进行治疗。多次服用伐他那非可使男性勃起功能恢复到勃起功能障碍前水平。伐他那非10 mg 连续服用2年，插入成功率可达92%。

3）他达拉非：口服后2小时达到血药浓度峰值，高脂肪餐时可推迟到3小时。药物半衰期为17.5小时，老年人可达22.5小时。他达拉非口服后30分钟即发挥疗效，疗效可持续36小时。总有效率超过82%。20 mg 是兼顾疗效与安全的最佳剂量，他达拉非的疗效不受高脂肪饮食与适度酒精（饮酒量低于0.6 g/kg）的影响，具有良好的安全性与耐受性，可自由选择服药与性生活的时间。

（2）α_2 受体拮抗剂：该药选择性阻断神经节突触前的 α_2 肾上腺素受体，使血管平滑肌扩张，增加外周副交感神经张力，因而扩张阴茎动脉，减少阴茎静脉回流，增加海绵窦血液量而使阴茎勃起。此外，通过阻断中枢 α_2 肾上腺素受体，使去甲肾上腺素分泌增加及脑内去甲肾上腺素能核中的细胞兴奋，血浆中游离的3-甲氧基-4-羟基-苯乙二醇增加，使中枢性交感神经兴奋，刺激阴茎勃起，并可增加性欲。可用于治疗心理性勃起功能障碍，有效率为46%，而对器质性勃起功能障碍无效。

（3）5-羟色胺受体拮抗药：曲唑酮为三唑吡啶类抗抑郁药，主要是选择拮抗5-HT、受体和阻止突触前5-HT的再吸收，具有抗抑郁作用，还有中枢镇静作用和轻微肌肉松弛作用。治疗勃起功能障碍的机制是刺激使阴茎勃起的几种因素，治疗非器质性勃起功能障碍的有效率为65%。

（六）糖尿病性勃起功能障碍的中医治疗

1. 辨证分型治疗

辨证分型治疗具有较强的针对性和灵活性，是最能体现中医辨证论治理念的治疗方式，适应个体化治疗的需求，临床疗效比较满意。糖尿病性勃起功能障碍的中医辨证分型目前尚不统一，然都未偏离肾虚、肝郁、脾虚等基本病机，辨证分型在各家言论中围绕基本病机，增加一些证型。尚有在所列证型之外者，随证治之，不可一一囊括。

气阴两虚证　症状：阳痿不用，气短神疲，倦怠乏力，口干口渴，容易汗出，腰膝酸软，虚浮便溏。舌淡体胖，苔薄白干或少苔，脉虚细无力。治法：益气养阴。方选六味地黄汤加味：熟地黄、白术、山药、泽泻、砂仁、丹皮、山萸肉；气虚可加黄芪、太子参，阴虚可加麦冬、五味子、天花粉、玄参、石斛等。

肾阴亏损证 症状：阳痿不举，或举而不坚，伴见五心烦热，头晕耳鸣，腰膝酸软，口干咽燥。舌红苔少，脉细数。治法：滋阴降火，填精补肾。方可选二至丸合知柏地黄汤加减：生熟地、茯苓、牡丹皮、山药、山茱萸、黄精、泽泻、女贞子、知母、黄柏；亦可用左归丸加减；有医家用滋阴降火法，方选大补阴丸加味，对证治疗肾阴精亏虚之消渴阳痿，有效率达 83.3%。

肾阳不足证 症状：阳痿难举，性欲淡漠，面色苍白，畏寒肢冷，阴冷阴缩，短气乏力，腰酸冷痛，夜尿频数。舌淡胖润，或有齿印，苔薄白，脉沉迟、沉细，尺脉弱，无力。治法：温肾壮阳，滋肾填精。方可选用金匮肾气丸合二仙汤加减：熟地黄、枸杞子、鹿角胶、菟丝子、肉桂、制附子、山茱萸、巴戟天、淫羊藿、当归、甘草；亦可选用右归丸加减。

肝气郁滞证 症状：阳痿失用，情志抑郁，默默不言，或易激动，心烦口苦，失眠多梦，腰膝酸软。舌暗苔白，脉沉弦细。治法：疏肝行气解郁。方选逍遥散加减：柴胡、白芍、枳实、枳壳、薄荷、郁金等药；肝郁化火者，可用丹栀逍遥散加减，常伍黄芩、黄连、夏枯草等；肝郁血瘀者，可适当佐以红花、蜈蚣等活血通络之品。

心脾两虚证 症状：阳痿不举，举而不坚，性欲减退，精神不振，面色萎黄，气短懒言，失眠多梦，心悸怔忡，面色无华，食少纳呆，腹胀泛恶，便溏泄泻，倦怠乏力，舌质淡，苔薄白或白腻，脉沉细弱。治法：补益心脾，振筋起痿。方选归脾汤加减：党参、龙眼肉、白术、黄芪、当归、茯神、酸枣仁、木香、远志。

脾弱胃强证 症状：阳事不举，微感乏力，咽干舌燥，易饥多食，溲赤便秘。舌红苔黄，脉弦微数。治法：清热育阴，抑胃扶脾。方选白虎汤加减；亦可选用玉女煎。

痰湿阻滞证 症状：阴茎痿软，勃起迟缓，素体丰腴，体倦易疲，晨起痰多，头晕目眩，肢体困重，或见胸闷、泛恶，口中黏腻。舌淡，苔白腻，脉沉滑。治法：化痰除湿，通络起痿。林氏选用僵蚕达络饮加减：僵蚕、防己、苍术、半夏、陈皮、茯苓、瓜蒌、薏苡仁、黄芪、蜂房、炒桂枝、九香虫。

湿热蕴结证 症状：阳痿茎软，阴囊潮湿，异味痒痛，下肢酸困，小便短赤，舌红苔黄腻，脉濡数，实属湿热下注；或见脘腹胀满、胸胁不舒，属湿热中阻，舌淡红苔白腻或黄腻，当区别处置。治法：清利湿热。湿热下注者，方选龙胆泻肝汤加减；湿热中阻者，方选三仁汤加减，宣畅三焦气机。

瘀血阻络证 症状：阳痿不举或举而不坚，手足麻木，头晕无力，少腹时有坠胀刺痛，舌质紫暗，苔薄白，脉细涩。治法：行气活血通络。方选少府逐瘀汤加减。

2. 外治法

糖尿病性勃起功能障碍除内服药物治疗外，还可辅以外治。目前记录较多的是栓剂和外敷法、灸法，且多适用于肾阳亏虚。命门火衰类型的糖尿病性勃起功能障碍，适用范围较窄。在对雄起壮阳栓的临床观察中表明，直肠纳入雄起壮阳栓（淫羊藿 12 g，丹参 12 g，黑蚂蚁 9 g，九香虫 6 g，制蜈蚣 6 g，罂粟壳 9 g）对治疗糖尿病肾阳不足型勃起功能障碍有效。另有文献记载敷脐法：黑附子 45 g，穿山甲 3 g，硫黄 6 g，阿片 15 g，麝香 0.1～0.3 g，将黑附子、穿山甲、硫黄，研为细末，过筛；加酒 150 mL，调成稀糊状，倒入锅内，用文武火煎至酒干，取出药末，加阿片、麝香末调均匀，再研一遍，装瓶贮备。临证，取药末适量，用酒或蜜调成膏，制成黄豆大的药丸，放于纱布上，敷神阙穴，外用胶布固定。1～2日，换药1次，连敷10日为1个疗程，适用于命门火衰型糖尿病性勃起功能障碍。温和灸法：取气海、关元、三阴交，每次用艾条各灸10分钟，每日2次，5～7日为1个疗程，或病愈为止。灸后于子时（23点～1点）阴茎能自动勃起者，多能治愈，若阴茎不能自举，可继续下1个疗程。主治命门火衰、恐惧伤肾所致糖尿病性勃起功能障碍。

二、女性糖尿病性功能障碍

糖尿病性功能障碍于女性身上表现不如男性明显，很难通过外部观察而被察觉，因此中医西医对女性糖尿病患者性功能障碍的病理生理学改变认识相应较晚，现对有限的研究资料进行归纳。

（一）女性糖尿病性功能障碍的概念及流行病学概况

女性性功能障碍（FSD）是影响女性生活质量的常见因素，关系到家庭和睦、社会经济等问题，理应获得人们更多的关注。美国精神病学会于1994年把女性性功能障碍分为4个类别：性欲低下、性唤起障碍、性高潮障碍和性交疼痛。后来通过国际共识会议讨论，在原有基础上，又加入了阴道湿润度和性满足感2项。糖尿病女性性功能障碍指糖尿病患者并发性功能障碍。

针对糖尿病性女性性功能障碍发病情况国内研究较少，外国学者调查研究表明，1型糖尿病女性中女性性功能障碍的发病率为27%，而非糖尿病女性为15%。针对2型糖尿病女性性功能障碍，国内有学者尝试调查，发现81.4%的女性糖尿病患者及50.7%的女性非糖尿病对照人群存在女性性功能障碍。由此可见，糖尿病与女性性功能障碍关系密切。

（二）女性糖尿病性功能障碍的病因与发病机制

现代医学认为，糖尿病女性性功能障碍的发生和糖尿病性勃起功能障碍有部分相近的病因病机，女性在性生活过程中，外生殖器官也有血流动力学的改变，也受神经支配，故糖尿病女性性功能障碍的发生与糖尿病血管病变和神经病变相关，心理因素也是普遍存在于两性之间的。内分泌因素体现在女性身上主要是雌激素水平，雌激素维持女性生殖器的正常形态与功能，因此雌激素水平偏低是糖尿病女性性功能障碍发生的原因之一，特别是围绝经期患者，另外，雄激素与雌激素的动态平衡也很重要。除糖尿病直接对性器官性激素造成的损害外，糖尿病女性患者免疫力较低，容易反复发作尿路感染，容易罹患阴道念珠菌病，这些也会加剧性行为不适感从而发生女性性功能障碍。

（三）女性糖尿病性功能障碍的中医认识

受传统男尊女卑思想影响，传统医学中没有此病的相关记录，但从经典文献关于生理功能的记载中剖析，不难看出此病与肝肾两脏关系密切。《内经》云：“女子肾气盛，齿更发长，二七而天癸至，任脉通，太冲脉盛，月事以时下，故有子。”说明肾气旺盛，天癸产生，女性生理功能才能正常。《临证指南医案》又指出“女子以肝为先天”，说明了肝脏对于女性的重要性，前也有学者从肝肾角度谈论过女性性功能障碍的病因病机。徐灵胎在《医学源流论・妇科论》指出“凡治妇人，必先明冲任之脉”，在一定程度上说明了冲任与妇人病之间的关系密切。《广嗣纪要・协期篇》记载：“女子……情洽意美，其候亦有五也，娇吟低语，心也；合目不开，肝也；咽干气喘，肺也；两足或屈或伸，仰卧如尸，脾也；口鼻气冷，阴户沥出黏滞，肾也。有此五候，美快之巫。”可见女子情欲正常，与五脏功能皆有关系。综观可见，与糖尿病性勃起功能障碍相近，肾虚、肝郁为主要病机，且与他脏及冲任均相关。

（四）女性糖尿病性功能障碍的诊断

目前对本病诊断尚缺乏统一标准。需确定的是糖尿病诊断明确，在此基础上借助详细询问病史、患者自述主观感受、量表评定、体格检查、实验室检查相结合的临床综合判断是较为科学的方法。

（五）女性糖尿病性功能障碍的中医治疗

中医针对女性糖尿病性功能障碍，缺乏特异性研究，少量资料记载关于女性性功能障碍的中医治疗，临证时要谨慎辨证，考虑到糖尿病阴虚为本的病机，以防热药或苦寒药物伤阴。具体辨证分型治疗如下。

肾阴亏虚，冲任不盛证 症状：性欲低下，或见阴中干涩，交合疼痛，或厌恶性生活，头晕眼花，腰膝酸软，手足心热，面色潮红，或见月经先期，量少色红。舌质嫩红、苔少或无苔，脉细数无力。治法：滋肾育阴，益气养血。方选左归丸加减：熟地黄 15 g，山药 15 g，山萸肉 10 g，枸杞 15 g，川牛膝 12 g，菟丝子 15 g，鹿角胶 10 g（烊化），龟板胶 12 g（烊化），当归 12 g，锁阳 10 g，太子参 12 g。亦可选用左归饮。

肾阳不足，命门火衰证 症状：性欲淡漠，厌恶性事，高潮障碍，阴冷阴痛，头面虚浮，头晕耳鸣，腰膝酸软，小便频数或夜尿频，或可见月经愆期，量少色淡，白带清稀。舌质淡、苔薄白，脉沉细、两尺弱。治法：温肾扶阳，益气填精。方选右归丸加减：菟丝子 15 g，鹿角胶 20 g（烊化），熟地黄 15 g，山药 15 g，枸杞子 15 g，炒杜仲 12 g，当归 12 g，肉桂 8 g，制附子 10 g（先煎），淫羊藿 10 g，女贞子 15 g。亦可选用右归饮。

肝郁气滞，冲任不畅证 症状：性欲淡漠，厌恶房事，或性交痛，胸胁、乳房胀痛，心烦易怒，善太息，或郁郁寡欢，或见经行腹痛。舌质正常或紫暗，脉弦或细弦。治法：理气解郁，养血柔肝。方选柴胡疏肝散合四物汤加减，药可选柴胡、白芍、当归、川芎、茯苓、生地黄、薄荷、月季花、玫瑰花、绿萼梅、香附等。

脾气虚弱，血海空虚证 症状：性感不足，高潮障碍，或厌恶房事，乏力气短，倦怠嗜睡，精神萎靡，面色萎黄或㿠白，或可见食欲不振，或食后腹胀。舌体胖大，质淡，边有齿痕，苔薄白，脉细弱。治法：健脾益气，助肾养血。方选归脾汤加减：药用人参、白术、茯苓、黄芪、当归、熟地黄、木香、砂仁、枸杞、桂圆肉、淫羊藿等。

第十四节　糖尿病性骨质疏松

糖尿病性骨质疏松（DOP）属于继发性骨质疏松症，是糖尿病常见的慢性并发症，也是糖尿病患者长期严重疼痛和功能障碍的重要原因，严重者可致残。

一、糖尿病性骨质疏松的概念及流行病学概况

糖尿病性骨质疏松是糖尿病并发骨量减少、骨组织显微结构受损、骨脆性增加、易于骨折的一

类全身性骨骼疾病。研究显示，我国发病率占糖尿病患者的52.1%～54.68%。糖尿病患者中，有1/3～2/3伴有骨密度减低，其中1/3可诊断为骨质疏松症。1型糖尿病患者与同年龄、同性别人群相比其骨质疏松的发生率明显升高。

二、糖尿病性骨质疏松的病因与发病机制

西医学研究表明，糖尿病性骨质疏松的发病机制尚不完全清楚，目前认为该病的发生与胰岛素不足或胰岛素敏感性下降，骨基质合成降低，肠钙吸收及维生素合成障碍，高血糖渗性多尿，磷、钙、镁、锌排出过多，使血钙、镁、磷、锌降低，以及甲状旁腺功能亢进与降钙素的降低，细胞因子IL-6及TNF代谢紊乱，糖基化终产物增加，激素代谢紊乱，微血管病变，血流变下降，血流缓慢而使骨吸收增加，骨形成降低，骨矿含量减少，骨结构异常有关。

三、糖尿病性骨质疏松的中医认识

糖尿病性骨质疏松相当于中医学消渴并发或伴发骨痿，其病因病机较为复杂，主要观点如下。

（一）气阴两虚是糖尿病性骨质疏松的病理基础

糖尿病性骨质疏松是随着消渴病程的迁延而逐渐发生发展的。若患者素体阴虚，加之五志化火灼伤阴液，或饮食不节化热伤阴，或内伤劳倦、年老体衰等致精血亏虚，均可致阴精亏损，燥热内生，而阴虚与燥热又互为因果，“火因水竭而益烈，水因火烈而益干”（《丹台玉案》），终发为消渴。消渴迁延不愈，阴津亏耗无以载气，燥热亢盛伤阴耗气，均可导致气阴两虚。气虚则水谷不能化生精微，气血生化之源不足，精血同源，精不足则髓枯骨痿；气虚运血无力，血流运行不畅可致血瘀；行水无力，水津不运可致痰湿阻滞；阴虚津亏液少，不能载血循经畅行，加之燥热内生，灼伤血络，脉道不利，致血行滞涩而成瘀；血脉瘀滞，经络痹阻，经脉失养，脉络绌急，引起肌肉、关节、筋骨的疼痛麻木。总之，糖尿病性骨质疏松是在糖尿病日久气阴两虚的病理基础上，以虚致实，虚实夹杂为患，终致经脉失养、脉络绌急而发生的。

（二）脾失健运是糖尿病性骨质疏松异常形成的重要机制

脾为后天之本，气血生化之源。骨骼依赖脾胃运化的水谷精微充养。脾主运化，脾气充足，水谷精微才能输布正常，生化有源，五脏六腑、四肢百骸才能得以濡养，肾精有源，则骨骼强健有力；糖尿病患者多因饮食不节，过食肥甘厚味，损伤脾胃，或因忧思、劳倦伤脾，或因治疗时过用苦寒清热之品克伐脾胃，脾胃虚衰，气血乏源，血不化精，先天之精无以充养，骨骼因精虚不能灌溉，血虚不能营养，气虚不能充运，无以生髓养骨，则骨骼脆弱无力；或因燥热之邪伤及肺脏，则影响肺主气、输布津液之功能，津液不能输布，伤及脾脏，则影响脾胃转输运化水谷精微功能，使水谷精微下注，不能濡养肌肉、筋骨、血脉，导致骨质疏松症的发生。《儒门事亲·指风痹痿厥近世差玄说》曰：“胃为水谷之海……水谷精微不能濡养四肢百骸，故形体日渐消瘦甚则发为骨痿。”总之，脾虚失运在糖尿病性骨质疏松的发生发展过程中具有重要作用。

（三）骨络瘀阻糖尿病性骨质疏松发病的关键病理环节

糖尿病患者阴虚燥热日久，气阴两虚，虽可致骨髂失养，发为消渴骨痿，但更多情况下，则是因阴虚燥热，津液耗损，津枯血燥，血滞脉络，形成血瘀；或因病久损伤阳气，阳虚鼓动血脉无力，瘀阻脉络，发生血瘀；或因脾虚，气血无以化生，气虚而致瘀；或因脾气虚统摄无力，血不归经，停聚为瘀，瘀血阻滞骨络，而形成糖尿病性骨质疏松。

（四）情志失调是糖尿病性骨质疏松的重要致病因素

情志失调是糖尿病性骨质疏松发病和病情加重的重要原因之一。肝主藏血，因精血同源，精血互生，若肝藏血功能失调，或肝血衰少，又可致精虚，精血虚则不能营养筋骨四末，官窍筋脉失养。若情志抑郁或暴怒伤肝，气血生化不足不能濡养筋骨，影响于肾，则肾精亏虚而不能充养于骨而致骨痿。因此，应充分重视情志因素在糖尿病性骨质疏松发病过程中的作用。

综上所述，糖尿病性骨质疏松为糖尿病迁延日久发展而成。其发病与久病不愈、饮食不节、情志失调、内伤劳倦，年老体衰等因素有关，其病位在骨与关节，涉及肝、脾、肾诸脏腑，属本虚标实、虚实夹杂之病。痰浊、瘀血是其主要病理因素；气阴两虚、肾络瘀阻是其基本病机。

四、糖尿病性骨质疏松的诊断

糖尿病性骨质疏松诊断条件：既往有糖尿病病史，或在发病过程中确诊为糖尿病，以及符合以下条件。①临床表现：疼痛，是最常见，最主要的症状，患者可有腰背酸痛或周身酸痛，持重物时疼痛加重或活动受限，严重时翻身坐起及行走有困难；身长缩短、驼背是最重要的临床体征；骨折是最常见的并发症，其特点是在扭转身体持重物跌坐等日常活动中，没有较大外力作用的情况下可发生骨折，骨折发生的部位比较固定，好发部位为胸腰段椎体、桡骨远端、股骨上段、踝关节等。②理化检查：骨密度检查提示骨质疏松表现。双能 X 线吸收法（DXA 法）是目前国际学术界公认的骨密度检查方法。常用的推荐测量部位是腰椎和股骨颈。世界卫生组织（WHO）推荐的基于 DXA 法测定值的骨质疏松症诊断标准：骨密度值低于同性别、同种族健康成年人的骨峰值不足 1 个标准差属正常，降低 1～2.5 个标准差为骨量低下（骨量减少），降低程度等于或大于 2.5 个标准差为骨质疏松，骨密度降低的程度符合骨质疏松的诊断标准，同时伴有一处或多处骨折时为严重骨质疏松，现在也通常用 T 值表示，即 T 值≥－1.0 为正常，－1＜T 值＜－2.5 为骨量减少，T 值≤－2.5 为骨质疏松，并有一个以上的脆性骨折（非暴力骨折）为严重骨质疏松症。

五、糖尿病性骨质疏松的西医治疗

（一）饮食、运动治疗

饮食治疗应作为基础治疗，成年人钙摄入量为 800 mg/d，糖尿病性骨质疏松患者应摄入 1500 mg/d；多进食富含异黄酮类食物对保存骨量有一定作用。力量、耐力、平衡和灵敏力的运动可以减少跌倒的风险，研究发现力量和有氧运动可以减少 2 型糖尿病患者骨折风险，运动的类型、方式和量应视患者具体情况而定。

（二）降糖药物及胰岛素

临床研究证实，血糖控制情况与骨密度高低及糖尿病性骨质疏松发病率密切相关。研究证实，老年2型糖尿病患者血糖水平与骨密度呈负相关，血糖水平越高，骨密度越低，血糖控制差的老年2型糖尿病患者更容易并发骨质疏松。糖化血红蛋白控制在6.5%～7%可以将高血糖对骨代谢的影响减小到最低；1型糖尿病患者使用强化胰岛素治疗7年后发现，不仅血糖降低，骨密度也有所增加，骨吸收指标明显降低；而2型糖尿病患者在血糖控制稳定后，骨密度也有所增加。在一项使用罗格列酮、吡格列酮、二甲双胍的临床试验中，研究者发现罗格列酮组松质骨骨密度降低，吡格列酮组骨密度无明显变化，二甲双胍对骨组织具有一定的保护作用。胰岛素早期干预能延缓并降低患者的骨质疏松发病率及程度，对于高龄及病程大于15年的糖尿病患者，胰岛素及降糖药物对骨质疏松的防治作用无明显差异。

（三）抗骨吸收药物

一项队列研究发现，双膦酸盐和雷洛昔芬在1型糖尿病患者中获益良好，而且药物的使用并未对血糖有显著影响。绝经后骨质疏松患者无论是否合并2型糖尿病，双膦酸盐和雷洛昔芬均可以提高骨密度。解皓等予以实验组患者唑来膦酸注射液（5 mg，静脉滴注，每年1次），同时配合钙尔奇D（600 mg，每天1次），可明显提高糖尿病性骨质疏松患者$L_{2\sim4}$、股骨颈及大转子内侧骨处的骨密度。李雯等研究发现，阿仑膦酸钠联合阿托伐他汀治疗糖尿病性骨质疏松患者，能够显著缓解患者的疼痛状况，显著提高腰椎正位、前臂、股骨颈及股骨转子等部位的骨密度，而且具有一定的安全性。

（四）促进骨生成药物

PTH安全性、耐受性好，新发或背痛等不良事件少。研究表明雌激素（己烯雌酚片）可以提高骨质疏松患者的骨密度和血清钙含量，改善骨组织对甲状旁腺激素的敏感性，催生新的骨基质，同时抑制骨吸收，降低其转化率。

（五）抗氧化治疗

糖尿病性骨质疏松的发生与活性氧的代谢相关，大量活性氧可破坏线粒体的功能，因此在常规降糖、补钙的同时，应抑制活性氧的产生。采用抗氧化治疗老年糖尿病性骨质疏松患者效果确切，可显著降低氧化应激水平，在有效降糖、控糖的同时，提高骨密度，减轻患者疼痛感。鲑鱼降钙素联合抗氧化剂可以明显改善实验组患者CTX－1、ALP、BGP等骨代谢指标，降低骨痛相关的VAS评分，提高运动效能、摄钙效能评分，血糖控制效果更理想。

六、糖尿病性骨质疏松的中医治疗

（一）辨证分型治疗

辨证分型治疗具有较强的针对性和灵活性，是最能体现中医辨证论治理念的治疗方式，适应个体化治疗的需求，临床疗效满意。尽管2011年中华中医药学会糖尿病分会在糖尿病合并骨质疏松中医诊疗标准中将其分型，但在实际临床应用中，糖尿病性骨质疏松的中医辨证分型尚不统一，却又未偏离本病肾气亏虚、血脉瘀阻的基本病机；多数医家采用辨病与辨证相结合的形式，针对糖尿病性骨质疏松的不同临床类型分别做了分型论治，以期更加科学准确地反映疾病特点，贴合临床实际。现综合各医家观点，列述如下。

肝肾亏损证 症状：神疲乏力，腰背部疼痛，膝胫酸痛软弱，眩晕耳鸣，健忘，头脑空痛，性功能下降，舌红或淡，脉沉细或数。治法：滋补肝肾。方药选壮骨丸加减：龟板、黄柏、知母、熟地黄、白芍、锁阳、陈皮、虎骨（用狗骨或牛骨代）、干姜。加减：肾虚、耳聋、足痿加紫河车；男子遗精、尿频加菟丝子、芡实。

阴阳两虚证 症状：全身乏力，腰背部疼痛，痛有定处，或倦怠，腹胀，大便时溏，或形体消瘦，或肌肉松软，舌淡少津，脉细弱。治法：滋阴补阳。方药选龟鹿二仙膏合二仙汤（中医方剂临床手册）加减：鹿角、龟板、太子参、枸杞、仙茅、淫羊藿、巴戟天、当归、黄柏、知母。加减：关节疼痛拘急加木瓜、鸡血藤，严重者加地龙、蜈蚣等虫类药。

气滞血瘀证 症状：腰背疼痛，无力，或肌肉关节刺痛，固定不移，活动不利，运动牵强；或身体沉重，胸胁疼痛；或关节肌肤紫暗肿胀，舌质紫暗，苔白，脉细涩。治法：理气活血通络止痛。方药选身痛逐瘀汤加减：秦艽、川芎、桃仁、红花、甘草、羌活、没药、当归、五灵脂、香附、牛膝、地龙。加减：疼痛加用蜣螂、全蝎等。

（二）中成药治疗

中成药具有便于携带、使用方便等特点，用于临床治疗依从性强。近年来的许多相关研究证明，应用中成药治疗糖尿病性骨质疏松能取得较为满意的疗效。

活血降糖胶囊 由黄精、黄芪、全蝎、血竭、三七、太子参、白术、石斛、枸杞、丹参等药物组成，功能滋阴补肾、活血通络。方中黄精、枸杞、石斛、滋补肝肾、健脾养阴生津，全蝎、血竭活血化瘀、祛风通络，辅以太子参、黄芪、白术补气健脾，佐以三七、丹参活血生新。现代药理研究表明黄精能延缓衰老，增强和调节免疫功能，有降血糖、降血脂作用；枸杞具有抗氧化、抗衰老、生长刺激、降血糖、降血脂作用。临床观察活血降糖胶囊治疗糖尿病性骨质疏松的疗效，结果显示，活血降糖胶囊能降低糖尿病患者的血糖，并能明显改善患者腰膝酸软、倦怠乏力等临床症状，增加骨密度，减少骨流失。

补肾壮骨胶囊 由熟地黄、龟板、山茱萸、知母、龙骨、牡蛎、白芍、补骨脂等药物组成，具有补肾滋阴清热、壮骨填精益髓之功。方中熟地黄入肝、肾经，具滋阴养血、填精益髓之效，龟板归肝、肾经，可养阴清热、补肾强筋，二药相合，共奏补肾滋阴清热、填精益髓强筋之功效，针对主要病机，故为君药；山茱萸补益肝肾、涩精固脱，与熟地黄相须为用，故为臣药；知母可滋阴润肾燥、泻火清肺金，与滋补阴精药合用，燥热得清，阴精自复，亦为臣药；白芍养血敛阴，柔肝和营，补骨脂辛温助阳，补肾固精壮骨，配于滋肾填精、养血诸药中寓阴中求阳之意，以求阴平而阳秘，二药辅佐君臣之用，共为佐药；龙骨甘涩微寒与诸养阴药之中潜上越之浮阳，又可收敛固涩而助肾之封藏之功，牡蛎有益精、强关节之效，二药固精壮骨，以骨补骨可引他药直达病所，共以为使。用于治疗糖尿病性骨质疏松疗效显著。研究证实，补肾壮骨胶囊可使实验性糖尿病骨质疏松大鼠的股骨颈骨密度、骨钙、骨磷含量显著增加；提示该药可明显抑制骨矿物质的丢失，促使骨质得以矿化。其机制可能与降低血糖、减轻渗透性利尿所导致的骨盐丢失有关；也可能与通过改善胰岛素缺乏，使骨钙素及骨矿化正常化有关。研究表明，补肾壮骨胶囊可显著升高骨皮质、骨小梁积分光密度，每视野下成骨细胞数及股骨生物力学各项指标，使每视野下破骨细胞数显著下降。

糖骨康胶囊 由人参、麦冬、五味子、川芎等药物组成，诸药合用共奏益气养阴活血之功。方中人参甘、微苦、微温，大补元气，生津止渴，养血活血，现代药理研究表明，人参有降血糖、降血脂及增强细胞免疫的功能。麦冬甘、微苦、微寒，养阴润燥，清心除烦。五味子味酸、甘、性温，生津滋肾，现代药理研究表明，五味子具有镇痛、抗炎作用，能改善机体对糖的利用。川芎辛、温，活血行气，通络止痛，现代药理研究表明，川芎有抗血小板聚集及抗血栓形成作用，能扩张外周血管，改善外周循环，有明显的镇静作用，有报道川芎对家兔骨折的愈合有明显的促进作用，并能增加骨量，促进骨小梁形成，恢复破坏的骨结构。诸药合用，使气阴得补，脉络调和，筋骨得养而骨质坚实。将益气养阴活血的中药组成糖骨康胶囊应用于临床研究，结果显示在临床和证候疗效上治疗组明显优于对照组（$P < 0.05$），表明益气活血法有干预糖尿病骨质疏松形成的作用。

骨疏灵颗粒剂 由淫羊藿、川牛膝、黄芪、牡蛎、桑寄生、当归、补骨脂等药物组成。方中淫羊藿、补骨脂、桑寄生补肾助阳益精，坚骨强筋；川牛膝、当归活血补肝，填精益髓，使髓充骨坚；黄芪补气升阳，固护脾胃后天之本，壮气血生化之源，养五脏六腑之气，精血互生，气血旺盛，益后天而养先天，而使肾精充足，研究证实其有增强机体免疫功能等多种药理活性；牡蛎能引诸药同归肾经，以达强肾壮骨之功，性寒又可佐制淫羊藿、黄芪等药的温燥之虞，诸药合用，共奏补肾益精、健脾益气、坚骨强筋、活血通络之功。临床研究表明骨疏灵颗粒剂治疗糖尿病性骨质疏松，治疗组血钙、血磷、碱性磷酸酶、尿 Ca/Cr 及骨密度改善均优于对照组。

强肾胶囊 由生黄芪、熟地黄、山茱萸、鹿角胶、枸杞子、女贞子、菟丝子、牡蛎、龙骨等药物组成，功能脾肾同调、阴阳并补。方中生黄芪益气健脾，熟地黄滋阴补肾，二药相伍，一阴一阳，一升一降，益气养阴，健脾补肾，直接针对主要病机，为治消渴骨痿之要药；山茱萸平补肝肾，固涩下焦，既能补肝肾之阴，又能温补肾阳，但以补阴为主，鹿角胶补肝肾，益精血，功偏温补肾阳，二药合用，一阴一阳，助君药以达阴阳并补之功；枸杞子，补肾益精，养肝明目；女贞子，补中有清，善滋肝肾之阴而清虚热；菟丝子，既可补阳，兼能益阴，温而不燥，补而不滞，为平补肝、脾、肾之良药；龙骨、牡蛎，固精壮骨，用以为使，二者以“骨”补骨，求其类也，符合中医取象比类之理，可引导中药直达病所。临床观察发现，强肾胶囊可明显改善患者的临床症状，尤其是对倦怠乏力和腰膝酸痛，疗效明显优于对照组；在降低空腹血糖及餐后 2 小时血糖方面，与对照组无明显差异；强肾胶囊还可改善患者的血液流变学指标，减少患者的尿钙排泄；强肾胶囊实验组骨密度值有所回升，但上升范围不大，与治疗前比较差异显著（$P < 0.05$）。

糖脉康 由葛根、丹参、桑叶、淫羊藿、黄芪、生地黄、赤芍、黄精、牛膝、麦冬等药物组成。淫羊藿温肾壮阳，强筋骨；牛膝补肝肾、强筋骨、通利关节、活血通经；黄精补中益气，强筋骨；《日华子本草》谓黄芪“助气，壮筋骨”；生地黄、麦冬养阴生津，桑叶能清热凉血；丹参、葛根、赤芍活血化瘀通络；诸药合用，共奏补肾强骨、益气养阴、活血化瘀通络之效。研究表明，补肾中药具有调节雌激素水平、增强雌激素受体活性的作用，可促进成骨细胞的骨形成，抑制破骨细胞的骨吸收，使骨质疏松症丢失骨量得到一定程度的恢复，并增强骨基质的矿化，因而具有促进骨形成的作用。药理研究表明，淫羊藿具有调节免疫、骨骼、神经、内分泌和生殖系统的功能和作用，对蛋白质合成与核酸代谢有显著促进作用，大量的促骨细胞增生与分化，可直接抑制破骨细胞分化增生。黄精能延缓衰老，增强和调节免疫功能，有降血糖、降血脂作用。通过成骨细胞体外培养实验，亦证实黄芪的活性成分黄芪多糖对成骨细胞的体外增生与分化具有一定作用。葛根主要成分为葛根总黄酮，有雌激素作用，能抗骨吸收、促进骨形成。丹参、葛根、赤芍在改善全身血液循环的同时，能改善骨的血流状态，从而使骨的营养增多，物质代谢增强，骨基质的合成及骨的矿化活动增快。

骨疏康颗粒 为纯中药制剂，是我国第一个获准治疗骨质疏松症的中药，主要由淫羊藿、熟地黄、骨碎补、黄芪、丹参等药物组成，诸药共奏补益肝肾、益气健脾、补肾壮骨、活血化瘀之效。临床观察骨疏康颗粒治疗糖尿病性骨质疏松，结果发现其能显著增加股骨颈骨密度，明显减轻疼痛。

仙灵骨葆胶囊 由淫羊藿、续断、补骨脂、地黄、丹参、知母组成，能滋补肝肾，活血通络，强筋壮骨，可用于肝肾不足、瘀血阻络所致的糖尿病性骨质疏松。

第十五节　糖尿病合并泌汗功能异常

糖尿病合并泌汗功能异常是糖尿病自主神经病变的一种临床表现，是糖尿病常见慢性并发症，具有发病率高、症状复杂、顽固不愈等特点。糖尿病合并泌汗功能异常表现为下肢皮肤干、凉、出汗减少甚至无汗，而上半身尤其是面部及胸部大量汗出等。

一、糖尿病合并泌汗功能异常的概念与流行病学概况

糖尿病合并泌汗功能异常指发生糖尿病自主神经病变时，汗腺功能失常而出现的汗液排泄异常。据统计，50% 的 1 型糖尿病患者有泌汗异常，而在伴有周围神经病变的 2 型糖尿病患者中 83%～94% 有泌汗异常。

二、糖尿病合并泌汗功能异常的病因与发病机制

西医学研究表明，糖尿病患者由于高血糖导致微血管病变，使神经营养障碍和变性，醛糖还原酶活动度增高，致山梨醇和果糖大量沉积，细胞内渗透压增高，致神经节段性脱髓鞘及超氧化物歧化酶降低，自由基增多，施万细胞囊膜的基膜糖基化，致下肢交感神经受损，其支配的汗腺不能分泌汗液，而未受损的上半身则代偿性分泌多汗。

三、糖尿病合并泌汗功能异常的中医认识

糖尿病合并泌汗功能异常相当于中医学消渴并发或伴发汗证，其病因病机较为复杂，常与五脏功能密切相关，临床中可从五脏相关理论分而治之，亦可从五脏相关理论合而治之，遵循“观其脉证，知犯何逆，随证治之”的辨证治疗原则。

（一）汗为心之液

《素问·宣明五气》所言“五脏化液，心为汗”，指出汗为心之液。《医宗金鉴》记载“心之所藏，在内者为血，发于外者为汗，汗者心之液也”，指出血为心所主，汗由心所生。由此可见，汗液的生

成、排泄与心主血脉、心藏神密切相关。心主血脉，全身血液在脉中运行，依赖心气的推动运行全身，从而濡养机体。血液与津液均来源于水谷精微，而津液是汗液生化之源，因此“血汗同源”。《素问》云“心藏神”，说明心主宰人的精神意识及思维活动，心气血旺盛，则精神充满，思维敏捷，汗液的生成和排泄就会随体内生理情况和外界气候的变化而有相应的调节。《素问·经脉别论》云“惊而夺精，汗出于心”，说明惊恐伤及心脏而致汗出异常。心病则汗出，并可伴见心悸、怔忡、失眠、多梦等症。因此，在临床治疗中可根据心病的辨证，论证处方。如心阳虚损治宜振奋心阳；心阴不足则治宜滋养心阴、养心安神；心气不足治宜补益心气；心火炽盛治以清心泻火；心血瘀阻当活血通脉等。

（二）肝主疏泄，泌汗有常

肝主疏泄，指肝具有疏通调节全身气机的作用，主要体现在调畅气机、调畅情志、促进血液及津液的运行、促进消化等多方面。其中对气机的影响最主要，气机的调畅又决定了津液代谢的正常与否。肝喜条达，肝性主升主动，肝气条达，则疏泄正常，气机调畅，“气行则水行”，津液运行输布正常，则汗出有律。肝主藏血是指肝具有贮藏血液，调节血量，防止出血的功能。“血汗同源”，因此肝藏血功能正常才能保证机体血液贮备正常，从而使得汗液生化有源。若肝病，肝疏泄及藏血功能失司，则可使津血不足，汗无所化，汗出异。正如《素问·经脉别论》所言“疾走恐惧，汗出于肝”。即过劳、恐惧等可以使肝失疏泄失常，出现汗出于肝。临床中根据肝病之病因病机，采用疏肝理气、清肝泻火、平肝潜阳、养血柔肝及滋补肝肾之阴等方法来治疗汗证。

（三）脾气得健，营卫乃和

脾为后天之本，气血津液生化之源。正如《素问·评热病论》所言：“人之所以汗出者，皆出于谷，谷生于精”。由此可见，汗来源于脾。脾主运化，脾具有消化、吸收、输布水谷精微的作用。饮食入胃通过脾的运化，将水谷精微转化为气血津液，从而使汗生有源。脾又可以运化水湿，将水谷中多余的水分传输到肺，通过肺的气化作用，化为汗液排出体外，《素问·经脉别论》所谓“饮入于胃，游溢精气，上输于脾，脾气散精，上归于肺，通调水道，下输膀胱，水精四布，五经并行。”若脾病，气血津液乏源，营卫不和，腠理开合失调，则出现汗出异常；或脾运化失职，不能将水谷中多余的水分输布至肺，则导致汗出异常。除此外，“摇体劳苦，汗出于脾”，劳倦耗气伤脾，脾气受损，腠理开阖失司而汗出。临床中结合脾病之病因病机，治以健脾益气，调和营卫，使得汗出有源，汗出有道。

（四）肺主通调水道，化津为汗

肺为五脏之华盖，为水之上源，在体合皮，其华在毛，因此肺与汗液代谢密切相关，正如《素问·藏气法时论》所云“肺病者，喘咳逆气，肩背痛，汗出。”肺主通调水道，对人体水液代谢起疏通和调节作用，汗液从津液而化，因此汗液的排泄亦受其影响。肺主宣发肃降，将脾传输的水谷精微合津液向上输布，营养全身，肺气向下通降，将水谷津液向下输布；向上宣发卫气，调节肌腠的开合，从而控制汗液的排泄。若久病耗伤肺气，则肌表疏松，表虚不固，腠理开泄而致汗出。或表虚卫弱，导致营卫不和，卫外失司，从而致汗出。因此，临床中可根据肺病发生的病因病机具体论治，若属于肺卫不固，则益气固表；若属外感汗出，则祛邪解表；若属肺阴不足者，则益气养阴。

（五）元阴元阳平衡，汗出如常

肾为后天之本，藏真阴而寓元阳，为生命活动之根。《素问·上古天真论》云“肾者主水，受五脏六腑之精而藏之。”肾脏亦为封藏之本，固摄全身之津液，因此汗液的藏泄与肾主封藏密切相关。若肾气羸弱，失于封藏，汗之封藏受损，则可见汗代谢异常。肾的封藏功能正常，阴平阳秘，则汗液代谢正常。肾为水脏，主津液，为调节水液代谢的主要脏器。汗液为人体津液一部分，因此亦由肾所主。《医碥·汗》明确指出“汗者，水也，肾之所主也，内藏则为五液，上升则为津，下降则为尿，外泄则为汗”，由此可知，汗由肾所主。《素问·经脉别论》云“持重远行，汗出于肾”，《灵枢·邪气脏腑病形》指出“有所用力举重，若入房过度，汗出浴水则伤肾”，由此可见起居不慎，形体劳倦，肾精受损，阴不能阳，阳气外越，破津外泄，则引起汗出异常。

综上所述，糖尿病合并泌汗功能异常为糖尿病迁延日久发展而成，其与五脏息息相关。病位虽在表，却是体内脏腑功能失调的表现，属本虚标实，虚实夹杂之病。气郁、痰浊、瘀血是其主要病理因素；机体气虚阴阳失调是其基本病机。

四、糖尿病合并泌汗功能异常的诊断

糖尿病合并泌汗功能异常诊断条件包括以下 2 个方面。①糖尿病诊断明确；②临床表现：a. 全身多汗，或精神紧张即汗出增多，或进食时头面部汗出增多甚至大汗淋漓；出汗过少甚至无汗，皮肤干燥； b. 肉眼可见患者体表汗出增多，触诊患者以头面部或上半身汗出过多为主，触摸皮肤潮湿；肉眼可见汗出减少或无汗，触摸皮肤干燥；c. 无特异性理化检查指标。

五、糖尿病合并泌汗功能异常的西医治疗

西医治疗糖尿病合并泌汗功能异常首先是积极治疗原发病糖尿病，严格控制血糖，纠正糖代谢紊乱；其次是神经营养与修复、抗氧化应激、改善微循环、止汗等对症治疗。

六、糖尿病合并泌汗功能异常的中医治疗

（一）辨证分型治疗

辨证分型治疗具有较强的针对性和灵活性，是最能体现中医辨证论治理念的治疗方式，适应个体化治疗的需求，临床疗效满意。糖尿病合并泌汗功能异常的中医辨证分型目前尚不统一，然都未偏离本病气阴两虚、气血阴阳失调的基本病机；多数医家采用辨病与辨证相结合的形式，针对糖尿病合并泌汗功能异常的不同临床类型分别做了分型论治，以更加科学准确地反映疾病特点，贴合临床实际。现综合各医家观点，列述如下。

营卫不和证　症状：时自汗出，周身汗出或以头部、胸部汗出为主，或但头汗出，可兼见肢体酸楚或身体微热，舌质淡，苔薄白，脉浮缓。治法：调和营卫。方药选桂枝汤：桂枝、白芍、炙甘草、生姜、大枣。加减：自汗严重时，可酌加煅龙骨、煅牡蛎、麻黄根、浮小麦。

卫表不固证　症状：汗出恶风，活动后加重，乏力倦怠，舌质淡，苔薄白，脉弱。治法：益气固

表止汗。方药选玉屏风散（丹溪心法）：黄芪、防风、白术。加减：汗多加煅龙骨、煅牡蛎；气虚重加党参、炙甘草；若表虚不固又兼阳虚汗出，可辨证使用桂枝加附子汤治疗。

阴虚火旺证 症状：盗汗，五心烦热，腰膝酸软，口干不多饮，舌质红，少苔，脉细数。治法：滋阴降火。方药选当归六黄汤（兰室秘藏）：当归、生地黄、熟地黄、黄连、黄芩、黄柏、黄芪；或六味地黄丸（汤）：熟地黄、山药、山萸肉、泽泻、茯苓、丹皮。加减：骨蒸潮热加知母、地骨皮、龟板、鳖甲；口干甚加麦冬、玄参。

湿热蕴蒸证 症状：头部蒸蒸汗出，口腻作渴，身热不扬，身体困重，舌红，苔黄腻，脉濡数或滑数。治法：清热化湿。方药选三仁汤：杏仁、豆蔻（后下）、薏苡仁、厚朴、半夏、通草、滑石、竹叶。加减：腹胀便溏不爽加苍术、大腹皮；身痛困重加防己、大豆黄卷。

阴津亏虚证 症状：汗出减少，皮肤干燥，咽干口渴，或见两目干涩，腰膝酸软，舌质暗红少津，少苔或无苔，脉细。治法：滋阴润燥。方药选增液汤：玄参、麦冬、生地黄。加减：两目干涩甚加沙苑子、枸杞。

肺胃热盛证 症状：多饮多食或兼烦热，进餐时头面手足蒸蒸汗出，小便黄赤，大便干结，舌质红，苔黄而干，脉滑数或虚数。治法：清泄肺胃。方药选白虎加人参汤：知母、生石膏、甘草、粳米、人参。加减：胃热偏盛者加天花粉、黄连、栀子；汗出过多气津两伤者加西洋参、麦冬、芦根。

（二）中成药治疗

复方参冬丸 由生脉散、山药、芡实、丹参、酸枣仁、龙骨、牡蛎等药物组成。生脉散益气生津、敛阴止汗，其中人参大补元气、补脾益肺，麦冬养阴润肺、益胃生津，五味子敛肺滋肾，生津敛汗，为君药；山药大补肺脾之气，又滋肺肾之阴，为臣药；芡实健脾固摄，酸枣仁养心敛汗，丹参凉血活血，为佐药；牡蛎收敛固涩、重镇安神，龙骨固表止汗，为使药。诸药合用具有补气阴两虚、固表止汗之功。临床观察复方参冬丸治疗糖尿病泌汗异常的疗效，结果显示，在常规西药治疗的基础上，加用复方参冬丸治疗糖尿病泌汗异常，能明显缓解出汗症状，总有效率为83%。

灯盏生脉胶囊 由人参、麦冬、五味子、灯盏细辛等药物组成，具有益气养阴、生津敛汗、活血祛瘀之功。用于治疗老年糖尿病汗证疗效显著。临床观察灯盏生脉胶囊治疗老年糖尿病汗证的疗效，结果显示，在常规西药降糖治疗的基础上，加用灯盏生脉胶囊治疗糖尿病汗证，能明显缓解出汗症状，总有效率为93.7%。

参芪五味子片 由五味子、党参、黄芪、酸枣仁等中药组成，具有健脾益气、宁心安神的作用。方中五味子有益气生津、补肾养心、收敛固涩之功，《用药法象》言其"补元气不足，收耗散之气"。党参有补中益气之功，《本草纲目拾遗》言其"治肺虚，能益肺气"。黄芪有补气升阳、固表止汗、利水消肿、托毒生肌之功，《名医别录》言其"补丈夫虚损，益气，利阴气"，《本草备要》言其"益元气，壮脾胃"。酸枣仁有养心安神、敛汗生津之功，《本经》言其"补中，益肝气，坚筋骨，助阴气，能令人肥健"，《本草纲目》言其"安五脏，轻身，延年"，适用于心悸气短、动则气喘易汗、少寐多梦、倦怠乏力、健忘等症。临床观察参芪五味子片治疗糖尿病神经病变汗出异常的疗效，结果显示，在常规降糖、营养神经、调整自主神经功能的基础上，加用参芪五味子片治疗糖尿病神经病变汗出异常，治疗组有效率达到90.48%，明显优于对照组。

第十六节　糖尿病与皮肤病

一、瘙痒症

瘙痒曾经被认为是糖尿病的典型症状。糖尿病的神经病变可以引起皮肤失去神经营养而表现干燥，从而可发生全身皮肤瘙痒症。这种瘙痒在北方冬季更明显，外用润肤剂可以减轻瘙痒。糖尿病的局部瘙痒多见于外阴和皱褶部位，这些部位由于潮湿，可以合并真菌感染如念珠菌和皮肤癣菌，皮损真菌镜检可见真菌，治疗可以外用抗真菌药膏，严重患者可口服抗真菌药。

二、皮肤感染

皮肤感染占糖尿病皮肤病的 50% 以上，感染的发生和患者年龄、性别、糖尿病的病程、血糖控制情况、并发症存在与否，以及侵袭性医疗操作等密切相关。其可能机制为高血糖和尿糖为微生物的生长、繁殖提供了有利条件。外周神经病变使皮肤感觉下降，容易受伤，继发感染，同时由于患者缺少来自血小板的生长因子（PDGF），导致延期愈合。血糖和高血浆渗透压使中性粒细胞和单核细胞功能受损，高血糖引起免疫球蛋白和补体发生糖基化，从而使其功能下降，在明显的高血糖和酮中毒情况下更易发生感染。此外，糖尿病皮肤局部菌群失调，造成致病的革兰阳性菌和真菌增长繁殖，因此可引起多重感染、条件致病菌感染、真菌和细菌的混合感染。

（一）细菌感染

糖尿病感染以细菌性感染发生率最高，主要表现为金黄色葡萄球菌引起的多发性疖肿、痈、脓疱疮和睑板腺炎等。微细棒状杆菌在阴股部、腋窝、趾间引起红癣。严重的有梭形芽孢杆菌引起气性坏疽、恶性外耳道炎、坏死性肌膜炎等。下肢血液循环障碍和足部真菌感染可以引起丹毒。由于免疫功能下降，糖尿病患者感染后必须及时使用抗生素，否则感染难以控制。

（二）真菌感染

真菌感染以皮肤癣菌、霉菌、白念珠菌引起的手足癣、甲癣、体股癣，以及糠秕孢子菌引起的花斑癣较为常见。年长的肥胖妇女在糖尿病未得到很好控制时易发生外阴阴道炎，主要由白色念珠菌引起的间擦部位的皮肤感染如外阴和肛门周围暗红斑和丘疹，炎症可延伸到尿道和膀胱导致尿道炎。男性糖尿病患者，可发生念珠菌性包皮龟头炎，甚至可造成包茎。糖尿病合并真菌感染往往比一般人群严重，需口服抗真菌药物，首选伊曲康唑。伊曲康唑为广谱抗真菌药，对糠秕孢子菌和白色念珠菌亦有效，而特比萘芬口服制剂对上述两种真菌无效。

（三）病毒感染

病毒感染主要为单纯疱疹、带状疱疹和尖锐湿疣。治疗单纯疱疹和带状疱疹可以选择口服泛昔洛韦。糖尿病合并尖锐湿疣可选冷冻、二氧化碳激光、咪喹莫特外用和光动力治疗。治疗时应注意预防合并细菌感染。

三、糖尿病性皮肤病

此病1964年由Melin提出和糖尿病有关。糖尿病性皮病可作为诊断糖尿病的线索而受到重视。皮损主要发生于胫前，开始为平顶、圆形或椭圆形暗红色丘疹，直径1 cm或略小，呈疏散或群集分布。皮损经1～2年可自然消退，留下萎缩和色素沉着瘢痕。组织病理可见血管病变，血管内可见PAS阳性物质沉积使管壁增厚，真皮和皮下可见轻度胶原病变，还可见红细胞外渗和含铁血黄素沉积。

四、糖尿病性局部缺血

糖尿病患者常发生动脉粥样硬化，且发病年龄早，从而导致血管狭窄。常在下肢表现为局部缺血症状，如足部烧灼痛，晚上及遇热加重，伴间歇性跛行。股动脉以下脉搏减弱或消失，足部皮肤光滑发亮、发冷、毳毛脱落。甲床缺血，甲生长缓慢或停止，出现横行凹陷，久之甲板增厚或脱落，甲表面凹凸不平，变黑色，甚至出现内翻性甲翼状胬肉。一个或多个脚趾坏疽。对局部缺血治疗常不满意，血管扩张剂和交感神经切除术可解除疼痛，足趾坏疽可手术截除。如果下肢B超发现血栓，可手术取栓，从而保留足趾。

五、糖尿病性类脂质渐进性坏死

糖尿病性类脂质渐进性坏死与糖尿病的病程、严重程度及治疗情况无关，通常在糖尿病发生数年后出现。糖尿病性小血管炎是其发病基础，除血管壁有糖蛋白沉积外，直接免疫荧光可见IgM、IgA、补体C3和纤维蛋白原沉积，并在表皮真皮交界处见纤维蛋白原呈线状沉积，表明本病的发生机制是免疫复合物性血管炎。女性多见，皮损主要位于胫前，初起为圆形、坚硬、暗红色丘疹或斑块，一个或数个，发展缓慢，可扩大或相互融合成卵圆形或不规则的坚硬斑块，边缘明显，常呈棕红色或紫色，中央扁平或凹陷，多由真皮萎缩造成。有的中央为浅黄色，边缘为浅红色，表面呈玻璃状或有少许鳞屑，并有明显的毛细血管扩张和纤维化，外观如硬皮病样，其周围皮肤正常。皮损还可见于股、上肢及躯干等处，1/3的病例发生穿凿性溃疡，易与梅毒样树胶肿和脂膜炎相混。组织病理病变在真皮，在渐进性坏死灶和纤维化区周围组织细胞呈栅状排列，可见多核巨细胞，混以淋巴细胞而形成的肉芽肿性损害，坏死区小血管内膜增厚、纤维化，表皮和附属器破坏，溃疡形成。皮损处外用补骨脂加紫外线可调染料激光照射有效，局部皮质激素封包或损害内注射有效。患者皮损如果长期不治疗，可继发鳞状细胞癌。

六、糖尿病性硬肿病

糖尿病性硬肿病易发生在较肥胖的2型糖尿病足病患者中。开始为颈后及颈侧的皮肤肿胀发硬，而这种无痛性的肿胀渐发展至面部、肩部、颈前及躯干上部，最后发展至腹部，四肢较少累及。受累的皮肤变硬，且为非凹陷性水肿，与正常的皮肤分界清楚。组织病理发现真皮内有粗厚的胶原束及主要为透明质酸的氨基酸聚糖的沉积。病变可存在数年无变化，与糖尿病的微血管病变有关，静脉大剂量青霉素、系统应用皮质激素、紫外线照射有一定的疗效。

七、环状肉芽肿

环状肉芽肿与糖尿病之间的关系，文献报道意见不一，但又报告泛发性环状肉芽肿有不正常的糖耐量试验，因而认为此病可能是潜在糖尿病的一种皮肤表现。皮损通常发于四肢，一个或数个局限性斑块，初起时局部有浸润性，逐渐扩大，成为隆起的扁平结节，直径 0.5～5 cm，较正常皮肤坚韧，淡红或黄白色，以后中央消退而凹陷，常有轻度萎缩，成为环形或半圆形，外侧境界清晰，而内侧缘渐渐向凹陷的中心部分倾斜，损害不会破溃，也无任何自觉症状，经过数月或数年后，终于渐渐消失而不遗留任何痕迹。

八、糖尿病性大疱病

自 Rocca 等报告糖尿病患者可发生大疱性皮肤损害以来，其后不断有新的病例报告糖尿病性大疱病多发生于严重糖尿病患者，手足背和四肢是好发部位，常突然发生，可自数毫米至 3～5 cm，疱液澄清，可在 3～4 周自愈而不留瘢痕，但常复发，大疱的发生不一定有周围神经病变，表明大疱与碳水化合物代谢有关。在组织病理上，大疱在表皮内无棘层松解现象，真皮血管周围少量淋巴细胞浸润，血管周围有 PAS 阳性物质沉着。大疱的发生可能与糖尿病的皮肤神经营养障碍、糖尿病的皮肤微血管病变有关。糖尿病性大疱病应尽早治疗，严格消毒皮肤后，用无菌针头抽取疱液，将疱顶皮肤贴敷疱底，外用抗生素软膏，保持干燥。糖尿病大疱如果没处理好，可继发感染，引起败血症或坏疽，后果严重。

九、胡萝卜素沉着症

胡萝卜素沉着症又称为黄皮肤、黄变病。一般认为由于糖尿病饮食中多含有丰富的胡萝卜素，或由于肝脏对其代谢能力降低，胡萝卜素不能充分转变为维生素 A，过剩的胡萝卜素从皮脂中分泌出来为角质层所吸收，沉着于皮脂较多的部位如面部，或角质层较厚的部位如掌跖，使其皮肤呈橘黄色，类似于黄疸，但巩膜无黄染。

十、黄瘤病

糖尿病患者血中甘油三酯升高可发生发疹性黄色瘤，其特点为多发的群集 0.5 cm 直径大小的橘黄或黄色丘疹结节，皮损周围有红晕。人体任何部位均可发生，但是以臀部、四肢伸面、腹股沟、腋窝和口腔黏膜多见。皮疹可以成群或有严重的瘙痒，部分病例无瘙痒症状。皮疹不需要治疗，只需控制血糖和血脂即可。

十一、糖尿病性皮肤发红

有长期糖尿病病史的患者易发生该症，是糖尿病微血管病变的一种临床表现，血管基底膜玻璃样黏多糖聚积，使血管弹性下降可能是发红的原因。具体表现为面部呈红玫瑰色，有时手足也可发生境界清楚的红斑，不伴发热及红细胞沉降率增快或白细胞增多。对诊断糖尿病有帮助，糖尿病得到控制后可恢复正常。

参考文献

[1] 贾伟平 . 中国 2 型糖尿病防治指南（2017 年版）[J]. 中国实用内科杂志，2018，38（4）：292-344.

[2] 仝小林，刘喜明，魏军平，等 . 糖尿病中医防治指南 [J]. 中国中医药现代远程教育，2011，9（4）：148-151.

[3] 李萍，李艳英 . 糖尿病心血管病变诊治进展 [J]. 山东医药，2009，49（37）：105-106.

[4] 王安玉，于淑云 . 消渴心病证治要点 [J]. 实用中医内科杂志，2005，19（4）：341.

[5] 杨晓晖，吕仁和 . 糖尿病心脏病的中医分期辨治探讨 [J]. 北京中医，2006，25（7）：403-405.

[6] 张润云，倪青，孟凤仙 . 糖尿病心脏病中医诊疗思路与方法 [J]. 中国中医药信息杂志，2006，13（1）：90-91.

[7] 张玲玲，李兴 . 脂联素与糖尿病性心脏病 [J]. 中国医学研究与临床，2006，4（8）：42-44.

[8] 林兰 . 现代中医糖尿病学 [M]. 北京：人民卫生出版社，2008：406.

[9] 刘闺男，周敬 . 糖尿病-冠心病等危症的新理念及新思考 [J]. 实用糖尿病杂志，2005，1（2）：7-9.

[10] 李广智 . 糖尿病性心脏病——陈灏珠院士 [J]. 老年医学与保健，2006，12（1）：64-65.

[11] 关文秉，王秀丽 . 糖尿病性心脏病的特点及其早期病因针对性预防 [J]. 中华临床医学实践杂志，2006，5（3）：260-261.

[12] 徐懿，李月华 . 糖尿病合并冠状动脉粥样硬化性心脏病的发病及其相关特征 [J]. 中国临床康复，2006，10（20）：130-132.

[13] 赵倩，李娟 . 糖尿病冠状动脉粥样硬化性心脏病的发病机制及核素心肌灌注显像的研究进展 [J]. 国际放射医学核医学杂志，2007，31（3）：132-135.

[14] 李秀典，李显筑 . 蛋白激酶 C 激活与糖尿病心脏病 [J]. 中国现代临床医学杂志，2008，7（5）：48-52.

[15] BOUDINA S，ABEL E D.Diabetic cardiomyopathy revisited [J]. Circulation，2007，115（25）：3213-3223.

[16] 丁帅，李宏亮，王凤林 . 糖尿病心肌病的发病机制和干预研究进展 [J]. 中日友好医院学报，2008，22（2）：117-119.

[17] ANEJA A，TANG W H，BANSILAL S，et al. Diabetic cardiomyopathy：insights into pathogenesis，diagnostic challenges，and therapeutic options [J]. Am J Med，2008，121（9）：748-757.

[18] 张倩，梁晓春 . 中西医治疗糖尿病心脏自主神经病变的研究进展 [J]. 医学研究杂志，2010，39（6）：13-16.

[19] 王扬天，赵明 . 糖尿病性心脏自主神经病变的新进展 [J]. 医学研究生学报，2006，19（9）：845-848.

[20] 田浩梅，谢梦洲 . 糖尿病性心脏病中医研究进展 [J]. 中医药导报，2005，11（10）：80-81.

[21] 朱宏刚，邓悦 . 糖尿病性心脏病中医病机浅探 [J]. 长春中医学院学报，2006，22（1）：11-12.

[22] 林兰 . 糖尿病中西医结合诊疗规范 2010 [M]. 北京：军事医学科学出版社，2010：47-57.

[23] 曾定尹 . 糖尿病性心肌病的研究现状 [J]. 中国医学研究与临床，2005，3（4）：40-44.

[24] 朱立群 . 糖尿病性心脏病的中西医结合防治 [J]. 糖尿病新世界，2006（3）：28-29.

[25] 李磊，贾秋颖，李燚绯 . 糖心安汤剂治疗糖尿病性心肌病的临床研究 [J]. 吉林中医药，2006，26（8）：14-15.

[26] 彭葆坤，周松兰，何微 . 糖尿病性心肌病的发病机制研究与诊治现状 [J]. 中国医师杂志，2007，9（11）：1575-1576.

[27] 周雯雯，李田昌 . 糖尿病性心肌病研究进展 [J] . 心血管病学进展，2009，30（4）：615-618.

[28] 刘冬梅 . 动态心电图对糖尿病性心脏病的临床诊断意义 [J] . 实用心电学杂志，2005，14（6）：450.

[29] 林少达，李碧慧 . 糖尿病心血管自主神经病变的诊治现状 [J] . 中华临床医师杂志（电子版），2010，4（9）：1473-1476.

[30] 彭绍杰，郑方媛，戴国玮 . 糖尿病性心脏病中西医结合研究进展 [J] . 中外医疗，2008（24）：134-136.

[31] 李长玉 . 并发心脏病的糖尿病患者如何选用降糖药 [J] . 求医问药，2009（7）：11.

[32] SEVER P S，POULTER N R，DAHLOF B，et al. Reduction in cardiovascular events with atorvastatin in 2，532 patients with type 2 diabetes：Anglo-Scandinavian cardiac outcomes trial-lipid-lowering arm（ASCOT-LLA）[J] . Diabetes Care，2005，28（5）：1151-1157.

[33] 武清敏，左英俊，刘和荣 . 他汀类药物降低 2 型糖尿病患者心脏病疗效观察 [J] . 中华临床新医学，2005，5（8）：703.

[34] 金凤表，侯瑞田，郭丹杰 . 糖尿病合并冠心病的治疗进展 [J] . 临床荟萃，2005，20（13）：773-775.

[35] 马长生 . 糖尿病性心脏病变诊治研究进展 [J] . 药品评价，2010，7（11）：15-18.

[36] 杨兵，梁翠微 . 老年糖尿病合并冠心病中医辨治探讨 [J] . 光明中医，2005，20（4）：30-31.

[37] 李秀钧，任艳 . 糖尿病高血压的病因、发病机理及临床研究进展 [J] . 辽宁实用糖尿病杂志，2000，8（1）：6-9.

[38] 中华中医药学会糖尿病分会 . 糖尿病合并高血压中医诊疗标准 [J] . 世界中西医结合杂志，2011，6（7）：634-744.

[39] Hypertension in Diabetes Study（HDS：Ⅱ）.Increased risk of cardiovascular complication in hypertensive type 2 diabetic patients [J] . J Hypertens，1993，11（3）：309-325.

[40] 田园，王建华，职心乐，等 .2 型糖尿病合并高血压危险因素的病例对照研究 [J] . 中国预防医学杂志，2010，11（1）：51-55.

[41] CHEN G，MCALISTER F A，WALKER R L，et al. Cardiovascular outcomes in framingha participants with diabetes：the importance of blood pressure [J] . Hypertension，2011，57（5）：891-897.

[42] GENUTH S.The UKPDS and its global impact [J] . Diabet Med，2008，25 Suppl2：57-62.

[43] 王德全，唐宽晓 . 慢性高血糖的危害及处理 [J] . 山东医药，2002，42（5）：54-55.

[44] 蒲里津，陆林，沈卫峰 . 晚期糖基化终末产物致动脉粥样硬化的机制 [J] . 国际心血管杂志，2006，33（2）：98-100.

[45] Esler M，Rumantir M，Wiesner G，et al. Lympathetic nervous system and insulin resistance：from obesity to diabetes [J] . Am J Hypertens，2001，14（11Suppl）：304S-309S.

[46] NAGAI M，KAMIDE K，RAKUGI H，et al. Role of endothelin-1 induced by insulin in the regulation of vascular cell growth [J] . Am J Hypertens，2003，16（3）：223-228.

[47] 王岳屏，谌剑飞 . 胰岛素抵抗与高血压的相关问题 [J] . 放射免疫学杂志，2002，15（6）：377-379.

[48] DROUILLET P，BALKAN B，CHARLES M A，et al. Calcium consumption and insulin resistance syndrome parameters.Data from the epidemiological study on the Insulin Resistance Syndrome（DESIR）[J] . Nutr Metab Cardiovasc Dis，2007，17（7）：486-492.

[49]《中国糖尿病防治指南》编写组 . 中国糖尿病防治指南 [M] . 北京：北京大学医学出版社，2010：2.

[50] 周承姝 . 糖尿病性脑血管病 204 例临床分析 [J] . 现代中西医结合杂志，2009，18（10）：1120-1121.

[51] KAARISALO M M，RÄIHÄ I，SIVENIUS J，et al. Diabetes worsens the outcome of acute ischemic stroke [J] .

Diabetes Res Clin Pract，2005，69（3）：293–298.

[52] SZOLNOKI Z，SOMOGYVÁRI F，KONDACS A，et al. Evaluation of the modifying effects of unfavorable genotypes on classical clinical risk factors for ischaemic stroke [J]. J Neurol Neurosurg Psychiatry，2003，74（12）：1615–1620.

[53] DING C，HE Q，LIP A. Diabetes increases expression of ICAM after a brief period of cerebral ischemia [J]. J Neuroimmunol，2005，161（1–2）：61–67.

[54] KSIAZEK P，BEDNAREK–SKUBLEWSKA A，BURACZYŃSKA M. The C677T methylenetetrahydrofolate reductase gene mutation and nephropathy in type 2 diabetes mellitus [J]. Med Sci Monit，2004，10（2）：BR47–BR51.

[55] KANETO H，NAKATANI Y，MIYATSUKA T，et al. Possible novel therapy for diabetes with cell–permeable JNK–inhibitory peptide [J]. Nat Med，2004，10（10）：1128–1132.

[56] BROWNLEE M.Biochemistry and molecular cell biology of diabetic complications [J]. Nature，2001，414（6865）：813–820.

[57] ARQUIZAN C.Cerebralvascular pathology in diabetes [J]. Arch Mal Coeur Vaiss，2006，97（3）：29–32.

[58] MESSER C. Impact of impaired glucose tolerance and type 2 diabetes on cognitive aging [J]. Neurobiol Aging，2005，26（1）：26–30.

[59] ROURKEL O，YEAMANS J，SHEPHERDP R.Insulin and leptin acutely regulate cholesterol ester metabolism in macrophages by novel signaling pathways [J]. Diabetes，2001，50（5）：955–961.

[60] 付享征，金玲，沈洁.急性脑梗死与糖尿病临床关系 [J]. 中国临床保健杂志，2006，8（4）：359–360.

[61] 朱凌云，孙侃，李晓军.糖尿病合并脑梗死的临床特点与机制研究进展 [J]. 医学综述，2008，14（7）：1075–1077.

[62] 中华中医药学会.糖尿病中医防治指南糖尿病合并脑血管病 [J]. 中国中医药现代远程教育，2011，9（19）：138–140.

[63] TASKINEN M R，SMITH U.Lipid disorders in NIDDM：implications for treatment [J]. J Intern Med，1998，244（5）：361–370.

[64] BARNETTA H.Dyslipidaemia in diabetes–AGP guide [J]. Practitioner，2002，246：120–123.

[65] BETTERIDGE D J. Diabetic dyslipidaemia [J]. Diabetes Obes Metab，2000，2 suppl 1：S31–S36.

[66] LARSEN J J，DELA F，KJAER M，et al. The effect of moderate exercise on postprandial glucose homeostasis in NIDDM patients [J]. Diabetologia，1997，40（4）：447–453.

[67] 傅振宗.糖尿病与高血脂症 [J]. 健康世界，1999，157（277）：65–70，73–83.

[68] The American Diabetes Association.Report of the expert committee on the diagnosis and classification of diabetes mellitus [J]. Diabetes Care，1997，20（7）：1183–1197.

[69] KROLEWSKI A S，LAFFEL L M，KROLEWSKI M，et al. Glycated hemoglobin and risk of microalbuminuria in patients with insulin–dependent diabetes mellitus [J]. N Engl J Med，1995，332（19）：1251–1255.

[70] The Microalbuminutria Collaborative Study Group.Predictors of the development of microalbuminuria in patients with type1diabetes mellitus：a seven–year prospective study [J]. Diabet Med，1999，16（11）：918–925.

[71] 陈志宏.糖尿病肾病发病机制研究进展 [J]. 承德医学院学报，2010，27（2）：84–186.

[72] 丁英钧，肖永华，傅强，等.糖尿病肾病"微型癥瘕"病理假说解析 [J]. 中华中医药杂志，2009，24（1）：27–30.

[73] 解放军肾脏病研究所学术委员会.糖尿病肾病诊断及治疗规范 [J]. 肾脏病与透析肾移植杂志，2004，

13（5）：463－465.

［74］杨霓芝，李芳 . 糖尿病肾病分期辨证治疗的探讨［J］. 辽宁中医杂志，1999，26（1）：16－17.

［75］中华医学会糖尿病学分会慢性并发症调查组 .1991～2000 年全国住院糖尿病患者慢性并发症及相关大血管病变回顾性分析［J］. 中国医学科学院学报，2002（5），24：447－451.

［76］OGAWA K，SASAKI H，YAMASAKI H，et al. Peripheral nerve functions may deteriorate parallel to the pro－gression of microan giopathy in diabetic patients［J］. Nutr Metab Cardiovasc Dis，2006，16（5）：313－321.

［77］SONE H，MIZUNO S，YAMADA N.Vascular risk factors and diabetic neuropathy［J］. N Engl J Med，2005，352（18）：1925－1927.

［78］VINCENT A M，FELDMAN E L.New insights into the mechanisms of diabetic neuropathy［J］. Rev Endocr Metab Disord，2004，5（3）：227－236.

［79］BROWNLEE M.The pathobiology of diabetic complications：a unifying mechanism［J］. Diabetes，2005，54（6）：1615－1625.

［80］TANJI N，MARKOWITZ G S，FU C，et al. Expression of advanced glycation end products and their cellular receptor RAGE in diabetic nephropathy and nondiabetic renal disease［J］. J Am Soc Nephrol，2000，11（9）：1656－1666.

［81］WADAR，YAGIHASHI S.Role of advanced glycation end products and their receptors in developm ent of diabetic neuropathy［J］. Ann N Y Acad Sci，2005，1043：598－604.

［82］刘欣，康德萱 . 糖尿病神经病变发生机制研究的若干进展［J］. 国外医学（神经病学神经外科学分册），2001，28（3）：201－204.

［83］MCGARRY J D.Banting lecture 2001：dysregulation of fatty acid metabolism in the etiology of type 2 diabetes［J］. Diabetes，2002，51（1）：7－18.

［84］MARITIM A C，SANDERS R A，WATKINS J B.Diabetes，oxidative stress，and antioxidants：a review［J］. J Biochem Mol Toxicol，2003，17（1）：24－38.

［85］TENDER G C，LI Y Y，CUI J G.The role of nerve growth factor in neuropathic pain inhibition produced by resiniferatoxin treatment in the dorsal root ganglia［J］. Neurosurgery，2013，73（1）：158－165.

［86］WANG H，ZHAO Q，ZHAO W，et al. Repairing rat sciatic nerve injury by a nerve－growth－factor－loaded，chitosan－based nerve conduit［J］. Biotechnol Appl Biochem，2012，59（5）：388－394.

［87］KLEIN R，KLEINB E，MOSS S E.The wisconsin epidemiologic study of diabetic retinopathy.XIV.Ten－year incidence and progression of diabetic retinopathy［J］. Arch Ophthalmol，1994，112（9）：1217－1218.

［88］BRESNICK G H.Backgroung diabeti cretinopathy.［M］//RYAN S J，ed.Retina.Vol 2.Medicalretina.StLouis：Mosby，1989：327－366.

［89］SHIMIZU K，KOBAYASHI Y，MURAOKA K. Midperipheral fundus involvement in diabetic retinopathy［J］. Ophthalmology，1981，88（7）：601－612.

［90］NIKI T，MURAOKOA K，SHIMIZU K.Distribution of capillary nonperfusion in early－stage diabetic retinopathy［J］. Ophthalmology，1984，91（12）：1431－1439.

［91］ECKEL R，GRUNDY S M，ZIMMET P Z.The metabolic syndrome［J］. Lancet，2005，365（9468）：1415－1428.

［92］林飞，赵长安，赵涛，等 . 代谢综合征中医辨证的研究概况［J］. 辽宁中医药大学学报，2008，2（10）：148－149.

［93］李丽颖，冯悦 .2 型糖尿病与代谢综合征的临床观察［J］. 实用糖尿病杂志，2005，9（1）：12－13.

[94] BONORO E，KIECHEL S，WILLEIT J，et al. Prevalence of insulin resistance in metabolic diseases from a population-based study [J]. Diabetes，1997，46 (Suppl1)：136-525.

[95] 袁申元. 北京市糖尿病患者脂代谢综合征的社区调查 [J]. 中国全科医学，2009，12：1751-1752.

[96] STERN M P，WILLIANMS K，HUNT K J. Impact of diabetes/metabolic syndrome in patients with established cardiovascular disease [J]. Atheroscler Suppl，2005，6 (2)：3-6.

[97] 姚春莉，刘媛. 代谢综合征病因及发病机制研究进展 [J]. 实用医学杂志，2008，24 (20)：3453-3454.

[98] YUDKIN J S.Abnormalities of coagulation and fibrinolysis in insulin resistance. Evidence for a common antecedent? [J]. Diabetes Care，1999，22 (Suppl3)：C25-C30.

[99] 刘雪梅，赵恒侠，夏文阳，等. 代谢综合征的病理基础与中医证治研究进展 [J]. 中医学报，2010，5 (3)：568-569.

[100] WHO.Definition，diagnosis and classification of diabetes mellitus and its complication [M]. WHO/NCD/NCS，1999：31-32.

[101] Expert Panel on Detection，Evaluation，and Treatment of High Blood Cholesterol in Adults Executive summary of the third report of the National Cholesterol Education Program (NCEP) expert panel on detection，evaluation，and treatment of high blood cholesterol in adults (adult treatment panel Ⅲ) [J]. JAMA，2001，258 (19)：2486-2497.

[102] GRUNDY S M，CLEEMAN J I，DANIELS S R，et al. Diagnosis and management of the metabolic syndrome an：American heart association/national heart，lung，and blood institute scientific statement [J]. Circulation，2005，112：(17) 2735-2752.

[103] 中华医学会糖尿病学分会代谢综合征研究协作组. 中华医学会糖尿病学分会关于代谢综合征的建议 [J]. 中华糖尿病杂志，2004，12 (3)：156-161.

[104] ALBERTI G，ZIMMET P，SHAWJ，et al. The IDF consensus worldwide definition of the metabolic syndrome [J]. The Lancet，2005，366：1059-1062.

[105] 申明慧，王重建，张卫东，等. 代谢综合征不同诊断标准的应用比较 [J]. 卫生研究，2010，39 (3)：302-305.

[106] YAN Z C，LIU D Y，ZHANG L L，et al. Exercise reduces adipose tissue viacannabinoid receptor type 1 which is regulated by peroxisome proliferator-activated receptor-delta [J]. Biochem Biophys Res Commun，2007，354 (2)：427-433.

[107] SHEN C Y，ZHU Z M，YAN Z C，et al. High fat plus high salt diet induced metabolic syndrome in wistar rat [J]. Am J Hypertens，2004，17 (5)：S220.

[108] OSTERGREN J.Renin-angiotensin-system blockade in the prevention of diabetes [J]. Diabetes Res Clin Pract，2007，76Suppl1：S13-S21.

[109] 苏言辉，陈秋. 代谢综合征研究进展 [J]. 陕西医学杂志，2010，39 (3)：359-361.

[110] 陈蔚，张玉. 老年 2 型糖尿病合并高尿酸血症的临床分析 [J]. 临床内科杂志，2007，24 (7)：467-469.

[111] 苗志敏. 痛风病学 [M]. 北京：人民卫生出版社，2006.

[112] 马学毅. 2 型糖尿病伴高尿酸血症的病因与治疗新进展 [J]. 中华老年多器官疾病杂志，2005，4 (1)：20-21.

[113] ONAT A，UYAREL H，HERGENC G，et a1. Serum uric acid is a determinant of metabolic syndrome in a population-based study [J]. Am J Hypertens，2006，19：1055-1062.

[114] 杨雷，王宾友，刘雅，等．成都地区社区居民高尿酸血症与糖脂代谢关系的研究 [J]．成都中医药大学学报，2010，33（3）：23-26.

[115] CHIEN K L，CHEN M F，HSU H C，et a1. Plasma uric acid and the risk of type 2 diabetes in a Chinese community [J]. Clin Chem，2008，54（2）：310-316.

[116] CHOU P，LIN K C，LIN H Y，et a1. Gender differences in the relationships of serum uric acid with fasting serum insulin and plasma glucose in patients without diabetes [J]. JRheumatol，2001，28（3）：571-576.

[117] 于健，冼苏，苏珂，等.2 型糖尿病合并痛风患者胰岛素抵抗与红细胞膜胰岛素受体的关系 [J]．中华糖尿病杂志，2004，12（4）：232-234.

[118] 关小宏．糖尿病足发展史 [J]．中华损伤与修复杂志（电子版），2011，6（4）：509-515.

[119] 周毅平．糖尿病足的病因病机与外治近况 [J]．中医外治杂志，2003，12（4）：36-38.

[120] 王云飞，阙华发．糖尿病足坏疽中西医结合临床研究现状 [J]．中西医结合学报，2004，2（1）：69-71.

[121] 计成，葛卫红，王维敏，等．糖尿病足的药物治疗进展 [J]．医药导报，2008，27（6）：683-686.

[122] 虞慎也．糖尿病足的诊治进展 [J]．西南军医，2007，9（6）：102-104.

[123] 奚九一，赵兆琳．对糖尿病足诊治的几点新看法 [J]．中国实用外科杂志，1998，18（9）：565-567.

[124] 奚九一．糖尿病足肌腱变性坏死症（筋疽）的临床研究 [J]．上海中医药杂志，1996（5）：1-4.

[125] 李竞．糖尿病足病因病机及治疗方法探讨——糖尿病足坏疽的外治方法 [J]．中国中西医结合杂志，2000，20（6）：405-408.

[126] 魏芳．糖尿病足的病因病机浅析 [J]．陕西中医，2009，30（12）：1696-1697.

[127] 李仕明．糖尿病足（肢端坏疽）的诊断与治疗 [J]．中级医刊，1997，32（4）：10-14.

[128] 王嘉桔．王嘉桔周围血管疾病学术研究对糖尿病性动脉闭塞症几个问题的探讨 [M]．北京：人民军医出版社，2001：127.

[129] 佚名．糖尿病足（肢端坏疽）检查方法及诊断标准（草案）[J]．中国糖尿病杂志，1996，4（2）：126.

[130] ARMSTRONG D G，LAVERY L A，HARKLESS L B. Validation of a diabetic wound classification system. The contribution of depth，infection，and ischemia to risk of amputation [J]. Diabetes Care，1998，21（5）：855.

[131] 中华中医药学会糖尿病分会．糖尿病胃肠病中医诊疗标准 [J]．世界中西医结合杂志，2011，6（5）：450-454.

[132] 赵旭，田小平，林垦．张发荣治疗糖尿病胃肠动力紊乱经验 [J]．中医杂志，2006，47（8）：581-582.

[133] 陈晓醒，侯保民．中西医结合治疗糖尿病性胃肠病的临床体会 [J]．中医临床研，2013，5（14）：80-81.

[134] 中华中医药学会．糖尿病中医防治指南 [M]．北京：中国中医药出版社，2007，6：38-40.

[135] KASSANDER P. Asymptomatic gastric retention in diabetics（gastroparesis diabeticorum）[J]. Ann Intern Med，1958，48（4）：707-812.

[136] WADA R，YAGIHASHI S.Role of advanced glycation end products and their receptors in development of diabetic neuropathy [J]. Ann N Y Acad Sci，2005（1）：598-604.

[137] DUBY J J，CAMPBELL R K，SETTER S M，et al. Diabetic neuropathy：an intensive review [J]. Am J Health Syst Pharm，2004，61（2）：160-176.

[138] 吴波，杜强，郑长青，等．胃泌素和生长抑素在糖尿病胃轻瘫中作用的研究 [J]．中国医科大学学报，

2009，38：783-785.

［139］邱文才，王维刚，王志刚，等.Ghrelin 对糖尿病小鼠胃排空的影响及机制［J］. 世界华人消化杂志，2007，15：3617-3620.

［140］李皓旭，秦晓民，鲁彦，等. 糖尿病胃轻瘫发病机制［J］. 胃肠病和肝病学杂志，2003，12：88-90.

［141］INTAGLIATA N，KOCH K L.Gastroparesisin type 2 diabetes mellitus：prevalence，etiology，diagnosis，and treat ment［J］. Curr Gas troenterol Rep，2007，9：270-279.

［142］俞仙娇 .2 型糖尿病与幽门螺杆菌感染的观察［J］. 现代实用医学，2009，21：481.

［143］孙士东，王淑芳，倪永泽，等. 根除幽门螺杆菌对糖尿病胃轻瘫的疗效观察［J］. 现代消化及介入诊疗，2009，14：24-25.

［144］BALINT E，SZABO P，MARSHALL C F，et al. Glucose-induced inhibition of in vitro bone mineralization［J］. Bone，2001，28（1）：21-28.

［145］高明松，王芸，黄蓓. 中西医结合治疗 2 型糖尿病并骨质疏松症 38 例观察［J］. 实用中医药杂志，2008，24（12）：775-776.

［146］中华医学会骨质疏松和骨矿盐疾病分会. 原发性骨质疏松症诊治指南［J］. 中华骨质疏松和骨矿盐疾病杂志，2011，4（1）：2-17.

［147］STROTMEYER ES，CAULEY J A. Diabetes mellitus，bone mineral density，and fracture risk［J］. Curr Opin Endocrinol Diabetes Obes，2007，14（6）：429-435.

［148］KEMINIK S A，HERMUS A R，SWINKELS LM，et al. Osteopenia in insulin-dependent diabetes mellitus; prevalence and aspects of pathophysiology［J］. J Endocrinol Invest，2000，23（5）：295-303.

［149］王晶. 糖尿病并发骨质疏松［J］. 临床荟萃，1996，12（1）：5-6.

［150］冯玉欣，逢力男，董现虎. 糖尿病与骨质疏松的研究进展［J］. 国外医学内分泌分册，1999，19（3）：132-133.

［151］胡正国. 老年糖尿病菌患者垂体性腺轴变化与骨密度之间关系［J］. 医学新知杂志，1998，8（3）：7-10.

［152］刘建明，徐曼英. 糖尿病性骨病［J］. 国外医学内分泌学分册，2003，23（2）：133-135.

［153］陈名道. 男性糖尿病患者血浆性激素的变化及临床意义的初步探讨［J］. 中华内科杂志，1982，21（2）：67-71.

［154］崔庆华，薛元明，罗尧生，等. 绝经期非胰岛素依赖型糖尿病患者血清性激素的改变［J］. 云南医药，1998，19（4）：249-250.

［155］薛元明，郑少雄. 糖尿病与男性性功能［J］. 云南医药，1991，12（4）：208-211.

［156］黄淑妍. 糖尿病性勃起障碍研究进展［J］. 中华男科学杂志，2006，12（2）：178.

［157］沈稚舟. 糖尿病慢性并发症［M］.. 江苏：上海医科大学出版社，1999：198.

［158］赵明，潘曙升. 糖尿病性勃起功能障碍相关因素及其风险性分析［J］. 中华男科学，2002，8（6）：395-397.

［159］郑辉，李光伟，范文立 .327 例男性糖尿病患者阳痿的病因分析［J］. 中华内科杂志，1999，38（8）：546-549.

［160］范立群. 男性糖尿病患者 ED 现象的临床观察［J］. 实用诊断与治疗杂志，2005，19（6）：411-412.

［161］郭雪梅. 糖尿病性 ED 的发病机制及治疗［J］. 安徽医药，2011，5（6）：637-638.

［162］王桂侠，宋国培，郝守才，等. 糖尿病神经病变患者的神经病理变化［J］. 中国糖尿病杂志，1997，5（2）：113.

[163] 刘晓燕，吕春兰，周路琦，等.常见病诊治重点与难点丛书糖尿病[M].北京：科学技术文献出版社，2011：180-182.

[164] 傅强，姚德鸿，蒋跃庆.糖尿病性勃起功能障碍的血流动力学研究[J].中国男科学杂志，2006，16(3)：238-241.

[165] 吕智，吴红.糖尿病患者血浆内皮素测定40例分析[J].重庆医学，2002，31(12)：1267-1268.

[166] 徐晓燕，闵志军，张帆.糖尿病性ED患者性激素的变化[J].中国性科学，2005，14(6)：19-20.

[167] ALEXOPOULOU O，JAMART J，MAITER D，et al. Erectile dysfunction and lawer and rogenicity in type 1 diabetic patients [J]. Diabetes Metab，2001，27(3)：329-336.

[168] 何洪波，祝之明.我国糖尿病合并高血压的流行病学和治疗现状[J].中国科学(生命科学)，2018，48(8)：855-865.

[169] 吴穗苹.高血压与糖尿病关系的社区流行病学研究[J].临床和实验医学杂志，2006，5(3)：217-218.

[170] 宋滇平，谭洪.糖尿病与高血压[J].昆明医学院学报，2002(2)：97-101.

[171] 钱薇薇，董砚虎.糖尿病并心血管病变的诊治进展——糖尿病合并高血压、心脏病的流行病学[J].山东医药，2000(5)：38-42.

[172] 周美辰，向明芝，廖垚，等.中医药治疗糖尿病合并高血压的研究进展[J].医学综述，2019(23)：4731-4735，4741.

[173] 程益春.糖尿病肾病的治疗体会[J].山东中医杂志，1986，5(4)：16.

[174] 赵玲.黄春林教授治疗糖尿病肾病肾功能不全经验撷菁[J].中医药学刊2003，21(6)：859-860.

[175] 高彦彬，易京红，吕仁和.中医药辨治糖尿病肾病100例临床分析[J].中医杂志，1991，32(7)：31-34.

[176] 郭连川.辨证治疗糖尿病性肾病54例[J].辽宁中医杂志，1993(3)：19-20.

[177] 林兰.中西医结合糖尿病学[M].北京：中国医药科技出版社，1999：395-407.

[178] 孙伟，何伟明.糖尿病肾病蛋白尿的中医药治疗体会[J].江苏中医药，2002，23(5)：18-19.

[179] 吕仁和，赵进喜.糖尿病及其并发症中西医诊治学[M].2版.北京：人民卫生出版社，2009：593-596.

[180] 吴群励，梁晓春，姜楠，等.中药筋脉通胶囊治疗糖尿病周围神经病变的临床疗效观察[J].世界中西医结合杂志，2012，7(10)：861-865.

[181] 周孝明.糖末宁治疗糖尿病周围神经病变的临床观察[J].中外医疗，2012，31(5)：113.

[182] 曹莹.消渴通脉胶囊对糖尿病周围神经病变患者ET、NO的影响[J].实用中医内科杂志，2012，26(6)：54-55.

[183] 徐静，陈朋.通脉降糖胶囊治疗糖尿病神经病变疗效分析[J].中医药临床杂志，2013，25(4)：313-314.

[184] 李宏春，魏克民.津力达颗粒联合依帕司他片治疗糖尿病周围神经病变临床观察[J].浙江中医杂志，2013，5(48)：338-339.

[185] 杨柳清，衡先培，何卫东.糖络通干预糖尿病周围神经病变患者MBP、IGF-1的研究[J].光明中医，2011，26(6)：1129-1131.

[186] 方朝晖，赵进东.芪归糖痛宁颗粒治疗糖尿病周围神经病变临床观察[J].中医药临床杂志，2012，24(2)：126-128.

[187] 宋惠丽，乔萍，卢洁荷，等.复荣通脉胶囊配合西医治疗糖尿病周围神经病变50例疗效观察[J].河

北中医，2010，32（7）：1030－1031.

［188］刘俊峰，康秀丽．糖肢康胶囊治疗糖尿病性周围神经病变82例［J］．中医研究，2009，22（7）：41－42.

［189］孔憋，葛彩英．银丹心脑通软胶囊联合甲钴胺治疗糖尿病周围神经病变疗效观察［J］．中西医结合心脑血管杂志，2013，11（7）：883－884.

［190］陈蔚．足浴配合药物治疗2型糖尿病伴下肢周围神经病变临床观察［J］．湖北中医杂志，2007，29（6）：33.

［191］骆洁恒，郑泽荣．加服自拟五藤通络汤配合中药熏洗治疗糖尿病周围神经病变临床观察［J］．中西医结合心脑血管病杂志，2009，7（2）：241－242.

［192］赵立军，董洪荣．末梢神经洗剂治疗糖尿病周围神经病变68例临床分析［J］．中国现代医生，2008，46（12）：94－95.

［193］李新华．温经通络散外用治疗糖尿病合并下肢血管病变及神经病变举隅［J］．四川中医，2006，24（8）：56.

［194］胡筱娟，杨海侠，李婷，等．通络止痛散1号熏洗治疗糖尿病周围神经病变320例［J］．陕西中医，2013，34（1）：44－46.

［195］卜献春，周慎．足浴疗法治疗糖尿病周围神经病变107例疗效观察［J］．湖南中医杂志，2000，16（5）：15－16.

［196］倪青．著名中医学家林兰教授学术经验之十一病位侧重肝脾肾治宜祛瘀重养阴——治疗糖尿病视网膜病变的经验［J］．辽宁中医杂志，2001，28（5）：259－260.

［197］熊静，彭清华，吴权龙，等．益气养阴活血利水法治疗单纯性糖尿病视网膜病变临床研究［J］．中国中医眼科杂志，2009，19（6）：311－315.

［198］朱晓林．健脾祛瘀化痰法治疗糖尿病视网膜病变理论探讨［J］．中医药学刊，2005，23（7）：1290－1292.

［199］文小敏，丁辉．浅谈糖尿病视网膜病变中瘀血病理机制初探［J］．陕西中医，2003，24（10）：959－960

［200］李华，黄平．糖尿病视网膜病变从痰瘀论治［J］．浙江中医学院学报，2003，27（4）：23－24.

［201］邱波．张梅芳教授辨治糖尿病视网膜病变经验介绍［J］．新中医，2008，40（4）：7－8.

［202］高培质．糖尿病性视网膜病变的中医辨证优势［J］．北京中医药，2008，27（5）：325－326.

［203］孙建波，梁军．复方丹参滴丸的临床运用及作用机理［J］．现代中西医结合杂志，2002，11（11）：1087－1088.

［204］钟润芬，谢祥勇，谈池．复方丹参滴丸对糖尿病视网膜病变内皮素浓度的影响［J］．现代中西医结合杂志，2008，17（25）：3955－3956.

［205］邓辉，金明，苑维．复方丹参滴丸治疗早期糖尿病视网膜病变的临床观察［J］．中国中医眼科杂志，2005，15（5）：72－74.

［206］许家骏，梅冰逸，张南．复方血栓通对早期糖尿病视网膜病变的疗效观察［J］．中华中医药杂志，2012，27（12）：3247－3249.

［207］矫红．复方血栓通胶囊对出血期糖尿病视网膜病变的干预治疗［J］．中华中医药杂志，2010，25（9）：1535－1536.

［208］孟宪民，张书申，段永畅．复方血栓通治疗糖尿病视网膜病变临床观察［J］．河南大学学报（医学版），2012，31（2）：151－152.

[209] 王顺，艾明，贺涛，等. 多波长激光联合复方血栓通胶囊治疗糖尿病视网膜病变临床疗效观察 [J]. 临床眼科杂志，2009，17 (3)：213-215.

[210] 钱进. 半导体激光联合复方血栓通胶囊治疗糖尿病视网膜病变的临床观察 [J]. 实用中西医结合临床，2007，7 (6)：45-46.

[211] 刘真，陈玮，于东珍，等. 血府逐瘀口服液辅助治疗糖尿病性视网膜病变疗效观察 [J]. 山东医药，2010，50 (43)：57-58.

[212] 韩凤芹. 芪黄明目胶囊治疗非增殖期糖尿病视网膜病变临床疗效观察 [J]. 中国实用医药，2012，7 (7)：178-179.

[213] 张会欣，朱慧明，魏刚，等. 芪黄明目胶囊对糖尿病小鼠视网膜黏附分子的作用及其机制 [J]. 时珍国医国药，2012，23 (8)：1876-1878.

[214] 张会欣，王宏涛，赵韶华，等. 芪黄明目胶囊对糖尿病小鼠视网膜氧化应激作用及机制研究 [J]. 中国中医基础医学杂志，2012，18 (11)：1216-1218.

[215] 朱慧明，魏刚，张会欣，等. 芪黄明目胶囊对糖尿病小鼠视网膜病变及生长因子表达的影响 [J]. 中国全科医学 2012，15，(10C)：3551-3553.

[216] 秦裕辉，李芳，涂良钰，等. 双丹明目胶囊治疗糖尿病视网膜病变的多中心临床研究 [J]. 湖南中医药大学学报，2010，30 (1)：46-51.

[217] 周铭，米会平，郭志伟，等. 糖网胶囊治疗糖尿病视网膜病变 70 例临床分析 [J]. 辽宁中医杂志，2007，34 (4)：457-458.

[218] 徐寒松，孔德明，李雪梅，等. 通脉糖眼明胶囊治疗单纯型糖尿病性视网膜病变临床研究 [J]. 中华中医药杂志，2006，21 (9)：567-569.

[219] 苑维，金明，邓辉，等. 芪参益气滴丸对糖尿病大鼠视网膜 AGEs 及 RAGE mRNA 表达的影响 [J]. 中国中医眼科杂志，2012，22 (1)：14-16.

[220] 苑维，金明，邓辉，等. 芪参益气滴丸对糖尿病大鼠视网膜血管内皮生长因子和色素上皮衍生因子表达的影响 [J]. 中日友好医院学报，2013，27 (1)：25-29.

[221] 杨建华，喻谦，廖莉. 糖复明颗粒治疗非增殖期糖尿病视网膜病变的临床研究 [J]. 北京中医，2012，31 (3)：195-198.

[222] 刘国君. 杞菊地黄丸对糖尿病视网膜病变的保护作用 [J]. 河北中医药学报，2012，27 (1)：45-46.

[223] 何扳龙，唐艳平，庄光波等. 杞菊地黄丸治疗 2 型糖尿病背景型视网膜病变的近、远期疗效观察 [J]. 中医中药，2009，6 (24)：83，118.

[224] 何巧玲. 芪明颗粒治疗非增殖期糖尿病视网膜病变临床研究 [J]. 中医学报，2013，28 (177)：243-244.

[225] 刘莹. 血塞通注射液对糖尿病视网膜病变临床前期血栓素 B2 及 6-酮-前列腺素 F1α 的干预作用 [J]. 中国中医药信息杂志，2005，12 (1)：23，56.

[226] 张玉璞，徐丽，刘瑞云. 滋阴活血法治疗糖尿病合并冠状动脉粥样硬化性心脏病临床研究 [J]. 河北中医，2008，30 (11)：1128-1130，1133.

[227] 李鸿泓，闫德春. 通络生脉饮治疗早期糖尿病性心脏病 50 例临床研究 [J]. 浙江中医杂志，2008，43 (11)：621-623.

[228] 钱秋海，乔培佐，刘大文，等. 糖心通对糖尿病性心脏病的保护性机制临床研究 [J]. 中国医药导刊，2009，11 (1)：37-39.

[229] 郑开明，张晶，王旭. 清消三热饮治疗 2 型糖尿病伴心脑血管病变 32 例疗效观察 [J]. 河北中医，

2009，31（1）：34-35.

［230］张捷．中西医结合治疗糖尿病性心脏病 36 例［J］．浙江中医杂志，2010，45（3）：184.

［231］杨作典，付同良．通络止痛汤治疗糖尿病合并冠状动脉粥样硬化性心脏病心绞痛 60 例疗效观察［J］．河北中医，2010，32（8）：1150-1151.

［232］范世平，饶振芳，马晓霖，等．糖心宁胶囊治疗糖尿病性冠心病的临床研究［J］．新中医，2001，33（1）：34-36.

［233］苑凤未，李大庆，阮亚伟，等．糖心保胶囊治疗糖尿病性心脏病 150 例临床观察［J］．中国乡村医药杂志，2002，9（3）：6-7.

［234］陈治淦，陈小燕．通心络胶囊为主治疗糖尿病合并冠心病 42 例［J］．安徽中医学院学报，2004，23（5）：16-17.

［235］孙新宇，果德林．糖冠康胶囊对糖尿病性冠心病大鼠缺血心肌保护作用的研究［J］．中医药信息，2005，22（2）：57-59.

［236］路晓钦．糖心康胶囊对糖尿病合并冠心病的疗效观察［J］．中成药，2005，27（6）：附 14-附 16.

［237］薛军，陈镜合．开心胶囊对糖尿病性心脏病患者心肌缺血和血液流变学的影响［J］．江苏中医药，2006，27（2）：25-27.

［238］王津文，张玉，渠莉．参芦颗粒对 2 型糖尿病合并冠心病患者血浆内皮素与一氧化氮水平的影响［J］．中国现代药物应用，2008，2（5）：32-35.

［239］李娟．心可舒片治疗糖尿病性冠心病 40 例临床观察［J］．中国社区医师，2008，10（19）：102.

［240］赵胜，杨传经．步长稳心颗粒治疗 2 型糖尿病合并冠心病心绞痛 40 例疗效观察［J］．云南中医中药杂志，2009，30（7）：36-37.

［241］马志英，益气通络胶囊治疗糖尿病合并冠状动脉粥样硬化性心脏病心绞痛 30 例［J］．河北中医，2009，31（7）：974-976.

［242］倪青．糖尿病脑血管病的中西医结合诊断与治疗［J］．实用糖尿病杂志，2012，8（1）：58-60.

［243］杨漓寒，石岩．中西医辨治糖尿病合并脑血管病［J］．实用中医内科杂志，2013，27（3）：59-60.

［244］张芳．脑脉泰胶囊治疗 2 型糖尿病合并短暂性脑缺血发作 80 例临床观察［J］．临床内科杂志，2008，25（3）：215-216.

［245］白文，韩振蕴，张允岭．益气活血法治疗频发的短暂性脑缺血发作临床研究［J］．北京中医药大学学报，2003，26（1）：64-66.

［246］黄倩倩，吴晓升．心脑宁颗粒冲剂治疗糖尿病性脑梗死 30 例疗效观察［J］．河北中医，2004，26（6）：411-412.

［247］阚鲁．脑心康合六味地黄软胶囊在糖尿病性脑梗死中的应用［J］．贵阳中医学院学报，2005，27（1）：34-35.

［248］杨风菊．滋阴通脉胶囊治疗糖尿病脑梗死疗效观察［J］．中国中医急症，2012，21（11）：1831-1832.

［249］陈旭，陈华琴，刘春兰．消梗死颗粒治疗糖尿病并发脑梗死临床研究［J］．山东中医杂志，2009，28（7）：456-457.

［250］邱奉林，万国琳．养血清脑颗粒治疗 2 型糖尿病合并腔隙性脑梗死 34 例临床观察［J］．实用中西医结合临床，2011，11（6）：53.

［251］肖丹，洪亚军．银丹心脑通软胶囊治疗 2 型糖尿病并发脑干梗死的疗效观察［J］．中西医结合心脑血管病杂志，2012，10（9）：1139-1140.

［252］李其英，江婷战，陈永华．黄芎抗栓胶囊治疗糖尿病并发急性脑梗死疗效评价［J］．中医药临床杂志，

2011，23（12）：1050-1051.

［253］倪青．肝肾阴虚为病本 补益肝肾需得法——治疗糖尿病性高血压的经验［J］．辽宁中医杂志，2001，28（2）：67-68.

［254］吴铁．糖宁降压方治疗糖尿病合并高血压 32 例疗效观察［J］．长春中医药大学学报，2009，25（6）：867.

［255］方水林．糖脉宁从瘀论治 2 型糖尿病并发高血压 37 例［J］．实用中医内科杂志，2011，25（10）：58-60.

［256］何小琦．滋肾养肝活血化瘀法治疗糖尿病并高血压 60 例临床观察［J］．实用医学杂志，1998，14（1）：69-69.

［257］高允珊，李惠林，赵恒侠，等．滋肾降糖丸治疗 2 型糖尿病合并高血压的临床研究［J］．中国中医基础医学杂志，2007，13（10）：782-783.

［258］倪青．脾胃肾虚生痰湿祛痰利湿重健脾——治疗糖尿病高脂血症的经验［J］．辽宁中医杂志，2001，4（28）：195-196.

［259］李准洙．林兰教授辨治糖尿病合并血脂异常的经验［J］．中国现代医药杂志，2011，13（5）：105-106.

［260］庞宗然，贾春华，刘宝山，等．菩人丹胶囊降糖降脂作用的药效学研究［J］．中医药学刊，2003，21（6）：896.

［261］刘亚明，牛欣，刘光珍，等．复方葛根胶囊对实验性糖尿病、高脂血症模型血糖和血脂作用的实验研究［J］．中国医药学报，2003，18（6）：344-346.

［262］奚彩昆，王蕴哲．复方调脂康胶囊治疗糖尿病性高脂血症 86 例临床观察［J］．湖南中医杂志，1999，15（4）：13.

［263］张之明，张小敏，张秀芬．银丹心脑通胶囊治疗糖尿病合并高脂血症 110 例［J］．中国实验方剂学杂志，2013，19（10）：326-328.

［264］刘庆彦，张广东，从莉萍，等．心安宁治疗糖尿病血脂异常 120 例临床分析［J］．现代医药卫生，2004，20（11）：951-952.

［265］郝爱真，陈利平，王发渭，等．消渴化瘀片对糖尿病大鼠糖脂代谢的影响［J］．中华保健医学杂志，2008，10（4）：284-286.

［266］于进堂．糖肾康治疗 2 型糖尿病合并血脂异常的临床观察［J］．中医中药，2007，45（17）：69-70.

［267］张德芹，张建军，王景霞，等．芪蓝糖脂宁胶囊对实验性糖尿病合并高脂血症大鼠糖、脂代谢的影响［J］．中国中药杂志，2005，30（10）：773-777.

［268］林军，梁志锋，陈冰．复方地归胶囊对糖尿病大鼠糖脂代谢紊乱的影响［J］．中药新药与临床药理，2006，17（5）：323-325.

［269］韩辅．消渴脂平治疗糖尿病合并脂代谢紊乱 100 例临床观察［J］．中医中药，2012，10（34）：292-293.

［270］郑弼芳，张义．芪归糖脂平治疗糖尿病伴脂代谢紊乱［J］．河北中西医结合杂志，1999，8（4）：596.

［271］张晓燕，宋鲁成．试论肝脾与代谢综合征的关系［J］．山东中医药大学学报，2005，29（1）：20.

［272］王德玉，徐志瑛．代谢综合征辨证探析［J］．浙江中医学院学报，2005，29（1）：12.

［273］吕崇山，杨叔禹，杜建．代谢综合征中医病机及证候学的研究思路［J］．中国中西医结合杂志，2007，27（9）：799.

［274］仝小林，段军．代谢综合征的中医认识和治疗［J］．中日友好医院学报，2002，16（6）：347-348.

[275] 王师菡，王阶，李霁，等 . 代谢综合征的中医辨证客观化研究 [J]. 新中医，2007，39（11）：14-16.

[276] 吕崇山 . 代谢综合征中医病机及证候学的研究思路 [J]. 中国中西医结合杂志，2007，27（9）：799.

[277] 张艳，刘艳军，张杰，等 . 平肝降压丸对代谢综合征患者血压和体质量指数的影响 [J]. 中国中医急症，2010，19（7）：1128-1147.

[278] 陈晓雯，何勇，周鑫，等 . 复方健胰颗粒对代谢综合征患者超敏 C 反应蛋白和踝肱指数的影响 [J]. 中成药，2010，32（11）：1858-1861.

[279] 汪艳娟，朱文锋，王行宽，等 . 清肝降糖片改善多代谢综合征胰岛素抵抗的研究 [J]. 中国中西医结合杂志，2005，25（5）：412-413.

[280] 李乐愚，林泽宏，朱小华 . 昆藻调脂胶囊对代谢综合征胰岛素抵抗及 C 反应蛋白的影响 [J]. 新中医，2010，42（6）：29-30.

[281] 魏艿 . 糖尿病足的病因病机浅析 [J]. 陕西中医，2009，30（12）：1696-1697.

[282] 林素财 . 糖尿病足中医病因梳理 [J]. 光明中医，2009，24（3）：525-526.

[283] 杨琪 . 加味当归四逆汤治疗糖尿病足临床研究 [J]. 上海中医药杂志，2009，43（5）：18-20.

[284] 邓伟明，钟秀驰，简小兵，等 . 仙方活命饮加减治疗糖尿病足 36 例临床观察 [J]. 四川中医，2006，24（5）：68-69.

[285] 刘少举 . 补阳还五汤加味配合外治法治疗糖尿病足 30 例临床观察 [J]. 世界中西医结合杂志，2008，3（9）：538-539.

[286] 刘学清，曾抗，兰海梅，等 . 荆芥连翘汤对促进皮肤溃疡愈合的影响 [J]. 第一军医大学学报，2005，25（12）：1558-1562.

[287] 黄平，朱莎，谭永法 . 荆芥连翘汤足浴治疗糖尿病足的疗效观察 [J]. 现代临床护理，2011，10（3）：37-38.

[288] 忻维克，左玉华，张玮 . 中药活血通络方足浴对早期糖尿病足的疗效评价 [J]. 社区卫生保健，2007，6（5）：351-353.

[289] 马蓉 . 足愈汤足浴治疗护理糖尿病足的临床观察 [J]. 湖北中医杂志，2009，31（3）：42-43.

[290] 周妮，杨誉，赵安奎 . 双黄足浴方治疗 I 级糖尿病足 106 例 [J]. 光明中医，2011，26（10）：2025-2026.

[291] 安世兴，陈晓红 . 龙珠软膏在溃疡性糖尿病足的运用临床分析 [J]. 光明中医，2008，23（10）：1523.

[292] 李凡，李明，单臣 . 珍石烧伤膏治疗糖尿病足溃疡 50 例 [J]. 长春中医药大学学报，2009，25（6）：911.

[293] 王智慧，张洪品，赵红心，等 . 龟象膏治疗糖尿病足溃疡 20 例 [J]. 中国中医急症，2010，19（5）：863-864.

[294] 刘瑞云，赵鹏台 . 活血生肌油纱条治疗糖尿病足溃疡 40 例 [J]. 光明中医，2008，23（4）：489.

[295] 卢文玉，杨涛 . 复方蜈蚣酊剂治疗糖尿病足体会 [J]. 中国现代医生（临床研究），2009，47（26）：43-44.

[296] 吴伟达，奚九一 . 清法治疗糖尿病足坏疽 33 例 [J]. 陕西中医，2001，22（3）：133-134.

[297] 王安宇，乔艺杰，魏良纲 . 丹黄散外敷治疗糖尿病足的临床疗效观察 [J]. 贵州医药，2011，35（6）：505-507.

[298] 陈敬涛 . 象皮生肌膏治疗糖尿病足 28 例临床观察 [J]. 临床护理杂志，2005，4（2）：34-35.

[299] 朱晓娟，张娣娣，姚静，等 . 生肌玉红膏外敷治疗糖尿病足湿热毒盛证 28 例患者的护理 [C] //第 14 届全国中医糖尿病大会论文集 .2012：374-375.

附录一　缩略语表

中英文缩略词对照表

英文缩略词	英文全称	中文名称
DM	Diabetes Mellitus	糖尿病
OGTT	Oral GlucoseTolerance Test	口服葡萄糖耐量试验
HbA1c	Glycosylated Hemoglobin	糖化血红蛋白
IGT	Impaired Glucose Tolerance	糖耐量受损
IFG	Impaired Fasting Glucose	空腹血糖受损
FPG	Fasting Plasma Glucose	空腹血糖
2hPBG	2-Hour Postprandial Blood Glucose	餐后 2 小时血糖
TG	Triglyceride	甘油三酯（甘油三酰）
TC	Total Cholesterol	总胆固醇
HDL-C	High Density Lipoprotein-Cholesterol	高密度脂蛋白胆固醇
LDL-C	Low Density Lipoprotein-Cholesterol	低密度脂蛋白胆固醇
BMI	Body Mass Index	体重指数（身体份量指数）
UA	Uric Acid	尿酸
BUN	Blood Urea Nitrogen	血尿素氮
Cr	Creatinine	肌酐
ALT	Alanine Aminotransferase	丙氨酸转氨酶
AST	Aspartate Aminotransferase	门冬氨酸转氨酶
γ-GGT	Gamma-glutamyl Transpeptidase	γ-谷氨酰转肽酶
IDF	International Diabetes Federation	国际糖尿病联合会
ADA	American Diabetes Association	美国糖尿病协会
WHO	World Health Organization	世界卫生组织
T1DM	Type 1 Diabetes Mellitus	1 型糖尿病
T2DM	Type 2 Diabetes Mellitus	2 型糖尿病
HLA	Human Leukocyte Antigen	人类白细胞抗原

续表

英文缩略词	英文全称	中文名称
MODY2	Maturity-Onset Diabetes of the Young 2	成年型糖尿病 2 型
SCFA	Short Chain Fatty Acids	短链脂肪酸
LPS	Lipopolysaccharide	脂多糖
GLP-1	Glucagon-Like Peptide-1	胰高血糖素样肽 -1
DCs	Dendritic Cells	树突状细胞
PAMPs	Pathogen-Associated Molecular Patterns	病原体相关分子模式
PRR	Pattern Recognition Receptor	模式识别受体
TLR	Toll-Like Receptors	Toll 样受体
GF	Germ-Free	无菌
SPF	Specific Pathogen Free	无特定病原
GAD	Glutamic Acid Decarboxylase	谷氨酸脱羧酶
NOD	Non-Obesity Diabetes	非肥胖性糖尿病
IL	Inter Leukin	白细胞介素
TNF	Tumor Necrosis Factor	肿瘤坏死因子
NK 细胞	Natural Killer Cell	自然杀伤细胞
ROS	Reactive Oxygen Species	活性氧族
HSPG	Heparan Sulfate Proteoglycans	硫酸乙酰肝素蛋白多糖
PDx	Pancreatic and Duodenal Homeobox	胰十二指肠同源异型框
Tr cell	Regulatory T Cell	调节性 T 细胞
FDA	Food and Drug Administration	食品药品监督管理局
NIH	National Institutes of Health	美国国立卫生研究院
PRO	Patient Reported Outcomes	患者报告结局
MLHFQ	Minnesota Living Heart Failure Questionnaire	明尼苏达心力衰竭量表
SAQ	Seattle Angina Questionnaire	西雅图心绞痛量表
WHOQOL-BREF	WHO Quality of Life-BREF	生存质量量表简表
DQOL	Diabetes Quality of Life Assessment Scale	糖尿病生存质量测评量表
MSAS-HF	Memorial Symptom Assessment Scale-Heart Failure	心力衰竭症状评估量表
HOMA — IR	Homeostasis Model Assessment of Insulin Resistance	胰岛素抵抗的内稳态模型评估
AR	Aldose Reductase	醛糖还原酶

续表

英文缩略词	英文全称	中文名称
DKD	Diabetic Kidney Disease	糖尿病肾脏疾病
GADA	Glutamic acid decarboxylase Antibody	谷氨酸脱羧酶自身抗体
FFA	Free Fatty Acid	游离脂肪酸
APC	Antigen-Presenting Cell	抗原提呈细胞
NPH	Neutral Protamine Hagedorn	中性鱼精蛋白锌胰岛素
DCCT	Diabetes Control and Complications Trial	糖尿病控制与并发症试验
IPCs	Insulin-Producing Cells	胰岛素分泌细胞
CFU-Fs	Colony Forming Unit of Fibroblasts	成纤维细胞集落形成单位
UC-MSCs	Umbilical Cord Mesenchymal Stem Cells	脐带间充质干细胞
ADSCs	Adipose-derived Stem Cells	脂肪间充质干细胞
AHSC	Autologous Hematopoietic Stem Cell	自体造血干细胞
UCBSC	Umbilical Cord Blood Stem Cell	脐血干细胞
iPSC	Induced Pluripotent Stem Cell	诱导性多能干细胞
TNF	Tumor Necrosis Factor	肿瘤坏死因子
TGF	Transformed Growth Factor	转化生长因子
AIDS	Acquired Immuno Deficiency Syndrome	获得性免疫缺陷综合征
IBMIR	Instant Blood Mediated Inflammatory Reaction	立即经血液介导的炎症反应
APTT	Activated Partial Thromboplastin Time	活化部分凝血活酶时间
PRA	Panel Reactive Antibody	群体反应性抗体
HLA	Human Leukocyte Antigen	人类白细胞抗原
CDC	Complement-Dependent Cytotoxicity	补体依赖细胞毒性
CITR	Collaborative Islet Transplant Registry	合作胰岛移植登记处
DPN	Diabetic Peripheral Neuropathy	糖尿病周围神经病变

附录二　方剂索引

一画

一贯煎（《续名医类案》）：北沙参　麦冬　当归　生地黄　枸杞子　川楝子

二画

二陈汤（《太平惠民和剂局方》）：半夏　橘红　茯苓　甘草

二至丸（《医便》）：女贞子　旱莲草

二仙汤（《妇产科学》）：仙茅　淫羊藿　当归　巴戟天　黄柏　知母

三画

大柴胡汤（《伤寒论》）：柴胡　黄芩　大黄　枳实　半夏　白芍　大枣　生姜

大建中汤（《金匮要略》）：蜀椒　干姜　人参

大补阴丸（《丹溪心法》）：知母　黄柏　熟地黄　龟板　猪骨髓

大黄附子汤（《金匮要略》）：大黄　附子　细辛

小建中汤（《伤寒论》）：饴糖　桂枝　芍药　炙甘草　大枣　生姜

干姜黄芩黄连人参汤（《伤寒论》）：干姜　黄芩　黄连　人参

小陷胸汤（《伤寒论》）：半夏　瓜蒌　黄连

大定风珠（《温病条辨》）：鸡子黄　阿胶　白芍　鳖甲　牡蛎　龟甲　五味子　麦冬　生地黄　麻仁

三化汤（《素问病机气宜保命集》）：厚朴　大黄　枳实

四画

五苓散（《伤寒论》）：猪苓　茯苓　白术　泽泻　桂枝

六磨汤（《世医得效方》）：槟榔　沉香　木香　乌药　大黄　枳壳

六君子汤（《医学正传》）：人参　白术　茯苓　炙甘草　陈皮　半夏

六味地黄丸（《小儿药证直诀》）：熟地黄　酒萸肉　牡丹皮　山药　茯苓　泽泻

天王补心丹（《校注妇人良方》）：人参　茯苓　玄参　丹参　桔梗　远志　当归　五味子　麦冬　天门冬　柏子仁　酸枣仁　生地黄

天麻钩藤饮（《中医内科杂病证治新义》）：天麻　钩藤　石决明　山栀　黄芩　川牛膝　杜仲　益母草　桑寄生　夜交藤　朱茯神

丹参饮（《时方歌括》）：丹参　檀香　砂仁

丹栀逍遥丸（《太平惠民和剂局方》）：丹皮　栀子　甘草　当归　茯苓　白芍　白术　柴胡
乌梅丸（《伤寒论》）：乌梅　细辛　干姜　黄连　当归　炮附子　蜀椒　桂枝　人参　黄柏

五画

左归丸（《景岳全书》）：熟地黄　山药　山茱萸　菟丝子　枸杞子　川牛膝　鹿角胶　龟板胶
右归丸（《景岳全书》）：熟地黄　山药　山茱萸　枸杞　鹿角胶　制菟丝子　杜仲　当归　肉桂　制附子
右归饮（《景岳全书》）：熟地黄　山药　山茱萸　枸杞　炙甘草　杜仲　肉桂　制附子
四神丸（《证治准绳》）：肉豆蔻　补骨脂　五味子　吴茱萸
四君子汤（《太平惠民和剂局方》）：党参　白术　茯苓　甘草
四妙勇安汤（《验方新编》）：金银花　玄参　当归　甘草
四物汤（《太平惠民和剂局方》）：川芎　当归　熟地黄　白芍
四逆散（《伤寒论》）：柴胡　芍药　枳实　甘草
白虎加人参汤（《伤寒论》）：知母　石膏　炙甘草　粳米　人参
生脉散（《医学启源》）：人参　麦冬　五味子
玉屏风散（《究原方》）：防风　黄芪　白术
玉女煎（《景岳全书》）：石膏　熟地黄　知母　麦冬　牛膝
玉液汤（《医学衷中参西录》）：山药　黄芪　知母　葛根　五味子　天花粉　鸡内金
归脾汤（《正体类要》）：白术　人参　黄芪　当归　甘草　茯苓　远志　酸枣仁　木香　龙眼肉　生姜　大枣
半夏泻心汤（《伤寒论》）：半夏　黄连　黄芩　干姜　甘草　大枣　人参
失笑散（《太平惠民和剂局方》）：蒲黄　五灵脂
瓜蒌薤白半夏汤（《伤寒杂病论》）：瓜蒌　薤白　半夏　白酒
龙胆泻肝汤（《医方集解》）：龙胆草　黄芩　栀子　泽泻　木通　车前子　当归　生地黄　柴胡　甘草
半夏白术天麻汤（《医学心悟》）：半夏　白术　天麻　陈皮　茯苓　炙甘草　生姜　大枣
半夏厚朴汤（《伤寒杂病论》）：半夏　厚朴　茯苓　生姜　苏叶　大枣　醋香附　醋柴胡　白芍
平胃散（《简要济众方》）：苍术　厚朴　陈皮　甘草
仙方活命饮（《校注妇人良方》）：白芷　贝母　防风　赤芍药　当归尾　甘草节　皂角刺　穿山甲　天花粉　乳香　没药　金银花　陈皮
瓜蒌牡蛎散（《金匮要略》）：瓜蒌根　牡蛎

六画

导痰汤（《重订严氏济生方》）：半夏　天南星　橘红　麸炒枳实　赤茯苓　炙甘草
当归补血汤（《内外伤辨惑论》）：黄芪　当归
当归四逆汤（《伤寒论》）：当归　桂枝　芍药　细辛　通草　甘草　大枣
当归六黄汤（《兰室秘藏》）：当归　黄芩　黄连　黄柏　熟地黄　生地黄　黄芪
当归芍药散（《金匮要略》）：当归　芍药　茯苓　白术　泽泻　川芎

血府逐瘀汤（《医林改错》）：桃仁　红花　当归　生地黄　牛膝　川芎　桔梗　赤芍　枳壳　甘草　柴胡

交泰丸（《韩氏医通》）：黄连　肉桂

芍药甘草汤（《伤寒杂病论》）：白芍　甘草

至宝丹（《灵苑方》）：生乌犀　生玳瑁　琥珀　朱砂　雄黄　牛黄　龙脑　麝香　安息香　金箔　银箔

地黄饮子（《圣济总录》）：熟地黄　山萸肉　石斛　麦冬　五味子　石菖蒲　远志

防己黄芪汤（《伤寒杂病论》）：防己　黄芪　甘草　白术

七画

补中益气汤（《内外伤辨惑论》）：黄芪　白术　陈皮　升麻　柴胡　人参　甘草　当归

补阳还五汤（《医林改错》）：黄芪　当归尾　赤芍　地龙　川芎　红花　桃仁

杞菊地黄丸（《医级》）：枸杞子　菊花　熟地黄　酒萸肉　牡丹皮　山药　茯苓　泽泻

苍附导痰汤（《叶氏女科》）：苍术　香附　枳壳　陈皮　茯苓　胆星　甘草

沙参麦冬汤（《温病条辨》）：沙参　玉竹　生甘草　冬桑叶　麦冬　生扁豆　天花粉

苏合香丸（《太平惠民和剂局方》）：苏合香　安息香　冰片　水牛角　麝香　檀香　沉香　丁香　香附　木香　乳香　荜茇　白术　诃子肉　朱砂

补天大造丸（《回春》）：紫河车　生地黄　麦冬　天门冬　杜仲　熟地黄　牛膝　当归　小茴香　川黄柏　白术　枸杞　五味子　陈皮　干姜　侧柏叶

连朴饮（《霍乱论》）：黄连　厚朴　石菖蒲　半夏　香豉　栀子　芦根

附子理中丸（《太平惠民和剂局方》）：制附子　干姜　党参　炙黄芪　白术　茯苓　炙甘草

苏叶黄连汤（《湿热病篇》）：苏叶　黄连

八画

实脾饮（《重订严氏济生方》）：白术　厚朴　木瓜　木香　草果　大腹子　茯苓　干姜　制附子　炙甘草　生姜　大枣

苓桂术甘汤（《金匮要略》）：茯苓　桂枝　白术　甘草

肾气丸（《金匮要略》）：干地黄　山药　山茱萸　泽泻　茯苓　牡丹皮　桂枝　附子

知柏地黄汤（《医宗金鉴》）：熟地黄　酒萸肉　牡丹皮　山药　茯苓　泽泻

炙甘草汤（《伤寒论》）：甘草　生姜　桂枝　人参　生地黄　阿胶　麦冬　麻仁　大枣

参附汤（《重订严氏济生方》）：人参　炮附子

参芪地黄汤（《杂病源流犀烛》）：人参　黄芪　熟地黄　山药　茯苓　丹皮　山茱萸

参苓白术散（《太平惠民和剂局方》）：白扁豆　白术　茯苓　甘草　桔梗　莲子　人参　砂仁　山药　薏苡仁

抵当汤（《伤寒论》）：水蛭　虻虫　桃仁　大黄

降糖对药方（祝谌予经验方）：黄芪　生地黄　苍术　玄参　丹参　葛根

厚朴三物汤（《金匮要略》）：厚朴　大黄　枳实

九画

保和丸（《丹溪心法》）：山楂　神曲　半夏　茯苓　陈皮　连翘　莱菔子
枳实薤白桂枝汤（《金匮要略》）：枳实　栝楼　薤白　桂枝　厚朴
保元汤（《博爱心鉴》）：人参　黄芪　甘草　肉桂
牵正散（《杨氏家藏方》）：白附子　僵蚕　全蝎
香砂六君子汤（《古今名医方论》）：木香　砂仁　陈皮　半夏　茯苓　炙甘草　党参　白术
复脉汤（《伤寒杂病论》）：炙甘草　人参　麻仁　生地黄　麦冬
济生肾气丸（《济生方》）：附子　车前子　山茱萸　山药　丹皮　牛膝　熟地黄　肉桂　白茯苓　泽泻
枳术汤（《济生方》）：肉桂　附子　细辛　白术　桔梗　槟榔　甘草　枳实

十画

消渴方（《丹溪心法》）：黄连末　天花粉末　人乳汁（又云牛乳）藕汁　生地黄汁
消风散（《外科正宗》）：当归　生地黄　防风　蝉蜕　知母　苦参　胡麻　荆芥　苍术　牛蒡子　石膏　甘草　木通
栝楼牡蛎散（《金匮要略》）：栝楼根　牡蛎
桃红四物汤（《医宗金鉴》）：桃仁　红花　当归　熟地黄　川芎　白芍
桃核承气汤（《伤寒论》）：桃仁　大黄　桂枝　炙甘草　芒硝
真武汤（《伤寒论》）：茯苓　芍药　生姜　附子　白术
桂枝茯苓丸（《金匮要略》）：桂枝　茯苓　牡丹　桃仁　芍药
桑螵蛸散（《本草衍义》）：桑螵蛸　远志　菖蒲　龙骨　人参　茯神　当归　龟甲
涤痰汤（《奇效良方》）：茯苓　人参　甘草　陈皮　胆南星　半夏　竹茹　枳实　菖蒲
通窍活血汤（《医林改错》）：赤芍　川芎　桃仁　红花　老葱　鲜姜　麝香
益胃汤（《温病条辨》）：北沙参　麦冬　生地黄　玉竹　冰糖
柴胡疏肝散（《医学统旨》）：陈皮　柴胡　川芎　香附　枳壳　芍药　甘草

十一画

麻子仁丸（《伤寒论》）：麻子仁　枳实　厚朴　大黄　杏仁　芍药
黄连阿胶汤（《伤寒论》）：黄连　黄芩　芍药　鸡子黄　阿胶
黄芪桂枝五物汤（《金匮要略》）：黄芪　桂枝　芍药　生姜　大枣
黄芪汤（《金匮翼》）：生黄芪　火麻仁　陈皮　炒枳实　党参　升麻　桔梗
菖蒲郁金汤（《温病全书》）：石菖蒲　郁金　栀子　竹叶　牡丹皮　连翘　灯芯草　木通　竹沥　紫金片
黄连温胆汤（《备急千金要方》）：半夏　陈皮　茯苓　甘草　枳实　竹茹　黄连　大枣

十二画

温胆汤（《三因极一病证方论》）：半夏　竹茹　枳实　陈皮　甘草　茯苓

葛根芩连汤（《伤寒论》）：葛根　黄芩　黄连　甘草

滋水清肝饮（《医宗己任》）：熟地黄　当归　白芍　酸枣仁　山萸肉　茯苓　山药　柴胡　栀子　丹皮　泽泻

痛泻药方（《丹溪心法》）：陈皮　炒白术　白芍　防风

十三画

解语丹（《永类钤方》）：白附子　石菖蒲　远志　天麻　全蝎　羌活　僵蚕　木香　胆南星

十四画

酸枣仁汤（《金匮要略》）：酸枣仁　甘草　知母　茯苓　川芎

十五画

增液汤（《温病条辨》）：玄参　麦冬　生地黄

镇肝熄风汤（《医学衷中参西录》）：怀牛膝　生赭石　生龙骨　生牡蛎　生龟板　生杭芍　玄参　天冬　川楝子　生麦芽　茵陈　甘草

十五画以上

藿朴夏苓汤(《医原》)：藿香　半夏　赤苓　杏仁　生薏苡仁　白蔻仁　通草　猪苓　淡豆豉　泽泻　厚朴